決定版
頭部画像診断パーフェクト

310疾患で鉄壁の「診断力」を身につける！

編集　土屋一洋（杏林大学医学部放射線医学教室）
　　　前田正幸（三重大学附属病院放射線診断科）
　　　藤川　章（自衛隊中央病院放射線科）

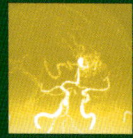 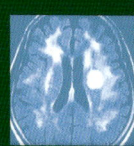 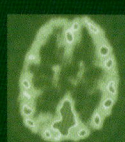 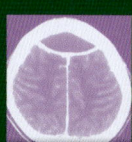 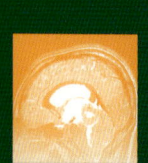

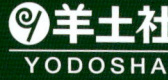

謹告
　本書に記載されている診断法・治療法に関しては，発行時点における最新の情報に基づき，正確を期するよう，著者ならびに出版社はそれぞれ最善の努力を払っております．しかし，医学，医療の進歩により，記載された内容が正確かつ完全ではなくなる場合もございます．

　したがって，実際の診断法・治療法で，熟知していない，あるいは汎用されていない新薬をはじめとする医薬品の使用，検査の実施および判読にあたっては，まず医薬品添付文書や機器および試薬の説明書で確認され，また診療技術に関しては十分考慮されたうえで，常に細心の注意を払われるようお願いいたします．

　本書記載の診断法・治療法・医薬品・検査法・疾患への適応などが，その後の医学研究ならびに医療の進歩により本書発行後に変更された場合，その診断法・治療法・医薬品・検査法・疾患への適応などによる不測の事故に対して，著者ならびに出版社はその責を負いかねますのでご了承ください．

序

　すでに国内外に神経放射線診断学の書物は数多い．そこに敢えて本書を企画し刊行したのは，われわれ3名の編者が，画像についても臨床的な事項についてもこれ1冊あれば万全と言える内容のものは未だ現れていないという認識で共通していたからに他ならない．これまでの書籍の大方は，教科書として読み進むうえでは多くの重要な疾患の基本的な事項がよく記載されており，必ずしも大きな問題があるという訳ではなかった．しかし日々の読影の際に何らかの疑問点が生じた時や，関連事項を知ろうとして参照した場合には，記述が不十分で実際には「使えない」という経験が少なくなかった．もちろん本書もすべての点で完璧という訳にはいかないが，従来の書籍より数段多くの疾患を網羅するとともに，臨床面や画像診断における最新の情報を極力盛り込んで「通」（中級以上）の方々にも日常的に十分役立てて頂けると思われる内容を目指した．

　実際には本書の編者の1人の土屋が共編した「できる！画像診断入門シリーズ　頭部画像診断のここが鑑別ポイント 改訂版」（羊土社刊，2011年）のスタイルを引き継ぎ，そのうえで収載疾患と関連事項について一段上のレベルアップをはかるという形で3名の編者が企画・執筆・編集を進めた．さらに本書の大きな特徴として各項目で「診断に役立つupdateな情報」という欄を特に設け，画像所見や技術面に限らず，画像診断に役立つと考えられる情報を解説したことをあげたい．

　本書は編者らがこれまで学会その他で築くことのできた人脈から，特に神経放射線診断学の各領域のエキスパートの方々に協力して頂いた．いずれの先生方も編者の意図を十分に汲んで執筆して下さり，加えて多くの貴重な症例画像をご呈示頂いた．執筆者が多数にわたると，しばしばさまざまな形で不統一が生じやすいものだがこれは編集の段階で極力除こうと努力したつもりである．

　当初，企画の段階で本書は2011年4月初旬の第70回日本医学放射線学会総会に向けて発刊を目指し，執筆とその後の編集作業を進めていた．しかし3月に東日本大震災が発生して物流の停滞や印刷工場の稼働停止など実際面での大きな支障が生じ，予定通りの進行が困難になった．そこでわれわれ編者と羊土社の方々とで検討し，更なる内容の向上や全編にわたる記述やスタイルの統一・改善などを図った後に発行することとし，著者の方々には予想外ながら再度の校正といった作業をお願いしてようやく完成に至ったものである．当然，発行はかなり遅れてしまったものの，著者の諸先生の御理解も得ることができて，上記のような追加作業によりさまざまな点でブラッシュアップできたと考えている．

　本書を日常臨床において，この領域に携わる放射線科医のみならず，脳神経外科，神経内科，小児科などの関連各科の臨床医の方々にも本当に「使える」本として役立てて頂き，それが臨床にフィードバックされるとしたらわれわれ編者には望外の大きな喜びである．なお，画像や臨床情報で当然最新情報を心がけたとは言え，残念ながら恐らく数年で陳腐化することは免れ難いと予想される．その際には改訂あるいは新たな情報の形で，この本自体をupdateしていきたいとも考えている．

　最後になりますが，多忙な日常業務をぬって執筆に御協力頂いた諸先生ならびに企画・編集に携わって頂いた羊土社編集部の嶋田達哉氏および庄子美紀氏にこの場をお借りして厚くお礼申し上げます．

2011年8月

土屋一洋
前田正幸
藤川　章

カラーアトラス

033 もやもや病

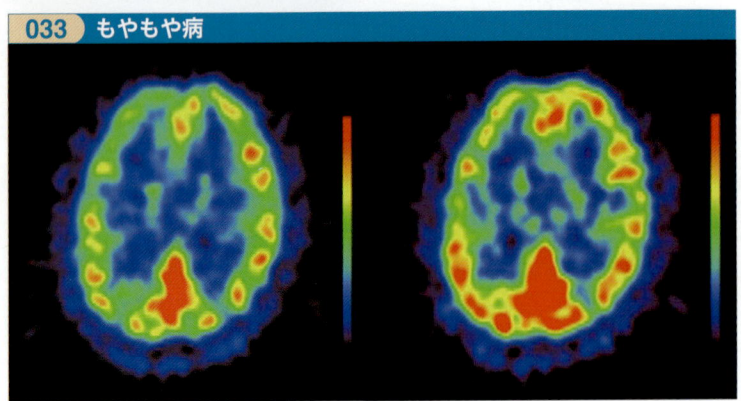

脳血流PET（左：安静時, 右：acetazolamide負荷）
$H_2^{15}O$を用いた脳循環PETによる脳血流の測定では梗塞巣周囲の右前頭葉の血流が軽度低下し，acetazolamide負荷により後頭頂葉の血流上昇は良好であるが，右前頭葉の血流上昇は軽度で血管反応性が低下している
（p.82, 図2 C 参照）

037 大脳神経膠腫症

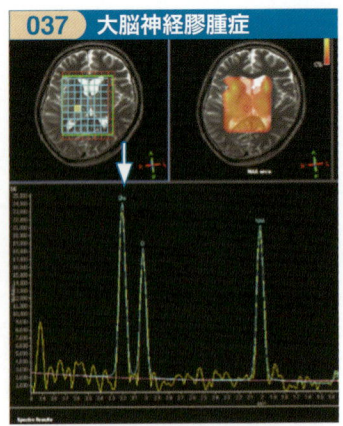

MRS
FLAIR像での高信号域にcholineの上昇が軽度みられる（⇒）
（p.90, 図1 E 参照）

039 退形成性上衣腫

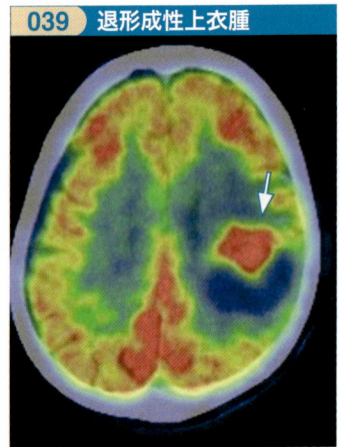

FDG PET
充実部にはFDGの強い集積を認め（⇒），悪性を疑った
（p.94, 図1 E 参照）

044 神経節膠腫

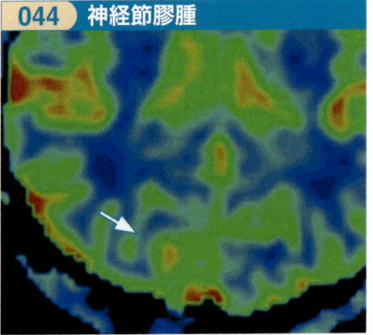

rCBV map
rCBV mapでは腫瘍の局所血液量が増大している（⇒）
（p.104, 図3 C 参照）

089 上衣腫

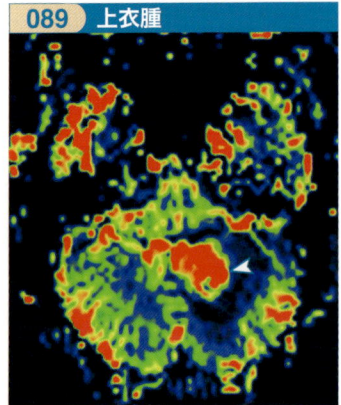

脳灌流画像（rCBV map）
脳灌流画像（rCBV map）では腫瘍に一致して高値を示し，腫瘍の血液量は非常に高いことを示唆している（▷）
（p.194, 図2 D 参照）

099 頭蓋底の軟骨結合と裂孔

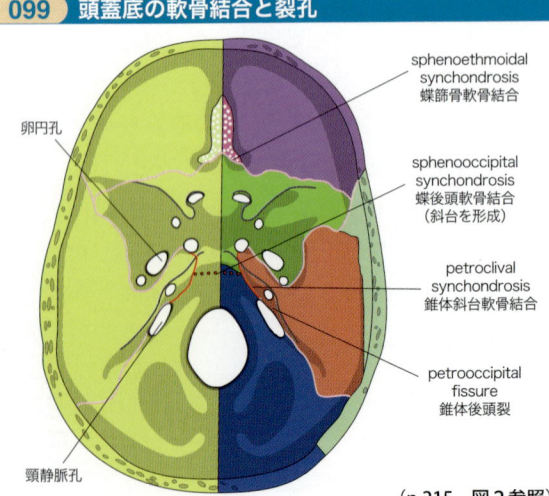

（p.215, 図2 参照）

170 放射線障害

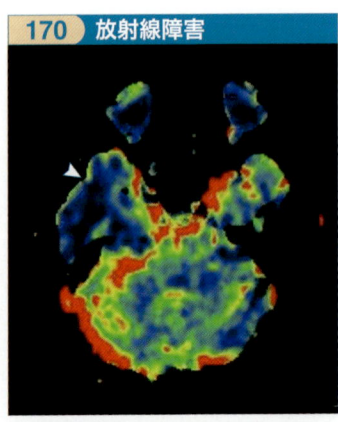

MR灌流画像
MR灌流画像では増強成分の血液量は低下している（▷）
（p.354, 図1 C 参照）

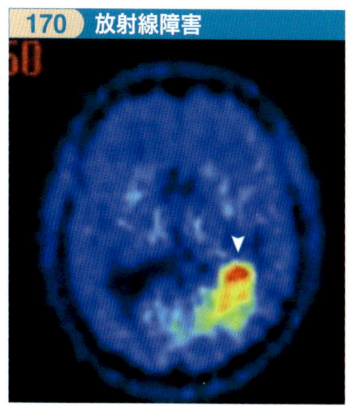

170 放射線障害

¹¹C-メチオニンPET
ステロイド治療中に病変の一部がメチオニンPETで陽転し（▷），放射線壊死と残存再発腫瘍との混在が明らかとなった
（p.354，図2 C参照）

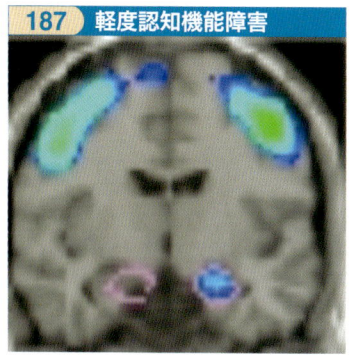

187 軽度認知機能障害

VSRAD
左側脳室下角のわずかな拡大が認められ，VSRADではZスコア1.21であった
（p.384，図1 B参照）

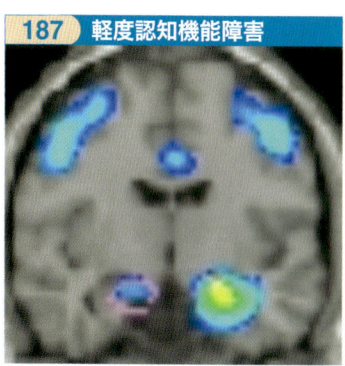

187 軽度認知機能障害

VSRAD（3年後）
左優位に海馬，海馬傍回萎縮の進行が認められ，VSRADではZスコア2.03と萎縮の進行が示唆された
（p.384，図1 D参照）

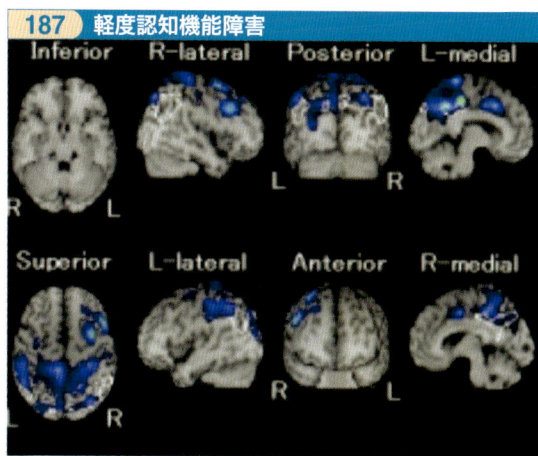

187 軽度認知機能障害

脳血流SPECT脳表投影像
脳血流SPECT，平均画像の画像統計解析手法（eZIS）を用いた脳表投影像では，左優位に両側頭頂葉皮質に血流低下が認められ，後部帯状回から楔前部にも血流低下が認められる（青い部分）
（p.384，図1 E参照）

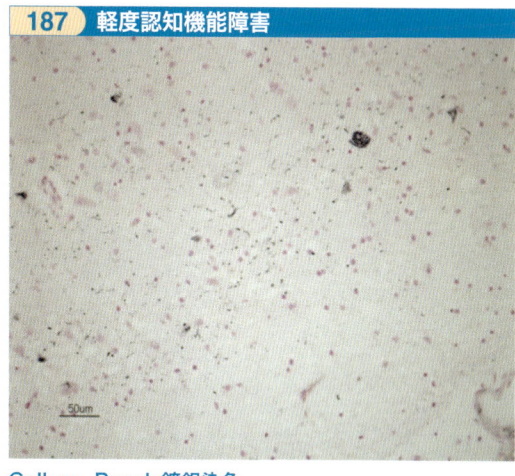

187 軽度認知機能障害

Gallyas-Braak鍍銀染色
FLAIR像では，側脳室下角の拡大があり，扁桃，迂回回萎縮も指摘しうる．Alzheimer病の病理はなく，同部には嗜銀顆粒（黒点）が顕著であった．嗜銀顆粒性認知症である
（p.384，図2 B参照）

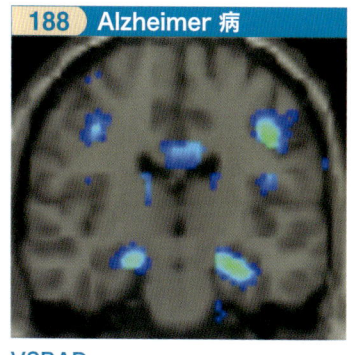

188 Alzheimer病

VSRAD
VSRADでは，標準脳上での萎縮部位が青で示され，関心領域に設定された両側海馬傍回領域Zスコア2.2と海馬傍回局所萎縮が明瞭である
（p.386，図1 B参照）

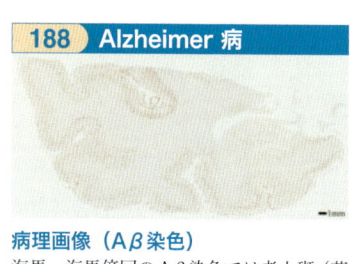

188 Alzheimer病

病理画像（Aβ染色）
海馬，海馬傍回のAβ染色では老人斑（茶色）が広範囲に認められ，Alzheimer病の神経病理診断が得られた
（p.386，図1 C参照）

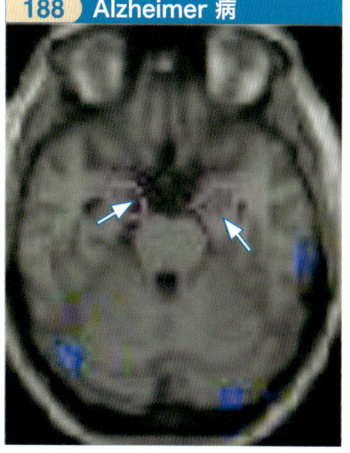

188 Alzheimer病

VSRAD
VSRADにても，Zスコアは0.54と海馬傍回に萎縮は認められない（⇨）
（p.386，図2 B参照）

カラーアトラス

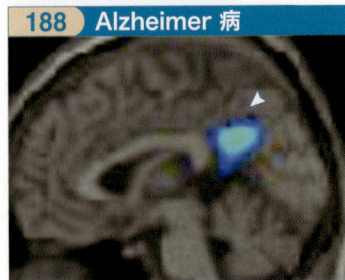

188 Alzheimer病

VSRAD
後帯状回近傍に萎縮の疑いが示されている（青い部分：▷）
（p.386，図2 C参照）

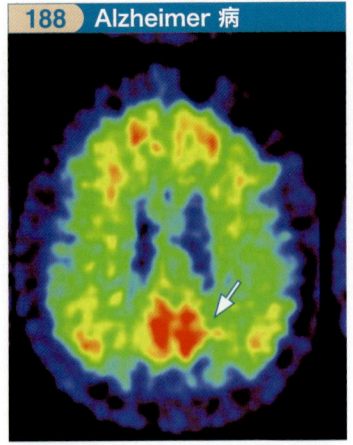

188 Alzheimer病

PIB画像
アミロイドイメージでも後部帯状回付近に取り込みがある（⇨）
（p.386，図2 D参照）

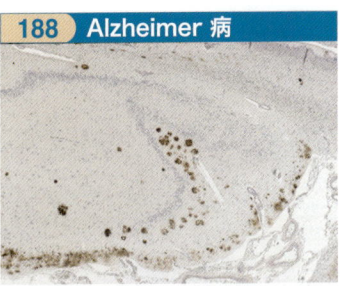

188 Alzheimer病

病理
病理ではMRIに対応して，側頭葉，海馬近傍萎縮が高度であった．同部には茶色で示される老人斑が多発しており，Alzheimer病の病理が示された
（p.387，図3 B参照）

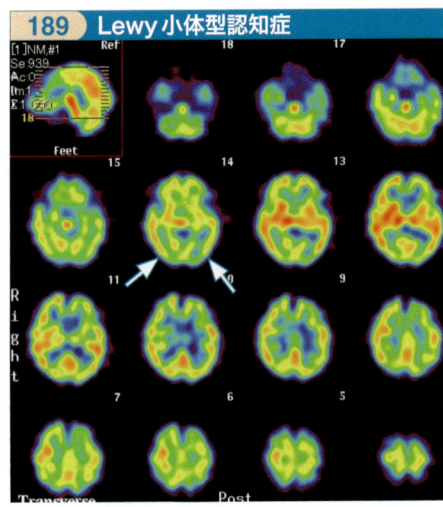

189 Lewy小体型認知症

¹²³I-IMP脳血流SPECT
¹²³I-IMP脳血流SPECTでは，後頭葉においても血流低下が認められる（⇨）
（p.389，図1 B参照）

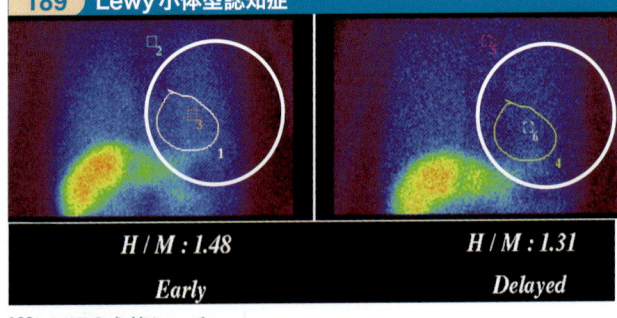

189 Lewy小体型認知症

¹²³I-MIBG心筋シンチ
¹²³I-MIBG心筋シンチでは，早期，遅延相ともにH/M（heart/mediastinum ratio）は，取り込み低下が明瞭であった
（p.389，図1 C参照）

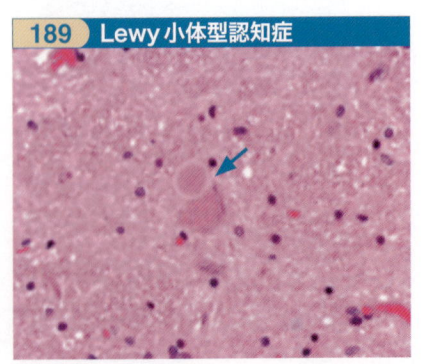

189 Lewy小体型認知症

青斑核のHE染色
本例の青斑核でのLewy小体を示す（→）
（p.389，図1 D参照）

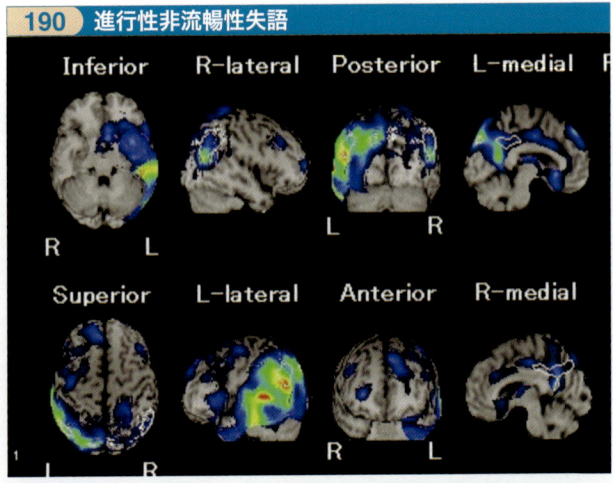

190 進行性非流暢性失語

脳血流SPECT（ECD），eZISを用いた画像統計解析脳表投影像
脳血流SPECT（ECD），eZISを用いた画像統計解析脳表投影像では，左側頭葉から頭頂葉に中等度から高度の集積低下が認められる
（p.391，図2 B参照）

190 意味性認知症

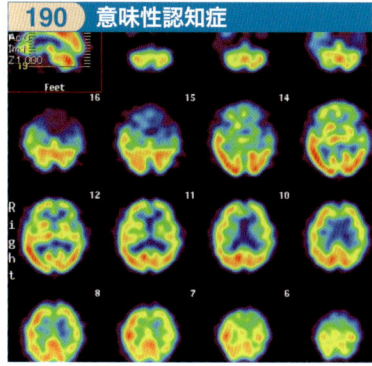

¹²³I-IMP SPECT
左優位の前頭側頭葉に広範囲に血流低下が認められる
(p.391, 図3 B参照)

193 皮質基底核変性症

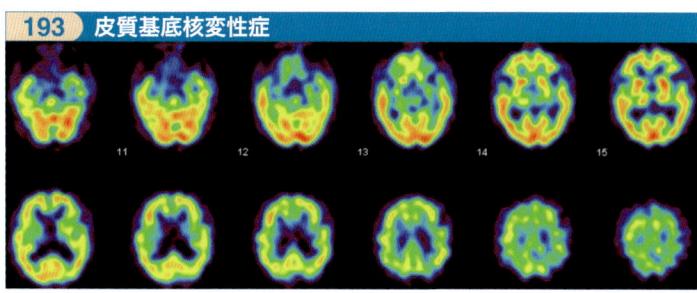

脳血流SPECT
MRI検査時点では視診上，皮質萎縮の左右差や，大脳脚萎縮の左右差を特定するのは困難であったが，同時期の脳血流SPECT（ECD）では，左前頭頭頂葉優位の血流低下が認められる．この段階では，基底核の左右差は指摘できない
(p.398, 図1 C参照)

193 皮質基底核変性症

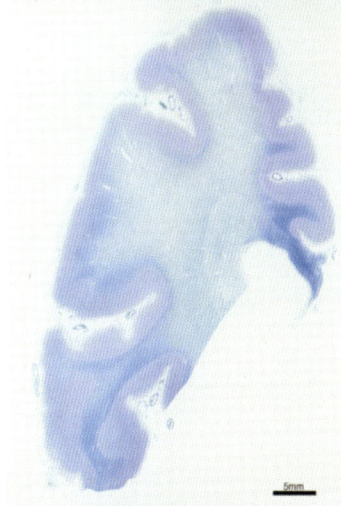

髄鞘染色での著明な染色性低下部位に対応している（図は右前頭葉）
(p.399, 図3 B参照)

193 皮質基底核変性症

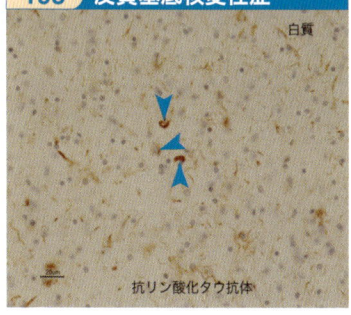

前頭葉皮質下白質には，抗リン酸化tau抗体染色で同部は陽性所見が多数認められる（▶），CBDに一義的な変化が白質信号異常部位にも認められる．CBDの臨床，病理像は多彩で，白質病変部位もRoland溝近傍に限定されない場合がある
(p.399, 図3 C参照)

258 脳梁部分欠損

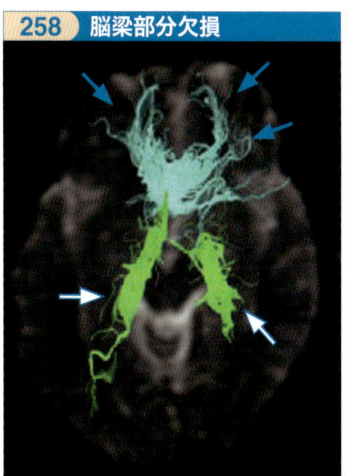

拡散テンソルトラクトグラフィー
（東京大学放射線科で開発されたvolume oneとdTVにて作成）脳梁膝部の脳梁線維（→）は明瞭である．T2強調像（p.516, 図2 B）で示した側脳室内側壁の白質構造は正中で交叉せずに分離しており，Probst bundleであることがわかる（⇨）
(p.516, 図2 C参照)

293 左片側巨脳症

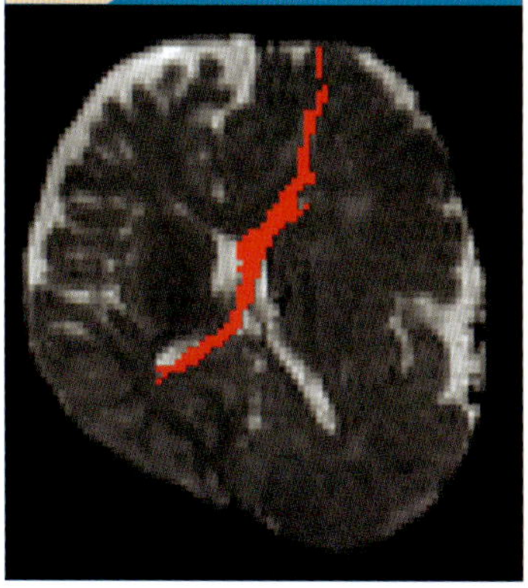

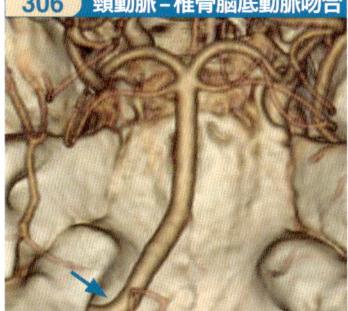

拡散テンソルトラクトグラフィー
側脳室間の白質に異常な線維束（midsagittal bandlike structures）が確認できる
(p.580, 図3参照)

306 頸動脈−椎骨脳底動脈吻合

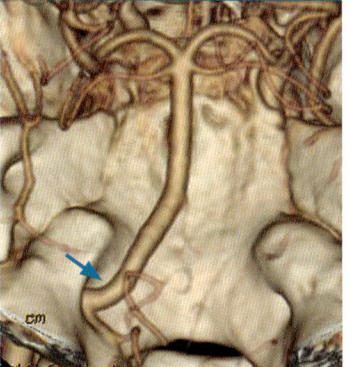

CTA後面像
左舌下神経管を通って「左椎骨動脈」が頭蓋内に入っているようにみえる（→）．遺残舌下動脈である．両側の椎骨動脈は低形成である
(p.599, 図4 A参照)

決定版 頭部画像診断パーフェクト
310疾患で鉄壁の「診断力」を身につける！

序 ……………………………………………………土屋一洋，前田正幸，藤川　章	3
カラーアトラス ………………………………………………………………………	4
診療科別目次 …………………………………………………………………………	16

第1章　脳血管障害

1）虚血性脳血管障害

A. 梗塞・虚血分類
001	アテローム血栓性梗塞 ……………………………	井田正博	24
002	心原性塞栓症 ………………………………………	井田正博	26
003	ラクナ梗塞 …………………………………………	井田正博	28
004	分枝粥腫型梗塞 ……………………………………	井田正博	30
005	動脈原性梗塞 ………………………………………	井田正博	32

B. 梗塞時期
006	超急性期 ……………………………………………	井田正博	34
007	亜急性期，慢性期 …………………………………	井田正博	36

C. その他
008	動脈解離 ……………………………………………	井田正博	38
009	凝固異常症 …………………………………………	井田正博	40
010	脳血管障害の2次変性 ……………………………	井田正博	42
011	皮質下血管性認知症 ………………………………	前田正幸	44
012	常染色体優性遺伝性脳動脈症 ……………………	前田正幸	46
013	Trousseau症候群 …………………………………	前田正幸	48
014	心臓粘液腫脳塞栓と脳動脈瘤 ……………………	前田正幸	49
015	脂肪塞栓症候群 ……………………………………	前田正幸	50

2）出血性脳血管障害　　　　　　　　　　　　　　　　　　　　　　渡邉嘉之

016	高血圧性脳出血 ……………………………………	52
017	脳アミロイドアンギオパチー ……………………	54
018	くも膜下出血 ………………………………………	56
019	脳動脈瘤（未破裂＋破裂） ………………………	58
020	感染性動脈瘤 ………………………………………	60
021	脳静脈血栓症 ………………………………………	62
022	脳腫瘍による出血 …………………………………	64
023	動脈解離による出血 ………………………………	66
024	脳表ヘモジデリン沈着症 …………………………	68

3）血管奇形ほか

025	脳動静脈奇形 ………………………………………	木下俊文	70
026	硬膜動静脈瘻 ………………………………………	木下俊文	72
027	内頸動脈海綿静脈洞瘻 ……………………………	木下俊文	74
028	海綿状血管腫 ………………………………………	木下俊文	75
029	静脈奇形 ……………………………………………	木下俊文	76

030	毛細血管拡張症	梅津篤司，木下俊文	78
031	頭蓋骨膜洞	木下俊文，島貫義久	80
032	Galen大静脈瘤	木下俊文	81
033	もやもや病	木下俊文	82

第2章 脳腫瘍

1）天幕上（脳実質内）

034	びまん性星細胞腫	上谷浩之，平井俊範	84
035	退形成性星細胞腫	上谷浩之，平井俊範	86
036	膠芽腫	上谷浩之，平井俊範	88
037	大脳神経膠腫症	上谷浩之，平井俊範	90
038	乏突起膠腫，退形成性乏突起膠腫	上谷浩之，平井俊範	92
039	上衣腫/退形成性上衣腫	上谷浩之，平井俊範	94
040	毛様細胞性星細胞腫	上谷浩之，平井俊範	96
041	多形黄色星細胞腫	上谷浩之，平井俊範	98
042	上衣下巨細胞性星細胞腫	上谷浩之，平井俊範	100
043	血管中心性膠腫	増本智彦	102
044	神経節膠腫	増本智彦	104
045	乳頭状グリア神経細胞性腫瘍	増本智彦	106
046	胚芽異形成性神経上皮腫瘍	増本智彦	108
047	線維形成性乳児神経節膠腫	増本智彦	110
048	未分化神経外胚葉性腫瘍	増本智彦	112
049	非定型奇形腫様/ラブドイド腫瘍	増本智彦	114
050	悪性リンパ腫	増本智彦	116
051	リンパ腫様肉芽腫症	増本智彦	118
052	転移性脳腫瘍	増本智彦	120

2）天幕上（脳実質外）

053	髄膜腫	岡本浩一郎	122
054	血管外皮腫	岡本浩一郎	124
055	孤立性線維性腫瘍	岡本浩一郎	126
056	類皮嚢胞/類外皮嚢胞	岡本浩一郎	128
057	奇形腫	岡本浩一郎	130
058	嗅神経芽腫	岡本浩一郎	132
059	前頭蓋底神経鞘腫	小林 茂	134

3）脳室内・脳室近傍

060	上衣腫	岡本浩一郎	137
061	上衣下腫	岡本浩一郎	140
062	中枢性神経細胞腫	岡本浩一郎	142
063	脊索腫様神経膠腫	岡本浩一郎	144
064	脈絡叢乳頭腫/脈絡叢癌	岡本浩一郎	146
065	脂肪腫	岡本浩一郎	148
066	コロイド嚢胞	岡本浩一郎	150
067	第4脳室ロゼット形成性グリア神経細胞性腫瘍	増本智彦	152

4）松果体部

068	胚細胞腫瘍	桑島成子	154
069	松果体細胞腫	桑島成子	156
070	中間型松果体実質腫瘍	桑島成子	158
071	松果体芽細胞腫	桑島成子	160
072	松果体部乳頭状腫瘍	増本智彦	162

5) 下垂体・傍鞍部

- 073 下垂体腺腫 .... 栗原紀子 164
- 074 Rathke 囊胞 .... 栗原紀子 166
- 075 頭蓋咽頭腫 .... 栗原紀子 168
- 076 視神経-視床下部膠腫 .... 栗原紀子 170
- 077 ジャーミノーマ（胚腫） .... 栗原紀子 172
- 078 髄膜腫 .... 栗原紀子 174
- 079 転移性腫瘍 .... 栗原紀子 176
- 080 リンパ腫 .... 栗原紀子 178
- 081 過誤腫 .... 栗原紀子 180
- 082 三叉神経鞘腫 .... 栗原紀子 182
- 083 海綿状血管腫 .... 栗原紀子 184
- 084 顆粒細胞腫 .... 桑島成子 185
- 085 下垂体細胞腫 .... 桑島成子 186

6) 天幕下（脳実質内）
野口智幸

- 086 髄芽腫 188
- 087 血管芽細胞腫 190
- 088 毛様細胞性星細胞腫 192
- 089 上衣腫 194
- 090 上衣下腫 196
- 091 非定型奇形腫様/ラブドイド腫瘍 198
- 092 Lhermitte-Duclos 病 200

7) 天幕下（脳実質外）
野口智幸

- 093 神経鞘腫 202
- 094 髄膜腫 204
- 095 くも膜囊胞 206
- 096 類上皮腫/類上皮囊胞 208
- 097 神経腸管囊胞 210

8) 骨腫瘍

- 098 脊索腫 .... 苦米地牧子, 中里龍彦 212
- 099 軟骨肉腫 .... 苦米地牧子, 中里龍彦 214
- 100 頭蓋骨転移 .... 苦米地牧子, 中里龍彦 216
- 101 形質細胞腫/多発性骨髄腫 .... 苦米地牧子, 中里龍彦 218
- 102 線維性骨異形成症 .... 苦米地牧子, 中里龍彦 220
- 103 頭蓋骨類上皮腫 .... 苦米地牧子, 中里龍彦, 佐藤宏昭 222
- 104 骨内髄膜腫 .... 苦米地牧子, 中里龍彦 224
- 105 頭蓋血管腫 .... 苦米地牧子, 中里龍彦 226
- 106 頭蓋悪性リンパ腫 .... 苦米地牧子, 中里龍彦 228
- 107 巨細胞修復性肉芽腫 .... 苦米地牧子, 中里龍彦 230
- 108 Langerhans 細胞組織球症 .... 苦米地牧子, 中里龍彦, 佐藤宏昭 232
- 109 melanotic neuroectodermal tumor of infancy（MNTI）
  .... 苦米地牧子, 中里龍彦 234
- 110 泡状外脊索症 .... 苦米地牧子, 中里龍彦 236

第3章 感染症・炎症と類縁疾患

1) 感染症

- 111 髄膜炎 .... 藤川 章 238
- 112 結核性髄膜炎/結核腫 .... 藤川 章 240

Contents

113	脳室炎		藤川 章	242
114	脳膿瘍		藤川 章	244
115	下垂体膿瘍と海綿静脈洞血栓性静脈炎		藤川 章	246
116	硬膜下蓄膿		土屋一洋	248
117	硬膜外蓄膿		土屋一洋	250
118	単純ヘルペス脳炎		土屋一洋	252
119	新生児単純ヘルペス脳炎		土屋一洋	254
120	日本脳炎		土屋一洋	256
121	神経梅毒		土屋一洋	258
122	HIV脳症		土屋一洋	260
123	トキソプラズマ症		土屋一洋	262
124	クリプトコッカス脳髄膜炎		土屋一洋	264
125	顎口虫症		田岡俊昭	266
126	嚢虫症		田岡俊昭	268
127	エキノコックス症		田岡俊昭	270
128	マンソン裂頭条虫症		田岡俊昭	272
129	アスペルギルス症		田岡俊昭	274
130	亜急性硬化性全脳炎		田岡俊昭	276
131	Creutzfeldt-Jakob病		田岡俊昭	278
132	進行性多巣性白質脳症		土屋一洋	280
133	先天性トキソプラズマ感染症		土屋一洋	282
134	先天性サイトメガロウイルス感染症		土屋一洋	284
135	インフルエンザ脳症		土屋一洋	286
136	HHV-6,7型感染症		藤川 章	288
137	急性壊死性脳症		藤川 章	290
138	急性小脳炎		藤川 章	292

2) 炎 症

139	肥厚性硬膜炎		藤川 章	294
140	サルコイドーシス		藤川 章	296
141	トローサハント症候群		藤川 章	298
142	リンパ球性下垂体炎		藤川 章	300
143	ANCA関連肉芽腫性血管炎		藤川 章	302
144	全身性エリテマトーデス		前田正幸	304
145	抗リン脂質抗体症候群		前田正幸	306
146	Sjögren症候群		前田正幸	308
147	中枢神経限局性血管炎		前田正幸	310
148	Churg-Strauss症候群		前田正幸	312
149	神経Behçet病		前田正幸	314
150	神経Sweet病		前田正幸	315
151	Langerhans細胞組織球症		前田正幸	316
152	Rosai-Dorfman病		前田正幸	318
153	Erdheim-Chester病		前田正幸	320
154	post transplantation lymphoproliferative disorder（PTLD）		松島理士	322
155	Bell麻痺/Ramsay Hunt症候群		松島理士	324

3) 類縁疾患

松島理士

156	cerebral amyloid angiopathy（CAA）related inflammation	326
157	非ヘルペス性辺縁系脳炎	328
158	Rasmussen脳炎	330
159	Susac症候群	332

第4章　脱髄/中毒疾患と類縁疾患

160	多発性硬化症	山本　憲, 三木幸雄	334
161	視神経脊髄炎	山本　憲	336
162	急性散在性脳脊髄炎	山本　憲	338
163	播種性壊死性白質脳症	山本　憲	340
164	Wernicke脳症	海野真記, 前田正幸	342
165	浸透圧性髄鞘崩壊症	松島信佳, 前田正幸	344
166	Marchiafava-Bignami病	森　墾	346
167	一過性脳梁膨大部病変	森　墾	348
168	低血糖脳症	森　墾	350
169	高地脳浮腫	吉田大介	352
170	放射線障害	吉田大介	354
171	PRES	森　墾	356
172	可逆性脳血管攣縮症候群，Call-Fleming症候群	森　墾	358
173	高好酸球性脳症	森　墾	360
174	家族性片麻痺性片頭痛	森　墾	362
175	甲状腺機能低下症	栗原紀子	364
176	糖尿病性舞踏病	森　墾	366
177	肝性脳症, 後天性肝脳変性症	森　墾	368
178	低酸素虚血性脳症	森　墾	370
179	一酸化炭素中毒（CO中毒）	森　墾	372
180	メトトレキセート脳症	吉田大介	374
181	5-FU脳症	吉田大介	376
182	メトロニダゾール脳症	工富公子, 大場　洋	378
183	メタノール中毒	鹿戸将史, 細矢貴亮	380
184	エチレングリコール中毒	鹿戸将史, 細矢貴亮	381
185	トルエン中毒	鹿戸将史, 細矢貴亮	382
186	その他の中毒	鹿戸将史, 細矢貴亮	383

第5章　変性疾患と類縁疾患

1) Alzheimer病と関連疾患，その他　　　徳丸阿耶

187	軽度認知機能障害	384
188	Alzheimer病	386
189	Lewy小体型認知症/認知症を伴うParkinson病	389
190	前頭側頭葉変性症	391
191	Parkinson病	394
192	進行性核上性麻痺	396
193	皮質基底核変性症	398

2) 脊髄小脳変性症（非遺伝）　　　豊田圭子

194	多系統萎縮症　パーキンソン型	400
195	多系統萎縮症　小脳型	402
196	皮質性小脳萎縮症	404
197	傍腫瘍性小脳変性症	406

3) 脊髄小脳変性症（遺伝性），その他

198	Machado-Joseph病/脊髄小脳失調症3型	國松　聡	408
199	脊髄小脳失調症1型	國松　聡	409
200	脊髄小脳失調症6型	國松　聡	410
201	歯状核赤核淡蒼球ルイ体萎縮症	國松　聡	411
202	眼球運動失行と低アルブミン血症を伴う早発性失調症	國松　聡	412

Contents

- 203 遺伝性痙性対麻痺 ………… 國松 聡 413
- 204 Huntington 病 ………… 德丸阿耶 414
- 205 有棘赤血球舞踏病 ………… 德丸阿耶 416
- 206 筋萎縮性側索硬化症 ………… 豊田圭子 418
- 207 認知症を伴う筋萎縮性側索硬化症 ………… 豊田圭子 420

第6章 代謝疾患と類縁疾患

1）ライソゾーム病
- 208 異染性白質ジストロフィー ………… 山本麻子, 大場 洋 422
- 209 Krabbe 病 ………… 山本麻子, 大場 洋 424
- 210 成人型Krabbe病 ………… 海野真記, 前田正幸 426
- 211 GM1 ガングリオシドーシス ………… 工富公子, 大場 洋 428
- 212 GM2 ガングリオシドーシス ………… 工富公子, 大場 洋 430
- 213 Fabry病 ………… 工富公子, 大場 洋 432
- 214 ムコ多糖症 ………… 工富公子, 大場 洋 434

2）ペルオキシゾーム病
- 215 副腎白質ジストロフィー ………… 山本麻子, 大場 洋 436
- 216 Zellweger症候群 ………… 工富公子, 大場 洋 438

3）ミトコンドリア病
- 217 MELAS ………… 渡邉玲子, 相田典子 440
- 218 Kearns-Sayre症候群 ………… 工富公子, 大場 洋 442
- 219 Leber遺伝性視神経症 ………… 工富公子, 大場 洋 444
- 220 Leigh脳症 ………… 天野大介, 相田典子 446

4）糖質代謝異常
- 221 ガラクトース血症 ………… 丹羽 徹, 相田典子 448

5）アミノ酸代謝異常　　　　　　　　　　　　　　　　　　　吉田昌子
- 222 フェニルケトン尿症 ………… 450
- 223 メープルシロップ尿症 ………… 452
- 224 オルニチントランスカルバミラーゼ欠損症 ………… 454
- 225 シトルリン血症 ………… 456
- 226 leukoencephalopathy with vanishing white matter（VWM），childhood ataxia with central nervous system hypomyelination（CACH） ………… 458
- 227 高メチオニン血症 ………… 460

6）有機酸代謝異常
- 228 Canavan病 ………… 吉田昌子 462
- 229 L-2-hydroxyglutaric aciduria（acidemia） ………… 吉田昌子 464
- 230 メチルマロン酸血症 ………… 原田雅史 466

7）ポルフィリン代謝異常症　　　　　　　　　　　　　　　工富公子, 大場 洋
- 231 急性間欠性ポルフィリア ………… 467

8）リポタンパク・脂質代謝異常
- 232 脳腱黄色腫症 ………… 和田昭彦 468
- 233 Sjögren-Larsson症候群 ………… 工富公子, 大場 洋 470
- 234 膜形成性脂質異栄養症/那須・Hakola病 ………… 和田昭彦 472

9）金属代謝異常　　　　　　　　　　　　　　　　　　　　山本麻子, 大場 洋
- 235 Wilson病 ………… 474
- 236 Menkes病 ………… 476

237	無セルロプラスミン血症	478
238	神経フェリチン症	480
239	パントテン酸キナーゼ関連神経変性症（Hallervorden-Spatz症候群）	482

10）膜輸送異常　　　　　　　　　　　　　　　　　　　　　　　　　　　　　山本麻子，大場　洋

240	Lowe症候群	483

11）DNA損傷修復障害　　　　　　　　　　　　　　　　　　　　　　　　　　山本麻子，大場　洋

241	Cockayne症候群	484

12）糖鎖形成異常

242	福山型先天性筋ジストロフィー	相田典子	486
243	筋強直性ジストロフィー	立花泰彦，相田典子	488

13）その他　　　　　　　　　　　　　　　　　　　　　　　　　　　　　　　　　　　　原田雅史

244	Alexander病	490
245	皮質下囊胞を伴う巨脳白質脳症	491
246	Pelizaeus-Merzbacher病	492
247	18q-症候群	494

第7章　脳奇形と周産期疾患

1）奇　形

248	脳瘤	宇都宮英綱	496
249	Chiari II型奇形	宇都宮英綱	498
250	全前脳胞症	宇都宮英綱	500
251	嗅球無形成	宮坂俊輝	502
252	中隔視神経異形成症	宮坂俊輝	504
253	Dandy-Walker奇形	宇都宮英綱	506
254	Joubert症候群	宇都宮英綱	508
255	裂脳症	宮坂俊輝	510
256	多小脳回	宮坂俊輝	512
257	異所性灰白質	宮坂俊輝	514
258	脳梁形成不全	宇都宮英綱	516

2）周産期　　　　　　　　　　　　　　　　　　　　　　　　　　　　　　　　　　　　佐藤宏朗

259	孔脳症	518
260	瘢痕脳回	520
261	上衣下出血	522
262	脳室周囲白質軟化症	524
263	基底核壊死	526

第8章　神経皮膚症候群　　　　　　　　　　　　　　　　　　　　　　　　　　　　　植田文明

264	神経線維腫症1型	528
265	神経線維腫症2型	530
266	結節性硬化症	532
267	Sturge-Weber症候群	534
268	von Hippel-Lindau病：VHL病	536
269	髄膜血管腫症	538
270	神経皮膚黒色症	540
271	基底細胞母斑症候群，Gorlin症候群	542
272	伊藤白斑	544

Contents

第9章　外　傷

273	脳挫傷	山田晴耕,	大久保敏之	546
274	びまん性軸索損傷	山田晴耕,	大久保敏之	548
275	びまん性脳腫脹	山田晴耕,	大久保敏之	550
276	急性硬膜外血腫	伊藤大輔,	大久保敏之	552
277	急性硬膜下血腫	伊藤大輔,	大久保敏之	554
278	慢性硬膜下血腫	伊藤大輔,	大久保敏之	556
279	硬膜下水腫	伊藤大輔,	大久保敏之	558
280	脳ヘルニア	山田晴耕,	大久保敏之	560
281	小児虐待	山田晴耕,	大久保敏之	562
282	頭蓋骨折	山田晴耕,	大久保敏之	564

第10章　機能的疾患，その他　　和田昭彦

283	片側顔面痙攣	566
284	三叉神経痛	567
285	特発性正常圧水頭症	568
286	特発性頭蓋内圧亢進症	570
287	遠隔小脳出血	571
288	（特発性）低髄液圧症候群／脳脊髄液減少症	572

第11章　てんかんおよび痙攣に関連した脳症

289	内側側頭葉硬化症	木村有喜男,	佐藤典子	574
290	側頭葉先端部病変	木村有喜男,	佐藤典子	576
291	孤発性皮質結節	木村有喜男,	佐藤典子	577
292	限局性皮質形成異常	木村有喜男,	佐藤典子	578
293	片側巨脳症	木村有喜男,	佐藤典子	580
294	Parry-Romberg症候群	石田　悠,	佐藤典子	582
295	痙攣後脳症	石田　悠,	佐藤典子	584
296	HHE症候群	石田　悠,	佐藤典子	586
297	痙攣重積型急性脳症	石田　悠,	佐藤典子	588

第12章　正常破格，その他　　内野　晃

298	血管周囲腔の拡大	590
299	透明中隔腔とヴェルガ腔，中間帆槽	591
300	遺残海馬溝，脈絡裂嚢胞	592
301	脈絡叢嚢胞，脈絡叢黄色肉芽腫	593
302	副後頭室，前角癒合	594
303	松果体嚢胞，empty sella，くも膜嚢胞	595
304	脂肪腫	596
305	大脳鎌骨化，くも膜顆粒	597
306	頸動脈-椎骨脳底動脈吻合	598
307	頸動脈系の破格	600
308	椎骨脳底動脈系の破格	602
309	MRIのアーチファクト	604
310	MRAのアーチファクト	606

	略語一覧	608
	索　　引	610

診療科別目次

本書では各疾患を「脳神経外科」「神経内科」「小児科」に分類し，本文中冒頭（タイトルの横）に示しています．掲載疾患を診療科別に分類した目次を掲載いたしますので，ご利用下さい．

脳神経外科

第1章 ● 脳血管障害
- 014 心臓粘液腫脳塞栓と脳動脈瘤 … 49
- 015 脂肪塞栓症候群 … 50
- 016 高血圧性脳出血 … 52
- 018 くも膜下出血 … 56
- 019 脳動脈瘤（未破裂＋破裂） … 58
- 020 感染性動脈瘤 … 60
- 022 脳腫瘍による出血 … 64
- 023 動脈解離による出血 … 66
- 025 脳動静脈奇形 … 70
- 026 硬膜動静脈瘻 … 72
- 027 内頸動脈海綿静脈洞瘻 … 74
- 028 海綿状血管腫 … 75
- 030 毛細血管拡張症 … 78
- 033 もやもや病 … 82

第2章 ● 脳腫瘍
- 034 びまん性星細胞腫 … 84
- 035 退形成性星細胞腫 … 86
- 036 膠芽腫 … 88
- 037 大脳神経膠腫症 … 90
- 038 乏突起膠腫，退形成性乏突起膠腫 … 92
- 039 上衣腫／退形成性上衣腫 … 94
- 040 毛様細胞性星細胞腫 … 96
- 041 多形黄色星細胞腫 … 98
- 042 上衣下巨細胞性星細胞腫 … 100
- 043 血管中心性膠腫 … 102
- 044 神経節膠腫 … 104
- 045 乳頭状グリア神経細胞性腫瘍 … 106
- 046 胚芽異形成性神経上皮腫瘍 … 108
- 047 線維形成性乳児神経節膠腫 … 110
- 048 未分化神経外胚葉性腫瘍 … 112
- 049 非定型奇形腫様／ラブドイド腫瘍 … 114
- 050 悪性リンパ腫 … 116
- 051 リンパ腫様肉芽腫症 … 118
- 052 転移性脳腫瘍 … 120
- 053 髄膜腫 … 122
- 054 血管外皮腫 … 124
- 055 孤立性線維性腫瘍 … 126
- 056 類皮嚢胞／類外皮嚢胞 … 128
- 057 奇形腫 … 130
- 058 嗅神経芽腫 … 132
- 059 前頭蓋底神経鞘腫 … 134
- 060 上衣腫 … 137
- 061 上衣下腫 … 140
- 062 中枢性神経細胞腫 … 142
- 063 脊索腫様神経膠腫 … 144
- 064 脈絡叢乳頭腫／脈絡叢癌 … 146
- 065 脂肪腫 … 148
- 066 コロイド嚢胞 … 150
- 067 第4脳室ロゼット形成性グリア神経細胞性腫瘍 … 152
- 068 胚細胞腫瘍 … 154
- 069 松果体細胞腫 … 156
- 070 中間型松果体実質腫瘍 … 158
- 071 松果体芽細胞腫 … 160
- 072 松果体部乳頭状腫瘍 … 162
- 073 下垂体腺腫 … 164
- 074 Rathke嚢胞 … 166
- 075 頭蓋咽頭腫 … 168
- 076 視神経−視床下部膠腫 … 170
- 077 ジャーミノーマ（胚腫） … 172
- 078 髄膜腫 … 174
- 079 転移性腫瘍 … 176
- 080 リンパ腫 … 178
- 081 過誤腫 … 180
- 082 三叉神経鞘腫 … 182
- 083 海綿状血管腫 … 184
- 084 顆粒細胞腫 … 185
- 085 下垂体細胞腫 … 186
- 086 髄芽腫 … 188
- 087 血管芽細胞腫 … 190
- 088 毛様細胞性星細胞腫 … 192
- 089 上衣腫 … 194
- 090 上衣下腫 … 196
- 091 非定型奇形腫様／ラブドイド腫瘍 … 198
- 092 Lhermitte-Duclos病 … 200
- 093 神経鞘腫 … 202
- 094 髄膜腫 … 204
- 095 くも膜嚢胞 … 206
- 096 類上皮腫／類上皮嚢胞 … 208
- 097 神経腸管嚢胞 … 210
- 098 脊索腫 … 212
- 099 軟骨肉腫 … 214
- 100 頭蓋骨転移 … 216
- 101 形質細胞腫／多発性骨髄腫 … 218
- 102 線維性骨異形成症 … 220
- 103 頭蓋骨類上皮腫 … 222
- 104 骨内髄膜腫 … 224
- 105 頭蓋血管腫 … 226

106	頭蓋悪性リンパ腫	228
107	巨細胞修復性肉芽腫	230
109	melanotic neuroectodermal tumor of infancy（MNTI）	234
110	泡状外脊索症	236

第3章 ● 感染症・炎症と類縁疾患

113	脳室炎	242
114	脳膿瘍	244
115	下垂体膿瘍と海綿静脈洞血栓性静脈炎	246
116	硬膜下蓄膿	248
117	硬膜外蓄膿	250
125	顎口虫症	266
126	嚢虫症	268
127	エキノコックス症	270
128	マンソン裂頭条虫症	272
129	アスペルギルス症	274
152	Rosai-Dorfman 病	318
153	Erdheim-Chester 病	320
154	post transplantation lymphoproliferative disorder（PTLD）	322
158	Rasmussen 脳炎	330

第4章 ● 脱髄/中毒疾患と類縁疾患

170	放射線障害	354
172	可逆性脳血管攣縮症候群，Call-Fleming 症候群	358
180	メトトレキセート脳症	374

第7章 ● 脳奇形と周産期疾患

251	嗅球無形成	502
252	中隔視神経異形成症	504
255	裂脳症	510
256	多小脳回	512
257	異所性灰白質	514

第8章 ● 神経皮膚症候群

264	神経線維腫症1型	528
265	神経線維腫症2型	530
266	結節性硬化症	532
268	von Hippel-Lindau 病：VHL 病	536
269	髄膜血管腫症	538
270	神経皮膚黒色症	540
271	基底細胞母斑症候群，Gorlin 症候群	542

第9章 ● 外 傷

273	脳挫傷	546
274	びまん性軸索損傷	548
275	びまん性脳腫脹	550
276	急性硬膜外血腫	552
277	急性硬膜下血腫	554
278	慢性硬膜下血腫	556
279	硬膜下水腫	558
280	脳ヘルニア	560
281	小児虐待	562
282	頭蓋骨折	564

第10章 ● 機能的疾患，その他

283	片側顔面痙攣	566
284	三叉神経痛	567
285	特発性正常圧水頭症	568
287	遠隔小脳出血	571
288	（特発性）低髄液圧症候群/脳脊髄液減少症	572

第11章 ● てんかんおよび痙攣に関連した脳症

289	内側側頭葉硬化症	574
290	側頭葉先端部病変	576
291	孤発性皮質結節	577
292	限局性皮質形成異常	578
293	片側巨脳症	580

神経内科

第1章 ● 脳血管障害

001	アテローム血栓性梗塞	24
002	心原性塞栓症	26
003	ラクナ梗塞	28
004	分枝粥腫型梗塞	30
005	動脈原性梗塞	32
006	超急性期	34
007	亜急性期，慢性期	36
008	動脈解離	38
009	凝固異常症	40
010	脳血管障害の2次変性	42
011	皮質下血管性認知症	44
012	常染色体優性遺伝性脳動脈症	46
013	Trousseau 症候群	48
014	心臓粘液腫脳塞栓と脳動脈瘤	49
015	脂肪塞栓症候群	50
016	高血圧性脳出血	52
017	脳アミロイドアンギオパチー	54
021	脳静脈血栓症	62
024	脳表ヘモジデリン沈着症	68
028	海綿状血管腫	75
029	静脈奇形	76

第2章 ● 脳腫瘍

037	大脳神経膠腫症	90
050	悪性リンパ腫	116
051	リンパ腫様肉芽腫症	118
079	転移性腫瘍	176
080	リンパ腫	178

第3章 ● 感染症・炎症と類縁疾患

| 111 | 髄膜炎 | 238 |
| 112 | 結核性髄膜炎/結核腫 | 240 |

115	下垂体膿瘍と海綿静脈洞血栓性静脈炎 …… 246		175	甲状腺機能低下症 …… 364	
118	単純ヘルペス脳炎 …… 252		176	糖尿病性舞踏病 …… 366	
120	日本脳炎 …… 256		177	肝性脳症，後天性肝脳変性症 …… 368	
121	神経梅毒 …… 258		178	低酸素虚血性脳症 …… 370	
122	HIV脳症 …… 260		179	一酸化炭素中毒（CO中毒） …… 372	
123	トキソプラズマ症 …… 262		181	5-FU脳症 …… 376	
124	クリプトコッカス脳髄膜炎 …… 264		182	メトロニダゾール脳症 …… 378	
125	顎口虫症 …… 266		183	メタノール中毒 …… 380	
126	囊虫症 …… 268		184	エチレングリコール中毒 …… 381	
127	エキノコックス症 …… 270		185	トルエン中毒 …… 382	
128	マンソン裂頭条虫症 …… 272		186	その他の中毒 …… 383	
129	アスペルギルス症 …… 274				

第5章 ● 変性疾患と類縁疾患

130	亜急性硬化性全脳炎 …… 276
131	Creutzfeldt-Jakob病 …… 278
132	進行性多巣性白質脳症 …… 280
138	急性小脳炎 …… 292
139	肥厚性硬膜炎 …… 294
140	サルコイドーシス …… 296
141	トローサハント症候群 …… 298
142	リンパ球性下垂体炎 …… 300
143	ANCA関連肉芽腫性血管炎 …… 302
144	全身性エリテマトーデス …… 304
145	抗リン脂質抗体症候群 …… 306
146	Sjögren症候群 …… 308
147	中枢神経限局性血管炎 …… 310
148	Churg-Strauss症候群 …… 312
149	神経Behçet病 …… 314
150	神経Sweet病 …… 315
153	Erdheim-Chester病 …… 320
155	Bell麻痺/Ramsay Hunt症候群 …… 324
156	cerebral amyloid angiopathy（CAA） related inflammation …… 326
157	非ヘルペス性辺縁系脳炎 …… 328
158	Rasmussen脳炎 …… 330
159	Susac症候群 …… 332

187	軽度認知機能障害 …… 384
188	Alzheimer病 …… 386
189	Lewy小体型認知症/認知症を伴うParkinson病 …… 389
190	前頭側頭葉変性症 …… 391
191	Parkinson病 …… 394
192	進行性核上性麻痺 …… 396
193	皮質基底核変性症 …… 398
194	多系統萎縮症　パーキンソン型 …… 400
195	多系統萎縮症　小脳型 …… 402
196	皮質性小脳萎縮症 …… 404
197	傍腫瘍性小脳変性症 …… 406
198	Machado-Joseph病/脊髄小脳失調症3型 …… 408
199	脊髄小脳失調症1型 …… 409
200	脊髄小脳失調症6型 …… 410
201	歯状核赤核淡蒼球ルイ体萎縮症 …… 411
202	眼球運動失行と低アルブミン血症を伴う早発性失調症 …… 412
203	遺伝性痙性対麻痺 …… 413
204	Huntington病 …… 414
205	有棘赤血球舞踏病 …… 416
206	筋萎縮性側索硬化症 …… 418
207	認知症を伴う筋萎縮性側索硬化症 …… 420

第4章 ● 脱髄/中毒疾患と類縁疾患

160	多発性硬化症 …… 334
161	視神経脊髄炎 …… 336
162	急性散在性脳脊髄炎 …… 338
163	播種性壊死性白質脳症 …… 340
164	Wernicke脳症 …… 342
165	浸透圧性髄鞘崩壊症 …… 344
166	Marchiafava-Bignami病 …… 346
167	一過性脳梁膨大部病変 …… 348
168	低血糖脳症 …… 350
169	高地脳浮腫 …… 352
171	PRES …… 356
172	可逆性脳血管攣縮症候群，Call-Fleming症候群 …… 358
173	高好酸球性脳症 …… 360
174	家族性片麻痺性片頭痛 …… 362

第6章 ● 代謝疾患と類縁疾患

208	異染性白質ジストロフィー …… 422
209	Krabbe病 …… 424
210	成人型Krabbe病 …… 426
211	GM1ガングリオシドーシス …… 428
212	GM2ガングリオシドーシス …… 430
213	Fabry病 …… 432
215	副腎白質ジストロフィー …… 436
217	MELAS …… 440
218	Kearns-Sayre症候群 …… 442
231	急性間欠性ポルフィリア …… 467
232	脳腱黄色腫症 …… 468
233	Sjögren-Larsson症候群 …… 470
234	膜形成性脂質異栄養症/那須・Hakola病 …… 472
235	Wilson病 …… 474

237	無セルロプラスミン血症	478
238	神経フェリチン症	480
239	パントテン酸キナーゼ関連神経変性症（Hallervorden-Spatz症候群）	482
240	Lowe症候群	483
241	Cockayne症候群	484
243	筋強直性ジストロフィー	488

第7章　脳奇形と周産期疾患

251	嗅球無形成	502
252	中隔視神経異形成症	504
255	裂脳症	510
256	多小脳回	512
257	異所性灰白質	514

第10章　機能的疾患，その他

283	片側顔面痙攣	566
284	三叉神経痛	567
285	特発性正常圧水頭症	568
286	特発性頭蓋内圧亢進症	570
288	（特発性）低髄液圧症候群／脳脊髄液減少症	572

第11章　てんかんおよび痙攣に関連した脳症

289	内側側頭葉硬化症	574
290	側頭葉先端部病変	576
294	Parry-Romberg症候群	582
295	痙攣後脳症	584

小児科

第1章　脳血管障害

015	脂肪塞栓症候群	50
031	頭蓋骨膜洞	80
032	Galen大静脈瘤	81
033	もやもや病	82

第2章　脳腫瘍

040	毛様細胞性星細胞腫	96
041	多形黄色星細胞腫	98
042	上衣下巨細胞性星細胞腫	100
044	神経節膠腫	104
046	胚芽異形成性神経上皮腫瘍	108
047	線維形成性乳児神経節膠腫	110
048	未分化神経外胚葉性腫瘍	112
049	非定型奇形腫様／ラブドイド腫瘍	114
057	奇形腫	130
060	上衣腫	137
064	脈絡叢乳頭腫／脈絡叢癌	146
068	胚細胞腫瘍	154
071	松果体芽細胞腫	160
075	頭蓋咽頭腫	168
076	視神経-視床下部膠腫	170
077	ジャーミノーマ（胚腫）	172
081	過誤腫	180
086	髄芽腫	188
088	毛様細胞性星細胞腫	192
089	上衣腫	194
091	非定型奇形腫様／ラブドイド腫瘍	198
095	くも膜嚢胞	206
100	頭蓋骨転移	216
102	線維性骨異形成症	220
103	頭蓋骨類上皮腫	222
107	巨細胞修復性肉芽腫	230
108	Langerhans細胞組織球症	232
109	melanotic neuroectodermal tumor of infancy（MNTI）	234

第3章　感染症・炎症と類縁疾患

111	髄膜炎	238
112	結核性髄膜炎／結核腫	240
119	新生児単純ヘルペス脳炎	254
130	亜急性硬化性全脳炎	276
133	先天性トキソプラズマ感染症	282
134	先天性サイトメガロウイルス感染症	284
135	インフルエンザ脳症	286
136	HHV-6，7型感染症	288
137	急性壊死性脳症	290
138	急性小脳炎	292
140	サルコイドーシス	296
142	リンパ球性下垂体炎	300
151	Langerhans細胞組織球症	316
152	Rosai-Dorfman病	318

第4章　脱髄／中毒疾患と類縁疾患

162	急性散在性脳脊髄炎	338
163	播種性壊死性白質脳症	340
164	Wernicke脳症	342
167	一過性脳梁膨大部病変	348
168	低血糖脳症	350
171	PRES	356
174	家族性片麻痺性片頭痛	362
175	甲状腺機能低下症	364
178	低酸素虚血性脳症	370
179	一酸化炭素中毒（CO中毒）	372
180	メトトレキセート脳症	374

第5章　変性疾患と類縁疾患

| 202 | 眼球運動失行と低アルブミン血症を伴う早発性失調症 | 412 |

第6章　代謝疾患と類縁疾患

208	異染性白質ジストロフィー	422
209	Krabbe病	424
211	GM1ガングリオシドーシス	428
212	GM2ガングリオシドーシス	430
213	Fabry病	432

#	項目	頁
214	ムコ多糖症	434
215	副腎白質ジストロフィー	436
216	Zellweger症候群	438
217	MELAS	440
218	Kearns-Sayre症候群	442
219	Leber遺伝性視神経症	444
220	Leigh脳症	446
221	ガラクトース血症	448
222	フェニルケトン尿症	450
223	メープルシロップ尿症	452
224	オルニチントランスカルバミラーゼ欠損症	454
225	シトルリン血症	456
226	leukoencephalopathy with vanishing white matter (VWM), childhood ataxia with central nervous system hypomyelination (CACH)	458
227	高メチオニン血症	460
228	Canavan病	462
229	L-2-hydroxyglutaric aciduria (acidemia)	464
230	メチルマロン酸血症	466
233	Sjögren-Larsson症候群	470
235	Wilson病	474
236	Menkes病	476
239	パントテン酸キナーゼ関連神経変性症（Hallervorden-Spatz症候群）	482
240	Lowe症候群	483
241	Cockayne症候群	484
242	福山型先天性筋ジストロフィー	486
244	Alexander病	490
245	皮質下嚢胞を伴う巨脳白質脳症	491
246	Pelizaeus-Merzbacher病	492
247	18q-症候群	494

第7章 脳奇形と周産期疾患

#	項目	頁
248	脳瘤	496
249	Chiari II 型奇形	498
250	全前脳胞症	500
251	嗅球無形成	502
252	中隔視神経異形成症	504
253	Dandy-Walker奇形	506
254	Joubert症候群	508
255	裂脳症	510
256	多小脳回	512
257	異所性灰白質	514
258	脳梁形成不全	516
259	孔脳症	518
260	瘢痕脳回	520
261	上衣下出血	522
262	脳室周囲白質軟化症	524
263	基底核壊死	526

第8章 神経皮膚症候群

#	項目	頁
264	神経線維腫症1型	528
265	神経線維腫症2型	530
266	結節性硬化症	532
267	Sturge-Weber症候群	534
269	髄膜血管腫症	538
270	神経皮膚黒色症	540
271	基底細胞母斑症候群，Gorlin症候群	542
272	伊藤白斑	544

第9章 外傷

#	項目	頁
275	びまん性脳腫脹	550
281	小児虐待	562

第10章 機能的疾患，その他

#	項目	頁
286	特発性頭蓋内圧亢進症	570

第11章 てんかんおよび痙攣に関連した脳症

#	項目	頁
289	内側側頭葉硬化症	574
290	側頭葉先端部病変	576
291	孤発性皮質結節	577
292	限局性皮質形成異常	578
293	片側巨脳症	580
294	Parry-Romberg症候群	582
295	痙攣後脳症	584
296	HHE症候群	586
297	痙攣重積型急性脳症	588

執筆者一覧

【編　集】

土屋一洋　　杏林大学医学部放射線医学教室
前田正幸　　三重大学附属病院放射線診断科
藤川　章　　自衛隊中央病院放射線科

【執筆者】（掲載順）

井田正博	荏原病院放射線科	鹿戸将史	山形大学医学部画像医学講座
渡邉嘉之	大阪大学大学院医学研究科放射線医学講座	細矢貴亮	山形大学医学部画像医学講座
木下俊文	秋田県立脳血管研究センター・放射線医学研究部	德丸阿耶	東京都健康長寿医療センター放射線診断科
梅津篤司	秋田県立脳血管研究センター・放射線医学研究部	豊田圭子	帝京大学医学部医学科放射線科学講座
島貫義久	宮城県立こども病院・放射線科	國松　聡	東京大学医学部附属病院放射線科
上谷浩之	熊本大学大学院生命科学研究部放射線医学	山本麻子	帝京大学医学部医学科放射線科学講座
平井俊範	熊本大学大学院生命科学研究部放射線医学	渡邉玲子	神奈川県立こども医療センター放射線科
増本智彦	筑波大学人間総合科学研究科疾患制御医学専攻応用放射線医学分野	相田典子	神奈川県立こども医療センター放射線科
		天野大介	同愛記念病院放射線科
岡本浩一郎	新潟大学脳研究所脳神経外科	丹羽　徹	神奈川県立こども医療センター放射線科
小林　茂	自治医科大学放射線科	吉田昌子	京都市立病院放射線科
桑島成子	獨協医科大学放射線科	原田雅史	徳島大学大学院画像情報医学分野
栗原紀子	国立病院機構仙台医療センター放射線科	和田昭彦	帝京大学ちば総合医療センター放射線科
野口智幸	佐賀大学医学部放射線医学	立花泰彦	神奈川県立こども医療センター放射線科
苫米地牧子	岩手医科大学放射線医学講座	宇都宮英綱	ももち浜福岡山王病院放射線診断科
中里龍彦	岩手医科大学放射線医学講座	宮坂俊輝	奈良県立奈良病院放射線科
佐藤宏昭	岩手医科大学耳鼻咽喉科学講座	佐藤宏朗	川崎市立川崎病院放射線診断科
田岡俊昭	奈良県立医科大学放射線医学教室	植田文明	金沢大学病院放射線科
松島理士	東京慈恵会医科大学放射線医学講座	山田晴耕	東京大学医科学研究所附属病院放射線科
山本　憲	京都大学医学部附属病院放射線診断科	大久保敏之	帝京大学ちば総合医療センター放射線科
三木幸雄	大阪市立大学放射線科	伊藤大輔	東京北社会保険病院放射線科
海野真記	三重大学附属病院放射線診断科	木村有喜男	国立精神・神経医療研究センター病院放射線科
松島信佳	三重大学附属病院放射線診断科	佐藤典子	国立精神・神経医療研究センター病院放射線科
森　墾	東京大学大学院医学系研究科生体物理医学専攻放射線医学講座放射線診断学分野	石田　悠	国立精神・神経医療研究センター病院放射線科
吉田大介	北海道大学病院放射線科	内野　晃	埼玉医科大学国際医療センター画像診断科
工富公子	帝京大学医学部医学科放射線科学講座		
大場　洋	帝京大学医学部医学科放射線科学講座		

決定版
頭部画像診断パーフェクト

310疾患で**鉄壁**の「**診断力**」を身につける！

第1章 脳血管障害

1）虚血性脳血管障害　A．梗塞・虚血分類

001 アテローム血栓性梗塞
(atherothrombotic infarction)

症例① 70歳代　男性（急性期）
1カ月前より，構音障害．軽度の右片麻痺の一過性脳虚血発作をくり返していたが，数時間前より症状が再発．症状が固定したため，来院．NIHSS 3点．糖尿病あり．心房細動なし

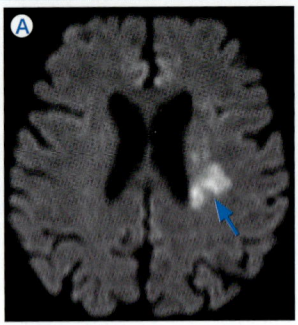
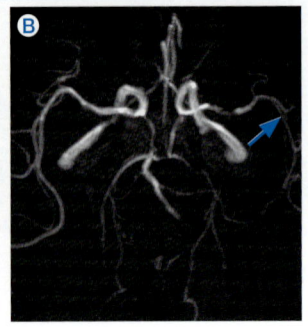

図1　拡散強調像（A），MRA（B）
A：左中大脳動脈皮質枝からの髄質動脈領域に，高信号病変（ADC値は低下）を認める（→）．T2強調像（非呈示）でもわずかに高信号を呈していた．灰白質には病変を認めない
B：左中大脳動脈M1に著明なアテローム硬化性の口径不整が認められ，M2以降のTOF信号の減弱を認める（→）．左内頚動脈〜後交通動脈を介して供給される左後大脳動脈P1〜P2にかけても口径不整が認められる

症例② 70歳代　男性（急性期）
6時間前に，軽度の構音障害．軽度の右不全麻痺．その後段階的に増悪．NIHSS 3点．脂質異常症あり．高血圧あり．心房細動なし

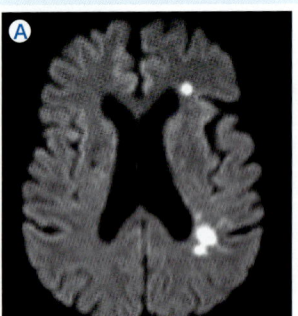
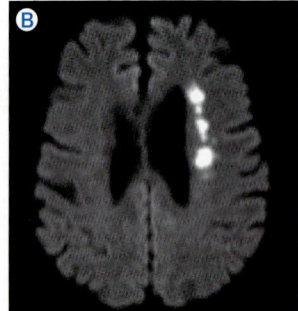
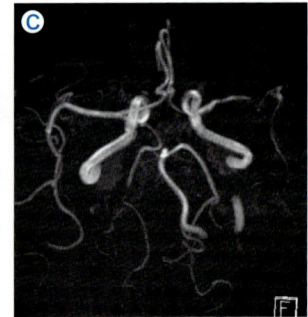

図2　拡散強調像（A，B），MRA（C）
A：左中大脳動脈皮質枝領域の白質側優位に，高信号病変（ADC値低下）が散在する．灰白質には病変は認めない．アテローム血栓性梗塞が考えられる
B：左側脳室周囲深部白質の左中大脳動脈前大脳動脈境界領域にも急性期梗塞が認められる
C：左中大脳動脈M1遠位側に先細り状の狭窄が認められ，M2以降のTOF信号の減弱が認められる．完全閉塞ではないが，高度狭窄があり，左中大脳動脈領域の低灌流状態が示唆される．右内頚動脈から後交通動脈を介して供給される，右後大脳動脈皮質枝P3遠位側にも限局性の軽度狭窄が認められるが，椎骨脳底動脈から供給される左後大脳動脈のTOF信号は相対的に増強しており，左中大脳動脈M1遠位側の狭窄が慢性的にあり，左後大脳動脈皮質枝からleptomeningeal anastomosisを介する側副血流があると考えられる

解　説

- 米国NINDS（National Institute of Neurological Disorders and Stroke）による脳血管障害の分類Ⅲ（1990年）による脳梗塞の分類を表1に示す．脳梗塞は臨床病型からアテローム血栓性梗塞，心原性塞栓症，ラクナ梗塞，その他の脳梗塞の4つの臨床病型に分類される（表1）
- アテローム血栓性梗塞（atherothrombotic infarction）は頭蓋内に血流供給する動脈の中で，頚部レベルから頭蓋内動脈主幹部および皮質枝近位側のアテローム硬化に起因する脳梗塞（large artery disease）
- 血中のlow density lipoprotein（LDL）が血管内皮に取り込まれ内皮下に遊走してきた単球由来のマクロファージや，中膜から内膜に遊走した血管平滑筋に貪食される．その結果，内膜下に泡沫細胞が集積し粥腫（プラーク）が形成される．粥腫による狭窄部位に新たに血小板血栓が形成され狭窄の増悪，閉塞をきたすこともある
- アテローム血栓性梗塞の危険因子は糖尿病，脂質異常症，高血圧，高コレステロール血症，喫煙など
- 発症は急性であるが，塞栓症と比較して，緩徐に段階的に発症
- 前方循環系では頚動脈分岐部から内頚動脈起始部（特に後壁側），内頚動脈サイフォン部，中大脳動脈M1（水平部）に好発
- 後方循環系では椎骨動脈起始部やV4（頭蓋内），脳底動脈中間部に好発
- アテローム血栓性梗塞はいずれの発症機序（血栓性，塞栓性，血行力学的）も起こしうる（表1）

001 アテローム血栓性梗塞

診断に役立つupdateな情報

不安定プラーク
- 粥腫の中でも脂質含有量が高く，炎症性変化，出血を含有し，被膜の薄い粥腫が破綻しやすい（不安定プラーク）．安定プラークは線維成分の割合が多く，石灰化したプラークである．しかしプラークの一部が石灰化していても，不安定成分がある可能性があり，プラークの石灰化＝安定ではない（**表2**）

表1 脳梗塞の分類1

A. 発症機序による分類	B. 臨床病型による分類
→脳血流の途絶機序からみた分類	→血栓の形成機序と部位，血管閉塞の部位からみた分類
1. 血栓性，2. 塞栓性，3. 血行力学性	1. アテローム血栓性脳梗塞，2. 心原性脳塞栓症，3. ラクナ梗塞，4. その他

C. 臨床病型と発症機序を合わせた，脳梗塞の病態分類*同一機序

臨床病型	発症機序	原因
塞栓性梗塞	塞栓性	心原性，動脈原性*，奇異性（右→左シャント）
アテローム血栓性	血栓性 塞栓性* 血行力学的	主幹部から皮質枝レベル 主幹動脈血栓遊離→塞栓（動脈原性塞栓） 主幹動脈の狭窄～閉塞（表在型）
穿通枝梗塞	細小動脈硬化 血栓性 塞栓性 血行力学的	ラクナ梗塞 起始部血栓による分枝粥腫型梗塞 微小塞栓，主幹動脈に一過性の塞栓性閉塞 主幹動脈狭窄～閉塞（深部型）

- 血栓性機序は頸部から頭蓋内動脈主幹部，皮質枝などに粥腫（アテローム，プラーク）が形成され，緩徐進行性に内腔が狭小化し，その結果動脈血流が低下して動脈支配域に梗塞をきたす（**表1**）
- アテローム血栓性機序では分岐直後の遠位側にプラークが好発するので，その近位側の分岐部からの側副血行路が発達しやすく，アテローム血栓性梗塞の血行動態や低灌流の程度は側副路の発達の程度によって大きく異なる．内頸動脈の完全閉塞例でも，まったく梗塞をきたさないことがある
- 主幹部レベルのアテローム硬化性狭窄による慢性的な低灌流状態が側副血行によって灌流代償されているときに，さらに血圧の低下や心拍出量の低下，狭窄の進行などにより低灌流状態が増悪して，動脈支配領域の境界である分水嶺領域に生じる梗塞が血行力学的な境界領域梗塞（分水嶺領域梗塞）

画像所見

- アテローム血栓性機序は，分岐部の末梢側に緩徐に狭窄が生じることから側副血行路が発達しやすく，さらに皮質枝末梢側では，軟膜髄膜吻合を介する側副血流供給によって皮質は梗塞から免れ，白質優位に梗塞を生じる（**図1, 2**）
- 閉塞動脈支配領域内に梗塞を生じるが，支配領域全体に梗塞がおよぶことはなく，塞栓性梗塞よりも限局する．側脳室周囲の深部白質髄質動脈領域に限局したり，**分枝粥腫型梗塞では深部穿通枝領域に，血行力学的な梗塞では動脈支配境界領域**に限局
- 塞栓症に比較して脳虚血の強度が低く脳組織が完全な融解壊死をきたすことはなく，慢性期においてもgliosisが主体（T2強調像高信号，FLAIR像高信号，T1強調像低信号）で囊胞変性や二次的な孔脳症をきたすことは少ない（脳脊髄液と同等の信号を呈することはない）

表2 MR信号からみたプラークの性状診断

	T1強調像	プロトン密度強調像	T2強調像	造影
不安定プラーク成分				
脂質成分	等～高信号	等～高信号	等～高信号	なし
出血	高信号	高信号*	高信号*	なし
炎症や新生血管				あり
安定プラーク成分				
線維組織	低～等信号	等信号	等信号	あり
石灰化	低信号	低信号	低信号	なし

*新しい出血では低信号から等信号となる

- 急性期～亜急性期において再開通の頻度は低く，逆に重篤な血管性浮腫や出血性梗塞をきたすことはない
- 脳梗塞の分類1（**表1**）

鑑別診断

- **びまん性星細胞腫**：白質優位に病変が存在し，急性期では軽度のmass effectをきたす．急性期には拡散画像が有用である
- **アミロイドアンギオパチー**

＜参考文献＞
- The National Institute of Neurological Disorders and Stroke rt-PA Stroke Study Group : Tissue plasminogen activator for acute ischemic stroke. N Engl J Med, 333 : 1581-1587, 1995
- Yuan, C., et al. : Carotid atherosclerotic plaque : noninvasive MR characterization and identification of vulnerable lesions. Radiology, 221 : 285-299, 2001
- Gillard, J. H. : Advances in atheroma imaging in the carotid. Cerebrovasc Dis, 24 : 40-48, 2007
- National Institute of Neurological Disorders and Strokes : Classification of cerebrovascular disease Ⅲ. Stroke, 21 : 637-676, 1990

＜井田正博＞

第1章 脳血管障害

1）虚血性脳血管障害　A．梗塞・虚血分類

002　心原性塞栓症
（cardioembolic infarction）

症例　70歳代　男性（超急性期）
突然の完全な左片麻痺および構音障害．NIHSS11点．心房細動あり

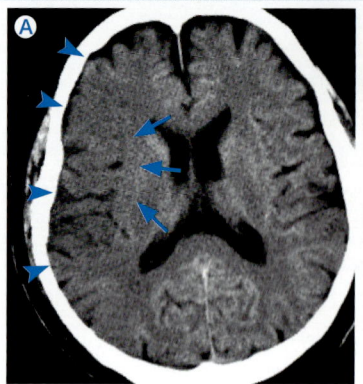
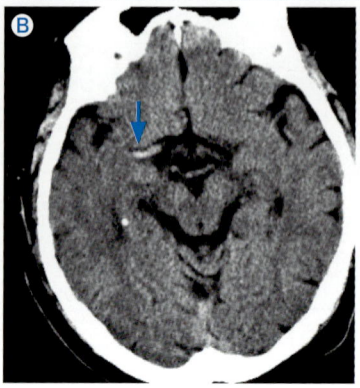
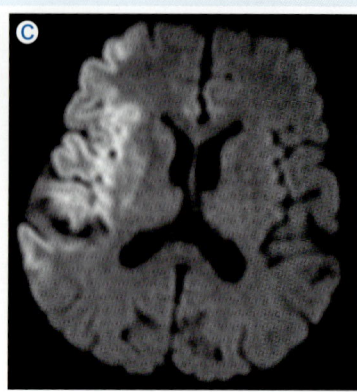
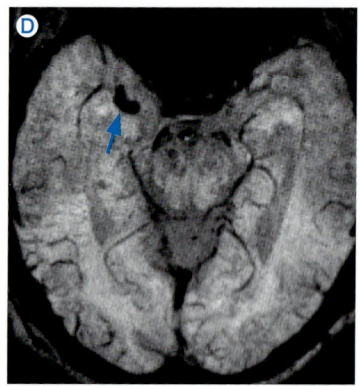

図1　単純CT（発症1時間30分後：A），単純CT（B），拡散強調像（発症1時間40分後：C），磁化率強調像（D）

A：右島回のinsular ribbonの消失（→）および右中大脳動脈皮質枝領域の広範囲な灰白白質コントラストの低下が認められる（▶）．外側線条体動脈領域の一部は免れているが，この時点で中大脳動脈皮質枝に広範囲に細胞性浮腫が認められ，血栓溶解療法の非適応と考えられた

B：右中大脳動脈M1遠位側にhyperdense MCA signを認める（→）

C：右基底核領域の外側（右中大脳動脈M1遠位側から分岐する外側線条体動脈領域）および右中大脳動脈皮質枝upper trunk領域，middle trunk領域に，高信号を認める［ADC値も低下（非呈示）］．灰白質優位に拡散異常が認められる．T2強調像（非呈示）では信号変化を認めなかったが，すでに非可逆的な細胞性浮腫と考えられる

D：右中大脳動脈M1遠位側に限局性の磁化率変化（低信号）が認められる（→）．塞栓子と考えられる（susceptibility sign, intraarterial low signal）

解　説

- 塞栓性梗塞は，心臓，上行大動脈から内頸動脈，椎骨動脈で形成された塞栓子が遊離して主幹部から皮質枝に閉塞をきたして発症するlarge artery disease
- **心原性塞栓症（cardioembolic infarction）** は左心系内腔で形成された血栓や，右左シャントを有する心疾患においてシャントを介する静脈系からの血栓が塞栓源となって脳動脈を閉塞し梗塞を生じる
- 心原性塞栓症では，アテローム血栓性梗塞（特に血栓性機序）と比較し，**突然に発症し，急速に神経症状が完結**する．完全麻痺，失語や失認などの皮質症状，意識障害などを伴う重篤な神経症状を呈する
- 心原性塞栓症では塞栓子が大きく脳動脈分岐部近位側に塞栓，閉塞を生じるため，血流の迂回路である**側副血行路が発達しにくく，閉塞をきたした動脈支配の全体が虚血に陥りり，広範囲の梗塞をきたす**
- 非弁膜症性心房細動（non-valvular atrial fibrillation：NVAF）は心原性塞栓症の中で，最も頻度の高い原因である．高齢者においてはNVAFは心原性脳塞栓症の主原因で，今後ますます増加すると考えられる
- 左心房内，特にそのappendixである左心耳先端は血流の停滞しやすい部位で，心房細動下ではうっ滞亢進による凝固能の活性化により大きなフィブリン血栓が形成されやすい．**心房細動に合併した左心耳先端部に形成された大きな血栓が遊離**して主幹部や皮質枝近位側に閉塞の原因となり，心原性塞栓症をきたす
- 来院時やMRI検査時に心房細動がなくても，発作性心房細動（6カ月で2回以上の頻度で出現）が左心耳血栓形成の原因のことがあり，現症のみならず，心房細動の既往歴や抗凝固療法（ワーファリン）による管理の有無などを確認する．心原性塞栓症は血栓溶解療法のよい適応であるが，血栓性塞栓は生体内の線溶活性によって自然溶解し，補液だけで急性期に再開通することがある
- リウマチ性心臓弁膜症（おもに僧帽弁）に合併した弁膜上の疣贅や血栓が塞栓源になることがある
- 稀に左房粘液腫破綻が塞栓源になることがある
- 心筋梗塞，心室瘤形成，心筋症なども心原性塞栓症の原因となる

診断に役立つupdateな情報

奇異性脳塞栓症
- 奇異性脳塞栓症は，卵円孔開存や肺動静脈瘻など右→左シャントがある場合に，下肢静脈深部静脈血栓のように静脈系由来の塞栓源がシャントを経由して塞栓性梗塞をきたすものである．頸動脈や上行大動脈，左心系に明らかな塞栓源またはその基礎疾患がないときは奇異性塞栓症の可能性も考える

頸動脈内膜剥離術か頸動脈ステント留置術か？
- 頸動脈狭窄症に対する頸動脈内膜剥離術（CEA）と頸動脈ステント留置術（CAS）の予後比較の系統的review meta-analysisでは，周術期の死亡および脳卒中の合併はCEAの方が低く短期の転帰についてはCEAの方が優れていた．しかし周術期の心筋梗塞や脳神経障害はCEAの方が高率であった．中期の転帰についてはCEAとCASで有意差は認めなかった
- 「脳卒中治療ガイドライン2009」では，症候性頸動脈狭窄（70％以上，NASCET法）の場合，抗血小板療法を含む内科的治療に加えてCEAが推奨（グレードA）．一方，CEAで危険因子（心疾患，重篤な呼吸器疾患，右側頸動脈閉塞，対側喉頭神経麻痺，放射線治療後，CEA再狭窄例，80歳以上）をもつ症例に対しては，CASが推奨（グレードB）

- 動脈原性塞栓については本章「001 アテローム血栓性梗塞」の項を参照

画像所見

- 主幹部から皮質枝近位側が閉塞し，**動脈支配域に一致した境界明瞭な病変範囲**を示す（territorial infarction）．アテローム血栓性梗塞よりも近位側分岐部手前に閉塞を生じるため**側副血流が生じにくく，虚血強度が強く，広範囲な組織壊死の強い梗塞**をきたす（図1）
- アテローム血栓性梗塞よりも早期に明瞭な異常所見が出現する
- 突発性の閉塞に伴う側副血流（髄軟膜吻合）不良を反映して**灰白質側優位の区域性の梗塞**を示す（図1）
- 内頸動脈や中大脳動脈M1近位側の塞栓性閉塞では，外側線条体動脈領域（被殻，淡蒼球など）が広範囲に梗塞に陥る．M1遠位側からM2閉塞では，外側線条体動脈領域に梗塞は生じない．ただし塞栓子血栓の部分的な自然溶解により，塞栓子容積が減少して，発症後に末梢側に移動することがある．M2以降の閉塞で外側線条体動脈領域に梗塞がある場合は，内頸動脈もしくはM1近位側に塞栓子が一度閉塞をきたし，その後部分的自然溶解で末梢側に移動したものと考えられる
- 内頸動脈閉塞では梗塞の進展範囲はWillis動脈輪の発達形状による
- 発症直後で虚血による組織の非可逆的壊死に至る前に血流の再開通が得られれば，梗塞に至らず，可逆的なこともある
- 発症急性期も梗塞完成後の再開通は血液脳関門の破綻を伴う最大径に拡張した毛細血管組織を有する壊死組織に血流が再開するため，血管性浮腫の増悪，出血性梗塞の合併をきたし，脳ヘルニアなどの致死的な合併症をきたしうる
- 脳梗塞の分類2（次項の**表1**を参照）

鑑別診断

- **高血圧性脳出血**：CTでは急性期の頭蓋内出血の診断は容易であるが，臨床的には突然に発症し，重篤な意識障害や片麻痺をきたすことから，心原性塞栓症とも鑑別が問題となる．血栓溶解療法を目的とした発症3時間以内の心原性塞栓症を疑って，MR firstで画像診断を開始した場合に注意する必要がある．高血圧性の脳出血であれば，発症直後から磁化率に最も鋭敏でない高速SE法T2強調像でも超急性期血腫の水分含有量の増加を反映して中程度の高信号を呈する．また病変の分布は，血管支配に一致しない

＜参考文献＞
- Yasaka, M., et al. : Is stroke a paradoxical embolism in patients with patent foramen ovale? Intern Med, 44 : 434-438, 2005
- Doufekias, E., et al. : Cardiogenic and aortogenic brain embolism. J Am Coll Cardiol, 51 : 1049-1059, 2008

＜井田正博＞

第1章 脳血管障害

1）虚血性脳血管障害　A．梗塞・虚血分類

003 ラクナ梗塞
(lacunar infarction)

症例 70歳代　女性（急性期）
長期にわたる高血圧があり，多発性のラクナ梗塞の既往歴がある．軽度の認知機能の低下もあり，6時間前より緩徐に発症する左不全麻痺および感覚障害がある（NIHSS 2点）

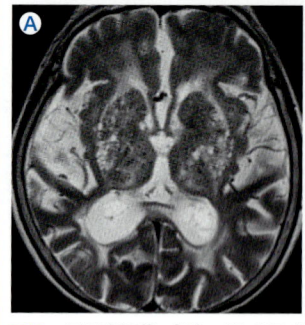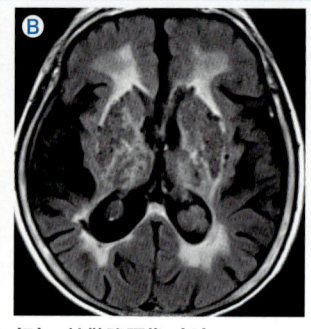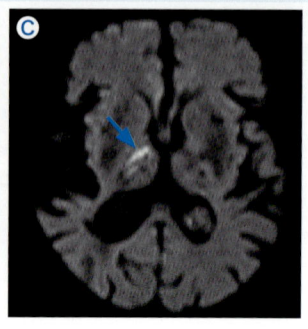

図1　T2強調像（A），FLAIR像（B），拡散強調像（C）

A：両側側脳室周囲深部白質には，高信号域が認められる．両側基底核，中大脳動脈外側線条体動脈領域，両側視床には，小さな高信号と低信号の病変の多発が認められる．多発性の陳旧性ラクナ梗塞状態で，一部には微小出血（ヘモジデリン沈着；低信号）も併発したと考えられる

B：T2強調像と同様，脳室周囲深部白質には広範高信号域が認められる．長期にわたる高血圧による，穿通動脈レベルの慢性循環不全によるgliosisと考えられる．両側基底核および両側視床のT2強調像で高信号を示す病変の大部分は，小孔状の低信号（脳脊髄液の信号）を呈し，ラクナ梗塞吸収後の囊胞性変化である．その周囲の淡い高信号はgliosisである．本症例では，海馬体，海馬傍回レベルに有意な萎縮はなく，血管性認知症と診断された

C：右視床灰白隆起動脈領域に高信号（ADC値低下）が認められる（→）．多発性陳旧性ラクナ梗塞状態の中から新しい病変を診断するためには拡散強調像が必須である

解説

- ラクナ梗塞は主幹動脈もしくは皮質枝近位側から基底核や視床，脳幹などに直接入り，**深部を走行する深部穿通枝末梢の閉塞により生じる限局した梗塞**
- 広義のラクナ梗塞は狭義のラクナ梗塞のみならず分枝粥腫型梗塞や表在穿通枝の梗塞などすべての穿通枝閉塞を含むが，それぞれ病態が異なるため，本項では深部穿通枝末梢の血管病変によって生じた小梗塞をラクナ梗塞（狭義）とする
- ラクナ梗塞の好発部位は，深部穿通枝である中大脳動脈M1から分岐する外側線条体動脈領域（被殻，淡蒼球，尾状核），後大脳動脈から分岐する視床への深部穿通枝領域（視床），脳底動脈およびその回旋枝から分岐する橋枝領域（橋），前大脳動脈から分岐する内側線条体動脈（尾状核頭部）や内頸動脈から分岐する前脈絡動脈（内包後脚）にもラクナ梗塞を生じる
- ラクナ梗塞の成因は200μm以下の深部穿通枝に慢性的な高血圧による硝子様変性（lipohyalinosis），血管壊死（angionecrosis），微小動脈瘤形成（microaneurysm），類線維素壊死（fibrinoid degeneration）による閉塞
- このような高血圧性の深部穿通枝末梢の血管病変が破綻すると高血圧性脳出血を生じる．既往にラクナ梗塞と高血圧性脳出血がある症例はしばしばみられる
- その他，微小な塞栓もラクナ梗塞の原因になると考えられている
- 分枝粥腫型梗塞については本章「004 分枝粥腫型梗塞」参照
- ラクナ梗塞は局在により特徴的な神経症状を呈する（ラクナ症候群）．pure motor hemiparesisは一側の顔面と上肢下肢に生じる片麻痺で，pure sensory strokeは一側の顔面および上肢下肢に生じる感覚障害
- 失語や失認などの皮質症状は通常きたさないが，視床外側膝状体動脈領域梗塞や，前脈絡動脈領域梗塞では，皮質脊髄路にかかる可能性があり，片麻痺の原因となる
- 臨床的に問題になるのは症候性のラクナ梗塞であるが，MRI診断により無症候性のラクナ梗塞も頻回に診断されるようになった．無症候性でも高血圧などの危険因子の精査と再発予防が必要
- ラクナ梗塞はしばしば再発，多発し（多発性ラクナ梗塞，ラクナ状態 lacunar state），血管性認知症や血管性パーキンソニズムの原因になる

画像診断

- 基底核，視床，橋などの深部穿通枝領域に5〜15mm程度の限局性の梗塞（図1 A, B）
- CTよりもT2強調像が有用で，高信号を呈する．FLAIR像のみでは検出できないことがある
- **虚血強度は弱く，急性期の異常所見の出現には拡散**

003 ラクナ梗塞

診断に役立つupdateな情報

脳血管障害の臨床からみた脳動脈の機能分類

1. 主幹動脈
- 大動脈から分岐して頸部を走行して頭蓋内に供給する動脈で内頸動脈と椎骨脳底動脈がある．機能的には中大脳動脈M1レベルも主幹部と考える

2. 皮質枝（もしくは半球枝）
- 主幹部から分岐し脳幹および脳表周囲くも膜下腔を走行し，大脳や脳幹の表層を取り囲むように回旋して（回旋枝），脳表から灰白質，皮質下白質に直接血流を供給する．前大脳動脈，中大脳動脈，後大脳動脈，上小脳動脈，前下小脳動脈，後下小脳動脈がこれに当たる．DSAやMRAで描出される動脈である

3. 穿通枝
- 脳実質内を穿通して脳実質深部を供給する．DSAやMRAでは描出が難しい．穿通枝には，深部穿通枝と表在穿通枝がある．特に，脳血管障害を好発するのは深部穿通枝で高血圧による細動脈硬化性変化をきたしやすい

深部穿通枝と表在穿通枝の境界の血行力学的分水嶺領域

1. 深部穿通枝
- 主幹動脈（内頸動脈や椎骨脳底動脈）や皮質枝近位側（中大脳動脈M1，前大脳動脈A1など）から脳幹や脳底部に直接入り脳幹深部，大脳深部を供給する動脈．深部穿通枝は主幹動脈から直接分岐するため血圧の変動による影響を直接受けるので，高血圧性の血管病変をきたしやすくラクナ梗塞や高血圧性脳出血の好発部位となる

2. 表在穿通枝
- 皮質枝末梢から脳表の大脳皮質を穿通し皮質下白質を供給する動脈．中大脳動脈皮質枝末梢から大脳半球へ入る髄質動脈が代表例で皮質下白質に供給する

表1 脳梗塞の分類2

A. 病巣部位（動脈支配）の分類	
前方循環系	後方循環系
内頸動脈系 1. 内頸動脈（internal carotid artery：ICA） 　▶前脈絡叢動脈 2. 中大脳動脈（middle cerebral artery：MCA） 　▶外側線条体動脈 　▶髄質枝（表在穿通枝） 3. 前大脳動脈（anterior cerebral artery：ACA） 　▶内側線条体動脈	椎骨脳底動脈系 1. 椎骨動脈（vertebral artery：VA） 　▶後下小脳動脈 2. 脳底動脈（basilar artery：BA） 3. 前下小脳動脈 　▶上小脳動脈 4. 後大脳動脈（posterior cerebral artery：PCA）

B. 閉塞動脈からみた脳梗塞の分類	
large artery disease	small artery disease
主幹部から皮質枝閉塞 1. 心原性脳塞栓症 2. アテローム血栓性梗塞 3. 動脈原性塞栓症 4. 血行力学的梗塞 ・皮質症状を伴う ・血栓溶解療法の適応	穿通枝閉塞 1. ラクナ梗塞 2. 分枝粥腫型梗塞 3. 微小塞栓性梗塞 ・皮質症状を伴わない ・血栓溶解療法の適応は少ない

強調像でも時間を要する（図1C）
- 血管性浮腫の合併や，出血性梗塞の合併はほとんどない
- 臨床的に初回発作でも，MRI上，ラクナ梗塞や高血圧性脳出血の既往があることがある
- CTやMRI，DSAで深部穿通枝自体の閉塞を診断することはできない

鑑別診断

1. 分枝粥腫型梗塞
2. 多発性硬化症
- 脱髄病変はラクナ梗塞よりも大きく比較的境界明瞭な楕円形を呈する．また同時にほぼ多発することがある．急性期病変でもラクナ梗塞ほどADC値低下はきたさない．典型例では軸位像では側脳室体部長軸に直交するように局在する．側脳室前角や側脳室後角周囲深部白質など，ラクナ梗塞の好発部位でない上衣下深部白質にも病変が出現する

＜参考文献＞
- Fisher, C. M.：Lacunar strokes and infarcts：a review. Neurology, 32：871-876, 1982
- 脳ドックガイドライン2008：http://www.snh.or.jp/jsbd/pdf/guideline2008.pdf

＜井田正博＞

第1章 脳血管障害　脳神経外科　神経内科　小児科

1）虚血性脳血管障害　A. 梗塞・虚血分類

004 分枝粥腫型梗塞
(branch atheromatous disease：BAD)

症例① 70歳代　女性（超急性期）
右片麻痺および構音障害発症1時間40分．NIHSS7点から9点に増悪．左中大脳動脈M1に塞栓性閉塞を認めなかったが、その後血栓溶解療法が施行されて、1点まで改善を認めた

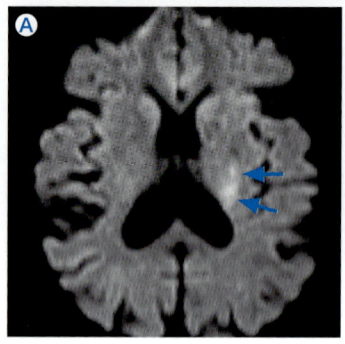 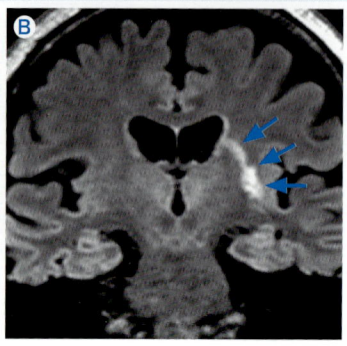

図1　拡散強調像（A），FLAIR冠状断像（2日後：B）
A：左外側線条体動脈領域〜左側脳室体部上衣下深部白質にかけて、連続性に高信号が認められる（→）．ADC値も低下していた（非呈示）
B：左外側線条体動脈領域に一致して血管長軸方向に連続性に高信号を呈する最終梗塞を認める

症例② 60歳代　男性（超急性期）
右不全片麻痺発症1時間40分後．糖尿病と高脂血症．3日後には右完全麻痺となり、右半身の感覚障害も出現した

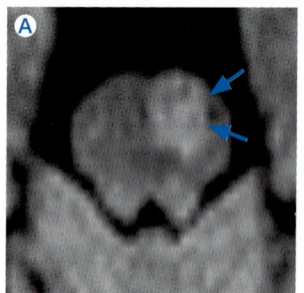 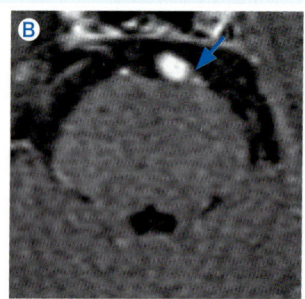 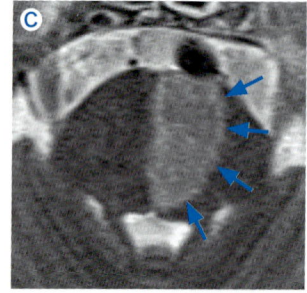

図2　拡散強調像（A），造影3D GRE T1強調像（B），T2強調像（最終梗塞，3日後：C）
A：橋左傍正中動脈領域腹側中心として、高信号を認める（→）．ADC値も低下していた（非呈示）
B：脳底動脈に解離や閉塞は認めないが、橋左傍正中動脈起始部に限局性のplaque形成が認められる（→）
C：最終梗塞は左傍正中動脈領域全体で、橋被蓋部まで進展していた（→）

解説
- 分枝粥腫型梗塞は親動脈（主幹部から皮質枝）に生じたアテローム血栓性粥腫が、穿通枝分岐部から起始部レベルに高度狭窄ないしは閉塞をきたし、深部穿通枝支配領域の広範囲（中枢側から末梢まで）に病変をきたす．高血圧に起因する深部穿通枝末梢のlipohyalinosisによるラクナ梗塞とは病態や病変の進展範囲が異なる
- 親動脈のアテローム血栓性プラークによる深部穿通枝分岐部の閉塞、親動脈から深部穿通枝起始部にかかるjunctional plaque、深部穿通枝近位側に生じる微小粥腫（microatheroma）が原因
- ラクナ梗塞と比較して両側の範囲が大きく穿通枝の走行、支配領域に一致して長軸方向に進展する．同一領域の複数の穿通枝に閉塞をきたすこともある
- 橋傍正中動脈領域や、短回旋枝領域では橋腹側の錐体路に病変が進展するため片麻痺をきたす．また外側線条体動脈領域や視床膝状体動脈領域でも病変が脳室上衣下まで到達すると、皮質脊髄路と交差するため、麻痺症状をきたすことがある
- 発生機序はアテローム血栓性で、臨床的にはTIAあるいは漸次増悪、段階的増悪をとる神経症候を呈する．段階的、緩徐に発症し、数時間から数日かけて、症状が進行、増悪することもある．入院時に比較して、入院後に神経症状が増悪することがしばしばみられるので、症状が比較的軽微で改善傾向を示すラクナ梗塞とはきちんと鑑別する必要がある
- 治療法はその発生機序からアテローム血栓性梗塞に準じる

画像診断
- 深部穿通枝起始部の閉塞によるので、梗塞巣は**深部穿通枝の走行に沿って起始部から末梢側に長軸方向に進展．外側線条体動脈や視床膝状体動脈の分枝粥**

診断に役立つupdateな情報

一過性脳虚血発作（transient ischemic attack：TIA）

- 脳虚血が原因で局所神経脱落症状が急性に発症するが，24時間以内（ほとんどは20分以内の短時間）で神経症状が消失する病態である．TIAの原因としては，①微小塞栓（動脈原性もしくは心原性），②アテローム硬化性変化による灌流圧の低下，③ラクナ梗塞などがある
- 臨床的にはTIAでも拡散強調像では，高率に急性期微小梗塞巣を診断することができる（臨床的にTIAと診断された症例も40〜60%程度に拡散像で急性期梗塞が指摘されると報告）．TIAは脳梗塞の警告症状であり，その背景には，上記のようなアテローム血栓性変化や塞栓源原因疾患が存在するので，症状が完全に消退しても直ちにMRIによる診断と原因疾患の検索（拡散強調像のみならず主幹動脈レベルのアテローム硬化性病変など）および管理が必要である．また，進行性の悪性腫瘍患者でも全身の凝固能が亢進して微小梗塞を合併し，TIA症状をきたすことがある

腫型梗塞では，側脳室体部上衣下まで梗塞が進展することがある

- 深部穿通枝は起始部では動脈幹を形成し，末梢側で複数に分岐するので，血管長軸に直交する軸位面でも，**高血圧性のラクナ梗塞よりも病変面積は大きい**．ただし，梗塞は1つの深部穿通枝領域に限局する．複数の深部穿通枝領域に広範囲に生じるいわゆるstriatocapsular infarctionは分枝粥腫型ではなく，中大脳動脈M1が一過性に塞栓性に閉塞して生じる梗塞
- **傍正中動脈や短回旋枝の分枝粥腫型梗塞では軸位像で，橋腹側を底部とする3角形状の最終梗塞を呈する**
- 発生機序はアテローム血栓性なので虚血の進展に伴い，数時間から数日かけて徐々に伸展，増大．初回画像診断で所見が軽微でも，症状が進展するときは，急性期に経過観察の画像診断を施行する必要がある
- 主幹動脈のアテローム硬化性変化の程度，狭窄の程度を確認する．ほとんどの症例では原因となる粥腫を検出することはできないが，脳底動脈では傍正中動脈や短回旋枝起始部に限局性の壁肥厚，粥腫を検出できることがある

鑑別診断

1．血管周囲腔の開大（表参照）

- MRIではラクナ梗塞と血管周囲腔との鑑別が重要である．血管周囲腔は脳実質表層から入り，皮質，白質に至る穿通動脈周囲の空隙で，穿通枝周囲には有窓性の軟膜が存在する．脳表のくも膜下腔とは直接交通がないと考えられている．外側線条体動脈の血管周囲腔が最もよく認められる
- 血管周囲腔は脳脊髄液と同等の信号を呈し，T2強調像で高信号，T1強調像で高信号，FLAIR像で低信号を呈する（ただし囊胞化した陳旧性ラクナ梗塞も脳脊髄液と同等の信号を呈する）
- 血管周囲腔は境界が明瞭で形状の整った円形ないしは楕円形を呈し血管長軸方向に走行する．周囲に浮腫やgliosisは認めない

2．ラクナ梗塞

<参考文献>
- Kwan, M. W., et al.：Ischemic stroke related to intracranial branch atheromatous disease and comparison with large and small artery diseases. J Neurol Sci, 303：80-84, 2011

<井田正博>

表 ラクナ梗塞と血管周囲腔の開大のMR所見（脳ドックガイドライン2008より改変）

	ラクナ梗塞	血管周囲腔の開大
T2強調像	明瞭な高信号	明瞭な高信号
T1強調像	低信号	低信号
プロトン密度強調像	明瞭な高信号（中心部が低信号）．ただし空洞化している場合は低信号	低信号
FLAIR像	明瞭な高信号（中心部が低信号）．ただし空洞化している場合は低信号	低信号
横断像での病変の径形状	3mm以上 不整形	3mm未満 整形，血管長軸方向
好発部位	基底核（外側線条体動脈領域），視床，橋	基底核下1/3，白質，海馬，大脳脚，皮質下白質

005 動脈原性梗塞
(artery-to-artery embolism：A-to-A)

第1章 脳血管障害
1）虚血性脳血管障害　A．梗塞・虚血分類

症例① 80歳代　男性（頸動脈粥腫による動脈原性梗塞，急性期）
数日前から，左口唇部の感覚障害，左手指の脱力発作をくりかえしているが，数分で軽快している．3時間前から症状が固定したため来院

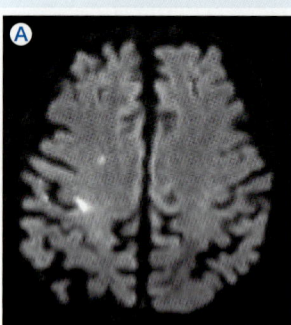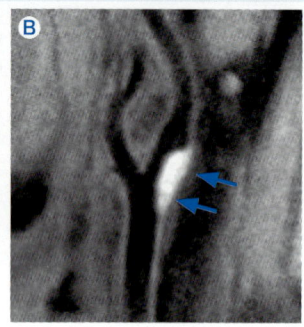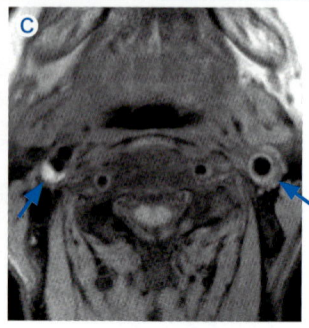

図1 拡散強調像（A），black blood法T1強調矢状断像（B），black blood法T1強調像（C）
A：右中大脳動脈皮質枝middle trunk領域末梢の中心前回および中心後回灰白質〜皮質下白質に高信号病変〔ADC値低下，（非呈示）〕の散在を認める．急性期の微小塞栓性梗塞と考えられる．右中心前回precentral knobにかかる梗塞が認められ，左手指の脱力の責任病巣である
B：頸動脈分岐部から内頸動脈後壁にかけて，粥腫形成が認められる．T1強調像で全体的に均一な高信号を呈し，脂質に富んだ粥腫（lipid rich soft plaque）である（→）．明らかな潰瘍形成は認めなかったが，粥腫の一部破綻もしくは表面に生じた血栓が遊離して，右中大脳動脈皮質枝middle trunk領域末梢に動脈原性の微小塞栓を生じたものと考えられる
C：右内頸動脈は高信号で脂質に富んだ不安定粥腫であるが，左頸動脈分岐部の粥腫は等信号を呈し，安定粥腫と考えられる（→）

症例② 60歳代　男性（頸動脈粥腫による動脈原性梗塞，超急性期）
突然の右片麻痺と失語．NIHSS14点，心房細動なし

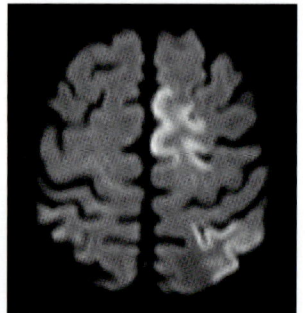

図2 拡散強調像（発症2時間後）
左前大脳動脈皮質枝末梢灰白質および左中大脳動脈皮質枝middle trunk領域末梢白質に高信号（ADC値低下）が認められる．MRA（非呈示）では主幹部から皮質枝レベルにアテローム硬化性の口径不整を認めるものの，塞栓性の閉塞は認めず，左内頸動脈起始部に，粥腫形成による50％程度の有意狭窄を認めた．小さな塞栓子が，前大脳動脈および中大脳動脈皮質枝末梢レベルで閉塞をきたしたものと考えられる

症例③ 80歳代　男性（境界領域に生じた動脈原性微小塞栓性梗塞，亜急性期）
数日前より右軽度不全麻痺のTIA発作をくりかえす

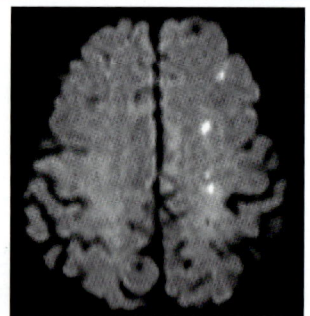

図3 拡散強調像
左中大脳動脈および前大脳動脈の深部および表在境界領域に配列する急性期微小梗塞が認められる．MRAでは左内頸動脈起始部レベルに粥腫形成による高度狭窄が認められた．頸動脈超音波で微小塞栓子エコーが確認できたことから，動脈原性の微小塞栓性梗塞と考えられる

解説
- 動脈原性梗塞（artery-to-artery embolism：A-to-A）は，頭蓋内主幹動脈，すなわち上行大動脈から腕頭動脈，総頸動脈から内頸動脈，さらに椎骨動脈に生じた粥腫もしくは血栓が破綻もしくは遊離し動脈血流によって，頭蓋内動脈に二次性の閉塞をきたして生じる虚血病態
- 多くは頸動脈分岐部から内頸動脈起始部後壁側に生じた粥腫破綻およびフィブリン血栓形成が動脈原性梗塞の原因．頸動脈分岐部から内頸動脈起始部後壁側には渦流や逆流が生じるため，物理的刺激により，

診断に役立つupdateな情報

側副血行路（図4）

- 脳動脈閉塞時に代償性に働く側副路には **1** Willis動脈輪を介する左右間もしくは前方循環系−後方循環系間を介する交叉性循環（cross circulation）と，**2** 皮質枝末梢レベルでの髄軟膜吻合（leptomeningeal anastomosis）がある
- Willis動脈輪は正常変異の頻度が高く，片側の前大脳動脈A1欠損では対側の内頸動脈系から前交通動脈を介するA2以降が供給される．供給側の内頸動脈閉塞では同側中大脳動脈領域のみならず，両側前大脳動脈領域も梗塞に陥る
- MRAによるWillis動脈輪のパターンの診断は，主幹動脈閉塞や微小塞栓性梗塞において，最終梗塞の範囲や血行動態を評価する上で重要である
- 慢性閉塞では深部穿通枝と表在穿通枝間にも側副血流が発達する（もやもや病における髄質動脈から外側線条体動脈への側副路）が急性閉塞では機能しない
- また内頸動脈起始部の慢性閉塞時には外頸動脈から眼動脈などを介する側腹循環も発達するが，急性閉塞では機能しない

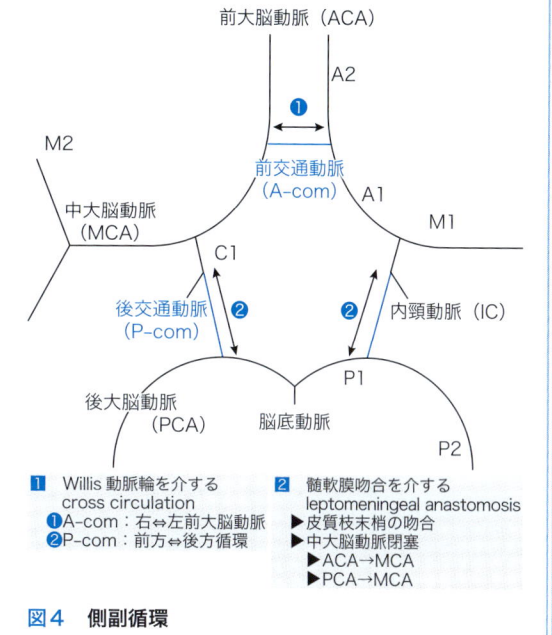

図4 側副循環

動脈内細胞が障害され，内膜の肥厚，粥腫形成をきたす．破綻をきたし，さらに破綻部位にフィブリン血栓を生じて，破綻内容や遊離血栓が末梢に移動して末梢レベルの塞栓性閉塞をきたす（図1）

- 左心系の左心耳で形成されるフィブリン血栓と比較して，塞栓子が小さいことが多く，主幹部である内頸動脈や中大脳動脈M1レベルに閉塞をきたすことは稀．多くは，中大脳動脈M3以降の皮質枝末梢側に塞栓性閉塞をきたし，最終梗塞も亜区域性にとどまることが多い
- **塞栓子が小さく，M3以降に閉塞をきたすので，心原性塞栓症と比較して，重篤な神経症状をきたすことは少ない．**一過性脳虚血発作を前駆することあり
- 頸動脈分岐部から内頸動脈起始部後壁の粥腫部に生じたフィブリン血栓形成により狭窄が進行するとその末梢側には上行性に2次血栓が形成され内頸動脈の完全閉塞をきたす．遠位側のcross axialによる側副血流が良好で，2次血栓形成が眼動脈分岐よりも近位側でとまり，さらにそれが器質化すれば慢性閉塞状態となり，内頸動脈閉塞があっても梗塞を全くきたさないことあり
- 内頸動脈の急性完全閉塞による梗塞例では心原性塞栓症なのか頸動脈起始部粥腫からの2次血栓による閉塞なのか，鑑別が困難なことがしばしば

画像所見

- 心原性塞栓症よりは塞栓子が小さく，**皮質枝末梢側に塞栓性梗塞**をきたす．心原性塞栓症同様，灰白質側に優位な，最終梗塞も皮質枝領域に亜区域性で，限局していることが多い（図2）
- 微小塞栓では，皮質枝末梢レベルの境界領域レベルに閉塞をきたし，境界領域梗塞と同様の画像をとることがある（図3）
- 再開通により血管性浮腫の増悪や出血性梗塞を合併することがあるが，重篤ではない
- 遊離過程で，塞栓子が粉砕している可能性があり，複数の亜区域もしくは，異なる支配領域に，ほぼ同時に多発性の梗塞をきたすことがある（embolic shower）
- 中大脳動脈M3以降に塞栓性閉塞をきたした場合，TOF MRAではTOF信号の欠損を診断することは難しく，**FLAIR像のintraarterial signalや，T2*強調像のsusceptibility signが有用**

鑑別診断

- 血行力学的な分水嶺領域梗塞
- 塞栓子が粉砕した心原性塞栓症
- 低酸素脳症による灰白質壊死
- Creutzfeldt-Jakob病

<参考文献>
- Momjian-Mayor, I. & Baron, J. C.: The pathophysiology of watershed infarction in internal carotid artery disease: review of cerebral perfusion studies. Stroke, 36: 567-577, 2005

<井田正博>

第1章 脳血管障害

1）虚血性脳血管障害　B．梗塞時期

006 超急性期
(cerebral infarction, hyperacute stage)

症例 50歳代　男性（左内頸動脈塞栓性閉塞，超急性期，血栓溶解療法施行例）
突然発症の意識障害と全失語，完全右片麻痺．JCS 200, NIHSS 26点

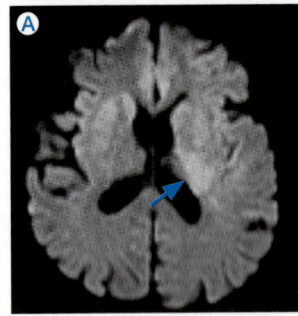 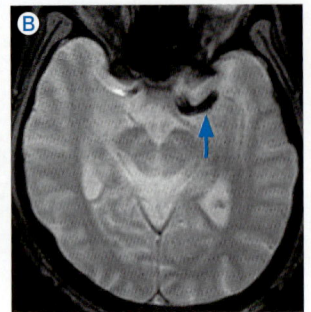 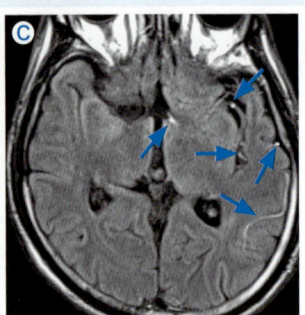

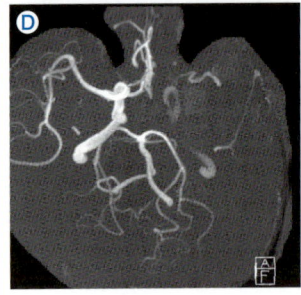 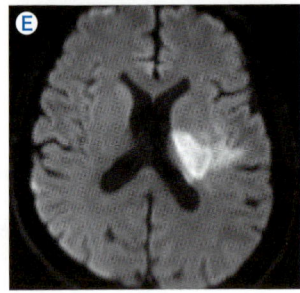

図1 拡散強調像（A），T2*強調像（B），FLAIR像（C），MRA（D），最終梗塞（拡散強調像：E）

A：左中大脳動脈外側線条体動脈領域（→）および左中大脳動脈皮質枝upper trunk領域に淡い高信号が認められる（ADC値も軽度低下）
B：左中大脳動脈M1近位側に限局性の低信号（susceptibility sign）を認める（→）
C：左中大脳動脈皮質枝全体にFLAIR intraarterial signalが認められる（→）．同領域全体の灌流障害を，皮質枝middle trunk領域にdiffusion perfusion mismatchがあることを示唆する
D：左内頸動脈から左中大脳動脈のTOF信号の完全消失を認めた．左前大脳動脈は右内頸動脈系からの支配であった．造影灌流像（非呈示）でも左中大脳動脈皮質枝領域全体に，TTPの延長，MPTの延長認め，ミスマッチ領域に，軽度のrCBF低下を認めた
E：初回拡散強調像で高信号を認めた，左外側線条体動脈領域に最終梗塞を認める．皮質枝領域には梗塞を認めない．軽度の左不全麻痺を残すも，失語や，意識障害は改善した．MRAおよびT2強調像で内頸動脈には再開通を認めず，左中大脳動脈M1にはsusceptibility signが残存したが，FLAIR像のintraarterial signalが消失した．血栓溶解療法により塞栓性閉塞の再開通が認めなかったものの，左中大脳動脈皮質枝遠位側の二次性血栓の溶解もしくは形成の抑制に有効であったと考えられる．本症例で，左内頸動脈から中大脳動脈M1の溶解，再開通した場合は，粉砕した塞栓子が末梢に塞栓性閉塞をきたし，皮質症状を悪化させることもある

解説

- 脳動脈の急性閉塞をきたすとその支配領域の灌流圧の低下をきたす．灌流圧が低下すると自己調節機能により細動脈〜毛細血管が拡張し局所脳血液量を増加させて（毛細血管床が開いて）脳血流量を維持する（循環予備能による血流代償）．この時点で造影灌流像では到達時間延長，平均通過時間延長，局所脳血液量軽度増加が起こる
- さらに灌流圧が低下すると循環予備能は限界に達しているため脳血流量が低下し始める．酸素供給が低下するため，嫌気性解糖回路によるATP産生が起こる（代謝予備能）．代謝予備能の限界を越えて灌流圧が低下するとATP供給は停止し，細胞性浮腫を生じ，神経細胞の能動的活動が停止する．灌流低下状態が持続すると非可逆的な細胞・組織壊死に至る
- 脳虚血超急性期では，灌流異常領域は拡散異常領域よりも広い範囲に存在する．灌流異常領域は最終梗塞の最大範囲を示し，拡散異常領域は最小範囲を示す
- **灌流異常と拡散異常の差異（diffusion perfusion mismatch），すなわち灌流異常を認めるも拡散異常がまだ出現していない領域に治療により可逆的なペナンブラ（treatable ischemic penumbra）が存在する可能性がある．拡散異常を認め，すでにdiffusion perfusion matchであれば可逆的なペナンブラは存在しない**
- 超急性期虚血領域中心部には側副血流による代償がなく脳血流量の著明に低下した領域（虚血中心：ischemic core）と，その周囲に広がる軽度の虚血領域がある．**ペナンブラとは虚血中心周囲にある，再**

診断に役立つupdateな情報

血栓溶解療法適応基準概略

脳卒中治療ガイドライン2009では脳梗塞超急性期の経静脈性血栓溶解療法について，「3時間以内に治療可能な虚血性脳血管障害で慎重に適応判断された患者に対して強く推奨（グレードA）」している．詳細については日本脳卒中学会の推奨実施要件がある
- 緊急の画像診断（CTもしくはMR）が24時間実施可能である
- 日本脳卒中学会専門医など十分な経験を有するストロークチームおよびSCUがあり，脳神経外科処置が施行できる
- 3時間以内に投与開始
- NIHSSスコア4点以上23点未満．早期の回復がない
- 75歳未満．75歳以上は慎重投与
- CTで広範囲な早期虚血所見がない．頭蓋内出血の否定
- 過去3カ月以内に脳梗塞や重篤な頭部脊髄外傷あるいは手術歴がない

灌流により可逆的な脳虚血領域である．すなわち電気的に神経細胞の機能は停止しているが，非可逆的なATP産生の停止や細胞膜の脱分極membrane (ion pump) failureには陥っていない状態である．虚血から梗塞への進行は「経時間的」に，虚血中心から「空間的」にペナンブラへと広がり最終梗塞が完成する
- 救急の画像診断に際しては，発症からの経過時間，発症様式，神経症状（NIHSS）とその経過（改善？増悪？），背景因子（心房細動），をチェック
- 発症直後で虚血による組織の非可逆的壊死に至る前に血流の再開通が得られれば，梗塞に至らず，可逆的なことがある

画像所見

拡散強調像による超急性期の虚血診断

- 拡散強調像では虚血による脳組織障害を細胞性浮腫の段階でCTやT2強調像よりも早期に検出する（図1A）
- 拡散強調像では発症早期（約30分前後）より高信号（ADC値低下）を呈しうるが，症例により高信号の出現時間は，虚血の強度や病態によりさまざま
- 虚血強度の強い症例では発症後より早期に高信号が出現する．閉塞部位，閉塞機序（血栓症よりも塞栓症の方が虚血強度が強い），側副血行の発達程度が影響
- 超急性期においては拡散異常がなくても脳虚血は否定できない．発症24時間以内は虚血中心から辺縁部へ，最終梗塞にむけて，拡散異常域は徐々に増大，進展（図1A, E）
- 発症直後から広範囲に高信号が出現している症例では，塞栓性閉塞で側副血流代償がなく，すでに局所脳血液量や脳血流量も著明に低下していることが多い
- 拡散異常域のほとんどは非可逆的で梗塞に陥る．少数ではあるが，可逆的な（梗塞にならない）こともある（可逆的な細胞性浮腫）．虚血強度が比較的弱く，発症後早期に再開通が得られ，拡散異常がまだ軽微な症例すなわち拡散強調像でまだ信号変化がないか，淡い高信号（ADC値の低下はわずか）で可逆的な可能性がある．したがって，拡散強調像で所見の出現する前に虚血，灌流異常を診断する必要がある

動脈閉塞部位の診断

- T2強調像で内頸動脈および椎骨脳底動脈のflow voidを確認する．MRAでは主幹部から皮質枝近位側閉塞の有無とWillis動脈輪の形状を診断する
- GRE法T2*強調像では塞栓子や血栓が含有するデオキシヘモグロビンによる磁化率効果で低信号を呈する（図1B）
- FLAIR像では閉塞した皮質枝が，塞栓子やその末梢のflow voidの消失を反映して低信号の脳脊髄液の中に連続する高信号として認められる．皮質枝閉塞を反映するので，その進展範囲は灌流異常域と一致（図1C）

鑑別診断

- 急性の神経症状を有し，T2強調像で高信号を呈するにもかかわらず，拡散異常がなければ，超急性期脳虚血ではない．拡散強調像で高信号を呈していてもT2強調像で高信号ならば，必ずADC値を確認し，T2 shine-through効果と鑑別する．posterior reversible encephalopathy syndrome (PRES) や静脈洞閉塞急性期の静脈性浮腫など，血管性浮腫をきたす病態を考える．
- 急性発症の神経症状を有し，拡散強調像で高信号（ADC値の低下）をきたす疾患としては，痙攣後脳症（細胞興奮毒性による細胞性浮腫）がある
- 低血糖発作でも急性期に拡散低下をきたすこともあるが，その程度は軽度（ADC値の低下も軽度）で，低血糖の治療とともに大部分は可逆的である

<参考文献>
- Beauchamp, N.J. Jr., et al : MR diffusion imaging in stroke : review and controversies. Radiographics, 18 : 1269-1283, 1998
- Kloska, S.P., et al : Acute stroke magnetic resonance imaging : current status and future perspective. Neuroradiology, 52 : 189-201, 2010

<井田正博>

第1章 脳血管障害

1) 虚血性脳血管障害　B. 梗塞時期

007　亜急性期，慢性期
(cerebral infarcton, subacute stage, chronic stage)

症例 60歳代　男性
右内頸動脈右中大脳動脈近位側塞栓性閉塞 亜急性期（発症8日後）

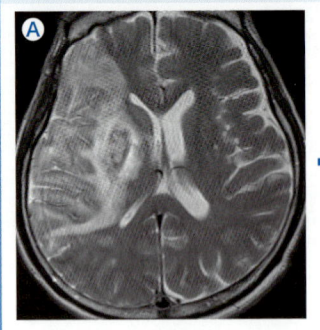

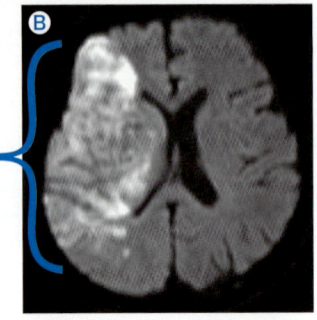

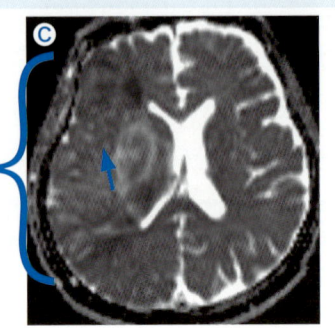

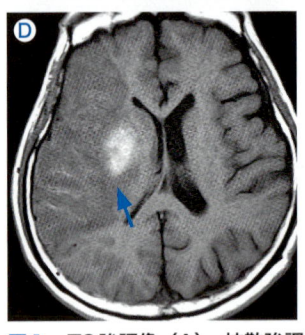

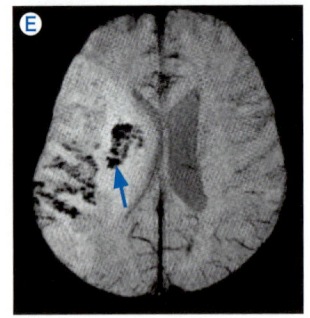

図1 T2強調像（A），拡散強調像（B），ADC map（C），T1強調像（D），磁化率強調像（E）

A：外側線条体動脈領域に，高信号域の中に不均一な低信号の混在が認められる．亜急性期の血流再開に伴う，少量の出血性梗塞と考えられる
B：右中大脳動脈外側線条体動脈領域から皮質枝領域全体にかけて高信号を認める（⏜）
C：一部は低信号（ADC値の低下）を呈するが（→），梗塞の大部分は周囲とほぼ等信号である（⏜）．亜急性期のADC pseudonormalizationである．拡散強調像の高信号はT2 shine-through効果である
D：外側線条体動脈領域は高信号を呈する（→）．少量の出血性梗塞のメトヘモグロビン信号である．表在性にも線状の高信号が認められ，leptomeningeal anastomosis発達による脆弱な血管からの微量の出血性変化と考えられる
E：T1強調像で高信号を認めた部位に，著明な低信号を認め（→），デオキシヘモグロビンないしはヘモジデリン沈着と考えられる

解説

- 発症第2病日から亜急性期初期にかけては**細胞性浮腫と血管性浮腫が混在した状態が続く**．純粋な血管性浮腫では，細胞外液量が増加し（細胞間隙の開大），局所水分量が増加するため，T2強調像で高信号と拡散の増大をきたす（4章「171 PRES」参照）．しかし脳梗塞急性期〜亜急性期にかけては，純粋な血管性浮腫ではなく，細胞性浮腫も持続しており，また微小出血や炎症細胞，マクロファージが浸潤するため，血管性浮腫が生じても拡散の低下状態は持続する
- 梗塞完成以降の血流再開が起こると，再灌流障害により血管性浮腫の増悪や，出血性梗塞を合併し，著明な脳腫張や内ヘルニアをきたす．特に虚血強度が強く，再開通率の高い，心原性塞栓症で重篤な血管性浮腫や出血性梗塞をきたしやすい（**図1 D, E**）
- 細胞壊死が完成し細胞性浮腫が消退，さらにマクロファージなどによる炎症細胞や出血などの除去が進むと，血管性浮腫が優位になる
- 亜急性期には髄膜軟膜吻合（leptomeningeal anastomosis）による側副血行路の発達および低灌流後の灌流増加による比較的小さな梗塞巣内の出血が認められることもある．急性期の出血性梗塞と異なり，重篤な神経症状の増悪を招くことは稀
- 慢性期では神経細胞の壊死とグリア化が起こり，細胞間隙の開大，すなわち**細胞外液腔が開大するため，拡散の増大をきたし，拡散強調像で低信号になる**

画像診断

MRI

- 急性期〜亜急性期では毛細血管の脳血液関門の破綻により，血管性浮腫が起こる．血管性浮腫により単位組織あたりの水分量が増加するため，T2強調像で高信号（**図1 A**）

診断に役立つupdateな情報

超急性期の虚血におけるsusceptibility-weighted imaging：SWIの有用性

- 磁化率強調像では磁化率変化の鋭敏差を反映して，GRE T2*強調像と同様，塞栓子や血栓が明瞭な低信号として描出される（intraarterial low signal）．GRE T2*強調像よりも検出率が高く，空間分解能が高い
- さらに磁化率強調像では皮質枝閉塞急性期の灌流異常領域に一致して，還流静脈である皮質静脈や髄質静脈の低信号が観察される．これは還流静脈血の相対的なオキシヘモグロビン濃度の低下，デオキシヘモグロビン濃度の上昇によるものと考えられる．この所見は灌流領域であれば，拡散低下の有無にかかわらず観察できるが，T2強調像で血管性浮腫が出現する時期には認められなくなる．したがって，まだ非可逆的な梗塞状態に陥っていないmisery perfusion（oligemiaやischemia），すなわち局所脳血流量（rCBF）は低下しているが，局所脳血液量（rCBV）がある程度保たれ，酸素摂取率（OEF）が上昇，酸素消費量（CMRO$_2$）が正常ないしは減少している状態を捉えているものと考えられる．穿通動脈領域の小梗塞でも広範囲にこの所見を認めれば，単なる穿通枝動脈レベルの閉塞ではなく，主幹部レベル狭窄による血行力学的虚血の可能性がある

表 脳梗塞の病期と拡散画像所見

病期	病態	MRI 拡散強調像	ADC	T2強調像	CT
発症直後	（閉塞直後：灌流異常）	所見なし	変化なし	所見なし	所見なし
超急性期	細胞性浮腫	高信号	低下	所見なし	early sign
急性期	細胞性浮腫＋血管性浮腫	高信号	低下	高信号	低吸収
亜急性期	マクロファージ，血管新生	高→	低下→	高信号	低吸収
		PN	PN	FE	FE
	浮腫軽減	→低信号	→上昇	高信号	低吸収
慢性期	壊死，吸収→瘢痕化	低信号	上昇	高信号	低吸収（髄液濃度），萎縮

▶ PN：pseudonormalization，ADC値が低下から上昇，拡散強調像高信号が低信号に移行している過程で正常レベル，等信号レベルを回復する．発症1週間から2週間前後で認められる
▶ FE：fogging effect，発症2週間前後で，血管性浮腫の消退に伴い，CTにおける低吸収域の濃度上昇による等吸収域化，不明瞭化，およびT2強調像高信号，T1強調像低信号による等信号化，不明瞭化が生じる

- 拡散強調像は超急性期の脳虚血の診断のみならず，脳梗塞の経過，病期を診断するにも有用．**脳梗塞急性期以降はT2強調像で高信号を呈するが，拡散強調像の所見とあわせれば，脳梗塞の経過，病期を診断が可能**（表，図1 B）
- 脳梗塞急性期の拡散の低下から慢性期の拡散の亢進状態に移行する過程で，**拡散強調像の信号値およびADC値が正常値と同等の値を呈する時期がある．これをpseudonormalizationという**（図1 C）
- 拡散強調像ではT2値を反映するため（T2 shine-through），拡散係数像（ADC map）では，梗塞発症7～10日後には正常値に回復するのに，拡散強調像で高信号が消失するには14日以上かかり，梗塞亜急性期の拡散強調像所見の経時変化とADC値の経時変化には乖離がある．すなわちADC像のpseudonormalizationに遅れて，拡散強調像のpseudonormalizationが認められる
- 陳旧性の脳血管障害既例では，拡散強調像を使うことが新しい虚血病変を描出を検出するために有用である．無症候性のラクナ梗塞であっても経年的に多発化すれば，血管性認知症などの危険因子になり，背景にある高血圧などの基礎疾患を検出，管理するために，全例に拡散強調像を施行する意義はある

鑑別診断

- びまん性星細胞腫
- 多形膠芽腫や転移性脳腫瘍など悪性腫瘍に合併した浮腫
- PRES（posterior reversible encephalopathy syndrome）
- 浸透圧性脳症

＜参考文献＞
・Burdette, J. B., et al.：Cerebral infarction：time course of signal changes on diffusion-weighted MR images. AJR, 171：791-795, 1998

＜井田正博＞

第1章 脳血管障害
1）虚血性脳血管障害　C. その他

008 動脈解離
(arterial dissection)

症例 40歳代　男性（右椎骨動脈解離による延髄外側梗塞，急性期）
1週間前より右頸部痛および頭痛がある．前日より右頸部痛および頭痛が増強し，さらに右半身のしびれと眩暈が出現した

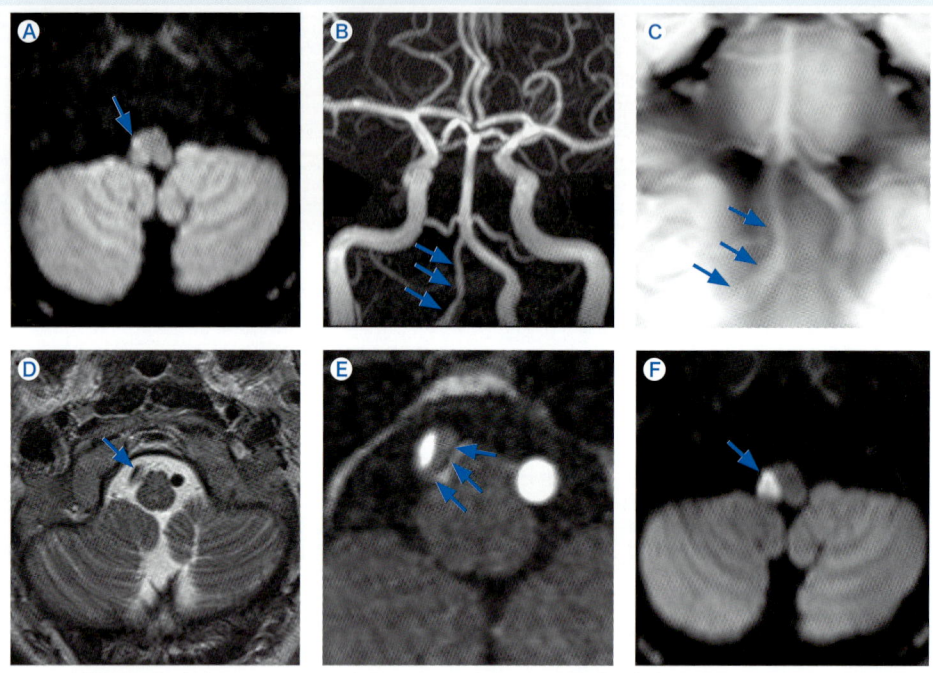

図1 拡散強調像（A），TOF MRA（B），BPAS（C），T2強調像（D），造影3D GRE T1強調像（E），最終梗塞（F）
A：延髄下部外側に限局性にわずかな高信号が疑われるが確定的な所見ではない（→）
B：著明なアテローム血栓性の口径不整は認めないが，右椎骨動脈内腔は左側に比較してやや狭小化している（→）．ただしこれだけではもともとの低形成の傾向なのか，後天的な狭窄なのかは判定できない
C：TOF MRA上と異なり，右椎骨動脈V4は外径の軽度拡張が認められる（→）
D：右椎骨動脈V4レベルでは，flow voidの消失を伴う解離腔が認められ，flow voidを呈する真腔はやや狭小化している（→）．延髄に明らかな異常信号は認めない
E：開存している真腔は造影プール効果を認めるが，T2強調像で認めたflow voidの消失部位に一致して，造影プール効果の欠損を認める（→）
F：その3日後に再度MRIが施行され，最終梗塞は延髄下部外側に広い範囲で認められる（→）

解説

- 脳動脈の解離はアテローム血栓性変化や外力により内膜から中膜に破綻が生じ，動脈壁内に内腔と連続した解離腔を形成するもの．血流に沿ってentryから末梢側に向かって解離腔は進展．**解離腔の形成様式により，真腔の狭窄や閉塞をきたしたり，解離腔の拡張による嚢状もしくは紡錘状動脈瘤が形成される．**局所症状がなく頭痛や頸部痛のみで発症することもあるが，梗塞やくも膜下出血で発症することもある
- 動脈解離の好発部位は椎骨動脈末梢，頭蓋内V4レベルである．内頸動脈解離は椎骨脳底動脈解離に比較し頻度は低い．本邦では頭蓋内よりも頭蓋外頸部内頸動脈に解離の頻度が高い．その他に頭蓋内で前大脳動脈皮質枝末梢や，中大脳動脈皮質枝末梢に解離を生じることもある

椎骨動脈解離

- 椎骨脳底動脈の狭窄，閉塞の原因としてアテローム血栓性変化の他に，椎骨動脈解離がある．椎骨動脈末梢で，大後頭孔レベルの硬膜貫通部から頭蓋内V4レベルに好発．椎骨動脈解離は脳梗塞の好発年齢と比較して若年男性に多い
- 椎骨動脈解離の症状としては，突然発症の頭痛，頸部痛，眩暈など．ただし段階的に亜急性な発症形式をとることもある
- 真腔から分枝動脈の起始部狭窄，閉塞をきたすと脳幹梗塞（多くは延髄外側梗塞）を合併する．特に**Wallenberg症候群をきたす延髄外側梗塞においてその原因として椎骨動脈の解離が高頻度**
- 解離腔から外膜に破綻すると後頭蓋窩くも膜下出血を合併

診断に役立つupdateな情報

BPAS法（basi-parallel anatomical scanning）
- 椎骨脳底動脈の走行に平行な冠状断（ほぼ斜台に平行な冠状断）でスライス厚の厚いhydrography（水成分のみを強調したheavily T2強調像）では動脈の外観，外径を評価することが可能で，TOF MRAの内腔径の評価とあわせて，椎骨動脈解離のスクリーニングに有用である．TOF MRAで真腔が狭小化し，BPASで外径が拡張している場合は，椎骨動脈解離の可能性があり（図1 C），造影3D GRE T1強調像（造影MRA元画像）による評価を行う

非破綻型椎骨動脈解離
- 内膜に破綻がなく，真腔と解離腔の交通がない壁内栄養動脈からの出血による非破綻型の動脈解離があることが病理学的に証明されている．ただしMRIやDSAによる画像診断で非破綻型を診断することは困難である

画像所見

MRI
- 椎骨脳底動脈領域，特に脳幹梗塞においては前方循環（内頸動脈）系領域の梗塞と比較して，発症から拡散強調像高信号出現まで時間を要するので超急性期の診断においては注意が必要（図1 A, F）．T2強調像（図1 D）やMRA（図1 B），造影3D GRE T1強調像（図1 E）により椎骨動脈，脳底動脈の閉塞の有無を確認する
- 動脈造影における直接所見は，double lumen sign（intimal flapの描出および真腔，解離腔の分離）であるが，撮像方向（X線入射角度）の違いにより必ずしも描出されるとは限らない．間接所見としては，血管の拡張と口径不整，狭窄（pearl and string sign）があるが，軽度の場合は診断が難しい
- MRAでは空間分解能が低く，血管造影のように明瞭に口径不整を描出することはできない（図1 B）
- T1強調像では，血栓化した解離腔にメトヘモグロビンが存在すると高信号に描出されるが，急性期には認められない
- T2強調像では，椎骨動脈内腔のintimal flapの描出，解離腔の血栓化によるflow voidの消失が所見となるが，急性期では血栓内のデオキシヘモグロビンやヘモジデリンは低信号を呈するため，正常のflow voidの消失と識別困難なことが多い（図1 D）

造影3D GRE T1強調像
- 造影後の3D GRE T1強調像（SPGR法やFLASH法）では椎骨動脈解離を明瞭に描出する．開存している内腔に増強効果を認め，血栓化した解離腔と識別が可能．血管内腔の閉塞も確実に診断できる（図1 E, 2）．解離急性期においては，血管造影よりも非侵襲的で，精査のみならずscreeningにも応用できる．本法での撮像には，再構成を目的とする場合には，1 mm厚以下で，横断像のみで診断する場合には2 mm厚で撮像する．脳虚血による組織障害をもっとも早期に検出する．造影3D T1強調像では発症直後から椎骨動脈解離の描出ができると考えられ，延髄梗塞の超急性期早期診断に有用．拡散強調像でも，虚血強度の弱い脳幹梗塞では，拡散強調像による変化が発症数時間しないと出現してこない．下位脳幹レベルでは，磁化率効果の影響や空間分解能の点から灌流異常の検出が困難である．本法は解離の診断のみならず，壁在粥腫の検出にも有効で，分枝粥腫型梗塞診断の一助となる

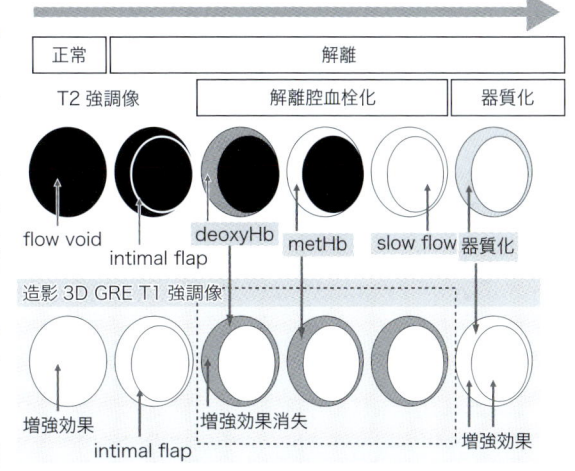

図2　脳動脈解離のMR所見

鑑別診断

- **アテローム血栓性**：プラーク形成による分枝粥腫型梗塞（延髄内側型梗塞に多いが，高齢者の延髄外側型梗塞でも認められる）

<参考文献>
- Hosoya, T., et al.：Intracranial vertebral artery dissection in Wallenberg syndrome. AJNR, 15：1161-1165, 1994
- Yamamura, A., et al.：Dissecting aneurysm of the vertebral artery. Report of seven cases and angiographic findings. J. Neurosurg, 72：183-188, 1990

<井田正博>

第1章 脳血管障害
1）虚血性脳血管障害　C．その他
009　凝固異常症
(coagulopathy)

症例① 50歳代　男性（プロテインC欠乏症，慢性期）
40歳代より両側小脳半球，左中大脳動脈皮質枝領域に塞栓性梗塞をくり返している．プロテインC欠乏症が証明されている

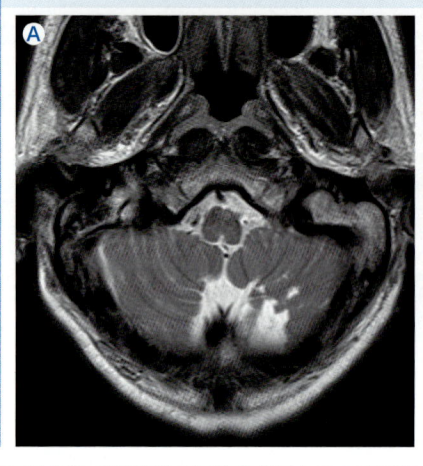

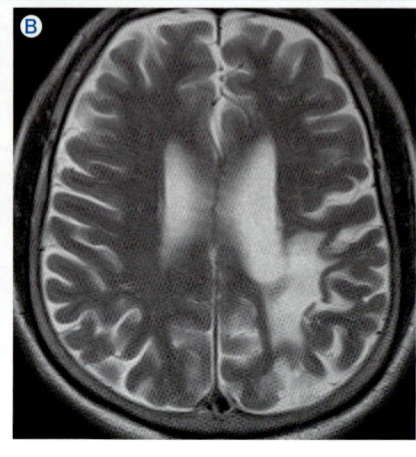

図1　T2強調像（A，B）
左後下小脳動脈領域や左前下小脳動脈領域に陳旧性梗塞が認められる．左中大脳動脈皮質枝middle trunk領域からinferior angle域にも，広範囲に陳旧性塞栓性梗塞を認める

症例② 30歳代　女性（抗リン脂質抗体症候群に合併した若年性脳梗塞，慢性期）
3年前に右上肢不全麻痺で発症．その後も両側の不全麻痺をくり返す．β-2glycoprotein1依存性カルジオリピン抗体が証明されている．本症例ではSLEはない

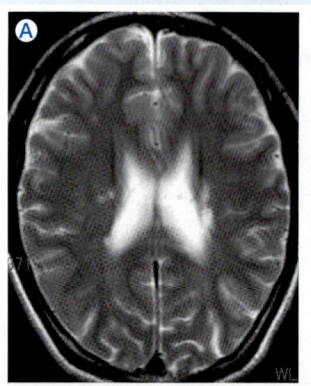

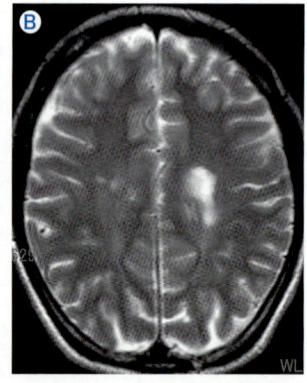

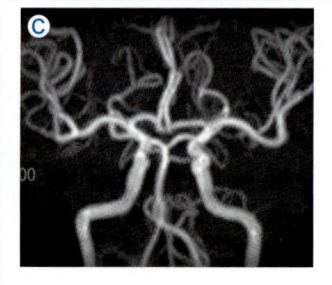

図2　T2強調像（A，B），MRA（C）
A，B：両側側脳室周囲上衣下から深部白質両側中心傍小葉皮質下白質の髄質動脈レベルに，陳旧性梗塞の多発を認める
C：主幹部レベルに高度狭窄や閉塞はないが，若年者にしては軽度の蛇行があり，軽度の動脈硬化性変化が示唆される

解説

- 脳梗塞の好発年齢ではない若年者や，原因不明のくり返す脳梗塞，脳静脈血栓症，その他の全身の血栓症症例では，基礎疾患として先天的な凝固異常症を考える

1．プロテインC欠乏症およびプロテインS欠乏症

- プロテインCは凝固・線溶系に作用し抗凝固作用と線溶作用を促進させる．プロテインCは血管内皮細胞表面にあるトロンビンとトロンボモジュリンとの複合体により活性化プロテインCに分解される．活性化プロテインCはプロテインSとともに血液凝固第Va因子と第Ⅷa因子を不活化し凝固能を抑制させる
- プロテインCおよびプロテインSの欠乏は血栓化傾向をきたす
- プロテインC欠乏症は常染色体優性遺伝．若年者では無症状で20歳以降に下肢深部静脈や頭蓋内静脈洞の静脈血栓症をきたす
- 動脈系にも血栓症をきたし，若年者の脳梗塞や心筋梗塞の原因となる（図1）
- これら血栓症は経口避妊薬や蛋白同化ステロイドの投与で惹起されることがある
- **プロテインS欠乏症は常染色体優性遺伝形式を示す．下肢深部静脈の血栓症や，頭蓋内静脈洞の血栓症をきたす．動脈系にも血栓を形成し脳梗塞を合併**

009 凝固異常症

診断に役立つupdateな情報

D-dimer（図3）
- 2次線溶亢進のマーカー
  → 安定化フィブリンのプラスミンによる分解亢進
  → 1次線溶亢進と2次線溶亢進の病態の鑑別
- 凝固・線溶亢進状態
  → 2次線溶亢進をきたすDICや各種の血栓性疾患の診断，病態把握，治療効果判定の指標
- 脳梗塞急性期にD-dimer↑があるときは全身の血栓化，凝固亢進状態を考える．特に悪性腫瘍の合併

prothrombin time-international normalized ratio（PT-INR）
- PT：外因系凝固能の指標
  → PT延長→凝固能低下
  → PT短縮→凝固能亢進
- ワルファリンの効果をモニターする際に使用
- ワルファリン内服→生物学的活性のない第Ⅱ，Ⅶ，Ⅹ因子が産生
- これらの活性のない凝固因子の反応性は，検査試薬により異なる
- 以下の計算式により，補正を行う
  PT-INR ＝ [Patient PT/Control PT]^{ISI}
  ISI：international sensitivity index
  （検査試薬により定数が決まっている）
- 心房細動がある場合，心原性塞栓性脳梗塞を予防するため，PT-INRが正常より高くなるように，ワルファリンの容量を調節する

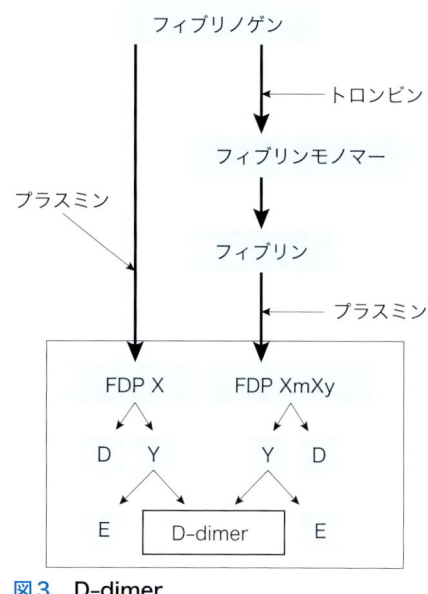

図3　D-dimer

- 梗塞は発生部位に特異的なパターンはなく，穿通枝梗塞から広範囲な塞栓性梗塞までさまざま

2. アンチトロンビンⅢ欠乏症
- アンチトロンビンⅢは肝組織で合成され，トロンビンに対して拮抗，抑制作用があり，凝固能を阻害する．ヘパリン存在下で，トロンビンと血液凝固因子Ⅹaを不活化する
- アンチトロンビンⅢ欠乏症は常染色体優性遺伝を示す．若年者では無症状であるが，**20歳以降に下肢深部静脈など全身の静脈に血栓症を発症する．動脈系にも血栓を形成し脳梗塞を合併する**．妊娠でも血栓形成が誘発される
- 梗塞の発生部位に特異的なパターンはないが，大梗塞は少ない

3. 抗リン脂質抗体症候群
- 抗リン脂質抗体症候群はリン脂質に結合する蛋白に対して免疫学的な異常で，抗体を形成し，凝固能の異常や動脈硬化をきたし脳梗塞を合併
- 臨床検査学的に測定可能な抗リン脂質抗体としては，プロトロンビンに対する自己抗体であるlupus anticoagulant（LA）や，β-2glycoprotein1依存性カルジオリピン抗体がある
- **抗リン脂質抗体陽性の脳梗塞には，①全身性エリテマトーデス（systemic lupus erythematosus：SLE）を基礎疾患とするものと，②原発性がある**
- 抗リン脂質抗体陽性の脳梗塞は若年女性に多く，皮質梗塞や，皮質下白質の梗塞が多いとされるが，塞栓性梗塞や白質脳症もあり，特異的なパターンはない（図2）

画像所見
- 凝固異常に伴う脳梗塞に特徴的な神経症状や発症様式，特異的な局在や梗塞のパターンは認めない．梗塞のMRI信号パターンおよび時間経過は一般的な脳梗塞と同じである．少なくとも心原性塞栓症のような比較的大きな梗塞を示すことは稀である．原因不明の脳梗塞，特に45歳以前の若年者，凝固異常症の家族歴，ヘモグロビン尿症の既往歴，心筋梗塞の既往歴，その他，静脈血栓症など全身の凝固異常がある場合には，凝固異常症に伴う脳梗塞を考える

鑑別診断
- アテローム血栓性梗塞
- 膠原病などmicroangiopathyに伴う脳梗塞
- 静脈性梗塞

<参考文献>
- Soare, A. M. & Popa, C. : Deficiencies of proteins C, S and antithrombin and activated protein C resistance— their involvement in the occurrence of arterial thromboses. J Med Life, 3：412-415, 2010

<井田正博>

第1章 脳血管障害

1）虚血性脳血管障害　C. その他

010 脳血管障害の2次変性
(degeneration secondary to cerebrovascular disease)

症例① 70歳　女性（錐体路の2次変性）
6年前に発症した右中大脳動脈M1近位側塞栓性閉塞による右中大脳動脈皮質枝領域陳旧性梗塞による左完全麻痺の既往歴あり．今回，左中大脳動脈M1塞栓性閉塞による梗塞を合併し，左完全麻痺に加えて完全失語と右完全麻痺がある

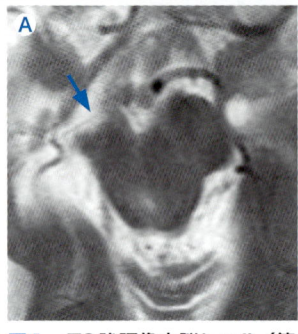

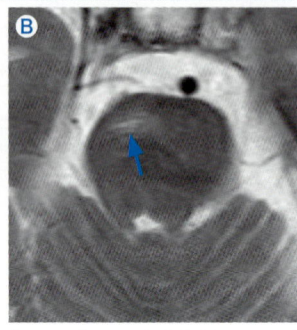

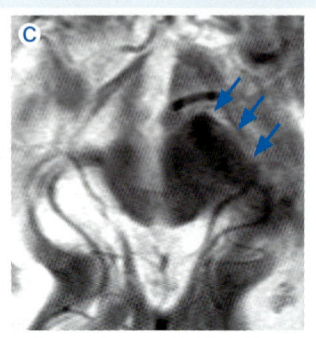

図1 T2強調像中脳レベル（第4病日：A），T2強調像橋レベル（第4病日：B），T2強調像中脳レベル（発症2カ月目：C）

A：右大脳脚の右錐体路には高信号と著明な萎縮が認められる（→）．右中大脳動脈皮質枝領域の陳旧性の塞栓性梗塞によるWaller変性である．左大脳脚の左錐体路には異常信号は認めない
B：橋レベルでは錐体路線維が背側に分散するため，Waller変性による高信号も背側に認められる（→）
C：右大脳脚，右錐体路の信号変化，萎縮には著変を認めないが，左大脳脚，左錐体路は低信号を呈する（→）．左中大脳動脈領域梗塞に伴うWaller変性早期の信号変化である

症例② 70歳代　男性（中大脳動脈領域梗塞による視床内側の2次変性）

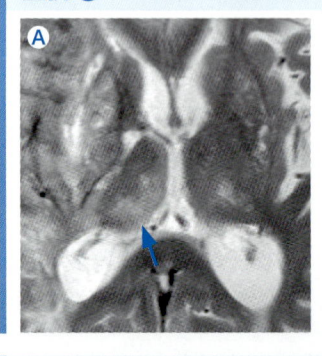

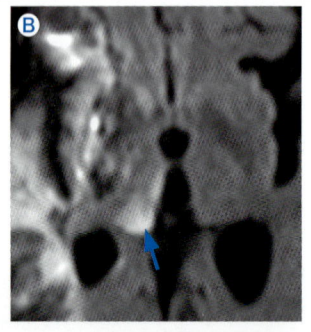

図2 T2強調像視床レベル（A），拡散強調像（B）
A：視床内側に高信号を認める（→）
B：T2強調像高信号領域に一致して，高信号を認める（→）．ADC値の軽度低下も認めた（非呈示）

症例③ 60歳代　男性（黒質の2次変性（第1章「007 亜急性期，慢性期」の症例と同一））
右内頸動脈右中大脳動脈近位側，心原性塞栓性閉塞亜急性期（発症8日後）．右中大脳動脈外側線条体動脈および皮質枝領域全体に最終梗塞

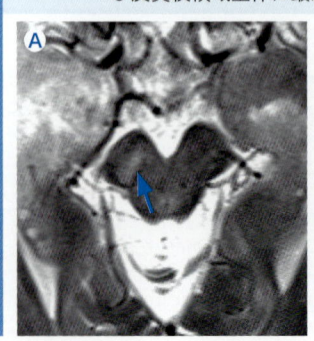

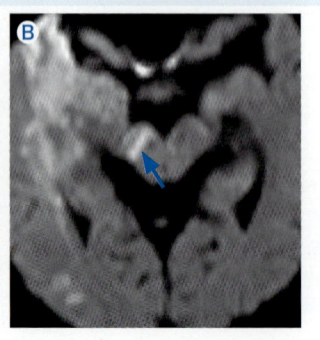

図3 T2強調像（8日後：A），拡散強調像（B）
A：右大脳脚，右黒質網様部に一致して，T2強調像で淡い高信号を認める（→）
B：右黒質網様部の変性は高信号を示す〔ADC値も低下（非呈示）〕（→）

010 脳血管障害の2次変性

診断に役立つupdateな情報

視床梗塞による乳頭体の2次変性
- Papez回路は辺縁系回路の1つで記憶に関与する．脳弓および帯状束からなる回路で，海馬体→脳弓→外側乳頭体核（視床下部の乳頭体）→乳頭視床路→視床前核群→帯状回後部→帯状束→海馬傍回→内嗅皮質→海馬体を相互に機能的に連絡する．この経路上，特に視床前半部に梗塞が起こると2次変性により乳頭体に萎縮をきたす

解説

- 脳血管障害と関連して主病変と関連する神経路および遠隔部位に順行性もしくは逆行性のさまざまな2次変性が起こりMRIで信号変化をきたす．陳旧性梗塞では主病巣は吸収され不明瞭なこともあり，2次変性が診断の決め手になることがある

1．錐体路（皮質脊髄路）のWaller変性（図1）

- 神経細胞または軸索の障害により順行性に髄鞘の変性をきたすもので，大脳皮質運動領野から内包後脚の障害では，皮質脊髄路を中心とする錐体路に変性が認められる
- 髄鞘崩壊産物の化学変化にも続いてMRI信号が変化する
  →4週から3カ月：T2強調像で低信号（髄鞘蛋白が分解されるが，脂質成分が残り相対的に疎水性になるため）
  →4カ月以降：T2強調像で高信号（脂質が分解され相対的に親水性になるため）
  →さらに長期に経過すれば萎縮を生じる
- 拡散強調像でも異方性の消失，FAの低下が認められる．拡散異方性を評価することでT2強調像の信号変化よりも早期に検出できる

2．中大脳動脈領域病変に伴う視床内側の2次変性（図2）

- 外側線条体動脈領域を含む中大脳動脈皮質枝領域梗塞で認められる．視床から右中大脳動脈領域大脳皮質へ皮質視床路を介した逆行性変性による

3．線条体梗塞に伴う黒質の2次変性（図3）

- 線条体から黒質への経シナプス的順行性変性．抑制性神経伝達物質であるガンマアミノ酪酸が減少し脱抑制が起きるため
- 発症10日前後から1カ月程度まで，T2強調像で黒質に高信号域を認める
- 発症3カ月以降，T2強調像で黒質の高信号は不明瞭化する

4．下オリーブ核仮性肥大

- 小脳歯状核→上小脳脚→中脳で交叉→対側赤核→対側橋背側中心被蓋路→対側下オリーブ核にいたる遠心性神経路（Guillain-Mollaretの3角）の経シナプス的変性
- 小脳歯状核病変では反対側下オリーブ核に，橋背側中心被蓋路の病変では同側に変性が起こる
- 臨床的には口蓋帆に不随意運動（ミオクローヌス）が認められる
- 1～数カ月で下オリーブ核にT2強調像で高信号をきたしやや遅れて肥大が認められる

5．その他の2次変性

- 皮質橋路は橋でシナプスを介して橋小脳路に神経伝達を行う．橋小脳路は交差し，対側の中小脳脚を経由して対側小脳半球歯状核に入力するので，**橋傍正中動脈領域病変では，両側中小脳脚にWaller変性を生じる**
- 側脳室周囲深部白質に動脈レベルの血管障害により脳梁の連合線維にWaller変性を生じることもある

鑑別診断

T2強調像で神経路に高信号をきたすあらゆる病変が鑑別になる

- **脳梗塞**
  →前脈絡叢動脈領域梗塞：錐体路のWaller変性と鑑別を要する．梗塞は錐体路の長軸方向には進展しない
  →中脳右傍正中枝領域もしくは短回旋枝領域梗塞：大脳脚レベルに梗塞をきたす．大脳脚や黒質全体が梗塞に陥ることは少ない
  →前下小脳動脈領域梗塞：中小脳脚に梗塞をきたすが片側性である．Waller変性は両側性
- **脳底静脈や内大脳静脈閉塞による静脈性梗塞**：第3脳室を挟んで両側視床内側に高信号病変を呈する
- **脱髄疾患**
- **多系統萎縮症**：両側中小脳脚に高信号を生じる．橋傍正中動脈領域梗塞による橋小脳路の二次変性と鑑別になる

<参考文献>
- Ogawa, T., et al.：Degeneration of the ipsilateral substantia nigra after striatal infarction：evaluation with MR imaging. Radiology, 204：847-851, 1997
- Ogawa, T., et al.：Secondary thalamic degeneration after cerebral infarction in the middle cerebral artery distribution：evaluation with MR imaging. Radiology, 204：255-262, 1997

<井田正博>

第1章 脳血管障害

1）虚血性脳血管障害　C. その他

011　皮質下血管性認知症
(subcortical vascular dementia：SVD)

症例　70歳代　男性（認知症，高血圧あり）

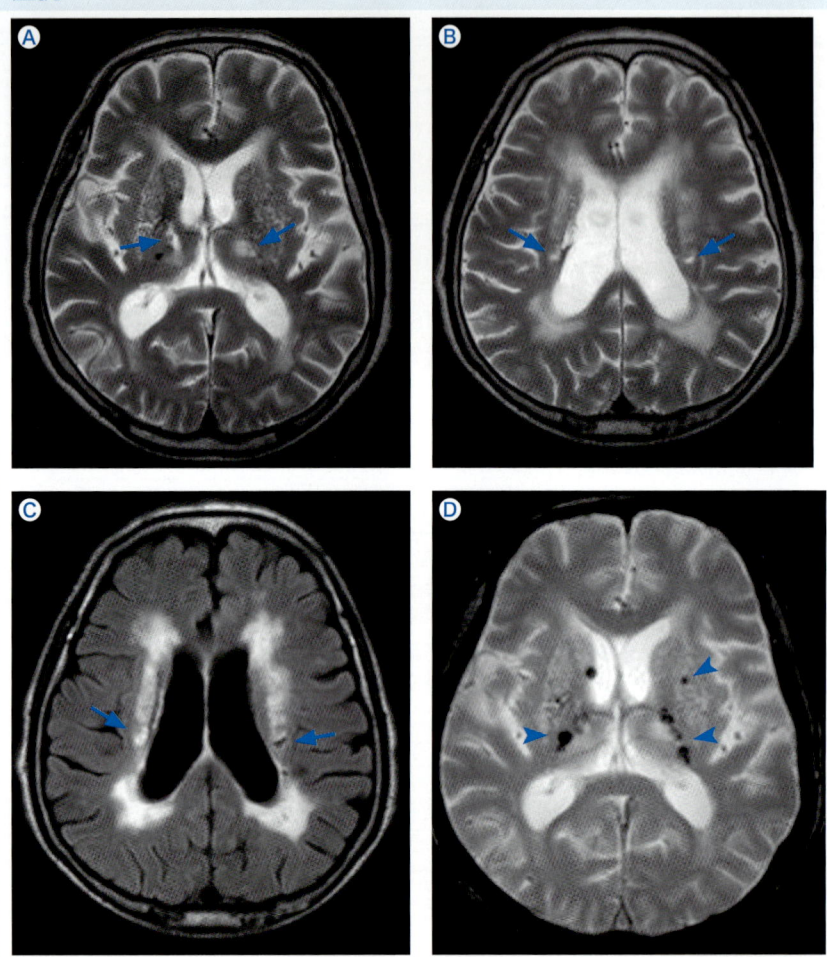

図1　T2強調像（A, B），FLAIR像（C），T2*強調像（D）
大脳白質には広汎な高信号病変を認める．ラクナ梗塞も散在している（→）．T2*強調像では視床，基底核に多発する微小出血を認める（▶）

解説

- 血管性認知症は，脳血管障害に伴い認知機能低下を示す症候群
- 臨床診断：認知症があり，画像上血管障害がみられ，両者の因果関係がある，の3点を満たすことが必要
- 研究用の診断基準としてNINDS-AIREN（National Institute of Neurological Disorders and Stroke and Association Internationale pour la Recherché et l'Enseignement en Neurosciences）が汎用されている（表）
- NINDS-AIREN基準によると大血管の閉塞によって大小の脳梗塞が多発し，認知機能障害を呈する多発梗塞性認知症，小血管病変によって認知症を発症する小血管性認知症，記憶に重要な部位の障害による戦略的部位の単一病変による認知症の3型が基本形
- 小血管性認知症はラクナ梗塞が多発する多発ラクナ梗塞性認知症と広汎白質病変を特徴とするBinswanger型脳梗塞に分類される
- 皮質下血管性認知症：穿通枝領域の細動脈硬化は高血圧を共通の基盤として発症するため，白質病変とラクナ梗塞は通常混在．**最近では多発ラクナ梗塞性認知症とBinswanger型脳梗塞を総称して，皮質下血管性認知症との名称が汎用されるようになっている**
- 臨床症状：50〜70歳代に発症し，緩徐進行性，または階段状の経過．大別すると認知症，歩行障害，精神症状（抑うつなど），非特異的症状（めまいなど），他にはパーキンソニズム，錐体路障害，失禁など

診断に役立つupdateな情報

LADIS (leukoaraiosis and disability in the elderly study)
- 白質病変は高度であっても無症候性に経過する場合があり，認知症などの責任病変にならないとの考えが従来は支配的であった
- 欧州の多施設共同研究であるLADISの結果，ラクナ梗塞と白質病変は認知機能低下の独立した危険因子であり，特に前者の関与が大きいとされている

白質病変と神経症候
- 大脳皮質に投射するコリン神経投射路は白質病変の好発部位である外包を経由する
- 皮質下白質病変患者では対照群と比較してコリン神経投射路の著明な脱落が認められる
- したがって，白質障害は通過線維を障害して，ニューロンの機能障害を惹起すると考えられる

表　NINDS-AIREN診断基準の脳血管性認知症の分類
1. 多発梗塞性認知症［皮質性血管性認知症］
2. 小血管病変による認知症［皮質下血管性認知症］
   a) 多発ラクナ梗塞性認知症
   b) Binswanger病
3. 戦略的部位の単一病変による認知症
4. 低灌流性脳血管性認知症
5. 脳出血性認知症
6. その他［遺伝性など］

- **危険因子**：加齢，高血圧，糖尿病，喫煙，低教育歴
- **発症機序**：白質病変の重症度分類であるFazekas分類のグレード1～2に相当するような非融合性の白質病変では神経症状の責任病変となることはないが，その広がりと障害の強さが一定の閾値を超えると認知症やその他の神経症状の原因になる．小血管の閉塞が起きればラクナ梗塞となるが，髄質血管のfibrohyalinosisでは血管反応性が低下する結果，白質血流がびまん性に低下し白質病変が形成されるとの仮説がある
- **治療**：再発予防の目的で高血圧管理と抗血小板薬投与が一般的．白質病変には微小出血を伴うことが多いので，抗血小板薬の使用は考慮（出血性合併症の少ないシロスタゾールが望ましい）

画像所見

MRI
- **T2強調像，FLAIR像**：広汎な大脳白質病変が高信号として描出される（図1A～C）．放射線学的概念としていわゆるleukoaraiosisと表現される．また，穿通枝領域には多発するラクナ梗塞が認められる
- **T2*強調像，磁化率強調像**：微小出血と考えられる低信号が視床，基底核を中心として認められる（図1D）
- **MRS**：皮質下血管性認知症では認知機能正常の広範白質病変群と比較して，NAA/Crが低下し，Cho/Crは上昇．これは軸索障害を示唆
- **DTI**：一見正常な白質にみえるところでも，皮質下血管性認知症ではコントロール群と比較してmean diffusivityは有意に上昇し，また拡散異方性は有意に低下

鑑別診断

- **Alzheimer病**：皮質下血管性認知症はその半数が緩徐進行性の経過をとるため，Alzheimer病との鑑別が特に問題になる．鑑別点としては，微小出血は皮質下血管性認知症では基底核，視床に分布するのに対してAlzheimer病では皮質，皮髄境界に分布する．Alzheimer病の白質病変はより軽度である．また海馬萎縮はAlzheimer病ではより高度である
- **CADASIL**：CADASILでは早期から前側頭極に白質病変が出現するのが特徴とされている（次項「常染色体優性遺伝性脳動脈症」を参照）

＜参考文献＞
- 冨本秀和：皮質下血管性認知症の診断と治療．臨床神経学，50：539-546，2010
- Van der Flier, W. M., et al.：Small vessel disease and general cognitive function in nondisabled elderly：the LADIS study. Stroke, 36：2116-2120, 2005
- Tomimoto, H., et al.：Loss of cholinergic pathway in vascular dementia of the Binswanger type. Dement Geriatr Cogn, 19：282-288, 2005
- O'Sullivan, M., et al.：Diffusion tensor MRI correlates with executive dysfunction in patients with ischaemic leukoaraiosis. J Neurol Neurosurg Psychiatry, 75：441-447, 2004

＜前田正幸＞

第1章 脳血管障害

1）虚血性脳血管障害　C．その他

012 常染色体優性遺伝性脳動脈症
(cerebral autosomal-dominant arteriopathy with subcortical infarcts and leukoencephalopathy：CADASIL)

症例 41歳　男性（帝京大学症例）
めまい，右上下肢麻痺．画像所見から，Wilson病が疑われたが，眼所見，血液検査より否定．右上下肢の麻痺にて，MRIを撮影，急性期梗塞を認めた．MRI所見，家族歴（父親が37歳で脳梗塞，弟も40歳で脳梗塞を発症）よりCADASILと診断された

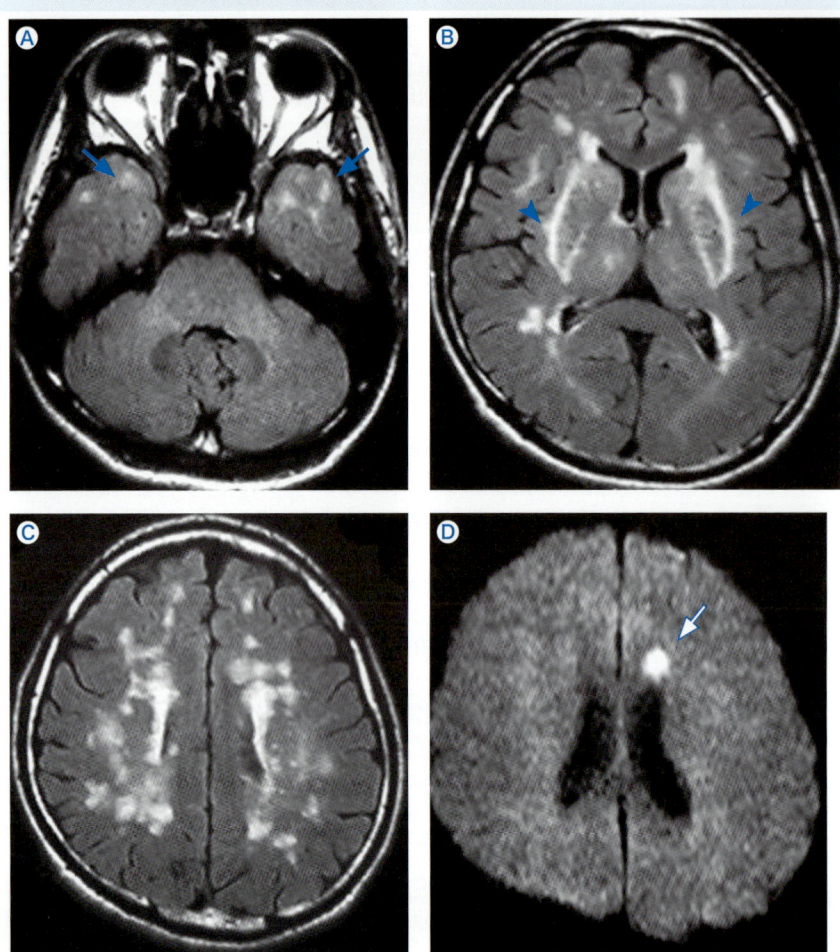

図1　FLAIR像（A～C），拡散強調像（D）
前側頭極白質には高信号を認める（→），両側外包に高信号を認め（▶），また大脳白質には広範な高信号を認める．拡散強調像では急性期梗塞を認めた（⇨）

解説

- 皮質下梗塞と白質脳症を伴う常染色体優性遺伝を示す疾患
- 有病率：1.98人/10万人（成人）
- 平均発症年齢は45～50歳，性差なし
- 臨床症状：初発症状は前兆のある片頭痛発作（20～30%）で，他の症状として脳血管障害（85%），うつなどの気分障害（20～30%），認知症（1/3）
- CADASILにおける脳梗塞の特徴は，脳血管障害の危険因子を認めないこと
- CADASILの認知障害は，90%の症例で脳血管症状のエピソードのたびに階段状に増悪
- 病理所見：びまん性の髄鞘淡明化と白質やレンズ核，視床，尾状核などのラクナ梗塞．小動脈や細動脈に血管病変の主座を認め，血管壁は肥厚し，内腔が有意に狭小化．血管内皮細胞は通常保たれている
- 電子顕微鏡所見：小・細動脈の中膜に顆粒状オスミウス好性物質（granular osmiophilic material：GOM）沈着を伴う平滑筋の変性が認められる．この所見はCADASILに特異的な指標
- **CADASILの原因遺伝子**：原因遺伝子 *Notch3* は19番染色体短腕（19p13）に座する遺伝子．*Notch3* は

012 常染色体優性遺伝性脳動脈症

診断に役立つupdateな情報

日本人でのCADASILと皮質下血管性認知症の画像所見の違い（図1）
- 白人のCADASIL症例ではT2強調像で前側頭極と外包の高信号が特徴的といわれる
- 一方，日本では欧米と比較して皮質下血管性認知症が多く，CADASILとの画像所見の比較では，外包の異常高信号頻度には両者で差がなく，前側頭極の異常高信号ではCADASILで有意に高頻度という報告がある

CADASILのMRS
- 白質病変ではNAAの低下を示し，梗塞による軸索損傷を反映していると考えられる
- CADASILの一見正常にみえる白質では健常者と比較してGlx/CreとmI/Choの上昇を認め，これはグリア細胞密度の上昇と神経細胞密度の低下を反映していると考えられる

CADASILの病変と患者年齢・臨床症状との関連
- 前側頭極の高信号は20〜29歳の患者では33％で認められない
- 認知症と白質病変スコアおよび灰白質も含めたすべての病変スコアとは相関する
- うつ症状と白質病変スコアは相関するが，灰白質も含めたすべての病変スコアとは相関しない

CADASILとischemic leukoaraiosisの無症候性脳梗塞（拡散強調像での高信号）の頻度
- CADASILとischemic leukoaraiosisの無症候性脳梗塞の現れる頻度を拡散強調像で調査したところ，CADASILの10.5％，ischemic leukoaraiosisの8％で認められたという報告がある
- 急性期梗塞の分類としてはラクナ梗塞であった

小動脈の平滑筋に強く発現していて血管平滑筋の分化や成熟に関与．脳小動脈平滑筋細胞の周囲に非アミロイド性のGOMが沈着しており，その近傍に*Notch3*細胞外ドメインの微小凝集が観察される
- **CADASILの確定診断**：①*Notch3*の変異解析，②電子顕微鏡での血管平滑筋細胞周囲のGOM，③*Notch3*細胞外ドメインに対する抗体を用いた免疫組織染色法による血管壁への異常沈着．これらのいずれかが証明されればCADASILと診断
- **治療**：有効な治療法はない

画像所見

- **T2強調像，FLAIR像**：びまん性の大脳白質病変を認める．基底核，視床，白質には多発するラクナ梗塞．CADASILに特異的な病変分布として，前側頭極と外包の高信号があげられている（図1A，B）（図1）
- 発症後だけでなく未発症時期においても異常信号を認めることがある．早い症例では20歳頃から呈し，35歳以上の遺伝子異常を有する症例では全例で異常所見を認める
- 病変は年齢を増すとともに劇的に増悪．中脳や延髄は保たれ，大脳皮質や小脳半球に異常高信号が出るのはきわめて稀
- **T2*強調像，磁化率強調像**：1/3のCADASIL症例で微小出血所見が認められる
- 微小出血の所見は年齢，高血圧，HbA1c高値，抗血小板薬内服との関連が指摘

鑑別疾患

- **皮質下血管性認知症（SVD）**：画像的には前側頭極の高信号の有無が鑑別点として重要（CADASILではしばしば認めるが，SVDでは稀）．また，臨床的な違いとして，CADASILでは高血圧などの危険因子を認めることは少ないがSVDでは一般に高血圧を有する
- **常染色体劣性遺伝性脳動脈症（cerebral autosomal-recessive arteriopathy with subcortical infarcts and leukoencephalopathy：CARASIL）**：日本でのみ報告されている．臨床的には認知症以外に禿頭と腰痛．画像はCADASILと区別がつかない．原因遺伝子は10番染色体長腕（10q26）に座する*HtrA1*遺伝子
- **Fabry病**：伴性劣性疾患．画像的には大脳白質に多発ラクナ梗塞を認め，小さな嚢胞が混在．T1強調像で視床枕に淡い高信号を認めることあり．臨床的には皮膚のangiokeratoma，角膜混濁，認知症

<参考文献>
- 古和久典 他：CADASIL. 神経内科, 65：450-459, 2006
- Tomimoto, H., et al.：Small artery dementia in Japan：Radiological differences between CADASIL, leukoaraiosis and Binswanger's disease. Dement Geriatr Cogn Disord, 21：162-169, 2006
- Singhal, S., et al.：The spatial distribution of MR imaging abnormalities in cerebral autosomal dominant arteriopathy with subcortical infarcts and leukoencephalopathy and their relationship to age and clinical features. AJNR, 26：2481-2487, 2005
- Akhvlediani, T., et al.：Adaptive metabolic changes in CADASIL white matter. J Neurol, 257：171-177, 2010

<前田正幸>

第1章 脳血管障害　脳神経外科　**神経内科**　小児科

1）虚血性脳血管障害　C．その他

013 Trousseau症候群
(Trousseau's syndrome)

症例　76歳　男性
肺癌患者．ふらつきが出たため脳MRIを施行

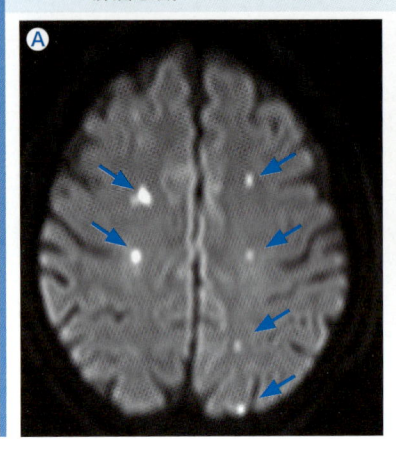

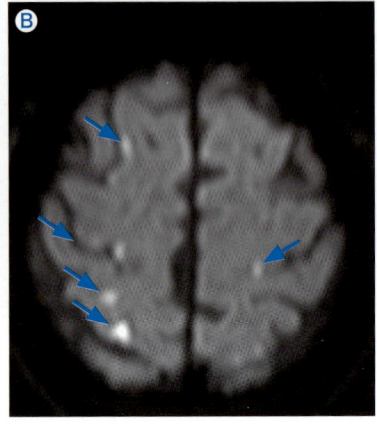

図1　拡散強調像（A，B）
脳内には大脳皮質，皮髄境界，大脳白質に散在する多発性の急性期梗塞病変を認める（→）．造影T1強調像ではこれらの病変には明らかな増強効果を認めなかった．右肺には肺癌，リンパ節転移を認めた．FDPは72μg/mL（正常 5μg/mL以下）と高値であった

解説

- Trousseau症候群とは，悪性腫瘍により凝固亢進状態を生じ，脳の動静脈血栓症を併発して，さまざまな神経症状を呈する病態
- **特徴**：女性に多い，婦人科系固形癌に多い，皮質梗塞が多い，多発梗塞が多い，FDPやDダイマー上昇など
- **脳梗塞の原因**：非細菌性血栓性心内膜炎（nonbacterial thrombogenic endocarditis：NBTE）による心原性脳塞栓症（27%）と血管内凝固による微小血栓塞栓（24%）が原因としては多い
- **関連する悪性腫瘍**：肺癌，消化器癌，腎癌，前立腺癌，乳癌，子宮癌など
- **血栓発症機序**：腫瘍細胞は凝固カスケードを活性化する組織因子，腫瘍プロコアグラント，第V因子受容体などの細胞性プロコアグラントや線溶蛋白，線溶インヒビターおよびそれらの受容体を発現するとともに，各種サイトカインや腫瘍抗原とその免疫複合体を介して血小板，単球，内皮細胞と細胞間相互作用を惹起して，さらに凝固活性化を促進し，血栓形成をもたらすと推測
- **治療・予後**：悪性腫瘍患者がひとたび脳梗塞を発症すると，その生存期間は中央値で4.5カ月程度と予後不良．塞栓性機序の脳梗塞患者が最も予後が悪く，他臓器への塞栓症を併発し，多臓器不全に陥る．脳梗塞を発症した患者の半数はすでに遠隔転移を伴う進行癌．脳梗塞に対しては抗凝固療法の適応があり，ヘパリンが第一となる

画像所見

MRI

- **梗塞パターン**：多発する梗塞像．皮質性梗塞や穿通枝梗塞が混在，分水嶺梗塞も認める
- **拡散強調像**：多発する急性期脳梗塞を認める（図1）

鑑別診断

- **hypereosinophilia-induced encephalopathy**：多発する塞栓症をきたし，画像的には類似．好酸球増多がポイント
- **脂肪塞栓，心臓粘液腫塞栓**：脂肪塞栓では骨折などの臨床情報，画像的には白質に梗塞が優位であることが特徴．心臓粘液腫塞栓では多発脳動脈瘤の存在

診断に役立つupdateな情報

最初の臨床症状が脳梗塞である担癌患者

- 担癌患者の最初の臨床症状が脳梗塞である頻度は0.4%
- 平均52歳で62.5%が女性
- 原因としてNBTEが33%，DICが25%
- 最も多い悪性腫瘍は肺癌と乳癌

＜参考文献＞
- 赫 洋美 他：がん治療と脳血管障害．脳と神経，60：143-147, 2008
- Taccone, F. A., et al.：First-ever stroke as initial presentation of systemic cancer. J Stroke Cerebrovasc Dis, 17：169-174, 2008

＜前田正幸＞

第1章 脳血管障害
1）虚血性脳血管障害　C．その他

014 心臓粘液腫脳塞栓と脳動脈瘤
(cardiac myxomatous embolism and cerebral aneurysm)

症例 30歳代　男性（頻回の脳梗塞発作）
（東京大学症例）

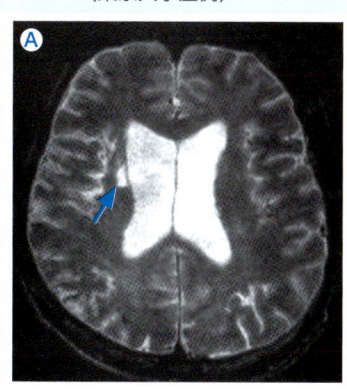

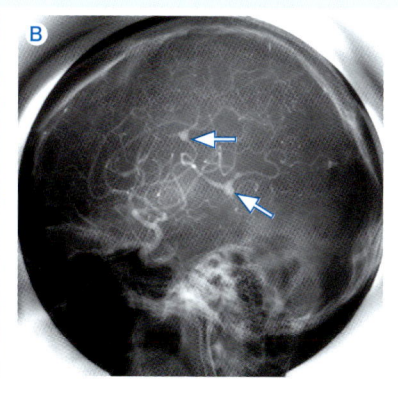

図1　T2強調像（A），血管造影（B）
T2強調像では右放線冠に陳旧性梗塞を認める（A：→）．血管造影で多発する脳動脈瘤を認める（B：⇒）

解説

- 粘液腫は成人の原発性心臓腫瘍の83％を占める．また，83～88％は左房に生じる．30～60歳の女性に好発
- **腫瘍塞栓**：約半数の症例で腫瘍塊が遊離して脳，腎，四肢などに塞栓が起こる．特に若年者の脳梗塞の原因の1つとして考慮すべき
- **腫瘍性脳動脈瘤**：心臓粘液腫の1.4％に腫瘍性脳動脈瘤を認める．脳動脈瘤の機序は動脈に塞栓した粘液腫細胞が増殖し血管壁を貫通することで，血管壁を弱め脳動脈瘤を形成するといわれる
- **症状**：体重減少，倦怠感，貧血と発熱．さらに粘液腫が心臓の内腔を閉塞すると血流障害をきたし，僧帽弁狭窄症や三尖弁狭窄症などの弁膜症に類似した症状を呈する．なお体位変換によって症状が変化する点が本症に特徴的
- **検査値**：貧血，血沈亢進，CRP陽性，血中免疫グロブリン上昇
- **心エコー**：多くが左心房内にポリープを形成するので，拡張期に僧帽弁口に陥入し，収縮期に左房内に戻る．Mモードにおいて拡張期に僧帽弁の後方に多層エコー像がみられる
- **治療**：心臓粘液腫に対しては外科的切除

画像所見

MRI
- 多発する塞栓性脳梗塞を認める（図1）
- MRA：脳動脈瘤の検出，経過観察に有用

血管造影
- 脳動脈瘤の精査で行われる（図1）
- 粘液腫性動脈瘤の特徴は，末梢性（中大脳動脈に74％），紡錘状（91％），多発性（平均3個），破裂しにくいこと

鑑別診断

- **感染性動脈瘤**：脳動脈瘤は末梢優位に多発，紡錘状であり，画像所見が似る．臨床情報，心エコーなどの所見を参考にする
- **他の腫瘍性動脈瘤**：特に絨毛癌が原因になることが知られている．絨毛癌による脳動脈瘤では平均年齢は25歳で，全例女性，脳動脈瘤は単発のことが多く，破裂しやすいという点で粘液腫性動脈瘤とは異なる

診断に役立つupdateな情報

粘液腫性動脈瘤とinterleukin（IL）-6
- 粘液腫性動脈瘤では血清IL-6が高度に上昇していることが報告されている
- IL-6は粘液腫様細胞で多く産生されるが，この作用として腫瘍の断片化を促進するため，結果として末梢の血管の塞栓につながると考えられている
- IL-6は腫瘍塞栓した血管壁の細胞外基質を変性させ，これにより脳動脈瘤が生じることになると推測されている

＜参考文献＞
- Lee, V. H., et al.：Central nervous system manifestations of cardiac myxoma. Arch Neurol, 64：1115-1120, 2007
- Koo, Y. H., et al.：Multiple fusiform cerebral aneurysms and highly elevated serum interleukin-6 in cardiac myxoma. J Korean Neurosurg Soc, 45：394-396, 2009

＜前田正幸＞

第1章 脳血管障害

1）虚血性脳血管障害　C. その他

015 脂肪塞栓症候群
(fat embolism syndrome：FES)

脳神経外科　神経内科　小児科

症例①　6歳　男児
右下腿骨折後に意識障害および強直性痙攣あり．ファロー四徴症既往（東京大学症例）

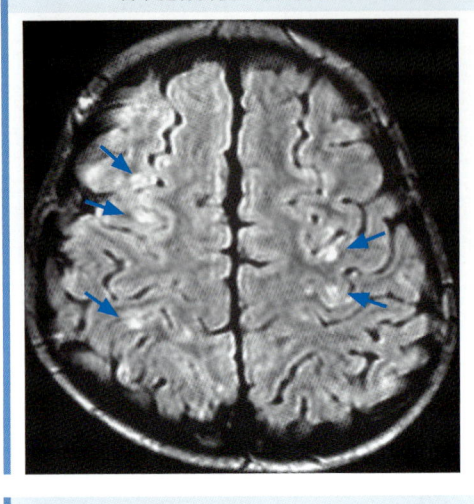

図1　FLAIR像
両側大脳皮質には多発する梗塞病変を認める（→）

症例②　18歳　女子
左脛骨骨折21時間後に突然不穏状態になる

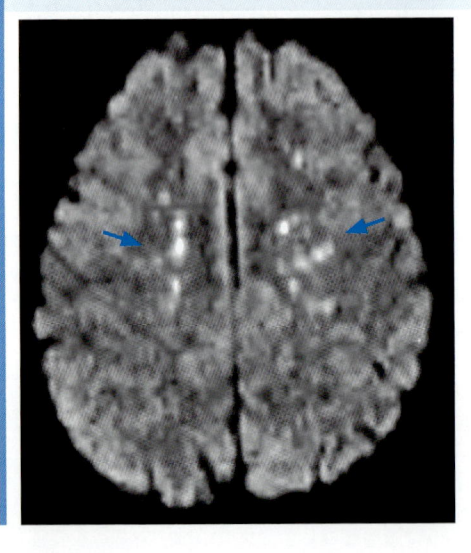

図2　拡散強調像
両側大脳白質には高信号の，いわゆる"starfield pattern"を認める（→）
(Parizel, P. M., et al.：Stroke, 32：2942-2944, 2001 より転載)

解説

- 脂肪塞栓症候群とは脂肪滴に血管を塞栓された臓器が虚血による不全を起こす病態．塞栓される臓器（肺，脳など）によってさまざまな臓器不全を起こす
- **長管骨の骨折を伴っている場合が多い**．他には軟部組織の広範な挫滅を伴う外傷，手術（関節置換，人工心肺），熱傷，炎症など
- 長管骨骨折の約90％で血中に脂肪粒が認められるfat embolismを起こすが，ほとんど無症状．長管骨骨折での脂肪塞栓症候群の頻度は0.9％と稀
- **臨床症状**：通常，受傷後12～24時間後に発症，多くは発熱・頻脈が初症状で，過半数の症例に前胸部の皮膚や結膜に点状出血．これは数時間で消失することもある．肺に塞栓が生じた場合は呼吸困難．中枢神経症状として意識障害，不穏，傾眠傾向，深昏睡までさまざま．肺，皮膚，中枢神経系の3徴候すべてが揃うのは少ない
- **検査データ**：貧血，血小板減少，血清リパーゼ上昇，血清カルシウム減少，尿中脂肪滴
- **病因・病態**：2つの説があり，外傷時に脂質代謝が変化し血液内の脂肪が脂肪滴になるため，あるいは外傷部分の血管から骨髄などの脂肪が入り込むためと考えられている

> ### 診断に役立つupdateな情報
>
> **脂肪塞栓症候群での磁化率強調像**
> - 磁化率強調像はT2*強調像よりも鋭敏に脂肪塞栓症候群でのmicrobleedsを認めたという報告がある
> - この所見は外傷例でのdiffuse axonal injuryとの鑑別をかえって難しくするが，拡散強調像のstarfield patternが一緒に認められれば脂肪塞栓を強く示唆する

- **病理**：白質全体に点状出血や斑状出血あり．塞栓は灰白質に多いが出血は白質に多い．塞栓が細動脈や毛細血管を閉塞し周囲は壊死．数mmから4cmの出血性あるいは虚血性梗塞．慢性期では白質の広範な脱髄
- **治療**：特異的，根本的治療はない．治療の重点は全身管理
- **予後**：神経学的に後遺症を残さず回復したものから，深刻な後遺症を残すまでさまざま．死亡率は7%程度といわれる

画像所見

MRI
- 大脳白質が主体であるが深部灰白質，皮質にも分布する多発塞栓性小梗塞様病変
- 急性期には拡散強調像で深部白質の高信号病変として認め，"starfield pattern"と呼ばれる．微小梗塞と考えられるが，これらの病変は経過観察で多くの場合消失
- T2*強調像，磁化率強調像：出血を示唆する低信号を白質病変内に認める
- 造影T1強調像：T2高信号病変は造影されたという報告あり

CT
- 白質低吸収域として認めることもあるが，通常病変検出に役に立たない

鑑別診断

- **diffuse axonal injury（DAI）**：拡散強調像でのstarfield patternは脂肪塞栓症候群を示唆．臨床的にDAIは事故直後からの意識障害があるが脂肪塞栓では通常，事故12時間以降の意識障害が多く，鑑別に重要な情報

＜参考文献＞
- Parizel, P. M., et al. : Early diagnosis of cerebral fat embolism by diffusion-weighted MRI (starfield pattern). Stroke, 32 : 2942-2944, 2001
- Suh, S. S., et al. : Cerebral fat embolism. Susceptibility-weighted magnetic imaging. Arch Neurol, 66 : 1170, 2009

＜前田正幸＞

第1章 脳血管障害

2）出血性脳血管障害

016 高血圧性脳出血
(hypertensive intracranial hemorrhage)

脳神経外科 / 神経内科 / 小児科

症例① 74歳 男性（左小脳出血）
突然の意識障害

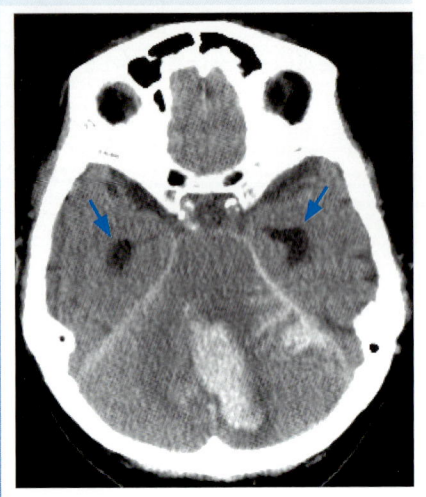

図1　単純CT
左小脳出血を認め，一部くも膜下腔にも広がっている．小脳出血では水頭症を合併しやすい．側脳室下角の拡大（→）があり，水頭症をきたしている

症例② 51歳 男性（右被殻出血）
突然の左麻痺

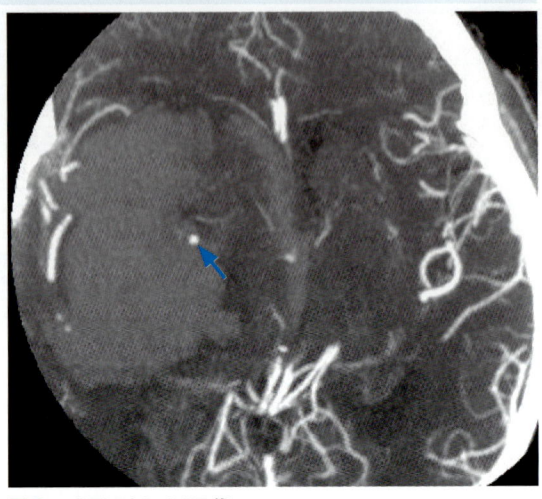

図2　CTA thin MIP像
血腫内側に結節状に造影される領域（→）を認め，異常血管をみていると考えられる（CTA spot sign）

症例③ 76歳 男性（右側頭葉皮質下出血）
ふらつき，転倒

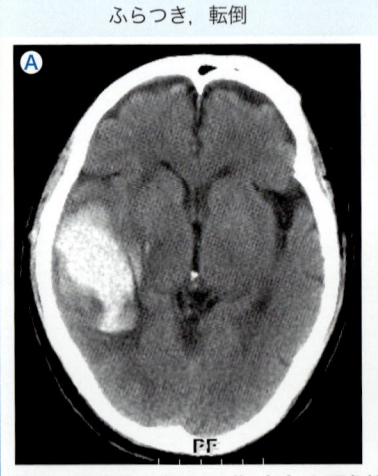

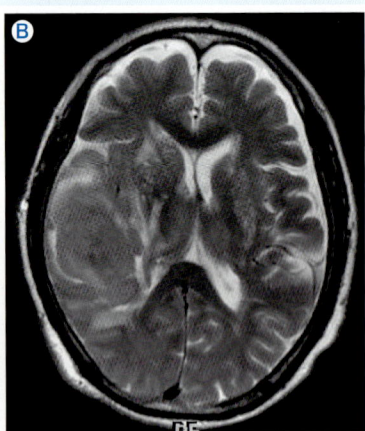

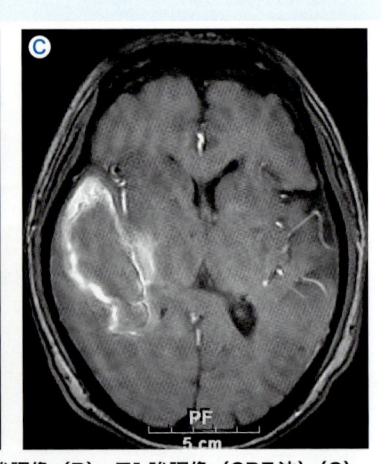

図3　発症時の単純CT像（A）と亜急性期早期血腫のMRI（発症3日後），T2強調像（B），T1強調像（GRE法）（C）
亜急性期血腫ではメトヘモグロビンによりT1強調像にて辺縁が高信号を示す．T2強調像では全体が等信号を示す

解説

- 高血圧性脳出血は脳内動脈の中膜筋細胞障害による血管壊死に起因した微小動脈瘤の破綻が原因
- 好発部位は，**被殻（35〜45%），視床（25〜30%）**，皮質下（10〜20%），小脳（5〜10%），脳幹（5〜8%）に多い
- 症状は血腫の部位，大きさにより，頭痛，意識障害，脳局所症状（片麻痺，失語など）が認められる．被殻出血では両側共同偏視（病側を向く）が重要
- 症状からは急性期脳梗塞との鑑別が困難であり，画像診断にて，出血，梗塞の鑑別を行い，治療を行う．最近では急性期脳梗塞に対し，血栓溶解療法（t-PA治療）を行うので，出血の除外が重要
- 脳室内出血は予後不良因子
- 脳出血の治療は内科的治療（降圧療法，抗浮腫療

診断に役立つupdateな情報

CTA spot sign
- 発症早期の脳内出血にCTAを施行すると，血腫内に1〜2mm程度の造影域を確認できることがあり，"CTA spot sign"と呼ばれ血腫増大の予見因子とされる．発症3時間以内の39例の脳内出血例を検討したところ，13例でCTA spot sign（＋），血腫増大の認められた11例中10例にCTA spot sign（＋）

超急性期血腫のMRI診断
- 発症6時間以内の急性期脳出血のMRI検出能に関しては2つの臨床研究にてCTとMRIは同等とされる．CTと比べMRIは陳旧性出血の検出能は高い

血腫量の簡易計測法
- 血腫量（cm³）＝ A×B×C／2
 A：血腫が最大に描出されているスライスでの血腫長径（cm）
 B：Aに直行する血腫の径（cm）
 C：血腫のみられるスライス数×スライス厚（血腫の上下方向への長さ：cm）
 楕円体の体積＝ 4/3 π（A/2）(B/2)(C/2)：A，B，Cは3軸の径，π＝3と近似すると ABC/2となる

法）が主．外科的治療（血腫除去術）の適応は，症状と血腫量，水頭症の有無により決定（脳卒中治療ガイドライン2009）

画像所見

CT，MRIともに経時的に変化するので，時間経過と画像所見の理解が必要

CT
- 急性期血腫は高吸収（図1）を示し，時間経過とともに低吸収化．急性期はmass effectや周囲に浮腫を伴うが時間経過とともに消失
- 血腫の最大CT値は95HUとされており，**100HU以上のCT値を示すものは血腫ではなく石灰化**

MRI
- 血腫の主成分であるヘモグロビンの組成により経時的に変化
- 超急性期（発症6時間以内）の血腫はオキシヘモグロビンにて形成されT1強調像にて等信号，T2強調像にて等〜高信号
- 急性期（発症後3日以内）の赤血球内はデオキシヘモグロビンが主体を占め，磁化率効果によりT2強調像にて著明な低信号を示すのが特徴
- 亜急性期になると辺縁部よりデオキシヘモグロビンは酸素化されメトヘモグロビンに変化．メトヘモグロビンはT1強調像にて高信号を示す（図3C）．T2強調像ではメトヘモグロビンが赤血球内に存在する間は低信号だが，赤血球が溶血し，血腫内に広がるようになると，高信号（図3B）
- 発症後2週間以降では血腫の体積は減少し始め，メトヘモグロビンによるT1強調像での高信号も消退
- 慢性期（発症1カ月以降）の血腫は周囲はヘモジデリンのT2短縮効果により，T2強調像にて辺縁が低信号

鑑別診断

高血圧性以外の出血の除外が必要である
- **出血性梗塞**：塞栓性梗塞の再開通後に多い．周囲には梗塞巣の低吸収域を認める
- **アミロイドアンギオパチー**：高齢者の皮質下出血．T2*強調像にて他部位に多数の出血巣．基底核，視床などに微小出血はみられないことが多い
- **破裂脳動脈瘤**：中大脳動脈，前交通動脈に隣接した脳実質内に血腫形成．くも膜下出血を伴うことが多い
- **もやもや病**：若年に多い．拡張した穿通枝動脈の破綻．実質内，脳室内出血
- **動静脈奇形**：若年に多く，血腫辺縁部の異常血管
- **硬膜動静脈瘻**：若年から高齢者まで認められる．外傷が関与することもある．硬膜に沿う異常血管像．脳実質に浮腫を伴うこともある
- **静脈血栓症**：動脈支配に一致しない浮腫巣の中に出血
- **海綿状血管腫**：新旧血腫の混在．T2*強調像にて著明な低信号
- **腫瘍内出血**：転移性脳腫瘍，悪性グリオーマが多い．血腫周囲に造影される腫瘍成分がみられる
- **外傷性脳出血**：周囲に挫傷を伴う．病歴が大事

＜参考文献＞
- 「脳卒中治療ガイドライン」（日本脳卒中学会）：http://www.jsts.gr.jp/jss08.html
- Wada, R., et al.：CT angiography "spot sign" predicts hematoma expansion in acute intracerebral hemorrhage. Stroke, 38：1257-1262, 2007
- Fiebach, J. B., et al.：Stroke magnetic resonance imaging is accurate in hyperacute intracerebral hemorrhage：a multicenter study on the validity of stroke imaging. Stroke, 35：502-506, 2004
- Kidwell, C. S., et al.：Comparison of MRI and CT for detection of acute intracerebral hemorrhage. JAMA, 292：1823-1830, 2004
- Kothari, R. U., et al.：The ABCs of measuring intracerebral hemorrhage volumes. Stroke, 27：1304-1305, 1996

＜渡邉嘉之＞

第1章 脳血管障害

2）出血性脳血管障害

017 脳アミロイドアンギオパチー
(cerebral amyloid angiopathy：CAA)

症例① 77歳 男性（脳アミロイドアンギオパチーによる皮質下出血）
痙攣

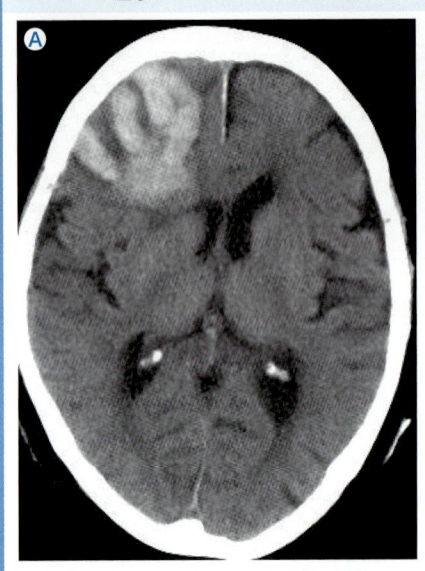

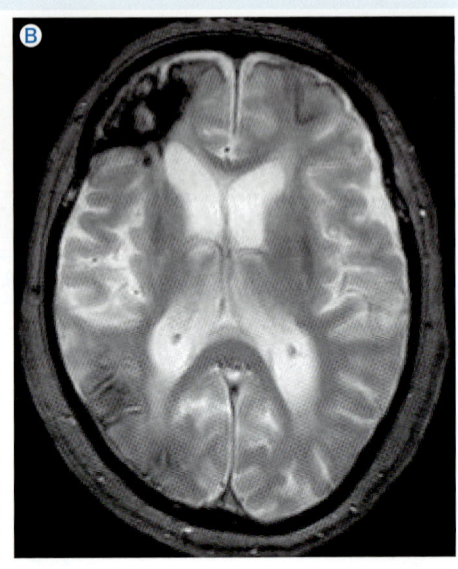

図1 単純CT（A），T2*強調像（B）
右前頭葉皮質下に出血を認める．T2*強調像では右前頭葉だけでなく，左前頭葉，右側頭後頭葉にも出血を認める．脳表に沿っても低信号域（superficial siderosis）を認める

症例② 80歳 女性（脳アミロイドアンギオパチー白質型）
痙攣発作，認知症

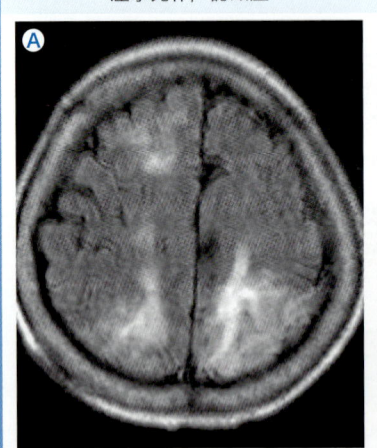

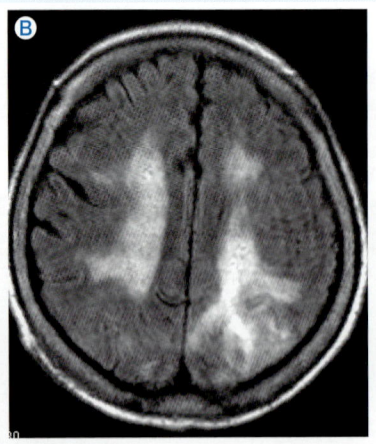

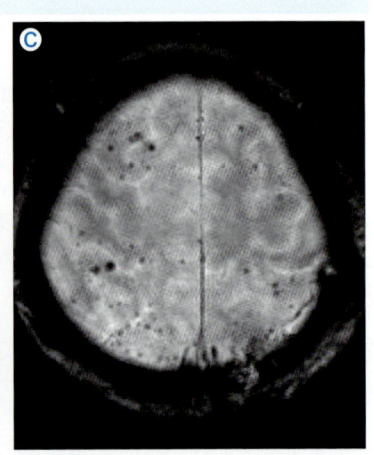

図2 FLAIR像（A，B），T2*強調像（C）
FLAIR像では深部から皮質下白質を中心に高信号域が広がっている．T2*強調像では皮質下を中心に多数の微小出血を認める

017 脳アミロイドアンギオパチー

診断に役立つupdateな情報

Boston Criteria
- CAA診断のためにMGHのグループが提唱した基準．確定診断は病理診断とされていたが，画像所見からprobable, possible CAAが定義されている．出血の原因（高血圧，血管奇形，動脈瘤，外傷，出血傾向，抗血小板薬・抗凝固薬の使用など）の除外が重要
  ① definite CAA：剖検脳の病理で皮質，皮質下の出血と血管へのアミロイド沈着が確認される
  ② probable CAA：CT，MRIにて多発皮質・皮質下出血が認められる．55歳以上．他に出血の原因がない
  ③ possible CAA：CT，MRIにて単発性に皮質・皮質下出血が認められる．55歳以上．他に出血の原因がない

superficial siderosis
- 病理学的に証明された脳アミロイドアンギオパチー症例のT2*強調像を解析した報告では，6割（23/38）にsuperficial siderosisが認められた．脳アミロイドアンギオパチーに関連しない脳出血症例（22例）では1例も認めず，superficial siderosisの存在は脳アミロイドアンギオパチーを疑う所見として有用とされる

7T-MRIによる脳アミロイドの検出
- 剖検脳ではあるが，7T-MRIを使用して脳皮質に沈着したアミロイド自体が描出可能であったと報告している．ベータアミロイド沈着はAlzheimer病との関連が示唆されており，今後生体への応用も期待される

解説

- 脳アミロイドアンギオパチー（cerebral amyloid angiopathy：CAA）はアミロイド蛋白が動脈壁に沈着した状態．くも膜下から皮質内に位置する動脈の中膜から外膜に沈着するとされており，**高齢者の皮質下出血（時に多発性，再発性）の原因**として重要
- CAAは高齢者の25～50%程度にみられ，年齢とともに増加する．60歳以上の脳出血原因の15～20%
- 慢性期には認知症を合併する頻度が高い．Alzheimer病においては80%程度の症例で合併する
- 進行する認知障害，痙攣，頭痛などの症状で発症する**急性炎症性脳アミロイドアンギオパチー（出血ではなく白質病変主体）**も知られておりステロイドが有効
- CAAによる脳出血の治療は通常の脳出血の治療に準ずる
- CAAの診断は病理学的に確定されていたが，臨床データから診断するBoston Criteriaが考案されている

画像所見

CT
- 皮質・皮質下を中心とする血腫（図1A）．血腫の所見は他の出血と同様．くも膜下腔や脳室内に穿破することもある

MRI
- 出血自体の信号強度は高血圧性出血と同様．皮質下中心に分布
- T2*強調像にて**皮質下領域を中心に多数の微小出血**を認めるのが特徴（図1B，2C）．磁化率強調像でも同様の所見であるが，より出血検出の感度が高い
- 急性炎症性脳アミロイドアンギオパチーでは白質にびまん性にT2延長領域が広がり，腫脹を伴い腫瘤様にみえる（図2A，B）

鑑別診断

- **高血圧性微小出血**：基底核，視床に多く分布．年齢はCAAより若い
- **出血性梗塞**：周囲に梗塞巣を伴う．急性期では拡散強調像で高信号
- **多発海綿状血管腫**：若年層が多い．比較的大きな病変では中心部はT2強調像で高信号．時相の異なる多層性出血
- **びまん性軸索損傷**：皮質下よりは深部白質に分布．外傷歴が大事．周囲に脳挫傷を伴う

<参考文献>
- Greenberg, S. M.：Cerebral amyloid angiopathy：prospects for clinical diagnosis and treatment. Neurology, 51：690-694, 1998
- Kinnecom, C., et al.：Course of cerebral amyloid angiopathy-related inflammation. Neurology, 68：1411-1416, 2007
- Mittal, S., et al.：Susceptibility-weighted imaging：technical aspects and clinical applications, part 2. AJNR, 30：232-252, 2009
- van Rooden, S., et al.：Descriptive analysis of the Boston criteria applied to a Dutch-type cerebral amyloid angiopathy population. Stroke, 40：3022-3027, 2009
- Linn, J., et al.：Prevalence of superficial siderosis in patients with cerebral amyloid angiopathy. Neurology, 74：1346-1350, 2010
- van Rooden, S., et al.：Cerebral amyloidosis：postmortem detection with human 7.0-T MR imaging system. Radiology, 253：788-796, 2009

<渡邉嘉之>

第1章 脳血管障害

2）出血性脳血管障害

018 くも膜下出血
(subarachnoid hemorrhage：SAH)

症例①　75歳　女性（前交通動脈瘤破裂によるくも膜下出血）
意識障害

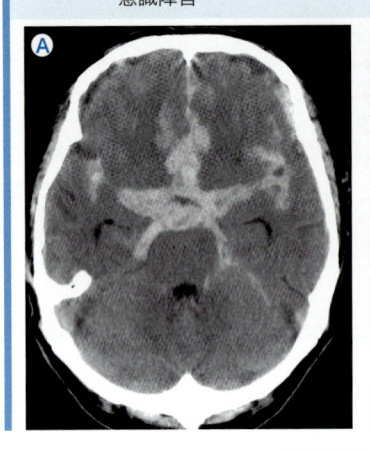

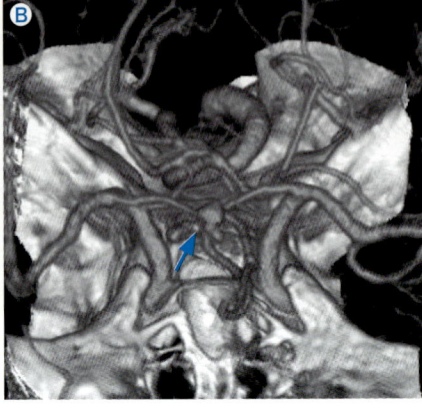

図1　単純CT（A），CTA（B）
単純CTでは脳底槽を中心に高吸収を示す．CTAでは前交通動脈に不整な動脈瘤を認める（→）

症例②　72歳　女性（原因不明のSAH）
頭痛

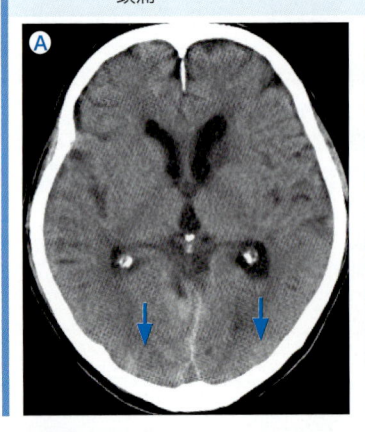

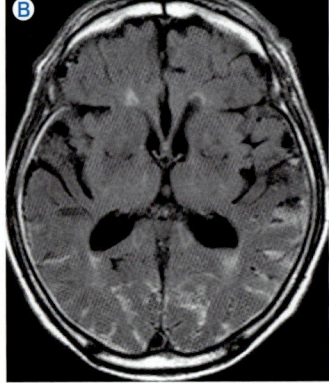

図2　単純CT（A），FLAIR像（B）同日に撮影
単純CTにおいて両側後頭葉の脳溝は淡く高吸収を示している（→）．FLAIR像の方が脳溝の異常信号をより明瞭に描出可能である

症例③　74歳　男性（perimesencephalic SAH）
頭痛

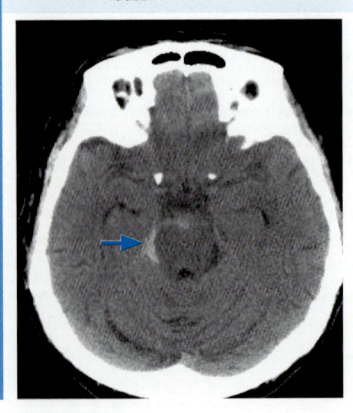

図3　単純CT
橋周囲の脳槽に高吸収域を認める（→）．CTA，血管造影を施行したが異常は指摘できなかった

診断に役立つupdateな情報

SAHの分類
- perimesencephalic SAH：脚間槽や橋前槽に比較的限局したSAH．良性の臨床経過をとることが多く，血管造影にても異常所見を認めないことが多い．静脈の破綻が原因と考えられている
- convexity SAH：非外傷限局性円蓋部SAH29例を調べた報告では60歳未満の症例（16例）では頭痛を伴う症例が多く，10例でreversible cerebral vasoconstriction syndrome（RCVS）と診断．60歳以上の13例ではMRIで微小出血やsuperficial siderosisがみられ，10例で脳アミロイドアンギオパチーと診断

pseudo-SAH
- 低酸素脳症などで，脳実質がびまん性に低吸収を示す場合，脳槽が正常であるにもかかわらず，相対的に脳槽が高吸収様にみえること．CT値を測定することで鑑別可能

解説

- くも膜下出血（SAH）はくも膜下腔へ出血が生じた病態であり，最も多いのは外傷性のSAHである．内因性としては動脈瘤破裂（動脈解離を含む）が最も多く（75〜80％），血管奇形（5〜10％），もやもや病（数％）となる．原因不明のSAHも5〜10％程度は存在
- 突然の激しい頭痛で発症し，嘔吐を伴うことが多い．項部硬直は初期にはみられないことが多い．脳卒中の8％程度を占め，脳動脈瘤破裂のSAHでは初回出血量の程度と予後が相関
- **破裂脳動脈瘤は24時間以内に再破裂することが多く，早急な診断と治療が必要**
- くも膜下出血をみた場合はその原因検索として，CTAやMRAを施行し，動脈瘤などを検索する．頭蓋内に異常を認めない場合は，脊髄の検索も必要
- くも膜下出血後1週間前後で血管攣縮（spasm）が生じることがあり，これにより梗塞を合併することがある

画像所見

CT
- くも膜下腔に高吸収域を認める（図1A）．外傷性くも膜下出血では外傷部に限局することが多い．動脈瘤破裂では脳底槽を中心に高吸収域が広がることが多い．椎骨動脈系の動脈瘤破裂や動脈解離の場合は，後頭蓋窩の脳槽を中心に高吸収域が広がる
- CTでのくも膜下出血の検出能は発症当日でも90〜95％程度とされ，時間経過とともに血腫が低吸収化するために，発症から時間の経過したCTでは検出困難
- 出血量が少ない場合や時間の経過したSAHの場合は，脳槽が高吸収ではなく，等吸収を示すので，これを見逃さないことが重要．**頭痛患者ではSylvius裂，鞍上槽，迂回槽，橋前槽などの低吸収域がしっかりと描出されていることを確認する**ことが見逃さないポイント

MRI
- 急性期から亜急性期のくも膜下出血はFLAIR像にて高信号を示し（図2B），診断可能である．CTでは血腫は時間経過とともに低吸収化するため検出困難となるが，**FLAIR像では亜急性期以降も高信号が持続するため，CTより検出率が高い**
- 通常のT1強調像，T2強調像では脳槽内の異常信号は指摘困難であるので，くも膜下出血の診断にはFLAIR像は必須
- FLAIR像では撮像条件により，脳脊髄液の流れによるアーチファクトが生じ，脳槽内が高信号を示すことがある．各装置の特徴を捉え，アーチファクトと出血の鑑別が必要
- **T2*強調像では急性期くも膜下出血は低信号として描出される**．慢性期では脳表にヘモジデリン沈着により，脳表に沿った低信号〔脳表ヘモジデリン沈着症（superficial siderosis：SS）〕が認められる

鑑別診断

- CTにて脳槽が高吸収を示す場合，くも膜下出血を疑う．その原因として，脳動脈瘤破裂が多くを占める．血腫の分布に一致する動脈瘤を認めない場合は，それ以外の原因（血管奇形，もやもや病，外傷，血管解離，静脈血栓症など）を検索する
- FLAIR像にて脳槽が高信号を示す場合は，くも膜下出血以外にも多くの原因がありそれらを除外することが必要．FLAIR像にて脳槽が異常信号を示す原因としては酸素吸入，髄液拍動，髄膜炎，髄液播種，もやもや病，静脈洞血栓症，腎機能障害＋ガドリニウム造影，脳梗塞＋ガドリニウム造影などが知られている

<参考文献>
- Noguchi, K., et al.：Subacute and chronic subarachnoid hemorrhage：diagnosis with fluid-attenuated inversion-recovery MR imaging. Radiology, 203：257-262, 1997
- Flaherty, M. L., et al.：Perimesencephalic subarachnoid hemorrhage：incidence, risk factors, and outcome. J Stroke Cerebrovasc Dis, 14：267-271, 2005
- Kumar, S., et al.：Atraumatic convexal subarachnoid hemorrhage：clinical presentation, imaging patterns, and etiologies. Neurology, 74：893-899, 2010
- Yuzawa, H., et al.：Pseudo-subarachnoid hemorrhage found in patients with postresuscitation encephalopathy：characteristics of CT findings and clinical importance. AJNR, 29：1544-1549, 2008

<渡邉嘉之>

第1章 脳血管障害

2）出血性脳血管障害

019 脳動脈瘤（未破裂＋破裂）
(cerebral aneurysm)

症例① 75歳　女性（右内頸動脈未破裂脳動脈瘤）

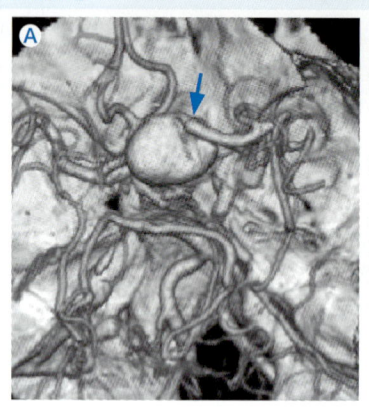

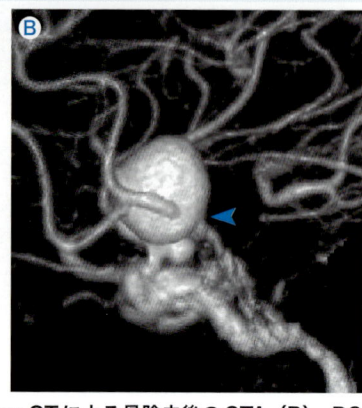

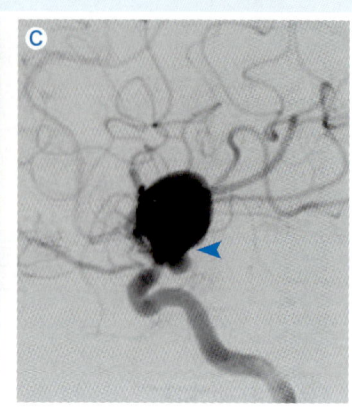

図1　CTA VR画像（A），dual-energy CTによる骨除去後のCTA（B），DSA像（C）
通常のVR像では骨の重なりにより全体像を観察できない（→）が，骨を除去することによりDSAと同様の画像を得ることができる（▶）

症例② 65歳　女性（前大脳動脈末梢未破裂巨大血栓化動脈瘤）
頭部打撲後精査

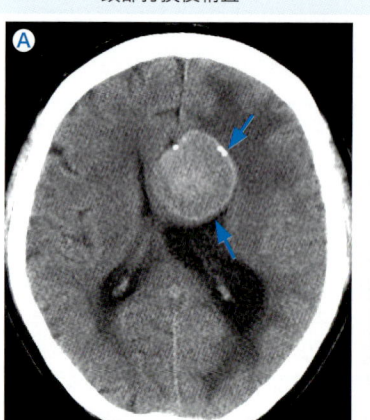

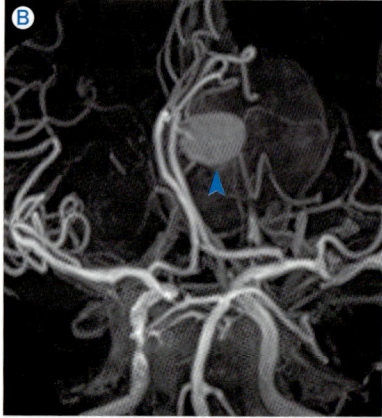

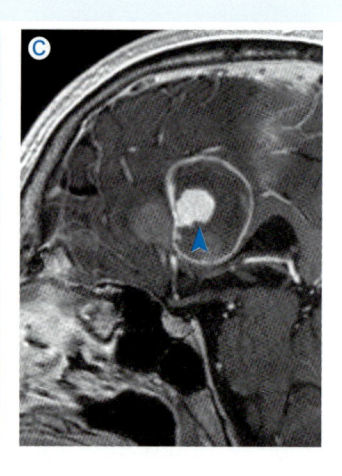

図2　単純CT（A），MRA（造影後）MIP像（B），造影後MPRAGE（C）
左前頭葉内側に大きな腫瘤影を認める（→）．MRAでは周囲に血栓を伴った巨大動脈瘤（▶）といえる

解説

- 脳動脈瘤は脳動脈が囊状，紡錘状に拡大したものであり，破裂するとくも膜下出血（SAH）を発症．最近では画像診断の進歩や脳ドックにより未破裂で発見される症例が増加．未破裂瘤の多くは無症状であるが，サイズが大きくなると圧迫症状や脳神経症状を呈する
- 成人全体の5％の保有率があるとされ，家族歴があると2倍程度の頻度となる．脳動脈では囊状瘤が圧倒的に多い
- 脳動脈瘤はWillis動脈輪前半部に好発し，**前交通動脈（30％），中大脳動脈分岐部（30％），内頸動脈－後交通動脈分岐部（30％）**で，残りの10％は椎骨脳底動脈系に発生する
- 未破裂脳動脈瘤の破裂率は0.7％／年，5mm以上では1.1％／年（UCAS-Japanデータ）．破裂のリスクファクターは，症候性，高齢，女性，多発性，SAHの既往，喫煙など
- 脳動脈瘤の治療として，クリッピングとコイル塞栓術が行われている．再出血率はコイル塞栓術が高いとされるが，全体の転帰ではクリップよりコイル塞栓術が良いとされる
- 未破裂瘤に関しては治療を行うかどうかの検討が必要

画像所見

- 血管が描出される画像（CTA，MRA，DSA）にて，異常な血管拡張を診断（図1A，2B）

診断に役立つupdateな情報

脳ドックガイドライン
- 日本脳ドック学会からガイドラインが発表されており、未破裂脳動脈瘤に対しての推奨事項は以下の通りである.
  原則として患者の余命が10～15年以上ある場合に、下記の病変について治療を検討することが推奨される.
  ①大きさ5～7mm以上の未破裂脳動脈瘤
  ②上記未満であっても、下記の特徴を有するもの
  A. 症候性の脳動脈瘤
  B. 後方循環、前交通動脈、および内頚動脈-後交通動脈部などの部位に存在する脳動脈瘤
  C. dome/neck aspect 比が大きい・不整形・ブレブを有するなどの形態的特徴をもつ脳動脈瘤

Dual-energy bone removal CTA
- 2管球型CTでは2つの異なる電圧で同時撮影が可能であり、異なる電圧での造影剤と骨のCT値の差を利用して、骨・石灰化と造影剤の分離が単純CTを撮影することなく、造影CTのみで可能である. 骨・石灰化を除去したCTAでは、頭蓋底部脳動脈瘤の全体像の評価や石灰化瘤の内腔評価に有用

- 血管造影がgold standardとされるが、3D DSAにより、血管の重なりなく評価可能. 診断機器の進歩によりCTAやMRAでの診断精度も上がっている
- くも膜下出血を伴う破裂瘤においてもCTAで脳動脈瘤診断は可能
- multi-detector CTの普及により良好な3D CTAが施行可能となり、64列CTでの感度は4mm以上で100％, 4mm未満は92％. CTAでは骨との重なりにより頭蓋底部の脳動脈瘤の診断が困難なことが多いが、dual-energy法や単純CTを撮影し、差分することにより骨の影響のない画像が得られる（図1 B）
- MRAでの診断能は1.5Tでは小動脈瘤（3mm以下）では85％程度といわれていたが、**最新の3T MRIでは3mm以下の脳動脈瘤においても感度100％, 正確度95％**

鑑別診断

- **血管蛇行**：3D像では方向により、血管蛇行が脳動脈瘤様に見えることがある. 多方向から観察すること、元画像で血管走行を確認することが重要
- **起始部拡張**：血管起始部が漏斗状に拡張し、脳動脈瘤様に見えることがある. 漏斗先端部から連続する血管を同定することが重要. 分解能によっては困難
- **解離性脳動脈瘤**：限局した紡錘状の拡張を示す. 慢性期には解離腔が認められないことが多い. 急性期-亜急性期では経時的に形状が変化することがある
- **感染性脳動脈瘤**：形状だけからでは鑑別が困難なことが多い. 中大脳動脈末梢領域に認められることが多い. 感染性心内膜炎などの原因を検索する

＜参考文献＞
- Molyneux, A. J., et al.：Risk of recurrent subarachnoid haemorrhage, death, or dependence and standardised mortality ratios after clipping or coiling of an intracranial aneurysm in the International Subarachnoid Aneurysm Trial (ISAT)：long-term follow-up. Lancet Neurol, 8：427-433, 2009
- McKinney, A. M., et al.：Detection of aneurysms by 64-section multidetector CT angiography in patients acutely suspected of having an intracranial aneurysm and comparison with digital subtraction and 3D rotational angiography. AJNR, 29：594-602, 2008
- Venema, H. W., et al.：CT angiography of the circle of Willis and intracranial internal carotid arteries：maximum intensity projection with matched mask bone elimination-feasibility study. Radiology, 218：893-898, 2001
- Li, M. H. D., et al.：Large-cohort comparison between three-dimensional time-of-flight magnetic resonance and rotational digital subtraction angiographies in intracranial aneurysm detection. Stroke, 40：3127-3129, 2009
- 「脳ドックのガイドライン2008改訂第3版」（日本脳ドック学会脳ドックの新ガイドライン作成委員会, 2008：http://www.snh.or.jp/jsbd/pdf/guideline2008.pdf
- Watanabe, Y., et al.：Dual-energy direct bone removal CT angiography for evaluation of intracranial aneurysm or stenosis：comparison with conventional digital subtraction angiography. Eur Radiol, 19：1019-1024, 2009

＜渡邉嘉之＞

第1章 脳血管障害

2）出血性脳血管障害

020 感染性動脈瘤
(mycotic aneurysm)

症例① 46歳 男性（感染性動脈瘤破裂による出血）
意識障害，右片麻痺

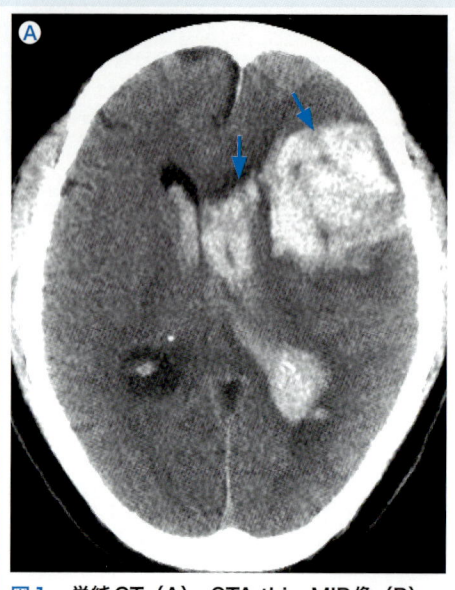

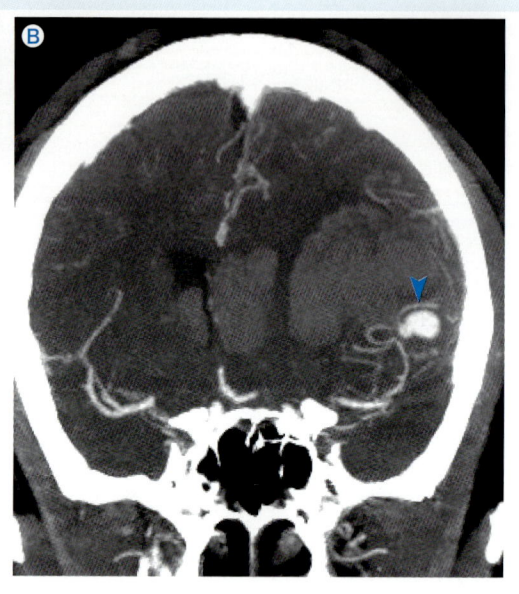

図1　単純CT（A），CTA thin-MIP像（B）
左前頭葉に大きな皮質下血腫を認め（→），脳室に穿破している．CTAでは左中大脳動脈に大きな動脈瘤が認められる（▶）

症例② 46歳 男性（感染性動脈瘤破裂による出血）
意識障害，右片麻痺

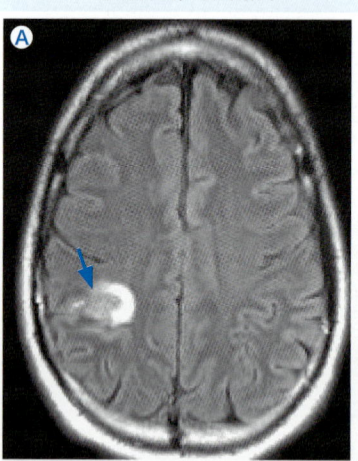

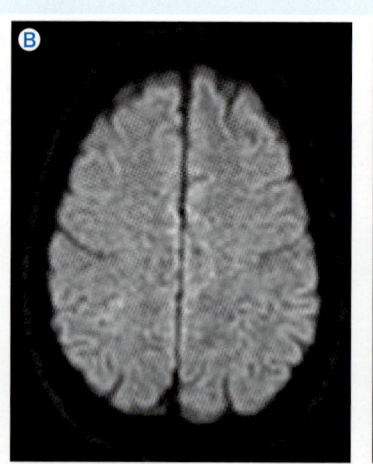

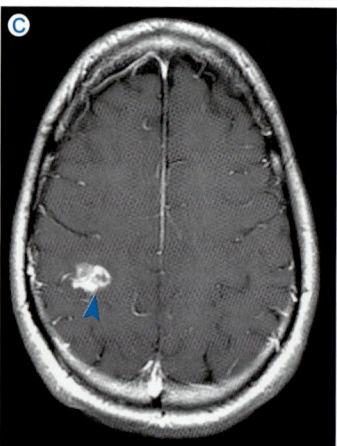

図2　FLAIR像（A），拡散強調像（B），造影T1強調像（C）
FLAIR像では右頭頂葉の皮質直下に淡い高信号域を認め，周囲に浮腫を伴う（→）．拡散強調像では異常信号を認めず，造影剤にて造影される（▶）

診断に役立つupdateな情報

cerebral vasculopathy with aneurysm formation
- HIV感染者でWillis輪周囲の血管を中心に血管が不整に動脈瘤様に拡張する病態．小児に多いとされ，梗塞や出血の原因となる．最近では小児だけでなく，青年期でも同様の異常がみられるとの報告もある

感染性心内膜炎の脳MR所見
- 41名の感染性心内膜炎症例で，神経学的症状を呈した16例を対象とした研究．2名はCTでSAHおよびICH所見があり，MRは未施行．MRを施行した14名中，13名に異常所見があり，10名に塞栓所見（8名は多発性），3名に出血，3名に膿瘍形成が認められた．T2強調像にてbull's-eye-like lesion（中心部低信号，辺縁高信号）が4名に認められ特徴的所見．MRAにて動脈瘤形成はなく，頭蓋内異常所見が認められても，動脈瘤形成の頻度は少ない

解説

- 感染性動脈瘤の多くは亜急性心内膜炎に随伴して生じ，感染性心内膜炎の2％に起こるとされる．細菌性のものが多いが，真菌や結核性のものもある
- 動脈瘤の原因として血管内膜に細菌性塞栓が付着し内膜側から血管壁破壊をきたすとする説と，血管外膜の栄養血管（vasa vasorum）経由で外膜に細菌性塞栓が付着し，外膜側から血管壁破壊が進むという説がある
- 動脈瘤自体は無症状であるが，**破裂によりくも膜下出血や脳出血の症状にて発症する**．先行して，脳動脈塞栓症状を呈することがある．若年者のくも膜下出血，脳出血の場合は本疾患を考慮することが必要
- 中大脳動脈の末梢に生じることが多く，週単位で形状が変化することがある
- 治療は抗生物質投与により動脈瘤の縮小がみられた報告もあるが，未破裂で変化のない場合には治療法は未確立

画像所見

- **中大脳動脈の末梢に生じることが多く（図1B），また紡錘状の形態や小さな嚢状瘤を呈することが多い**．通常のMRAでは診断が困難なことが多いが，造影剤を併用することや末梢まで撮影範囲を広げることにより診断能が向上
- 動脈瘤の評価は血管造影がgold standardである
- CTA，MRAなどの非侵襲的な方法で近位部の動脈瘤を診断することは可能であるが，末梢の小動脈瘤を否定することは困難
- 感染性動脈瘤に付随する所見として，**細菌性塞栓による脳梗塞や脳膿瘍の合併や動脈瘤破裂による出血（図2A）** などがある
- T2*強調像にて脳溝に低信号域を認めることが多い

鑑別診断

- **嚢状動脈瘤**：中枢側の血管分岐部に多く認められる．末梢にある小さな動脈瘤に関しては画像だけでは鑑別は困難である
- **脳動脈解離**：頭蓋内末梢側では前大脳動脈（anterior cerebral artery：ACA）解離の報告が多い．虚血やくも膜下出血で発症することが多い．不整な拡張を示す場合は鑑別が困難な場合もあり
- **心原性塞栓症**：多発梗塞を認める場合，画像からは鑑別は困難．塞栓源検索として，心エコー所見にて血栓や疣贅の有無を調べることが重要

＜参考文献＞
- Kannoth, S. & Thomas, S. V. : Intracranial microbial aneurysm (infectious aneurysm) : current options for diagnosis and management. Neurocrit Care, 11 : 120-129, 2009
- Dubrovsky, T., et al. : Cerebral aneurysmal arteriopathy in childhood AIDS. Neurology, 51 : 560-565, 1998
- Kossorotoff, M., et al. : Cerebral vasculopathy with aneurysm formation in HIV-infected young adults. Neurology, 66 : 1121-1122, 2006
- Azuma, A., et al. : Brain magnetic resonance findings in infective endocarditis with neurological complications. Jpn J Radiol, 27 : 123-130, 2009

＜渡邉嘉之＞

第1章 脳血管障害

2）出血性脳血管障害

021 脳静脈血栓症
(cerebral venous thrombosis)

症例① 70歳代 男性（左横静脈洞閉塞に伴うくも膜下出血）
ろれつ困難，右口周囲の異常感覚

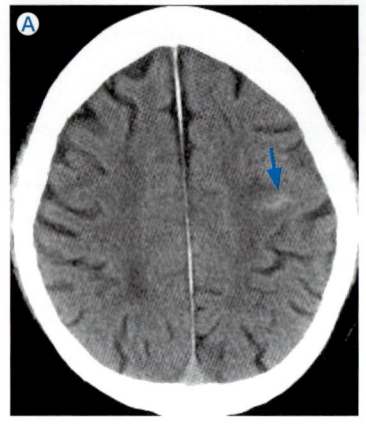

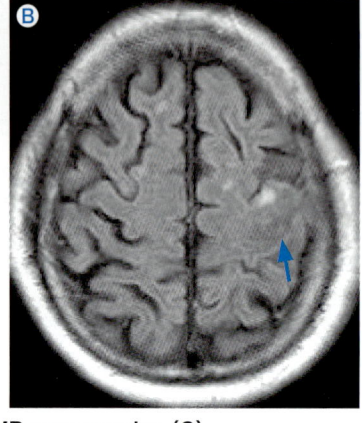

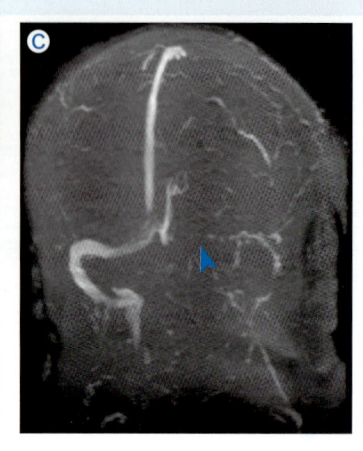

図1 単純CT（A），FLAIR像（B），MR venography（C）
単純CT，FLAIR像では左前頭葉の脳溝内に出血（→）を認める．MR venographyでは左横静脈洞の閉塞（▶）を認める

症例② 50歳 男性（上矢状静脈洞閉塞による皮質下出血）
頭痛

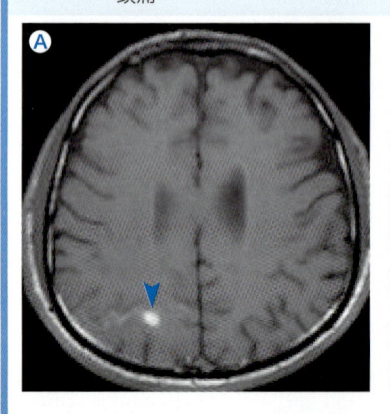

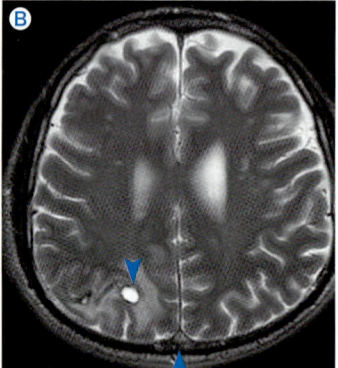

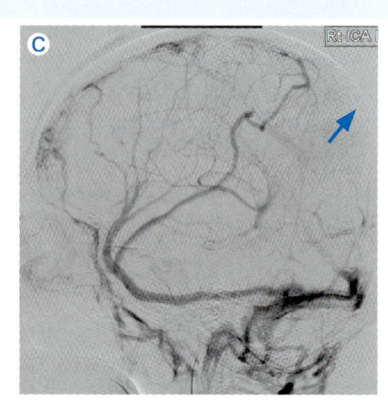

図2 T1強調像（A），T2強調像（B），DSA静脈相（C）
右頭頂葉の皮質下白質内に出血巣と周囲の浮腫（▶）を認める．またT2強調像では上矢状静脈洞のflow voidが消失（→）している．DSAでは上矢状静脈洞（SSS）後半部が閉塞しており（→），側副路を介して灌流が認められる

解 説

- 脳静脈血栓症は静脈洞や脳静脈が血栓閉塞することにより，多彩な症状を呈する疾患．症状としては頭痛が多いが，麻痺，痙攣，意識障害などをきたす
- 75～80%程度は凝固系異常をきたす基礎疾患を有する．代表的なものとして，妊娠中，経口避妊薬，頭頸部感染症（中耳炎，副鼻腔炎，髄膜炎など），膠原病などがあり，比較的若年者に多く発症
- 静脈は通常の画像検査では評価が困難なことが多く，この疾患を疑ってMR venography（MRV）やCT venography（CTV）を施行して診断可能となる
- 治療は抗凝固療法が中心であるが，太い静脈洞血栓症の場合は手術や血管内治療で血栓を除去する場合もある
- 脳実質内に出血する場合（図2）とくも膜下腔に出血する場合（図1 A，B）がある

診断に役立つupdateな情報

脳卒中治療ガイドライン2009
- 脳静脈，静脈洞閉塞症（勧告グレードは日本脳卒中学会による）
  1. 抗凝固療法が第一選択となる（グレードB）．出血を伴う例でもヘパリンの使用は禁忌ではない（グレードC1）
  2. 血栓溶解療法の効果は十分立証されていないが，重症例あるいは抗凝固療法によって改善のみられない症例に血栓溶解薬〔ウロキナーゼあるいは組織プラスミノゲンアクチベーター（t-PA）〕の局所投与を試みても良い（グレードC1）．頭蓋内出血を伴う例では，ヘパリンとt-PAの併用は出血を助長する危険があり，使用すべきでない（グレードD）
  3. 痙攣を生じた場合には抗痙攣薬を投与する（グレードB）
  4. 頭蓋内圧亢進症状のある場合，グリセロールなどを使用する（グレードC1）

特発性頭蓋内圧亢進症
- 腫瘍病変や水頭症を伴わない頭蓋内圧亢進で，脳脊髄液の性状は正常である．その原因として静脈洞の狭窄が示唆されている

MRAでの静脈洞内高信号
- 頭部MRAにおいて左静脈洞内が正常例でも高信号に描出されることがある．1,078例のMRA所見を解析した結果，6.2%（67症例）で静脈洞への逆流を認めたと報告されている（47例：左下錐体静脈，13例：左S状静脈洞，6例は両方）

画像所見

CT
- 急性期の血栓は高吸収を示し，静脈や静脈洞内の異常な高吸収域（cord sign）は診断の一助となるとされるが，その頻度は低い
- 亜急性期以降は等信号になるので単純CTでは指摘困難
- 静脈閉塞に伴う浮腫性の低吸収域を皮質下白質中心に認める．**出血を伴うことが多い．動脈性梗塞とは支配領域が異なることが重要**
- 造影CTでは静脈洞内に造影欠損域（empty delta sign）を認め，診断に有用

MRI
- 静脈洞内の血栓は頭蓋内血腫と同様に経時的に信号変化を示す．急性期ではT2強調像にて血栓が低信号を示し，異常指摘困難であることが多い．亜急性期では高信号を示し，T2強調像で静脈洞内のflow voidが消失する（図2B）ので，その所見をとらえることが重要
- MRAでは動脈しか描出されないので，**MRVを撮影し静脈閉塞を診断**
- 静脈性梗塞の場合は皮質下を中心にT2強調像にて高信号を示す領域が広がる．拡散強調像でも高信号を示すが，ADC値は低下している場合と上昇している場合が混在する
- CT, MRIともに静脈血栓を疑った場合は，造影CTVやMRVを施行して静脈の閉塞を確認すること

鑑別診断

- **静脈洞低形成**：横静脈洞の3割は左右差があるといわれ，全体が描出不良の場合は低形成を考慮する必要がある
- **静脈洞内血流停滞**：左内頸静脈内の血液は背臥位では停滞しやすいため，左内頸静脈洞，S状静脈洞内はしばしばMRIにて高信号を呈する
- **くも膜顆粒**：造影CTや造影MRIでは静脈洞内に造影欠損域として描出され，血栓様に見えることがある．単純CT，単純MRIでは脳脊髄液と同様であること，円形の欠損であることから鑑別可能
- **多血症**：CTでは静脈洞内が高吸収を示すが，他の血管（中大脳動脈など）も高吸収を示す場合は異常としない．MRIでは鑑別可能

<参考文献>
- Leach, J. L., et al.：Imaging of cerebral venous thrombosis：current techniques, spectrum of findings, and diagnostic pitfalls. Radiographics, 26：S19-41, 2006
- De Simone, R., et al.：Advancement in idiopathic intracranial hypertension pathogenesis：focus on sinus venous stenosis. Neurol Sci, 31：S33-39, 2010
- Uchino, A., et al.：Retrograde flow in the dural sinuses detected by three-dimensional time-of-flight MR angiography. Neuroradiology, 49：211-215, 2007

<渡邉嘉之>

第1章 脳血管障害
2）出血性脳血管障害

022 脳腫瘍による出血

症例① 76歳 女性（多形膠芽腫による出血）
頭痛（杏林大学症例）

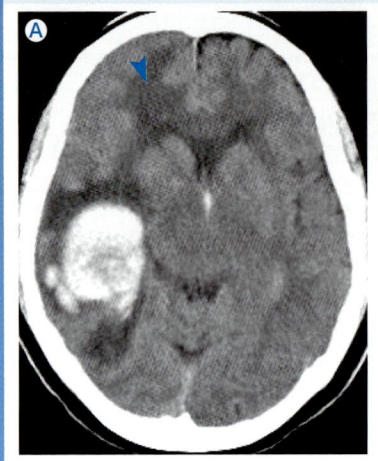

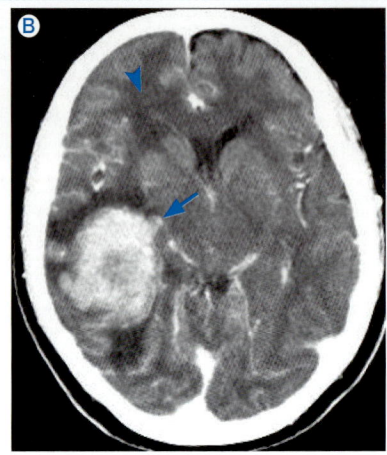

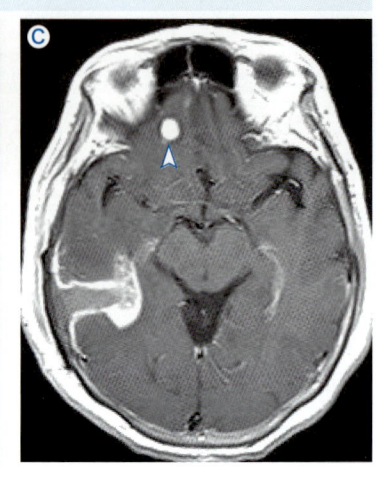

図1 単純CT（A），造影CT（B），血腫除去術後13日目の造影MRI（C）
右側頭葉の皮質下に大きな血腫を認めるが，造影CTにて血腫周囲に造影域（→）が存在する．右前頭葉白質にLDAが広がっている（▶）．術後MRIでは右前頭葉に造影域（▷）を認め，前頭葉まで腫瘍の広がりを認めた

症例② 58歳 女性（脳転移からの出血）
肺癌治療後　頭痛

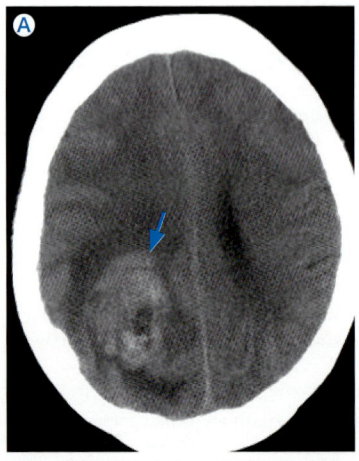

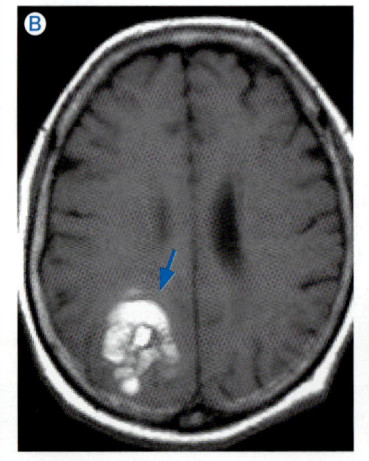

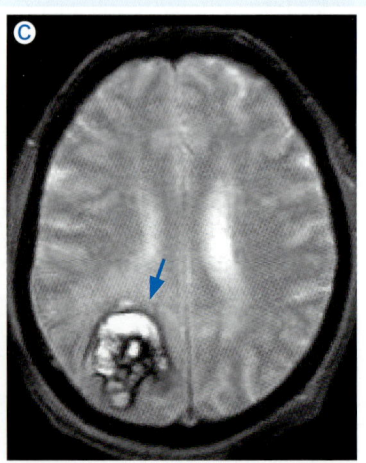

図2 単純CT（A），T1強調像（B），T2*強調像（C）
右頭頂葉の皮質下を中心に多房性の出血巣（→）を認める

022 脳腫瘍による出血

診断に役立つupdateな情報

dual-energy CTによる出血と造影剤の鑑別
- 高吸収を示す血腫と造影剤の鑑別は困難なことが多いが，dual-energy CTを用いると，造影剤と血腫では2電圧間のCT値の差が異なるので，造影剤だけを検出することが可能となる．この方法を用いることで血腫と増強効果の鑑別ができると報告している（感度100%，特異度91%，正確度93%）

解説

- 脳腫瘍に伴う出血は転移性腫瘍に多く，腎癌，肝癌，絨毛癌，悪性黒色腫などに頻度が高いとされる．原発性脳腫瘍では膠芽腫など悪性神経膠腫に多くみられる
- 出血の画像所見は高血圧性出血と同様である．腫瘍内出血は，腫瘍の一部に出血のある場合，血腫が大きく腫瘍のほとんどが血腫となる場合がある
- 血腫が大きい場合は他の出血性病変との鑑別が困難である

画像所見

CT
- 血腫は急性期に高吸収（図1A，2A）を示す．その後の経過は通常の高血圧性出血と同様である

MRI
- 通常の血腫と同様，時期により多彩な信号を示す（図2）．通常の高血圧性血腫と比べ時期の異なる血腫が混在していることが多い
- CT，MRIともに血腫内，血腫周囲に造影される領域を認める．血腫が大きい場合は造影域の判定に苦慮する場合があり単純，造影画像を注意深く比較して読影する必要（図1B）がある．増強効果の判定には単純画像を差分することも有用
- 急性期の血腫はCTにて高吸収，亜急性期の血腫はT1強調像にて高信号を示すので，増強効果の判定が困難なことが多い
- 増強効果の有無は腫瘍の大きな鑑別点となるので，判定困難な場合は時期をずらして血腫が低吸収化，低信号化した時期に検査する必要がある

鑑別診断

- **高血圧性脳出血**：好発部位（被殻，視床，小脳，脳幹）に出血することが多い．腫瘍に比べると周囲浮腫が弱い．T2*強調像ではその他の部位に微小出血を認めることが多い．亜急性期の血腫は周囲が造影されることがあり，急性期が撮影されていない場合は腫瘍と間違わないように注意が必要
- **動脈瘤に伴う脳内出血**：くも膜下出血を伴うことが多い．造影にて血管と連続する動脈瘤を認める
- **出血性梗塞**：周囲に梗塞巣を伴い，その低吸収域は浮腫ではなく血管支配域に一致．拡散強調像で梗塞域は高信号を示す（腫瘍に伴う浮腫は低信号）
- **静脈血栓症，静脈性梗塞**：浮腫性変化の中に出血像を示す．亜急性期発症のことも多く，血腫周囲が造影され，腫瘍様に見えることがあり注意が必要．MRV，CTVにて静脈の閉塞を確認する

〈参考文献〉
- Gaul, H. P., et al.: Reverse enhancement of hemorrhagic brain lesions on postcontrast MR: detection with digital image subtraction. AJNR, 17: 1675-1680, 1996
- Gupta, R., et al.: Evaluation of dual-energy CT for differentiating intracerebral hemorrhage from iodinated contrast material staining. Radiology, 257: 205-211, 2010

〈渡邉嘉之〉

第1章 脳血管障害
2）出血性脳血管障害

023 動脈解離による出血

症例① 48歳 男性（左椎骨動脈解離によるくも膜下出血）
頭痛

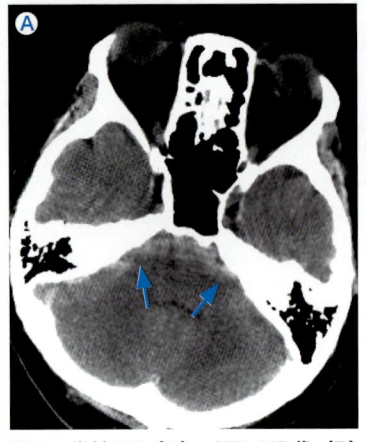

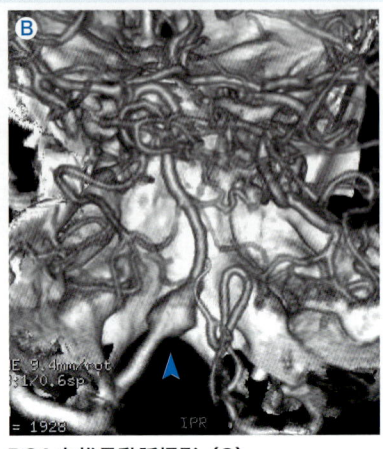

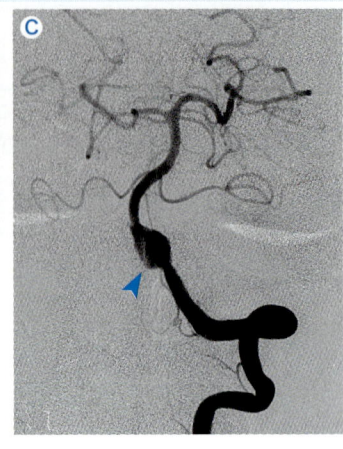

図1 単純CT（A），CTA VR像（B），DSA左椎骨動脈撮影（C）
単純CTでは橋前槽を中心にくも膜下出血を認める（→）．CTA，DSAでは左椎骨動脈遠位部に不整な拡張像を認め（▶），動脈解離が考えられる

症例② 44歳 男性（無症候性で発見された左椎骨動脈解離性動脈瘤）

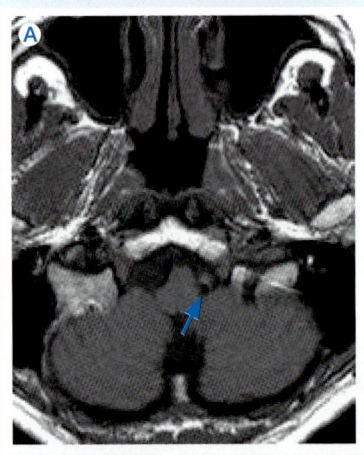

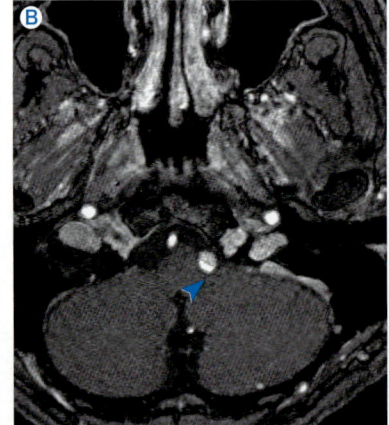

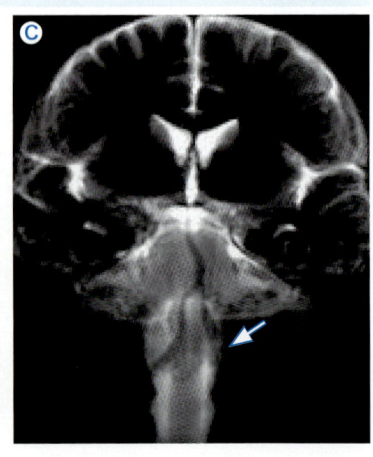

図2 T1強調像（A），造影MRA原画像（B），BPAS画像（C）
T1強調像で偽腔内が淡く高信号（→）を示す．造影MRA原画像では偽腔内が淡く造影されることにより，flapが描出されている（▶）．BPASでは血管の外径が描出され，左椎骨動脈の拡張（⇨）が描出されている

解説

- 動脈解離は脳動脈壁の内弾性板の断裂により層構造が分離され，層内に解離腔を生じたもの
- 脳動脈解離の発症形式として，**外膜が破綻してくも膜下出血を生じる出血型，解離腔が内腔側に広がり内腔を狭窄・閉塞させ脳虚血症状を呈する虚血型，頭痛や頸部痛のみの非出血・非虚血型**に分けられる
- 激しいスポーツ，カイロプラクティック治療，頭部・頸部の回旋を伴う軽微な動作（散髪や振り向き）などが原因となり，発症時には頭痛や頸部痛を伴う
- 40〜50歳代の男性に多く発症し，部位では本邦では頭蓋内椎骨動脈に多く，欧米では頭蓋外内頸動脈に多いとされる
- 最近の全国調査では，**解離部位の頻度は頭蓋内椎骨動脈（63%），前大脳動脈（7.5%），後下小脳動脈（5.7%），脳底動脈（4.8%），頭蓋内内頸動脈（4.0%）**とされている
- 出血型の治療は，再出血予防のため，解離部を含む血管をコイルまたは直達手術にて閉塞するのが原則．母血管閉塞が困難な場合や分枝を含む場合は，バイパス＋閉塞術が行われる

診断に役立つupdateな情報

内頸動脈前壁動脈瘤
- 内頸動脈前壁に生じる動脈瘤は血管分枝と関係なく，動脈解離の関与がいわれている．数日で急増大することがあること，クリッピング術後に再増大や再出血をきたすことが知られている

脳動脈解離の画像診断基準
＜確実＞
1：血管造影上のdouble lumen
2：MRI上のintramural hematoma（T1強調像で高信号を示し，artifactを否定できること）

＜ほぼ確実＞
1．MRA/CTA上のdouble lumen（artifactを否定できること）
2．artifactが否定できない動脈解離の特異的所見あるいは脳動脈解離を示唆する画像所見の経時的変化（脳動脈塞栓やくも膜下出血によるスパズム，fibromuscular dysplasiaが否定できること）

＜疑い＞
1．血管造影およびMRA/CTA上のpearl and string sign, string sign/pearl sign, retention of contrast, total occlusion with proximal distention, tapered occlusion
2．MRI：MRA上のdilatation of external diameter + narrowing/occlusion

画像所見

- 脳動脈解離の血管造影所見として**pearl and string sign**を呈するのが**典型的**である．拡張所見（pearl sign）および狭窄所見（string sign）が混在しているのが特徴的であるが，症例によっては拡張所見，狭窄所見しか認められないものもある．解離腔自体を描出しているdouble lumen/intimal flapが疾患特異的な所見であるが，みられる頻度は少ない

CT
- 単純CTでは血管自体の異常を指摘することは困難．CTAでは血管造影と同様に血管の拡張（図1B）や狭窄・閉塞所見を認める．原画像でflapが認められることもある

MRI
- MRIではT1強調像にて偽腔内の血栓が亜急性期から慢性期早期の時期に三日月状の高信号域を示すことがある．T1強調像では脳底部の血管はinflowにて血管内が高信号を示すことがあり，正確な評価には撮影下方に飽和パルスをかけることが重要
- MRAでは不整な血管狭窄や拡張所見を認めることが多い．**造影剤を投与することにより，偽腔が明瞭に描出されることが多く（図2B），flapやdouble lumenが認識されやすい**．basiparallel anatomic scanning（BPAS：2cm程度の厚さをもった，高度T2強調像）や3D MR cisternographyにより血管外径の拡張所見が解離に特徴的（図2C）
- 拡張や狭窄などの血管形状が経時的に変化することが解離に特徴的であり，動脈硬化性病変との鑑別に有用

鑑別診断

- **動脈硬化症**：動脈硬化による血管狭窄は全体に壁不整が認められたり，他の血管にも異常が認められることが多い．また局所的な血管拡張をきたすことはなく，鑑別点となる
- **心原性塞栓症**：血管閉塞の場合は急峻な閉塞をきたす．血管拡張をきたすことはない
- **MRIによるartifact**：flow artifact（乱流）により，血管内に線状の低信号域があり解離様に見えることがある
- **対側椎骨動脈による層状血流**：血管造影では脳底動脈近位部では対側からの血流によりdouble lumen様に見えることがある．対側の椎骨動脈造影も施行し，両者の画像を併せて判断する

＜参考文献＞
- 松岡秀樹：脳動脈解離の現状　②本邦の実態（アンケート調査，後ろ向き研究から）．「脳動脈解離診療の手引き」〔脳血管解離の病態と治療法の開発研究班（SCADAS-Japan）〕，2009
- Hosoya, T., et al.：Clinical and neuroradiological features of intracranial vertebrobasilar artery dissection. Stroke, 30：1083-1090, 1999
- Nagahata, M., et al.：Surface appearance of the vertebrobasilar artery revealed on basiparallel anatomic scanning (BPAS) –MR imaging: its role for brain MR examination. AJNR, 26：2508-2513, 2005
- 本郷一博 他：内頸動脈「背側型」動脈瘤全国調査結果の解析（Part 1）予後悪化因子の分析．脳卒中の外科，34：366-371, 2006
- 細矢貴亮：脳動脈解離の診断　②診断基準と診断の手引き．「脳動脈解離診療の手引き」〔脳血管解離の病態と治療法の開発研究班（SCADAS-Japan）〕，2009

＜渡邉嘉之＞

第1章 脳血管障害
2）出血性脳血管障害

024 脳表ヘモジデリン沈着症
(superficial siderosis：SS)

症例 62歳　男性
数年前からふらつき，難聴

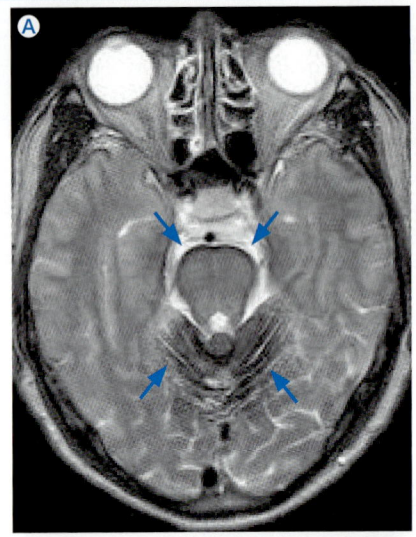

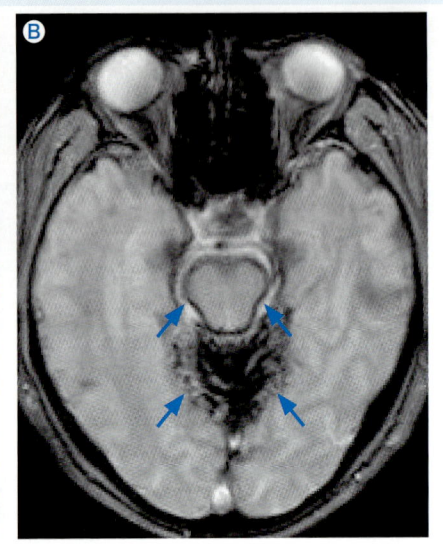

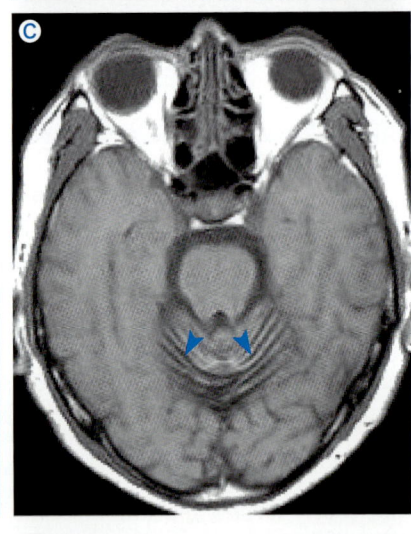

図1　T2強調像（A），T2*強調像（B），T1強調像（C）
小脳，橋周囲に沿うように低信号域を認め（→），T2*強調像にてより顕著である．T1強調像では異常信号は目立たないが，橋背側に沿うように高信号域を認める（▶）．小脳萎縮が明瞭である

解説

- 脳表ヘモジデリン沈着症（superficial siderosis：SS）は脳実質表面の軟膜上にヘモジデリンの沈着する状態
- **くり返す持続性のくも膜下腔への少量出血で生じる**
- 進行性の**小脳失調**や**聴力障害**などで発症することが多い
- 出血源としては硬膜の異常，腫瘍による出血，血管奇形（AVMや動脈瘤），脳表近くの血管腫などが原因となるが，出血源が不明であることも多い
- 出血源が同定できた場合は早期治療を行うことにより，進行を止めることが可能
- アミロイドアンギオパチーでは大脳皮質に限局したSSを認めることが多い
- 脊髄病変が原因のこともあり，頭蓋内だけでなく，脊髄の精査も必要

診断に役立つupdateな情報

脊髄領域での異常MR所見
- SSの症例集積研究にて47%に硬膜病変（硬膜腔の病変：髄膜瘤，偽髄膜瘤，脳瘤，硬膜欠損，神経根病変：神経根損傷，硬膜外嚢胞）がみられたとしている．30例中14例にて硬膜内にfluid-fluid levelを認めたとしている．SSでの脊髄の検索は重要である

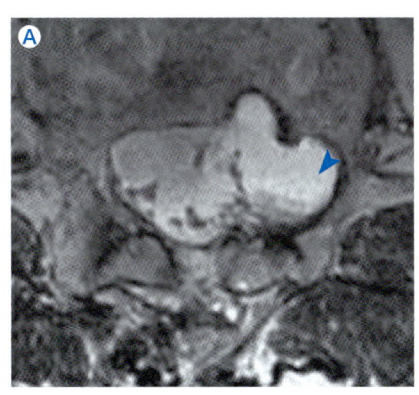

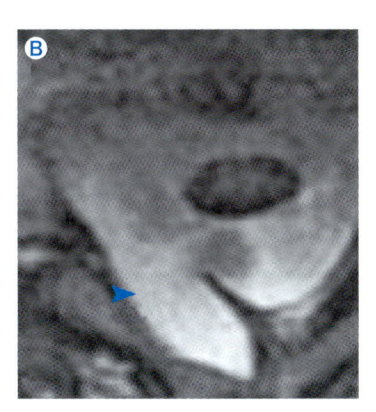

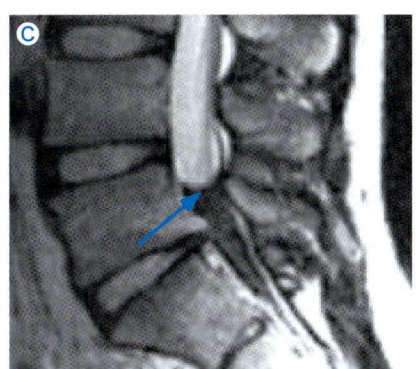

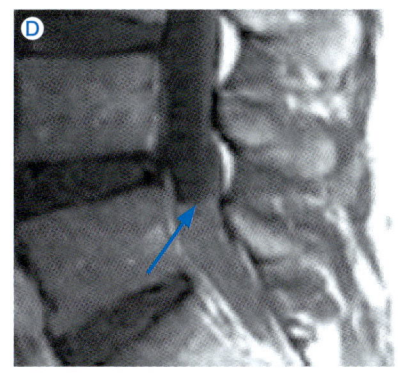

図2　T2強調像（A～C），T1強調像（D）
脊髄硬膜脳内にfluid-fluidレベルを認めることが多い（→），硬膜腔の異常を認めることも多いとされる（▶）
(Kumar, M. D.：Arch Neurol, 64：491-496, 2007より転載)

画像所見

CT
- CTでは異常の認めないことが多い．進行すれば小脳萎縮を認める．頻度は少ないが脳幹周囲に沿う高吸収域を認めることがある
- CT myelographyではSS自体の診断は困難であるが，その原因である脊椎レベルでの硬膜欠損や髄膜瘤，脳脊髄液の漏れなどの診断が可能

MRI
- MRIではT2強調像にて脳表に沿うように低信号域を認め（図1 A），小脳・脳幹周囲に異常がみられることが多い．**T2*強調像にてより明瞭に低信号域として描出（図1 B）**
- T1強調像では異常信号は指摘困難なことが多いが，脳幹に沿うように高信号域を認めることがある．小脳萎縮などは診断可能（図1 C）
- 脳神経（Ⅷが多い）に沿うようにヘモジデリンの沈着を認める
- 脊髄レベルにおいても，cordに沿うようにT2強調像にて低信号域を認める

鑑別診断

- **神経皮膚黒色症（neurocutaneous melanosis）**：良性または悪性のメラニン細胞が髄軟膜表面に増殖する病態．異常部位では軟膜に沿うようにT1強調像にて高信号，T2強調像にて低信号を呈する．増強効果を受けることが多い
- **脳表血管（brain surface vessels）**：血管のflow voidが低信号に描出されることがあるが，全周性に認められることはない
- **脊髄小脳変性症**：小脳萎縮の所見は同じであるが，T2強調像，T2*強調像にて脳表に沿う低信号域は認めない

＜参考文献＞
- Kumar, N.：Neuroimaging in superficial siderosis：an in-depth look. AJNR, 31：5-14, 2010
- Kumar, N.：Superficial Siderosis：Associations and Therapeutic Implications. Arch Neurol, 64：491-496, 2007

＜渡邉嘉之＞

第1章 脳血管障害
3) 血管奇形ほか
025 脳動静脈奇形
(Arteriovenous malformation: AVM)

症例① 54歳 男性
頭痛

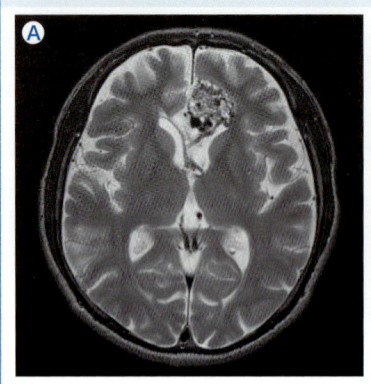

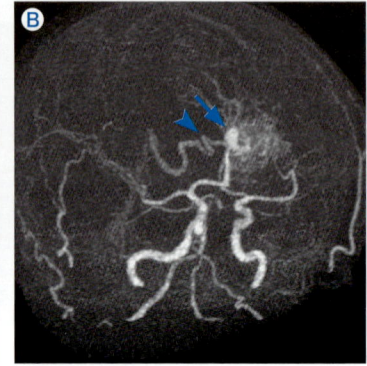

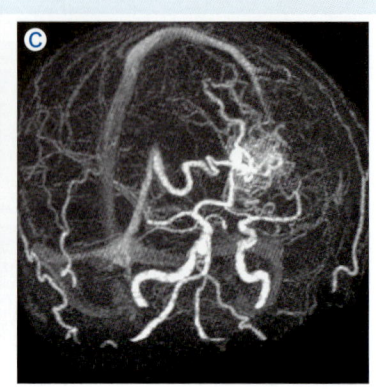

図1 MRI・T2強調像 (A), 3D-CT-DSA動脈早期相 (B), 3D-CT-DSA動脈後期相 (C)
T2強調像にて左前頭葉内側にAVMのナイダスを示す拡張した血管のflow voidを認める．3D-CT-DSA動脈早期相にて拡張した左前大脳動脈A2 segmentの遠位部に囊状動脈瘤（→）を認め，そこから連続してAVMのナイダスを示す蜂巣状の血管と，早期に流出した透明中隔静脈（▶）を認める．動脈相後期では拡張した透明中隔静脈から深部静脈へ流出し，一方，表在性大脳静脈へも流出して上矢状洞が描出されている．

症例② 44歳 男性
頭痛

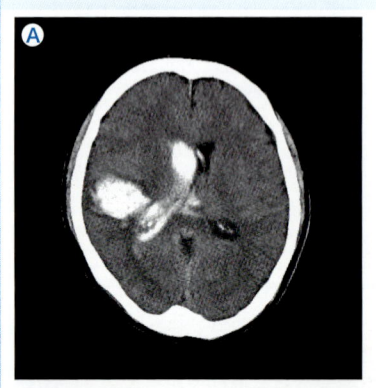

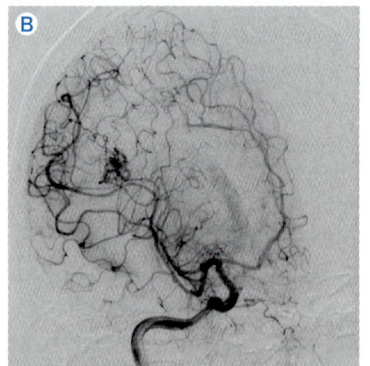

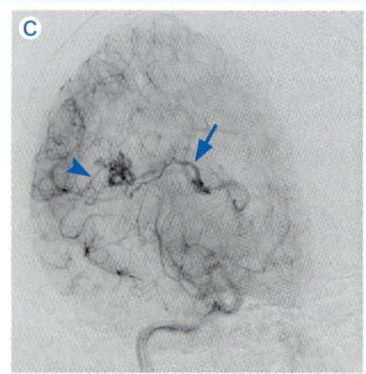

図2 単純CT (A), 血管造影・右内頸動脈造影動脈早期相 (B), 動脈後期相 (C)
単純CTにて右側頭葉に脳内血腫を認め，出血は右側脳室体部に穿破している．右内頸動脈造影動脈早期相にて右後頭動脈が流入動脈となったナイダスを認め，動脈相後期に上衣下静脈（→）と皮質静脈（▶）が早期に描出され，動静脈シャントを示している．

解説

- 脳動静脈奇形（arteriovenous malformation：AVM）は脳実質内の血管奇形で，拡張した流入動脈から毛細血管を介さずにナイダスと呼ばれる血管塊，拡張した流出静脈へ早期に流出し，動脈血が直接静脈系に移行
- テント上85％，テント下15％
- 通常は単発性で，多発性は稀
- AVMにより盗血現象を生じて血行動態的に低灌流を生じることがある
- 病理所見：流入動脈は筋層が肥大し，内膜が肥厚している．ナイダス内に存在する血管は弾性板や筋層の発達が乏しく，高い血管内圧により拡張した静脈様となっている
- 血管抵抗の強い毛細血管が欠如するため，動脈系と静脈系との間の圧較差を調整できずに静脈系に過大な圧が加わってナイダスが徐々に増大
- 脳内出血に伴う脳局所症状とくも膜下出血に伴う髄膜刺激症状が代表的症状
- 痙攣発作がみられることがある
- AVMにより盗血現象を生じても側副血行路が発達し，予備能が働くと周囲脳組織は保持されるが，加齢とともに動脈硬化が加わって相対的な循環不全を起こすと虚血症状を呈する

診断に役立つupdateな情報

320列面検出器CTを用いたAVMの診断
- 最小検出器幅が0.5mmであり，320列の検出器を用いて寝台を動かすことなく，1回転最短0.35秒で最大16cmの撮影範囲がカバーされ，脳全体を含むことができる．造影剤を急速静注後に連続・間欠撮影を行うことにより3D-CT-DSAが得られ，動静脈シャントを伴った血管構築が描出される

AVMの出血率の上昇に関与する因子
- 出血の既往，深部静脈への流出，脳深部の局在，穿通枝領域の発生，流出静脈の狭窄，脳動脈瘤の合併など

画像所見

MRI

- 管状ないし蛇行した拡張血管を示すflow void（図1A）
- mass effectは軽微
- ナイダスに神経組織の介在がみられないことが多いが，T2強調像で高信号のグリオーシスを伴う組織がみられることもある
- 出血を伴っているとT2*強調像にて磁化率効果により著明な低信号がみられる
- 磁化率強調像ではナイダスはオキシヘモグロビンの豊富な動脈血であるため，低信号化しない
- 造影T1強調像ではナイダスと導出静脈に強い増強効果がみられるが，流速が早いとflow voidとなる
- MRAにてAVMは同定されるが，流入動脈とナイダスの一部が描出されるのみで，詳細な血管構築は明瞭でない
- MR-DSAでは動静脈シャントの評価が可能

CT

- ナイダスはやや高吸収
- 石灰化は25〜30％
- AVMの急性期出血は脳内出血や脳室内出血が多くみられ，くも膜下出血を伴うこともあるが，頻度は少ない（図2A）
- CTAにて拡張した流入動脈，ナイダス，流出静脈が描出され，3D-CT-DSAでは動静脈シャントを伴ったAVMの血管構築の把握が容易．AVMに合併する動脈瘤も描出される（図1B, C）

血管造影

- DSAにより動静脈シャントを伴った血管構築が詳細に描出される
- 流入動脈から早期に灌流するナイダス，流出静脈が明瞭に描出される（図2B, C）
- 流入動脈が複数関与していることがある
- 動脈瘤の合併については，ナイダス内動脈瘤，あるいはナイダスから離れて近位側に存在する動脈瘤がある
- 流出静脈の狭窄を認めることあり
- 動静脈シャントにより盗血現象を生じるとAVMの遠位側では軟髄膜吻合血管を介した側副血行路が発達

SPECT・PET

- 動静脈シャントにより盗血現象を生じた場合，AVM周囲の局所脳血流量が低下

鑑別診断

- **動静脈シャントを伴った悪性神経膠腫**：腫瘍は脳血液関門の破綻を伴って増強効果を有し，周囲組織の著明な圧排を伴う
- **動静脈瘻**：流入動脈からナイダスを介さずに直接拡張した流出静脈へシャントする．Pial AV fistulaはAVMより頻度は少なく，ナイダスの有無が鑑別点．dural AV fistulaでは硬膜動脈群が流入動脈となる

＜参考文献＞
- Perry, P. Ng：Arteriovenous malformation. Diagnostic Imaging BRAIN (Osborn, A. G., ed.), I (5)：4-7, Amirsys, Manitoba, 2010
- 「脳卒中治療ガイドライン2009」III．脳出血　5-1脳動静脈奇形：http://www.jsts.gr.jp/guideline/159_164.pdf
- Atlas, S. W. & Do, H. M.：Intracranial vascular malformations and aneurysms. Magnetic resonance imaging of the brain and spine (Atlas, S. W. ed.), p695-711, Lippincott Williams & Wilkins, a Wolters Kluwer business, Philadelphia, 2009
- Brouwer, P. A., et al.：Dynamic 320-section CT angiography in cranial arteriovenous shunting lesions. AJNR, 31：767-770, 2010
- Jagadeesan, B. D., et al.：Accuracy of susceptibility-weighted imaging for the detection of arteriovenous shunting in vascular malformations of the brain. Stroke, 42：87-92, 2011

＜木下俊文＞

第1章 脳血管障害　　脳神経外科　神経内科　小児科

3）血管奇形ほか

026 硬膜動静脈瘻
(Dural arteriovenous fistula：dural AVF)

症例① 77歳　女性
頭痛，嘔吐

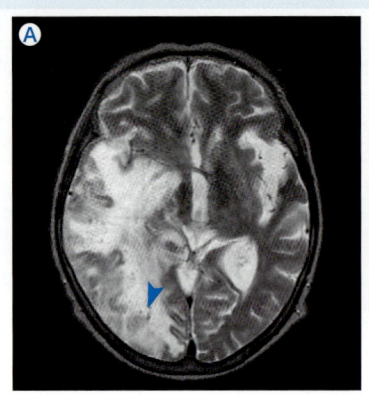

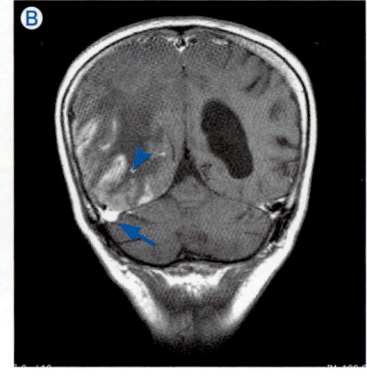

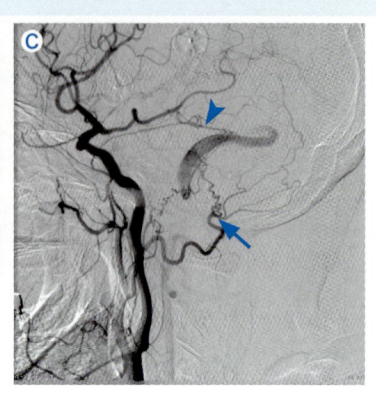

図1 T2強調像（A），造影T1強調冠状断像（B），血管造影・右内頸動脈造影（C）

T2強調像にて右側頭葉から後頭葉に広範な高信号域を認め，内部に拡張した髄質静脈のflow voidがみられる（A：▶）．造影T1強調像ではT2高信号域に一致して増強効果を認め，血液脳関門の破綻した病変であることを示している．拡張した髄質静脈に点状の増強効果がみられ（B：▶），閉塞した横静脈洞の器質的血栓が増強されている（B：→）．血管造影では拡張した右後頭動脈（C：→）と右中硬膜動脈（C：▶）が流入動脈となったdural AVFの所見を認め，右横静脈洞へ流出している．右横静脈洞には閉塞を認め，内頸静脈には流出せずに右S状静脈洞へ逆流している

症例② 85歳　女性
全失語にて発症

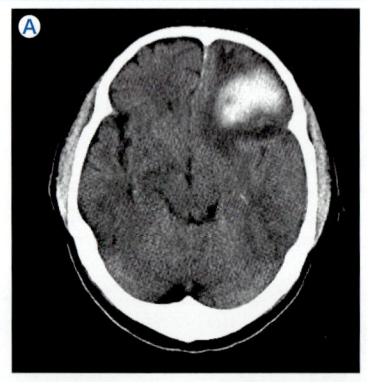

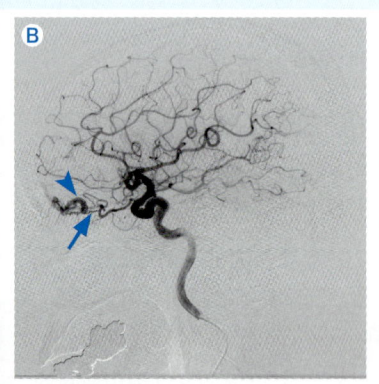

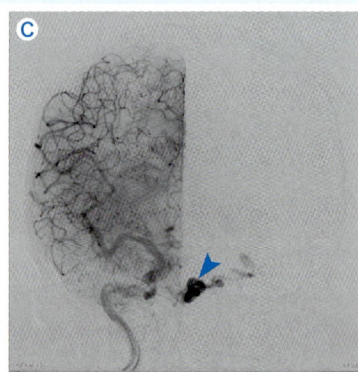

図2 単純CT（A），血管造影・右内頸動脈造影側面像・動脈早期相（B），右内頸動脈造影正面像・動脈後期相（C）

CTにて左前頭葉に脳内血腫を認め，その周囲に浮腫を示す低吸収域を認める．右内頸動脈造影にて右眼動脈の分枝である拡張した右前篩骨動脈（→）が流入動脈となったdural AVFを前頭蓋底に認め，左前頭蓋底の皮質静脈（▶）へ流出している．本症例では左前篩骨動脈からもdural AVFに流入がみられた

診断に役立つupdateな情報

血管造影所見による出血の予測
- 血管造影の所見上，軟膜静脈への流出，動脈瘤様拡張，Galen大静脈への流入などがdural AVFの出血率の上昇に関与する．横・S状静脈洞よりは錐体静脈洞や直静脈洞病変の方が出血する確率が高い

解説

- 硬膜上に発生した動静脈シャント
- 流入動脈は硬膜動脈群
- **横静脈洞からS状静脈洞に好発し，上矢状洞や上錐体静脈洞にも発生**
- 静脈洞の狭窄・閉塞による静脈洞圧の上昇が，硬膜壁での動脈-静脈間の瘻発生の要因となり，細静脈が徐々に拡張してdural AVFを形成
- **静脈洞閉塞や狭窄の合併が多いが，静脈洞の閉塞が再開通していることもある**
- vascular endothelial growth factor（VEGF）やbasic fibroblast growth factor（bFGF）などの血管増殖因子が発現している
- 血管雑音，頭痛，めまいなどの症状を呈する
- 流出静脈が破綻して脳内血腫やくも膜下出血を起こす
- 静脈性脳梗塞や脳浮腫を生じる

画像所見

MRI
- 脳内出血がT2強調像，T2*強調像にて低信号
- くも膜下出血がT2*強調像にて低信号，FLAIR像にて高信号
- 静脈性梗塞がT2強調像にて高信号（図1A）
- 静脈性鬱滞に伴って生じた梗塞により血液脳関門が破綻し，増強効果がみられることがある（図1B）
- **閉塞した硬膜静脈洞はT1強調像，T2強調像にて等信号を呈し，増強効果を示す**（図1B）
- 皮質静脈へ流出して髄質静脈へ逆流する場合にはT2強調像にて拡張した髄質静脈のflow void（図1A）と造影T1強調像では拡張した髄質静脈が増強（図1B）
- 拡散強調像では梗塞がなければ信号変化はみられない．静脈梗塞を合併した際は細胞性浮腫と血管性浮腫が混じっていて不均一な信号上昇がみられる
- MRAで動静脈シャントが描出されるが，動静脈瘻が小さい場合や流速の遅い場合には3D-TOFでは描出されない
- MR-DSAにて動静脈シャントが描出
- MR venographyにて閉塞静脈と側副血行路が描出

CT
- 脳内出血が高吸収（図2A）
- くも膜下出血が高吸収
- 中硬膜動脈が拡張して流入血管となっている場合には棘孔が拡大
- CTAにて屈曲・拡大した流入動脈と流出静脈が描出され，静脈洞の閉塞がみられる
- 3D-CT-DSAでは動静脈シャントを伴う血管構築が明瞭に描出

血管造影
- 流入血管は外頸動脈系が多いが，内頸動脈系や椎骨動脈系が関与することもある（図1C，2B）
- 流入血管は複数存在することがある
- 早期に静脈へシャントされるため，動脈後期相にて流出静脈が描出（図1C，2C）
- 静脈洞はしばしば血栓性閉塞（図1C）
- 硬膜静脈洞から皮質静脈へ逆行性のflow
- 皮質静脈へ流出すると静脈拡張を伴って，硬膜下静脈瘤を形成することもある

鑑別診断

- **横・S状静脈洞の低形成，静脈洞の鬱滞と側副血行路の発達，S状静脈洞から内頸静脈の非対称性のMR信号（偽病変）**：横・S状静脈洞閉塞を伴うdural AVFとの鑑別が必要な所見としてあげられる．MR-DSA，CT-DSAもしくは血管造影にて流入血管，動静脈瘻，流出血管を同定することにより鑑別可能
- **悪性神経膠腫**：静脈梗塞を合併したdural AVFで髄質静脈の増強所見を認め，梗塞巣において血液脳関門が破綻している場合は悪性神経膠腫と類似したMR所見を呈する．血管造影所見により鑑別可能

<参考文献>
- Perry, P. Ng：Arteriovenous malformation. Diagnostic imaging BRAIN (Osborn, A.G. ed.), I (5)：8-11, Amirsys, Manitoba, 2010
- 「脳卒中治療ガイドライン2009」Ⅲ．脳出血 5-2硬膜動静脈瘻：http://www.jsts.gr.jp/guideline/165_167.pdf
- 宝金清博，野中 雅：硬膜動静脈瘻，硬膜動静脈奇形または硬膜血管異常．脳神経外科学Ⅰ（太田富雄，松谷雅生 編），p672-701，金芳堂，2008

<木下俊文>

第1章 脳血管障害
3）血管奇形ほか

027 内頸動脈海綿静脈洞瘻
(carotid cavernous fistula：CCF)

症例　85歳　女性
左複視，左眼球結膜の浮腫，左後耳介部と眼窩部の拍動性血管雑音

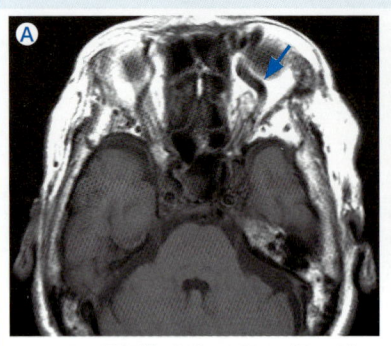

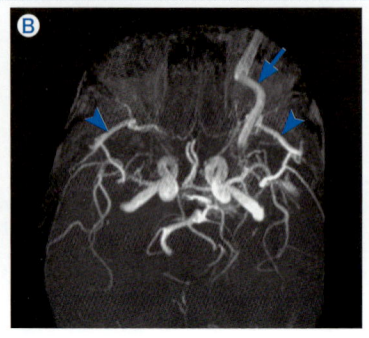

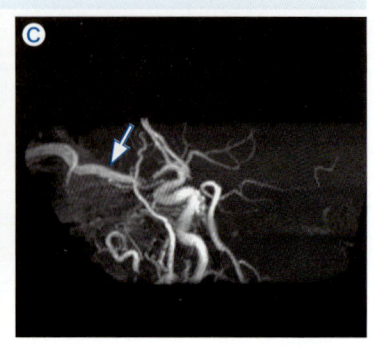

図1 T1強調像（A），MRA（B, C）
A：拡張した左上眼静脈のflow voidを認める（→）
B, C：拡張した左上眼静脈にinflow効果がみられ（⇨），動静脈シャントを生じている．海綿静脈洞にflow-related signalを認め，下錐体静脈洞へ流出する後方還流もみられる．両側中硬膜動脈が発達していて（▶）流入動脈として関与している

解　説

- 内頸動脈海綿静脈洞瘻（carotid cavernous fistula：CCF）は内頸動脈と海綿静脈洞に瘻孔が形成され，動脈血が直接静脈洞内に流入している状態
- 内頸動脈本幹が直接海綿静脈洞と交通している直接型と，内・外頸動脈の硬膜枝が海綿静脈洞と交通する間接型がある
- 直接型ではhigh-flow，間接型ではlow-flow
- 外傷性と特発性がある
- Ehlers-Danlos症候群，線維筋性形成異常や神経線維腫症などに合併することがある
- 一側の眼球突出，結膜の充血浮腫，心拍動に一致した雑音が3主徴
- 外眼筋麻痺による複視や視力障害を伴うことも多い

- 直接型のCCFは内頸動脈本幹より漏出するため，動脈早期相に描出
- 動静脈シャントの還流パターンには，上眼静脈に流出する前方還流路と上・下錐体静脈洞に流出する後方還流路がある．蝶形頭頂静脈洞を介して皮質静脈へ流出することや，深部静脈へ注ぎローゼンタール脳底静脈に流出することもある
- intercavernous sinusを介して両側の海綿静脈洞が造影されることがある
- 間接型のCCFは毛細管相から静脈相に描出

鑑別診断

- **髄膜腫，海綿状血管腫，Tolosa-Hunt症候群**：海綿静脈洞を含む病変として鑑別にあがるが，これらでは造影MRIにて均一な増強効果を示す

画像所見

MRI
- 上眼静脈と海綿静脈洞の非対称なflow voidの拡大（図1 A）
- MRAでは海綿静脈洞部にflow-related signalを認め，前方還流路が著明な場合は拡張した上眼静脈が描出される（図1 B, C）

CT
- CTAにて**内頸動脈と海綿静脈洞の短絡と拡張した上眼静脈**を認める

血管造影
- 内頸動脈海綿静脈洞部（C4もしくはC5 segment）にシャントを生じる
- 直接型のCCFの瘻孔の大きさは1〜5mm

診断に役立つupdateな情報

Low-flow fistulaはhigh pressure fistula
- 圧ワイヤーを用いた測定では内頸動脈硬膜枝が交通する海綿静脈洞において流速が低下すると静脈圧が上昇する傾向がみられる

〈参考文献〉
- Benndorf, G.：Dural cavernous sinus fistulas（Baert, A. L., Knauth, M. & Sartor, K., eds.），Springer, Heidelberg, 2010
- Nesbit, G. M.：Nontraumatic carotid-cavernous fistula. Diagnostic Imaging BRAIN（Osborn, A. G., ed.），I(5)：14-15, Amirsys, Manitoba, 2010

〈木下俊文〉

第1章 脳血管障害

3）血管奇形ほか

028 海綿状血管腫
(cavernous hemangioma)

脳神経外科　神経内科　小児科

症例 23歳　女性
海綿状血管腫の家族歴あり，無症状

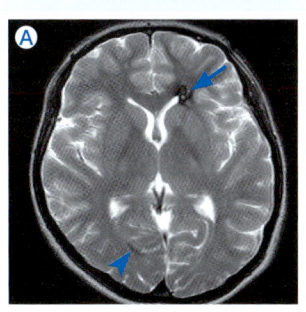

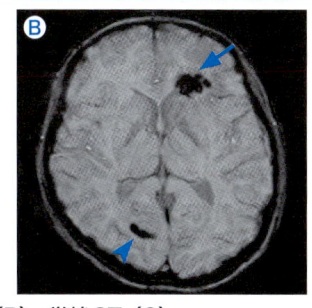

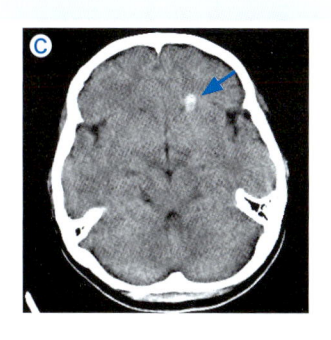

図1 T2強調像（A），磁化率強調像（B），単純CT（C）
A：左側脳室前角周囲に内部が点状の高信号で辺縁はヘモジデリン沈着を示す低信号の病変を認め（→），右後頭葉にもヘモジデリン沈着がみられる（▶）
B：磁化率強調像では左側脳室前角周囲と右後頭葉のヘモジデリン沈着が著明な低信号を呈している（→，▶）
C：単純CTにて左側脳室前角周囲の病変に石灰化がみられる（→）

解説

- 異常に拡張した洞様血管が限局的に密に集合し，腫瘍状に塊をなした先天性血管奇形
- 異常血管の間に神経組織は介在しない
- 腔内には血栓化や石灰化が，周囲にはヘモジデリン沈着
- 流入動脈，導出静脈に拡張は認めない
- 孤発型（非遺伝性）と家族型（常染色体優性遺伝型）がある
- 単発性が多いが，多発性のこともある．家族型ではしばしば多発性
- 多くは無症候性であるが，出血発症や痙攣を伴うことがある（⇧1）

画像所見

MRI
- 内部がT2強調像にて高信号を呈する**ポップコーン様の所見**が典型的
- 辺縁にはフェリチンやヘモジデリン沈着による**リング状のT2低信号**（図1A）
- T2*強調像や磁化率強調像ではフェリチンやヘモジデリン沈着が著明な低信号を呈し（図1B），検出感度が高い
- 急性期出血がなければmass effectや周囲浮腫はほとんどない
- 増強効果はないか，淡く不均一に増強

CT
- 石灰化をしばしば伴う（図1C）
- 血栓化を反映した低吸収域を含み，不均一な吸収

血管造影
- 血管腫内の血流が非常に緩徐であるため，異常所見を呈さない（angiographically occult vascular malformation）

鑑別診断

- **高血圧性脳出血**：ヘモジデリン沈着や出血が高血圧性脳出血の好発部位に存在するか否かが鑑別点となるが，完全な鑑別が困難なこともある
- **アミロイドアンギオパチー**：高齢者で皮質・皮質下にヘモジデリン沈着や出血巣が存在するか否かが鑑別点となるが，完全な鑑別が困難なこともある
- **出血を伴った転移性脳腫瘍**：周囲の浮腫，他の非出血性病変の存在，ヘモジデリン沈着がリング状でないなどが鑑別点となる

診断に役立つupdateな情報

海綿状血管腫の出血率の上昇に関与する因子 ⇧1
- 出血の既往があること，脳幹部病変，家族型，若年女性，静脈奇形の合併が海綿状血管腫の出血率の上昇に関与する

<参考文献>
- 宝金清博，南田善弘：海綿状血管腫．脳神経外科学I（太田富雄，松谷雅生 編），p646-660，金芳堂，2008
- Osborn, A. G.：Cavernous malformation. Diagnostic Imaging BRAIN（Osborn, A.G., ed.），I（5）：30-33, Amirsys, Manitoba, 2010
- Atlas, S. W. & Do, H. M.：Intracranial vascular malformations and aneurysms. Magnetic resonance imaging of the brain and spine（Atlas, S. W., ed.），p695-711, Lippincott Williams & Wilkins, a Wolters Kluwer business, Philadelphia, 2009

<木下俊文>

第1章 脳血管障害

3）血管奇形ほか

029 静脈奇形
（developmental venous anomaly：DVA）

症例① 76歳　女性
器質的頭蓋内疾患を除外するためにMRIを施行

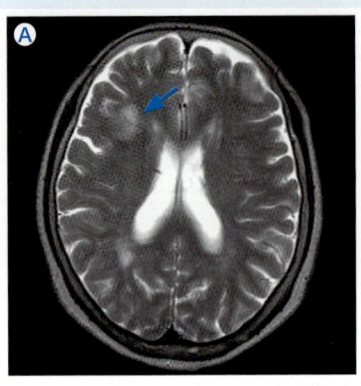

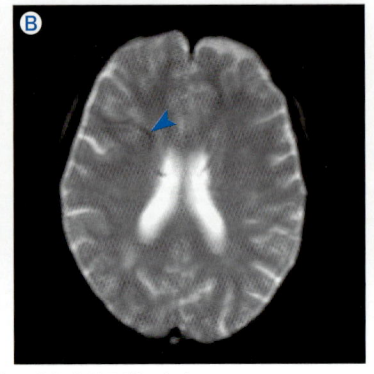

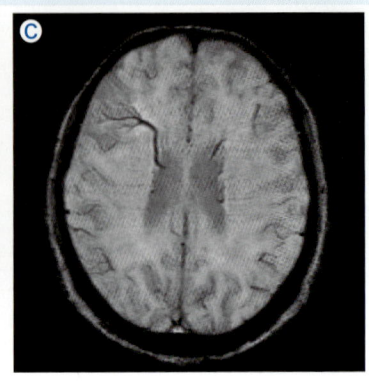

図1　T2強調像（A），T2*強調像（B），磁化率強調像（C）
右前頭葉にT2強調像にて静脈奇形の拡張した中心髄質静脈を示すflow voidを認め，その周囲に高信号域がみられる（→）．T2*強調像にて中心髄質静脈を示すflow void（▶）が明瞭にされ，磁化率強調像にて複数の髄質静脈が中心髄質静脈に注ぐumbrella signが明瞭に描出されている

症例② 59歳　女性
回転性眩暈にて発症

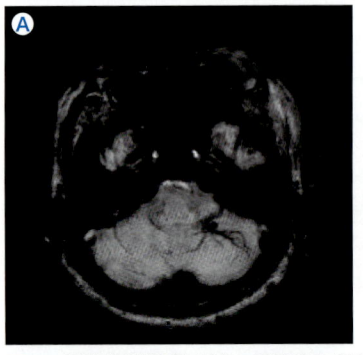

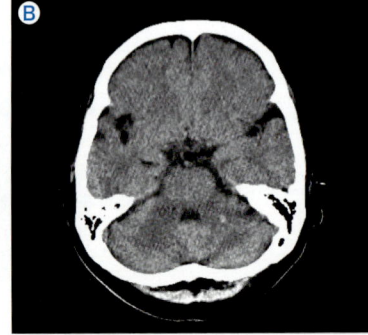

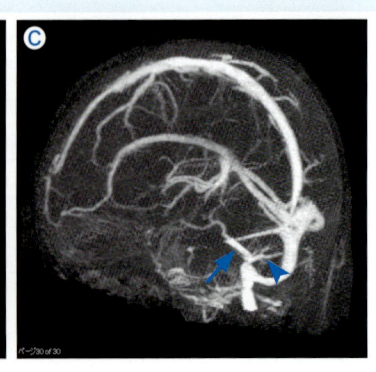

図2　磁化率強調像（A），単純CT（B），3D-CT-DSA静脈相（C）
磁化率強調像にて左中小脳脚の低信号域に集合する髄質静脈を認める．単純CTでは左中小脳脚に急性期小出血を認め，磁化率強調像での左中小脳脚の低信号域は急性期出血であることを示している．面検出器CTを用いた3D-CT-DSAの静脈相にて拡張したlateral pontine vein（→）に集合する血管（▶）を認め，静脈奇形を示している

解説

- 静脈奇形（developmental venous anomaly：DVA）は多数の拡張した髄質静脈が著明に拡張した中心髄質静脈に集合して形成
- medullary venous malformationもしくは静脈性血管腫（venous angioma）と同義語（⬆1）
- 剖検で発見される血管奇形の中では最も高頻度
- 大部分は無症候で経過し，偶発所見として観察されるが，出血で発症することもある
- **病理所見**：拡張した壁の薄い髄質静脈が脳実質内に多数散在し，それが1本の太い中心髄質静脈に合流する所見がみられ，異常な静脈の間にはグリオーシスを伴った神経組織が介在する
- 動脈成分は含まない
- 海綿状血管腫を合併することがある．急性期出血を生じた場合，合併する海綿状血管腫からの出血であるか，静脈奇形自体からの出血であるかを区別することはしばしば難しい
- 出血により重篤な症状を起こす危険性は低く，切除術では正常の血行動態を障害する危険もあるため，一般的には手術の適応はない

029 静脈奇形

診断に役立つupdateな情報

静脈奇形の呼称 🔼1

- 静脈性血管腫（venous angioma）と呼ばれてきたが、異常な静脈の間に神経組織が介在するので"血管腫"とするよりはLasjauniasの提唱したdevelopmental venous anomalyやHuangの提唱したmedullary venous malformationを用いられることが多くなっている。developmental venous anomalyは発生学的には静脈の正常変異で、静脈の拡張は後天的な血行力学的な因子によるものだという考え方に基づいた呼称である。また、medullary venous malformationは胎生期の早期の血管形成成期に上衣下静脈や髄質静脈、脳表静脈、硬膜静脈洞などが、部分的に閉塞と再開通をくり返すために起こる静脈圧の上昇が、関与する静脈系に逆行性に進展して髄質静脈奇形が起こるという考え方に基づいた呼称である。しかしながら、いずれの考え方が適当であるかの結論は出ていない

画像所見

MRI

- 数多くの拡張した髄質静脈が傘状に1本ないし数本の太い髄質静脈に流入する血管がflow voidとして描出され、umbrella sign, caput medusaeと表現される
- T2強調像にてDVA周囲の実質が高信号を呈し、導出領域の血行動態の変化に伴う不全軟化やグリオーシスなどを反映（図2A）
- DVAが血栓化すると梗塞を生じることがある
- 髄質静脈は深部に注いで上衣下静脈に至る場合と、脳表側に注いで硬膜静脈洞に至る場合がある
- T2*強調像では髄質静脈がより明瞭に描出（図1B）
- 磁化率強調像ではumbrella signが明瞭に描出（図1C, 2A）。静脈血を含有しているためデオキシヘモグロビンが優位で低信号が増強
- 出血を伴っている場合はT2*強調像、磁化率強調像にて著明な低信号
- 造影T1強調像では拡張した髄質静脈に著明な増強効果
- MRAでは通常は正常。造影MRAにてslow flowの静脈奇形が描出される
- MR venographyやMR-DSAの静脈相にて髄質静脈が太い髄質静脈に集合するumbrella signを認める。MR-DSAの動脈相では異常所見がない

CT

- 単純CTでは静脈奇形の同定は困難なことが多い
- 出血発症の際は急性期出血を認める（図2B）
- 海綿状血管腫を合併した際は石灰化
- 造影CTにて拡張した髄質静脈の点状・線状の増強効果
- CT venographyや3D-CT-DSAの静脈相にて髄質静脈が太い髄質静脈に集合するumbrella signを認める（図2C）。3D-CT-DSAの動脈相では異常所見がない

鑑別診断

- **静脈奇形と海綿状血管腫の合併**：しばしば出血を生じる
- **富血行性腫瘍**：髄質静脈が拡張するが、腫瘍効果や増強効果を示す腫瘍の同定によって鑑別可能
- **深部静脈血栓症（慢性期）**：深部静脈の血栓性閉塞により側副血行路として髄質静脈が拡張し、静脈の鬱滞を生じる

<参考文献>

- Millan Ruiz, D. M., et al.: Cerebral developmental venous anomalies: current concepts. Ann Neurol, 66: 271-283, 2009
- Santucci, G. M., et al.: Brain parenchymal signal abnormalities associated with developmental venous anomalies: detailed MR imaging assessment. AJNR, 29: 1317-1323, 2008
- Hammoud, D., et al.: Ischemic complication of a cerebral developmental venous anomaly: case report and review of the literature. J Comput Assist Tomogr, 26: 633-636, 2002
- Huang, Y. P., et al.: Venous architecture of cerebral hemispheric white matter and comments on pathogenesis of medullary venous and other cerebral vascular malformations. The Mt Sinai J Med, 64: 197-206, 1997

<木下俊文>

第1章 脳血管障害　　脳神経外科　神経内科　小児科

3）血管奇形ほか

030 毛細血管拡張症
(capillary telangiectasia)

症例 50歳代　女性
無症状．脳ドックで病変を指摘

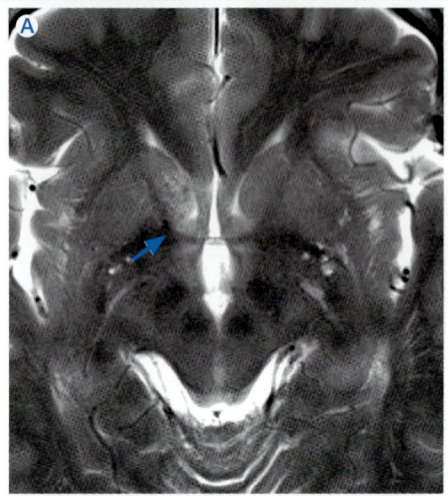

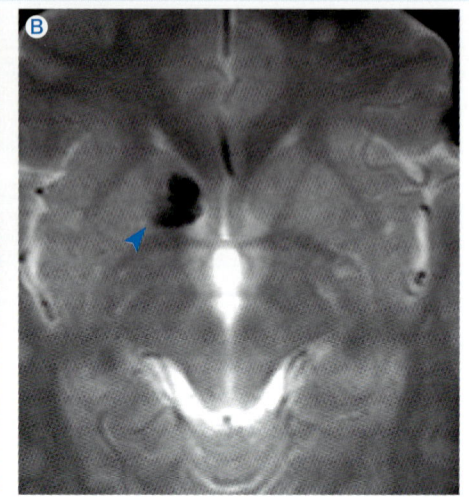

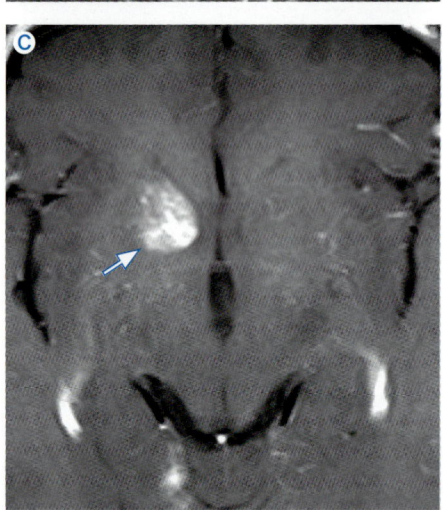

図1　T2強調像（A），T2*強調像（B），造影T1強調像（C）
A：右尾状核頭がわずかに高信号を呈している（→）
B：右尾状核頭には低信号を認める（▶）
C：右尾状核頭の病変にはやや不均一な増強効果を認める（⇨）

030 毛細血管拡張症

診断に役立つupdateな情報

capillary telangiectasiaにおけるT2*強調像の低信号
- ヘモジデリン沈着によるものではなく，デオキシヘモグロビン増加によるBOLD（blood oxygen level-dependent）効果に由来．そのためfast SE法のT2強調像では信号低下はほとんど認められない
- T2*強調像にて低信号を呈する部位に一致して増強効果を認める所見は，鑑別診断に有用

解説

- 異常に拡張したcapillary vesselからなる病変であり，正常脳実質が介在．グリオーシスや出血などは認めない
- 通常無症状であり，剖検での有病率は0.4%
- MRIの普及に伴い，発見される頻度が上昇
- 橋が好発部位．テント上や脊髄にも存在
- 出血などを引き起こすことはほとんどなく，治療適応はない

画像所見

MRI
- T1強調像では正常脳実質と等信号かわずかに低信号
- T2強調像では正常脳実質と等信号かわずかに高信号（図1 A）
- **T2*強調像では低信号**（図1 B）
- 磁化率強調像では高い空間分解能および磁化率効果により，明瞭に低信号域として描出
- **造影T1強調像では軽度の増強効果**（図1 C）
- mass effectなし．病変周囲のT2強調像の高信号などなし

CT
- 単純CTでは異常は指摘困難
- 造影CTでは軽度の増強効果

鑑別診断

- **脳腫瘍**：T2*強調像の低信号は出血ないし密な石灰化によるものがほとんど．腫瘍内出血は悪性度の高い腫瘍で多く，強いmass effectや病変内部の不均一，充実部の強い増強効果などを伴う．石灰化はCTにて確認
- **脳出血**：時期に応じT1高信号やT2低信号などを呈し，経時変化あり．陳旧・瘢痕期ではスリット状T2低信号
- **脳梗塞**：早期には拡散強調像にて高信号．出血性梗塞では時期に応じT1高信号やT2低信号などを呈し，経時変化あり
- **海綿状血管腫**：病変の辺縁にリング状T2強調像およびT2*強調像での低信号を認め，ヘモジデリン沈着を反映．内部は小さなT2高信号が集簇し，ポップコーン様．増強効果はあってもわずか

<参考文献>
- Lee, R. R., et al.：Brain capillary telangiectasia：MR imaging appearance and clinicohistopathologic findings. Radiology, 205：797-805, 1997
- Yoshida, Y., et al.：Capillary telangiectasia of the brain stem diagnosed by susceptibility-weighted imaging. J Comput Assist Tomogr, 30：980-982, 2006

<梅津篤司，木下俊文>

第1章 脳血管障害
3) 血管奇形ほか

脳神経外科　神経内科　**小児科**

031 頭蓋骨膜洞
(sinus pericranii)

症例① 1歳7カ月　女児
1歳半健診で小泉門が開いていることを指摘され，小泉門部に拍動を触知した

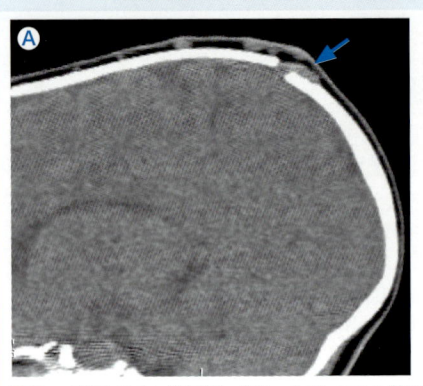

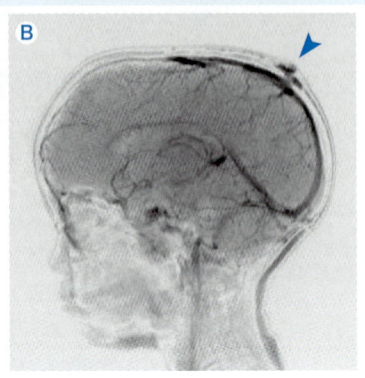

図1　単純CT矢状断像（A），MR-DSA静脈相（B）
単純CTにて頭頂部正中の小さな頭蓋骨欠損と欠損部から皮下に至る軟部構造を認める（→）．MR-DSAの静脈相では，骨欠損部から皮下に至る構造が上矢状洞と交通した血管構造（▶）であることがわかる

解説

- 頭蓋外の異常な血管構造が，頭蓋の拡張した導出静脈や板間静脈を介して頭蓋内の硬膜静脈洞と直接連絡し，病変部の頭蓋は菲薄化
- 先天性と外傷に起因する続発性とがある
- 頭蓋骨正中線に沿って多くみられ，前頭部が最多で，頭頂部，後頭部の順
- 多くは無症候性であるが，頭痛，めまい，局部の痛みを伴うことがある
- 頭部を下げたり，泣いたり，咳をしたり，Valsalva手技により大きくなる

画像所見

CT
- 単純CTにて頭蓋骨欠損と欠損部を介する腫瘤の同定（図1 A）
- CTAにて皮下腫瘤と頭蓋内静脈や静脈洞との連続性を認める
- 骨欠損が大きいと頭蓋骨膜洞は high flow である可能性が高い

MRI
- 前頭頭頂部傍正中部の頭蓋骨膜洞は，矢状断や冠状断にて結節状の増強効果を有する腫瘤として同定され，陥凹した頭蓋外板との関係が把握される
- MR-DSA，MR venographyにて皮下腫瘤と頭蓋内静脈や静脈洞との連続性を認める（図1 B）

鑑別診断

- **類表皮嚢胞・類皮嚢胞**：頭蓋骨の嚢胞性骨腫瘍で増強効果は示さないことから鑑別可能
- **脳瘤・髄膜瘤**：血管成分を有さないことより鑑別可能
- **好酸球性肉芽腫**：頭蓋骨の溶骨性変化を伴う腫瘍で増強効果を有するが，静脈洞との連続性がないことから鑑別可能

診断に役立つupdateな情報

静脈奇形の合併
- 頭蓋骨膜洞は静脈奇形（developmental venous anomaly）と発生学的には同じで合併することがある．胎生期での一過性の静脈性高血圧が静脈構造の発達に影響を与えて，頭蓋骨膜洞や静脈奇形を生じることが示唆されている

頭蓋骨膜洞の確定診断
- 腫瘤を直接穿刺して造影剤を注入し，硬膜静脈洞が描出されれば診断は確定

<参考文献>
- 宇都宮英綱：新生児・小児疾患．脳脊髄のMRI（細矢貴亮，他編），p459-504，メディカル・サイエンス・インターナショナル，2009
- Nomura, S., et al.：Association of intra-and extradural developmental venous anomalies, so-called venous angioma and sinus pericranii. Child Nerv Syst, 22：428-431, 2005

<木下俊文，島貫義久>

第1章 脳血管障害

3）血管奇形ほか

032 Galen大静脈瘤
(vein of Galen aneurysmal malformation)

脳神経外科　神経内科　小児科

症例① 7カ月　男児
乳児健診にて頭囲拡大を指摘

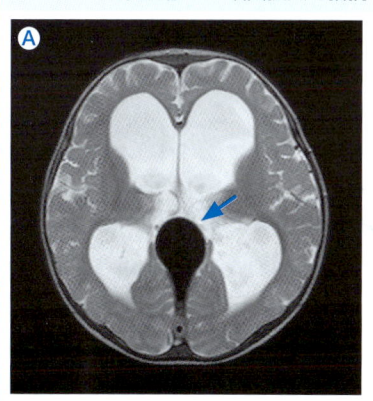

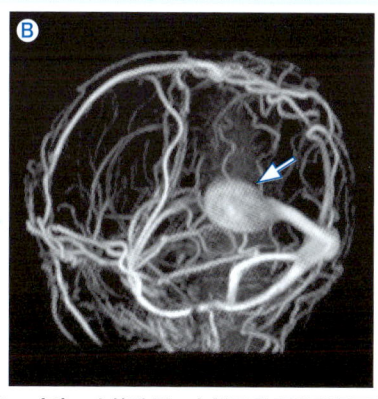

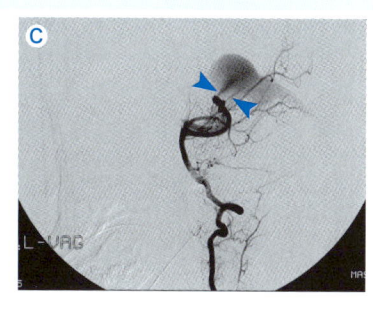

図1　T2強調像（A），MR venography（B），血管造影・左椎骨動脈造影側面像・動脈相（C）
A：類円形に拡大したGalen大静脈が無信号を呈し（→），拡張した直静脈洞に連続している．側脳室が著明に拡張して水頭症を示している
B：拡大したGalen大静脈（⇨）と直静脈洞を認める
C：両側後脈絡叢動脈からGalen大静脈瘤へのジェット状のflowがみられ（▶），動静脈瘻がaneurysmal sacそのものにある壁在型の動静脈短絡を示している

解説

- 脳動脈との間に先天的な動静脈瘻を形成してGalen大静脈が拡大したもの
- シャント血液量が多く，新生児で発見される場合は心不全や頭部雑音で発症
- シャント量が軽度の幼児では，水頭症による頭囲拡大や発達遅滞などで発症
- 学童期から若年成人期では頭蓋内出血で発症
- 動静脈短絡の形態には壁在型と動脈のネットワークが介在する脈絡型がある
- 水頭症の原因は，静脈瘤の中脳水道への圧迫による閉塞機転と，動静脈シャントによる静脈圧の上昇に伴う髄液吸収障害

画像所見

MRI
- T2強調像にて第3脳室の後上方に類円形のflow void（図1 A）
- 種々の程度の水頭症の合併
- MR venographyにてGalen大静脈の瘤状の拡張と流出路にあたる拡張した直静脈洞（図1 B）．直静脈洞の形成不全と大脳鎌洞，後頭静脈洞の遺残が合併することもある

CT
- 単純CTでは第3脳室の後上方にやや高吸収を呈する類円形の構造
- CT venographyにてGalen大静脈瘤と流出する静脈構造が明瞭に描出

血管造影
- Galen大静脈瘤は後脈絡叢動脈より流入（図1 C）．視床穿通動脈や後大脳動脈側頭枝の関与もある．動脈相で流出路にあたる静脈構造が描出

鑑別診断
- **二次的なGalen大静脈の拡大**：脳実質内の動静脈奇形や硬膜動静脈瘻が原因となってGalen大静脈が二次的に拡張することがある

診断に役立つupdateな情報

水頭症を伴うGalen静脈瘤の治療
- Galen静脈瘤による水頭症は塞栓術によって改善することが多く，脳脊髄液の循環動態が正常化することもある．脳室シャントは脳出血の合併症を誘発するので，通常，塞栓術後に考慮される

＜参考文献＞
- Alvarez, H., et al.：Vein of Galen aneurismal malformations. Neuroimaging Clin N Am, 17：189-206, 2007
- 宇都宮英綱：新生児・小児疾患，脳脊髄のMRI（細矢貴亮，他編），p459-504，メディカル・サイエンス・インターナショナル，2009

＜木下俊文＞

第1章 脳血管障害

3）血管奇形ほか

033 もやもや病
(moyamoya disease)

脳神経外科　神経内科　小児科

症例① 42歳　女性
急激な両側側頭部痛

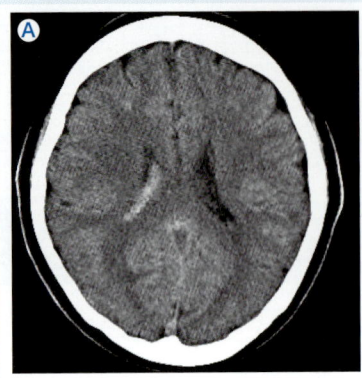

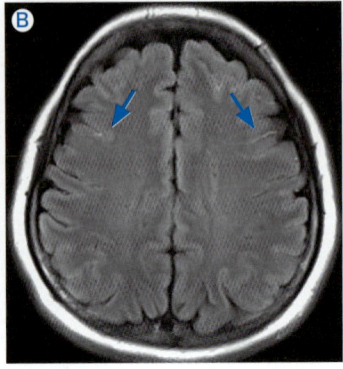

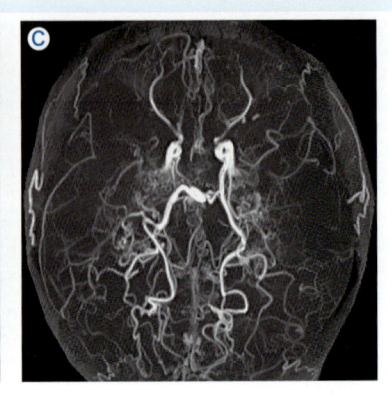

図1　単純CT（A），FLAIR像（B），MRA（C）
単純CTにて右側脳室内に出血を認める．脳内出血は同定されない．FLAIR像にて前頭葉の脳溝内に高信号がみられ，ivy signを示している（→）．MRAにて両側内頸動脈終末部にて閉塞を認め，中大脳動脈は描出されていない．もやもや血管を示す微細な血管網の発達がみられる．両側後大脳動脈皮質枝は末梢まで強く描出されていて，軟髄膜吻合血管を介した側副血行路の発達を示している．外頸動脈系のinflow効果が強く，外頸動脈系から内頸動脈系へのflowの存在することが示唆される

症例② 29歳　男性
左上下肢のしびれ

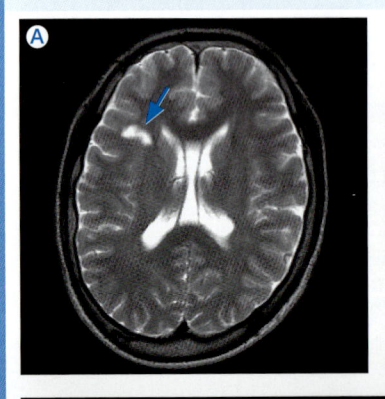

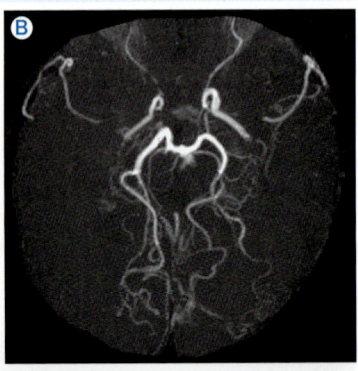

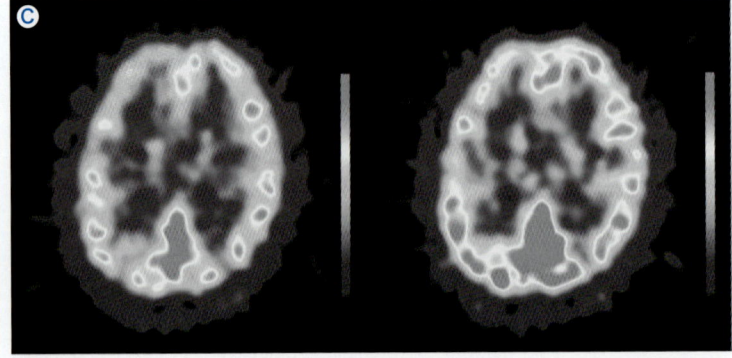

図2　T2強調像（A），MRA（B），脳血流PET（C，左：安静時，右：acetazolamide負荷）
（Cはカラーアトラス参照）
T2強調像にて右前頭葉白質に慢性化した梗塞を示す高信号域を認める（→）．MRAにて両側内頸動脈終末部にて閉塞を認め，中大脳動脈および前大脳動脈は両側とも描出されていない．両側後大脳動脈皮質枝は末梢まで強く描出されていて，軟髄膜吻合血管を介した側副血行路の発達を示している．両側中硬膜動脈のinflow効果は強く，transdural anastomosisを介した側副血行路の発達を示し，両側眼動脈のinflow効果も強く，dural-pial anastomosisを介した側副血行路の発達が示唆される．$H_2{}^{15}O$を用いた脳循環PETによる脳血流の測定では梗塞巣周囲の右前頭葉の血流が軽度低下し，acetazolamide負荷により後頭頭頂葉の血流上昇は良好であるが，右前頭葉の血流上昇は軽度で血管反応性が低下している

診断に役立つupdateな情報

無症候性のもやもや病
- もやもや病の有病率は健常な人口10万人当たり50.7．症候性もやもや病と同様に無症候性もやもや病でも閉塞病変が進行して脳梗塞・頭蓋内出血を発生する危険性があり，注意深い経過観察を要する

解説

- 両側の内頸動脈終末部での徐々に進行する狭窄あるいは閉塞に伴い，レンズ核線条体動脈，視床穿通動脈などの穿通枝が側副血行路として発達，増生する疾患
- 脳虚血を代償するために椎骨脳底動脈系と外頸動脈系からの側副血行路が発達
- 発症の好発年齢は5～10歳と40歳前後の二峰性
- 小児では虚血症状で発症する頻度が高いが，成人では頭蓋内出血で発症することが比較的多い
- 出血例では出血部位による巣症状が出現し，運動麻痺，意識障害，痙攣などがみられる

画像所見

CT
- 出血発症例では脳室内出血を認め，脳実質出血は合併しないことが多い（図1A）

MRI
- T2強調像にて脳底槽での内頸動脈，中大脳動脈のflow voidの消失
- T2強調像にて脳槽内に血管閉塞端より微細血管網の発達を示す網状のflow void
- T1強調像にて基底核にもやもや血管を反映した点状・線状のflow void
- FLAIR像にて円蓋部のくも膜下腔が高信号を呈するivy signを示し（図1B），流速の低下した脳表血管やくも膜の肥厚を反映
- 梗塞巣はT2強調像，FLAIR像にて高信号を呈し，深部白質や境界領域にみられることが多い（図2A）
- 拡散強調像にて急性期梗塞は高信号
- T2*強調像にて微小出血を示す低信号を認めることがある
- MRAにてWillis動脈輪の閉塞と閉塞端からのもやもや血管を示す微細血管網（図1C，2B）
- MRAにて後大脳動脈皮質枝末梢が強く延長して描出される所見は，軟髄膜吻合血管を介した側副血行路の発達を反映
- MRAにて外頸動脈系のinflow効果の増強は，transdural anastomosisを介した側副血行路の発達を示唆

核医学検査（SPECT，PET）
- 安静時の局所脳血流量は梗塞巣周囲で軽度低下
- 循環予備能が減少するとacetazolamide負荷による血流増加率の低下がみられ（図2C），血管反応性低下を示す
- PETにて酸素摂取率の上昇を呈して貧困灌流が示されると血行再建術の適応を考慮

血管造影
- Willis動脈輪の閉塞と閉塞端からのもやもや血管を示す微細血管網，軟髄膜吻合血管を介した側副血行路やtransdural anastomosisを介した側副血行路の発達が明瞭に描出
- 微小動脈瘤の合併率が高く，前脈絡叢動脈やレンズ核線条体動脈などにみられる

鑑別診断

- **もやもや症候群**：動脈硬化，自己免疫疾患，髄膜炎，脳腫瘍，ダウン症候群，von Recklinghausen病などいろいろな基礎疾患に起因する二次的な両側内頸動脈閉塞病変で，画像診断で鑑別することは難しい
- **軟髄膜への転移，くも膜下出血，髄膜炎，高濃度酸素吸入，神経皮膚黒色腫，腎不全患者のガドリニウム投与数日後**：FLAIR像にて脳溝が高信号を呈してもやもや病のivy sign所見と鑑別を要する

<参考文献>
- Kuroda, S., et al.: Incidence and clinical features of disease progression in adult moyamoya disease. Stroke, 36: 2148-2153, 2005
- Ikeda, K., et al.: Asymptomatic moyamoya disease. Stroke, 38: e151, 2007
- 宝金清博：もやもや病．「脳神経外科学I」（太田富雄，松谷雅生 編），p622-645, 金芳堂，2008
- Maeda, M. & Tsuchida, C.: "Ivy sign" on fluid-attenuated inversion-recovery images in childhood moyamoya disease. AJNR, 20: 1836-1838, 1999
- Masuda, J., et al.: Moyamoya disease. Stroke; pathophysiology, diagnosis, and management. (Mohr, J. P., et al. eds.), p603-618, Churchill Livingstone, Philadelphia, 2004

<木下俊文>

第2章 脳腫瘍

1）天幕上（脳実質内）

034 びまん性星細胞腫
(diffuse astrocytoma)

症例 40歳代　女性
物忘れにて発症

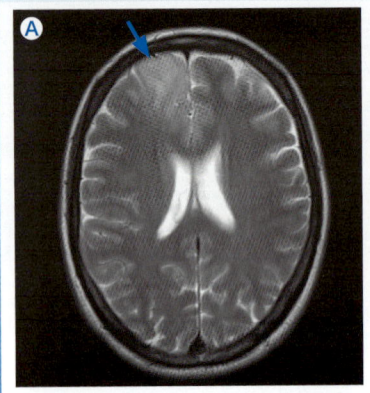

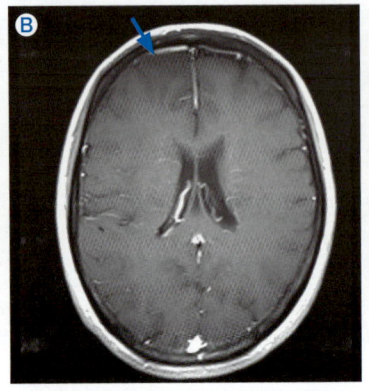

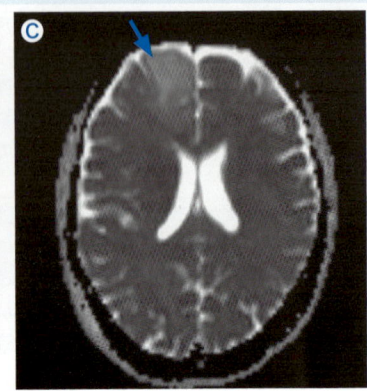

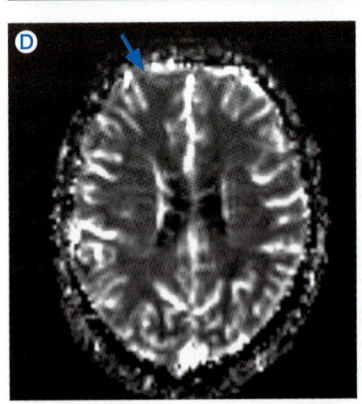

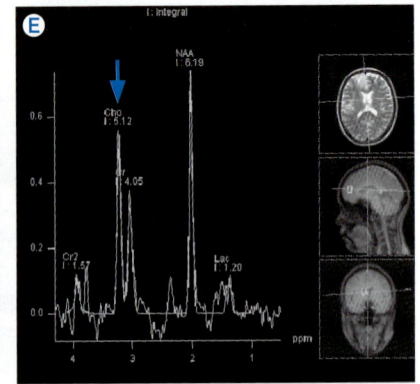

図1 T2強調像（A），造影T1強調像（B），ADC map（C），灌流画像（rCBV：D），MRS（E）
A：右前頭葉に境界不明瞭な高信号域がみられる（→）
B：病変部に明らかな異常増強効果はみられない（→）
C：病変部の拡散はやや上昇し，ADC値は 1.3×10^{-3} mm^2/s 程度である（→）
D：病変部の灌流は正常脳と同程度である（→）
E：病変部のcholineは若干上昇している（→）

解説

- **前頭葉や側頭葉の大脳半球に好発**する**高分化の星細胞腫瘍（WHO分類：grade Ⅱ）**で，腫瘤を形成し周囲にびまん性に浸潤する
- 20～40歳代の若年成人に多いが，小児にも発生し，男性にやや多い
- 全星細胞系腫瘍の10～15%
- 経過中に退形成性星細胞腫や膠芽腫へ悪性転化する傾向
- 平均予後は6～8年，平均悪性転化は4～5年
- 初発症状は痙攣が多いが，進行するにつれて片麻痺などの症状を呈する
- 組織学的特徴：腫瘍細胞は3つの亜型に区別され，線維性（fibrillary）タイプが最も多く，次に肥胖細胞性（gemistocytic）で，稀に原形質性（protoplasmic）のタイプがある．これらは混在することが多い
- 高分化の線維性もしくは肥胖細胞性の腫瘍性星細胞がしばしば微小嚢胞を伴う粗な間質に存在し，核の異型性や核分裂像は少ない（MIB-1＜4%）
- 肥胖細胞性星細胞腫（肥胖細胞性タイプの腫瘍細胞の割合が全体の20%を超えるもの）は悪性転化しやすい
- **遺伝子**：びまん性星細胞腫全体でのTP53遺伝子変異は＞60%．肥胖細胞性星細胞腫では＞80%．TP53遺伝子変異の有無は悪性転化を予測できるものではない．最近IDH1遺伝子変異が注目されている
- **治療**：手術＋放射線治療
- **予後予測因子**：若年者，全摘出，軽度の神経症状は予後良好の因子．肥胖細胞性星細胞腫，大きな腫瘍サイズは予後不良の因子

診断に役立つupdateな情報

低悪性度グリオーマの灌流画像による再発時期の予測
- Lawらは低悪性度のグリオーマ39症例に対して腫瘍の標準化脳血液量（normalized CBV）と再発時期との相関を検討し，治療後の腫瘍再発までの平均期間はnormalized CBVが1.75未満の場合は4,620日，normalized CBVが1.75より大きい場合は245日で，normalized CBVが腫瘍再発時期の予測に有用であることを示した

病理診断の限界
- グリオーマの悪性度診断には組織病理学的診断がゴールドスタンダードであるが，標本採取エラーがあること，WHO分類の悪性度診断基準には幅があること，病理医間の診断にばらつきがあること，グリオーマ内において生物学的な差がみられることから，一部の標本では不十分な病理診断になる可能性がある．そのため，腫瘍全体が把握できる画像診断と組み合わせて最終診断することが望まれる

画像所見

CT
- 腫瘍は境界不明瞭な低〜等吸収の腫瘤で，時に石灰化を伴う（約20％）
- 頭蓋骨のエロージョンは稀

MRI
- 限局性もしくは境界不明瞭なびまん性の内部は均一な腫瘤で，T1強調像で低信号，T2強調像で高信号を示す（図1 A）
- 病変はしばしば大脳皮質に進展する
- **通常増強効果はみられない**（図1 B）（増強される場合は悪性転化を疑う）
- 周囲に浮腫性変化は伴わないか，あっても軽度
- 出血や囊胞は稀
- **拡散強調像では等〜軽度低信号で，ADC値は上昇**（図1 C）
- MR灌流画像では腫瘍の血管増生が少ないことを反映し，**局所脳血流量（rCBV）は低値**である（図1 D）
- MRSにてCho上昇，NAA低下（非特異的所見）．周囲への腫瘍浸潤の評価に有用な時もある

鑑別診断

- **退形成性星細胞腫**：部分的には増強効果を呈することが多いが，鑑別困難なこともある
- **乏突起膠腫**：大脳皮質を主体とした病変で，石灰化を伴うことが多い
- **胚芽異形成性神経上皮腫瘍（DNT）**：境界明瞭で，増強効果は乏しく，ADC値が高い
- **急性期脳梗塞**：急激な発症，拡散強調像で高信号を呈することから鑑別は容易
- **ヘルペス脳炎**：経過が急速で，大脳辺縁系や側頭葉にみられ，しばしば出血や増強効果を示す
- **脳炎**：経過が急速で，斑状の増強効果があり，しばしば拡散制限を伴う

<参考文献>
- Louis, D. N., et al.：World Health Organization Classification of Tumours of the Central Nervous System. Astrocytic Tumours. Lyon, IARC Press, p13-52, 2007
- Law, M., et al.：Low-grade gliomas：dynamic susceptibility-weighted contrast-enhanced perfusion MR imaging-prediction of patient clinical response. Radiology, 238：658-667, 2006

<上谷浩之，平井俊範>

第 2 章 脳腫瘍　　脳神経外科　神経内科　小児科

1）天幕上（脳実質内）

035　退形成性星細胞腫
(anaplastic astrocytoma)

症例　60歳代　男性
痙攣にて発症

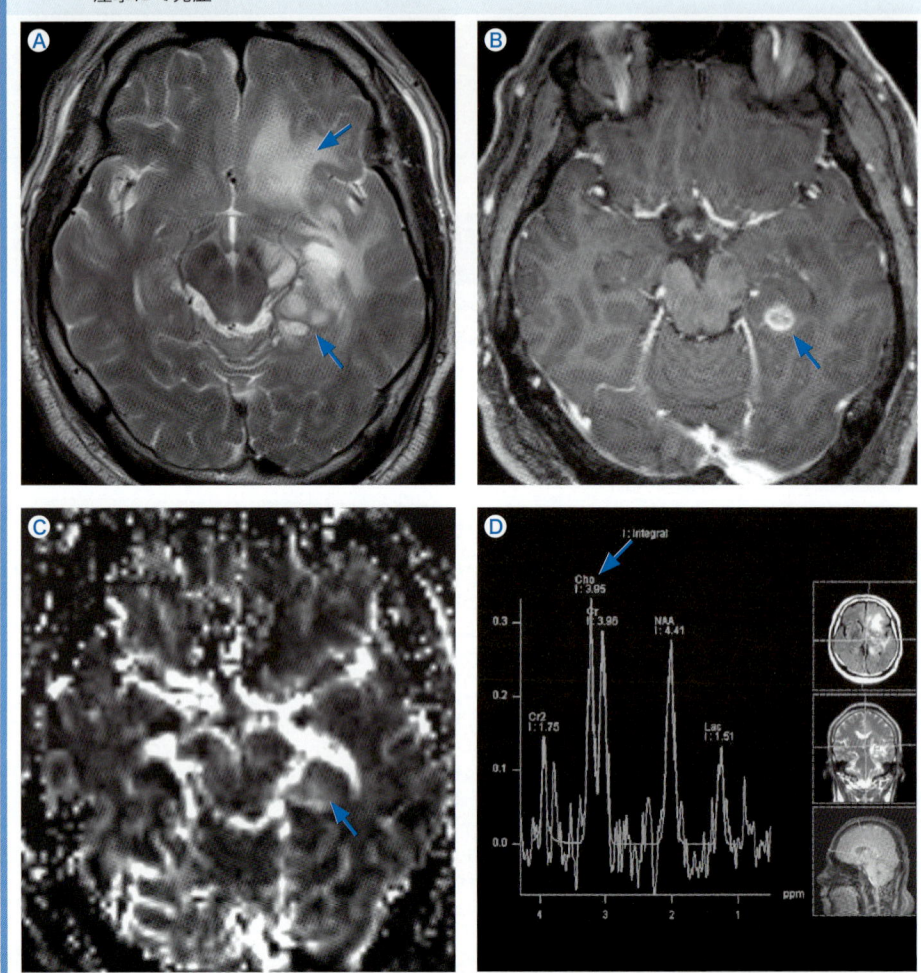

図1　T2強調像（A），造影MPRAGE像（B），灌流画像（rCBV：C），MRS（D）
A：左前頭葉下面から側頭葉内側に不均一で境界不明瞭な高信号域がみられる（→）
B：左側頭葉内側に一部増強効果域がみられる（→）
C：左側頭葉内側の増強効果域に一致して若干の灌流増加域が認められる（→）
D：左側頭葉内側のT2強調像での高信号域にcholineの軽度上昇域がみられ，Cho/NAAは1.0を超えている（→）

035 退形成性星細胞腫

診断に役立つupdateな情報

灌流画像による脳腫瘍の鑑別
- 灌流画像では一般的にrCBV値は，膠芽腫＞退形成性星細胞腫＞びまん性星細胞腫・悪性リンパ腫の順に高い値を示す

灌流画像による悪性星細胞腫の予後予測
- Hiraiらの悪性星細胞腫49例を用いた多変量解析の検討では，標準化脳血液量（normalized CBV）は予後予測において独立した因子
- 退形成性星細胞腫においてnormalized CBVが2.3を超える群は超えない群と比べ有意に予後不良

ADC値による悪性星細胞腫の予後予測
- Murakamiらの悪性星細胞腫79例を用いた多変量解析の検討では，最小ADC値は予後予測における独立した最も重要な因子
- 退形成性星細胞腫において最小ADC値が1.0×10^{-3} mm^2/s以下の群は1.0×10^{-3} mm^2/sを超える群と比べ有意に予後不良

解説

- 成人（20～60歳代）に多く，大脳半球に好発する中分化型の浸潤性星細胞腫で，**悪性度はびまん性星細胞腫（grade II）と膠芽腫（grade IV）の中間のgrade III**
- 多くはびまん性星細胞腫からの悪性転化，*de novo*発生もある
- 経過中に膠芽腫へ悪性転化する傾向
- 平均予後は2～3年，膠芽腫へ悪性転化までの期間は平均2年
- 症状はびまん性星細胞腫と類似
- **組織学的特徴**：びまん性星細胞腫に細胞密度増加，血管内皮細胞の増殖，核異型性の出現，核分裂像増加（MIB-1：5～10％）を伴う．壊死はみられない
- **遺伝子**：びまん性星細胞腫と同様にIDH1やTP53遺伝子変異が多い．その他，ヘテロ接合性の消失（19q）などがみられる
- **治療**：膠芽腫に準じて手術＋放射線治療＋化学療法．最近は新化学療法剤テモゾラミドの効果が期待されている

画像所見

CT
- 腫瘍は境界不明瞭な低吸収の腫瘤
- 石灰化や出血は稀

MRI
- T1強調像で低信号，T2強調像で高信号（図1 A），比較的に境界不明瞭で内部は不均一
- 病変は白質を主体に置き，皮質にも進展する
- 増強されないことも少なくない
- **増強効果を認める時は，限局性，結節状，斑状などさまざまである**（リング状に増強されたら，膠芽腫を疑う）
- 腫瘍浸潤や周囲の浮腫性変化もみられるが，膠芽腫より軽度のことが多い
- 拡散強調像での高信号域は目立たないことが多い（細胞密度上昇域は拡散制限）
- 灌流画像では膠芽腫とびまん性星細胞腫の中間のrCBV値を示すことが多いが，腫瘍血管増生の多い部分に一致して高いrCBVを示す（図1 C）
- MRSにてCho上昇，NAA低下．周囲への腫瘍浸潤の評価に有用な時もある（図1 D）

鑑別診断

- **他の星細胞系腫瘍（膠芽腫やびまん性星細胞腫）**：増強効果のパターン，灌流画像rCBV値やADC値が鑑別に有用
- **乏突起膠腫**：石灰化を伴うことが多い
- **悪性リンパ腫**：均一な増強効果を示し，灌流画像ではrCBV値は低いことが多い
- **急性期脳梗塞**：急激な発症，拡散強調像で高信号を呈することから鑑別は容易
- **ヘルペス脳炎**：経過が急速で，大脳辺縁系や側頭葉にみられ，しばしば出血や増強効果を示す
- **脳炎**：経過が急速で，斑状の増強効果があり，しばしば拡散制限を伴う

＜参考文献＞
- Hirai, T., et al.：Prognostic value of perfusion MR imaging of high-grade astrocytomas：long-term follow-up study. AJNR, 29：1505-1510, 2008
- Murakami, R., et al.：Malignant supratentorial astrocytoma treated with postoperative radiation therapy：prognostic value of pretreatment quantitative diffusion-weighted MR imaging. Radiology, 243：493-499, 2007

＜上谷浩之，平井俊範＞

第2章 脳腫瘍

1）天幕上（脳実質内）

036 膠芽腫
(glioblastoma)

症例 70歳代　女性
失語が徐々に出現

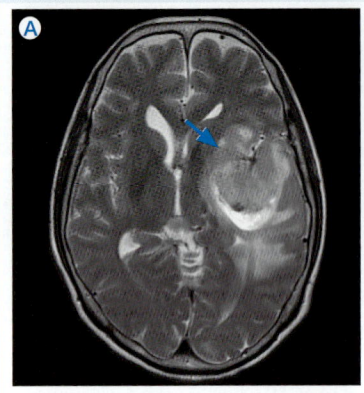

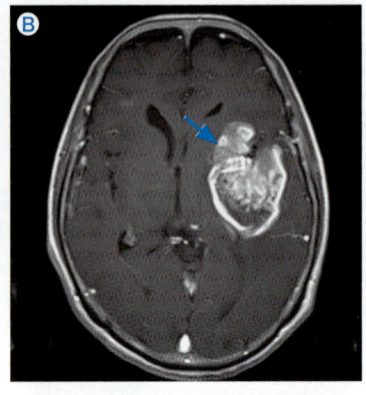

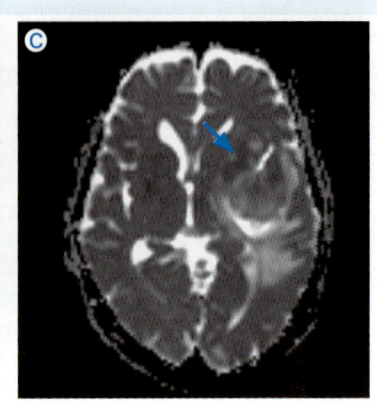

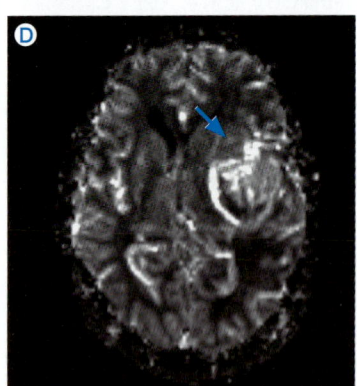

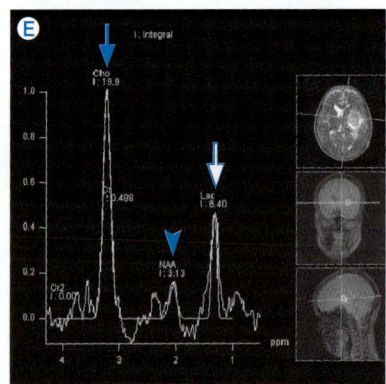

図1 T2強調像（A），造影T1強調像（B），ADC map（C），灌流画像（rCBV map：D），MRS（E）
A：左側頭葉から島・基底核に不均一で境界不明瞭な高信号域がみられる（→）
B：左島・基底核を中心に不均一なリング状増強効果域がみられる（→）
C：病変部の拡散は制限域がみられ，最小ADC値は 0.7×10^{-3} mm²/s 程度である（→）
D：病変に著明な灌流増加域が認められる（→）．病変の最も高い灌流域は対側大脳白質の11倍程度である
E：病変充実部にcholine（→）とlactate・lipid脂質（⇒）の上昇，NAA（▶）の低下がみられる

解　説

- グリオーマの中で最も多く，成人（45〜75歳）の大脳半球に好発し，**最も悪性度の高い星細胞系腫瘍（WHO分類：grade Ⅳ）**
- 最初から膠芽腫として発症するもの（*de novo*型）と，びまん性星細胞腫や退形成性星細胞腫から悪性転化したもの（**secondary**型）があり，**前者が95％を占める**．両者には遺伝子異常に違いがある
- 特殊型に巨細胞膠芽腫（giant cell glioblastoma），膠肉腫（gliosarcoma）がある
- 全脳腫瘍の12〜15％，星細胞系腫瘍の60〜75％を占める
- しばしば脳梁を介して対側半球にも浸潤し，また硬膜浸潤や播種も少なくない
- 平均予後は1年，5年生存率は8％

- 症状は，頭痛，嘔気，片麻痺，痙攣など症状はさまざまで，進行性
- **組織学的特徴：壊死と微小血管増生が特徴**．壊死周囲の核の偽柵状配列（nuclear pseudopalisading），強い核異型，細胞の多形性，核分裂像もみられる（MIB-1＞10％）
- **遺伝子**：遺伝子の多段階変異をもつ．IDH1やTP53遺伝子変異，ヘテロ接合性の消失（10q），上皮成長因子受容体（EGFR）増幅の組み合わせは *de novo* 型とsecondary型で異なる．特にIDH1遺伝子変異は最近注目されている
- **治療**：手術＋放射線治療＋化学療法．新しい治療薬（テモゾラミド*，ベバシズマブ†）の効果が期待されている

診断に役立つupdateな情報

膠芽腫の予後予測
- 膠芽腫の予後を予測する因子として，年齢，Karnofsky performance scale（KPS）スコア，相対的脳血液量（rCBV）やADC値などがある
- 最近の報告にてテモゾラミドと放射線治療の併用後の膠芽腫の予後予測因子として，治療後1カ月後のrCBVの変化率が有用とされる

pseudoprogression
- 新化学療法剤テモゾラミドと放射線治療の併用が新たな治療のスタンダードとなってきているが，従来の治療ではみられなかった治療後早期からの脳壊死像が問題となっている
- これは画像上腫瘍が進行しているようにみえるのでpseudoprogressionと呼ばれる
- この病変は治療せずに縮小・安定化し，患者はこの病態においてしばしば無症状である
- 腫瘍再発との区別は従来の画像診断では困難である
- テモゾラミドと放射線治療の併用治療後3カ月以内に増強され拡大する病変をみたらpseudoprogressionを鑑別にあげる

膠芽腫の*de novo*型とsecondary型のIDH1変異による鑑別
- Ohgakiらの研究により膠芽腫の*de novo*型とsecondary型の鑑別にIDH1遺伝子変異が有用であることがわかってきた．従来のマーカーと比べより厳密に両者を鑑別できる可能性があり，IDH1変異は*de novo*型には5％未満，secondary型には80％より高い頻度で観察される

＊：テモゾラミド（temozolomide，商品名テモダール®）は経口のアルキル化剤で，分子量が194と小さく血液脳関門を通過する．本邦では2006年に認可され，治療成績向上の期待が高く，副作用も比較的少ないとされる

†：ベバシズマブ（bevacizumab，商品名アバスチン®）は，血管内皮細胞増殖因子（VEGF）に対するモノクローナル抗体で分子標的治療薬の1つである．VEGFの働きを阻害することにより，腫瘍の血管新生や増殖を抑える作用をもつ．本邦では現在治験中である

画像所見

CT
- 単純CTで不均一で等〜低吸収である
- しばしば出血があり，石灰化は稀

MRI
- T1強調像で等〜低信号で，出血をきたすと高信号となる
- T2強調像では不均一な高信号（図1 A），豊富な腫瘍血管を反映し腫瘍内にflow voidがみられることもある
- **壊死周囲に壁が厚く不整なリング状増強効果を示す**（図1 B）
- 腫瘍周囲には浮腫や浸潤を示すT2強調像での高信号域やmass effectを伴うことが多い
- 腫瘍の浸潤傾向は強く，**脳梁を介した対側大脳半球への浸潤もしばしば認める**
- **拡散強調像では他の星細胞系腫瘍よりADC値が低下する**（図1 C）
- **灌流画像では腫瘍血管増生が多いことを反映し，一般に非常に高いrCBVを示す**（図1 D）
- MRSではCho上昇，NAA低下を認め，**Cho/NAA**比は一般に1.0を超える．壊死を反映してlactate・lipidが上昇する（図1 E）
- 磁化率強調像やT2*強調像で，出血部は信号が低下する

鑑別診断

- **他の星細胞系腫瘍（退形成性星細胞腫など）**：リング状増強効果，灌流画像やADC値も鑑別に有用なことが多い
- **転移性脳腫瘍**：多発性であれば転移を疑うが，単発性の場合は鑑別困難なことも多い
- **脳膿瘍**：拡散強調像で一般に著明な高信号を呈し，鑑別は比較的容易
- **悪性リンパ腫**：髄液腔近傍に好発し，脳梁を介する進展は類似する．比較的均一な増強効果，灌流画像で低灌流などが鑑別点
- **多発性硬化症（MS）**：tumefactive MSではMRI所見が類似するが，灌流画像で低灌流，open-ring signは鑑別に有用

＜参考文献＞
- Louis, D. N., et al.：World Health Organization Classification of Tumours of the Central Nervous System. Astrocytic Tumours. Lyon, IARC Press, p13-52, 2007
- Brandsma, D., et al.：Clinical features, mechanisms, and management of pseudoprogression in malignant gliomas. Lancet Oncol, 9：453-461, 2008
- Mangla, R., et al.：Changes in relative cerebral blood volume 1 month after radiation-temozolomide therapy can help predict overall survival in patients with glioblastoma. Radiology, 256：575-584, 2010
- Ohgaki. H. & Kleihues. P.：Genetic alterations and signaling pathways in the evolution of gliomas. Cancer Sci, 100：2235-2241, 2009

＜上谷浩之，平井俊範＞

第2章 脳腫瘍　脳神経外科　神経内科　小児科

1）天幕上（脳実質内）

037 大脳神経膠腫症
(gliomatosis cerebri)

症例　20歳代　男性
複視とふらつきにて発症

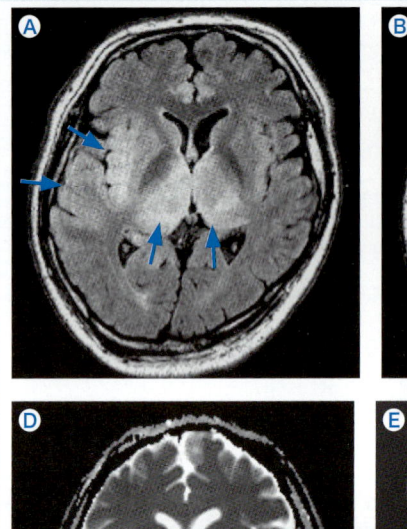

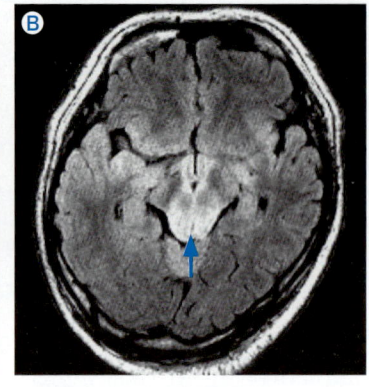

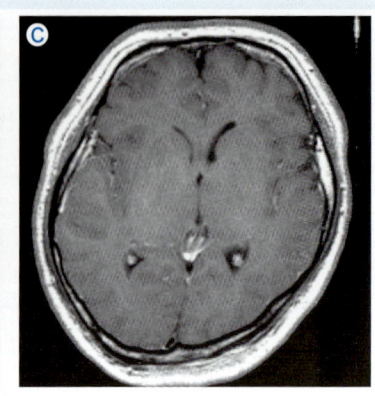

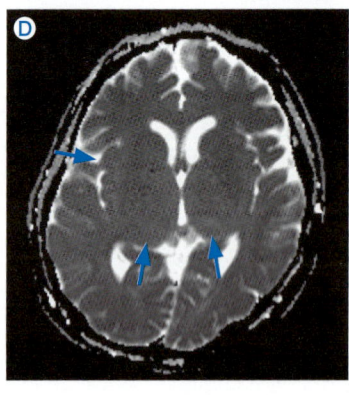

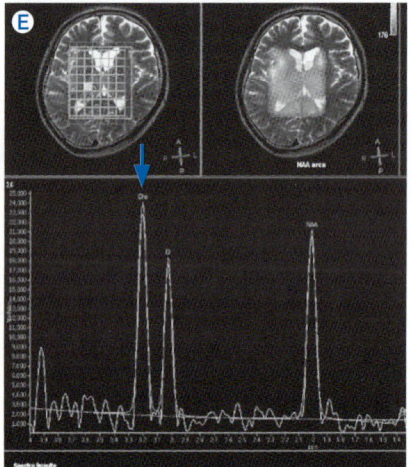

図1　FLAIR像（基底核レベル：A），FLAIR像（中脳レベル：B），造影T1強調像（C），ADC map（D），MRS（E）
A：左側頭葉，左島・基底核から両側視床に境界不明瞭な高信号域がみられる（→）
B：中脳にも高信号域が認められる（→）
C：病変部に明らかな異常増強効果は認められない
D：病変部の正常脳と同程度の拡散制限がみられ，ADC値は 0.8×10^{-3} mm^2/s 程度である（→）
E：FLAIR像での高信号域にcholineの上昇が軽度みられる（→）（カラーアトラス参照）

診断に役立つupdateな情報

MRSによる大脳神経膠腫症の悪性度評価
- BendszusらはMRSを用いて大脳神経膠腫症6例についてMRSを用いて評価し，Cho/NAAはlow-grade病変では最大で1.3，high-grade病変では最小で2.5であった
- また，high-grade病変ではlactateやlactate・lipidのピークがみられた
- Cho/NAAやlactate・lipidは病変の悪性度評価に有用であり，Cho/NAAの大きな部位での生検を勧めている

メチオニンPETによるグリオーマの悪性転化の診断
- Ullrichらは24例のグリオーマをメチオニンPETで経過観察し，メチオニンPETの集積率の変化の割合と組織学的結果を比較検討した
- 悪性転化した病変の平均集積増加の割合は54.4%，一方，悪性転化しなかった病変では3.9%であった
- 集積増加の割合を14.6%に域値をおくと両者の鑑別する診断能はsensitivity 90%，specificity 92.3%であった
- メチオニンPETの集積増加の割合は血管内皮増殖因子の増加の割合と相関した

解説

- 明瞭な腫瘤を形成することなく，少なくとも3葉以上の大脳葉に腫瘍性の神経膠細胞（通常は星細胞，稀に乏突起膠細胞）がびまん性に浸潤する稀な腫瘍
- 脳幹・小脳のほか脊髄へも進展しうる
- 組織学的にWHO grade Ⅲに相当することが多い
- あらゆる年齢層にもみられるが，中高年者に多い
- 症状は，精神異常，頭痛，片麻痺，痙攣，脳神経障害，頭蓋内圧亢進症状などさまざま
- 一部の病理診断のみでは診断が難しく，MRIと脳生検を組み合わせて診断する
- 組織学的特徴：細長い紡錘形の核を有する小さなグリア細胞の増殖．浸潤は白質線維の走行に沿って広がる傾向で，既存の組織構築の破壊は乏しい
- 遺伝子：びまん性星細胞の遺伝子異常と大きな違いはない
- 治療：放射線治療＋化学療法

画像所見

MRI

- T1強調像で等〜低信号，T2強調像・FLAIR像で高信号を呈し（図1 A，B），境界不明瞭に3葉以上の大脳葉に浸潤性に広がる
- 脳梁を介して対側大脳半球に進展しやすく，基底核・視床，脳幹，小脳，脊髄へも進展
- 一般に増強効果はみられないか，ごくわずかである（図1 C）
- 強い増強効果は悪性グリオーマまたは悪性転化を示唆する
- mass effectで脳室や脳溝がやや狭小化する
- 拡散強調像では一般に拡散制限はみられない（図1 D）
- 灌流画像では腫瘍血管増生が低いことを反映し，低いrCBVを示す
- MRSでは一般にCho上昇，NAA低下を認める（図1 E）．high-gradeの病変ではCho/NAA比は高くなり，lactate・lipidが上昇しやすい．Cho上昇がなく，ミオイノシトールが上昇する場合もある

鑑別診断

- **大脳リンパ腫症（lymphomatosis cerebri）**：画像での鑑別は一般に難しいが，進行が速く，認知症をきたしやすい．FDG-PETが有用との報告あり
- **Binswanger病**：高血圧や高脂血症などの動脈硬化の危険因子の存在や高血圧性のmicroangiopathyに伴うmicrobleedsは鑑別に有用か
- **脳炎**：急性の経過，異常信号の進展様式，拡散強調像での拡散制限の有無は鑑別に有用と考えられる
- **脱髄性疾患**：劇症型急性散在性脳脊髄炎（ADEM）などの広範な脱髄性病変は鑑別が難しいと思われるが，急性の経過や先行感染の存在は鑑別に寄与する
- **代謝性疾患**：異染性白質ジストロフィーやAlexander病などと鑑別が難しい場合もあるが，代謝性疾患は一般に左右対称性である

<参考文献>
- Bendszus, M., et al.：MR spectroscopy in gliomatosis cerebri. AJNR, 21：375-380, 2000
- Saraf-Lavi, E., et al.：Proton MR spectroscopy of gliomatosis cerebri：case report of elevated myoinositol with normal choline levels. AJNR, 24：946-951, 2003
- Yang, S., et al.：Dynamic contrast-enhanced T2*-weighted MR imaging of gliomatosis cerebri. AJNR, 23：350-355, 2002
- Ullrich, R. T., et al.：Methyl-L-^{11}C-methionine PET as a diagnostic marker for malignant progression in patients with glioma. J Nucl Med, 50：1962-1968, 2009

<上谷浩之，平井俊範>

第2章 脳腫瘍

1）天幕上（脳実質内）

038 乏突起膠腫，退形成性乏突起膠腫
(oligodendroglioma, anaplastic oligodendroglioma)

症例 60歳代　女性（乏突起膠腫）
言動異常にて発症

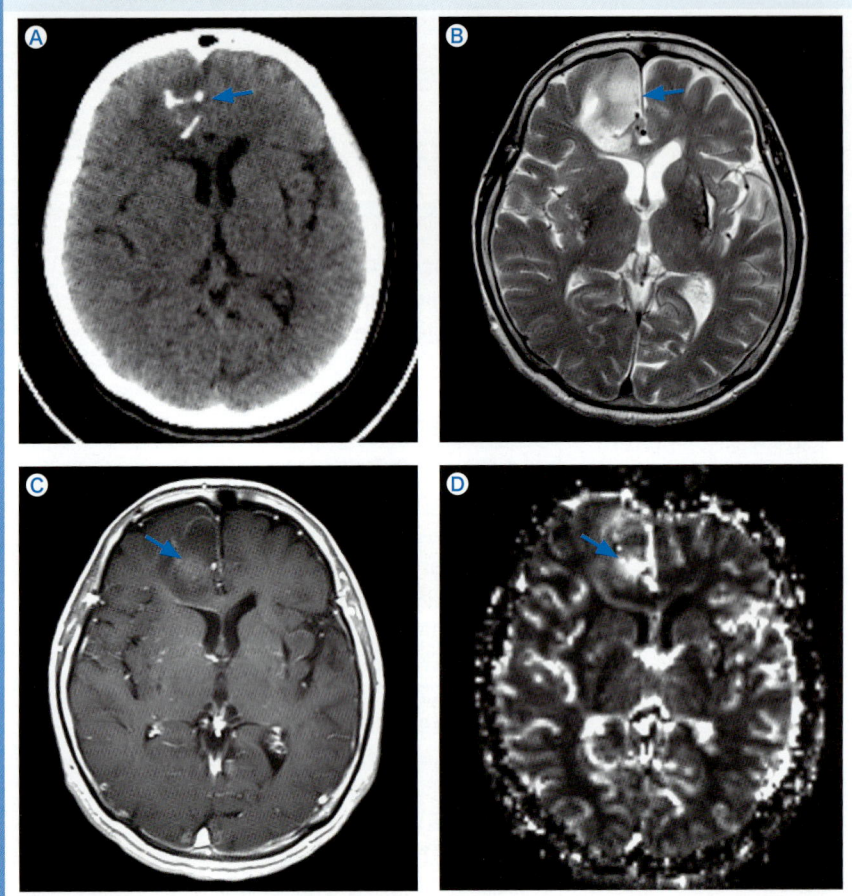

図1 単純CT（A），T2強調像（B），造影T1強調像（C），灌流画像（rCBV map：D）
A：右前頭葉内側に石灰化がみられる（→）
B：右前頭葉内側の皮質から皮質下に不均一な高信号域が認められる（→）
C：病変部に一部淡い増強効果が認められる（→）
D：病変部に一部灌流の上昇域がみられる（→）

解説

- 乏突起膠腫は乏突起膠細胞に類似する細胞で構成される浸潤性発育をする高分化な腫瘍（WHO grade Ⅱ）
- 退形成性乏突起膠腫（WHO grade Ⅲ）は最初から本腫瘍を発症するもの（de novo型）と，乏突起膠腫から悪性転化したもの（secondary型）がある
- 乏突起膠腫は全原発性脳腫瘍の約2.5％，神経膠腫の5～6％を占める
- **皮質～皮質下白質を主座とし，大脳，特に前頭葉に好発**．小脳，脳幹，脊髄，小脳橋角部などにも発生する
- 30～50歳に好発し，やや男性に多い

- 乏突起膠腫，退形成性乏突起膠腫の5年生存率はそれぞれ50～75％，40～45％
- 症状は痙攣が多く，頭痛や性格変化などがある．退形成性乏突起膠腫は症状の進行が速い
- **組織学的特徴**：乏突起膠腫は均一な丸い核とその周囲の空胞化した細胞質からなる細胞が中等度の細胞密度でみられ，蜂の巣状を呈する（MIB-1＜5％）．その他微小石灰化，粘液・嚢胞変性，密に分岐する毛細血管網（chicken wire pattern）がみられる
- 退形成性乏突起膠腫は微小血管増生と高い細胞分裂能がみられる．壊死の存在は予後不良因子で，glioblastoma with oligodendroglioma component（WHO grade Ⅳ）と呼ばれる

診断に役立つupdateな情報

乏突起膠細胞系腫瘍における遺伝子異常と灌流画像との関係
- Kapoorらの報告では，乏突起膠細胞系腫瘍における遺伝子異常を1p/19q LOHもしくは1p LOHの群（Group 1）と1p19q正常もしくは19q LOHの群（Group 2）に分けると，WHO grade IIの乏突起膠腫はGroup 1においてGroup 2より有意に高い灌流を示した．また，多変量解析で1p/19q LOHを有する腫瘍では腫瘍灌流と上皮成長因子受容体（Epidermal Growth Factor Receptor：EGFR），血管内皮増殖因子（vascular endothelial growth factor：VEGF）の間に有意な関連がみられた

低悪性度乏突起膠細胞系腫瘍のサブタイプのMR灌流ヒストグラム解析による鑑別
- Emblemらは52例のグリオーマに対してMR灌流画像による評価を行い，腫瘍内の最大灌流値を用いる解析（従来法）とヒストグラム解析の両者を用いて検討した．ヒストグラム解析とは腫瘍内灌流値の均一性を定量化できる手法である．両解析法ともに低悪性と悪性のグリオーマを鑑別できた．従来法では低悪性度乏突起膠細胞系腫瘍のサブタイプまでは鑑別できなかった．一方，ヒストグラム解析では1p/19q LOHを持たない低悪性度乏突起膠細胞系腫瘍は他のグリオーマと区別することができ，その感度は100％，特異度91％であった．1p/19q LOHを持たない低悪性度乏突起膠細胞系腫瘍は他のグリオーマより腫瘍内灌流が均一であると思われる．乏突起膠細胞系腫瘍において1p/19q LOHを持たない腫瘍は持つ腫瘍と比べ，治療効果が低いとされている．その腫瘍を画像で予測することは臨床的に意義が大きいものと思われる

- 遺伝子：1番染色体短腕（1p），19番染色体長腕（19q）に相同染色体の一方の領域を部分的に欠失した状態（ヘテロ接合性の消失［loss of heterozygosity：LOH］）がみられる（50～70％）．IDH1遺伝子変異も多くみられる遺伝子解析により診断率が増加．1p, 19qの欠失例は治療に反応しやすく予後がよい
- 治療：手術＋放射線治療＋化学療法．化学療法はPCV療法（塩酸プロカルバジン，ロムスチン，ビンクリスチン）がよく使われていたが，骨髄抑制などの副作用が少ないテモゾロミドを第一選択とする傾向にある

画像所見

CT
- 皮質～皮質下白質を主体に低吸収域と等吸収域が混在
- 石灰化（70～90％）：典型例では腫瘍辺縁部に棍棒状の石灰化
- しばしば囊胞変性し，時に骨の菲薄化を伴う

MRI
- T1強調像で不均一な低信号，T2強調像で不均一な高信号を呈する
- 皮質～皮質下を主体に病変がみられ，しばしば皮質の腫大を伴う
- 乏突起膠腫の約半数で不均一な増強効果を認めるが，退形成性乏突起膠腫の方が増強されやすい．新たな増強効果の出現は退形成性乏突起膠腫を疑う
- MRSではCho上昇とNAA低下を認める
- 灌流画像で退形成性乏突起膠腫は乏突起膠腫より高いrCBVを示す．乏突起膠腫はWHO grade IIであっても高いrCBVがみられる場合があり，悪性度評価には注意が必要である

鑑別診断

- びまん性星細胞腫：鑑別は難しいが，石灰化は稀
- 胚芽異形成性神経上皮腫瘍（DNT）：乏突起膠腫より発生年齢が低い．境界明瞭で，増強効果は乏しく，石灰化の頻度は低い
- 神経節膠腫：小児や若年成人に多い．石灰化や囊胞を伴うことが多い
- 多形黄色星細胞腫：小児や若年成人に多い．皮質を主体にした囊胞を伴いやすい腫瘍で脳表側に充実成分を伴う

〈参考文献〉
- Lev, M. H., et al.：Glial tumor grading and outcome prediction using dynamic spin-echo MR susceptibility mapping compared with conventional contrast-enhanced MR：confounding effect of elevated rCBV of oligodendrogliomas. AJNR, 25：214-221, 2004
- Emblem, K. E., et al.：Histogram analysis of MR imaging-derived cerebral blood volume maps：combined glioma grading and identification of low-grade oligodendroglial subtypes. AJNR, 29：1664-1670, 2008
- Kapoor, G. S., et al.：Magnetic resonance perfusion-weighted imaging defines angiogenic subtypes of oligodendroglioma according to 1p19q and EGFR status. J Neurooncol, 92：373-386, 2009

〈上谷浩之，平井俊範〉

第 2 章 脳腫瘍

1）天幕上（脳実質内）

039 上衣腫 / 退形成性上衣腫
(ependymoma/anaplastic ependymoma)

症例 75歳 女性（退形成性上衣腫）
言葉が出にくい，歩行時のふらつき（三重大学症例）

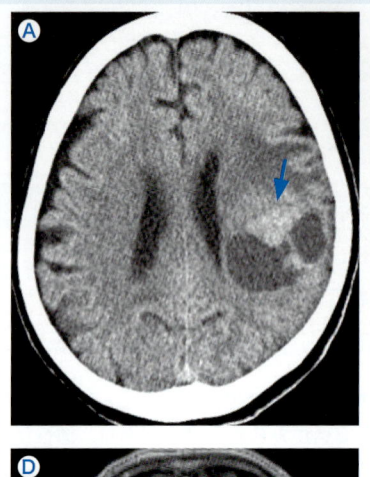

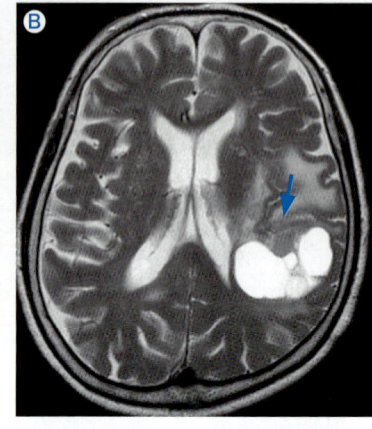

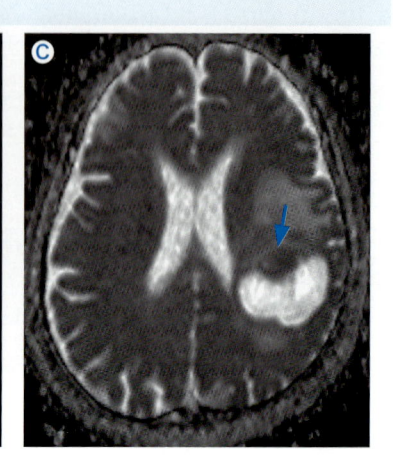

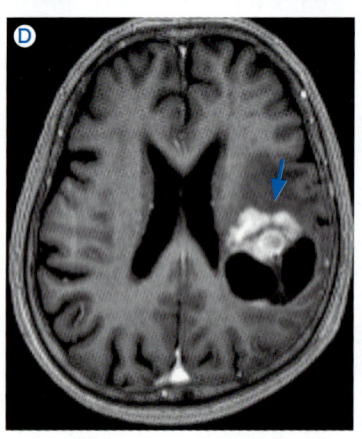

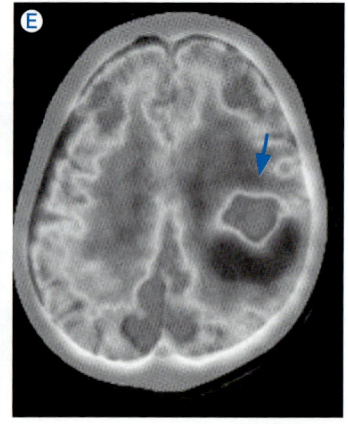

図1 単純CT（A），T2強調像（B），ADC map（C），造影T1強調像（D），FDG PET（E）
A：左前頭頭頂葉に大きな囊胞を伴う腫瘤性病変を認める．腫瘍内には高吸収の充実部分を認める（→）．脳室と病変は離れている
B：充実部の信号は淡い高信号である（→）．周囲には広範な浮腫を認める
C：充実部のADC値は$0.87×10^{-3}mm^2/s$と低く（→），細胞密度が高い腫瘍と考えられた
D：充実部は強く増強されている（→）
E：充実部にはFDGの強い集積を認め（→），悪性を疑った（カラーアトラス参照）

解 説

- 上衣腫は脳室や脊髄中心管の壁にある上衣細胞由来，もしくは上衣細胞残遺由来の腫瘍（WHO grade Ⅱ）．亜型にcellular, papillary, clear cell, tanycyticがある
- 退形成性上衣腫（WHO grade Ⅲ）は，WHO grade Ⅱの上衣腫から悪性転化するものもある
- 上衣腫はあらゆる年齢でもみられるが，発生部位で年齢層が異なる．テント下は主に小児，脊髄は30〜40歳の成人に多く，またテント上は成人，小児どちらでもみられる
- 上衣腫はテント下が多く（60%），第4脳室内にみられやすい．テント上では脳室外の**大脳白質**に最も多く，次に第3脳室や側脳室にみられる．非常に稀に大脳皮質に生じることや脳実質外で髄膜腫に類似することもある
- テント上大脳白質発生の上衣腫では大脳皮質に浸潤する腫瘍と比べててんかん発作が少ない
- 組織学的特徴：テント上大脳白質発生の上衣腫の組織はテント下やテント上脳室内発生の上衣腫と同様であるが，テント下やテント上脳室内発生の上衣腫よりanaplastic typeが多い
- 遺伝子：退形成性上衣腫は，上衣腫からの悪性転化や*de novo*型が考えられるが，その遺伝子の背景はまだ十分解明されていない
- 治療：脳実質内発生のため全摘出が難しく，また

診断に役立つupdateな情報

テント上発生の上衣腫の予後予測
- Metellus らはフランスの24施設においてテント上（脳実質，第3脳室，側脳室）発生の上衣腫と証明された46例を検討した．5年，10年生存率は，それぞれ57.1%，41.8%であった
- 脳実質内病変はWHO grade Ⅲ，脳室内病変はWHO grade Ⅱと有意に相関した
- 成人のテント上発生上衣腫の予後に影響する因子の多変量解析で，年齢，外科切除範囲，組織のグレードは有意な因子であった

大脳皮質発生の上衣腫
- van Gompelらは1997年から2009年の間にMayo Clinicで手術された上衣腫202例を検討し，その中で49例（24%）がテント上で，9例（4%）は表在の皮質発生であった
- 皮質発生の上衣腫は前頭葉，頭頂葉に多くみられ，側頭葉には認められなかった．9例中7例は難治性てんかん発作で発症した
- 大部分の皮質発生の上衣腫は低悪性度であり，他のテント上の上衣腫と比べ，皮質発生の上衣腫は予後がよい傾向にあった

anaplastic typeが多いため，テント下や脳室内発生の上衣腫より治療成績は不良である

画像所見

CT
- 腫瘤は脳実質と等吸収でしばしば石灰化を認める
- 囊胞や出血がみられることも少なくない

MRI
- T1強調像で低信号，T2強調画像で出血や囊胞，壊死，石灰化を反映し，不均一な高信号を呈することが多い
- 増強効果は全く増強されないものから軽度/中等度増強されるものまでさまざまで，不均一なことが多い
- T2*強調像で腫瘍に伴う出血や石灰化は低信号を示す
- 星細胞系腫瘍や乏突起細胞系腫瘍との鑑別は困難である

鑑別診断

- **悪性星細胞系腫瘍**：囊胞など形態所見，ADC値低下，FDG PET高集積，腫瘍血液量増大など所見が類似．画像では鑑別は困難
- **転移性脳腫瘍**：多発なら転移を疑うが，単発では鑑別が困難
- **脳膿瘍**：拡散強調像での高信号が有用
- **悪性リンパ腫**：悪性リンパ腫では囊胞，出血，石灰化は稀で，増強効果の均一な点が鑑別に有用
- **多発性硬化症（MS）**：tumefactive MSでは時に鑑別が難しい．open-ring signが鑑別に有用
- **急性期梗塞**：退形成性上衣腫では時に急速な腫瘍の増大となり，拡散強調像で強い高信号なこともある．臨床症状・経過を参考にするのが基本．MRSや増強効果なども参考
- **大脳皮質主体の腫瘍**：多形黄色星細胞腫（PXA），神経節膠腫（ganglioglioma），毛様細胞性星細胞腫など表在性に発生しやすい腫瘍との鑑別が必要

＜参考文献＞
- Metellus, P., et al.：Supratentorial ependymomas：prognostic factors and outcome analysis in a retrospective series of 46 adult patients. Cancer, 113：175-185, 2008
- van Gompel, J. J., et al.：Cortical ependymoma：an unusual epileptogenic lesion. J Neurosurg, 114：1187-1194, 2011
- Youkilis, A.S., et al.：Parasagittal ependymoma resembling falcine meningioma. AJNR, 22：1105-1108, 2001

＜上谷浩之，平井俊範＞

第2章 脳腫瘍 　脳神経外科　神経内科　小児科

1）天幕上（脳実質内）

040 毛様細胞性星細胞腫
(pilocytic astrocytoma)

症例 15歳　女子（神経線維腫症I型）
視力障害（三重大学症例）

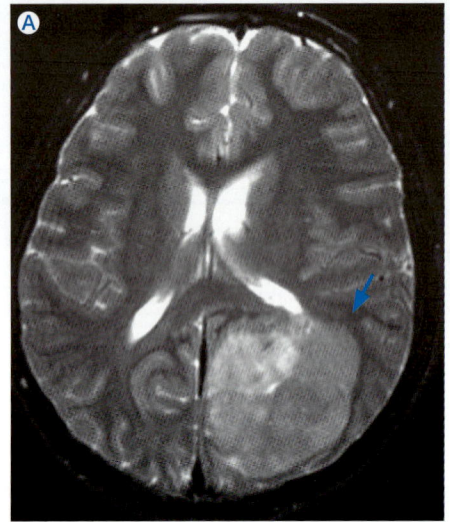

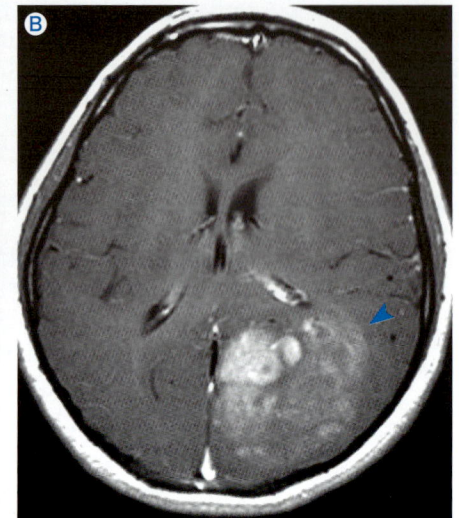

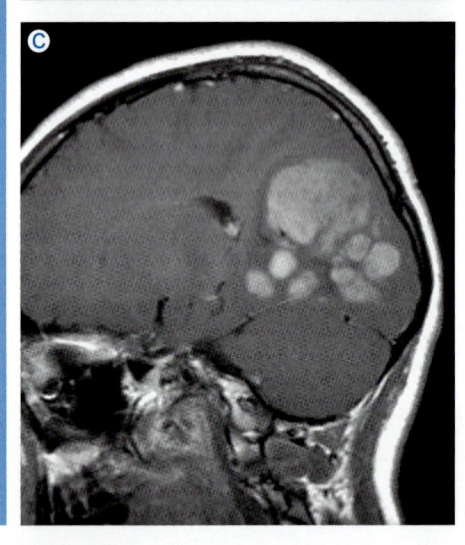

図1　T2強調像（A），造影T1強調像（B），造影T1強調矢状断像（C）

A：左後頭葉に巨大な腫瘍あり（→）．強い高信号と淡い高信号が混在しているが，腫瘍の境界は比較的明瞭である

B，C：T2強調像の比較的強い高信号部では増強効果は強いが，他部位では増強効果は弱い（▶）．なお，本症例では視神経と視交叉にも腫瘍を認めていた

解説

- 毛様細胞性星細胞腫は小児で最も頻度の高いグリオーマで，組織学的にbiphasic patternで細長い毛様突起をもつ紡錘形の腫瘍性星細胞からなる（**WHO grade I**）．毛様類粘液性星細胞腫(pilomyxoid astrocytoma)は2007年のWHO分類に新たに加えられたgrade IIの腫瘍で著明な粘液基質を有し，髄液播種や再発をきたしやすい
- 毛様細胞性星細胞腫は20歳未満発生が80％以上，50歳以上ではきわめて稀．毛様類粘液性星細胞腫は乳幼児に好発する
- 毛様細胞性星細胞腫はあらゆる中枢神経に発生するが，**小児はテント下（小脳）に好発**し，その他視神経，視交叉/視床下部，視床/基底核，大脳半球，脳幹に発生しやすい．毛様類粘液性星細胞腫は視交叉/視床下部に最も多い
- 症状は腫瘍が発生する部位により異なるが，局所神経脱落症状の他，頭痛，内分泌障害，頭蓋内圧亢進症など
- 大脳半球発生の毛様細胞性星細胞腫の10年生存率は，約80％で小脳発生と同等
- **組織学的特徴**：大脳半球に生じる毛様細胞性星細胞腫の組織は小脳発生例と同様である．毛様突起を持つ腫瘍細胞が束をなして密に増生してグリア線維酸性蛋白質（GFAP）陽性を示す部分と細胞密度が低く

診断に役立つupdateな情報

毛様細胞性星細胞腫の悪性転化
- 毛様細胞性星細胞腫の悪性転化は稀であるが，最初の治療から5〜45年後に悪性化した例が報告されている
- その悪性転化は放射線治療との関連も示唆されているが，放射線治療をしていない症例でも悪性転化が生じており，その因果関係は確立していない

ADC値による高悪性度グリオーマとの鑑別
- Murakamiらは15例の毛様細胞性星細胞腫と76例の増強される悪性グリオーマの充実部のADC値を検討し，毛様細胞性星細胞腫の方が高いADC値をもち，域値を1.5×10^{-3} mm^2/sにすると1例の毛様細胞性星細胞腫を除き両者の鑑別が可能であったと報告している

微小囊胞を持ちGFAP陰性の部分からなる**biphasic pattern**が特徴でRosenthal fiberを認める．毛様類粘液性星細胞腫（pilomyxoid astrocytoma）は，monophasicな組織像を示し細胞間に著明な粘液基質を有しRosenthal fiberを持たず，さまざまな細胞分裂能（MIB-1：2〜20％）がある

- **遺伝子**：神経線維腫症Ⅰ型（NF1）の15％に毛様細胞性星細胞腫がみられ，視路に好発する．逆に視路に生じた毛様細胞性星細胞腫の約1/3はNF1である．孤発性の毛様細胞性星細胞腫において明らかな腫瘍抑制遺伝子の欠損はみられない
- **治療**：小脳や大脳半球の病変は外科手術が中心で，進行性の病変は放射線治療や化学療法が併用される．視交叉/視床下部の病変で進行性の時は放射線治療や化学療法を施行

画像所見

CT
- 浮腫は少なく，一般に囊胞部分と充実部分からなる
- 充実部分は灰白質と低〜等吸収
- 石灰化は20％程度

MRI
- 境界明瞭な周囲の浮腫性変化の乏しい腫瘤（図1 A）
- 毛様細胞性星細胞腫の充実部はT1強調像で低〜等信号，T2強調像で高信号を示す．毛様類粘液性星細胞腫は粘液基質を反映し，著明な高信号である
- 毛様細胞性星細胞腫の増強効果のパターンはさまざまで，囊胞と壁在結節を示す時は壁在結節のみが増強される．その他囊胞壁がリング状に増強されることもあれば，腫瘍の充実部全体が増強されることもある（図1 B，C）．また増強されないこともある．毛様類粘液性星細胞腫は強い均一な増強効果を示す

- 拡散強調像で腫瘍充実部のADC値は高い傾向
- 灌流画像では腫瘍充実部は一般に低いrCBVを示すが，例外も存在
- MRSでは一般にCholactateの上昇，NAA低下を認め，高悪性の病変と区別できないことも多い

鑑別診断

大脳半球腫瘍
- **びまん性星細胞腫**：囊胞は少ない，石灰化は稀
- **高悪性度グリオーマ**：鑑別は難しいことも少なくないが，腫瘍充実部のADC値は低い
- **多形黄色星細胞腫**：囊胞を伴いやすく，壁在結節を示すときもあるため所見が類似する
- **神経節膠腫**：石灰化や囊胞を伴うことが多い．神経節膠腫ではrCBVは高いとされる

＜参考文献＞
- Otero-Rodríguez, A., et al.：Spontaneous malignant transformation of a supratentorial pilocytic astrocytoma. Neurocirugia (Astur), 21：245-252, 2010
- Arai, K., et al.：MR signal of the solid portion of pilocytic astrocytoma on T2-weighted images：is it useful for differentiation from medulloblastoma? Neuroradiology, 48：233-237, 2006
- Murakami, R., et al.：Magnetic resonance imaging of pilocytic astrocytomas：usefulness of the minimum apparent diffusion coefficient (ADC) value for differentiation from high-grade gliomas. Acta Radiol, 49：462-467, 2008
- Grand, S. D., et al.：Perfusion-sensitive MRI of pilocytic astrocytomas：initial results. Neuroradiology, 49：545-550, 2007

＜上谷浩之，平井俊範＞

第2章 脳腫瘍

1）天幕上（脳実質内）

041 多形黄色星細胞腫
(pleomorphic xanthoastrocytoma：PXA)

症例 50歳代　女性
癲癇発作で発症

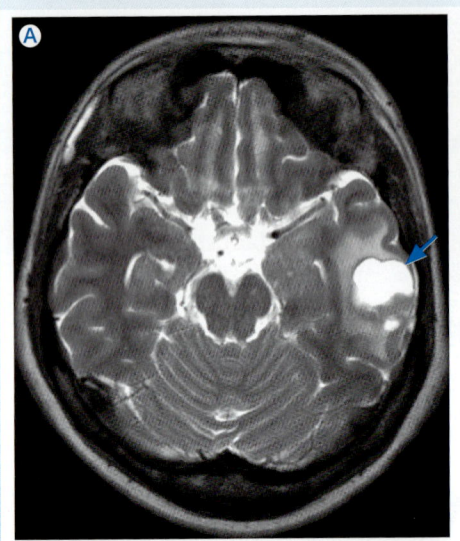

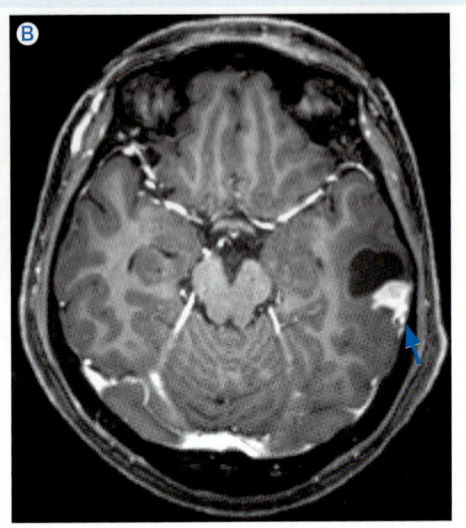

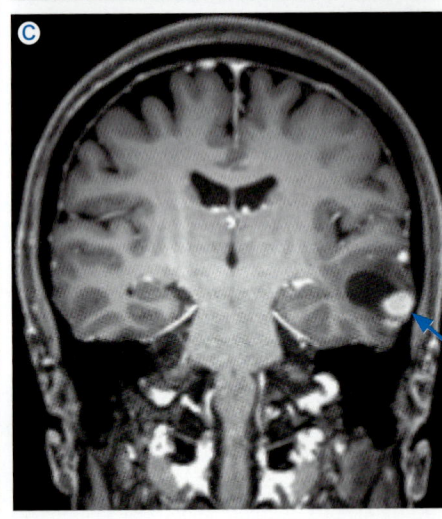

図1　T2強調像（A），造影MPRAGE像（B），造影MPRAGE冠状断像（C）
A：左側頭葉の皮質から皮質下に囊胞性病変がみられ（→），周囲に高信号域を伴っている
B：結節状に増強される部分が脳表にみられ，一部増強される硬膜肥厚（dural tail sign）を認める（→）
C：囊胞と壁在結節の位置関係がよく把握される（→）

診断に役立つupdateな情報

悪性グリオーマとの鑑別
- TsuyuguchiらはFDG-PET, メチオニンPETで集積を認め, 悪性グリオーマと鑑別ができなかった多形黄色星細胞腫を報告している

多形黄色星細胞腫の悪性転化
- Martonらは多形黄色星細胞腫の悪性転化した3例を報告し, 過去に報告された16例を検討している. その3例は最初の診断で2例は多形黄色星細胞腫, 1例は多形黄色星細胞腫の一部に退形成性の成分を伴っていた. 平均5.7年の経過で再発し, 2例は膠芽腫, 1例は退形成性星細胞腫になった. 過去の報告例を含めて検討した結果, Ki67やp53は悪性転化を予測するマーカーにはならなかった. このことから, 臨床的, 放射線学的な経過観察が重要であると結論している

退形成性多形黄色星細胞腫
- 1999年にGianniniらは, 71例の多形黄色星細胞腫を検討し, 進行が早く高い細胞分裂能を有する多形黄色星細胞腫を退形成性の特徴を有する多形黄色星細胞腫とすべきと提唱した. 2008年にはHiroseらは, Gianniniらの定義に壊死, 微小血管増生, 著明な細胞の退形成, 高いKi-67値などを追加した

解説

- 小児や若年成人に多く発症し, 大脳半球の脳表に主座をおく比較的予後のよい稀な星細胞系腫瘍 (WHO grade Ⅱ) で, 髄膜にも進展しやすい
- 星細胞系腫瘍の1%未満
- 98%はテント上で, 側頭葉に多い. 小脳や脊髄にも発生しうる
- 約70%が18歳以下に発症する
- 症状は長期にわたる痙攣が多い
- **組織学的特徴**: 多形性を示す紡錘形細胞や多核巨細胞が混在し, グリア線維酸性蛋白質 (GFAP) 陽性を示し細胞体内に脂質の蓄積がみられる. しばしば好酸性顆粒体や豊富な線維網で囲まれている
- **遺伝子**: 詳細は不明だが, 第1, 3, 7遺伝子の複雑な核型がみられる
- **治療**: 外科的切除が原則

画像所見

CT
- 囊胞を伴いやすい
- 充実部は低〜高吸収でさまざま
- 時に石灰化, 出血 (脳内出血やくも膜下出血を起こす場合もある), 骨変化あり

MRI
- 充実部はT1強調像でやや低信号, T2強調像でやや高信号 (図1A)
- 一般に病変周囲の浮腫性変化は少ない
- 増強効果はさまざまだが, 一般に充実部は中等度から強い増強効果を呈する
- **しばしば囊胞と壁在結節としてみられ, 増強される結節は脳表 (軟膜) 側に存在** (図1B, C)
- 時に軟膜浸潤と硬膜の肥厚増強効果 (**dural tail sign**) を伴い (図1B), extra-axial tumorと鑑別困難なこともある

鑑別診断

- **毛様細胞性星細胞腫**: 大脳半球発生は稀. 大脳では囊胞を伴うことは少ない
- **神経節膠腫**: 脳表に発生し, 囊胞を伴い鑑別困難なことがあるが, PXAでは脳表側に充実性成分が存在することが鑑別点の1つである
- **髄膜腫**: dural tail signを呈する場合鑑別困難なことがある
- **膠芽腫**: PXAより年齢が高い. 膠芽腫は皮質を主体とすることは稀
- **乏突起膠腫**: 成人に多く, 石灰化を伴いやすい

<参考文献>
- Lipper, M. H., et al.: Pleomorphic xanthoastrocytoma, a distinctive astroglial tumor: neuroradiologic and pathologic features. AJNR, 14: 1397-1404, 1993
- Levy, R. A., et al.: Pleomorphic xanthoastrocytoma presenting with massive intracranial hemorrhage. AJNR, 17: 154-156, 1996
- Tsuyuguchi, N., et al.: Evaluation of pleomorphic xanthoastrocytoma by use of positron emission tomography with [18-F]-fluorodeoxyglucose and [11C]-methionine tracers. AJNR, 22: 311-313, 2001
- Koeller, K. K., & Henry, J. M.: From the archives of the AFIP: Superficial gliomas: Radiologic-pathologic correlation. Radiographics, 21: 1533-1556, 2001
- Marton, E., et al.: Malignant progression in pleomorphic xanthoastrocytoma: personal experience and review of the literature. J Neurol Sci, 252: 144-153, 2007
- Giannini, C., et al.: Pleomorphic xanthoastrocytoma. What do we really know about it? Cancer, 85: 2033-2045, 1999
- Hirose, T., et al.: Pleomorphic xanthoastrocytoma: a comparative pathological study between conventional and anaplastic types. Histopathology, 52: 183-193, 2008

<上谷浩之, 平井俊範>

第2章 脳腫瘍　　脳神経外科　神経内科　小児科

1）天幕上（脳実質内）

042　上衣下巨細胞性星細胞腫
(subependymal giant cell astrocytoma)

症例　16歳　男子
結節性硬化症の患者にて痙攣で発症した

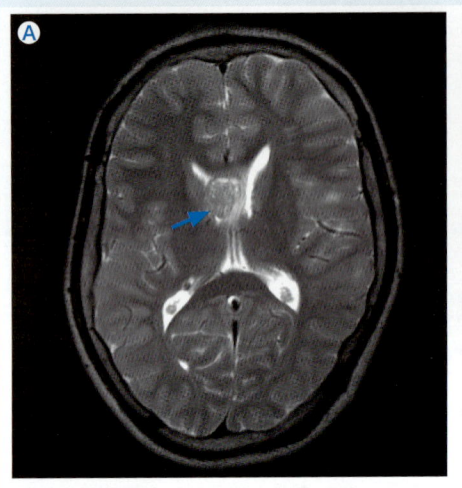

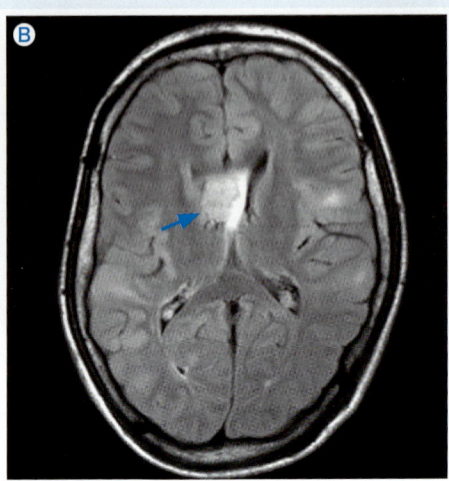

図1　T2強調像（A），FLAIR像（B）
A：Monro孔近傍の右側脳室に高信号の腫瘤性病変がみられる（→）
B：腫瘤性病変と脳室の関係が把握しやすい（→）

同症例　経過観察されていたが，3年後意識低下を認めた

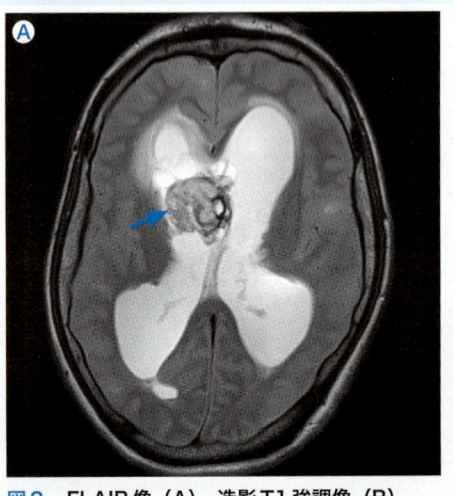

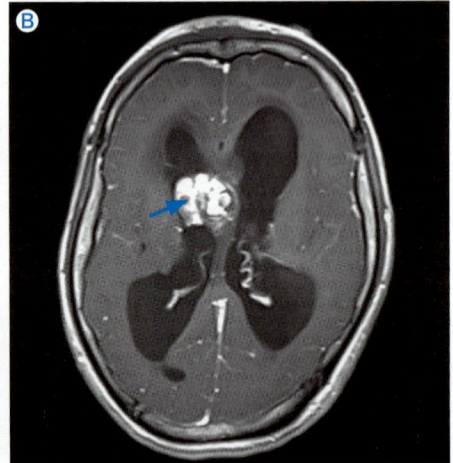

図2　FLAIR像（A），造影T1強調像（B）
A：Monro孔近傍の腫瘤性病変は明らかに増大を認め（→），水頭症をきたしている
B：腫瘤性病変には不均一な強い増強効果を認める（→）

診断に役立つupdateな情報

上衣下結節と上衣下巨細胞性星細胞腫のCT・MRIによる鑑別
- 上衣下結節は径12mm未満で，脳室のどの部位でもみられ，閉塞性水頭症は起こさない
- 上衣下結節は年齢とともに石灰化がみられ，増強効果はさまざま
- 上衣下巨細胞性星細胞腫はMonro孔近傍に発生しやすく，径12mmを超え，閉塞性水頭症を起こしやすい
- 上衣下巨細胞性星細胞腫は経時的画像の観察で増大する（平均3.4mm/年）
- 増強効果や信号強度では両者を鑑別できない

結節性硬化症のASLによる灌流画像評価
- Pollockらは13例の結節性硬化症をASLで評価し，245の皮質結節のうち227病変（92.7%）は灰白質と比べ低灌流，10病変（4.1%）は高灌流，8病変（3.3%）は等灌流であった
- 1例の上衣下巨細胞性星細胞腫は93.5mL/100g tissue/minの高い灌流があった
- 痙攣の頻度と高灌流の皮質結節の病変の間に有意な相関がみられた

解説

- 結節性硬化症と関係が深いMonro孔近傍から脳室内に発生するWHO grade Ⅰの星細胞系腫瘍である
- 上衣下巨細胞性星細胞腫は結節性硬化症以外で発生するかどうかは議論されているが，結節性硬化症の患者で最も多くみられ，その6～14％に発生する
- 典型的には10歳代で発生し，新生児発生の報告もある
- 無症状で発見されることも多いが，Monro孔閉塞による水頭症で発症することもある
- 組織学的特徴：神経節様の巨大な紡錘形細胞からなる．MIB-1は低い．上衣下結節と区別できない
- 遺伝子：結節性硬化症は常染色体優性遺伝．結節性硬化症において腫瘍抑制遺伝子と思われるTSC1とTSC2を有する染色体（9q, 16p）が注目されているが，上衣下巨細胞性星細胞腫との関連はまだ解明されていない
- 治療：Monro孔を閉塞して水頭症を起こしたり，乳頭浮腫や神経学的な症状をきたした病変は外科的切除の絶対的適応．11歳以上で手術をした症例は予後不良で，10歳以下での手術を勧める報告あり．20歳を超えると，外科手術が必要となることは稀

画像所見

CT
- Monro孔付近から脳室内に突出する低～等吸収の腫瘤
- 石灰化はさまざま

MRI
- 腫瘍はT1強調像で低～等信号，T2強調像で等～高信号（図1 A）
- Monro孔近傍から脳室内に進展（図1 A，B）
- 増強効果は一般に強い（図2 B）．増強効果のみでは上衣下結節と区別できない
- Monro孔近傍で，増大して径12mmを超える腫瘤は本腫瘍を疑う
- 拡散強調像で本腫瘍は脳実質の過誤腫よりADC値が低い
- MRSではさほどNAAの低下はない（本腫瘍に神経由来の要素があるためと考えられる）
- 上衣下結節は定期的な画像による経過観察が必要であるが，本腫瘍が疑われる場合は厳重な経過観察（もしくは手術）が必要

鑑別診断

- 脈絡叢乳頭腫：病変の辺縁に凹凸がみられることが多く，強く増強される
- 中枢性神経細胞腫：20～40歳に多く，側脳室前半部が多い
- 髄膜腫：30歳以上が多く，ほとんど側脳室三角部に発生．均一に増強されやすい
- 上衣下腫：側脳室体部やMonro孔に多い．一般に増強効果はわずかか，みられない
- ジャーミノーマ：CTで一般に高吸収を示す．播種をきたしやすい．腫瘍マーカーは診断に有用

＜参考文献＞
- Goh, S., et al.: Subependymal giant cell tumors in tuberous sclerosis complex. Neurology, 63：1457-1461, 2004
- Sener, R. N.: Diffusion MR imaging of giant cell tumors in tuberous sclerosis. J Comput Assist Tomogr, 27：431-433, 2003
- Pollock, J. M., et al.: Pulsed arterial spin-labeled MR imaging evaluation of tuberous sclerosis. AJNR, 30：815-820, 2009

＜上谷浩之，平井俊範＞

| 第2章 脳腫瘍 | 脳神経外科 | 神経内科 | 小児科 |

1）天幕上（脳実質内）

043 血管中心性膠腫
(angiocentric glioma)

症例 13歳　男子
1年3カ月前より，単純部分発作・複雑部分発作・強直発作がみられた

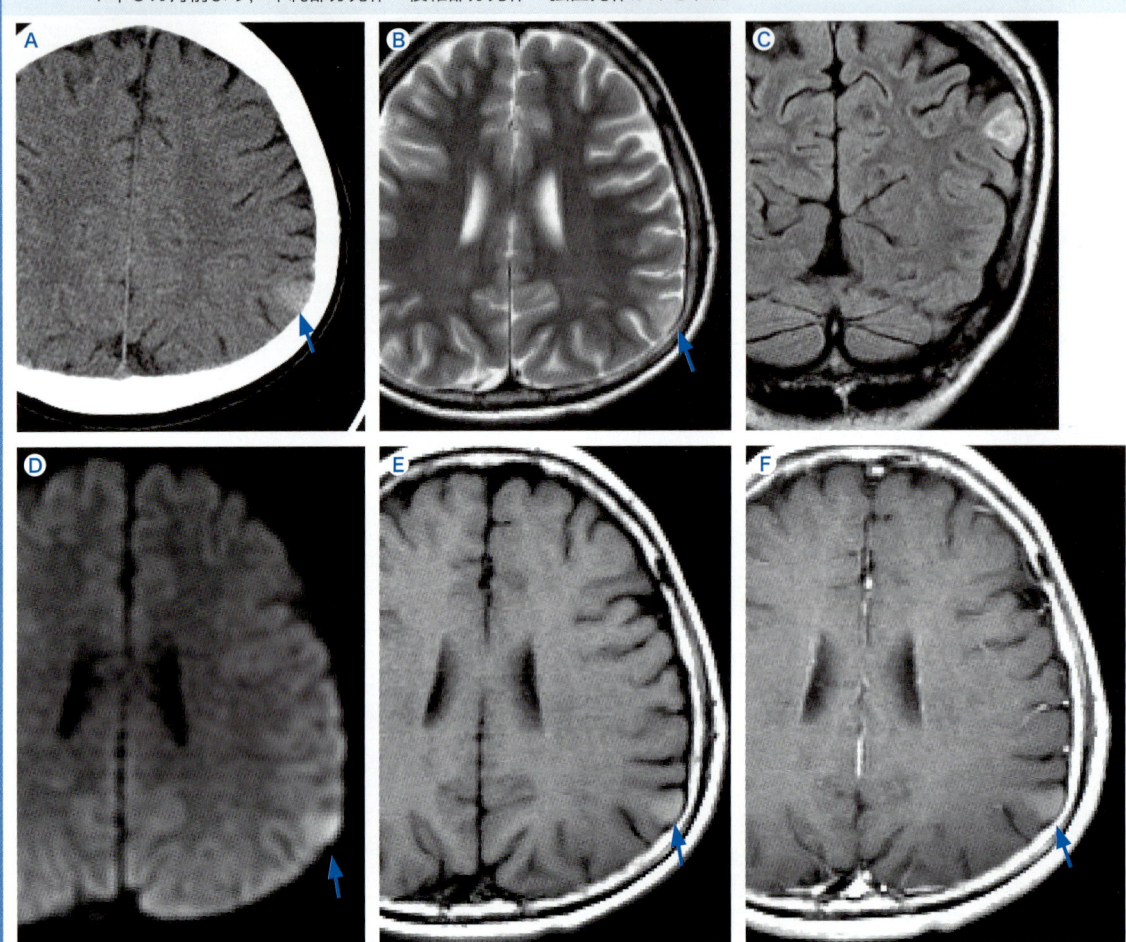

図1　単純CT（A），T2強調像（B），FLAIR冠状断像（C），拡散強調像（D），T1強調像（E），造影T1強調像（F）
単純CT（A）で，左頭頂葉の病変は淡い高吸収値を示す．T2強調像（B）・FLAIR像（C）では，皮質～皮質下に境界明瞭な高信号域が認められ，脳回は軽度腫張している．拡散強調像（D）でも病変は高信号である．T1強調像では造影前（E）から軽度高信号であり，造影後（F）の増強効果は認められない
(Amemiya, S., et al.：J Comput Assist Tomogr, 32：279–285, 2008 より転載)

043 血管中心性膠腫

診断に役立つupdateな情報

2007年WHO分類
- 元々は，2005年にWangらが "monomorphous angiocentric glioma"，Lellouch-Tubianaらが "angiocentric neuroepithelial tumor" として別々に報告した腫瘍である．これらが同一の腫瘍概念として，WHO分類の "other neuroepithelial tumours" に新しく取り入れられた

放射状グリア細胞 ◎1
- 発生の過程で，脳室壁の神経上皮細胞が引き延ばされ，脳表と脳室壁を双極性の細長い突起でつなぐ放射状グリア細胞となる．この細胞は，ニューロンやグリアへと分化する神経幹細胞の性質をもつ

解説

- てんかんに関連した，不変〜緩徐発育性の脳腫瘍
- **病理**：血管中心性の発育，単一形の双極細胞，上衣への分化が特徴的．双極紡錘細胞が皮質の血管に沿って配列．星細胞腫・上衣腫の両方の性質を示す．上衣腫に類似したpseudorosetteもしばしばみられる．mitosisは乏しく，微小血管増生や壊死もない．MIB-1 indexは通常1％以下．WHO grade I
- **由来**：ependymal line上の分化を示すが，皮質に限局しているため，上衣細胞由来とすると矛盾．胚形成時に脳室壁と脳表をつなぐ双極性の放射状グリア細胞に由来するという説がある（◎1）
- **年齢性別**：主に小児〜青年期．過去の報告30例中，手術時の年齢は2.3〜70歳（平均15.9歳）．男女比は1.14：1
- **臨床像**：てんかん原性を有しており，**慢性・難治性の部分てんかんが特徴的**．通常は切除術のみで治癒．1例のみ，退形成変化をきたして再発した報告例あり

画像所見

- **部位：表在性で大脳皮質領域**．すべてテント上．側頭葉37％，前頭葉30％，頭頂葉20％
- 皮質を主座とし，皮質下白質にも進展．脳回は局所的に腫大．海馬〜傍海馬の萎縮として認められた症例報告もある．経過観察では，不変〜非常に緩徐に増大

CT
- まとまった報告は少ない．石灰化は非常に稀

MRI
- T2強調像では全例高信号（図1B）．FLAIR像でも境界明瞭・充実性・高信号の皮質病変（図1C）．**stalk様の高信号域が脳室方向に進展する**所見は，本腫瘍に特徴的
- 大半は充実性だが，囊胞成分を含む例も一部あり（過去の出血による？）
- T1強調像で高信号を示す例が少なからず報告されている（rim-likeとされる）（図1E）．本腫瘍に特徴的な可能性があるが，組織学的裏付けは不明
- **造影後の増強効果は通常みられない**（図1F）．例外的に，弱い増強効果，強く不均一な増強効果を示した報告例もある

鑑別診断

- **focal cortical dysplasia, cortical tuber**：皮質〜皮質下の病変である点や，T2強調像・FLAIR像で脳室方向に高信号域が進展する所見は共通しており，病変が小さい場合は鑑別困難．cortical tuberは結節性硬化症で認められ，多発することが多い
- **びまん性星細胞腫，乏突起膠腫**：前者は皮質下白質，後者は皮質を主座とし，画像所見は類似しうる．てんかん症状，T2強調像で脳室方向に進展する高信号，T1強調像での高信号は，angiocentric gliomaを示唆する
- **神経節膠腫（ganglioglioma），胚芽異形成性神経上皮腫瘍（DNT）**：てんかん原性を持つ点は共通するが，前者は囊胞や増強効果を伴い，後者はしばしば多囊胞状の所見を呈する
- **上衣腫**：病理組織学上の鑑別診断．テント上の場合は傍側脳室に発生するなど，画像所見は異なる

<参考文献>
- Mott, R. T., et al.：Angiocentric glioma：a case report and review of the literature. Diagn Cytopathol, 38：452-456, 2010
- Preusser, M., et al.：Angiocentric glioma：report of clinico-pathologic and genetic findings in 8 cases. Am J Surg Pathol, 31：1709-1718, 2007
- Wang, M., et al.：Monomorphous angiocentric glioma：a distinctive epileptogenic neoplasm with features of infiltrating astrocytoma and ependymoma. J Neuropathol Exp Neurol, 64：875-881, 2005

<増本智彦>

第2章 脳腫瘍

1）天幕上（脳実質内）

044 神経節膠腫
(ganglioglioma)

症例① 9歳　男児

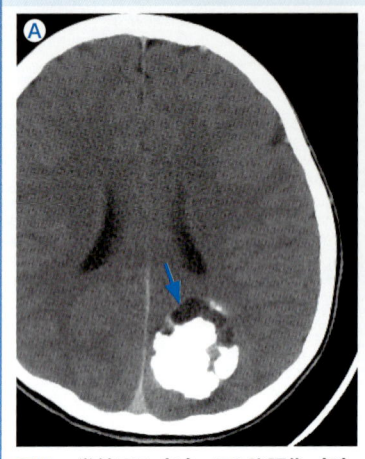

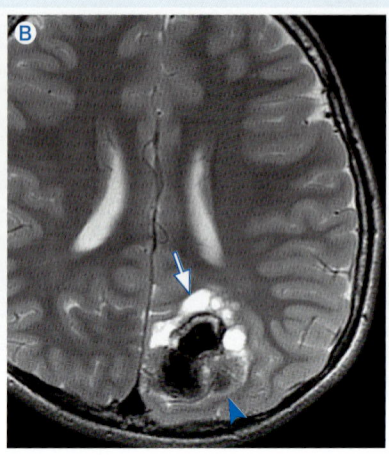

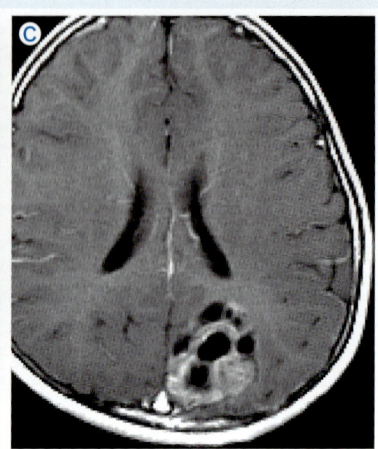

図1　単純CT（A），T2強調像（B），造影T1強調像（C）
単純CT（A）で左頭頂後頭葉に粗大な石灰化を伴う腫瘤を認める．辺縁の囊胞は低吸収値を示す（→）．T2強調像（B）では，石灰化が著明な低信号，石灰化以外の充実部が等信号（▶），囊胞が高信号を示す（⇨）．造影T1強調像（C）では充実部や囊胞壁が増強効果を示す

症例② 39歳　男性（症候性てんかん）

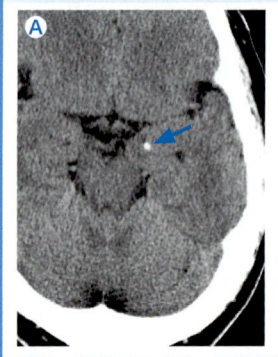

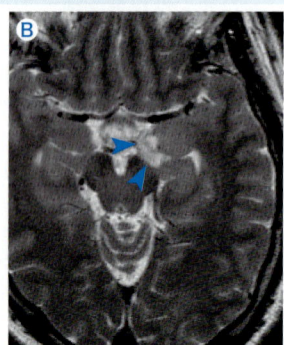

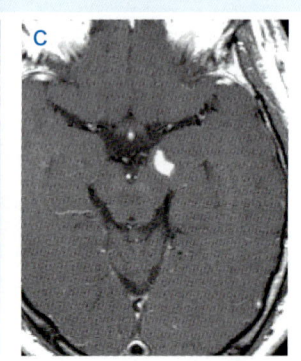

図2　単純CT（A），T2強調像（B），造影T1強調像（C）
単純CT（A）で左側頭葉に点状石灰化があり（→），その周囲に淡い低吸収域を伴う．T2強調像（B）では境界明瞭な高信号を示し（▶），造影T1強調像（C）では大部分が充実性の均一な増強効果を示す

症例③ 52歳　女性
痙攣の既往なし（三重大学症例）

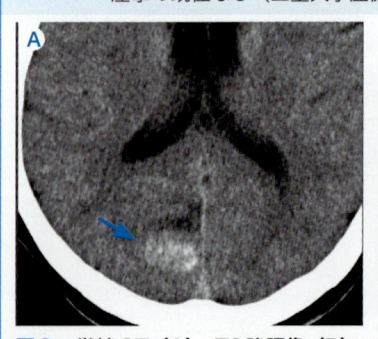

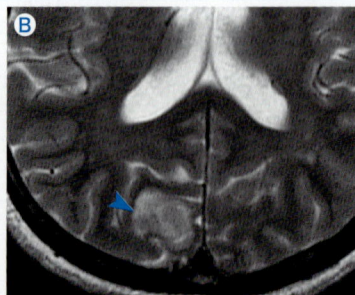

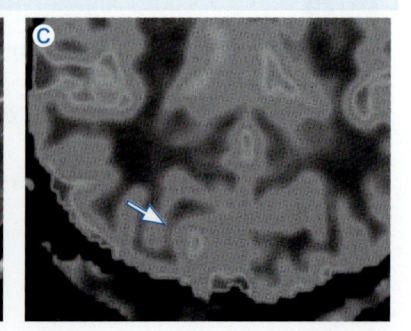

図3　単純CT（A），T2強調像（B），rCBV map（C）
単純CTにて，右後頭葉に石灰化を伴う腫瘍を認める（→）．T2強調像では高信号域として認められ（▶），rCBV mapでは腫瘍の局所血液量が増大している（⇨）．Cはカラーアトラス参照

診断に役立つupdateな情報

gangliogliomaのADC
- 腫瘍内の最小ADC値（minADC）を検討した報告では，low-grade～high-gradeの星細胞腫と比べて，gangliogliomaは高いminADC（$1.45 \pm 0.20 \times 10^{-3} mm^2/s$）を示した．細胞密度の低さを反映したものと考えられる

gangliogliomaの灌流画像
- MR perfusionに関する報告では，low-gradeの星細胞腫・乏突起膠腫と比較して，gangliogliomaはrCBVが高値（対側比3.66 ± 2.20）であり，鑑別に有用である可能性が示された（図3C）．一方，permeabilityに有意差はなかった

解説

- mixed neuronal-glial tumourに属する高分化・緩徐発育性の腫瘍
- **病理**：腫瘍性の成熟神経節細胞およびグリア細胞で構成される．神経節細胞のみの場合はgangliocytoma．神経細胞成分はsynaptophysin・NeuNなどの神経マーカーやCD34が陽性．グリア細胞成分はGFAP陽性．MIB-1 indexは1.1～2.7%．WHO grade I
- anaplastic ganglioglioma (WHO grade III) では，通常グリア成分に悪性変化が生じる．悪性化がなければ壊死はない
- **由来**：glioneuronal precursor cellを起源とする説あり
- **頻度**：原発性脳腫瘍の1%程度
- **年齢性別**：発症年齢は2ヶ月～70歳と幅広い．小児～青年期に多く，**10～20歳がピーク**．男女比は1.1：1～1.9：1
- **臨床像**：症状は発生部位によるが，大脳発生例では長期間持続するてんかん．**側頭葉てんかんを生じる腫瘍の中では最多**．全摘例では予後良好．亜全摘例では放射線治療が考慮される

画像所見

- **部位**：大脳半球の表層部に多く発生し，**側頭葉が最多（>70%）**．その他，中枢神経系のどこにでも発生（脳幹，小脳，脊髄，視神経，松果体，脳室内など）
- 境界明瞭で，**壁在結節を伴った嚢胞性腫瘍あるいは充実性腫瘍**．10歳以下では，より大きくより嚢胞性

CT
- 石灰化が高頻度（35～50%）（図1A，2A，3A）．嚢胞部は低吸収
- 表在性腫瘍の場合は，頭蓋骨の菲薄化を合併

MRI
- 充実部はT1強調像で低～等信号，T2強調像では不均一な高信号（図1B，2B，3B）
- 嚢胞部はT1強調像でCSFよりやや高信号，T2強調像で高信号
- T2*強調像や磁化率強調像では石灰化が低信号
- 造影後に少なくとも一部（充実部や嚢胞壁）が増強効果を示す（図1C，2C）が，増強効果がない，もしくは弱いこともある
- 腫瘍内出血・壊死は稀．浮腫の頻度も低い．周囲の皮質形成異常を伴うことあり

鑑別診断

- **pleomorphic xanthoastrocytoma，pilocytic astrocytoma**：いずれも，若年者で壁在結節を伴った嚢胞性腫瘍の所見を呈する．前者は軟膜に沿った増強効果を伴い，後者はテント下発生が多い．**石灰化の存在はgangliogliomaを示唆する**
- **胚芽異形成性神経上皮腫瘍（DNT）**：多嚢胞状の所見を呈し，増強効果を示すことは少ない

<参考文献>
- Kikuchi, T., et al.：Minimum apparent diffusion coefficient for the differential diagnosis of ganglioglioma. Neurol Res, 31：1102-1107, 2009
- Law, M., et al.：Conventional MR imaging with simultaneous measurements of cerebral blood volume and vascular permeability in ganglioglioma. Magn Reson Imaging, 22：599-606, 2004
- Zhang, D., et al.：Intracranial ganglioglioma：clinicopathological and MRI findings in 16 patients. Clin Radiol, 63：80-91, 2008

<増本智彦>

第2章 脳腫瘍

1）天幕上（脳実質内）

045 乳頭状グリア神経細胞性腫瘍
(papillary glioneuronal tumor：PGNT)

症例① 46歳　女性
数年前から頭重感が増悪

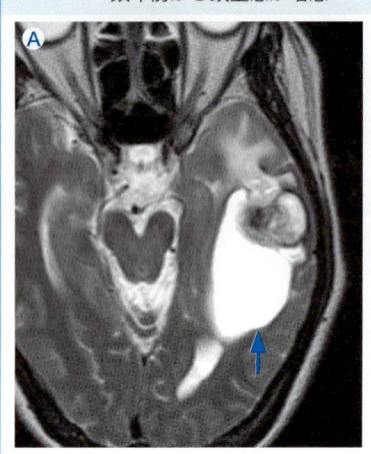

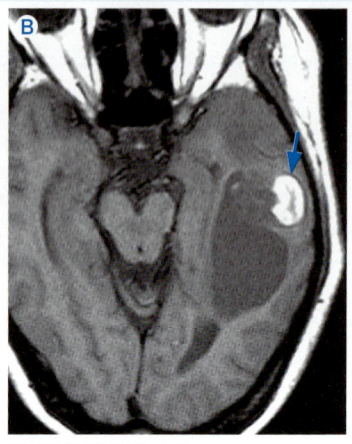

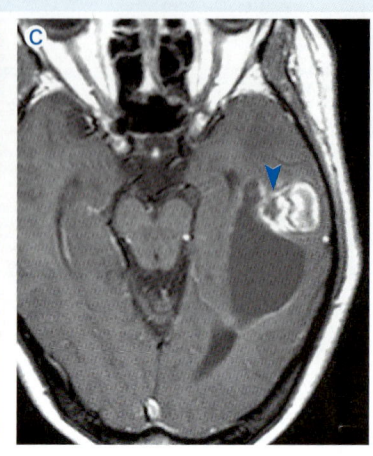

図1 T2強調像（A），T1強調像（B），造影T1強調像（C）
左側頭葉に嚢胞成分を主体とする腫瘍を認める．嚢胞はT2強調像（A）で著明な高信号を示す（→）．脳表側にT1強調像（B）で高信号を示す出血成分を認める（→）．造影T1強調像（C）では，嚢胞と出血の間に不均一な増強効果を示す充実部が認められる（▶）

症例② 28歳　女性

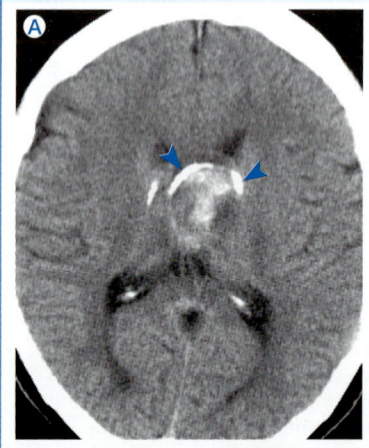

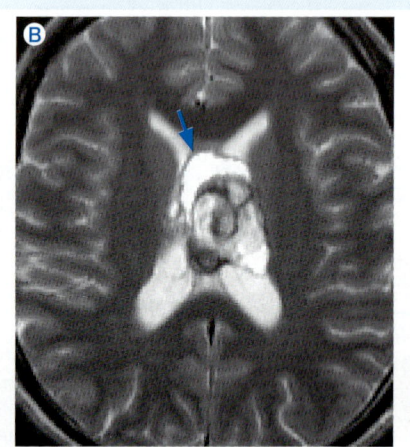

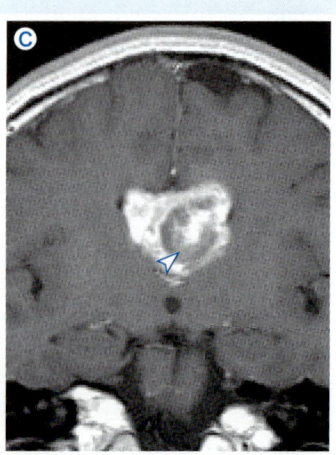

図2 単純CT（A），T2強調像（B），造影T1強調冠状断像（C）
脳梁体部～側脳室内に境界明瞭な腫瘍を認め，単純CT（A）では辺縁に石灰化（▶），内部に高吸収の出血を伴う．T2強調像（B）では著明な高信号を示す嚢胞成分が辺縁に認められ（→），その他の部分は不均一な低～高信号を示す．造影T1強調像（C）では充実成分が不均一な増強効果を示す〔造影されない部分（▷）は出血に対応〕
（Amemiya, S., et al.：J Comput Assist Tomogr, 32：279-285, 2008 より転載）

診断に役立つupdateな情報

2007年WHO分類
- 1998年にKomoriらが新たな腫瘍概念として提唱．2000年WHO分類ではganglioglioma の亜型として分類されたが，2007年WHO分類では独立した腫瘍型となっている

解説

- 比較的境界明瞭・緩徐発育性で，病理学的に二相性の性質をもつ脳腫瘍
- **病理**：GFAP陽性の立方状のグリア細胞がヒアリン変性した血管の周囲を覆う偽乳頭状の構造と，乳頭間に配列するsynaptophysin陽性の神経細胞・神経節細胞・"神経節様"細胞の二相性のパターンで構成される腫瘍．微小石灰化，ヘモジデリン沈着などの変性がしばしばみられるが，細胞密度は中等度．MIB-1 は1～2%．WHO grade I
- **由来**：神経細胞・グリア細胞両者に分化しうる前駆細胞から発生するとされており，傍側脳室の発生からはsubependymal plate由来が考えられるが，表在性に発生する場合はsecondary germinal layer由来が考えられる
- **頻度**：正確な頻度は不明で，現在までの報告例は40例強
- **年齢性別**：4～75歳（平均27歳）と幅広い年齢に生じ，性差はない．**10～30歳に好発**
- **臨床像**：予後は良好で，全摘された場合はほぼ再発しない（再発・播種の症例報告あり）．症状は頭痛とてんかんが多い．出血を合併した例も報告されており，病理学的にもヘモジデリン沈着やヘモジデリン貪食マクロファージが時に観察される

画像所見

- **部位**：大脳半球，特に側頭葉に好発（33%），**側脳室近傍の発生が多いが**（64%），皮質～皮質下発生もある
- 境界明瞭で充実性～嚢胞性．**壁在結節を伴う嚢胞性腫瘍というパターンが多い**

CT
- 時に石灰化あり（図2A）
- 高いvascularityを反映してか，**出血を時に合併**（図2A）

MRI
- 嚢胞部はT1強調像で低信号（図1B），T2強調像で高信号（図1A，2B）．充実部もT1強調像で軽度低信号，T2強調像で軽度高信号
- 浮腫はわずか．mass effectは少ない．壊死は稀
- 造影後には，多くの例で充実部・嚢胞壁・隔壁が増強効果を示す（図1C，2C）
- 出血を伴った場合は不均一な信号を呈する（T2強調像・T2*強調像の低信号など）（図1B，2B）

鑑別診断

- **神経節膠腫（ganglioglioma）**：石灰化が高頻度で，出血は稀
- **pleomorphic xanthoastrocytoma**：軟膜に沿った増強効果を伴う
- **pilocytic astrocytoma**：テント下に多く発生
- **high-gradeの神経膠腫，転移**：出血を合併した場合に鑑別対象となる．PGNTより高年齢層．浮腫・mass effect・壊死傾向が強い
- **びまん性星細胞腫，胚芽異形成性神経上皮腫瘍（DNT）**：増強効果が乏しい
- **海綿状血管腫**：出血合併例で類似しうる．大きな嚢胞形成や増強効果は乏しい

<参考文献>
- Komori, T., et al.：Papillary glioneuronal tumor：a new variant of mixed neuronal–glial neoplasm. Am J Surg Pathol, 22：1171-1183, 1998
- Xiao, H., et al.：Papillary glioneuronal tumor：radiological evidence of a newly established tumor Entity. J Neuroimaging, 2010［Epub ahead of print］
- Govindan, A., et al.：Papillary glioneuronal tumor-evidence of stem cell origin with biphenotypic differentiation. J Neurooncol, 95：71-80, 2009

<増本智彦>

第2章 脳腫瘍

1）天幕上（脳実質内）

046 胚芽異形成性神経上皮腫瘍
(dysembryoplastic neuroepithelial tumor：DNT)

症例① 19歳 男性
統合失調症，てんかん発作

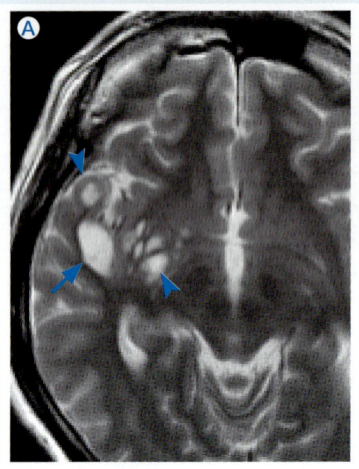

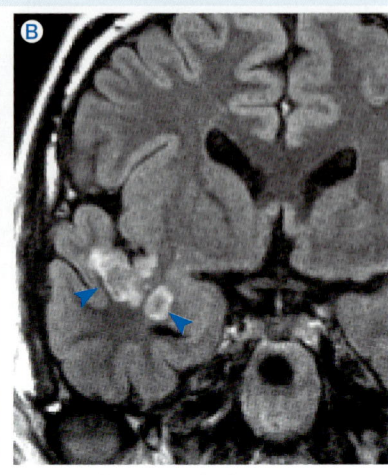

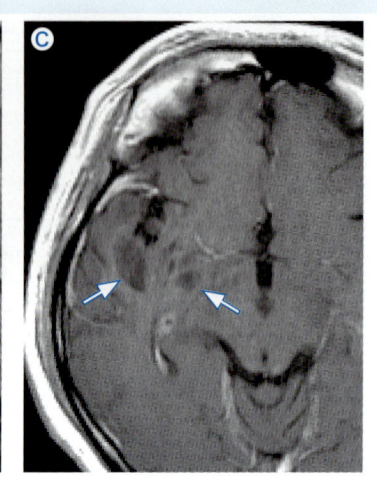

図1 T2強調像（A），FLAIR冠状断像（B），造影T1強調像（C）
右側頭葉に，T2強調像（A）で著明な高信号を示す嚢胞状の病変を認める（→）．同様の小嚢胞構造を周囲に複数伴う（▶）．FLAIR冠状断像（B）ではCSFほど信号は抑制されず，辺縁に高信号のrimを認める（▶）．造影T1強調像（C）では低信号を示し，増強効果は認められない（⇨）．

症例② 25歳 男性
7年前の交通事故以来，難治性てんかん

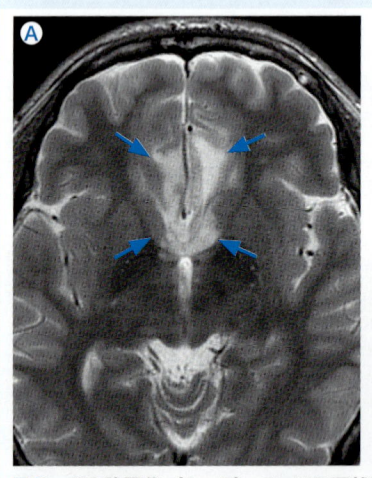

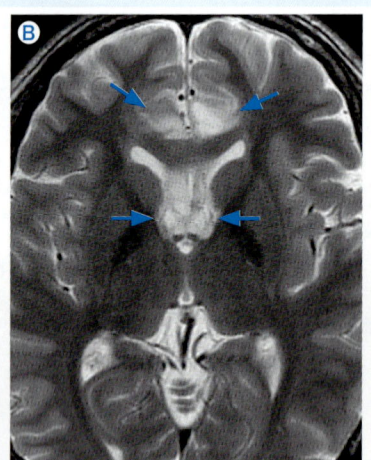

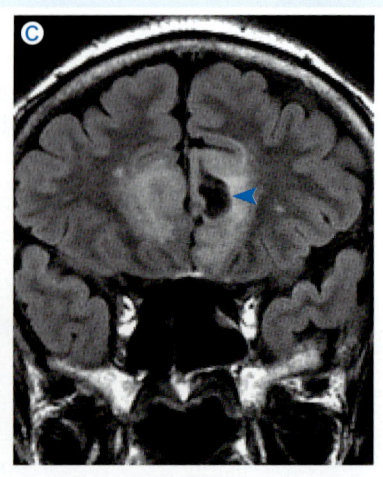

図2 T2強調像（A，B），FLAIR冠状断像（C）
T2強調像（A，B）で両側前頭葉内側の皮質〜傍側脳室・透明中隔に至る高信号域を認める（→）．FLAIR冠状断像（C）では左側の病変の一部に信号抑制がみられる（▶）が，他の大部分は高信号である．当初は外傷後の変化を疑われていたが，萎縮はなくむしろ軽度腫脹している．

解説

- 良性のglioneuronal tumor
- **病理**：特異的なglioneuronal elementが皮質表面に垂直に円柱状の配列をとるのが特徴的．MIB-1は0〜8%．WHO grade I．**皮質形成異常をしばしば合併（80%）**．皮質から時にexophyticに発育するが，軟膜は侵さない．皮質に限局するのが原則だが，時に皮質下白質に進展（この場合，白質にもneuronが観察され，神経細胞遊走障害が示唆される）
- **由来**：先天的な発生異常と考えられ，secondary germinal layer由来とする説があるが，異論もある
- **頻度**：原発性脳腫瘍の1%未満．典型的なDNTは，てんかん手術症例の12%（成人），13.5%（小児）

046 胚芽異形成性神経上皮腫瘍

診断に役立つupdateな情報

DNTの病理学的分類
- "simple form" と "complex form" に分けられ，後者では腫瘍が特徴的な多結節状の構築を示す（元々DNTとして報告されたのは後者）．病理学的な特徴に欠けるが，臨床的・画像的にDNTを示す "non-specific histological form" もある
- **DNTは広いスペクトラムを持つ腫瘍であり，病理では通常のgliomaと区別困難な場合もある**．その場合は，臨床経過や画像所見を考慮する必要がある．その点で，画像診断の意義は大きい

- **年齢性別**：3週～38歳と幅広く，10～20歳代が多い．90％の症例で**20歳前にてんかん発症**．男性の方が多い
- **臨床像**：薬剤抵抗性の部分てんかん．通常，神経脱落症状はない．経過観察で変化は乏しく，術後の再発もない．悪性転化は非常に稀

画像所見

- **部位**：テント上皮質のどこにでも発生しうるが，**側頭葉が最多**（約50%）で，特に内側部に多い．その他，脳室近傍～脳室内の発生（尾状核頭部や透明中隔など）やテント下発生（脳幹・小脳など），時に多発
- テント下発生として報告されているものは，最近では第4脳室ロゼット形成性グリア神経細胞性腫瘍と診断されるものを含んでいる可能性がある（組織学的に類似）
- 境界明瞭で，浮腫・mass effectに乏しい

CT
- 低吸収を示す．20～36％で石灰化を合併（時に粗大）
- 隣接する頭蓋骨の変形（非薄化）

MRI
- 皮質が主座だが，時に皮質下白質にも異常信号が進展
- T2強調像で著明な高信号（図1A，2A，2B），T1強調像で低信号（図1C）．一見嚢胞状だが，手術では必ずしも嚢胞でなく，豊富な粘液基質を反映していることから，**偽嚢胞性（pseudocystic）**と称される．しばしば多嚢胞状．主病巣から離れた小嚢胞を伴う，あるいは**嚢胞の集簇の間に脳実質が介在してみえる**
- FLAIR像ではCSFほどではない信号抑制がみられ，周囲に高信号のrimを伴う（図1B）
- 皮質から脳室側に向かって細くなる三角形の形状を示す．放射状グリアの線維の経路と関連している可能性あり
- 内部の隔壁構造は，DNTの多結節状の構造を反映（正常皮質，細胞が密な成分，粗な成分の境界）
- 約1/3で造影後に増強効果（リング状・斑状・結節状）
- 経過観察でリング状増強効果の出現や病変増大（浮腫を伴うことあり）をみることがあるが，悪性化ではなく，虚血・出血性変化のためとされる
- 出血は稀だが，時にT2*強調像で検出される
- 拡散強調像では低信号で，ADC高値

鑑別診断

- **focal cortical dysplasia, cortical tuber**：造影されず，多嚢胞状の構造はとらない．後者は結節性硬化症で認められ，多発することが多い
- **神経節膠腫（ganglioglioma），多形黄色星細胞腫（pleomorphic xanthoastrocytoma）**：増強効果の頻度が高い．前者は高率に石灰化．後者は軟膜に沿った増強効果
- **びまん性星細胞腫・乏突起膠腫**：前者は皮質下白質，後者は皮質を主座とし，画像所見は類似しうる．てんかんの病歴，多嚢胞状構造，三角形の形状，FLAIR像の高信号rimは，DNTを示唆する

<参考文献>
- Yu, A. H., et al.：Dysembryoplastic neuroepithelial tumors：magnetic resonance imaging and magnetic resonance spectroscopy evaluation. Chin Med J (Engl), 122：2433-2437, 2009
- Fernandez, C., et al.：The usefulness of MR imaging in the diagnosis of dysembryoplastic neuroepithelial tumor in children：a study of 14 cases. AJNR, 24：829-834, 2003
- Campos, A. R., et al.：Simple and complex dysembryoplastic neuroepithelial tumors (DNT) variants：clinical profile, MRI, and histopathology. Neuroradiology, 51：433-443, 2009

<増本智彦>

第2章 脳腫瘍

1）天幕上（脳実質内）

047 線維形成性乳児神経節膠腫
(desmoplastic infantile ganglioglioma：DIG)

症例① 1歳 男児
（神奈川県立こども医療センター症例）

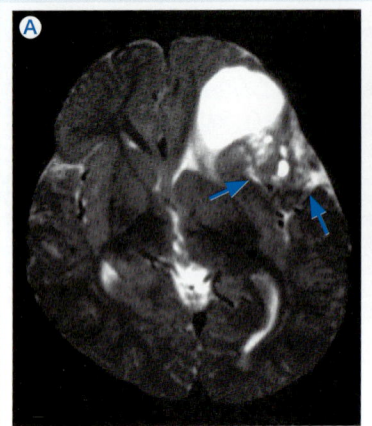

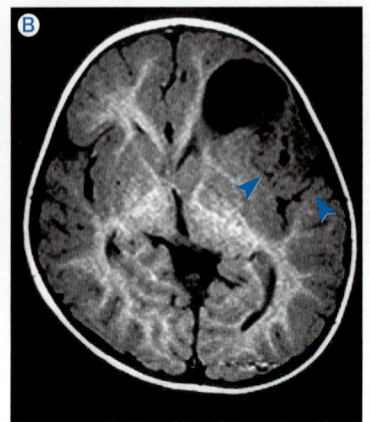

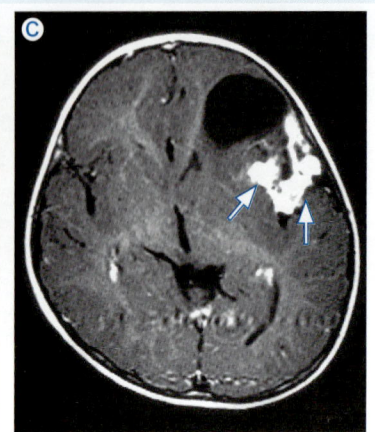

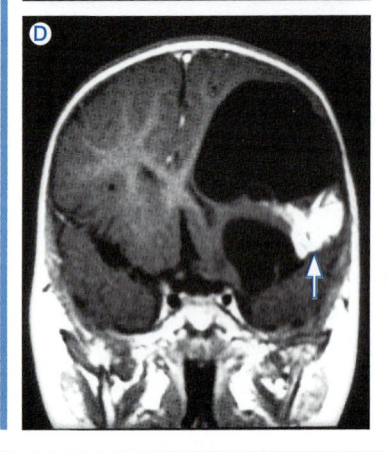

図1 T2強調像（A），T1強調像（B），造影T1強調像（C），造影T1強調冠状断像（D）

左前頭葉にCSFとほぼ等信号を示す囊胞を認める．T2強調像（A）では，囊胞の背側に低～高信号の不均一な充実部を認める（→）．T1強調像（B）では充実部は不均一な低信号を示し（▶），造影T1強調像（C, D）では顕著な増強効果が認められる（⇨）．充実部は脳表の軟膜面に広く接する

症例② 2歳 女児
痙攣発作（多摩南部地域病院症例）

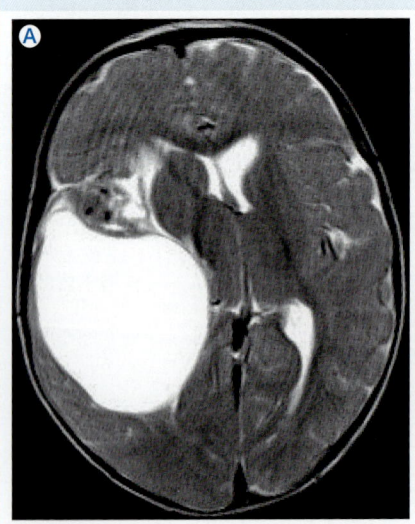

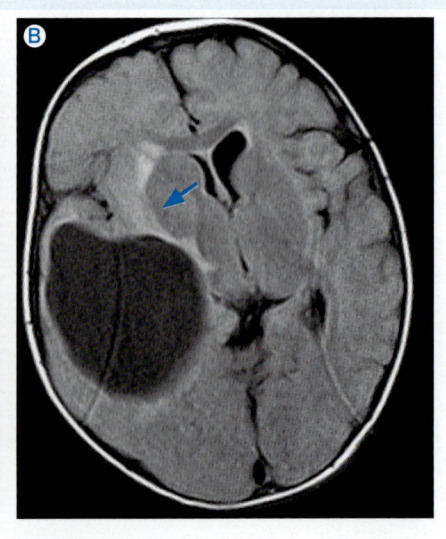

図2 T2強調像（A），FLAIR像（B）

T2強調像（A）で著明な高信号を示す巨大な囊胞性腫瘍を右側頭葉に認める．FLAIR像（B）では囊胞の信号はCSFと同程度に抑制され，周囲の脳実質に高信号の浮腫をわずかに伴う（→）

診断に役立つupdateな情報

DIGとDIAの鑑別 ●1
- DIGと比べて，DIAの方が年長児に生じる傾向あり．画像上は区別できない

desmoplastic non-infantile ganglioglioma
- 同様の病理を示す腫瘍が，非乳児例でも報告されている（5〜25歳）．男性に特に多い．画像所見は乳児例と同じ

解説

- 乳児の巨大嚢胞性腫瘍
- **病理**：嚢胞は単房〜多房性．充実部は軟膜〜皮質表層を含み，しばしば硬膜に付着．線維形成性の顕著な間質，腫瘍性のastrocyteおよびneuronal componentで構成される．neuronal componentを伴わない場合は，desmoplastic infantile astrocytoma（DIA）（●1）．線維形成の少ない未熟な成分も含まれる．出血や壊死は乏しい．MIB-1は通常2%以下．WHO grade I
- **頻度**：稀な腫瘍だが，DIA/DIGあわせると乳児脳腫瘍の16%
- **年齢性別**：1〜24カ月で，**多くは1歳以下**．男女比は1.5：1
- **臨床像**：症状は，頭囲拡大，大泉門膨隆，落陽現象など．腫瘍の大きさの割には神経症状に乏しく，緩徐発育性，おそらく先天性の腫瘍と推測される．全摘された場合は予後良好．播種は稀

画像所見

- **部位**：テント上に発生し，複数の脳葉にまたがることが多い．前頭葉・頭頂葉に多く，ついで側頭葉．後頭葉は稀
- **巨大嚢胞性腫瘍が主体で充実部が混在**．充実部は表在性で，嚢胞が深部側に位置する
- 壊死・出血は稀．浮腫はなし〜軽度
- ごく稀に，充実部主体で嚢胞成分が乏しい例あり

CT
- 嚢胞部は低吸収，充実部は等〜やや高吸収
- 石灰化は少ない
- 時に頭蓋骨の菲薄化，膨隆

MRI
- 嚢胞部はT1強調像で低信号（図1B），T2強調像で高信号（図1A，2A）．内部に隔壁を伴い，多房性を呈することあり
- 充実部はT1強調像で等信号を示し，**造影後に強い増強効果を示す**（図1C，1D）．充実部に接する軟膜・硬膜に沿った増強効果が特徴的で，dural tail signに類似することあり．T2強調像では不均一で相対的に低信号（図1A）
- **嚢胞壁は造影されない**（図1C，1D）

鑑別診断

- **末分化神経外胚葉性腫瘍（PNET），非定型奇形腫様/ラブドイド腫瘍（AT/RT）**：先天性〜乳児期に発生しうる．壊死や出血を含み，内部不均一．充実部は細胞密度が高く，拡散強調像で高信号
- **上衣腫**：テント下に多く，テント上では脳室近傍．石灰化を伴う傾向あり
- **pleomorphic xanthoastrocytoma**：軟膜に沿った増強効果は共通するが，好発年齢がより高い
- **神経節膠腫（ganglioglioma）**：石灰化の頻度が高く，通常は比較的小さい
- **pilocytic astrocytoma**：所見は類似しうるが，テント下発生が多い

<参考文献>
- Ganesan, K., et al.：Non-infantile variant of desmoplastic ganglioglioma：a report of 2 cases. Pediatr Radiol, 36：541-545, 2006
- Trehan, G., et al.：MR imaging in the diagnosis of desmoplastic infantile tumor：retrospective study of six cases. AJNR, 25：1028-1033, 2004

<増本智彦>

第2章 脳腫瘍
1）天幕上（脳実質内）

048 未分化神経外胚葉性腫瘍
(primitive neuroectodermal tumor：PNET)

症例① 16歳　女子

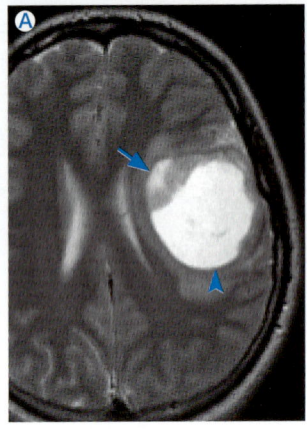

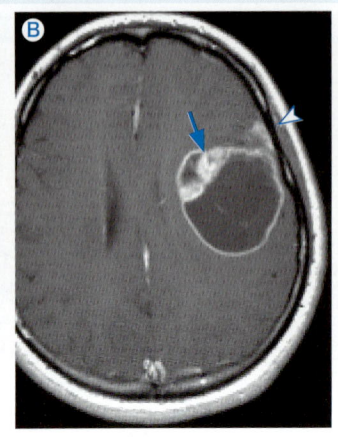

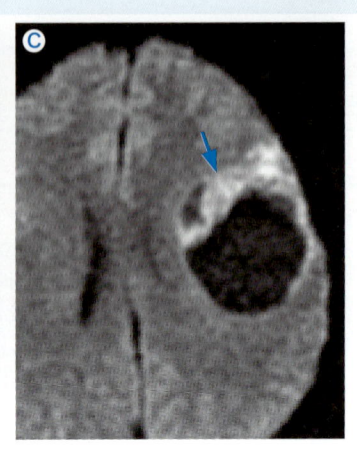

図1　T2強調像（A），造影T1強調像（B），拡散強調像（C）
左前頭葉に腫瘍があり，T2強調像（A）で高信号を示す囊胞（▶）と，その辺縁の相対的低信号を示す充実部（→）からなる．周囲の浮腫は軽度である．造影T1強調像（B）では充実部（→）と囊胞壁が増強効果を示す．脳表に沿った播種もみられる（▷）．拡散強調像（C）では充実部が高信号を示す（→）

症例② 13歳　男子
2日前から頭痛・嘔吐

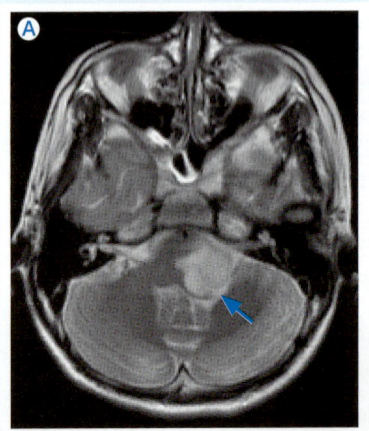

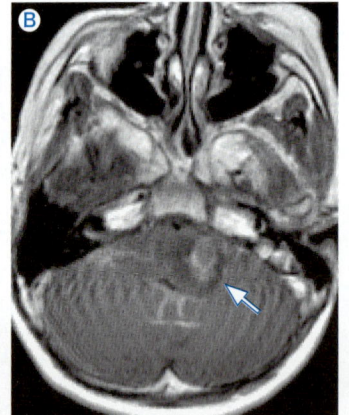

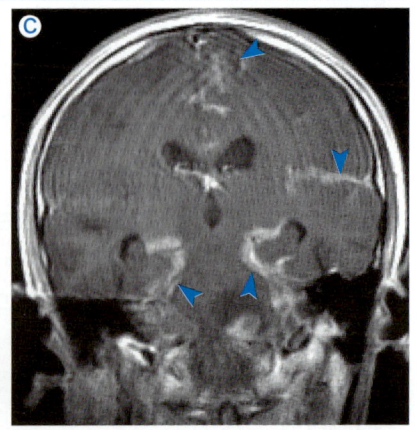

図2　T2強調像（A），造影T1強調像（B），造影T1強調冠状断像（C）
T2強調像（A）で橋延髄移行部の左側に高信号を示す腫瘍を認める（→）．造影T1強調像（B）では低信号を示す腫瘍の一部に結節状の増強効果を認める（⇒）．造影T1強調冠状断像（C）では腫瘍から離れた脳表に広範な増強効果が認められ（▶），播種と考えられる

048 未分化神経外胚葉性腫瘍

診断に役立つupdateな情報

PNETと髄芽腫
- 小脳に発生する髄芽腫との組織的な同一性があり、小脳のPNET≒髄芽腫として扱われることが多い（遺伝子変異など異なる点もある）
- 2000年WHO分類では"supratentorial PNET"と分類されていたが、2007年WHO分類では脳幹・脊髄発生のものを含めるために"supratentorial"が外された。また、"PNET"は中枢神経系以外でも用いられるが、必ずしも同一の腫瘍ではないため、区別するために"CNS PNET"とされた。以前はPNETと併記されていたmedulloepitheliomaとependymoblastomaはPNETの亜型に分類された

解説

- 小児〜青年期に発生し、未分化〜低分化の神経上皮細胞で構成される胎児性腫瘍の総称
- 病理：神経細胞への分化のみならCNS neuroblastoma、神経節細胞もみられる場合はCNS ganglioneuroblastoma、神経管形成の特徴がみられればmedulloepithelioma、上衣芽細胞のrosetteがあればependymoblastoma。免疫染色によるINI1の検索が、組織学的に類似するAT/RTとの鑑別に重要。MIB-1は高値（0〜85%）。WHO grade IV
- 由来：未分化神経上皮細胞に由来するとされる
- 頻度：テント上発生のPNETは、小児脳腫瘍の1%程度
- 年齢性別：4週〜20歳（平均5.5歳）。**先天性腫瘍として認められる場合あり**。男女比は1.2：1
- 臨床像：症状は、てんかん、意識障害、頭蓋内圧亢進、麻痺、頭囲拡大など。テント上PNETでは5年生存率は30〜35%。2歳未満の発症ではより予後不良。小脳の髄芽腫と比べても予後不良

画像所見

- 部位：大脳発生が多いが、脊髄・脳幹・鞍上部・松果体部も報告あり。大脳半球発生では巨大なことが多い。鞍上部ではより小さい
- 1/3で髄液播種。骨・肝・頸部リンパ節へ転移しうる
- 基本は充実性だが、しばしば**囊胞・壊死・出血を合併**
- **大きさのわりに浮腫が少ない**点が特徴的

CT
- 等〜高吸収。**石灰化は50〜70%**
- 石灰化は変性の強い領域にしばしばみられる

MRI
- 充実部は細胞密度が高く、T2強調像で比較的低信号〜淡い高信号（図1A、2A）。T1強調像では低信号、内部は不均一
- 高い細胞密度を反映してADC値は低下し、**拡散強調像では高信号**（図1C）
- 囊胞・壊死はT2強調像で高信号（図1A）。出血はさまざまな信号（T1強調像で高信号、T2*強調像で低信号）
- 造影後には充実部が強い増強効果を示す（図1B、2B）。時に髄液播種も観察される（図1B、2C）
- 造影後のFLAIR像で、播種が検出しやすい場合あり
- MRSでは、NAA低下・Cho上昇の傾向が強く、lipid/lactateのピークが出現

鑑別診断

- **悪性神経膠腫（膠芽腫など）**：浮腫が広範。石灰化は稀。好発年齢が高い
- **上衣腫**：テント下のことが多く、テント上でも脳室近傍に発生
- **AT/RT**：発症年齢が低く、2歳以下ではテント下に多く発生
- **海綿状血管腫**：新生児〜乳児では巨大なことがあり、出血性腫瘍と鑑別が難しい

＜参考文献＞
- Severino, M., et al.：Congenital tumors of the central nervous system. Neuroradiology, 52：531-548, 2010
- Behdad, A. & Perry, A.：Central nervous system primitive neuroectodermal tumors：a clinicopathologic and genetic study of 33 cases. Brain Pathol, 20：441-450, 2010

＜増本智彦＞

第2章 脳腫瘍

1）天幕上（脳実質内）

049 非定型奇形腫様 / ラブドイド腫瘍
(atypical teratoid/rhabdoid tumor：AT/RT)

脳神経外科　神経内科　小児科

症例① 0歳 男児
日齢4で嗄声・無呼吸発作を契機として発見

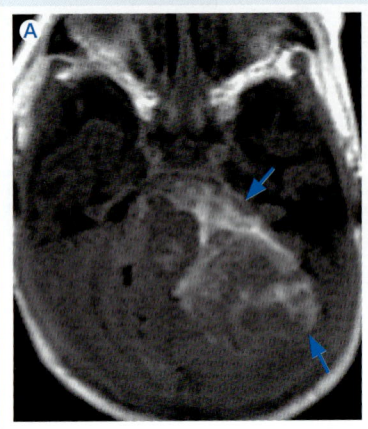

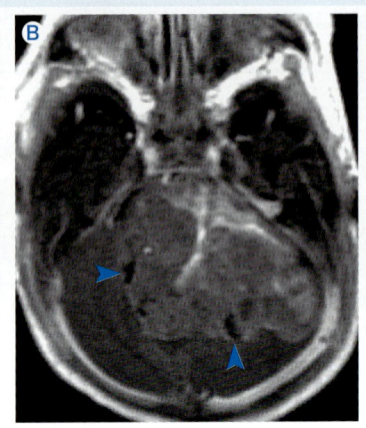

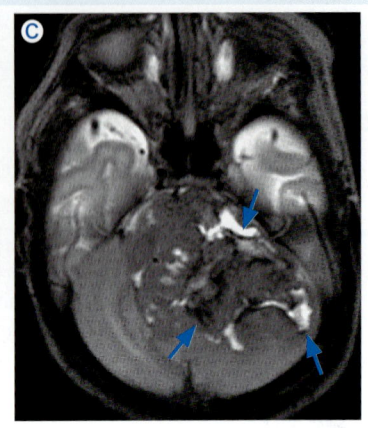

図1 T1強調像（A），造影T1強調像（B），T2強調像（C）
左小脳〜脳幹を占拠する巨大な腫瘍を認め，T1強調像（A）では低信号の腫瘍内部に出血を示唆する高信号が混在する（→）．造影T1強調像（B）では腫瘍の大半を占める充実部が不均一な増強効果を示し（▶），造影されない壊死が混在する．T2強調像（C）では，充実部は軽度低信号を示し，出血や壊死が著明な高信号もしくは低信号を示す（→）．病変の大きさに比して，浮腫は乏しい

症例② 1歳 男児
左半身痙攣にて発症

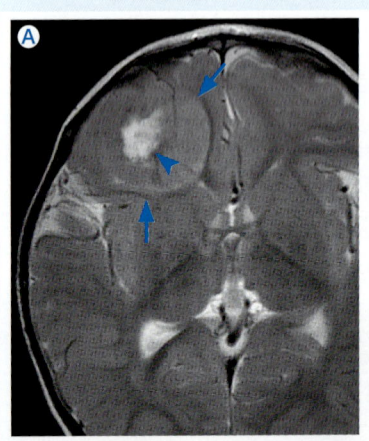

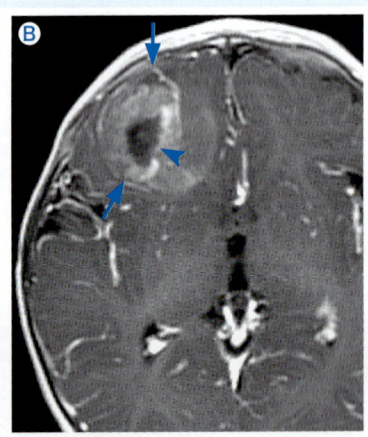

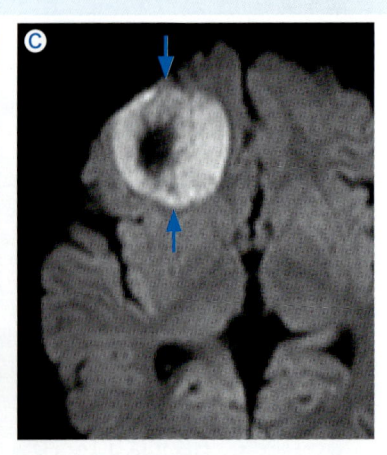

図2 T2強調像（A），造影T1強調像（B），拡散強調像（C）
右前頭葉に境界明瞭な腫瘤があり，浮腫は乏しい．充実部はT2強調像（A）で比較的低信号で（→），造影T1強調像（B）で不均一に増強され（→），拡散強調像（C）では著明な高信号を示す（→）．造影T1強調像（B）で増強されない壊死部（▶）がT2強調像（A）で高信号を示す（▶）

049 非定型奇形腫様/ラブドイド腫瘍

診断に役立つupdateな情報

INI1
- 染色体22q.11.2に存在するhSNF/INI1遺伝子．腫瘍抑制遺伝子の1つとされる．基本的にすべての正常細胞・腫瘍で発現するが，AT/RTではINI1遺伝子の欠失・変異によりINI1蛋白の発現が消失
- 生検でrhabdoid featureがなくPNETと診断された場合も，INI1発現消失がみられた場合は予後不良であることが知られており，このような場合はAT/RTとして扱うのが適切と考えられる．同じく脈絡叢癌でもINI1発現消失例が報告されているが，これもAT/RTの可能性がある
- INI1遺伝子欠失を背景とするrhabdoid tumor predisposition syndromeで，AT/RTと腎などのmalignant rhabdoid tumorの合併が報告されている

解説

- 新生児〜幼児を侵す高悪性度の脳腫瘍
- **病理**：rhabdoid cellが特徴．神経細胞系・グリア系・上皮系・間葉系へのさまざまな分化を示す細胞で構成．腎の"malignant rhabdoid tumor"として最初に報告された後，軟部組織や中枢神経系などでも報告．中枢神経系に発生した場合，さまざまな分化を示す点を重視してAT/RTと命名された．病理組織学的に，PNET/髄芽腫，脈絡叢癌，胚細胞腫瘍，悪性神経膠腫との鑑別が問題．**免疫染色ではほぼ全例でINI1蛋白の発現消失**，75％でINI1遺伝子の欠失・変異．MIB-1は高値で通常50％以上．WHO grade IV
- **頻度**：小児脳腫瘍の1〜2％．3歳以下に多く，乳児脳腫瘍の10％
- **年齢性別**：ほとんどが3歳以下（平均2歳）．先天性腫瘍として認められる場合あり．6歳以上は稀．ごく稀に成人発症．男女比は1.6〜2：1
- **臨床像**：乳児では嗜眠・嘔吐・頭囲拡大などの非特異的症状．3歳以上では頭痛・麻痺など．非常に予後不良で，術後の生存期間は11〜24ヵ月

画像所見

- **部位**：テント上：テント下＝1.3：1．テント上では大脳半球に多く，脳室・鞍上部・松果体部にも発生．テント下では小脳半球・小脳橋角部・脳幹に発生．小脳虫部は稀．2歳以下ではテント下が多い．稀に脊髄
- 先天性腫瘍の中では，テント下発生が多い
- 実質内・実質外の両者に進展しうる．**20％以上で髄液播種**
- **囊胞や壊死・出血を伴い内部不均一**．浮腫はさまざまだが，比較的軽度のことも多い

CT
- 充実部は高吸収．**約半数に石灰化**

MRI
- 充実部は，T1強調像で低〜等信号（図1A），T2強調像で等〜高信号（図1C，2A）．拡散強調像では高信号を示し（図2C），ADC値は低値
- 囊胞・壊死はT2強調像で著明な高信号（図1C，2A）．出血はT1強調像で高信号（図1A），T2*強調像で低信号
- 造影後には，ほぼ全例で**充実部や囊胞壁に不均一な増強効果**（図1B，2B）．髄液播種もしばしば観察される
- MRSでは高悪性度のパターン（Cho上昇，NAA・Crの低下〜消失，lipid/lactateのピーク出現）

鑑別診断

- **未分化神経外胚葉性腫瘍（PNET）/髄芽腫**：画像所見は類似し，鑑別困難．AT/RTよりも発症年齢が高い．小脳橋角部発生はAT/RTの方が多い
- **脈絡叢乳頭腫・癌**：脳室内に発生（小児では側脳室），癌の場合は類似しうる
- **奇形腫**：松果体部・傍鞍部に多い．成熟奇形腫の場合は石灰化・脂肪を含有
- **pilocytic astrocytoma**：大きな囊胞成分を伴い，壊死・出血は乏しい．より年長児に発生．細胞密度は低く，ADC値は高値
- **上衣腫**：小脳橋角部発生例で鑑別対象となる．より年長児に発生．AT/RTの方がADC値は低値

〈参考文献〉
- Tez, S., et al.：Atypical teratoid/rhabdoid tumors：imaging findings of two cases and review of the literature. Turk Neurosurg, 18：30-34, 2008
- Warmuth-Metz, M., et al.：CT and MR imaging in atypical teratoid/rhabdoid tumors of the central nervous system. Neuroradiology, 50：447-452, 2008
- Koral, K., et al.：Imaging characteristics of atypical teratoid-rhabdoid tumor in children compared with medulloblastoma. AJR, 190：809-814, 2008

〈増本智彦〉

第2章 脳腫瘍

1）天幕上（脳実質内）

050 悪性リンパ腫
(malignant lymphoma)

脳神経外科　神経内科　小児科

症例① 51歳 女性
左上下肢筋力低下

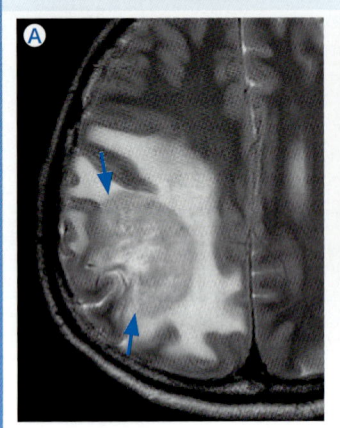

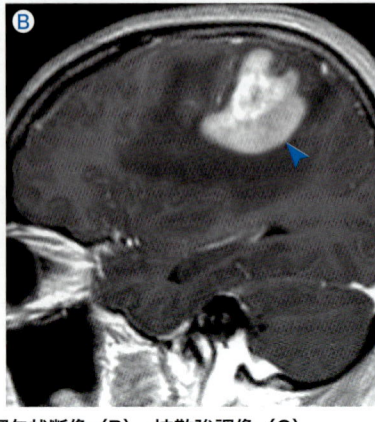

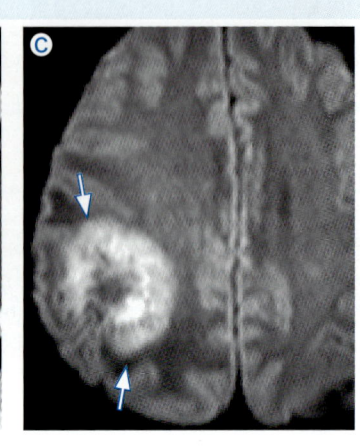

図1 T2強調像（A），造影T1強調矢状断像（B），拡散強調像（C）
T2強調像（A）で，右頭頂葉に軽度高信号を示す腫瘤があり（→），より高信号を示す浮腫を周囲に伴う．造影T1強調矢状断像（B）では，不整形で境界明瞭な腫瘤がおおむね均一な増強効果を示す（▶）．拡散強調像（C）では腫瘤は明瞭な高信号域として認められる（⇨）

症例② 43歳 男性
HIV陽性でAIDS発症後，頭痛の検査で発見

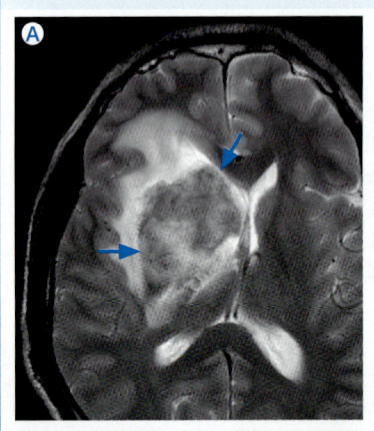

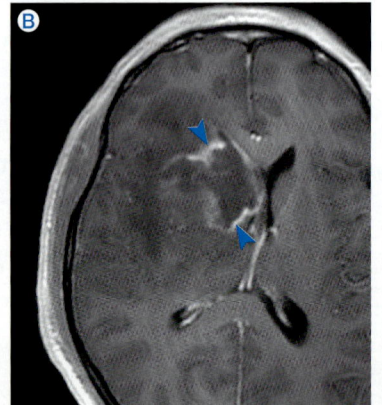

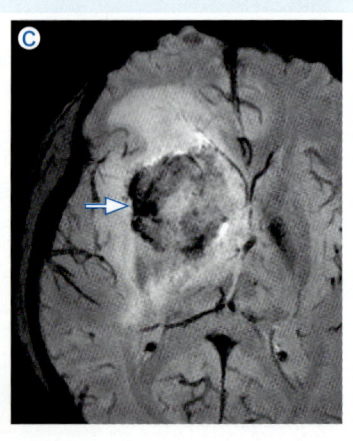

図2 T2強調像（A），造影T1強調像（B），磁化率強調像（C）
T2強調像（A）にて，右基底核に軽度低信号を示す腫瘤があり（→），高信号の浮腫を伴う．造影T1強調像（B）では，腫瘤の辺縁に不完全なリング状増強効果を認める（▶）．磁化率強調像（C）では，腫瘤の主に辺縁部に著明な低信号がみられ（⇨），出血が示唆される

解説

- 診断時に他部位に病変がなく，中枢神経系に原発したリンパ腫は，primary CNS lymphoma（PCNSL）と呼ばれる．B細胞性非ホジキンリンパ腫が全体の92〜98％．さらにその95％は，びまん性大細胞性B細胞性リンパ腫（DLBCL）．T細胞性リンパ腫は少なく，主に免疫健常者に発生
- **頻度**：頻度は増加傾向にあり，原発性脳腫瘍の6.6％（AIDSの影響が大きい）．**免疫不全者ではリスクが高く**，highly active anti-retroviral therapy（HAART）導入前にはAIDSでは一般人の3,600倍の発症リスクがあった．HAART導入後はリスクが軽減．臓器移植患者でも高リスク
- **年齢別**：全年齢層にみられるが，健常者では50〜60歳代がピーク．男女比は3：2．免疫不全者ではより若年発症
- **臨床像**：多くは局所神経症状で発症．他には精神症状，頭蓋内圧亢進，てんかん．ステロイドによるすみやかな縮小がみられうる．稀に自然に縮小．診断には生検が必要だが，ステロイドの使用によって生検で腫瘍が確認できなくなることがあるため，脳へ

050 悪性リンパ腫

> **診断に役立つupdateな情報**

治療法
- 放射線単独では制御が困難．脳血液関門が存在するため，全身性の非ホジキンリンパ腫に有効なCHOP療法も，PCNSLには有効でない
- 放射線治療前に大量メトトレキセート（MTX）療法を併用することが標準的となってきている．大用量MTXは脳血液関門を通過し，有効な治療法であるが，晩発性の白質脳症が15〜30％で生じ，特に60歳以上の高齢者でリスクが高い
- 最近では，rituximabや造血幹細胞移植の併用も試みられている

intravascular lymphomatosis（IVL）
- 別名，angiotropic lymphoma．非ホジキンリンパ腫（主にB細胞性）の特殊型で，血管内に限局してリンパ球細胞が腫瘍性に増殖．血管周囲への浸潤が明らかな場合はIVLと呼ばない．腫瘍塞栓による梗塞が本態
- 中枢神経系と皮膚に好発．50〜60歳代に多く，予後は不良．症状は，進行性の認知症，意識障害，局所神経症状，痙攣，発熱など
- T2強調像で深部白質・皮質・基底核などに高信号域が多発．拡散強調像で高信号（梗塞の時期による）．さまざまな程度の増強効果を合併（髄膜にもみられうる）．時に出血転化
- 鑑別は，血管障害性認知症，血管炎，静脈洞血栓症，多発性硬化症，MELASなど

ヘルニアの危険がない限りは，**生検前にステロイドを使用すべきでない**

画像所見
- **部位**：テント上に多く，深部灰白質や脳梁にもみられる．後頭蓋窩や，稀に脊髄にも発生．軟膜・硬膜にも浸潤（二次性リンパ腫の方が高頻度）．25〜50％で多発（AIDSでは60〜85％）
- 境界明瞭〜浸潤性．悪性神経膠腫や転移に比べると浮腫は少ない
- 内部は均一．壊死・出血・嚢胞変性は稀

CT
- 高吸収．石灰化は非常に稀

MRI
- T1強調像では低〜等信号，T2強調像では低〜軽度高信号（図1 A）
- 高い細胞密度のため，**拡散強調像では高信号**（図1 C）
- **均一な強い増強効果を示す**（図1 B）．ごく稀に造影されない
- 脳室・脳槽・脳溝などの**髄液腔に接する部位に多い**（95％）．脳室上衣に沿った進展や血管周囲腔に沿った進展（刷毛で掃いたような増強効果）はリンパ腫に特徴的
- 脳神経・脊髄神経根・馬尾に沿った増強効果もリンパ腫を示唆する．鑑別は癌性髄膜炎や白血病
- AIDS患者では非典型的なMRI所見（壊死・出血の合併，不均一なリング状の増強効果，造影されない，など）（図2）．トキソプラズマ症が主な鑑別となる．リンパ腫の方が，拡散強調像で高信号，ADC値が低く，FDG-PETやTl-SPECTで高集積．トキソプラズマは髄膜や脳室上衣への進展を伴わない

鑑別診断
- **膠芽腫**：出血や壊死を伴う．増強効果は不均一．MR perfusionでは，膠芽腫が高いrCBVを示すのに対して，リンパ腫のrCBVは低い
- **転移性脳腫瘍**：球形の腫瘤でしばしば多発．大きな病変は内部不均一
- **サルコイドーシス**：軟膜や血管周囲腔に沿った進展を示す点は類似．脳実質内の腫瘤形成は少ない
- **多発性硬化症**：若年者．大きな活動性病変を形成した場合は類似しうるが，増強効果はopen-ring状

<参考文献>
- Williams, R.L., et al.：Cerebral MR imaging in intravascular lymphomatosis. AJNR, 19：427-431, 1998
- Hiraga, S., et al.：Rapid infusion of high-dose methotrexate resulting in enhanced penetration into cerebrospinal fluid and intensified tumor response in primary central nervous system lymphomas. J Neurosurg, 91：221-230, 1999

<増本智彦>

第2章 脳腫瘍

1）天幕上（脳実質内）

脳神経外科 / 神経内科 / 小児科

051 リンパ腫様肉芽腫症
(lymphomatoid granulomatosis : LG/LYG)

症例 48歳 男性
経過半年の痙性対麻痺

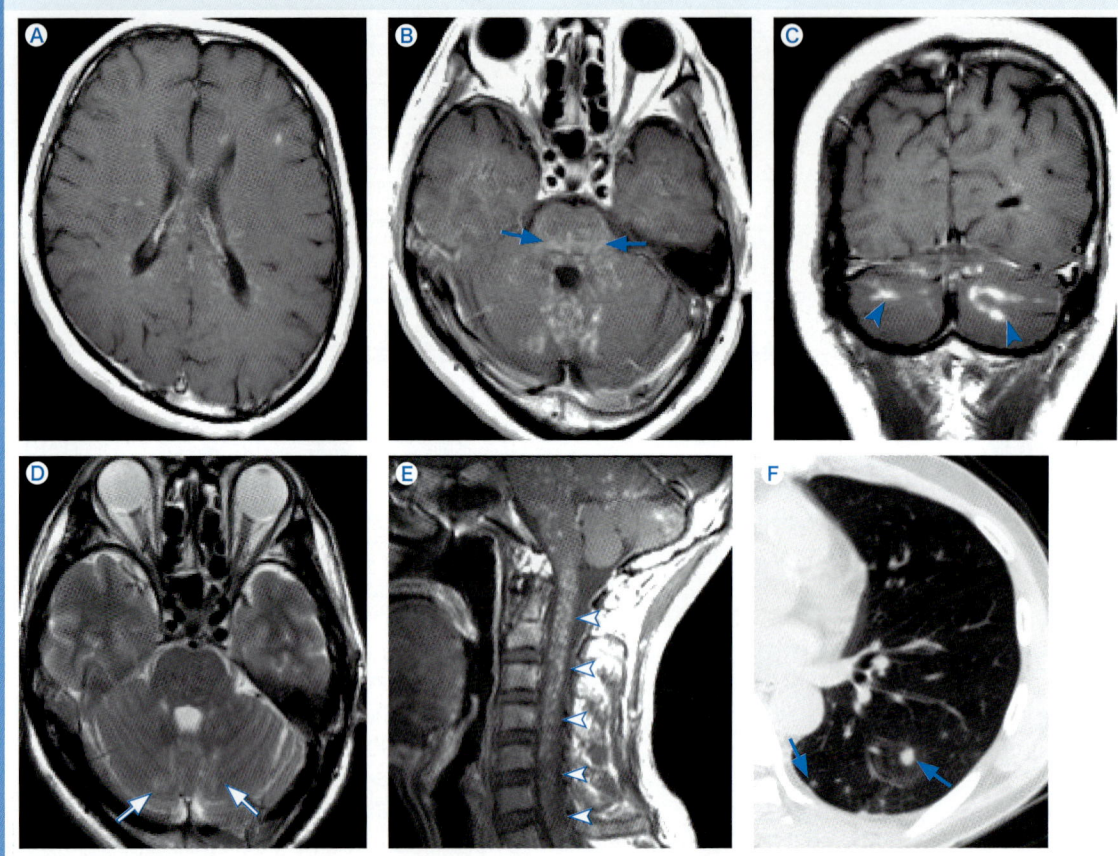

図1 造影T1強調像（A, B）, 造影T1強調冠状断像（C）, T2強調像（D）, 頸椎の造影T1強調矢状断像（E）, 胸部CT（F）
造影T1強調像（A, B）にて，脳梁・脳室周囲・大脳皮質下・橋・小脳に多数の点状増強効果を認める．橋では血管周囲腔に沿う分布を示す（→）．造影T1強調冠状断像（C）では，小脳表面の軟膜に沿った増強効果を認める（▶）．T2強調像（D）では小脳の病変部がわずかに高信号を示すのみである（▷）．頸椎の造影T1強調矢状断像（E）では，脊髄にも無数の点状増強効果が認められる（▷）．胸部CT（F）では下葉優位に境界明瞭な小結節が多発し（→），周囲にすりガラス濃度域を伴う（🔍1）

解説

- 稀な多臓器疾患であり，リンパ増殖能を伴った肉芽腫性炎症性の病態
- **由来**：Epstein-Barr virus (EBV) 抗原刺激によるB細胞の活性化が原因と考えられ，それによりサイトカインを介したT細胞の広範な浸潤が誘発される．WHO分類ではB細胞性の非ホジキンリンパ腫に入る
- **病理**：多巣性，血管中心性，血管破壊性の多形リンパ球様細胞の浸潤．異型リンパ球を主として，形質球様細胞・免疫芽球・組織球が認められる．反応性T細胞が主体で，その中にEBV陽性の異型B細胞が散在．組織学的にgrade1～3に分類され，grade 3はリンパ腫に近い
- **年齢性別**：30～50歳代に好発．小児・青年の報告もあり．男女比は2：1．中枢神経原発LGの報告では，男女比＝3.25：1
- **全身の発生部位**：肺（90％），皮膚（40％），中枢神経（30％），その他，腎，末梢神経，脾，リンパ節，骨髄，肝など
- **臨床症状**：15～20％では，中枢神経症状が初発．症状は非特異的で，頭痛，失明，脳神経症状，片麻痺，意識障害，失調，痙攣，パーキンソニズム，認知症など．臨床経過は脱髄・炎症性疾患に類似．全身性LGの症状としては，発熱・体重減少，倦怠感，胸部症状（咳嗽，息切れ），皮膚症状（膨隆性の紅斑，結節）．抗生物質・ステロイドに一時的に反応するため，診断がより複雑になる
- **治療法**：定まっておらず，ステロイド単独もしくはcyclophosphamideの併用，多剤併用化学療法な

診断に役立つupdateな情報

肺病変のCT所見 ⤴1
- LGの肺病変は，両側の中下肺野優位に多発する結節を示す（図1F）．円形，境界不明瞭，気管支血管束に沿う．時に空洞化

中枢神経原発LG
- LGは全身性疾患の一環として中枢神経を侵すが，中枢神経のみに原発するLGもあり，最近の報告では両者の差異が指摘されている
- 中枢神経原発LGはEBVと関連しないT細胞性のものが多く，全身性LGの中枢神経浸潤に比べて予後がよい．腫瘤形成のパターンは，全身性LGの中枢神経浸潤では比較的少ない（16％）が，中枢神経原発LGでは高率（64％）

ど，最近ではinterferon-αやrituximabも用いられる．放射線治療の併用が有効とする報告もある
- 予後は不良．5年の死亡率は50〜65％．生存期間は14〜16カ月．しばしば，びまん性B細胞性リンパ腫に移行（13〜50％）
- 自己免疫疾患（関節リウマチ，潰瘍性大腸炎，肝炎，乾癬，サルコイドーシス），免疫不全（AIDS，Wiskott-Aldrich症候群，臓器移植患者）における合併が知られる

画像所見

- 部位：単発〜多発の脳実質内病変．大脳・小脳の白質，深部灰白質，脳幹，時に脊髄も（図1E）

MRI

- T2強調像・FLAIR像では非特異的な高信号（図1D）
- 造影後に血管周囲腔に沿った**多発点状・線状の増強効果**が認められるのが特徴的（図1A，B）．多形リンパ球様細胞の血管周囲・血管壁への浸潤に対応
- 多くの病変は小さいが，融合して大きな病変を形成することあり．**軟膜や脳神経に沿った増強効果**もしばしばみられる（図1C）
- 不均一〜リング状の増強効果を示す腫瘤，もしくは増強効果の乏しい白質病変として認められる場合もある
- 血管の閉塞によりラクナ梗塞〜出血を生じうる．稀に実質外腫瘤を合併

鑑別診断

- **primary angiitis of the central nervous system（PACNS）**：脳の小血管を侵す非特異的な肉芽腫性炎症性疾患．主にテント上に梗塞様の病変が多発し，時に出血．増強効果はさまざまで，LGに類似しうる
- **悪性リンパ腫**：均一に造影される腫瘤形成が多い．LGの胸部病変ではリンパ節腫大の頻度は低い
- **サルコイドーシス，脱髄性疾患**：さまざまな増強効果を示す多発病変を呈する場合は，LGに類似しうる．非侵襲的検査で鑑別できない場合は，組織診断が必要

<参考文献>
- Gupta, T., et al. : Isolated central nervous system involvement by lymphomatoid granulomatosis in an adolescent: a case report and review of literature. Pediatr Hematol Oncol, 27 : 150-159, 2010
- Lucantoni, C., et al. : Primary cerebral lymphomatoid granulomatosis: report of four cases and literature review. J Neurooncol, 94 : 235-242, 2009
- Patsalides, A.D., et al. : Lymphomatoid granulomatosis: abnormalities of the brain at MR imaging. Radiology, 237 : 265-273, 2005

<増本智彦>

第2章 脳腫瘍

1）天幕上（脳実質内）

052 転移性脳腫瘍
(metastatic tumor)

症例①　72歳　男性
直腸癌．右片麻痺と意識レベル低下

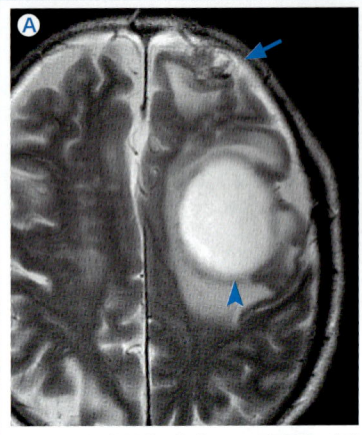

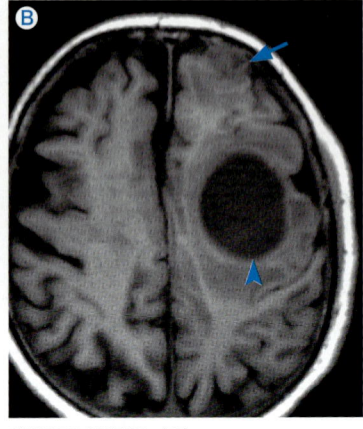

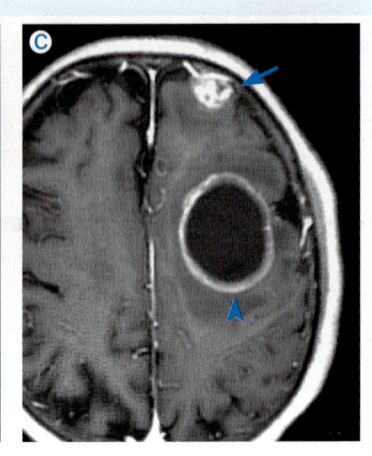

図1 T2強調像（A），T1強調像（B），造影T1強調像（C）
左前頭葉にT2強調像（A）・T1強調像（B）でCSFと等信号を示す囊胞性腫瘍が認められ，造影T1強調像（C）ではリング状増強効果を伴う（▶）．この前方に，T2強調像（A）で低信号を示す充実性腫瘍があり（→），造影後（C）に不均一な結節状増強効果を示す．いずれもT2強調像で高信号の浮腫を伴う

症例②　53歳　女性

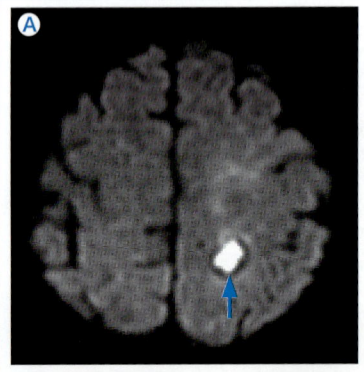

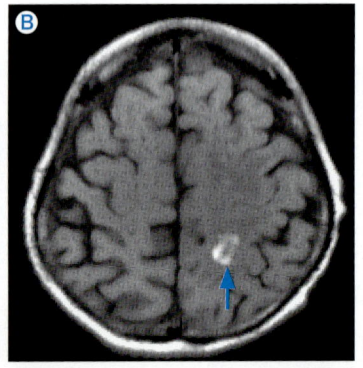

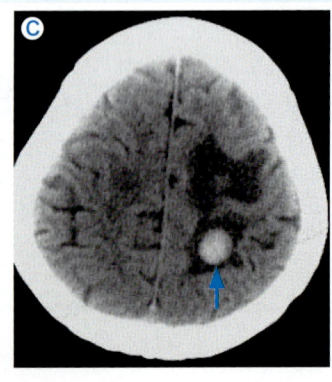

図2 拡散強調像（A），T1強調像（B），単純CT（C）
左前頭葉に，拡散強調像（A）で著明な高信号を示す腫瘍を認める．T1強調像（B）では不均一な高信号，単純CT（C）でも高吸収を示し，出血性病変と考えられる（→）．造影T1強調像（非呈示）ではこの他にも多数の異常増強効果が認められ，多発脳転移と診断された．出血性の転移はこのように拡散強調像で著明な高信号を示しうるため，注意が必要である（☝1）

解説

- 中枢神経以外に発生した腫瘍が血行性に脳へ転移したもの
- **病理**：原則として被膜を有する境界明瞭な腫瘍で，膨張性に発育する．肺小細胞癌などではびまん性の浸潤を示す場合あり．内部の壊死や周囲の浮腫はさまざま．軟膜転移では腫瘍細胞がくも膜下腔や血管周囲腔に広がり，隣接する脳実質に浸潤
- **頻度**：国内の統計では全頭蓋内腫瘍の約18%．剖検では担癌患者の約25%に脳転移．脳転移の患者の10%では発症時に原発巣が未発見
- **年齢性別**：高齢者に多く60歳代がピーク．男女比は1.6：1
- **臨床像**：原発巣は，肺癌が約半数を占め，消化器癌（胃や大腸），乳癌，腎癌，頭頸部癌，肝癌がこれに続く．臨床症状は，頭蓋内圧亢進もしくは局所神経症状．亜急性に増悪する頭痛，意識障害，麻痺，失調，視覚異常，嘔気，感覚障害など．時に痙攣や脳卒中様の急性発症

診断に役立つupdateな情報

double dose, delayed scan
- 転移性脳腫瘍に対するMRI造影剤の倍量投与が一部の造影剤（ガドテリドール，プロハンス®）で保険認可されており，小病変の描出が改善する
- 血液脳関門の破綻による造影剤の漏出が増強効果に影響するため，一般に造影直後よりも20〜30分ほど遅れて増強効果が最大となる．したがってdelayed scanでも描出が改善しうる

拡散強調像における高信号 ⚠1
- リング状増強効果を示す病変を鑑別する際，拡散強調像で内部が著明な高信号を示していれば脳膿瘍の可能性が高い
- しかし，**転移性脳腫瘍も出血を合併している場合にしばしば拡散強調像で高信号を示す**（図2A）．このような場合，単純CTにおける高吸収，T1強調像における高信号といった出血を示唆する所見が役立つ（図2B, C）．また，出血を伴わずに拡散強調像で高信号を示す転移も稀にある（壊死の早期など）

治療方針
- 単発，3cm以上といった場合は手術＋放射線治療が，それ以外では放射線治療が中心となる．全脳照射では高次脳機能障害の合併症が問題となるため，3cm以下で数が限定している場合は，ガンマナイフなどの定位放射線治療が行われることもある

画像所見

- **部位**：50％では単発で，その他は多発．80％以上は大脳半球に生じ，特に皮髄境界に好発（動脈径が狭小化するところで腫瘍塞栓がトラップされる）．15％は小脳．その他の部位は硬膜・軟膜や脳室上衣・下垂体・松果体・脈絡叢など
- **原発巣による違い**：後頭蓋窩への転移は大腸癌・腎癌や骨盤臓器の癌で，硬膜転移は前立腺癌・乳癌・肺癌・血液系腫瘍で，軟膜転移は肺癌・乳癌・悪性黒色腫・血液系腫瘍で多い
- **腫瘍内出血**：絨毛癌，悪性黒色腫，腎癌の転移で合併しやすい．癌の頻度から，実際には肺癌・腎癌・乳癌の転移で腫瘍内出血をみることが多い
- 境界明瞭な球形の腫瘤で，さまざまな程度の浮腫を周囲に伴う

CT
- 低〜等吸収．出血を合併すると高吸収

MRI
- T1強調像では低〜等信号（図1B）．**出血性の転移やメラニンを含む悪性黒色腫の転移では高信号**
- T2強調像では腫瘍の組織型によってさまざま．高信号となることが多いが，**大腸癌の転移では低信号**（図1A）
- FLAIR像でも多くは高信号だが，周囲の浮腫の方が明瞭な高信号を示す
- 出血はT2*強調像で著明な低信号
- 全例で造影後に増強効果を示し，変性が強い場合も充実部に何らかの増強効果がみられる．増強効果は点状・結節状・リング状などさまざま（図1C）
- MRSではCho上昇，NAA・Crの消失，lipid/lactateの出現が典型的
- **癌性髄膜炎**：髄膜への転移がびまん性に生じた状態．脳脊髄液を介して腫瘍が播種性に進展．MRI所見は，限局性〜びまん性の脳溝に沿った増強効果，くも膜下腔に散在する結節，脳神経の腫大・増強効果，交通性水頭症．造影後のFLAIR像で所見が明瞭化する場合あり

鑑別診断

- **脳膿瘍**：内部の膿が拡散強調像で高信号（ADC値低下）．MRSではアミノ酸のピークが出現
- **悪性神経膠腫**：浸潤性で深部に好発．単発性が多い．充実部の全体が必ずしも造影されない
- **悪性リンパ腫**：均一に造影され，拡散強調像で高信号
- **特発性（高血圧性）脳出血**：被殻・視床などに好発．転移の腫瘍内出血では，さまざまな時期の血腫の混在，液面形成を生じうる
- **塞栓性梗塞**：多発し，急性〜亜急性期には造影されるが，リング状増強効果は稀．急性期には拡散強調像で高信号（ADC値低下）
- **多発性硬化症**：若年者．傍側脳室の分布．活動期には小結節状〜open-ring状の増強効果を示すが，慢性期には造影されない

＜参考文献＞
- Suzuki, M,. et al.：Signal intensity of brain metastases on T2-weighted images：specificity for metastases from colonic cancers. Neurochirurgia (Stuttg), 36：151-155, 1993
- Mori, H., et al.：Hemorrhagic brain metastases with high signal intensity on diffusion-weighted MR images. A case report. Acta Radiol, 43：563-566, 2002
- Krumina, G.：Metastatic disease of the brain: parenchyma. Eur Radiol, 15：608-618, 2005

＜増本智彦＞

第2章 脳腫瘍

2）天幕上（脳実質外）

053 髄膜腫
(meningioma)

症例① 43歳　男性（髄膜皮性髄膜腫）
仕事中に意識消失発作あり救急外来へ搬送

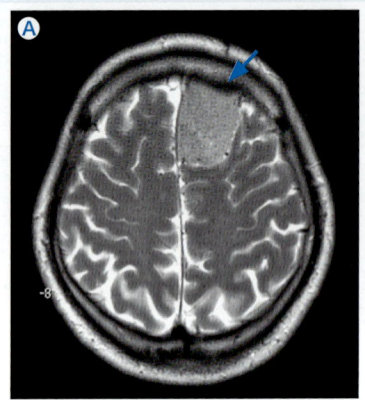

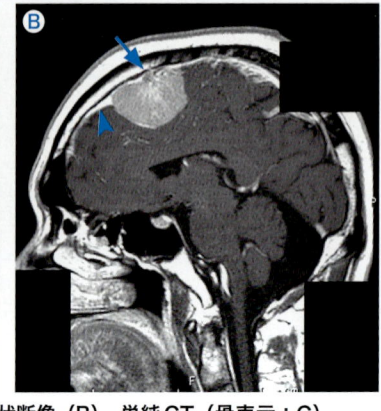

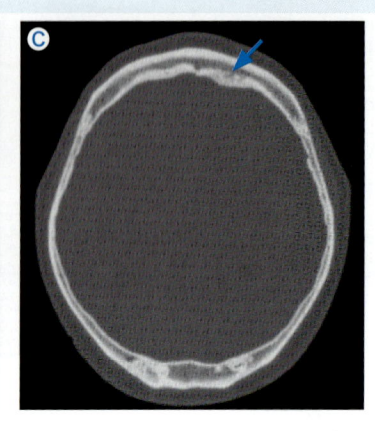

図1 T2強調像（A），造影T1強調矢状断像（B），単純CT（骨表示：C）
A：左前頭傍矢状洞部に腫瘍存在．灰白質と等信号強度の腫瘍と脳の間に脳脊髄液腔が一層，血管が数本認められる．腫瘍の接する前頭骨内板に軽度の肥厚（hyperostosis）を認め（→），大脳半球円蓋部発生であることを示唆
B：腫瘍は硬膜と広く接し，ほぼ中央部の硬膜から（→）放射状の線状構造が腫瘍内へ．腫瘍の前縁に硬膜肥厚（dural tail sign：▶）
C：左前頭骨内板に肥厚（hyperostosis）（→）

症例② 43歳　女性（髄膜皮性髄膜腫）
左視力低下

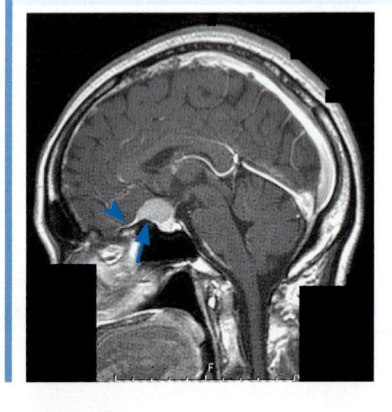

図2 造影T1強調正中矢状断像
（鞍結節部髄皮性髄膜腫）腫瘍の前下面から蝶形骨平面の硬膜が嘴状に軽度肥厚（dural tail sign）（▶），蝶形骨洞の鞍結節部は上方へ膨張性に拡大（blistering）（→）

解説

- 髄膜（くも膜）細胞〔meningothelial (arachnoidal) cell〕由来の腫瘍，硬膜内面に接する
- 境界明瞭な弾性硬，球状時に分葉状発育，蝶形骨翼部では硬膜肥厚様（カーペット状）発育（en plaque meningioma）
- 組織学的硬膜・静脈洞浸潤はしばしば，骨・皮下～皮膚浸潤も．接する脳動脈や巻き込んだ脳動脈血管壁への浸潤は稀
- 原発性脳腫瘍の24～30%，剖検脳の1.4%に発見
- 多くは良性（WHO grade I）で緩徐発育，一部の組織型は予後が悪く異型髄膜腫（atypical meningioma）はWHO grade II，退形成性髄膜腫（anaplastic meningioma）・悪性髄膜腫（malignant meningioma）はWHO grade III．髄膜腫のうち異型髄膜腫は4.7～7.2%，退形成性（悪性）髄膜腫は1.0～2.8%
- 神経線維腫症2型で多発，家族性多発例も（弧発例での多発＜10%）
- 中高年者（50～60歳代が最多）・女性に好発（男女比1：1.7，40～44歳では1：3.5），小児発生では悪性傾向
- **好発部位**：頭蓋内（大脳半球脳表，傍正中部：大脳鎌・静脈洞，嗅溝，蝶形骨縁，鞍部・傍鞍部，視神経鞘・錐体骨縁，天幕，後頭蓋窩）・脊柱管内・眼窩
- 脳室内・硬膜外発生は稀
- 異型・退形成性髄膜腫は大脳鎌・外側脳表部に好発

053 髄膜腫

診断に役立つupdateな情報

髄膜腫の免疫組織学的所見
- epithelial membrane antigen（EMA），vimentin陽性

再発率
- WHO grade Ⅰ は肉眼的全摘・20年間で20%（摘出の程度：腫瘍部位，浸潤の程度，術者の技量と経験．若年，男性），WHO grade Ⅱ 29～52%，WHO grade Ⅲ 50～94%

組織型とMRS所見
- Ala・Glxは線維性髄膜腫で目立ち髄膜皮性では目立たないが，MRS所見から組織型は診断困難．異型性髄膜腫と良性髄膜腫のMRSでの鑑別も困難

- **放射線誘発髄膜腫**：線量が低いと発生までの期間が長い（低線量で平均35年，高線量で19～24年），組織学的に異型・多発・増大急速，若年者発生
- **悪性髄膜腫の転移**：肺，胸膜，骨，肝

画像所見

- 境界明瞭，均一な吸収域・信号強度・増強効果
- 時に内部に嚢胞形成，周囲に浮腫（髄膜皮性・血管腫性＞移行性）
- 浮腫は悪性髄膜腫で中～高度だが，良性髄膜腫の浮腫と程度による区別困難

CT

- 皮質と等吸収域
- 石灰化：移行性・線維性髄膜腫
- 骨過形成はhyperostosisと称する（髄膜腫に特徴的，図1 C）
- 腫瘍と接する副鼻腔の拡張はblisteringと称する（髄膜腫に特徴的，図2）

MRI（図1 A, B, 2）

- **T1強調像**：灰白質と比べ低～等信号強度（組織型との関連なし）
  脂肪性高信号：lipomatous・xanthomatous meningioma（化成性髄膜腫）
- **T2強調像**：灰白質と比べ等～高信号強度
- T2強調像と髄膜腫の組織型，硬度
  低信号：線維性・移行性髄膜腫，硬い腫瘍
  高信号：髄膜皮性・血管腫性髄膜腫，移行性髄膜腫の一部，悪性髄膜腫，軟らかい腫瘍
- **造影**：52～75%でdural tail sign（反応性変化＞腫瘍浸潤，図1 B, 2），嚢胞性髄膜腫では稀
- **MRS**：N-acetyl aspartate（NAA）・creatine（Cr）の著明低下，alanine（Ala）ピークの出現，glutamate/glutamine（Glx）上昇，choline（Cho）著明上昇，小さなLipidピーク，悪性ではlactate（Lac）ピーク出現（Alaが認められない場合Glx上昇が髄膜腫を示唆）

血管造影（DSA）

- 外頸動脈・硬膜支配動脈からの腫瘍血管と腫瘍濃染（"sunburst or radial" appearance + prolonged vascular "stain"），時に腫瘍辺縁部は軟膜血管（内頸動脈・椎骨脳底動脈系）により栄養
- **静脈洞腫瘍浸潤の場合**：静脈洞狭窄・閉塞＋側副血行路

鑑別診断

- **血管外皮腫**：腫瘍血管は内頸動脈・後大脳動脈から，画像上鑑別困難なことも
- **弧立性線維性腫瘍**：髄膜腫類似の画像所見．石灰化稀（辺縁部）．T2強調像での低信号と高信号部分（"black-and-white" mixed pattern, "yin(g)-yang" appearance）
- **神経鞘腫**：脳神経と関連，嚢胞成分多く，通常dural tail signなし
- **悪性リンパ腫**：CTで軽度高吸収域，拡散強調像で均一な高信号強度
- **単発性転移性硬膜腫瘍**：乳癌・肺癌が多い

＜参考文献＞
- Perry, A., et al.：Meningiomas. WHO classification of tumours of the central nervous system. (Louis, D. N., et al.), p164-172, IARC, Lyon, 2007
- Maiuri, F., et al.：Intracranial meningiomas：correlations between MR imaging and histology. Eur J Radiol, 31：69-75, 1997
- Elster, A. D., et al.：Meningiomas：MR and histopathologic features. Radiology, 170：857-862, 1989
- Guermazi, A., et al.：The dural tail sign-beyond meningioma. Clin Radiol, 60：171-188, 2005

＜岡本浩一郎＞

2）天幕上（脳実質外）

054 血管外皮腫
(hemangiopericytoma)

症例　43歳　女性
2年前から右足のしびれ感を自覚，スリッパを揃えて脱げないことに気づいた

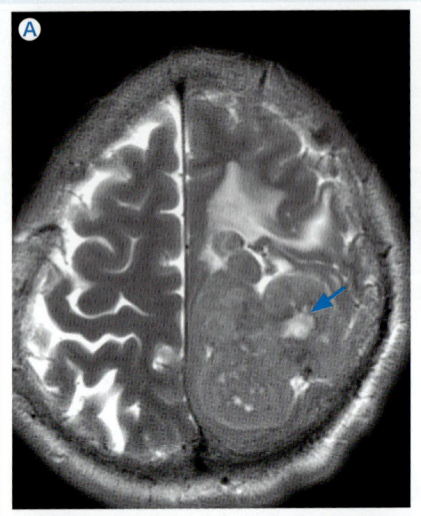

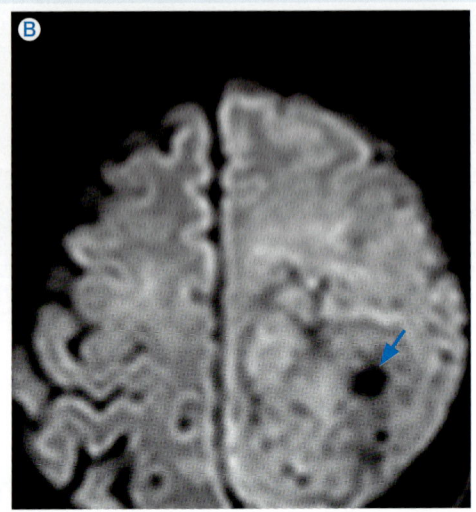

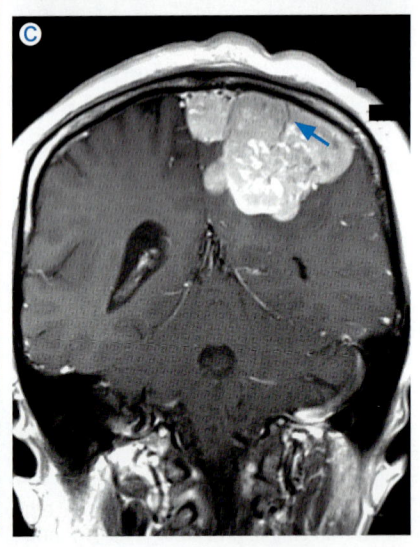

図1　T2強調像（A），拡散強調像（B），造影T1強調冠状断像（C）
A：左頭頂部に灰白質と等信号強度で結節分葉状の腫瘍を認める．腫瘍内部に多数の小さな高信号域を認める（→）．腫瘍前方には浮腫を認める
B：腫瘍は不均一な灰白質〜白質と等信号強度で，内部に多数の無〜低信号域（→）を認める
C：腫瘍は強く不均一な増強効果を示し，脳表から腫瘍内部に腫瘍血管と考えられる線状低信号域が認められる（→）．腫瘍は上矢状洞にも浸潤している．dural tail signや接する骨の肥厚は認められない

解　説

- 組織学的に壁肥厚を示す分化した分岐血管 "staghorn" vasculatureの発達が特徴，細胞密度の高い間葉系腫瘍（WHO grade Ⅱ，退形成性は grade Ⅲ）
- 軟部組織（頭頸部，下肢，後腹膜など）に好発するが，稀に中枢神経系発生，通常硬膜と関連．全脳腫瘍の＜1％
- WHO脳腫瘍分類では mesenchymal, non-meningothelial tumorsの1つに分類
- 基本的に実質性腫瘍で多くは天幕上に発生する
- 153例の検討では脊髄8例，脳実質内発生2例，脳室内発生3例あり．静脈洞交会部など，後頭部に好発．小脳橋角部，松果体部発生例も
- 脳腫瘍の0.4％，髄膜腫の1/60〜1/40．小児〜高齢者に発生，髄膜腫より若年成人に好発（平均年齢43歳：男41歳＜女47歳），男女比1.4：1
- 腫瘍起源は不明，血管外皮の分化は認められず，線維芽細胞性
- 再発（術後15年での再発率85〜91％）：易出血性，静脈洞内浸潤，周囲との癒着
- 中枢神経系以外への転移（骨・肺・肝）の可能性

診断に役立つupdateな情報

血管外皮腫の鑑別診断
- 病理組織学的に弧立性線維性腫瘍（solitary fibrous tumor）との関連性が考えられているが，現時点では独立した脳腫瘍
- 免疫組織学的所見が髄膜腫や弧立性線維性腫瘍との鑑別に有用
  血管外皮腫：vimentin（85％），factor XIIIa（80〜100％），Leu-7（70％），CD34（33〜100％，斑状）陽性．epitherial membrane antigen（EMA）陰性
  solitary fibrous tumor：CD34びまん性陽性
- 髄膜腫：EMA，claudin-1びまん性強陽性
- MIB-1 index：0.6〜39％（中央値5〜10％）

再発率
- 腫瘍のgrade（悪性度）は再発率に関係，生存期間には影響なし
- 術後照射追加で再発率低下：58カ月での再発9/17
- 脳室内血管外皮腫：脈絡組織（tela choroidea）あるいは脈絡叢間質発生．2010年現在7例の報告，6例側脳室（三角部5例，体部1例）・第3脳室1例

画像所見

- 境界明瞭＞4cm，時に周囲脳浸潤示唆．不整分葉状（mushroom configuration）発育，多血性（腫瘍内に蛇行したvascular flow voids，血管造影でのcork screwに対応，術中出血＞1,000mL），腫瘍内出血，周囲脳に浮腫，強い不均一な増強効果
- 硬膜に接するが髄膜腫と比べ狭い
- 時に腫瘍辺縁部に脳脊髄液による囊胞形成
- 稀に頭蓋内出血で発症

CT
- 等〜軽度高吸収域，石灰化なし（髄膜腫では石灰化）
- 骨破壊：WHO grade IIIでは高頻度，WHO grade II＞50％（髄膜腫に特徴的な骨過形成 hyperostosisは認めない）
- 増強効果：（均一〜）不均一，輪状

MRI（図1）
- T1強調像，T2強調像：灰白質と等信号強度（T2強調像では低・高信号のことも），時に不均一
- 腫瘍内にvascular flow voids（髄膜腫より高頻度）
- 造影T1強調像にてdural tail sign陽性（57％）
- MRS：Cho上昇，myo-inositol（mI）の上昇

血管造影
- 外頸動脈＜内頸・後大脳動脈からの栄養血管と強く持続する不整な腫瘍濃染，腫瘍内の血管蛇行（cork screw）
- 早期静脈描出（動静脈短絡）なし

鑑別診断

硬膜に接する腫瘍
- **髄膜腫**：均一な吸収域・信号強度，増強効果．平滑な腫瘍表面，腫瘍内vascular flow void 無〜少．石灰化20〜25％．骨肥厚・副鼻腔の膨張blistering．悪性髄膜腫との鑑別は困難
- **弧立性線維性腫瘍**：髄膜腫類似の画像所見．石灰化稀（辺縁部）．T2強調像での低信号と高信号部分〔"black-and-white" mixed pattern，"yin(g)-yang" appearance〕
- **神経鞘腫**：通常脳神経と関連，囊胞性変化，腫瘍内vascular flow voidsなし．dural tailは稀
- **悪性リンパ腫**：均一な等〜軽度高吸収域，ほぼ均一なT1強調像等〜軽度高信号強度，T2強調像での軽度低〜高信号強度，拡散強調像でのほぼ均一な高信号域，均一な増強効果．脳表〜硬膜病変は転移性が多い
- **転移性脳腫瘍**：時にdural tail sign陽性，腫瘍内vascular flow voidsは腎癌転移，肝癌転移など例外的

＜参考文献＞
- Chiechi, M. V., et al.：Intracranial hemangiopericytomas：MR and CT features. AJNR, 17：1365-1371, 1996
- Sibtain, N. A., et al.：Imaging features of central nervous system haemangiopericytomas. Eur Radiol, 17：1685-1693, 2007
- Akiyama, M., et al.：Imaging intracranial hamemangiopericytomas：study of seven cases. Neuroradiology, 46：194-197, 2004
- Sumi, K., et al.：Hemangiopericytoma arising in the body of the lateral ventricle. Acta Neurochir, 152：145-150, 2010

＜岡本浩一郎＞

2）天幕上（脳実質外）

055 孤立性線維性腫瘍
(solitary fibrous tumor)

症例　71歳　男性
2年前から歩行時のふらつき出現し，改善しないため受診（杏林大学症例）

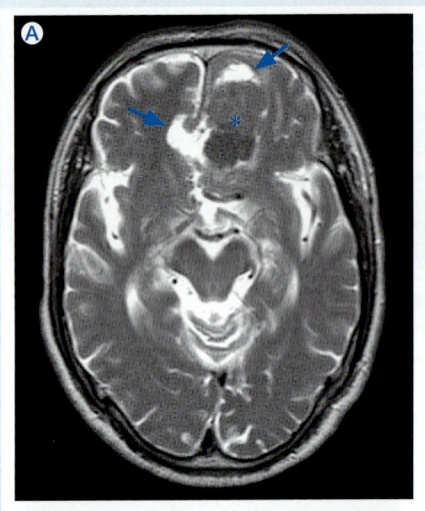

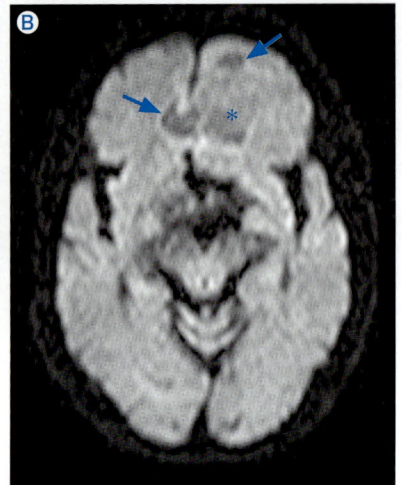

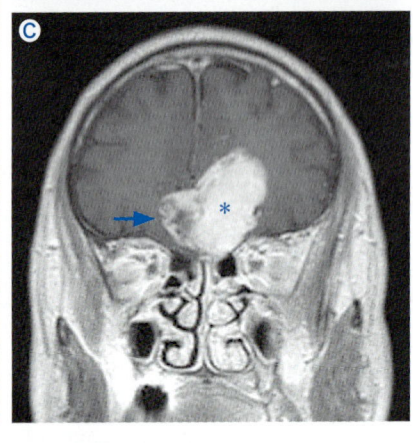

図1　T2強調像（A），拡散強調像（B），造影T1強調冠状断像（C）
A：左前頭底部に脳実質外腫瘍と考えられる軽度分葉状の腫瘤を認める（＊）．腫瘤前部は灰白質と等信号強度，腫瘤後部は白質より軽度低信号強度．腫瘍の前方と右側には内部に線状・索状影を示す高信号域が認められる（→）
B：腫瘍（＊）前部は周囲の脳と等信号域，腫瘍後部は軽度低信号域．腫瘍の前方と右側に認められるT2強調像での高信号域は，拡散強調像では低信号（→）
C：腫瘍（＊）は左嗅窩から上方に発育．腫瘍右側部には増強効果の弱い部分が認められるが（→），大部分は強いほぼ均一な増強効果を示す．dural tail signは認められない．腫瘍の鼻腔・副鼻腔，眼窩への進展はない

解説

- 臓側胸膜発生の稀な間葉系腫瘍（皮膚，乳腺，肝，腎，腹壁，前立腺，生殖器にも発生），脳・脊髄の髄膜，時に脊髄神経根からも発生，WHO脳腫瘍分類（第4版2007年）ではmesenchymal, non-meningothelial tumorsの1つ（良性腫瘍）として収載．眼窩，鼻腔・副鼻腔，甲状腺，耳下腺，頬部や傍咽頭領域などの頭頸部領域にも発生
- 小児～高齢者（7～73歳），通常成人発生（平均年齢47.6歳），男≧女
- 天幕に接して天幕上/下に発育．稀に脳・脊髄実質内，脳室内（側脳室・第4脳室）発生，頭蓋底浸潤，脊髄播種，肝・肺転移
- HE染色で線維性髄膜腫・神経鞘腫など他の紡錘細胞性腫瘍に類似

画像所見

- 境界明瞭な実質性腫瘍，時に辺縁部に囊胞
- 髄膜腫など，他の髄膜発生腫瘍との鑑別は困難なことも

MRI（図1）

- **T1強調像**：等信号強度
- **T2強調像**：低・高信号強度部分が存在〔"black-and-white" mixed patternあるいは"yin(g)-yang" appearance〕が特徴的
- 腫瘍内・辺縁部にvascular flow voids（87%）
- 腫瘍周囲の強い浮腫（25%）
- **拡散強調像**：実質性部分等～高信号強度（ADC値低下）
- **造影増強効果**：実質性部分（T2強調像での低信号部分）は強く不均一，時に均一．囊胞壁に増強効果．dural tail sign ＋/－

診断に役立つupdateな情報

MRIでの "black-and-white" mixed patternあるいは "yin(g)-yang" appearance
- 線維性成分が多く腫瘍細胞成分の少ない部分がT2強調像で低信号，腫瘍細胞成分が多く，"staghorn" vascular patternを示す毛細血管成分の多い部位がT2強調像で高信号

鑑別診断
- 他の紡錘細胞性腫瘍との鑑別診断には免疫染色が有用
  ①孤立性線維腫：CD34（80～100%）・vimentin・bcl-2陽性（～88%）；EMA・S-100陰性
  ②血管外皮腫：CD34・vimentin陽性（軽度で部分的）
  ③線維性髄膜腫：EMA陽性（80%）；CD34陰性～軽度陽性
  （過去に組織学的に線維性髄膜腫あるいは血管外皮腫と診断されていた例で免疫組織学的に孤立性線維腫と診断されることあり）
- 組織学的に血管外皮腫との関連性が議論

再発率
- 再発率：17%（血管外皮腫より低い）
- 悪性転化，遠隔転移：悪性転化，10年の経過観察後に皮膚・肺転移を生じた例あり

- MRS：NAA・Cr低下，Cho・mI上昇，Lipピーク出現（血管外皮腫類似）

CT
- 不均一な軽度高吸収域
- 石灰化：通常なし，辺縁部に石灰化のことも
- 接する骨に平滑な菲薄化を示すことあり

血管造影
- 髄膜腫類似（外頸動脈あるいは硬膜支配動脈からの腫瘍血管と後期動脈相～毛細血管相で腫瘍濃染，動静脈短絡なし），大きな腫瘍では脳軟膜支配血管からも

鑑別診断

- **髄膜腫**：均一な信号強度と増強効果，dural tail sign陽性，画像上鑑別困難なことも
- **血管外皮腫**：腫瘍血管は内頸動脈・後大脳動脈から，より破壊性・浸潤性だが画像上鑑別困難な例も．MRS所見も類似．CD34染色性が鑑別に有用
- **神経鞘腫**：内耳道内進展，囊胞形成，硬膜との関連なし

<参考文献>
- Clarencon, F., et al.：Intracranial solitary fibrous tumor：imaging findings. Eur J Radiol (2010), doi：10.1016/j.ejrad.2010.02.016
- Weon, Y. C., et al.：Intracranial solitary fibrous tumors：imaging findings in 6 consecutive patients. AJNR, 28：1466-1469, 2007
- Kim, K. A., et al.：Unusual presentation of cerebral solitary fibrous tumors：report of four cases. Neurosurgery, 54：1004-1009, 2004

<岡本浩一郎>

第2章 脳腫瘍

2) 天幕上（脳実質外）

056 類皮嚢胞/類外皮嚢胞
(dermoid cyst/epidermoid cyst)

症例① 29歳　男性（類皮嚢胞）
昼食後に急な眠気が出現し，夕方立てなくなり受診

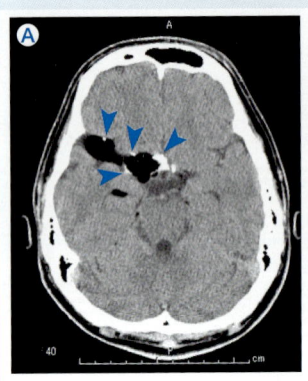

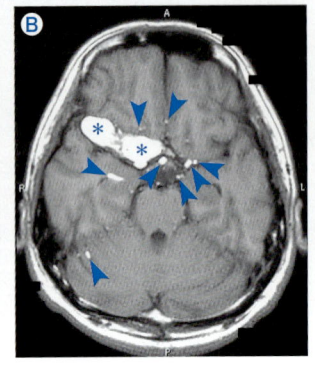

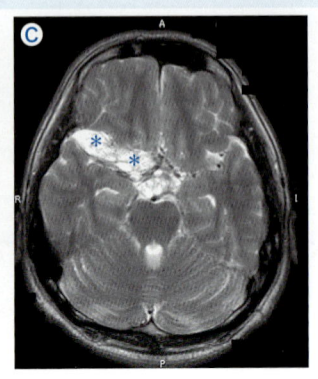

図1　単純CT（A），T1強調像（B），T2強調像（C）
A：右Sylvius谷に脂肪濃度の病変が認められ，辺縁部に小石灰化を認める（▶）．軽度拡大した右側脳室下角や脳幹周囲などにも点状の低吸収域が認められる
B：病変は脂肪と同じ高信号強度（＊），右側脳室下角，鞍上槽〜迂回槽，大脳縦裂，小脳溝などにも多数の点状高信号（▶）
C：病変は不均一な脳脊髄液と類似の高信号強度（＊）

症例② 33歳　女性（類外皮嚢胞）
7年前から右耳鳴，半年前から右三叉神経痛が出現

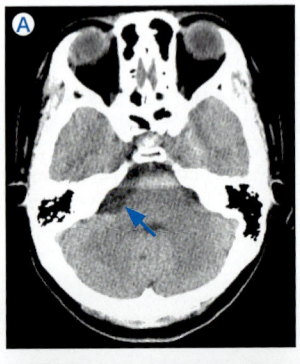

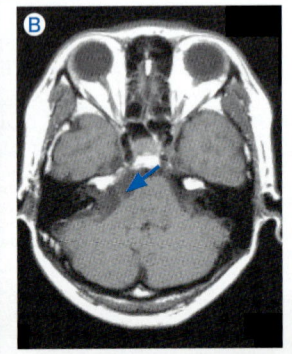

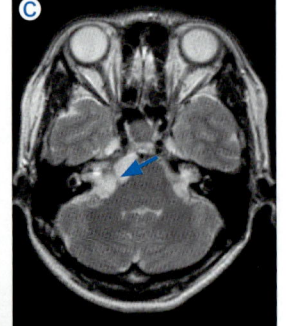

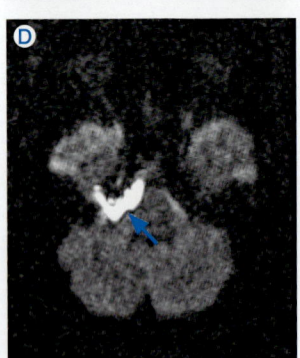

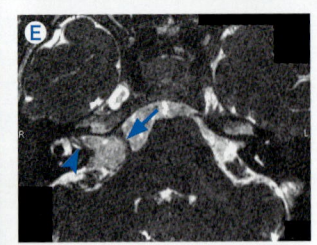

図2　単純CT（A），T1強調像（B），T2強調像（C），拡散強調像（D），CISS画像（E）
A：右小脳橋角槽の拡大がみられる（→）
B，C：拡大した右小脳橋角槽内を三叉神経が走行（→）
D：拡大した右小脳橋角槽は著明な高信号を示す（→）
E：拡大した右小脳橋角槽内には，脳脊髄液とは異なる軽度不均一な信号強度の病変が認められ，三叉神経（→）は軽度内側に変位，内耳道内では圧排されたⅦ・Ⅷ脳神経が認められる（▶）

解説
- 外胚葉性成分を嚢胞壁とする嚢胞性病変（真の腫瘍性病変ではない）
- 神経板（neural plate）からの神経管（neural tube）形成の過程で，体表の外胚葉成分と神経管の分離障害・遺残により発生．あるいは眼・耳・顔面など胎生

056 類皮嚢胞／類外皮嚢胞

診断に役立つupdateな情報

合併症
①嚢胞破裂による化学髄膜炎・脳梗塞：コレステロール成分による髄膜刺激作用 → 無菌性髄膜炎（髄膜の増強効果），血管攣縮・血管炎 → 脳梗塞
②合併皮膚洞感染による髄膜炎
③水頭症：後頭蓋窩，第4脳室内類皮嚢胞や大きな類皮嚢胞・類外皮嚢胞による非交通性水頭症，破裂による脂肪成分による非交通性水頭症
④後頭蓋窩類外皮嚢胞・類皮嚢胞の増大による脊髄空洞症：大孔での脳脊髄液循環障害 → 脊髄空洞症（腫瘍摘出や大孔での減圧により可逆性）

- 眼窩部類皮嚢胞：小児眼窩腫瘍で最多，頬前頭骨縫合・前頭篩骨縫合部，眉外1/3や眼窩上縁に発生．眼窩内では涙腺窩などの上外側部に発生（80％）．多くは表在性（皮下），可動性
- 画像上類皮嚢胞で組織診断が類外皮嚢胞の場合：組織採取が不十分，あるいは組織学的検索で皮膚附属器が確認されていない可能性
- 類外皮嚢胞が増強効果を示す場合：扁平上皮癌への悪性転化を考慮

期に皮膚が癒合する部位に取り込まれて発生．出生後，皮膚成分が皮下に入り込んで発生（外傷性・医原性：腰椎穿刺など）
- 単房性で表皮・皮膚組織からの剥落成分貯留により緩徐に増大．頭蓋内（中・後頭蓋窩，時に脳室内），頭蓋冠（板間），眼窩に好発
- 頭蓋内腫瘍性病変の5％以下，男＞女，＜40歳（類皮嚢胞：10〜20歳代，後頭蓋窩では乳児〜小児期．類外皮嚢胞：20〜30歳代）
- 症状：頭痛，痙攣，精神症状，部位により局所脳神経症状（嗅覚低下，視力障害，眼球運動障害，三叉神経障害，顔面痙攣，小脳症状など），水頭症・頭蓋内圧亢進症状．破裂により頭痛，痙攣，脳虚血症状，無菌性髄膜炎，視力障害，水頭症など
- 類外皮嚢胞：薄い嚢胞壁は扁平上皮．発生過程で類皮嚢胞より遅く発生，脳実質外発生でより偏在性．硬膜外，頭蓋骨（側頭骨・頭頂骨）板間発生．頭蓋内では小脳橋角部＞中頭蓋窩．肉眼所見から真珠腫（pearly tumor）とも
- 類皮嚢胞：厚い嚢胞壁，扁平上皮に加え毛髪，皮脂腺・汗腺．正中特に後頭蓋窩（大槽，第4脳室，橋前槽）に好発し皮膚と連続性（線維束，皮膚洞）．テント上では鞍上槽以外は稀，四丘槽発生例も．肉眼的にバターあるいはチーズ様

画像所見

- 緩徐増大，mass effect．時に内頸動脈や中大脳動脈など主要血管を取り巻く
- 類外皮嚢胞（図2）：脳脊髄液様の低吸収域・信号強度（蛋白成分であるケラチンと脂肪成分であるコレステロールの比により高吸収域・高信号強度のことも）．組織学的に出血を認める場合，CTで血腫様の高吸収域，MRI T1強調像で高信号，T2強調像で低信号化
- 類皮嚢胞（図1）：皮脂腺分泌性脂肪成分（液面形成，oil in water）が特徴的．嚢胞壁は時に増強効果．脂肪成分を認めない場合，類外皮嚢腫と区別困難．合併する骨癒合不全や皮膚との線維束，皮膚洞の確認が必要
- 破裂（自然＞頭部外傷，手術）により，内容物である脂肪成分がくも膜下腔や脳室内に散布

CT
- 類外皮嚢胞（図1A）：嚢胞壁の石灰化（20〜43％）
- 板間類外皮嚢腫では頭蓋骨膨張性破壊，周囲骨硬化

MRI
- 類外皮嚢胞（図2B〜E）：T1強調像・T2強調像では脳脊髄液より僅かに高信号．FLAIR像では不均一な等〜軽度高信号．内容物の毛髪がT2強調像で時に細い線状構造．拡散強調像で著明な高信号．高蛋白濃度の場合T1強調像で高信号（white epidermoid），T2強調像で低信号．腫瘍内出血では不均一な血液成分による信号

MRS：Lacピークのみ

- 類皮嚢胞（図1B, C）：化学シフト，T1強調像での高信号は脂肪抑制にて信号低下．拡散強調像で高信号（ケラチン成分）

鑑別診断

脂肪成分を含む腫瘍性病変
- 奇形腫：松果体部で脂肪成分を含む腫瘍
- 脂肪腫：均一な脂肪組織からなる病変，遺残原始髄膜（meninx primitive）が脂肪組織に異分化（maldifferentiation）した非腫瘍性病変．くも膜下腔を走行する血管や神経が脂肪腫内を走行

＜参考文献＞
- Smirniotopoulos, J. G., et al.：From the archives of the AFIP, Teratomas, dermoids, and epidermoids of the head and neck. Ragiograhics, 15：1437-1455, 1995
- Liu, J. K., et al.：Ruptured intracranial dermoid cysts：clinical, radiographic, and surgical features. Neurosurgery, 62：377-384, 2008
- Sanchez-Mejia, R. O., et al.：Intracranial dermoid cyst mimicking hemorrhage, case report and review of the literature. J Neurosurg (4 Suppl Pediatr), 105：311-314, 2006
- Bonneville, F., et al.：Imaging of cerebellopontine angle lesions：an update. Part 2：intra-axial lesions, skull base lesions that may invade the CPA region, and non-enhancing extra-axial lesions. Eur Radiol, 17：2908-2920, 2007

＜岡本浩一郎＞

第2章 脳腫瘍
2）天幕上（脳実質外）
057 奇形腫
(teratoma)

症例 37歳　男性
2カ月前から複視を自覚，1カ月前から右顔面神経麻痺があり，傾眠傾向となり入院

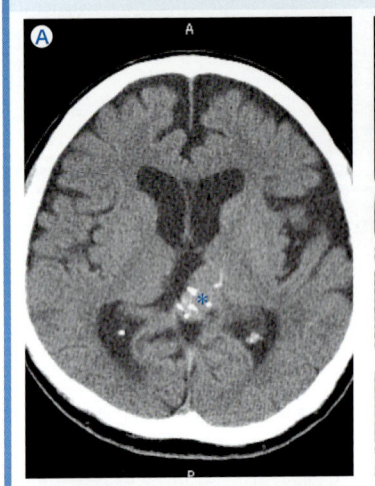

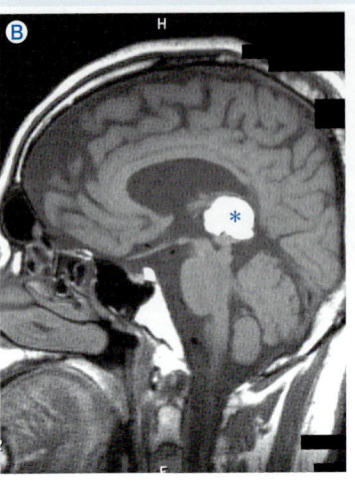

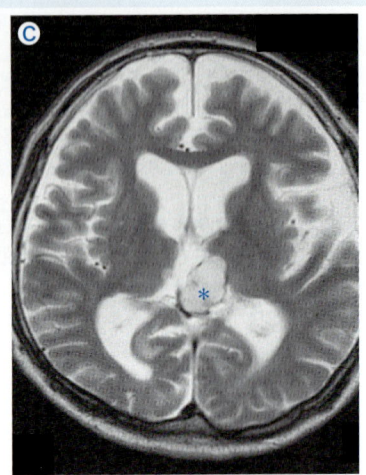

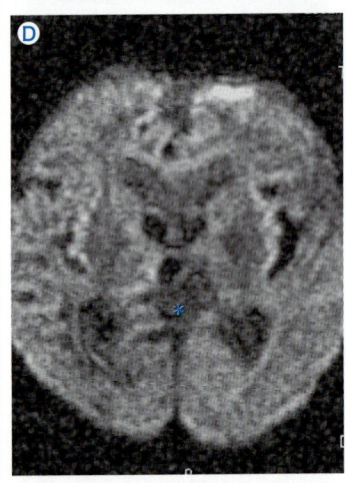

図1 単純CT（A），T1強調矢状断像（B），T2強調像（C），拡散強調像（D）
A：松果体部左側寄りに，小石灰化を複数有する等吸収域の腫瘍が認められる（＊）．脳室は軽度拡大，腫瘍周囲の低吸収域は認められない
B：腫瘍は高信号強度，軽度凹凸を示す（＊）
C：腫瘍（＊）は脳脊髄液よりわずかに低信号強度．内部は比較的均一であるが，辺縁部には小さな低信号域が数箇所認められる
D：松果体部の腫瘍は低信号強度である（＊）

解説
- 奇形腫は分化傾向を示す3胚葉（内胚葉・中胚葉・外胚葉）成分により構成（必ずしも3胚葉成分すべてが認められるわけではない）
- 奇形腫はジャーミノーマ，卵黄嚢腫瘍（内胚葉洞腫瘍），胎児性癌，絨毛癌などとともに胚細胞性腫瘍の1つに分類
- 奇形腫は組織学的に成熟奇形腫（mature teratoma），未熟奇形腫（immature teratoma），悪性転化を伴う奇形腫（teratoma with malignant transformation）に分類
- **成熟奇形腫**：完全に分化した（成人型）組織成分により構成．外胚葉成分として皮膚・脳・脈絡叢，中胚葉成分として軟骨・骨，脂肪，平滑筋・横紋筋，内胚葉成分である呼吸器あるいは消化器系上皮が腫瘍嚢胞壁を構成（一部膵・肝組織を有することも）．細胞分裂は無〜わずか
- **未熟奇形腫**：完全に分化していない胎児性組織類似の成分により構成．一部の成分が完全分化していない場合も含む．細胞密度が高く細胞分裂の旺盛な胎児性間葉組織の遺残，原始神経上皮成分が特徴的．転移の可能性
- **悪性転化を有する奇形腫**：奇形腫で時に胚細胞系以外の癌成分（横紋筋肉腫・未分化肉腫が多く扁平上皮癌，消化管型腺癌など）を有することあり，卵黄嚢腫瘍成分から消化管型腺癌が発生
- **頭蓋内奇形腫**
  ① **大脳実質内（大脳半球）発生**：大きな腫瘍で新生児期に分娩障害や頭囲拡大で発見（◎1）
  ② 正中線上（松果体部・鞍上部）発生，比較的小さく小児〜若年成人（＜40歳）に好発，小児（＜15歳）脳腫瘍の2％，松果体部腫瘍の15％，男女比2〜8：1．第3脳室，第4脳室発生も（他の胚細胞性腫

診断に役立つupdateな情報

未熟奇形腫の成熟奇形腫への分化
- 時間とともに自然分化，未熟奇形腫や混合胚細胞性腫瘍の治療後に腫瘍組織が成熟奇形腫に分化することもある

未熟奇形腫
- 未熟腫瘍成分が分化した神経上皮腫瘍（medulloepithelioma, neuroblastoma, retinoblastoma, ependymoblastoma, medulloblastoma）成分として認められることあり

growing teratoma syndrome
- 非胚腫胚細胞性腫瘍（混合胚細胞性腫瘍・未熟奇形腫）の放射線・化学療法後に，腫瘍マーカーの低下が認められるものの腫瘍が増大する状態．成熟奇形腫成分が増大（治療により腫瘍組織が成熟奇形腫に分化する，あるいは治療により成熟奇形腫以外の成分が消失）．可能であれば手術的に全摘．混合胚細胞性腫瘍・未熟奇形腫治療後37.5%にみられるとも．pure germinomaでは認められない．MRIで嚢胞成分の出現・増大

先天性脳腫瘍（出生60日以内の脳腫瘍）と奇形腫 ▲1
- 先天性脳腫瘍は小児脳腫瘍の0.5～1.9%．その1/3～1/2が奇形腫．頭蓋内を占拠するような大きな奇形腫，大きな頭蓋内腫瘍で眼窩や頸部に進展する奇形腫，水頭症を生じる小さな奇形腫，偶然胎児期に発見される奇形腫（胎児期に診断されるものはテント上に好発し，男女差なし）．画像上不均一な大きな腫瘍で，石灰化，嚢胞成分が比較的特徴的，成熟・未熟の区別は画像上困難

胎児内胎児（fetus-in-fetus）
- 一絨毛膜二羊膜性双胎（monozygotic diamniotic twin）の発生異常により，双胎の一方の胎児の体内に別な胎児が認められる状態．分化した奇形腫との考えもあるが，中軸骨格（axial skeleton）が認められることから独立した個体としての胎児と考えられる．80%は後腹膜に認められ，頭蓋内の報告は7例（多くは側脳室）

瘍と同様），松果体部腫瘍ではジャーミノーマに次ぐ
- **眼窩内奇形腫**：成熟奇形腫
- **予後は腫瘍の分化度・悪性度に依存**：成熟奇形腫では全摘で治癒，部分摘出の10年生存率＞90%．未分化奇形腫70%
- 治療方針は腫瘍の組織型・成分により決定

画像所見

- 分葉状，嚢胞成分と実質成分，不均一な濃度・信号強度，不均一な増強効果
- 自然破裂による脂肪などの腫瘍成分の脳室内，くも膜下腔への散布，化学性髄膜炎

CT （図1 A）
- 脂肪の低吸収域（奇形腫に特徴的だが全例に認められるわけではない），点状石灰化が奇形腫を示唆

MRI （図1 B～D）
- T1強調像で高信号（脂肪）成分が特徴的．松果体部奇形腫では被膜を有し成熟奇形腫のことが多い．脂肪は認められないことも
- EPI法による拡散強調像：脂肪抑制が併用されるため低信号強度

鑑別診断

＜他の胚細胞性腫瘍＞
- **ジャーミノーマ**：均一な等～軽度高吸収域，T1・T2強調像では灰白質と等信号強度，T2強調像で軽度低信号のことも．松果体石灰化を含む．周囲に軽度の浸潤性進展．拡散強調像で高信号．均一な増強効果
- **胎児性癌・絨毛癌**：出血・壊死で不均一な吸収域・信号強度・増強効果．腫瘍マーカーが診断に有用

＜松果体実質性腫瘍＞
- **松果体細胞腫**：腫瘍細胞は正常松果体細胞類似．主に成人．腫瘍性石灰化，均一なT1強調像での低～等信号強度，T2強調像での高信号．均一な増強効果
- **松果体芽腫**：主に小児に発生．腫瘍組織はprimitive neuroectodermal tumor（PNET）類似．大きな分葉状腫瘍，腫瘍性石灰化．T2強調像で灰白質と等信号強度，拡散強調像で高信号，不均一な増強効果
- **中間型松果体実質腫瘍・松果体乳頭状腫瘍**：画像上の特徴は知られていない
- **神経膠腫**：松果体発生，あるいは周囲脳組織から発生

＜小児大脳半球奇形腫では＞
- **PNET**：先天性脳腫瘍では奇形腫と並び多い．生後数カ月以降の大きな大脳半球腫瘍では，PNET・他の神経膠腫＞奇形腫．拡散強調像で高信号

＜眼窩奇形腫では＞
- **類皮嚢胞**：眼窩では類皮嚢胞が多く，奇形腫は稀．類皮嚢胞は単房性，奇形腫は多房性で実質成分あり，不均一な画像所見

＜参考文献＞
- Smirniotopoulos, J. G., et al.：From the archives of the AFIP, Teratomas, dermoids, and epidermoids of the head and neck. Ragiograhics, 15：1437-1455, 1995
- Reis, F., et al.：Neuroimaging in pineal tumors. J Neuroimaging, 16：52-58, 2006
- Kong, D-S., et al.：Intracranial growing teratoma syndrome mimicking tumor relapse：a diagnostic dilemma. J Neurosurg Pediatr, 3：392-396, 2009
- Sandow, B. A., et al.：Best Cases from the AFIP, Congenital intracranial teratomas. RadioGraphics, 24：1165-1170, 2004
- Kim, J. W., et al.：Fetus-in-fetu in the cranium of a 4-moth-old boy：histopathology and short tandem repeat polymorphism-based genotyping. J Neurosurg Pediatr, 1：410-414, 2008

＜岡本浩一郎＞

2）天幕上（脳実質外）

058 嗅神経芽腫
(olfactory neuroblastoma)

症例　31歳　男性
１カ月前から鼻出血がたびたびあり，起床時の頭痛・嘔吐が加わり受診（杏林大学症例）

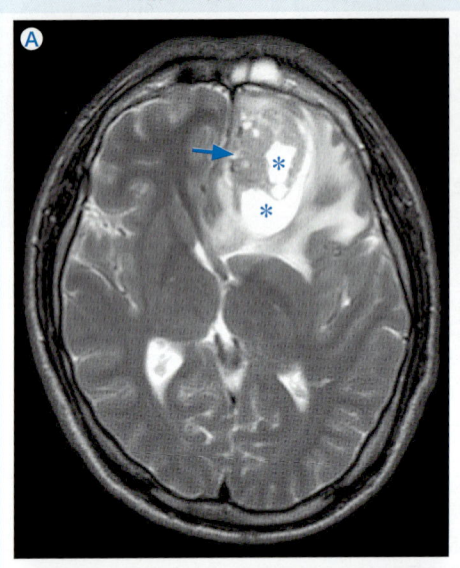

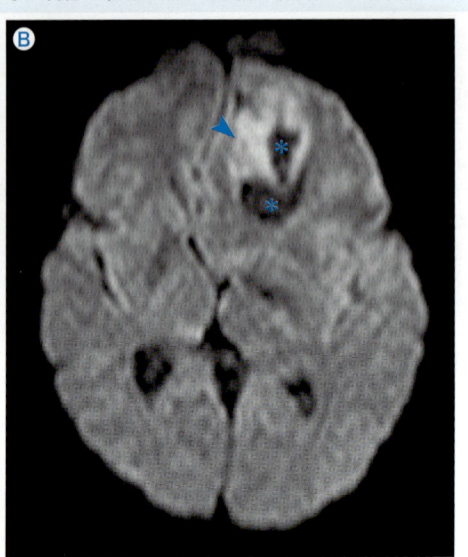

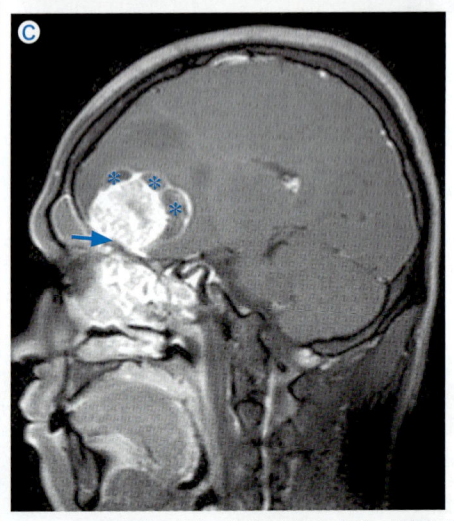

図1　T2強調像（A），拡散強調像（B），造影T1強調矢状断像（C）
A：左前頭蓋窩に，灰色質と等信号強度の腫瘍が認められる（→）。腫瘍の内部や外～後方に囊胞が（*），周囲に比較的強い浮腫が認められる
B：腫瘍の実質性部分は軽度高信号強度（▶），囊胞は脳脊髄液様の低信号強度（*），浮腫は脳と等信号強度である
C：腫瘍は前頭蓋窩底部の篩板から頭蓋内に進展し辺縁部に多房性囊胞を伴う（*），また軽度弧状に挙上されている篩板（→）を介して鼻腔の腫瘍と連続しており強い増強効果を示す

診断に役立つupdateな情報

嗅神経芽腫の鑑別診断
- 嗅神経芽腫のHE染色での組織診断は難しく，電子顕微鏡所見，免疫組織学的・分子診断を元に鑑別診断が進められる

嗅神経芽腫の免疫組織学的所見
- neuron-specific enolase (NSE) とsynaptophysinびまん性に陽性，chromograninしばしば陽性．S-100蛋白集合した腫瘍細胞の辺縁部に陽性でschwann様細胞．FLI1陰性がEwing sarcoma/peripheral (or primitive) neuroectodermal tumorとの鑑別点．desmin, myogeninは陰性

嗅神経芽腫とホルモン症状
- ACTHによるCushing症候群，ADHによる電解質異常を示すことあり

解説

- 嗅神経芽腫は，篩板・鼻中隔の上1/3・上鼻甲介鼻粘膜の特殊な神経分泌細胞から発生する神経内胚葉性腫瘍
- 小児〜高齢者（3〜79歳），10歳代と50歳代の二峰性．男≧女
- 症状は非特異的な鼻閉と鼻出血
- 鼻・副鼻腔悪性腫瘍の3〜5%
- 初期には一側鼻腔内だが局所浸潤性発育（副鼻腔，眼窩，頭蓋内進展）で両側性．発見時には大きく頭蓋内進展25%
- 頸部リンパ節転移（初診時5%，経過で25%），遠隔転移（10〜30%：中枢神経，肺，肝，皮膚，眼，骨，耳下腺）
- 異所性嗅神経芽腫：トルコ鞍・傍鞍部，鼻咽頭，上顎洞・蝶形骨洞

画像所見

- 一側篩板を中心に浸潤性発育する境界明瞭な腫瘍
- 頭蓋内腫瘍辺縁部の囊胞が特徴的

CT
- 比較的均一な軟組織腫瘍
- 比較的均一な増強効果
- 骨破壊，時に腫瘍内石灰化（本疾患を示唆）

MRI （図1）
- 不均一で多様な信号強度（T1強調像では低信号強度，T2強調像では高信号強度のことが多い）
- 増強効果：軽度〜中等度
- 腫瘍内壊死 約1/3，腫瘍内出血 約1/5

核医学検査
- 嗅神経芽腫がソマトスタチン受容体を有し，インジウム標識ペンテレオチド（オクトレオスキャン）が有用

鑑別診断

- **前頭蓋窩髄膜腫**：髄膜腫の12〜22%が嗅窩・鞍結節発生，73%＞4cm，分葉状，時に顔面領域に進展するが主座は前頭蓋窩．石灰化15〜20%，骨肥厚（骨透過性浸潤）・圧迫による菲薄化，時に骨溶解．MRIでは強いほぼ均一な増強効果，dural tail sign
- **血管外皮腫**：鼻・副鼻腔⇔頭蓋内進展．髄膜腫に類似，分葉状で中等度〜高度増強効果，骨破壊．石灰化稀
- **篩骨洞・鼻腔（扁平上皮）癌**：発生部位を中心に骨破壊性発育，腫瘍内壊死・出血．石灰化稀．細胞密度高く比較的均一な濃度・信号強度．増強効果は軽〜強．腺様嚢胞癌（adenoid cystic carcinoma）では神経血管に沿った浸潤性発育
- **軟骨肉腫**：頭蓋底部発生は他部位より悪性．前頭蓋底部は頭蓋底部軟骨肉腫の10%未満．CTでは軽度高吸収域，腫瘍内に骨・石灰化．中等度〜高度の増強効果．T2強調像で脳脊髄液様高信号が特徴的
- **線維骨性病変**：線維性異形成と骨化性線維腫の総称．骨がミネラル沈着を伴う線維成分で置換，組織学的良性疾患．篩骨＞蝶形骨＞前頭骨＞側頭骨．中等度の増強効果．CTでは骨皮質が保たれ（軽度肥厚のことも），骨髄腔がすりガラス状〜一部骨化を示す軟組織により拡大，特徴的なCT所見から診断可能
- **その他**：皮膚癌などの悪性皮膚腫瘍，転移性腫瘍，その他の肉腫，悪性リンパ腫，形質細胞腫，巨細胞腫，前頭蓋底神経鞘腫，奇形腫など

<参考文献>
- Connor, S. E., et al. : Imaging of giant tumours involving the anterior skull base. Br J Radiol, 74 : 662-667, 2001
- Yu, T., et al. : Esthesioneuroblastoma methods of intracranial extension : CT and MR imaging findings. Neuroradiology, 51 : 841-850, 2009
- Hurst, R. W., et al. : Computed tomographic features of esthesioneuroblastoma. Neuroradiology, 31 : 253-257, 1989
- Iezzoni, J. C., et al. : "Undifferentiated" small round cell tumors of the sinonasal tract. Am J Clin Pathol, 124 : 110-121, 2005
- Mills, S. E. : Neuroectodermal neoplasms of the head and neck with emphasis on neuroendocrine carcinomas. Mod Pathol, 15 : 264-278, 2002

<岡本浩一郎>

第2章 脳腫瘍

2）天幕上（脳実質外）

059 前頭蓋底神経鞘腫
(subfrontal schwannoma)

脳神経外科　神経内科　小児科

症例① 30歳　女性
10年来の頭痛を主訴に来院．CTにて前頭蓋底に腫瘍を発見．既往歴に特記所見なし．神経学的に右嗅覚脱失あり

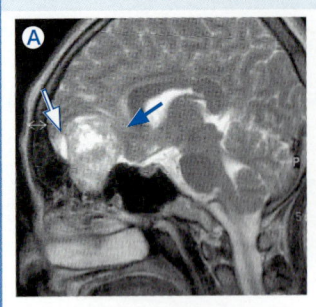

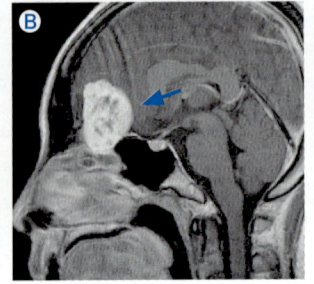

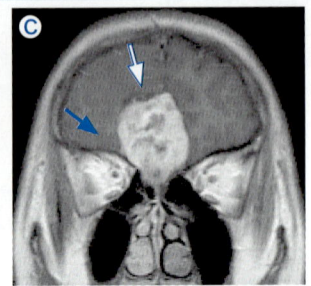

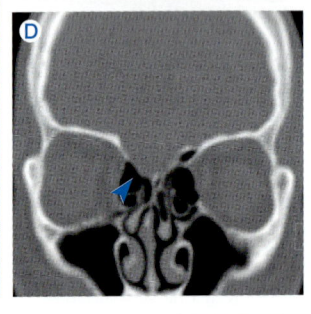

図1 T2強調矢状断像（A），造影T1強調矢状断像（B），造影T1強調冠状断像（C），CT骨条件冠状断像（D）

A〜C：前頭蓋底から篩骨洞に広がる腫瘍を認める（→）．正中よりもやや右側に偏在する．T2強調像では多房性嚢胞性変化があり，造影後は不均一な増強効果を認める．dural tail signは認められない．周囲脳実質に軽い浮腫を認める（⇨）
D：篩板は破壊されている（▶）．腫瘍に石灰化はなく，周囲骨のhyperostosisも認めない

症例② 41歳　男性
2年前から嗅覚障害を自覚．1年前より近医耳鼻科で加療されたが症状改善を認めないため，精査目的に紹介．既往歴に特記所見なし．神経学的に両側嗅覚脱失あり（佐賀大学症例）

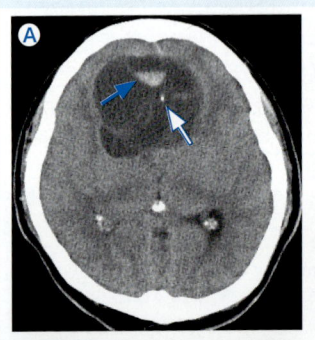

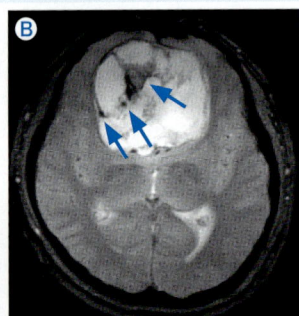

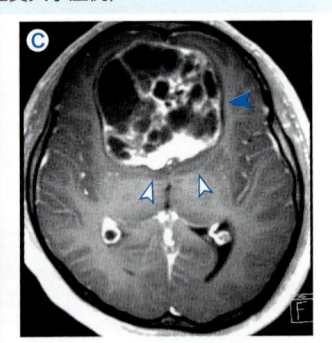

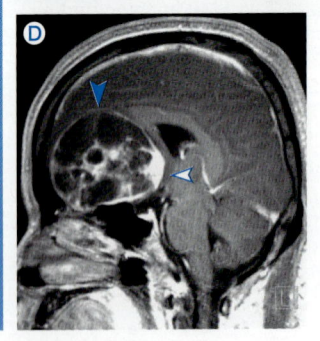

図2 単純CT（A），T2*強調像（B），造影T1強調像（C），造影T1強調矢状断像（D）

A：前頭蓋底に多房性嚢胞性腫瘍があり，嚢胞内出血を考える高吸収域と液面形成を認める（→）．腫瘍中心部付近に，点状石灰化が存在する（⇨）
B〜D：腫瘍内部に出血を示す液面形成がみられ，T2*強調像では隔壁や充実部分にも微小出血を考える著明低信号域を認める（→）．造影T1強調像では充実部分と隔壁の増強効果が認められる（▶）．腫瘍サイズに比し，周囲の浮腫は軽度（▷）

059 前頭蓋底神経鞘腫

診断に役立つupdateな情報

olfactory nervous systemとolfactory ensheathing cell (OEC)

- 嗅覚受容体細胞である嗅上皮は双極性の神経細胞であり、鼻腔側では感覚鞭毛を形成し周囲の支持細胞から分泌される粘液により覆われている。中枢側ではミエリンで覆われない軸索が細い糸状構造となった嗅糸 (fila olfactoria) を形成し、篩骨の篩板の小孔を通り嗅球 (olfactory bulb) へと入り、嗅糸球体 (olfactory glomerulus) で僧帽細胞 (mitral cells) および房状細胞 (tufted cell) の樹枝状突起との間でシナプスをつくるが、ここまでが本来の嗅神経である。その後嗅球から嗅索 (tractus olfactorius) を経て嗅三角に至り、外側・内側・中間嗅条に別れた後、嗅覚線維は外側嗅条を通り嗅結節へ至り、鉤周辺の皮質嗅覚中枢へと直接投射するが、これらの構成要素は狭義の嗅脳 (rhinencephalon) であり、末梢神経ではない
- 側頭葉鉤部、扁桃核領域の病変では、異常嗅覚あるいはこれに続くてんかん発作（鉤発作 uncinate fits）を生じる
- 近年 olfactory bulb や olfactory pathway の nerve fiber layer に、astrocyte と Schwann 細胞の両者の性質を併せ持つ OEC の存在が確認され、嗅神経の再生に重要な役割を果たしていることがわかってきた。OECを用いた脊髄損傷への治療応用も期待されている
- OECは顕微鏡的にSchwann細胞と似ているが、免疫染色上Schwann細胞ではS-100蛋白およびLeu7 (CD57) がともに陽性、OECではS-100蛋白陽性、Leu7 (CD57) 陰性と報告されている。症例1の免疫染色も、S-100蛋白陽性、Leu7 (CD57) 陰性であった

解説

- 平均発症年齢は約32歳で、やや男性に多い（約60%）。基礎に神経疾患のない症例がほとんどだが、von Recklinghausen病での発生例も報告されている
- 臨床症状は、嗅覚障害、痙攣、頭痛、視力障害
- 嗅神経は中枢神経の一部であり、通常Schwann細胞（鞘）を有しない。そのため病変の発生起源として嗅球や嗅神経由来（嗅糸は嗅球の約0.5 mm末梢でSchwann鞘に覆われる）、前頭蓋底や嗅窩に分布する末梢神経（三叉神経髄膜枝や前篩骨神経）由来、血管周囲神経叢由来など、さまざまに推察されているが、未だ十分に解明されてはいない
- **developmental theory** と **non-developmental theory** が発生仮説として提唱されており、前者では迷入した神経堤細胞（Schwann細胞は神経堤由来）からの発生、後者では他部位のSchwannoma同様にSchwann鞘を有する末梢神経からの発生の他、olfactory ensheathing cellからの発生、多発性硬化症や脳梗塞などの後に生じる反応性変化で多分化能間葉系細胞から生じたSchwann細胞からの発生などが考えられている
- **治療、予後**：手術での腫瘍摘出。腫瘍摘出後の予後は良好

画像所見

単純X線写真

- 前頭蓋底は菲薄化する場合があるが、hyperostosisはみられない

CT

- 単純で低～等吸収、嚢胞性変化の部分は低吸収を示し、石灰化は稀。篩板には破壊や菲薄化、scallopingを認めるが、骨硬化はみられない（図1D）

MRI

- T1強調像で低信号、T2強調像で高信号を示す、辺縁整、境界明瞭な充実性腫瘍で、約1/3に多房性嚢胞性変化を伴う。充実部分は中等度～強い増強効果を示すが、dural tail signはみられない。腫瘍と前頭蓋底硬膜の角度は急峻で、正中よりも左右どちらかに偏って発育（図1C）。T2*強調像で腫瘍内微小出血が検出でき、髄膜腫との鑑別に有用との報告がある（図2B）

血管造影

- 血管偏位はみられるが、腫瘍濃染はほとんどない

鑑別診断

- **olfactory groove meningioma**：40～70歳代の女性に多い。CTで高吸収、腫瘍内にしばしば石灰化を認め、T2強調像では比較的低信号。造影後は均一な強い増強効果を示す。硬膜側に広く付着し、付着部周囲の頭蓋骨膨隆と蝶形骨洞拡大 (blistering) は特異性が高く、hyperostosisを合併する。溶骨性変化は稀。dural tail signを高頻度に認めるが、非特異的所見であり必ずしも鑑別点にはならない。T2強調像で、血管造影のsun-burst像をflow voidとして認める場合がある
- **solitary fibrous tumor (SFT)**：40～60歳代に多く、男女比3：2。画像所見はmeningiomaと酷似し、画像上鑑別困難といわれる
- **hemangiopericytoma**：SFTの一部と考えられているが、SFTとは臨床的特徴が異なる。30～50歳代に発生し、男性優位。静脈洞交会付近の後頭部発生が多い。画像所見はmeningiomaに類似するが、辺縁はより分葉状で、石灰化やhyperostosisはみられない。血管造影では硬膜系に加え、軟膜系血管の支配を受ける

- **olfactory neuroblastoma**：20歳代と50〜60歳代に発生ピーク．性差なし．鼻腔や篩骨洞に主座を置く腫瘤を形成し，骨破壊や骨硬化を生じながら前頭蓋底へ進展．腫瘍内に石灰化を認めることがある．造影後比較的均一な強い増強効果を示す．頭蓋内進展部辺縁に形成される囊胞性変化（marginal tumor cyst）が特徴的とされる
- **metastasis**：通常多発性で，成人では乳癌や肺癌などが原発

<参考文献>
・Adachi, K., et al.：Olfactory schwannoma. Acta Neurochir (Wien), 149：605-610, 2007
・Yasuda, M., et al.：Olfactory ensheathing cell tumor：a case report. J Neurooncol, 76：111-113, 2006
・Mirone, G., et al.：Solitary olfactory groove schwannoma. J Clin Neurosci, 16：454-456, 2009
・Santhosh, K., et al.：Usefulness of T2*-weighted MR sequence for the diagnosis of subfrontal schwannoma. J Neuroradiol, 34：330-333, 2007
・Franssen, E. H., et al.：Olfactory ensheathing glia：their contribution to primary olfactory nervous system regeneration and their regenerative potential following transplantation into the injured spinal cord. Brain Res Rev, 56：236-258, 2007

<小林 茂>

第2章 脳腫瘍

3）脳室内・脳室近傍

060 上衣腫
(ependymoma)

症例① 27歳　女性（上衣腫WHO grade Ⅱ）
頭痛・嘔吐，左口唇と左上肢の感覚異常

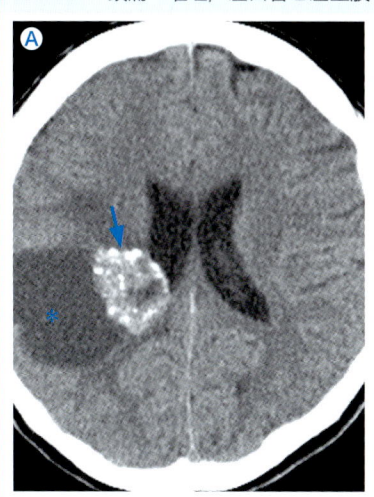

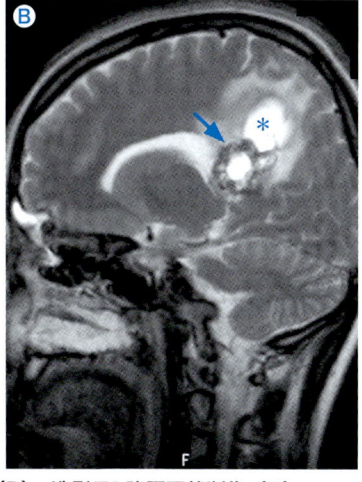

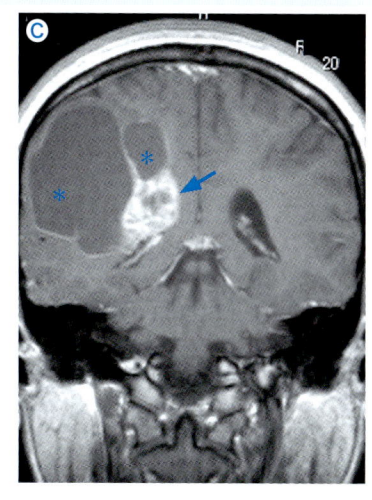

図1　単純CT（A），T2強調矢状断像（B），造影T1強調冠状断像（C）
A：右側脳室体後部〜三角部の上外側に，石灰化を示す実質性部分（→）と外側に囊胞（＊）を有する腫瘍を認める
B：腫瘍の実質性辺縁部分は不均一低〜高信号強度で（→），内部に囊胞成分が認められる．後上部にも囊胞性部分があり（＊），周囲に浮腫が認められる
C：腫瘍の実質性部分は不均一な増強効果を示し（→），囊胞（＊）壁にも一層の増強効果が認められる

症例② 65歳　男性（退形成性上衣腫WHO grade Ⅲ）
終了したパソコンを操作し続けていたが，全身痙攣をきたして救急外来に搬送

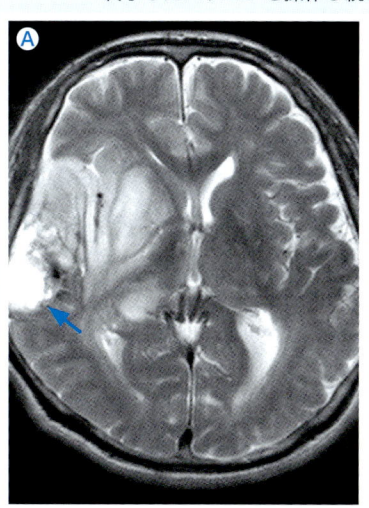

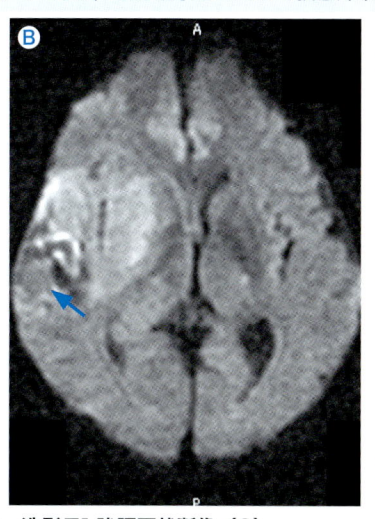

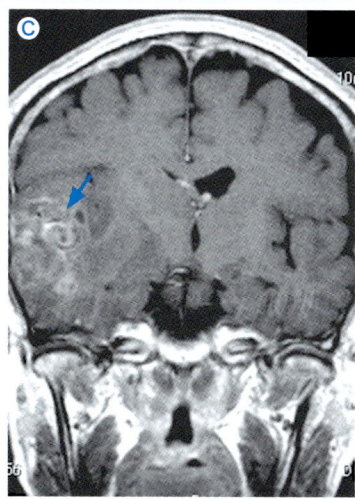

図2　T2強調像（A），拡散強調像（B），造影T1強調冠状断像（C）
A：右側頭葉〜大脳基底核，視床に境界不明瞭な高信号域．右側頭葉病変後部には脳脊髄液より高信号強度を示す部分が認められる（→）．右側脳室前角・三角部は圧排・狭小化，正中線は軽度左方へ変位
B：病変は軽度高信号強度，右側頭葉病変の後部に低信号部分．T2強調像での強い高信号部分（A：→）は白質と同様の信号強度（→）
C：右側頭葉病変は不整な増強効果を示すが（→），大脳基底核部の病変には増強効果は認められない．右Sylvius裂（大脳外側溝）は上方へ挙上，右側脳室は軽度上方左側へ圧排され狭小化

診断に役立つupdateな情報

上衣腫の亜型
- cellular ependymoma：脳室外上衣腫で最も多い組織型
- papillary ependymoma
- clear cell ependymoma：小児天幕上上衣腫の組織型（1〜19歳，平均年齢7.5歳），画像上増強効果を示し，壁の増強効果を示す囊胞，退形成性の傾向，局所再発，時に頭蓋外やリンパ節転移．組織学的に乏突起膠腫，中枢性神経細胞腫，血管芽腫，腎細胞癌との鑑別が必要
- tanycytic ependymoma：脊髄上衣腫で最多の組織型
- myxopapillary ependymoma：脊髄円錐・馬尾・終糸発生上衣腫の組織型，若年成人に好発，緩徐発育
- cortical ependymoma：皮質に限局する上衣腫（WHO grade Ⅱ）．囊胞成分のない実質性腫瘍．症状は痙攣．年齢7〜63歳
- ectopic ependymoma：上衣細胞のない部位から発生（大脳鎌，トルコ鞍，神経下垂体，三叉神経，海綿静脈洞）
- 退形成性上衣腫（WHO grade Ⅲ）：細胞分裂，microvascular proliferation, pseudopalisading necrosisが組織学的特徴．発育速く，診断時に脳脊髄液播種を示すことも．予後不良．小児天幕下上衣腫の約70%，成人天幕上上衣腫の多くがWHO grade Ⅲ（図2）

解説
- 腫瘍性上衣細胞からなる神経膠腫
- 小児や若年成人に発生，緩徐発育
- 小児脳腫瘍：毛様細胞性星細胞腫＞髄芽腫＞上衣腫
- 好発部位：第4脳室・脊髄，次いで側脳室．第3脳室は少ない
- 天幕下上衣腫の平均年齢は6.4歳
- 成人では天幕下と脊髄にほぼ同頻度の発生
- 小児の天幕上上衣腫は天幕下より年齢が高く，脳室外に発生する傾向
- 神経上皮性腫瘍の2〜9%，小児頭蓋内腫瘍の6〜12%（3歳未満では30%）
- 天幕下上衣腫は第4脳室を占拠するように発育，水頭症症状で発症（90%）

画像所見
天幕下上衣腫（70%）
- plastic ependymoma：Luschka孔から小脳橋角部へ（15%），Magendie孔から大槽へ，時に大孔を越えて頸髄背面へ進展（60%）
- 血管や神経を腫瘍内に取り込む

天幕上上衣腫（30%）
- 70%脳実質内発生（発生過程で脳実質内に遺残した上衣細胞由来）：脳室近傍から脳室内へ進展，囊胞形成傾向，水頭症は稀，平均＞4cm
- 30%脳室内発生：側脳室，透明中隔に沿った発育

CT（図1 A）
- 等吸収域（〜軽度高吸収域）
- 石灰化50%，出血10%

MRI（図1 B, 1 C, 2）
- 腫瘍内には粘液・囊胞成分や出血，石灰化
- T1強調像：不均一な低〜等信号
- T2強調像：不均一な等〜高信号
- 拡散強調像：等信号強度（一部の上衣腫は細胞密度が高く高信号）
- 増強効果：不均一な軽度〜中等度
- 灌流画像：rCBV増加
- MRS：NAA著明低下，Cho上昇（髄芽腫ではTau, Ala, Gua上昇）

鑑別診断

天幕下
- **髄芽腫**：小脳虫部発生．CT高吸収域．拡散強調像高信号．左右差のない（少ない）発育
- **atypical teratoid rhabdoid tumor（AT/RT）**：3歳未満に多い．髄芽腫類似の画像所見で壊死・出血傾向強い．24%診断時に髄液播種
- **毛様細胞性星細胞腫**：小脳半球発生．2/3は大きな囊胞に増強効果を示す壁在結節，実質性あるいは実質成分を伴わない囊胞性のことも
- **脈絡叢乳頭腫**：著明な分葉状（カリフラワー状）発育．豊富な腫瘍血管
- **上衣下腫**：中高年に多い．半数以上が第4脳室発生．T2強調像で高信号．増強効果は認められないか一部のみ
- **小脳脂肪性神経細胞腫**：mixed neuronal-glial tumorの1つ，40〜50歳代に好発（34〜67歳，平均50歳），小脳半球〜虫部腫瘍，時に小脳橋角部，Monro孔を越えて頸髄背側進展．腫瘍性神経細胞内にlipid, 腫瘍内脂肪の量によりT1強調像・T2強調像で不均一な高信号，増強効果は多様

天幕上：脳室内
- **中枢性神経細胞腫**：75%が20〜40歳．Monro孔付近の側脳室・第3脳室発生．内部に囊胞，分葉状発育．豊富な腫瘍血管．拡散強調像では等〜高信号．石灰化＞50%．CTで軽度高吸収域
- **上衣下腫**：中高年，第4脳室＞側脳室発生

天幕上：脳実質内
- **未分化神経外胚葉（性）腫瘍PNET**：小児に好発（平均年齢5.5歳）．大きな分葉状腫瘍で境界明瞭．不均一な吸収域/信号．拡散強調像で高信号．強い

増強効果．腫瘍内に囊胞・出血・壊死，強い浮腫
- **膠芽腫**：小児や若年成人では稀．不均一な輪状増強効果，周囲への浸潤・浮腫．増強効果を示す部分は拡散強調像で不均一な高信号
- **神経節膠腫**：多くは30歳以下．大脳半球脳表で実質性腫瘍（43％），囊胞性（5％），囊胞＋実質性（52％）．石灰化が特徴的．信号強度や増強効果は多様で非特異的
- **多形黄色星細胞腫**：壁在結節を有する脳表の囊胞性腫瘍．52％は囊胞成分のない実質性腫瘍．石灰化は稀．浮腫は軽微．髄膜増強効果が71％に陽性
- **papillary glioneuronal tumor**：境界明瞭．囊胞成分を有する皮質〜皮質下腫瘍．浮腫は無〜軽微．小さな腫瘍を除き増強効果．石灰化25％
- **angiocentric glioma**：小児期からの痙攣．6〜70歳（平均16歳）．Gd増強効果を示さない皮質〜皮質下腫瘍．T1強調像で皮質の高信号．T2強調像で脳室へ進展する病変が特徴的

＜参考文献＞
・Yuh, E. L., et al.：Imaging of ependymomas：MRI and CT. Childs Nerv Syst, 25：1203-1213, 2009
・Shuangshoti, S., et al.：Supratentorial extraventricular ependymal neoplasms. A clinicopathologic study of 32 patients. Cancer, 103：2598-2605, 2005
・Toba, N., et al.：WHO grade II and III supratentorial hemispheric ependymomas in adults：case series and review of treatment options. J Neurooncol, 91：323-328, 2009
・Roncaroli, F., et al.：Supratentorial cortical ependymoma：report of three cases. Neusurgery, 57：E192, 2005
・Fouladi, M., et al.：Clear cell ependyoma：a clinicopathologic and radiolgraphic analysis of 10 patietns. Cancer, 98：2232-2244, 2003

＜岡本浩一郎＞

3）脳室内・脳室近傍

061 上衣下腫
(subependymoma)

症例① 71歳　女性
左片麻痺発症して近医入院．頭部画像検査で偶然左側脳室前角内に腫瘍を指摘された

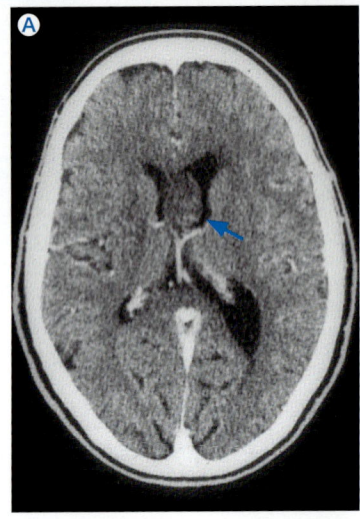

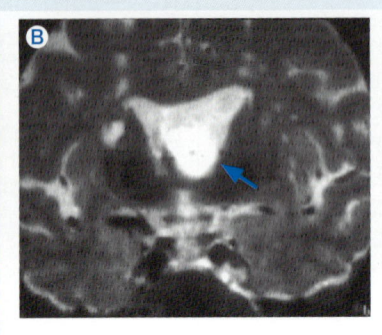

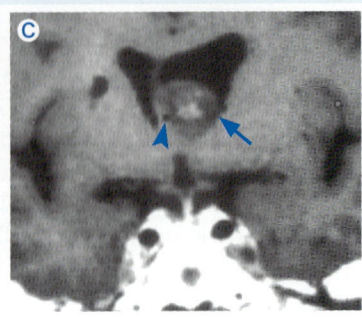

図1　造影CT（A），T2強調冠状断像（B），造影T1強調冠状断像（C）
A：軽度拡大した左側脳室の前角内に軽度低吸収域の境界明瞭な腫瘍（→）．石灰化なし
B：腫瘍は脳脊髄液より全体が高信号，腫瘍（→）内部にやや信号強度の低い小さな部分．周囲の脳には浮腫なし
C：低信号を示す腫瘍（→）の内部に，一部不整な増強効果．左中隔静脈は腫瘍の内側縁に接して走行（▶）
（岡本浩一郎，他：断映研究会誌，19：23-24, 1992 より転載）

症例② 30歳　女性
1カ月前から朝に強い頭痛あり，徐々に増強

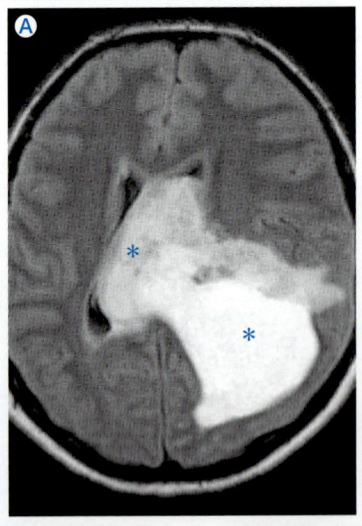

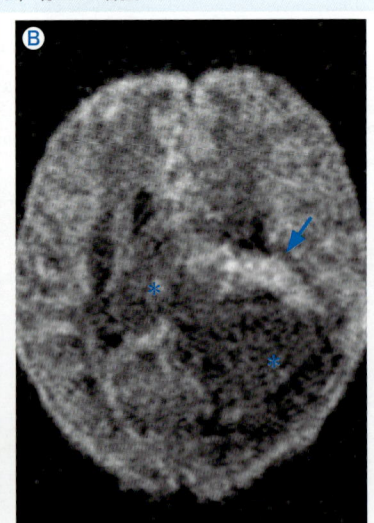

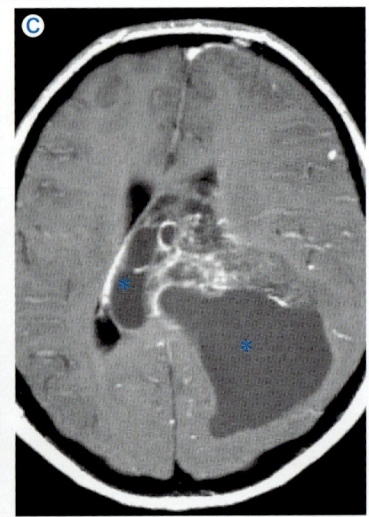

図2　FLAIR像（A），拡散強調像（B），造影T1強調像（C）
A：拡大した左側脳室体部〜三角部内に，大小の多数の嚢胞成分（＊）を有する高信号の腫瘍
B：腫瘍は低信号強度，三角部前部に認められる部分は灰白質と等〜軽度高信号（→）
C：腫瘍は不整な増強効果を示すが嚢胞性部分（＊）は増強効果を示さず

診断に役立つupdateな情報

上衣下腫の予後
- 上衣下腫：全摘可能，亜全摘でも予後良好．大きな上衣下腫では付着部複数個所，摘出に際して要注意
- mixed ependymoma/subependymoma：腫瘍内に上衣腫成分が認められる上衣下腫．上衣下腫の10%．脳実質へ浸潤し境界不明瞭．予後は上衣腫成分による

再発上衣下腫
- 局所浸潤，播種，強い増強効果，側脳室後部発生，mixed ependymoma/subependymoma．MRS Cho/Cr 上昇

解説

- subependymal glia由来と考えられる脳室内良性腫瘍（WHO grade Ⅰ）
- 脳室壁に付着し，多量の線維性基質内に上衣下神経膠細胞類似の腫瘍細胞が集合．しばしば微小囊胞を形成
- 増大は緩徐
- 上衣系細胞腫瘍の8％
- 中高齢者に好発し，男女比は2.3：1
- 多くは無症状で剖検時に偶然発見
- 第4脳室内発生50〜60%，側脳室30〜40%．稀に第3脳室，透明中隔，脳実質内，脊髄発生

画像所見

- 境界明瞭，結節状で通常＜2 cm

CT（図1 A）
- 低〜等吸収域
- 石灰化：31.8%

MRI（図1 B，1 C，2）
- T1強調像では低〜等信号，T2強調像では高信号
- 囊胞形成18%
- 増強効果は無〜軽度
- 拡散強調像：低〜（灰白質と）等信号
- 腫瘍周囲の浮腫，mass effect，腫瘍内出血は稀
- MRS：NAA低下（Crは保たれCho上昇なし），低悪性度神経膠腫パターン*（*数例の論文報告でも同様）

鑑別診断

- **上衣腫**：小児〜若年成人に好発
- **脈絡叢乳頭腫**：微細な分葉状（カリフラワー状）発育．豊富な腫瘍血管．側脳室では脈絡糸球（三角部）に好発．強い増強効果
- **中枢性神経細胞腫**：75%が20〜40歳．Monro孔付近側脳室発生，15%は第3脳室進展，13%が両側脳室発育．内部に囊胞を有する分葉状発育．豊富な腫瘍血管．拡散強調像等〜高信号．石灰化＞50%．CTで軽度高吸収域
- **髄膜腫**：脳室内では側脳室三角部に好発．均一な等吸収域，等信号強度．均一な増強効果
- **異所性灰白質**：脳室壁から脳室に半球状に隆起．灰白質と等吸収域・等信号．増強効果なし．小結節状〜帯状

＜参考文献＞
- Ragel, B. T., et al.：Subependymomas：an analysis of clinical and imaging features. Neurosurgery, 58：881-890, 2006
- Koeller, K. K., et al.：From the archives of the AFIP. Cerebral intraventricular neoplasms：radiologic-pathologic correlation. Radiographics, 22：1473-1505, 2002
- MacLendon, R. E., et al.：Subependymoma. WHO classification of tumours of the central nervous system. (Louis, D. N., et al. ed.), p70-71, IARC, Lyon, 2007
- Im, S-H., et al.：Clinicopathological study of seven cases of symptomatic supratentorial subependymoma. J Neuro-Oncol, 61：57-67, 2003
- 岡本浩一郎 他：偶然発見された側脳室内腫瘍．断映研究会誌，19：23-24, 1992

＜岡本浩一郎＞

第2章 脳腫瘍

3）脳室内・脳室近傍

062 中枢性神経細胞腫
(central neurocytoma)

症例① 39歳 男性
2週間前から頭全体の押し付けられる感じ

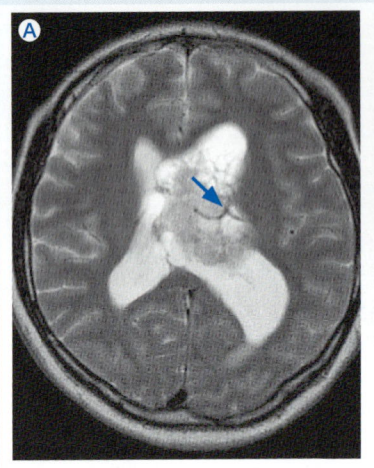

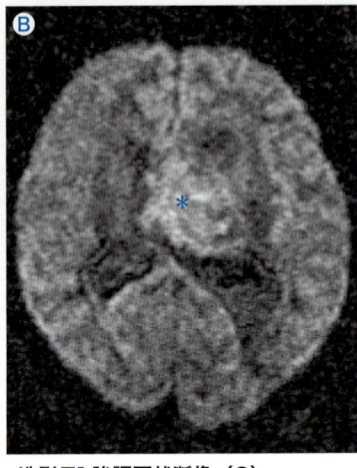

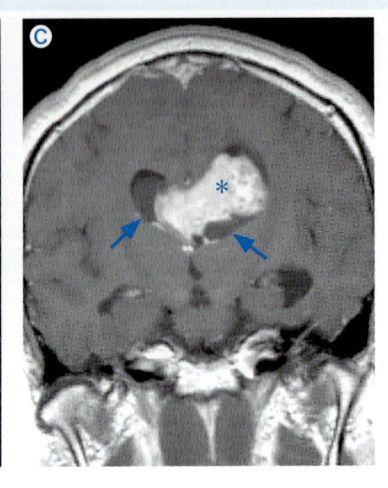

図1 T2強調像（A），拡散強調像（B），造影T1強調冠状断像（C）
A：右＜左側脳室内に分葉状，不均一な軽度高信号強度の腫瘍，内部に腫瘍血管（→），辺縁部に多房性の囊胞
B：腫瘍はやや不均一な低〜軽度高信号強度（＊）
C：腫瘍は軽度不均一で強い増強効果（＊），辺縁部には多房性囊胞（→）

解説

- subependymal plate内の，神経細胞・膠細胞のいずれにも分化しうるbipotential progenitor cell由来．脳室壁・透明中隔発生の脳室内腫瘍（WHO grade Ⅱ）．Monro孔部に好発：側脳室50%，側脳室＋第3脳室15%，両側脳室13%，第3脳室3%
- 新生児〜高齢者（生後8日〜67歳）：若年成人に好発（20歳代50%，20〜40歳で74%），性差なし
- 頭蓋内腫瘍の0.25〜0.5%
- 頭蓋内圧亢進症状で発症．第3脳室発生ではホルモン症状
- HE染色：乏突起膠腫類似の均一円形な核（fried egg appearance）を有する腫瘍細胞．神経への分化

画像所見

- 境界明瞭，分葉状脳室内腫瘍
- 腫瘍内に多数の囊胞
- 増強効果：中等度
- 脳実質浸潤は悪性転化を示唆

CT
- 実質性部分は等〜軽度高吸収域
- 石灰化：50%（通常点状）
- 出血を認めることもある

MRI
- 不均一な信号強度：実質と囊胞成分，腫瘍血管，石灰化，時に腫瘍内・脳室内・脳実質内出血
- 実質性部分：T1強調像等信号，T2強調像高信号，拡散強調像等〜高信号
- 腫瘍内に血管による多数のflow void
- MRS：NAA低下，Cho上昇（悪性神経膠腫様パターン），mI上昇．Glycin（Gly）（3.55ppm）やAlaピークが認められる例も

PET
- ^{18}F-FDG：（皮質と比べ）低下〜同等
- ^{11}C-メチオニン：（同）上昇
- 乏突起膠腫と類似

鑑別診断

- **上衣下巨細胞性星細胞腫**：結節性硬化症（思春期以降の若年成人），Monro孔部，強い石灰化と増強効果
- **上衣下腫**：内部に囊胞，CTで低〜等吸収域，石灰化31.8%，増強効果は無〜軽度
- **上衣腫（側脳室内）**：若年〜中年成人，脳室〜脳実質発生，囊胞成分，実質性部分は増強効果強い，CT等吸収域，石灰化40〜80%
- **毛様細胞性星細胞腫**：CT低吸収域，中等度〜強い増強効果
- **びまん性星細胞腫**：若年成人，低〜等吸収域，低〜等信号強度，増強効果なし
- **悪性神経膠腫**：中高齢者，脳室周囲脳実質進展，不整な増強効果

診断に役立つupdateな情報

免疫組織学的検査
- 神経分化を示すsynaptophysin, NSE, neuronal nuclear antigen陽性．神経膠細胞成分を示すglial fibrillary acidic protein (GFAP), S-100蛋白陽性
- 免疫組織学的に鑑別困難例は電子顕微鏡診断：微細斑状クロマチン，小さく明瞭な核小体，微小管を有する典型的な神経系の細胞突起

atypical central neurocytoma
- MIB-1 labeling index＞2〜3％，脳室周囲進展は予後不良

脳室外神経細胞腫 (extraventricular neurocytoma) (図2)
- 中枢性神経細胞腫と同じ組織型の脳実質内腫瘍，予後は中枢性より不良．大脳半球（前頭葉＞頭頂葉，脳表〜深部白質）に多いが小脳・脊髄など中枢神経系のいずれにも発生．小児〜若年成人に好発（5〜76歳，平均36歳）．神経節細胞分化66％，GFAP陽性46％．3〜6cmの腫瘍で境界明瞭，壊死・嚢胞形成（嚢胞＋壁在結節のことも），浮腫・増強効果は多様，石灰化＞10％，稀に腫瘍内出血，時に画像上悪性神経膠腫類似

参考症例 16歳　女子（脳室外神経細胞腫）
1カ月前から朝に強い頭痛，次第に増強

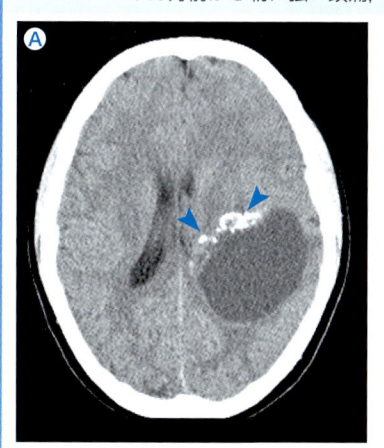

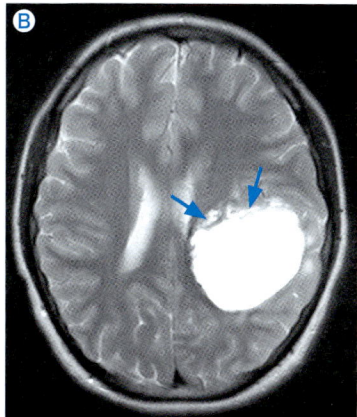

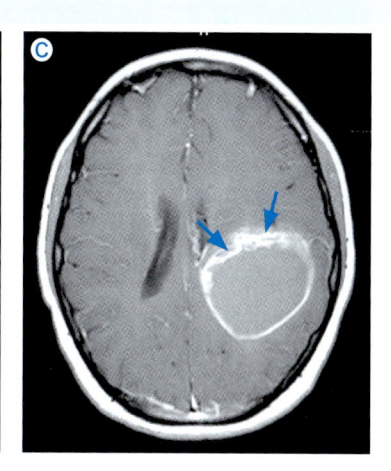

図2　単純CT (A), T2強調像 (B), 造影T1強調像 (C)
A：左側頭葉後部〜頭頂葉に大きな嚢胞性腫瘍，前縁部には小石灰化が多数（▶）
B：嚢胞前縁部には等信号強度域，内部に小さな高信号域が多数（→）．外側にわずかな浮腫
C：薄く平滑な後壁の増強効果に比べ，前壁は不整でやや厚い．前壁には不整形の非造影部分（→）

＜参考文献＞
- Koeller, K. K., et al.：From the archives of the AFIP. Cerebral intraventricular neoplasms：radiologic-pathologic correlation. Radiographics, 22：1473-1505, 2002
- Kocaoglu, M., et al.：Central neurocytoma：proton MR spectroscopy and diffusion weighted MR imaging findings. Magn Reson Imaging, 27：434-440, 2009
- Takao, H., et al.：Methionine and glucose metabolism of central neurocytoma：a PET study. Clin Nucl Med, 29：808-839, 2004
- Yang, G-F., et al.：Imaging findings of extraventricular neurocytoma：report of 3 cases and review of literature. AJNR, 30：581-585, 2009

＜岡本浩一郎＞

第2章 脳腫瘍

3）脳室内・脳室近傍

063 脊索腫様神経膠腫
(chordoid glioma)

症例 44歳 男性
目のかすみのため他院でプレドニゾロン治療を受けたが，紹介され受診．第3脳室内腫瘍として開頭腫瘍摘出術を受けた．3年後視力低下しMRIで再発を認めた（杏林大学症例）

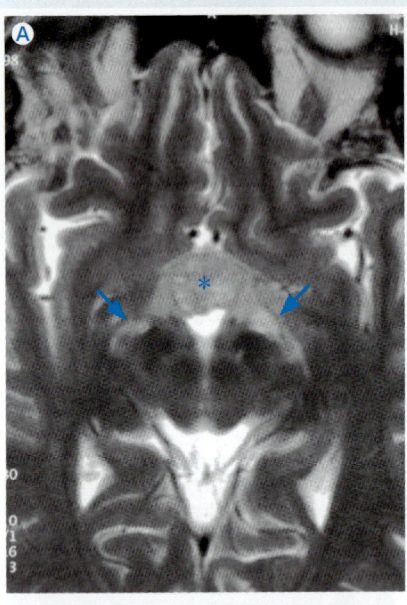

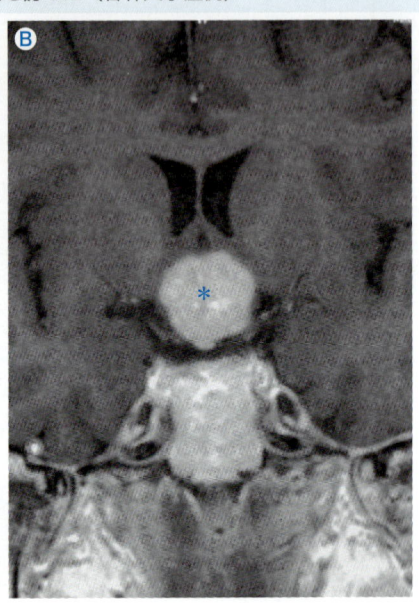

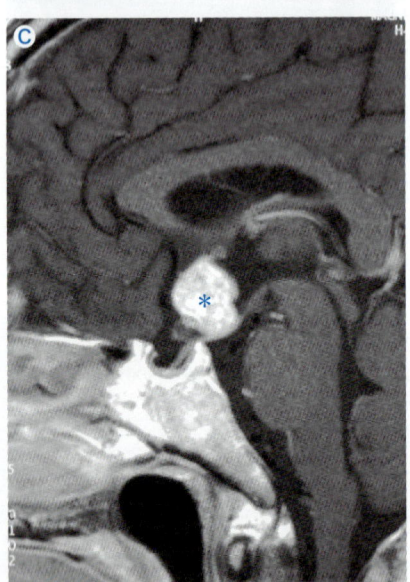

図1 T2強調像（A），造影T1強調冠状断像（B），造影T1強調矢状断像（C）
A：第3脳室内に軽度高信号強度の腫瘍（＊），視索に沿う高信号域を認める（→）
B，C：第3脳室前下部にほぼ均一な増強効果を示す腫瘍あり（＊）

診断に役立つupdateな情報

chordoid gliomaの免疫組織学的所見
- glial fibrillary acidic protein（GFAP），vimentin強陽性（神経膠腫を示唆），S-100蛋白に対する反応性はさまざま，epithelial membrane antigen（EMA）は局所的に陽性（主に基質の形質細胞）

組織学的に脊索腫類似の脳腫瘍
- chordoid gliomaは1995年にGFAP陽性の髄膜腫として最初に報告されたが，その後の免疫組織学的・電子顕微鏡的検索により髄膜腫ではなく，神経膠腫であることが判明
- chordoid meningioma：atypical meningioma（WHO grade Ⅱ）の稀な亜型，局所再発が多い．小児〜若年成人，大脳円蓋部に好発．貧血，dysgammaglobulinemina などの血液異常，Castleman病など全身疾患を合併．4例の脳室内発生の報告（側脳室2例，第3・第4脳室各1例）

解説

- 成人（35〜60歳）に好発，平均年齢46歳．男女比1：2，第3脳室内前部の終板（lamina terminalis）から発生．非浸潤性・緩徐発育の実質性上衣系神経膠腫（WHO grade Ⅱ）
- 水頭症の症状で発症，他の初発症状として内分泌異常，視力障害．側頭葉内側圧排により精神症状，記銘力障害
- 組織学的に腫瘍性類上皮細胞がムチン基質内に集合あるいは索状に認められ，リンパ形質細胞浸潤を伴うのが特徴
- 全摘後の再発はないが腫瘍残存では再発25％
- 第3脳室前部の局在から初回手術で全摘可能例は約40％，術後死亡23％

画像所見

- 境界明瞭，鞍上部・視床下部と連続する2〜4cmの球状の腫瘍
- 内部や辺縁部に嚢胞形成33％
- 強いほぼ均一な増強効果

CT
- ほぼ均一な軽度高吸収域
- 稀に石灰化

MRI（図1）
- 第3脳室前部で終板と連続し，下垂体茎を後下方に圧排
- T1強調像，T2強調像：等信号

鑑別診断

- 中枢性神経細胞腫：多くは側脳室Monro孔近傍発生，第3脳室内限局は3％．石灰化50％
- 毛様細胞性星細胞腫・毛様粘液性星細胞腫：小児の視床下部・視交叉に好発
- 上衣腫：第3脳室内発生は稀．不均一な信号強度
- 脈絡叢乳頭腫：微細分葉状，内部に腫瘍血管による無信号
- コロイド嚢胞：第3脳室前上部，脳弓柱間部発生．嚢胞性で実質成分なし
- 頭蓋咽頭腫：第3脳室内限局の頭蓋咽頭腫では石灰化は稀．実質性部分は不均一な信号強度
- 下垂体腺腫：トルコ鞍内〜鞍上部に進展
- 髄膜腫：多くは鞍結節部・鞍隔膜や鞍背などから第3脳室底を挙上するように進展．第3脳室内発生は稀（第3脳室後上部に発生）
- 悪性リンパ腫：浸潤傾向あり周囲に浮腫．ADC値の低下
- 視床下部過誤腫：視床下部から下方に進展，下垂体茎の後方に位置．視床下部内発育では偏在性，脳実質と等信号，増強効果なし

＜参考文献＞
- Grand, S., et al.：Chordoid glioma of the third ventricle：CT and MRI, including perfusion data. Neuroradiology, 44：842-846, 2002
- Brat, D. J., et al.：Chordoid glioma of the third ventricle. WHO classification of tumours of the central nervous system（Louis, D. N., et al. ed.），p90-91, IARC, Lyon, 2007
- Iwami, E., et al.：Chordoid glioma with calcification and neurofilament expression：case report and review of the literature. Surg Neurol, 71：115-120, 2009

＜岡本浩一郎＞

第2章 脳腫瘍
3）脳室内・脳室近傍

064 脈絡叢乳頭腫／脈絡叢癌
(choroid plexus papilloma/choroid plexus carcinoma)

症例 4歳 女児（脈絡叢乳頭腫）
頭部打撲して受診したところ、頭部CTで右側脳室三角部腫瘍を指摘された

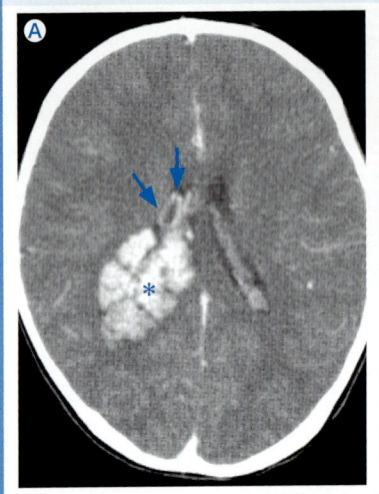

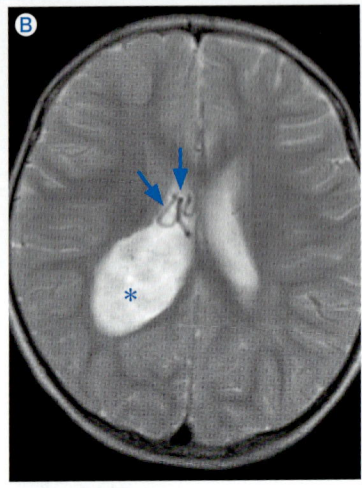

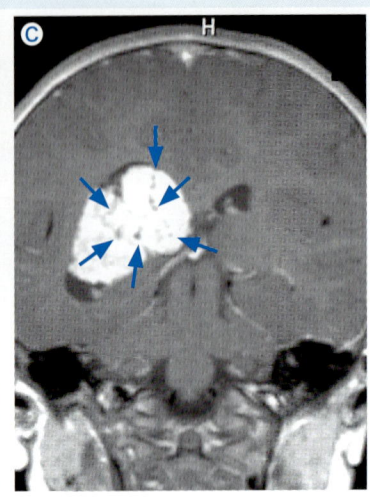

図1 造影CT（A），T2強調像（B），造影T1強調冠状断像（C）
A：拡大した右側脳室三角部〜体後部に分葉状の強い増強効果を示す腫瘍を（＊），その前方の右側脳室内には拡張蛇行した血管を認める（➡）
B：分葉状の腫瘍は高信号（＊），腫瘍前方の拡張蛇行した血管は無信号 flow void であり早い血流（➡）
C：全体に強い増強効果を示す腫瘍内には腫瘍血管による複数の無信号 flow voids（➡）

解説

- **原発性脈絡叢腫瘍（primary choroid plexus tumors）**：脈絡叢乳頭腫（80〜90％，WHO grade I）と脈絡叢癌（10〜20％，WHO grade III）の総称
- 脈絡叢上皮は脳室内で脳脊髄液を産生する上衣系細胞．脈絡叢腫瘍は神経上皮性腫瘍の1つ
- **発生部位**：側脳室50％（<10歳：男＝女），第4脳室40％（0〜50歳：男＞女），第3脳室5％（<5歳），5％は複数部位に進展，小脳橋角部進展も．
- 稀な発生部位：小脳橋角部，鞍上部，前頭葉，後交連，松果体，小脳（発生過程での遺残組織から）
- **発生頻度**：0.3/100万人，脳腫瘍の0.4〜0.6％，小児脳腫瘍の2〜4％（1歳未満では10〜20％）
- 脈絡叢腫瘍の約半数〜10歳に発生
- **脈絡叢癌**：2〜5歳以下の小児，80％側脳室発生
- 症状の大部分は頭蓋内圧亢進（脳脊髄液過剰産生・吸収障害）・水頭症（腫瘍による髄液循環障害：非交通性水頭症，播種，髄液産生過剰：交通性水頭症），稀に局所神経徴候，脳神経麻痺，痙攣，意識障害，精神症状
- 脈絡叢乳頭腫手術摘出後の5年生存は100％，脈絡叢癌では26〜50％（腫瘍残存，播種は予後不良）

画像所見

脈絡叢乳頭腫
- 境界明瞭，著明な分葉状（カリフラワー状）
- 強くやや不均一な増強効果
- 腫瘍内に時に出血や嚢胞形成，稀に嚢胞化
- 腫瘍血管が腫瘍内へ
- 有茎性の場合には体位により腫瘍が脳室内で移動 → bobble-head doll syndrome（⚠1）
- 水頭症の合併が多いが脈絡叢癌では水頭症軽度

脈絡叢癌：腫瘍内壊死（不均一な濃度・信号強度），周囲脳実質へ浸潤，浮腫（画像所見では脈絡叢乳頭腫と脈絡叢癌の区別は困難なことも）

MRI
- **腫瘍付着部位**：側脳室脈絡叢腫瘍では三角部脈絡叢，第3脳室脈絡叢腫瘍では第3脳室上面，第4脳室脈絡叢腫瘍では後髄帆（posterior medullary velum）
- T1強調像低〜等信号，T2強調像低〜高信号．拡散強調像等信号（白質〜灰白質）（脈絡叢癌高信号）
- 多数の vascular flow voids
- 栄養血管である脈絡叢動脈の拡張
- MRS：脈絡叢乳頭腫 myo-inositol（mI）著明上昇，creatine（Cr）著明低下；脈絡叢癌 Cho 上昇，NAA・Cr 著明低下，mI 上昇なし

診断に役立つupdateな情報

bobble-head doll syndrome 🔼1
- 第3脳室拡大をきたす疾患（鞍上部くも膜嚢胞・第3脳室内嚢胞）や中脳水道狭窄でみられる頭を前後に2～3秒間振る稀な不随意運動，通常10歳以下の小児，立位で出現・増強し臥位で消失．
- 大きな頭がバネの頸で胴とつながれている古い人形の頭の動きを連想させることから

脈絡叢腫瘍の組織学的所見
- 脈絡叢乳頭腫は正常脈絡叢に類似．脈絡叢癌では腫瘍内出血（50％），細胞密度上昇，核異型，高い核細胞質比，多くの核分裂像，脳実質浸潤．脈絡叢癌の所見を一部示す脈絡叢乳頭腫が atypical choroid plexus papilloma，再発や悪性度との関連なし
- 脈絡叢乳頭腫から脈絡叢癌への悪性転化も稀にあるが，脈絡叢癌では染色体再配列や不均衡がみられ，脈絡叢乳頭腫と腫瘍発生機序が異なる
- 脈絡叢癌では脈絡叢乳頭腫と異なり免疫組織学的に glial fibrillary acidic protein（GFAP），transthyretin，S100の染色性はわずか

脈絡叢腫瘍の播種
- 腫瘍細胞播種は脈絡叢乳頭腫と脈絡叢癌のいずれにも認められるが，転移としての播種は脈絡叢癌で予後不良因子

脈絡叢腫瘍と症候群
- 脈絡叢腫瘍の一部は Li-Fraumeni 症候群，Aicardi 症候群に発生

嚢胞性脈絡叢腫瘍
- 第3脳室内ではMonro孔や中脳水道の突然の閉塞で意識消失，突然死の可能性

CT
- 等～軽度高吸収域
- 石灰化：24～25％（点状～腫瘍全体）

鑑別診断

側脳室三角部
- **髄膜腫**：成人（30～60歳），女性（男女比1：2）に好発，石灰化50％

第3脳室
- **頭蓋咽頭腫**：10歳以降，通常成人．第3脳室内に限局する頭蓋咽頭腫では石灰化は少なく嚢胞性が多い
- **コロイド嚢胞**：第3脳室前上部，脳弓柱間部発生．均一な濃度・信号強度の嚢胞性病変で実質成分なし．時に嚢胞壁の増強効果
- **中枢性神経細胞腫**：若年成人に好発．多くは側脳室からMonro孔を介して第3脳室へ進展（第3脳室内限局5％）．腫瘍内に多数の嚢胞，石灰化50％，増強効果は中等度

第4脳室
- **上衣腫**：Magendie孔を越えて大槽へ．時にMonro孔を越えて頸髄背側へ進展（palstic ependymoma），粘液・嚢胞成分や出血，石灰化による不均一な濃度・信号強度．増強効果は中等度
- **髄芽腫**：小脳虫部から発生，拡散強調像で高信号．石灰化～20％
- **毛様細胞性星細胞腫**：小脳半球発生．2/3は大きな嚢胞に増強効果を示す壁在結節として認められるが，実質性あるいは実質成分を伴わない嚢胞性のことも

＜参考文献＞
- Guermazi, A., et al.：Diagnostic imaging of choroid plexus disease. Clin Radiol, 55：503-516, 2000
- Koeller, K. K., et al.：From the archives of the AFIP. Cerebral intraventricular neoplasms：radiologic-pathologic correlation. Radiographics, 22：1473-1505, 2002
- Pollack, I. F., et al.：Bobble-head doll syndrome and drop attacks in a child with a cystic choroid plexus papilloma of the third ventricle, case report. J Neurosurg, 83：729-732, 1995
- Krieger, M. D., et al.：Differentiation of choroid plexus tumors by advanced magnetic resonance spectroscopy. Neurosurg Focus, 18：E4, 2005
- Meyers, S. P., et al.：Choroid plexus carcinomas in children：MRI features and patient outcome. Neuroradiology, 46：770-780, 2004

＜岡本浩一郎＞

第2章 脳腫瘍

3）脳室内・脳室近傍

065 脂肪腫 (lipoma)

症例 44歳　男性
たまに生じる頭痛を主訴に受診

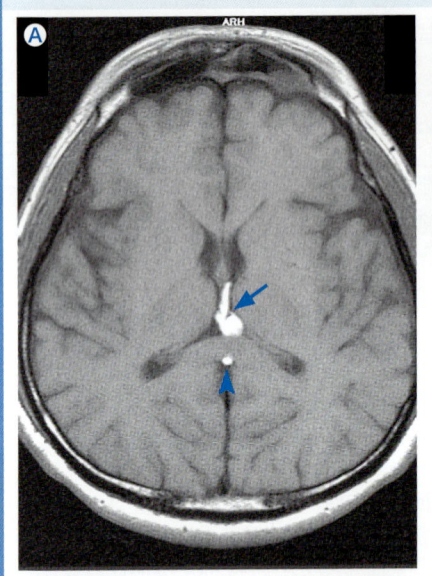

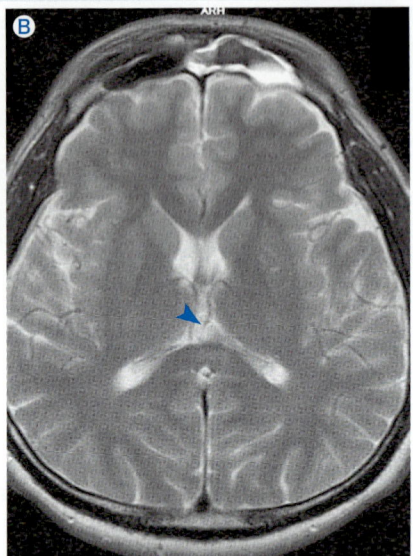

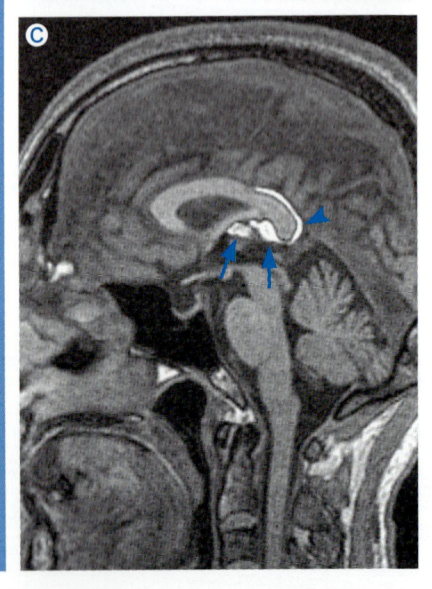

図1　T1強調像（A），T2強調像（B），T1強調矢状断像（MPRAGE：C）
A：第3脳室に皮下脂肪と同様の高信号病変（→）．脳梁膨大後縁正中にも小さな高信号病変（▶）
B：病変は不明瞭であるが，左内大脳静脈が内側に変位（▶）
C：第3脳室内の高信号病変は脳梁膨大の下縁を回り，脳梁体後部の上縁に進展．脳梁膨大はやや小さめだが，明らかな合併奇形は認められない

解　説

- **頭蓋内脂肪腫**：subarachnoid cisternの発生過程で胎生期の原始髄膜が遺残し，正常では頭蓋内に認められない脂肪組織に異分化した非腫瘍性病変で増大せず
- mass effectなし
- **局在**：くも膜下腔に存在し，くも膜下腔を走行する血管や神経が脂肪腫内を走行
- **好発部位**：脳梁周囲槽などの（傍）正中：大脳縦裂の脳梁周囲脂肪腫45％（時に側脳室内・脈絡叢に進展），四丘体槽・上小脳槽25％，鞍上槽・脚間槽14％，小脳橋角槽9％，Sylvius裂5％，大脳半球表面は稀
- 脳や血管系の異常を合併
- 大部分は無症状で偶然発見，局在により頭痛，痙攣（Sylvius裂脂肪腫），精神発達遅延，脳神経障害

診断に役立つupdateな情報

脳梁周囲脂肪腫
- tubulonodular type（＜2cm）：前部型と後部型に二分．前部型は顔面前頭葉異常を伴いそれによる症状を示す重症型
- curvilinear type：通常脳梁後部に存在し脳梁低形成を合併．無症状．厚さ＜1cm．小さなものから広範囲なものまで

（頻度はtubulonodular type：curvilinear type＝1：2）

脂肪腫と脳・血管奇形
- 半数以上の頭蓋内脂肪腫で正中脳構造などの脳奇形（脳梁欠損・形成異常が最多，その他透明中隔壁欠損，二分頭蓋，二分脊椎，脳瘤，脊髄髄膜瘤，小脳虫部低形成，大脳皮質形成異常と近傍の静脈還流異常）や血管奇形〔動脈瘤（嚢状・紡錘状）・動静脈奇形，静脈還流異常〕を合併

ステロイド薬の影響
- 長期ステロイド薬投与で脂肪腫増大→神経圧迫症状

脂肪腫と手術適応
- 脂肪腫は血管を多く含み易出血性．接する脳組織や脳神経との癒着が強く剥離困難．全摘は通常禁忌

静脈洞内脂肪組織
- 海綿静脈洞内や上矢状洞・静脈洞交会などの静脈洞壁内に小さな脂肪組織を認めることあり．脂肪腫とする論文もあるが，くも膜下腔ではないこと，線維性被膜はなく，小児や若年成人には認められず50歳以降の高齢者にみられることから加齢性変化と考えられる

画像所見

- 境界明瞭，分葉状，脳実質外脂肪塊
- 増強効果なし

CT
- 低吸収域（−100〜−40HU）
- 石灰化：大脳縦裂脂肪腫では脂肪腫周囲の線維性被膜（弧状）や脂肪腫内（結節状）石灰化17％，骨化7％．鞍上槽・脚間槽脂肪腫骨化約50％

MRI（図1）
- 脂肪組織による化学シフト，脂肪抑制で信号低下
- T1強調像：均一な高信号
- T2強調像：高信号
- T2*強調像：低信号（磁化率効果と化学シフトの影響）
- MRA：合併血管異常
- 拡散強調像：低（無）信号（脂肪抑制）

鑑別診断

- **類皮嚢胞**：嚢胞壁（皮膚組織）からの剥落成分貯留嚢胞．傍正中発生，画像所見は脂肪腫に類似．円形あるいは分葉状．軽度のmass effect，石灰化．T2強調像では不均一な高信号．緩徐増大
- **類上皮嚢胞**：通常脳脊髄液と同様の吸収域や信号強度，拡散強調像で著明な高信号強度だが一部の例でT1強調像で高信号．化学シフトなし，脂肪抑制で信号低下せず
- **奇形腫**：3系統の胚細胞層で構成，毛髪・歯・骨や脂肪含有．発生部位は脂肪腫と同じ．画像上脂肪腫より不均一．造影剤投与により増強効果
- **骨脂肪腫（osteolipoma）**：脚間槽発生，内部は脂肪組織で辺縁部は骨化
- **脂肪性髄膜腫**：髄膜腫の亜型の1つであるmetaplastic meningiomaの1型，脂肪成分含有
- **小脳脂肪神経細胞腫（cerebellar liponueurocytoma）**：成人（24〜77歳，平均50歳）小脳半球（時に虫部），時に小脳橋角部発生．神経細胞性・星細胞性腫瘍成分＋分化した脂肪成分．T1強調像で不均一な高信号，T2強調像で腫瘍内に脂肪成分による（線状）高信号，造影剤により不均一な増強効果
- **亜急性期血腫（メトヘモグロビン）**：周囲に浮腫，mass effect，経時的変化．脂肪抑制による信号低下なし．T2*強調像で低信号拡大（blooming effect）
- **気脳症**：外傷を契機として撮影された頭部CT（脳条件表示）で，脂肪腫がair densityに類似．CT値の測定，CT表示条件を骨表示にすれば鑑別可能

＜参考文献＞
- Yildiz, H., et al.：Intracranial lipomas：importance of localization. Neuroradiology, 48：1-7, 2006
- Jabot, G., et al.：Intracranial lipomas：clinical appearance on neuroimaging and clinical significance. J Neurol, 256：851-855, 2009
- Tokiguchi, S., et al.：Fat in the dural sinus-CT and anatomical correlations. Neuroradiology, 30：78-80, 1988
- 岡本浩一郎，他：頭部外傷：画像診断のポイントとピットフォール．臨床放射線，54：1005-1018, 2009

＜岡本浩一郎＞

第2章 脳腫瘍

3）脳室内・脳室近傍

066 コロイド囊胞
(colloid cyst)

症例 52歳 女性
なんとなく頭がすっきりしない

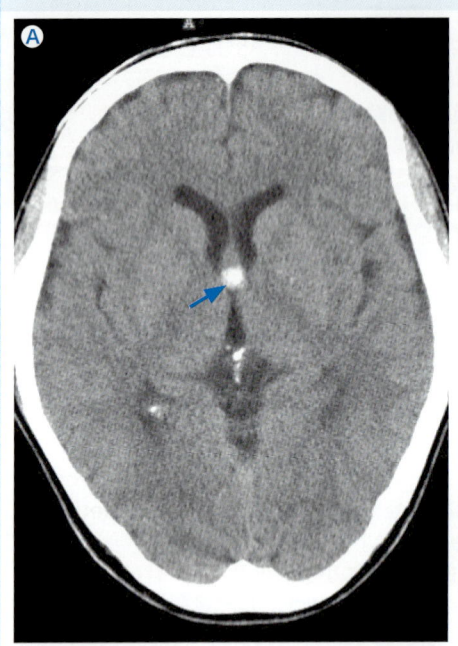

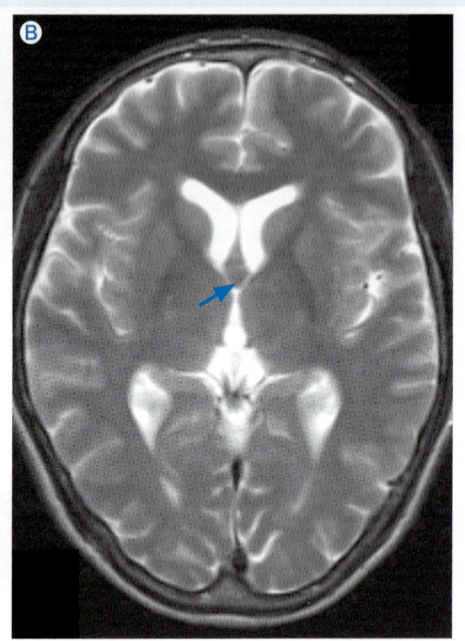

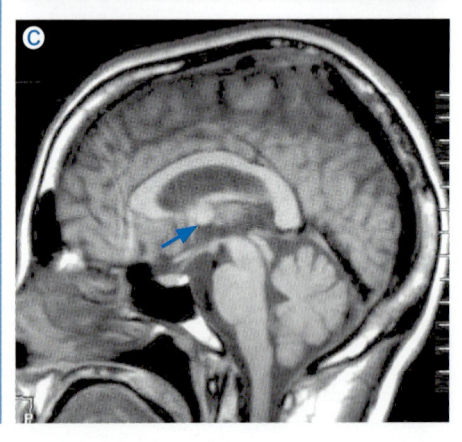

図1 単純CT（A），T2強調像（B），T1強調矢状断像（C）
A：脳弓柱間（両側Monro孔の内側）に円形の高吸収域（→），脳室拡大（水頭症）なし
B：病変は等信号（→）
C：病変は円形の灰白質と等信号（→）
（小千谷総合病院神経内科 登木口進先生のご厚意による）

解 説

- 両側脳弓柱間，第3脳室前上壁に接する発生異常による上皮性囊胞性病変（一層の立方・円柱上皮，線毛＋/−）．胎生期内胚葉由来（発生過程で3.5カ月までに消失するembryonic paraphysisの遺残由来や神経上皮説もある）
- 脳腫瘍の0.5〜1％，第3脳室内腫瘍の55％．家族内発生（親子・兄弟，一卵性双生児）あり．男女比＝2：1〜4：3
- 多くは成人（30〜60歳で80％），小児では少ない（コロイド囊胞の約15％が16〜18歳以下）
- **症状**：頭痛（体位による），Monro孔閉塞による頭蓋内圧亢進症状と視力障害（視神経萎縮），記銘・認知機能障害．1cm以上の大きさでは突然の一過性意識障害，突然死（小児）（▲1）

画像所見

- 特徴的な局在（両側脳弓柱間，第3脳室前上壁）の囊胞性疾患
- 有症状例では水頭症の合併
- 無症状例でも31％に脳室拡大

CT（図1 A）
- 等吸収域（1/3）〜高吸収域（2/3），稀に低吸収域
- 石灰化（約10％）

066 コロイド嚢胞

診断に役立つupdateな情報

他の発生異常などの合併
- 脳梁欠損，脳瘤，神経線維腫症，黄色肉芽腫，脂肪腫，頭蓋咽頭腫，星細胞腫，白血病，血管奇形，骨異常，中脳水道狭窄　など

コロイド嚢胞の症状・経時的変化 ◎1
- 1cm＜Monro孔閉塞による突然の発症（突然死を含む）
- 小児では突然発症（突然死を含む）が多い：嚢胞内容の水分が多く早い増大速度
- 40歳以下，CT上低吸収域のコロイド嚢胞は増大する可能性大
- コロイド嚢胞の増大と脳室拡大が緩徐な場合，ある時点で均衡がとれて増大が停止，無症状のまま経過
- 無症候性コロイド嚢胞の経時的変化：小さなものでは通常長期の経過観察でも無症状のまま，平均6.5年以上の経過観察で症状出現は水頭症の進行が画像で確認された1例/58例（2％）．画像で経過追跡34例中32例（94％）は大きさ不変（うち1例で水頭症による症状出現），1例（3％）82カ月後2mm増大・無症状，1例（3％）増大・症状出現（症状出現は平均41カ月後）
- 稀に自然（破裂）縮小（破裂時水頭症増悪），消失

コロイド嚢胞の分類
- 組織学的に類似の嚢胞性病変：Rathke cleft cyst, enterogenous cyst
- コロイド嚢胞として報告された嚢胞性病変の第3脳室以外の部位：側脳室，第4脳室，透明中隔壁，小脳，脳幹，橋前槽，延髄頸髄移行部
- 1993年のWHO脳腫瘍分類第2版には収載されていたが，2000年のWHO脳腫瘍分類第3版，現在使用されている2007年第4版には収載されていない

MRI （図1 B，C）
- T1強調像高信号，T2強調像低信号のことが多いが，嚢胞内容液成分（ムチン，コレステロール，蛋白，血液成分）によりさまざま（T1強調像・T2強調像：低～高信号；コレステロールが豊富な場合にはT1強調像で高信号，T2強調像で低信号）．嚢胞内は均一/不均一，液面形成を認めることあり．経過で内容液の信号強度の変化．稀に嚢胞内出血による突然発症
- 嚢胞壁が厚い場合には増強効果
- MRS：colloid cystでの報告はない（colloid-like cystやmucocele：線毛円柱上皮の分泌glycoproteinと考えられる2.02ppmの著明なN-acetyl-containing compoundsピークとLacの存在が特徴的）

鑑別診断
特徴的な部位と嚢胞性病変であることから通常診断は容易
- **星細胞腫**：増強効果を示す実質性腫瘍，石灰化を伴うことも．嚢胞性でコロイド嚢胞類似の毛様細胞性星細胞腫の報告例あり
- **脈絡叢嚢胞**：通常壁に強い増強効果を示す分葉状嚢胞性病変．脈絡叢の実質成分を認めること多いが不明瞭なことも．水頭症合併することあり
- **脈絡叢乳頭腫**：例外的に第3脳室内嚢胞性脈絡叢乳頭腫の1歳児例あり
- **嚢虫症**：嚢胞はvesicular stageで通常脳脊髄液と同様の信号強度を示すが，炎症性変化によりコロイド嚢胞類似の信号強度と部位を示すことあり．脳脊髄液の細胞数・蛋白上昇，嚢胞が移動

＜参考文献＞
- Pollock, B. E., et al.：Natural history of asymptomatic colloid cysts of the third ventricle. J Neurosurg, 91：364-369, 1999
- Kumar, V., et al.：Pediatric colloid cyst of the third ventricle：management considerations. Acta Neurochir, 152：451-461, 2010
- Annamalai, G., et al.：Spontaneous resolution of a colloid cyst of the third ventricle. Br J Radiol, 81：e20-e22, 2008
- Aggarwal, A., et al.：Familial colloid cyst of the third ventricle. J Clin Neurosci, 6：520-522, 1999

＜岡本浩一郎＞

第2章 脳腫瘍

3）脳室内・脳室近傍

067 第4脳室ロゼット形成性グリア神経細胞性腫瘍
〔rosette-forming glioneuronaltumor of the fourth ventricle（RGNT）〕

症例① 13歳　女子

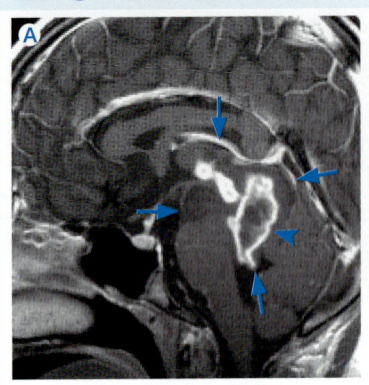

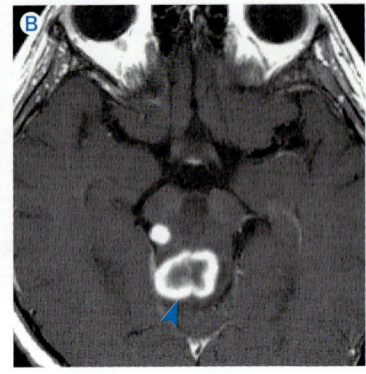

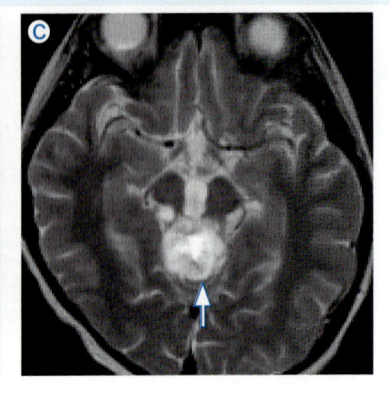

図1 造影T1強調矢状断像（A），造影T1強調像（B），T2強調像（C）
A, B：第4脳室上部〜中脳水道〜第3脳室後部に低信号の腫瘍があり（→），その内部に複数のリング状増強効果を含む．最大のリング状増強効果は，扁平ではりのない形状を示す（▶）．中脳との境界は不明瞭で，浸潤が疑われる
C：腫瘍は著明な高信号を示す（⇨）

症例② 40歳　女性
耳鳴りと頭痛の精査で発見

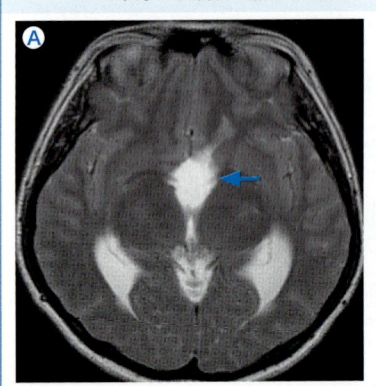

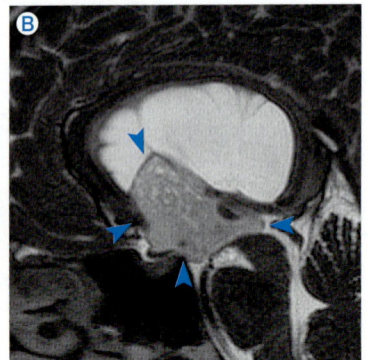

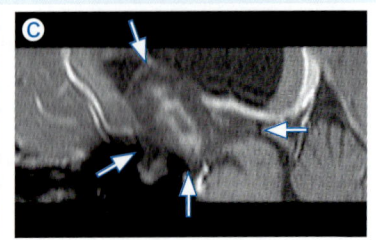

図2 T2強調像（A），heavily T2強調矢状断像（B），造影T1強調矢状断像（C）
A：第3脳室に髄液とほぼ等信号を示す腫瘍を認める（→）．側脳室三角部は拡大し，水頭症と考えられる
B：髄液よりも低信号を示す境界明瞭な腫瘍が第3脳室を占拠している（▶）
C：低信号を示す腫瘍（⇨）の内部に，扁平なリング状増強効果が認められる

067 第4脳室ロゼット形成性グリア神経細胞性腫瘍

診断に役立つupdateな情報

2007年WHO分類
- 小脳のDNTとして報告されたのが最初だが，2002年のKomoriらの11症例の報告により独立した概念として認識された．2007年には新しい腫瘍型としてWHO分類に取り入れられた

解説

- 第4脳室領域に発生し緩徐発育を示す青年期の腫瘍
- **病理**：第4脳室壁〜小脳虫部に発生．神経細胞性＋グリア細胞性の二相性のパターン．前者は均質な神経細胞で構成され，neurocytic rosetteやperivascular pseudorosetteを形成し，synaptophysinやNSE陽性．後者の方が一般に優勢で，pilocytic astrocytomaに類似し，GFAPやS-100陽性．細胞密度は低く，壊死やmitosisはみられない．MIB-1は3%以下．WHO grade I
- **由来**：テント下の脳室周囲の組織から発生し，sub-ependymal plate由来とされる
- **頻度**：稀な腫瘍であり，正確な頻度は不明．2010年現在の報告は約40例
- **年齢性別**：12〜59歳（平均33歳）．女性にやや多い
- **臨床像**：水頭症による頭痛や運動失調で発症．稀な症状としては脳幹機能障害や頸部痛があり，無症状の偶然発見例もある．生存率という意味での予後は良好だが，発生部位のためか手術後の神経合併症がしばしば報告されている

画像所見

- **部位**：正中の第4脳室壁〜小脳虫部に発生し，原則として脳室内成分をもつ．境界明瞭だが，小脳や脳幹への浸潤を伴いうる．中脳水道への進展もしばしば認められ，時に松果体・視床まで進展
- 小脳実質内の成分を主体とする場合，第4脳室から離れて中脳水道〜中脳被蓋・松果体を主座とする場合が時にある．その他，小脳半球・小脳橋角部・第3脳室（図2）・視交叉・脊髄の発生例の報告あり
- 病名に"第4脳室"と入っているものの，**主にテント下の正中に発生**，と考えておいた方がよい
- 発生部位を除けば，病理学的に類似する胚芽異形成性神経上皮腫瘍（DNT）やpilocytic astrocytomaに画像所見も類似
- 性状はさまざまで充実性あるいは充実性＋囊胞性．多房性となる場合や主病巣から離れたsatellite lesionを伴う場合がある．囊胞は必ずしも真の囊胞ではなく，DNTと同様に豊富な粘液基質を反映している場合もある
- 周囲の浮腫は少ない．**閉塞性水頭症を合併しうる**（図2A）

CT
- 低吸収を示す．時に石灰化あり

MRI
- T1強調像で低〜等信号，**T2強調像で明瞭な高信号**（図1C, 2A）
- 造影後の増強効果は病変内部に限局性にみられることが多く，点状・曲線状・リング状などさまざま（図1A, 1B, 2C）．はりのないリング状増強効果を伴うこともある
- 稀に出血を合併

鑑別診断

- **DNT**：テント上の脳実質内に発生
- **pilocytic astrocytoma**：好発年齢が低い．小脳や鞍上部・脳幹に好発．囊胞成分が主体
- **血管芽腫**：小脳・脳幹の実質内（軟膜近く）に発生．hypervascularな腫瘍で，しばしば囊胞を合併
- **上衣腫**：第4脳室発生は小児例が多い．小脳橋角部に進展しうる．石灰化・出血・囊胞を伴い内部不均一
- **脈絡叢乳頭腫**：小児の側脳室に多いが，成人で第4脳室にも発生する．強く造影される充実部が主体

<参考文献>
- Frydenberg, E., et al.：A rosette-forming glioneuronal tumour of the pineal gland. J Clin Neurosci, 17：1326-1328, 2010
- Marhold, F., et al.：Clinicoradiological features of rosette-forming glioneuronal tumor (RGNT) of the fourth ventricle：report of four cases and literature review. J Neurooncol, 90：301-308, 2008
- Komori, T., et al.：A rosette-forming glioneuronal tumor of the fourth ventricle：infratentorial form of dysembryoplastic neuroepithelial tumor？ Am J Surg Pathol, 26：582-591, 2002

<増本智彦>

第2章 脳腫瘍　脳神経外科　神経内科　小児科

4）松果体部

068 胚細胞腫瘍
(germ cell tumor)

症例　16歳　男子（ジャーミノーマ症例）
主訴：頭痛，視力障害．現病歴：半月前から視力低下と頭痛が出現し，眼科を受診．眼鏡を処方されたが症状改善なく，前医でMRI施行し，脳腫瘍を指摘される

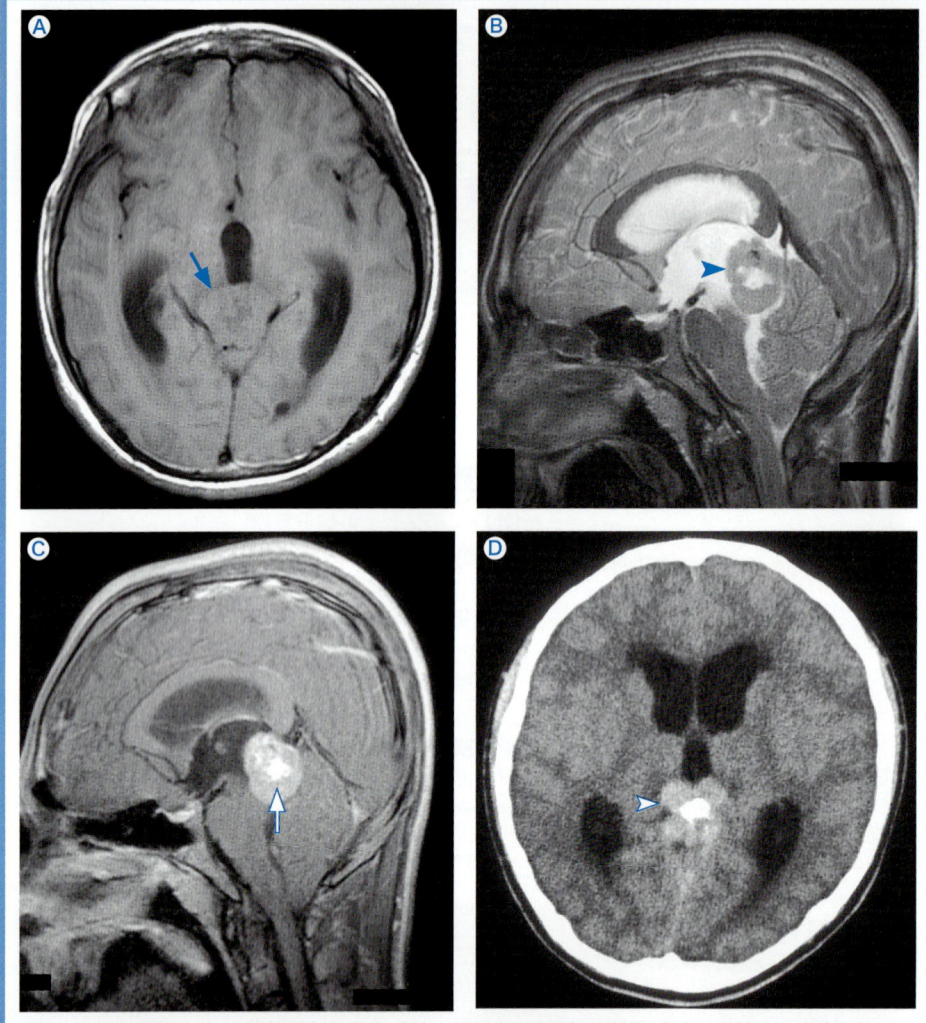

図1　T1強調像（A），T2強調矢状断像（B），造影T1強調矢状断像（C），単純CT（D）
A：脳実質とほぼ等信号の腫瘍で（→），内部に一部低信号の部分がみられる
B：腫瘍は脳実質とほぼ等信号で（▶），内部に高信号の部分を認める．頭側には石灰化による低信号を認める．腫瘍により視蓋が圧排されている
C：腫瘍は均一に造影されるが，内部に一部不均一に強く造影される成分がある（⇨）．髄液播種の所見はない
D：腫瘍が石灰化した松果体を取り囲む（▷）

診断に役立つupdateな情報

胚細胞腫瘍の診断
- 胚細胞腫瘍の腫瘍マーカーとしてHCGは，主にchoriocarcinoma, embryonal carcinoma, mixed germ cell tumorで陽性となる．ジャーミノーマ（胚腫）はHCGが低い
- AFPは，yolk sac tumor, embryonal carcinoma, immature teratoma, mixed germ cell tumorで高くなる
- 免疫組織学染色でPLAP（placental alkaline phosphatase）やc-kitが陽性となる
- ELIS法（enzyme-liked immunosorbent assay）による血清や脳脊髄液あるいは腫瘍内嚢胞液のPLAP（placental lkaline phosphatase）が高値を示し，腫瘍の縮小とともに低下するので診断に有用．ただし，腫瘍の大きさ，部位（脳脊髄液腔と接していない腫瘍），放射線治療の影響についての検討が必要
- 脳のジャーミノーマのうち約12～18％にHCGを産生する腫瘍がある
- 組織中にHCG免疫染色陽性のSTGC（syncyotrophoblastic giant cell）を認めるものはgerminoma with STGCと呼ばれ通常のジャーミノーマより予後が悪い傾向がある
- 髄液中のHCGは血清HCGより早期に上昇するため初期診断に有用である
- 髄液や血清HCGが高値を示す場合は脳のジャーミノーマの存在を疑うことが必要である

解説

- **胚細胞腫瘍**は成人の全脳腫瘍の0.5～3.2％で，小児脳腫瘍の11.8％
- 胚細胞腫瘍には，ジャーミノーマ（胚腫，germinoma），teratoma, embryonal carcinoma, yolk sac tumor, choriocarcinoma, およびこれらの成分が混合して認められる混合胚細胞系腫瘍がある
- ジャーミノーマは胚細胞由来の腫瘍の中で最多
- 松果体部ジャーミノーマの90％以上は男性
- 5～10％は，**松果体部**と鞍上部の両方に同時にみられる（double midline germinoma, synchronous lesions）
- 腫瘍の増大により中脳水道が圧排され，水頭症をきたしたり，中脳四丘体への圧迫や浸潤によりParinoud徴候などの症状を起こす
- 髄液播種が認められ，シャントチューブから腹腔播種をきたすことがある
- 放射線療法，化学療法に高感受性
- ジャーミノーマの関連疾患としてKlinefelter's症候群（47XXY）やDown症候群

画像所見

MRI
- T1強調像では灰白質と等～高信号を示し（図1 A），T2強調像やFLAIR像では灰白質と等～高信号で（図1 B），内部の囊胞や壊死が高信号
- 拡散強調像：高信号
- 造影T1強調像：腫瘍の大部分は均一に造影される（図1 C）が，一部では不均一に強く造影
- 髄液播種を伴うことがあり，造影MRIは全中枢神経系について行う必要がある
- 放射線治療後は腫瘍に増強効果がなくなる

CT
- CTでは灰白質と等～高吸収を示し，造影後は均一に強く造影
- 腫瘍が石灰化した松果体を取り囲んで発育するのが特徴（図1 D）
- 第3脳室背側を腫瘍が被う
- 出血は稀

鑑別診断

- **pineoblastoma**：比較的大きな腫瘤で不均一な信号強度を示す．辺縁に石灰化を認める
- **pineocytoma**：石灰化を取り囲むよりは石灰化を押しやる

＜参考文献＞
- Reis, F., et al.：Neuroimaging in pineal tumors. J Neuroimaging, 16：52-58, 2006
- Buccoliero, A. M., et al.：Pineal germinoma morphological features in a liquid-based cerebrospinal fluid sample. Diagn Cytopathol, 36：645-646, 2008
- Liang, L., et al.：MRI of intracranial germ-cell tumours. Neuroradiology, 44：382-388, 2002
- Shinoda, J., et al.：Placental alkaline phosphatase as a tumor marker for primary intracranial germinoma. J Neurosurg, 68：710-720, 1988

＜桑島成子＞

069 松果体細胞腫
(pineocytoma)

4）松果体部

症例　32歳　女性
21歳頃から健忘症状が出現し，他院精神科で経過観察．来院時，disorientationが著明であったが，神経脱落症状はなし（杏林大学症例）

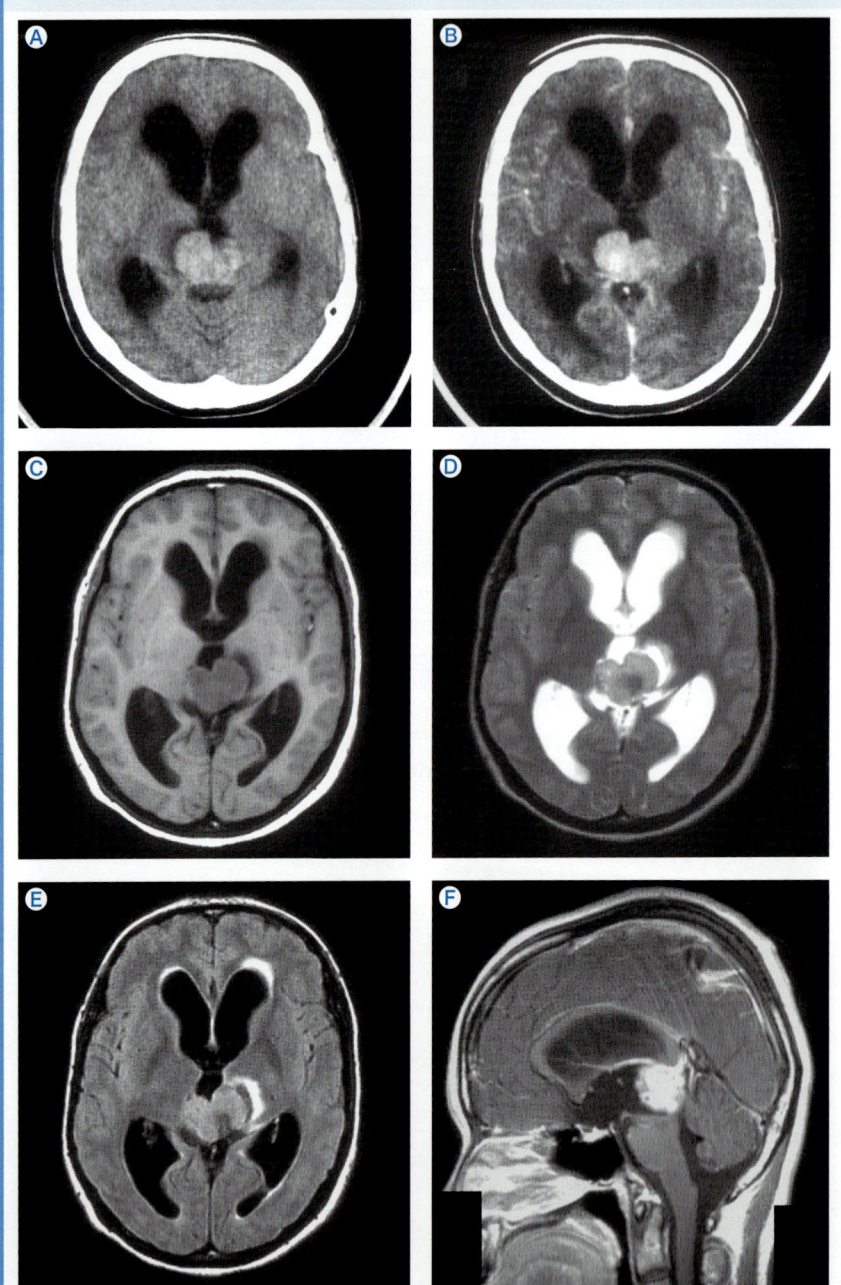

図1　単純CT（A），造影CT（B），T1強調像（C），T2強調像（D），FLAIR像（E），造影T1強調矢状断像（F）
A：松果体に境界明瞭な脳実質より高吸収の軽度分葉状の腫瘤を認める．水頭症を認める
B：均一な増強効果を認める
C：松果体に境界明瞭な軽度分葉状の腫瘤を認める．灰白質とほぼ等信号である
D：腫瘤は周囲がやや高信号，内部に低信号を認める
E：腫瘤は脳実質より軽度高信号を示す
F：強い増強効果を認める

069 松果体細胞腫

診断に役立つupdateな情報

松果体細胞腫の予後と再発
- 小児は成人に比べ再発率が高く予後不良であるとする報告がある
- 初発時の病理所見でMIB-1 indexが0.1以下でも再発例があり，逆に1～5％でも再発がないものがあるため，再発の予測にはならない
- Radiosurgeryは局所のコントロールに有用との報告があるが，髄液播種をきたす報告もある

解　説

- 松果体細胞腫（pineocytoma）は緩徐進行性の松果体実質細胞由来の腫瘍
- 原発性脳腫瘍の約0.4～1％と稀な腫瘍で，松果体実質腫瘍の約45％
- いずれの年齢にもみられるが若年成人に多く，平均発症年齢は35歳
- 性差はない
- 症状は頭痛やParinaud徴候がみられる．その他，複視，歩行障害，記憶障害など．中脳水道を圧排すると水頭症を生じる
- 胚細胞系腫瘍のマーカーであるHCGやAFPの上昇はない
- WHO分類のgrade Iで予後は比較的良好であるが，再発例の報告もある
- 髄液播種をすることはほとんどない
- 第3脳室へ進展することは稀

画像所見

MRI
- 一般には境界明瞭で辺縁が整な円形の松果体中心部の腫瘍として認められ，通常3cm以下
- 周囲への圧排所見はあるが浸潤はない
- T1強調像では腫瘍の境界は明瞭で灰白質と低～等信号
- T2強調像やFLAIR像（図1 E）では等～高信号
- 造影MRIでは多くが増強効果は均一
- 嚢胞成分が部分的あるいは全体にみられることがある

CT
- 脳実質と低～等濃度で辺縁に石灰化を認め，しばしば嚢胞を認める
- 高濃度の報告あり

鑑別診断
- **松果体嚢胞（pineal cyst）**：嚢胞主体の腫瘍で薄い壁（＜2mm）に増強効果があるが，増強効果を示す実質成分はない．造影60～90分後では嚢胞内に均一な増強効果を示すことがあるが，松果体細胞腫とは異なり直後に増強効果を示すことはない
- **pineoblastoma**：小児発症が多い．辺縁分葉状で不均一な増強効果を示す．しばしばmass effectや周囲への浸潤，髄液播種をきたす
- **ジャーミノーマ（胚腫）**：石灰化した松果体を取り囲むように存在し，松果体細胞腫は石灰化が腫瘍の辺縁にみられる．CTで高吸収．多くは若年男性

<参考文献>
- Fakhran, S., et al.：Pineocytoma mimicking a pineal cyst on imaging：true diagnostic dilemma or a case of incomplete imaging?. AJNR, 29：159-163, 2008
- Deshmukh, V., et al.：Diagnosis and management of pineocytomas. J Nurosurg, 55：349-357, 2004

<桑島成子>

第2章 脳腫瘍
4）松果体部

070 中間型松果体実質腫瘍
(pineal parenchymal tumor of intermediate differentiation)

症例① 23歳　男性
主訴：頭痛．現病歴：3カ月前から耳鳴り，1カ月前から頭痛．入院時：意識清明．神経学的所見なし

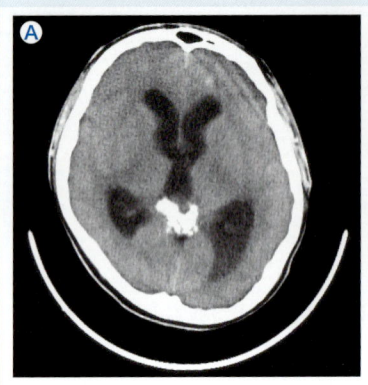

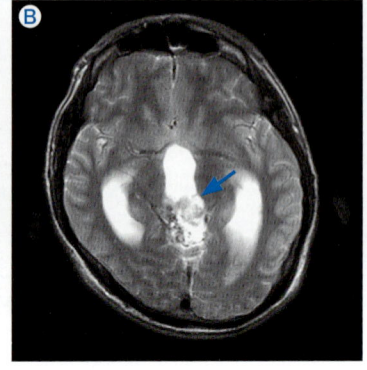

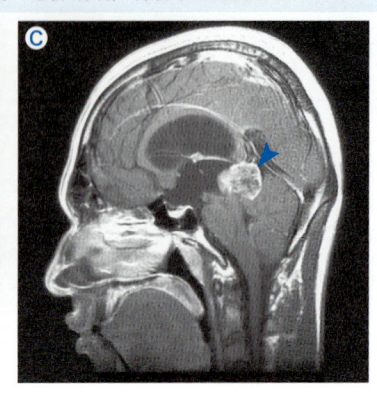

図1　単純CT（A），T2強調像（B），造影T1強調矢状断像（C）
A：松果体部に背側に石灰化を伴う腫瘍を認める．水頭症を認める
B：腫瘍は等信号を示し（→），一部高信号を認める．石灰化部分は低信号を示す
C：腫瘍の境界は明瞭．不均一な増強効果を示す（▶）．腫瘍は第3脳室背側に突出する．中脳水道は圧排されて水頭症をきたしている

症例② 55歳　女性
主訴：認知症，歩行障害．1カ月前より頭痛，記憶障害，異常行動出現

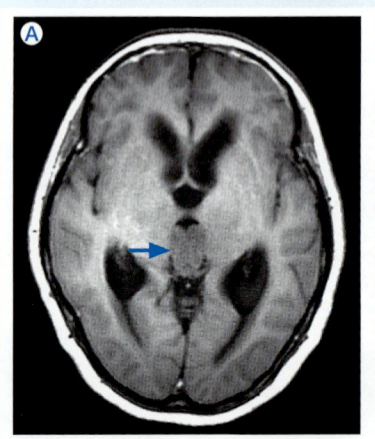

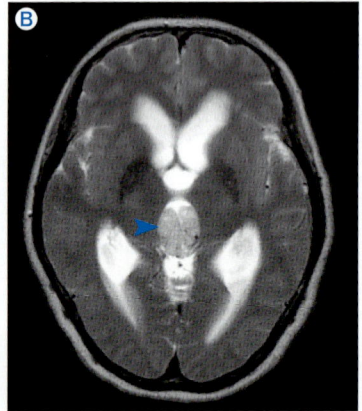

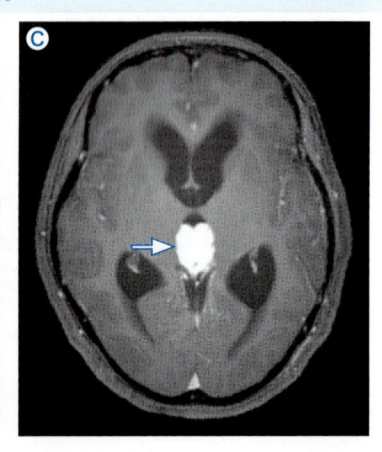

図2　T1強調像（A），T2強調像（B），造影T1強調像（C）
A：松果体に境界明瞭，辺縁整の脳実質よりやや低信号を示す腫瘍を認める（→）．水頭症を認める
B：灰白質と等信号を示す（▶）
C：均一な強い増強効果を認める（⇨）
（済生会松阪総合病院放射線科　中川俊男先生のご厚意による）

診断に役立つupdateな情報

中間型松果体実質腫瘍の定義と分類
- 形態学的な幅が広く，予後からもfavorableとunfavorableな病変が含まれており，mitotic activityなどからgrade IIとgrade IIIに分類する提案もあるが結論に至らない．組織学的にpineocytomaをtype I，pineoblastomaをtype IVとし，中間型をtype IIとtype IIIに分ける提案もある
- mitotic activityの報告はさまざまで，MIB-1 indexは通常1〜5%
- 免疫組織学的にsynaptophysinが強陽性

解説

- 2007年のWHO脳腫瘍分類で定義された
- WHO grade IIあるいはIII
- 中間型松果体実質細胞は組織学的，生物学的活性，予後において松果体細胞腫と松果体芽腫の間と考える．しかし，松果体芽細胞腫に比べそれほど生存率が高くないとの報告もある
- 松果体実質細胞由来の腫瘍のなかでも中間型松果体実質腫瘍は非常に稀
- 周囲への浸潤を認めることがある（脳室，視蓋，視床）
- 中脳水道圧迫による水頭症をきたす
- 再発率は26〜56%
- 髄液播種は稀
- 局所再発が稀でない
- 初診から4年後の再発時に中間型から松果体芽細胞腫に悪性化した例が報告されている
- 治療は外科的切除で化学療法，放射線治療の有用性は不明

画像所見

MRI
- 特異的所見はない
- 初診時の腫瘍の大きさは1〜6cm．初診時の腫瘍の大きさから再発率の予測不能
- 腫瘤は分葉状
- T1強調像で等と低の混合信号や均一な低信号
- T2強調像では灰白質と等信号で腫瘤内に高信号の嚢胞
- 造影MRIでは不均一な増強効果（図1 C）
- MRS：Choの上昇，NAAの低下

CT
- 松果体中心部の高吸収腫瘤
- 近縁に石灰化
- 通常，水頭症
- 造影CTでは強い増強効果（図2 C）

鑑別診断

- **ジャーミノーマ（胚腫）**：80〜90%が25歳以下で男性が多い．松果体の石灰化を腫瘍が取り囲む．髄液播種が頻回
- **pineocytoma**：好発年齢が35〜40歳．松果体の石灰化を押しやる．充実性あるいは部分的に充実性
- **pineoblastoma**：ほとんどが小児であるがいずれの年齢でも生じる．生検を施行しないと鑑別はしばしば困難

＜参考文献＞
- Senft, C., et al.：Pineal parenchymal tumor of intermediate differentiation：diagnostic pitfalls and discussion of treatment options of a rare tumor entity. Neurosurg Rev, 31：231-236, 2008
- Kim, B. S., et al.：Pineal parenchymal tumor of intermediate differentiation showimg malignant progression. Neuropathology, 29：602-608, 2009
- Pusztaszeri, M., et al.：Pineal parenchymal tumors of intermediate differentiation in adults：case report and literature review. Neuropathology, 26：153-157, 2006
- Komakula, S., et al.：Pineal parenchymal tumor of intermediate dfferentiation；imaging spectrum of an unusual tumor in 11 cases. Neuroradiology, Nov 16：2010.〔Epub ahead of print〕

＜桑島成子＞

第2章 脳腫瘍

4）松果体部

071 松果体芽細胞腫
(pineoblastoma)

症例①　1歳　男児
頭囲拡大，意識障害あり（東京大学症例）

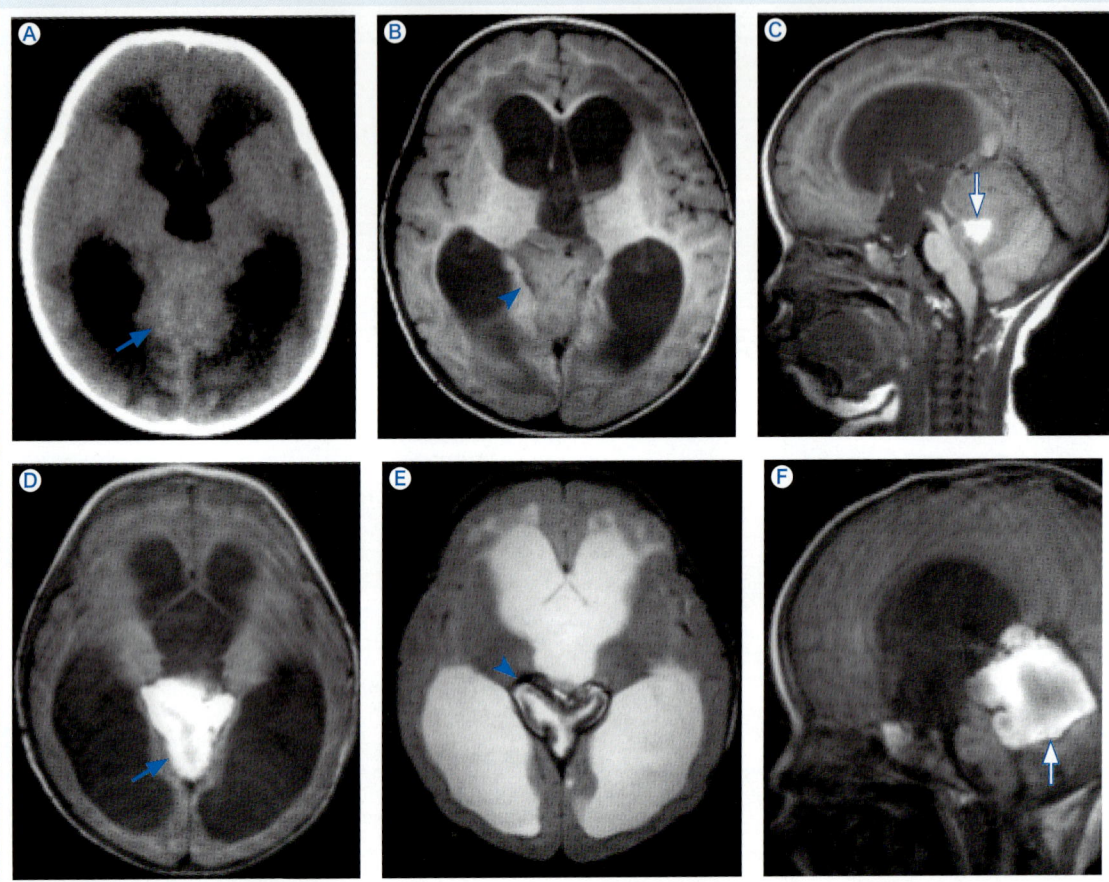

図1 単純CT（A），T1強調像（B），T1強調矢状断像（C），T1強調像（2カ月後：D），T2強調像（2カ月後：E），T1強調矢状断像（2カ月後：F）

A：灰白質より軽度高濃度の腫瘍を認める．進行性の水頭症を認める（→）
B：腫瘍は分葉状で灰白質よりやや高信号を示し（▶），内部に線状，点状の低信号を認める
C：腫瘍は灰白質よりやや高信号を示し，内部に出血による高信号域を認める（⇨）．視蓋への浸潤を認める．腫瘍は第4脳室に突出している
D：腫瘍は軽度増大し，腫瘍内出血が増大し（→），水頭症も進行している
E：腫瘍の辺縁はヘモジデリンによる低信号rimで囲まれている（▶）．腫瘍の中心部は高信号を示す
F：腫瘍内出血の増大を認める（⇨）

071 松果体芽細胞腫

診断に役立つupdateな情報

拡散強調像の所見
- 拡散強調像では充実成分はしばしば高信号を示し、ADC値は低値となる。治療後壊死部は拡散強調像で軽度高信号、ADC値は等～高値となり、治療効果の判定に役立つ可能性がある

合併について ◎1
- retinoblastomaとpineoblastomaの合併の他、頻度は高くないがretinoblastomaとpineal cystの合併があり、鑑別が重要である。pineoblastomaは壁が厚く、壁が不均一に染まる

解説
- 松果体の未分化神経外胚葉腫瘍である
- WHOの分類ではgrade IV
- 約40%が小児発生で女児に多い（平均発症年齢は3歳）
- ほとんど100%に水頭症
- 15～45%に髄液播種
- 症状は頭蓋内圧亢進症状、Parinaud徴候
- 両側のretinoblastomaとの合併を"trilateral retinoblastoma"という（◎1）
- 治療は外科的治療に頭蓋および脊髄照射と化学療法

画像所見

MRI
- 被包化されない腫瘍を形成することが多く、分葉状で周囲の脳実質に浸潤
- T1強調像では充実成分は脳実質と低～等信号
- T2強調像ではしばしば囊胞や壊死、出血を認め不均一な等～低信号
- 腫瘍の周囲に軽度の浮腫を認める
- T2*強調像で出血成分が低信号
- 造影MRIでは分葉状で中等度の不均一な増強効果

CT
- 不均一な濃度を示し、充実成分は比較的高濃度
- 石灰化を認める
- 造影CTでは軽度～中等度の不均一な増強効果

PET
- FDG PETでは高集積

鑑別疾患
- **ジャーミノーマ（胚腫）**：鑑別は難しい。腫瘍の中心部に石灰化、CTで灰白質より高濃度、強い増強効果
- **teratoma**：石灰化や脂肪成分により不均一な吸収値や信号強度
- **astrocytoma**：視蓋から発生、壁在結節を伴う囊胞性腫瘍。Parinaud徴候をきたさない。境界明瞭な増強効果がない腫瘍

<参考文献>
- Nakamura, M., et al.：Neuroradiological characteristics of pineocytoma and pineoblastoma. Neuroradiology, 42：509-514, 2000
- Gasparetto, E. L. G., et al.：Diffusion-weighted MR images and pineoblastoma. Arq Neurpsiquiatr, 66：64-68, 2008
- Rodjan, F., et al.：Brain abnormalities on MR imaging on patients with retinoblastoma. AJNR, 22：A2102, 2010

<桑島成子>

第2章 脳腫瘍

4）松果体部

072 松果体部乳頭状腫瘍
(papillary tumor of the pineal region)

症例 29歳 女性
頭痛が徐々に増悪

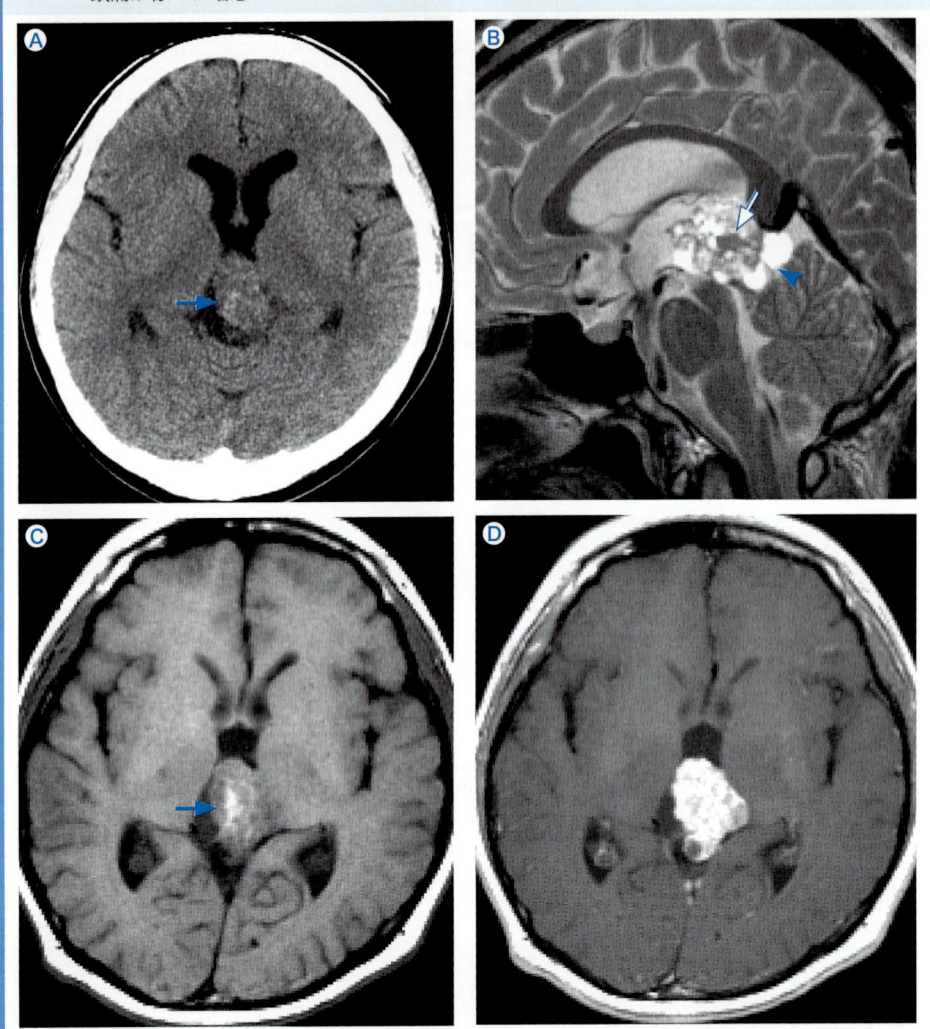

図1 単純CT（A），T2強調矢状断像（B），T1強調像（C），造影T1強調像（D）
松果体部に，単純CT（A）で低吸収〜淡い高吸収を示す腫瘤を認める．腫瘤は分葉状で，T2強調矢状断像（B）では著明な高信号を示す囊胞部（▶）と低信号の充実部（⇨）が不均一に混在する．T1強調像（C）では低信号〜淡い高信号が混在し，造影T1強調像（D）では充実部が強い増強効果を示す．単純CTで高吸収，T1強調像で高信号を示す部分（→）については，高蛋白の微小囊胞あるいは淡い石灰化と考えられる
(Amemiya, S., et al.：J Comput Assist Tomogr, 32：279-285, 2008 より転載)

072 松果体部乳頭状腫瘍

診断に役立つupdateな情報

脳室周囲器官 ▲1
- 第3脳室・第4脳室周囲の正中に存在する特殊な器官で、脳血液関門を有さない。水分・脳脊髄液の調節やホルモン・神経伝達物質の分泌を行う。脳弓下器官・下垂体後葉・松果体・最後野などが含まれる
- subcommissural organ（交連下器官）もこの1つで、上丘の上方、後交連の前下面で第3脳室に面する部分であり、特殊な上衣細胞で構成され、糖蛋白を脳室内に分泌する（成人では痕跡的）

2007年WHO分類
- 本腫瘍は、Jouvetらが2003年に6例の報告をしたのが最初で、2007年にWHO分類に入った。以前には"papillary pineocytoma"や松果体実質腫瘍、脈絡叢腫瘍、上衣腫、papillary meningiomaとして報告されていたものも含まれる

解説

- 成人の松果体部に発生する稀な神経上皮性腫瘍
- **病理**：比較的大きく境界明瞭な腫瘍で、マクロでは松果体細胞腫（pineocytoma）と区別困難。上皮様の発育を示す腫瘍で、乳頭状の特徴をもつ部分と、より細胞密度が高く上衣様の分化を示しrosette形成を伴う部分からなる。壊死もしばしばみられる。隣接する松果体との境界は明瞭。特に乳頭状の領域ではcytokeratin陽性、vimentin、S-100蛋白、NSEなども陽性となる。MIB-1 indexは中等度。WHO grade Ⅱ～Ⅲ
- **由来**：subcommissural organの特殊な上衣細胞に由来すると考えられている（▲1）
- **年齢性別**：小児・成人ともに発生し、年齢は5～66歳（平均32歳）。性差はない
- **臨床像**：症状は閉塞性水頭症による頭痛など。進行性の発育を示し、術後にしばしば局所再発をきたす。髄液播種もありうる。5年の全生存率は73％、無進行生存率は27％

画像所見

- **部位**：松果体のみ
- 大きく境界明瞭な腫瘤で、時に囊胞を伴う。中脳水道を圧迫して閉塞性水頭症を生じうる

CT
- まとまった報告はなく、低吸収・高吸収ともありうる（図1A）。松果体の石灰化を辺縁に認めることがあるが、腫瘍自体の石灰化は報告が乏しい

MRI
- 非特異的で、T1強調像で低信号（図1C）、T2強調像で高信号（図1B）
- 造影前のT1強調像で高信号を含むことがしばしばある（図1C）。脂肪や出血ではなく、腫瘍が分泌する蛋白・糖蛋白と推測されている
- 造影後の増強効果はさまざま・不均一（図1D）

鑑別診断

- **松果体実質腫瘍（pineocytoma～pineoblastoma）**：部位・性状は類似し、鑑別は難しい
- **胚細胞腫瘍**：小児～若年者で鑑別対象となる。ジャーミノーマ（胚腫）は均一に造影される。奇形腫は脂肪・石灰化を含む
- **転移性腫瘍**：松果体への転移は稀にあり、高齢者では鑑別対象となる。病歴や他部位の転移が参考になる
- **上衣腫・脈絡叢乳頭腫**：病理組織上の鑑別となるが、いずれも部位は非典型的

<参考文献>
- Jouvet, A., et al.：Papillary tumor of the pineal region. Am J Surg Pathol, 27：505-512, 2003
- Chang, A. H., et al.：MR imaging of papillary tumor of the pineal region. AJNR, 29：187-189, 2008

<増本智彦>

第2章 脳腫瘍

5）下垂体・傍鞍部

073 下垂体腺腫 (pituitary adenoma)

症例① 40歳代 女性
乳汁分泌

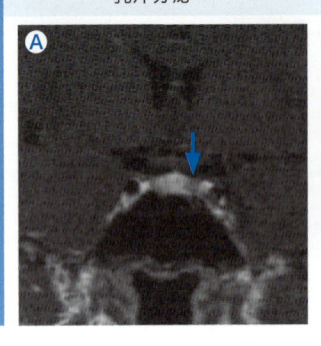

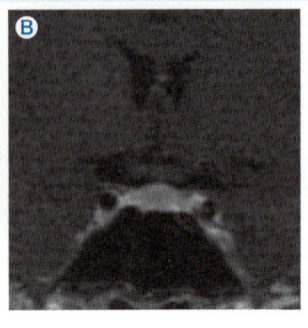

図1 造影dynamic study冠状断像早期相（A），冠状断像後期相（B）．
A：下垂体左側に増強効果が不良な小腫瘍が同定できる（→）
B：正常下垂体と同等の増強効果で，腫瘍が固定困難となっている

症例② 50歳代 男性
最近目のかすみ

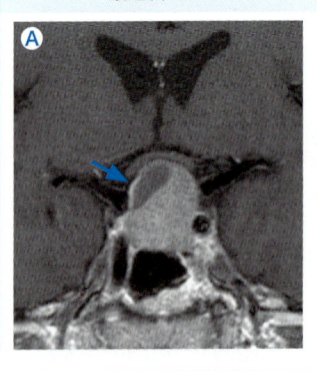

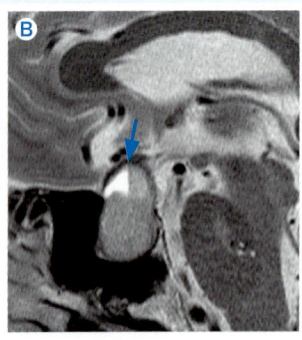

図2 造影T1強調冠状断像（A），T2強調矢状断像（B）
A：トルコ鞍から鞍上部に上方で視交叉を圧排する腫瘍を認める．右上方に造影されない部分を伴っている（→）
B：腫瘍上部に前方が高信号，後方が低信号のniveauがみられ（→），出血を反映していると考えられる

症例③ 30歳代 男性
頭痛，目の奥の痛み，その後の精査でプロラクチン異常高値が判明

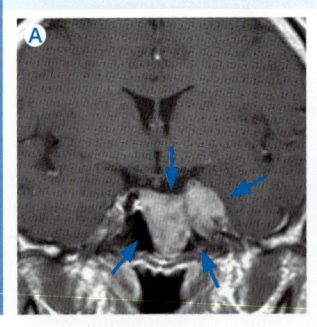

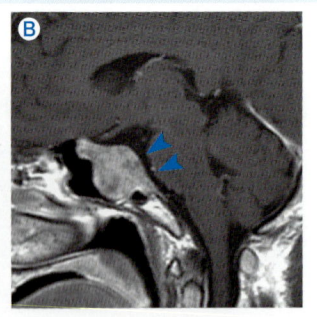

図3 造影T1強調冠状断像（A），造影T1強調矢状断像（B）
A：トルコ鞍左側，左海綿静脈洞，蝶形骨洞内に進展する腫瘍を認める（→）．鞍上部進展は認められない
B：腫瘍は斜台に広範に浸潤している（▶）

解説

- 下垂体前葉から発生する良性腫瘍で，頭蓋内腫瘍の10〜15％．**成人のトルコ鞍部腫瘍中最多**．ホルモン産生腫瘍：非産生腫瘍＝約3：1．径10mmを境として，macroadenomaとmicroadenomaに大別．MEN1型（Werner症候群）の15〜50％に下垂体腺腫を合併
- **ホルモン産生腫瘍の症状**：プロラクチン（PRL）産生腫瘍は女性では乳汁分泌，無月経のため早期に発見，**男性は無症状で診断が遅れる傾向**．成長ホルモン（GH）産生腫瘍は小児で巨人症，成人で末端肥大症．副腎皮質刺激ホルモン（ACTH）産生腫瘍はCushing症候群
- **ホルモン非産生腫瘍の症状**：視交叉圧排による視野，視力障害（両耳側半盲が典型的）．時に正常下垂体圧排による下垂体機能不全．MRI検査の普及により偶然見つかる「incidentaloma」が増加
- **通常と異なる部位の発生**：①ACTH産生腫瘍は下垂体後葉前部からも発生，②下垂体柄周囲の前葉組織

073 下垂体腺腫

診断に役立つupdateな情報

ADC値による下垂体腺腫の硬さの評価
- 経蝶形骨洞手術では，腫瘍が硬い場合十分に摘出できないことがあり，腫瘍の硬さに関する術前評価は重要．T2強調像での信号強度と硬さに関する報告では定まった見解なし．近年腫瘍のADC値と硬さの関係が検討されており，Pierallniらは硬い腫瘍ほどADC値が高く，これは細胞密度が低く線維成分が豊富な腺腫を反映した所見で，ADC値が$1.0×10^{-3}mm^2/s$が腫瘍を吸引しやすいかどうかの目安となると報告

下垂体卒中（pituitary apoplexy）
- 下垂体の出血，壊死により，急性の頭痛，嘔吐，視力視野障害，意識障害，内分泌異常などを生じる臨床的な症候群．通常既存のmacroadenoma内に発生．画像では内部信号，吸収値が不均一なトルコ鞍～鞍上部の腫瘍で，造影剤投与にて辺縁のみが増強（図4）．隣接する硬膜の増強効果や蝶形骨洞粘膜の肥厚が時にあり．拡散強調像における高信号及びADC値の低下が下垂体卒中の早期診断に有用

参考症例　30歳代　男性
下垂体卒中．突然の頭痛で発症

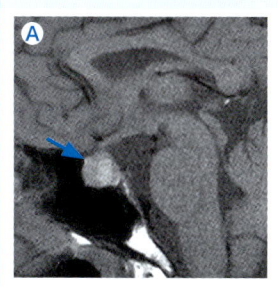

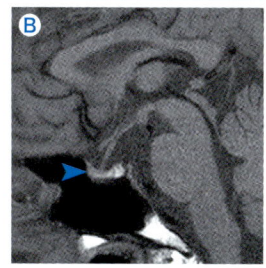

図4　T1強調矢状断像（A，半年後：B）
A：下垂体は腫大し，内部は不均一で等信号と高信号が混在している（→）
B：半年後には下垂体は萎縮している（▶）

から発生すると鞍上部のみに腫瘍を形成，③蝶形骨洞内，咽頭粘膜などに存在する副前葉組織から腫瘍が発生（異所性下垂体腺腫）
- 治療：特にmacroadenomaでは手術が第一選択．PRL産生腫瘍ではbromocriptineや他のdopamine agonistによる内科的治療も有効

画像所見

MRI
- microadenoma：T1強調像で等～軽度低信号，T2強調像で等～軽度高信号．腫瘍は正常下垂体より増強効果が弱く，**特にdynamic study早期相で両者のコントラスト良好**（図1）．腫瘍が存在する側の非対称性下垂体腫大と反対側への下垂体柄偏位
- macroadenoma：トルコ鞍内，またはトルコ鞍内～鞍上部に進展する腫瘍．鞍上部進展がある場合は，鞍隔膜でくびれを有する雪だるま型．T1強調像で灰白質とほぼ等信号，T2強調像で等～軽度高信号だが，GH産生腫瘍は時に低信号．中等度～強い増強効果．**出血，壊死，嚢胞性変化などにより内部はしばしば不均一**（図2A）．矢状断像，横断像で液面形成を伴った非造影部分として出血が同定可能（図2B）（トルコ鞍部腫瘍の内部に液面形成がみられた場合，かなりの確率で下垂体腺腫）．T1強調像における下垂体後葉の高信号は鞍隔膜より上方の下垂体柄に近接して存在，20％では同定不可．男性のPRL産生腫瘍は頭蓋底進展が強い傾向（図3）

CT
- microadenoma：単純CTでは正常下垂体と等吸収で同定困難，造影CTで正常下垂体より弱い増強効果．MDCTの矢状断，冠状断再構成が有用
- macroadenoma：脳実質とほぼ等吸収のことが多いが，嚢胞，出血などにより時に不均一．中等度のやや不均一な増強効果．石灰化は稀．骨条件でトルコ鞍の拡大±鞍底の菲薄化．頭蓋底進展が強い場合，トルコ鞍や斜台上部の骨消失

鑑別診断

- **下垂体過形成**：びまん性腫大で内部信号，増強効果は均一．若年女性，妊娠/授乳期の女性は生理的に下垂体が大きいが，通常上下径11mm以下．甲状腺機能低下症などend-organ failureでより著明な過形成を生じる傾向
- **下垂体炎**：画像からはしばしば下垂体腺腫と鑑別困難．トルコ鞍周囲の硬膜増強効果や内分泌異常などの臨床情報が重要
- **髄膜腫**：鞍結節，鞍隔膜などから発生．トルコ鞍内に進展することがあるが，鞍内に正常下垂体が同定可能
- **頭蓋咽頭腫**：嚢胞成分＋実質成分の腫瘍．CTでの石灰化の存在も診断に有用

＜参考文献＞
- Sonksen, P., et al.：Pituitary microadenoma. Clin Endocrinol, 69：180, 2008
- Rogg, J. M., et al.：Pituitary apoplexy：early detection with diffusion-weighted MR imaging. AJNR, 23：1240-1245, 2002
- Pierallini, A., et al.：Pituitary macroadenomas：preoperative evaluation of consistency with diffusion-weighted MR imaging-initial experience. Radiology, 239：223-231, 2006
- Suzuki, C., et. al.：Apparent diffusion coefficient of pituitary macroadenoma evaluated with line scan diffusion-weighted imaging. J Neuoradiol, 34：228-235, 2007

＜栗原紀子＞

第2章 脳腫瘍　　脳神経外科　神経内科　小児科

5）下垂体・傍鞍部

074　Rathke嚢胞
(Rathke cleft cyst)

症例① 30歳代　女性
1週間前からの頭痛

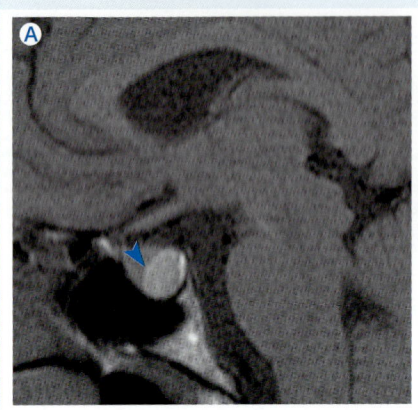

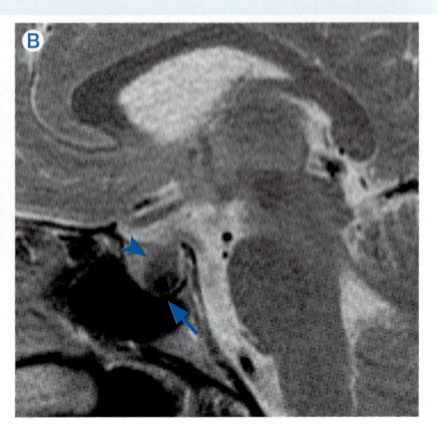

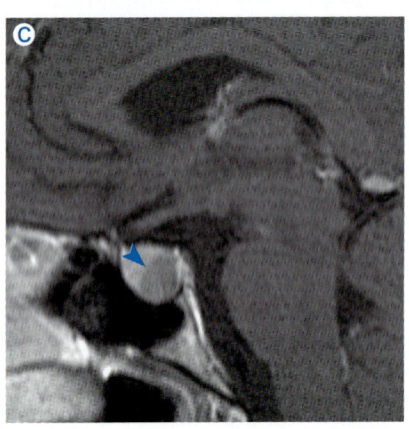

図1　T1強調矢状断像（A），T2強調矢状断像（B），造影T1強調矢状断像（C）
下垂体前葉と後葉の間にT1強調像で軽度高信号，T2強調像で低信号を示す境界明瞭な腫瘤を認める．増強効果は認められない（▶）．T2強調像で嚢胞内部に低信号結節（waxy nodule）を認める（→）

症例② 10歳代　男子
汎下垂体機能低下で数年前からRathke嚢胞疑いとして経過観察．最近増大傾向

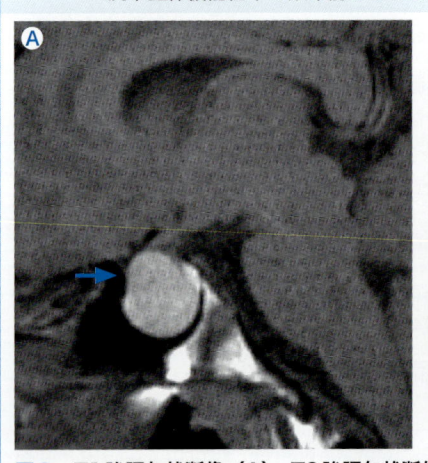

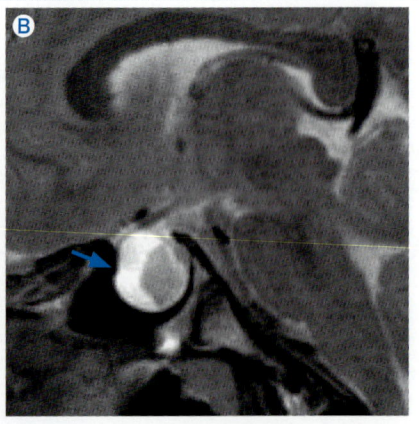

図2　T1強調矢状断像（A），T2強調矢状断像（B）
拡大したトルコ鞍内に嚢胞性腫瘤を認める（→）．T1強調像でほぼ均一な高信号，T2強調像で高信号と低信号が境界明瞭に分かれて認められる．経蝶形骨洞的手術にて最初に透明の液体，引き続いて粘稠度の高い白色の液体が流出した

166　決定版　頭部画像診断パーフェクト

診断に役立つupdateな情報

Rathke嚢胞の経過
- 大部分の症例は大きさ，内部信号ともに変化なし．ただし，自然に縮小，退縮するものも少なからず存在し，特に症状が頭痛のみの症例では退縮することも多く，経過観察可能．その一方で，増大したり，増大と縮小をくり返す症例もあり

急性症状を呈するRathke嚢胞 ⚠1
- 稀に急性に頭痛，視力障害，多尿などを呈するRathke嚢胞が存在．これらのRathke嚢胞は出血，下垂体炎，膿瘍などを伴っており，早期外科的治療が必要．手術により下垂体機能低下以外の症状は改善

解説

- 胎生期のRathke嚢遺残から発生する非腫瘍性嚢胞
- **大部分無症候性でMRIや剖検で偶然発見**
- 時に下垂体機能不全（高プロラクチン血症，尿崩症）や頭痛，視力障害など．T1強調像で等～高信号の嚢胞で有症状例が多い傾向
- 稀に嚢胞卒中がみられ，臨床所見，画像所見とも下垂体卒中との鑑別難（⚠1）
- Rathke嚢胞が下垂体膿瘍の母地となることあり
- **治療**：無症状であれば通常経過観察．有症状例では手術（切除，嚢胞内容吸引）

画像所見

MRI
- 下垂体前葉と後葉の間の嚢胞性病変．時に鞍上部のみ，またはトルコ鞍内～鞍上部にまたがることあり
- **内容液の性状（粘稠度）によって信号はさまざま**（T1強調像では高信号と低信号が半々．T2強調像では70％が高信号，30％が中間信号～低信号）（図1,2）．嚢胞内にT1強調像で高信号，**T2強調像で低信号を示す結節（waxy nodule）**が同定できれば，Rathke嚢胞に特異的であり診断に有用（図1 B）．内部の結節を含めて増強効果はないが，辺縁に圧排された下垂体が嚢胞壁の増強効果のように見えることあり

CT
- 75％は低吸収，残りは等吸収から低吸収．増強効果はなし．稀に壁に沿った石灰化

鑑別診断

- **下垂体腺腫**：通常内部信号は不均一で，造影される実質成分あり
- **頭蓋咽頭腫**：嚢胞＋造影される実質成分が典型的．石灰化の頻度高
- **くも膜嚢胞**：内部は均一ですべてのシーケンスで脳脊髄液と等信号

<参考文献>
- Amhaz, H. H., et al.：Spontaneous involution of Rathke cleft cyst：is it rare or just underreported？ J neurosurg, 112：1127-1132, 2010
- Karter, A. S., et al.：Rathke's cleft cyst. Ftont Horm Res, 34：127-157, 2006
- Komatsu, F., et al.：Clinicopathological characteristics in patients presenting with acute onset of symptoms caused by Rathke's cleft cyst. Acta Neurochir, 152：1673-1678, 2010
- Pawar, S.J., et al.：Rathke's cleft cyst presenting as pituitary apoplexy. J Clin Neurosci, 9：76-79, 2002

<栗原紀子>

第2章 脳腫瘍　脳神経外科　神経内科　小児科

5）下垂体・傍鞍部

075 頭蓋咽頭腫
(craniopharyngioma)

症例① 6歳 男児（エナメル上皮腫型頭蓋咽頭腫）
頭痛，視力視野障害

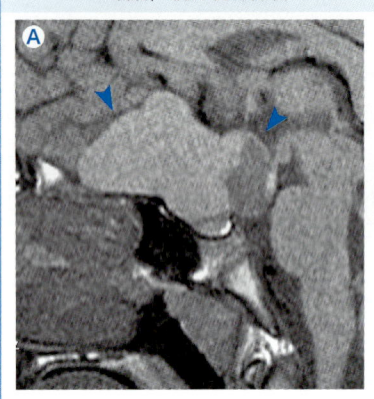

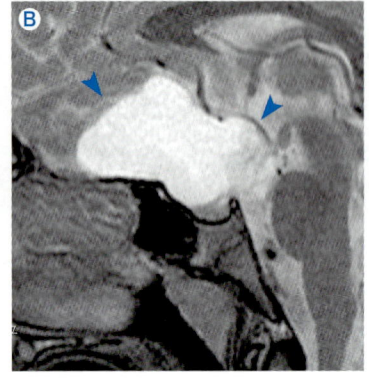

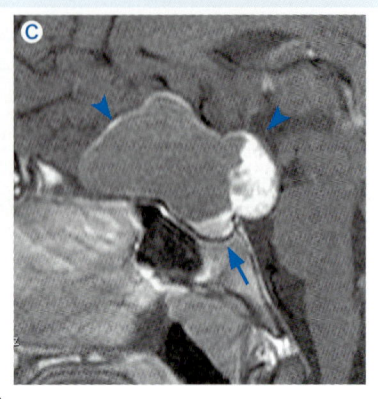

図1 T1強調矢状断像（A），T2強調矢状断像（B），造影T1強調矢状断像（C）
トルコ鞍，鞍上部から前頭蓋底に張り出す大きな腫瘍を認める（▶）．囊胞成分と実質成分が混在し，囊胞成分はT1強調像（A）で低信号，T2強調像（B）で高信号，後方寄りの実質成分はT1強調像で低信号，T2強調像で軽度高信号，強い増強効果を示している（C）．トルコ鞍内に正常下垂体が同定できる（→）

症例② 50歳代 男性（乳頭腫型頭蓋咽頭腫）
頭痛，尿崩症

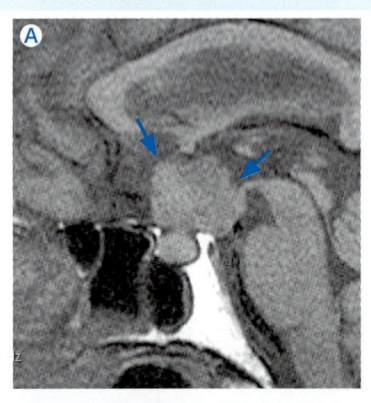

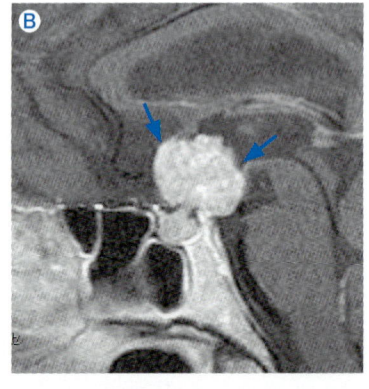

図2 T1強調矢状断像（A），造影T1強調矢状断像（B）
第3脳室前下部にT1強調像（A）で脳実質と等信号〜軽度低信号を示す，分葉状，境界明瞭な腫瘍を認める．下垂体後葉の高信号は消失しており，造影剤投与にて均一な強い増強効果を呈している．囊胞成分は認められない

症例③ 30歳代 男性（エナメル上皮腫型頭蓋咽頭腫）
突然の頭痛，翌日から視力低下を自覚

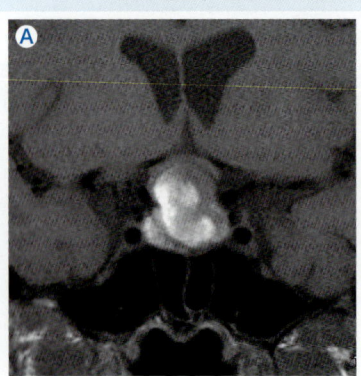

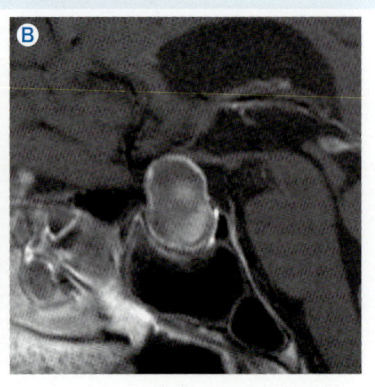

図3 T1強調冠状断像（A），造影T1強調矢状断像（B）
トルコ鞍内から鞍上部にかけてT1強調像で著明高信号と中間信号が混在する腫瘍を認める．正常下垂体が同定できず，症状からも下垂体腺腫＋下垂体卒中との鑑別が問題となったが，頭蓋咽頭腫であった

診断に役立つupdateな情報

Xanthogranuloma of the sellar region（トルコ鞍部黄色肉芽腫）
- エナメル上皮腫型頭蓋咽頭腫と組織学的に鑑別が問題になることがある腫瘍．脂肪を食食したマクロファージ，コレステロール裂，炎症性細胞，壊死性落屑，ヘモジデリンなどを包含．典型的なエナメル上皮腫型の上皮は少なく，扁平上皮，円柱上皮が主体
- 臨床的には，病歴が長く下垂体機能低下が顕著．腫瘍の増大は緩徐で，術後再発は稀．報告されている画像所見はさまざまだが，T2強調像で低信号を呈するとするものが多い

解説

- 下垂体前葉隆起部におけるRathke嚢の扁平上皮細胞遺残から発生
- 小児のnonglial tumorとして最多で，日本人の小児に好発
- 組織学的にエナメル上皮腫型（adamantinomatous type）と乳頭腫型（papillary type）に大別．エナメル上皮腫型は5～15歳の小児に多いが，あらゆる年齢層に発生し，45～60歳にも小さなピークあり．乳頭腫型はほぼ成人のみに発生し40～55歳に好発．成人頭蓋咽頭腫の約1/3を占める
- 腫瘍の局在：鞍上部のみ，あるいは大きな鞍上部成分＋小さなトルコ鞍内成分を有する腫瘍が典型的．時にトルコ鞍内，第3脳室内に限局．前，中，後頭蓋窩への進展（図1）．稀に上咽頭，蝶形骨洞，小脳橋角部などからの異所性発生
- 症状：視覚異常（特に両耳側半盲），内分泌異常（低身長，甲状腺機能低下，副腎不全，尿崩症など）頭痛，人格変化など
- 治療：腫瘍摘出術が第一選択．全摘困難な場合，部分摘出または嚢胞吸引＋放射線治療．腫瘍が5cm以上の場合再発が高頻度

画像所見

MRI

- エナメル上皮腫型頭蓋咽頭腫：**実質成分と嚢胞成分両者を有する分葉状腫瘤**．実質成分はT1強調像で低～等信号，T2強調像で等～高信号だが，石灰化部分はT2強調像，T2*強調像で低信号を示し，全体として不均一．嚢胞成分はT1強調像，T2強調像ともさまざまな程度の高信号（図1，3）．T1強調像における高信号は，コレステロールや脂肪ではなく，高蛋白の内容液やメトヘモグロビンを反映．拡散強調像では嚢胞の内容液によりさまざまな信号．MRSでは嚢胞内にlipidに一致した広いスペクトル（0.9～1.5ppm）．造影剤投与により，実質成分と嚢胞辺縁に沿った増強効果
- 乳頭腫型頭蓋咽頭腫：T1強調像で軽度低～等信号，T2強調像で等～軽度高信号，ほぼ均一に造影される**実質成分主体の腫瘍**（図2）．エナメル上皮腫型と比べて嚢胞を伴う頻度は少なく，乳頭腫型でみられる嚢胞はT1強調像で低信号
- トルコ鞍の拡大は軽度で，**多くの症例で鞍内に正常下垂体を同定可能**（図1）
- T2強調像で，腫瘍に隣接する脳実質に腫瘍浸潤，グリオーシス，浮腫などを反映した高信号がみられることあり

CT

- 脳実質と等吸収の実質成分と低吸収の嚢胞性分が混在する腫瘍．嚢胞壁と実質成分に増強効果．エナメル上皮腫型では90％の症例で石灰化あり，頭蓋咽頭腫が考慮される場合CTは必須
- 乳頭腫型では石灰化の頻度低く，実質成分主体
- トルコ鞍の拡大は比較的軽度で，浅い平皿型変形が典型的

鑑別診断

- **Rathke嚢胞**：通常単房性の嚢胞で，造影される実質成分なし，石灰化は稀
- **下垂体腺腫**：造影される実質成分主体の腫瘍．トルコ鞍の拡大が強く，正常下垂体は同定困難．嚢胞変性，出血などにより造影不良部分が大きい場合は鑑別難
- **胚腫**：実質成分＋嚢胞成分両者を有することがあるが，頭蓋咽頭腫と比べて嚢胞のサイズが小
- **類皮嚢胞・類上皮嚢胞**：信号が多彩．増強効果なし
- **脊索腫様膠腫**：視床下部から第3脳室前半部の境界明瞭な実質性腫瘍．乳頭腫型頭蓋咽頭腫と鑑別が困難な場合あり

<参考文献>
- Sartoretti-Schefer, S., et al.：MR differentiation of adamantinomatous and squamous-papillary craniopharyngiomas. AJNR, 18：77-87, 1997
- Paulus, W., et al.：Xanthogranuloma of the sellar region：a clinicopathological entity different from adamantinomatous craniopharyngioma. Acta Neuropathol, 97：377-382, 1999
- Garre, M. L., et al.：Craniopharyngioma：modern concepts in pathogenesis and treatment. Curr Opin Pediatr, 19：471-479, 2007
- Bonneville, F., et al.：T1 signal hyperintensity in the sellar region：spectrum of findings. Radiographics, 26：93-113, 2005

<栗原紀子>

第2章 脳腫瘍　脳神経外科　神経内科　小児科

5）下垂体・傍鞍部

076 視神経－視床下部膠腫
(opticochiasmatic-hypothalamic glioma)

症例①　9歳　女児（pilocytic astrocytoma）
視野視力障害，眼振

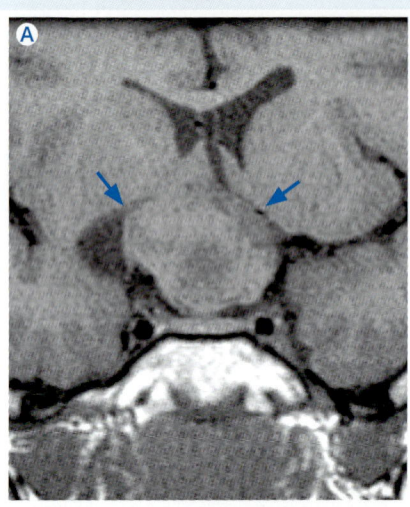

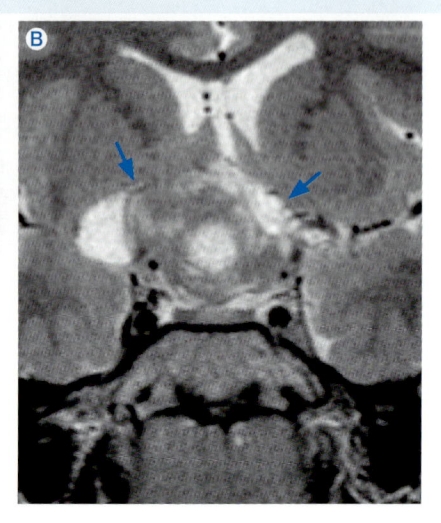

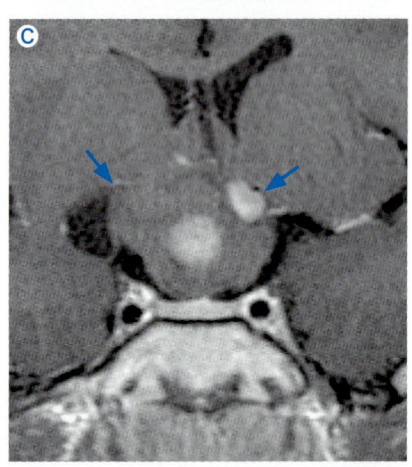

図1 T1強調冠状断像（A），T2強調冠状断像（B），造影T1強調冠状断像（C）
視交叉に沿った膨隆性腫瘤を認める（→）．T1強調像，T2強調像とも不均一な信号を示し，T2強調像で高信号の部位に強い増強効果が認められる

症例②　9カ月　女児（pilomyxoid astrocytoma）
体重増加不良の精査で頭蓋内腫瘤が発見された

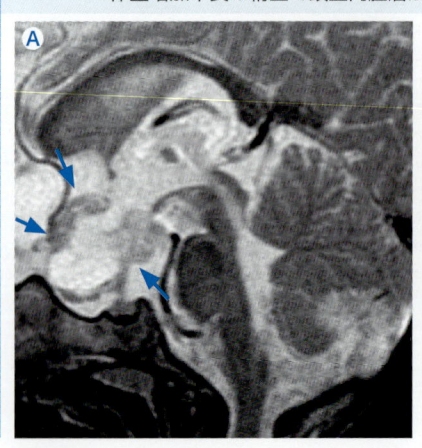

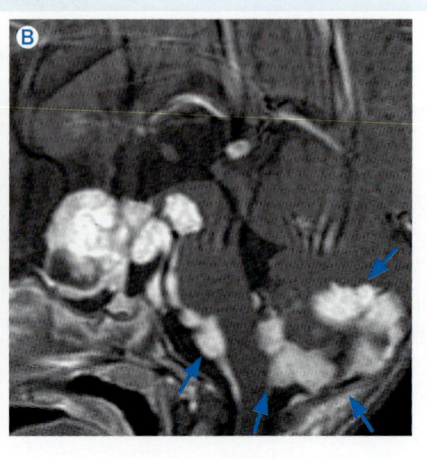

図2 T2強調矢状断像（A），造影T1強調矢状断像（B）
A：鞍上部から視床下部にかけて，著明高信号，強い増強効果を示す大きな腫瘤を認める（→）
B：脳幹や小脳周囲に多数の播種性病変を伴っている（→）

076 視神経-視床下部膠腫

診断に役立つupdateな情報

pilomyxoid astrocytoma
- 画像所見，組織所見がpilocytic astrocytoma（PA）と似るが，播種や再発が多く，より悪性の経過を示す腫瘍（WHO grade Ⅱ）．従来から「pilocytic astrocytomaは良性だが播種を生じることがある．」といわれていたが，pilomyxoid astrocytoma症例が混在していた可能性あり
- pilomyxoid astrocytomaはpilocytic astrocytomaと比べて発症年齢が低く（4歳以下），より大きな腫瘍を形成．当初，視交叉－視床下部のみに発生すると考えられていたが，近年，大脳半球，脳幹，小脳，脊髄などの報告もあり．
- 画像上は平均4cmの大きな腫瘍で，T1強調像で低信号，T2強調像で著明高信号（図2A），不均一な強い増強効果（図2B），約20％で内部に出血あり（pilocytic astrocytomaでは稀）．脳底部や脊髄周囲の播種性病変が高頻度（図2B）．MRSではCho上昇，Cr，NAA低下がみられるが，Cho，Cr，NAAいずれも低下するhypometabolic patternを呈することあり

解説

- 75％は10歳までに発生し，小児の鞍上部腫瘍としては頭蓋咽頭腫についで2番目の頻度
- 組織は大部分の症例で毛様細胞性星細胞腫（pilocytic astrocytoma，WHO grade Ⅰ）だが，より悪性度の高いpilomyxoid astrocysoma（WHO grade Ⅱ）のこともあり
- 視神経，視交叉から発生し，視路に沿って進展．視神経に限局しているものより視交叉，視索もinvolveしているものが予後不良
- 視神経全体が腫瘤を成す場合と視神経は比較的保たれ辺縁に腫瘍が這うように進展する場合あり
- **神経線維腫症1型（NF1）に高頻度に合併**（12～38％）．両側視神経が侵されている場合，NF1の可能性大
- **症状**：視力障害，眼球運動障害，眼振，眼球突出などの眼症状が主．視床下部に進展すると成長障害や尿崩症
- **治療**：変化がないもの，増大速度が遅いものは経過観察．増大が早いものは部分摘出，化学療法，放射線治療

画像所見

MRI
- 視交叉から視神経に沿った分葉状，あるいは楕円形の腫瘤．眼窩内に進展する場合，視神経管でくびれを有しダンベル状
- 腫瘍は実質成分主体で，時に小さな囊胞成分を合併．実質成分はT1強調像で灰白質と等～軽度低信号，**T2強調像で高信号**，FLAIR像で高信号，拡散強調像で等信号．造影剤投与にて**強い増強効果**を示すが，不均一（図1）
- 囊胞成分はT1強調像で低信号，T2強調像で高信号，FLAIR像で髄液より高信号．造影剤投与にて辺縁のみ増強
- T2強調像，FLAIR像で，視路に沿った高信号域
- MRSでCho上昇，NAA低下，lactate上昇と，悪性腫瘍のパターン

CT
- 腫瘍の実質成分は脳実質と等吸収から軽度低吸収，囊胞成分は低吸収．約20％で石灰化あり．CTで実質成分はやや不均一な強い増強効果，造影後のdelayed imageで囊胞内が造影されることあり

鑑別診断

- **頭蓋咽頭腫**：大きな囊胞＋小さな実質成分が典型的．CTでの石灰化の存在も診断に有用
- **ジャーミノーマ（胚種）**：T1強調像で下垂体後葉の高信号消失がほぼ必発．CTで腫瘍が高吸収
- **視神経鞘髄膜腫**：視神経膠腫は全体が造影されるのに対し，髄膜腫では視神経鞘に沿って視神経辺縁のみが造影
- **視神経炎**：視神経の腫大は軽度で，臨床的に急性発生

＜参考文献＞
- Komotar, R. J., et al.：Pilocytic and pilomyxoid hypothalamic/chiasmatic astrocytomas. Neurosurg, 54：72-80, 2004
- Linscott, L. L., et al.：Pilomyxoid astrocytoma：expanding the imaging spectrum. AJNR, 29：1081-1086, 2008
- Komotar, R. J., et al.：Magnetic resonance imaging characteristics of pilomyxoid astrocytomas. Neurol Res, 30：945-951, 2008
- Hwang, J. H., et al.：Proton MR spectroscopic characteristics of pediatric pilocytic astocytomas. AJNR, 19：539-540, 1998

＜栗原紀子＞

第2章 脳腫瘍

脳神経外科 / 神経内科 / 小児科

5）下垂体・傍鞍部

077 ジャーミノーマ（胚腫）
(germinoma)

症例① 20歳代　女性
頭痛，嘔気，尿崩症を認める

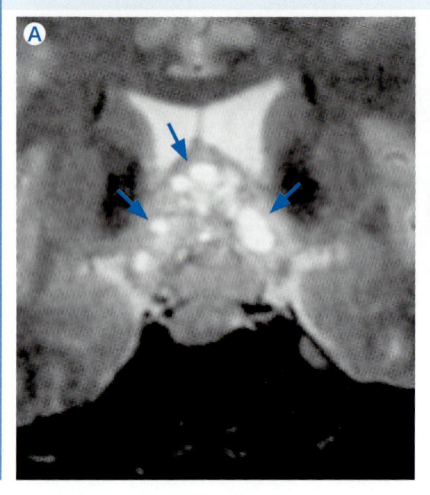

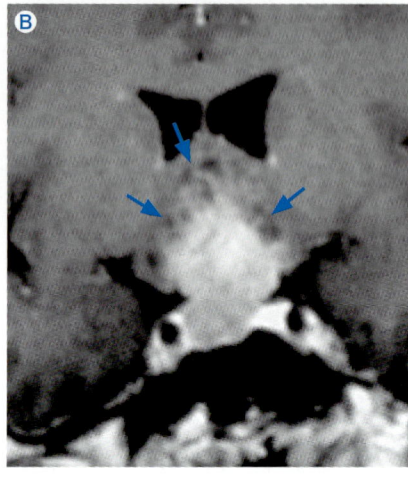

図1 T2強調冠状断像（A），造影T1強調冠状断像（B）

鞍上部から視床下部を中心とする腫瘍を認める．内部は不均一で，比較的強く造影される実質成分と辺縁主体に造影されない囊胞を認める（→）．視床下部において腫瘍の境界は不明瞭である

症例② 10歳代　男子
約半年前からの多飲多尿，発汗低下

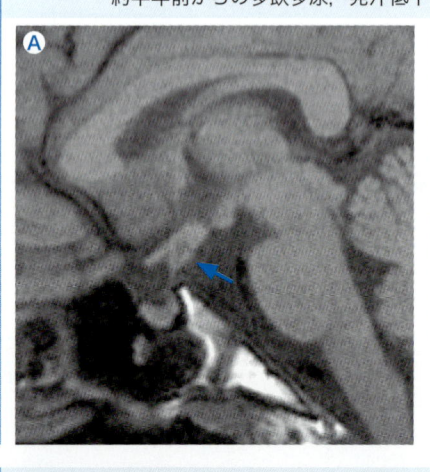

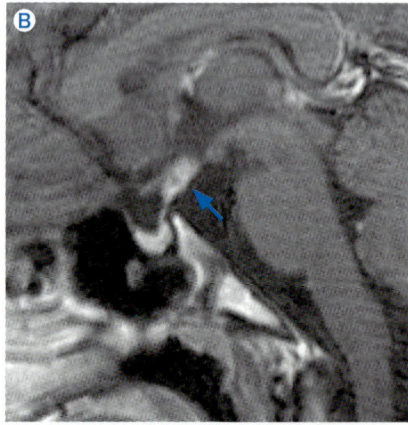

図2 T1強調矢状断像（A），造影T1強調矢状断像（B）

正中隆起から下垂体柄上部が腫大し，強い増強効果を受けている（→）．T1強調像において，下垂体後葉の高信号が消失している
（東北大学　麦倉俊司先生のご厚意による）

症例③ 20歳代　男性
めまいの精査で脳腫瘍が発見され，その後増大あり

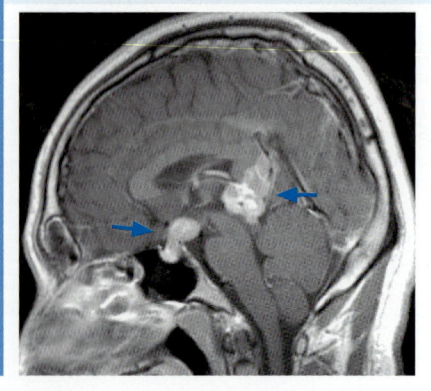

図3 造影T1強調矢状断像

鞍上部と松果体部に強く造影される，腫瘍性病変を認める（→）
（東北大学　麦倉俊司先生のご厚意による）

077 ジャーミノーマ（胚腫）

診断に役立つupdateな情報

腫瘍マーカーによる胚細胞腫瘍の診断
- 胚細胞腫瘍の組織型の推定に，血清/髄液中の腫瘍マーカー測定が有用．PLAP（placental alkaline phosphatase）は胚腫，AFP（alphafetoprotein）は卵黄嚢腫瘍，HCG-β（beta subunit of human chorionic gonadotropin）は絨毛癌で上昇．また，HCG-βは合胞性栄養膜細胞性巨細胞を有する胚腫でも上昇．髄液中の可溶性c-kitも胚腫の診断に有用との報告あり

解説

- 多種の胚細胞腫瘍の中で最多．他の胚細胞腫瘍としては奇形腫，胎児性癌，卵黄嚢腫瘍，絨毛癌，混合性胚細胞腫瘍があり，胚腫，奇形腫以外は予後不良．東アジア，特に日本に多い腫瘍で，頭蓋内では**松果体部（50％）**についで鞍上部に好発（25～35％）．鞍上部では神経下垂体系（正中隆起，下垂体柄，後葉）から発生するので，**神経下垂体部胚腫**と呼ぶのがより正しいが，慣例的に鞍上部胚腫と呼ばれる
- 松果体部発生は圧倒的に男性優位だが，鞍上部では性差なし
- 80～90％が25歳以下に発生．5歳以下，35歳以上は稀．鞍上部胚腫は松果体部よりも高年齢発症の傾向
- **鞍上部と松果体部に同時，あるいは異時性に腫瘍が発生することあり**（図3）
- 髄液播種が高頻度
- Kleinfelter症候群，Down症候群，神経線維腫症1型に合併することあり
- **臨床症状：尿崩症がほぼ必発．画像で明らかな腫瘤がとらえられる前に尿崩症が先行することあり**．その他の症状としては，視床下部性の下垂体機能不全（成長障害，思春期早発症），視野視力障害
- **治療**：組織型を決定したのち，pure germinomaであれば化学療法＋放射線治療．他の組織型が混在している場合は外科的切除＋化学療法＋放射線治療

画像所見

MRI
- 早期からみられる所見は**T1強調像における下垂体後葉の高信号消失**，ついで**下垂体柄の腫大**（図2）．下垂体柄に病変がない場合は胚腫の可能性低
- 腫瘍はT1，T2強調像とも脳実質と等～高信号．ほぼ均一な強い増強効果．細胞密度の高さを反映して腫瘍内ADC値は低下
- 辺縁優位にT2強調像で高信号，造影されない多数の小嚢胞（図1）
- 視交叉が圧排されると，視交叉～視索に沿ったT2/FLAIR像高信号

CT
- 下垂体柄の腫大に気づくことが重要．スクリーニングの横断像で下垂体柄が脳底動脈より太く見える場合は造影MRIでの精査要
- 腫瘍は**単純CTで脳実質よりやや高吸収**，強い均一な増強効果．稀に石灰化あり

鑑別診断

- **頭蓋咽頭腫**：大多数で大きな嚢胞成分と石灰化あり
- **視床下部神経膠腫**：T2強調像で高信号，強い増強効果．視力障害の頻度が高く尿崩症は稀
- **Langerhans細胞組織球症**：骨，肺などの全身症状の合併
- **転移・リンパ腫**：画像のみでは困難で病歴が重要．通常高齢者でみられる

<参考文献>
- Mootha, S. L., et al.：Idiopathic hypothalamic diabetes insipidus, pituitary stalk thickening and the occult intracranial germinoma in children and adolescents. J Clin Endocrinol Metab, 82：1362-1367, 1997
- Kanagaki, M., et al.：MRI and CT findings of neurohypophyseal germinoma. Eur J Radiol, 49：204-211, 2004
- Fujisawa, I., et al.：Magnetic resonance imaging of neurohypophyseal germinomas. Cancer, 68：1009-1104, 1991
- Miyanohara, O., et al.：Diagnostic significance of soluble c-kit in the cerebrospinal fluid of patients with germ cell tumors. J Neurosurg, 97：177-183, 2002

<栗原紀子>

第2章 脳腫瘍

5）下垂体・傍鞍部

078 髄膜腫
(meningioma)

症例① 50歳代　女性
5年前〜視力低下を自覚．最近頭痛が増強

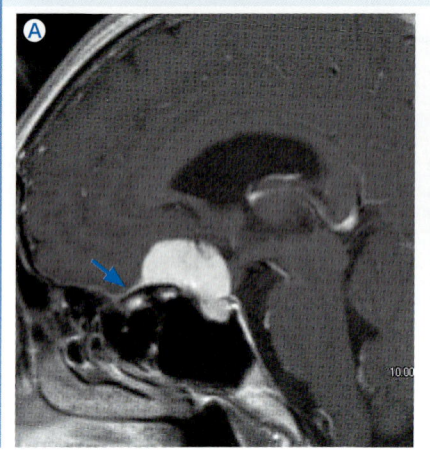

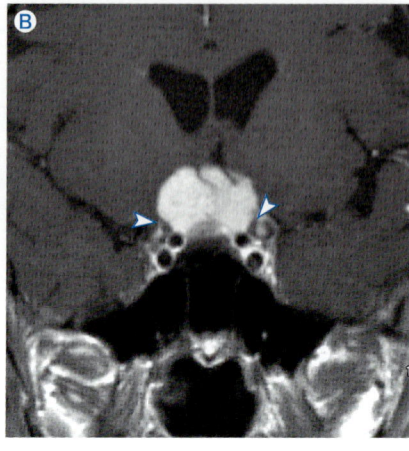

図1　造影T1強調矢状断像（A），造影T1強調冠状断像（B）
鞍結節から蝶形骨平面に広基性に付着する半球状腫瘍を認める．腫瘍は均一に強く造影され，腫瘍前部辺縁にdural tail signを伴っている（→）．蝶形骨洞上縁は上方に盛り上がっている（blistering）．トルコ鞍内に正常下垂体が同定でき，鞍上部では両側視神経が外側に強く圧排されている（▷）

症例② 70歳代　女性
以前から頭痛持ちだが，最近増強

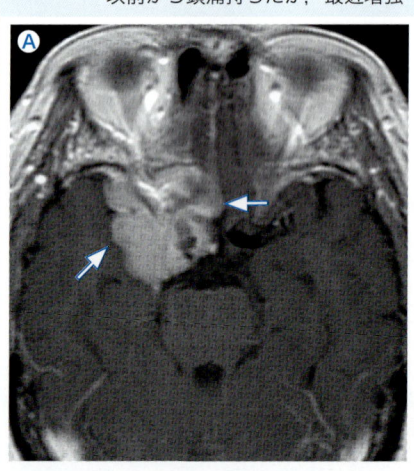

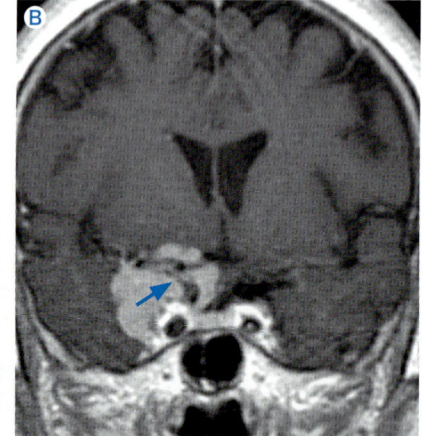

図2　造影T1強調像（A），造影T1強調冠状断像（B）
右蝶形骨縁から前床突起周囲に広基性に付着する腫瘍を認める（⇨）．腫瘍内部に床上部内頸動脈，前大脳動脈・中大脳動脈水平部が巻き込まれ，内頸動脈のflow voidがやや狭小化している（→）

症例③ 40歳代　女性
突然の頭痛，嘔吐．CTで頭蓋内腫瘍＋脳室内出血が認められた

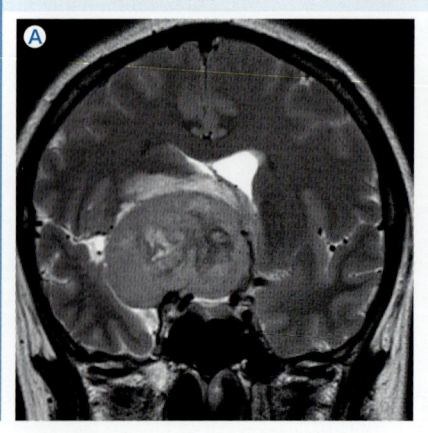

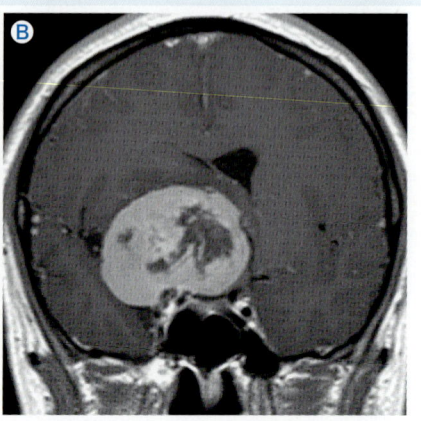

図3　T2強調冠状断像（A），造影T1強調冠状断像（B）
右前床突起付近から脳底部に張り出す大きな腫瘍を認める．内部信号，増強効果は不均一で，周囲脳実質に浮腫を伴っている．組織はatypical meningiomaであった

078 髄膜腫

診断に役立つupdateな情報

トルコ鞍部髄膜腫に対する経蝶形骨洞的手術
- 従来よりも開頭範囲を拡大した経蝶形骨洞的アプローチによって，鞍結節～蝶形骨平面，鞍隔膜，海綿静脈洞髄膜腫などの手術を行ったとする報告が近年増加している．利点は脳や神経，血管などの圧排を行わず低侵襲であることで，特に海綿静脈洞腫瘍では内側からアプローチするため静脈洞外側に存在する脳神経への影響が少ない．問題点は視野が狭いため術中の出血のコントロールが難しいこと，術後の髄液漏，髄膜炎などである

解説

- 髄膜皮細胞から発生する腫瘍で，脳実質外腫瘍としては最多
- 髄膜腫の20～30%がトルコ鞍周囲に発生し，成人のトルコ鞍部腫瘍では下垂体腺腫についで2番目の頻度
- トルコ鞍周囲の髄膜腫は**蝶形骨縁，鞍結節，鞍隔膜，前床突起，海綿静脈洞**などから発生
- **臨床症状**：小さなものは無症状で偶然発見．大きくなると視力視野障害，眼球運動障害など
- **治療**：手術が第一選択だが，トルコ鞍周囲には視交叉，視神経，Willis動脈輪，海綿静脈洞など手術の妨げとなる構造物が多く，手術と定位放射線治療が併用されることもあり

画像所見

MRI
- 脳実質と比較してT1強調像で等～軽度高信号，T2強調像で等～軽度高信号．内部は均一なことが多いが，T2強調像ではやや不均一な傾向．**拡散強調像では等～高信号を呈し，腫瘍の同定に有用**．ほぼ均一な強い増強効果．MRSでalanineの上昇
- 通常半球状で硬膜，骨などに広基性に付着．隣接する硬膜に沿って厚い線状増強効果（dural tail sign）．これらの評価に**造影冠状断，矢状断が有用**（図1）．脂肪抑制下の造影T1強調像は，骨内への腫瘍浸潤の評価に有用
- 腫瘍に巻き込まれた海綿静脈洞内・床上部内頸動脈や前大脳動脈/中大脳動脈近位部の**flow voidの狭小化**がみられることあり（図2）
- 蝶形骨縁髄膜腫では時に広範なシート状腫瘤（**en plaque meningioma**）
- high-grade meningiomaは内部不均一，辺縁不整，浸潤傾向，周囲脳実質の浮腫が強い（図3）．low-grade meningiomaと比較してADC値が低い傾向

CT
- 脳実質と等～軽度高吸収．単純CTのみでは時に同定困難であり，脳槽，脳表のくも膜下腔の変形，消失などに注目．骨条件で付着部骨の硬化性変化や皮質の不整．鞍結節髄膜腫では蝶形骨洞のblistering（図1）

鑑別診断

- **下垂体腺腫（macroadenoma）**：髄膜腫はトルコ鞍内に入り込む場合でも鞍内に圧排された下垂体が同定できるが，下垂体腺腫では同定不可．髄膜腫より内部不均一で，増強効果が不良な傾向
- **硬膜転移**：しばしば多発性で辺縁が不整．高頻度に骨病変を合併
- **肉芽腫性疾患（結核，サルコイドーシスなど）**：肺，縦隔病変の合併．通常多発性
- **炎症性偽腫瘍**：硬膜に沿った不整な肥厚で，時にen plaque meningiomaと鑑別難
- **海綿状血管腫**：T2強調像で著明高信号，強い増強効果．microcystic meningiomaとの鑑別難
- **神経鞘腫**：髄膜腫より増強効果が不均一．dural tail signは稀

＜参考文献＞
- Ceylan, S., et al.：Extended endoscopic approached for midline skull-base lesions. Neurosurg Rev, 32：309-319, 2009
- Akutsu, H., et al.：Transsphenoidal decompression of the sellar floor for cavernous sinus meningiomas：experience with 21 patients. Neurosurgery, 65：52-62, 2009
- Huang, B. Y., et al.：Nonadenomatous tumors of the pituitary and sella turcica. Top Magn Reson Imaging, 16：289-299, 2005
- Charbel, F. T., et al.：Juxtaorbital en plaque meningiomas. Report of four cases and review of literature. Radiol Clin North Am, 37：89-100, 1999

＜栗原紀子＞

第2章 脳腫瘍

5）下垂体・傍鞍部

079 転移性腫瘍
(metastatic tumor)

症例① 60歳代　女性
乳癌術後，肺，骨転移あり．2カ月前からHorner症候群，その後左眼球運動障害出現

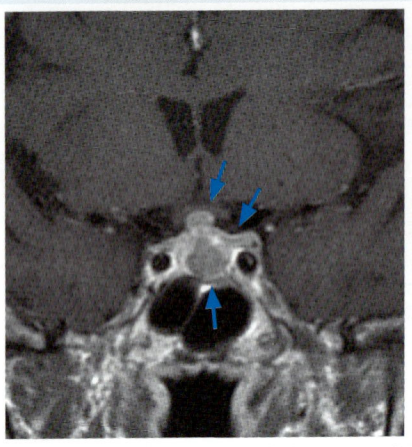

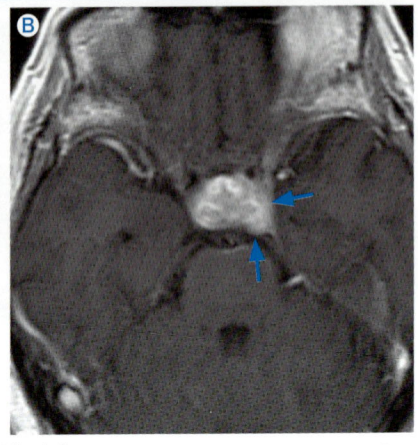

図1 造影T1強調冠状断像（A），造影T1強調像（B）
下垂体，下垂体柄，左海綿静脈洞に，不均一な増強効果を示す腫瘍を認める（→）．背側では橋前槽左側に進展している

症例② 60歳代　男性
直腸癌術後，尿崩症，意識障害，下垂体機能不全を認めた

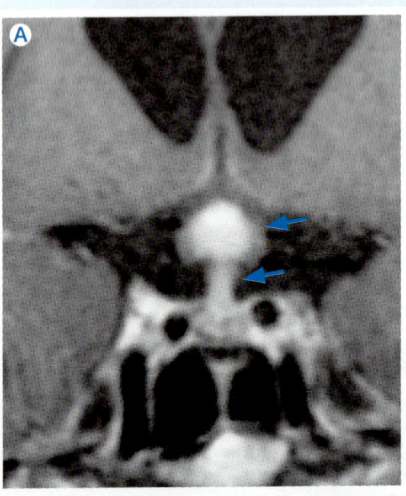

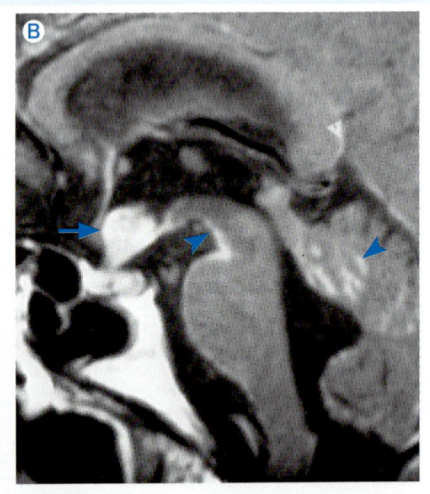

図2 造影T1強調冠状断像（A），造影T1強調矢状断像（B）
視床下部から下垂体柄の腫大，著明な増強効果を認める（→）．脳幹周囲や小脳裂にも髄液播種を示唆する増強効果がみられる（▶）

診断に役立つupdateな情報

頭頸部腫瘍の頭蓋内進展
① 直接進展：上咽頭腫瘍，副鼻腔原発腫瘍が頭蓋底を破壊して直接頭蓋内に進展．スクリーニングの横断像で，上咽頭の左右差や頭蓋底構造の信号異常に気づくことが重要．冠状断，矢状断が有用
② 神経周囲進展：口腔，咽頭などの悪性腫瘍（特に扁平上皮癌，腺様嚢胞癌）の三叉神経に沿った進展が比較的高頻度．顔面の痛み，しびれ，感覚障害，運動障害などが認められるが，無症状のこともあり，画像診断は重要．咀嚼筋間隙，翼口蓋窩の軟部腫瘤，卵円孔，正円孔内部や周囲の強い増強効果（図3），さらに増大すると同側海綿静脈洞の腫大，Meckel腔，三叉神経脳槽部の増強効果．耳下腺腫瘍は顔面神経に沿って側頭骨から頭蓋内に進展．頭蓋内外の連続性を評価するため，いずれも冠状断，矢状断が有用

参考症例　60歳代　男性（神経周囲進展）
舌癌の既往

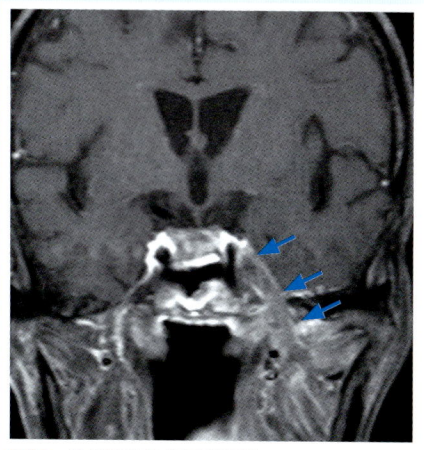

図3　造影T1強調冠状断像
1カ月前〜左顔面の痛み．左咀嚼筋間隙から卵円孔を介して傍鞍部に進展する病変を認める（→）

解説

- トルコ鞍周囲の転移は，下垂体，視床下部などへの実質性転移，軟膜くも膜下腔への転移，斜台など頭蓋底への骨転移などさまざまな形が混在
- 下垂体，下垂体柄，灰白隆起などは血液脳関門が欠如しているため，容易に血行性に転移
- 軟膜，くも膜下腔の転移は脳底部に好発．海綿静脈洞には血行性転移の他，脳神経に沿った転移からの進展もあり
- 頭蓋内でトルコ鞍周囲にのみ転移がみられることは稀で，通常多発病変の中の1つ．他の部位にも病変がないか検討が必要
- 悪性疾患の情報が重要．既知の悪性腫瘍があり，トルコ鞍周囲にも腫瘍がみられる場合，積極的に転移を考慮
- **症状**：占拠部位により，尿崩症，下垂体機能不全，視力障害，脳神経麻痺
- **治療**：放射線治療，化学療法など集学的治療

画像所見

MRI
- 下垂体，下垂体柄，海綿静脈洞，Meckel腔などの増強効果を示す腫瘤（図1，2）．T1強調像で脳実質と等〜軽度低信号，T2強調像で等〜軽度高信号
- 脳神経や髄軟膜に沿った線状，帯状増強効果が唯一の所見のこともあり，造影剤投与は必須．**頭蓋骨転移の診断には脂肪抑制造影T1強調像が有用**

CT
- 明瞭な腫瘤を呈さない場合は同定困難．スクリーニングの横断像では下垂体柄の腫大の有無に注意

鑑別診断

病変の主座によって，以下のようなさまざまな疾患が鑑別にあがるが，多くの場合画像のみでは鑑別困難．悪性疾患の既往などの臨床情報，その他の検査所見を含めて総合的に判断することが重要

- **下垂体／下垂体柄病変**：下垂体腺腫，リンパ腫，下垂体炎，サルコイドーシス
- **海綿静脈洞病変**：髄膜腫，神経鞘腫
- **硬膜，軟膜病変**：髄膜腫，炎症性偽腫瘍，髄膜炎，サルコイドーシス
- **骨病変**：脊索腫，骨髄腫／形質細胞腫，軟骨腫／軟骨肉腫

<参考文献>
- Fassett, D. R., et al.：Metastases to the pituitary gland. Neurosurg Focus, 15：16：E8, 2004
- Ebert, S., et al.：Bilateral ophthalmoplegia due to symmetric cavernous sinus metastasis from gastric adenocarcinoma. J Neurol Sci, 19：279：106-108, 2009
- Komninos, J., et al.：Tumors metastatic to the pituitary gland：case report and literature review. J Clin Endocrinol Metab, 89：574-580, 2004
- Laigie-Donadey, F., et al.：Skull-base metastases. J Neurooncol, 75：63-69, 2005

<栗原紀子>

第2章 脳腫瘍　脳神経外科　神経内科　小児科

5）下垂体・傍鞍部

080 リンパ腫
(lymphoma)

症例① 40歳代　女性
２年前から悪性リンパ腫で治療．数日前から，眼瞼下垂，複視，構音障害

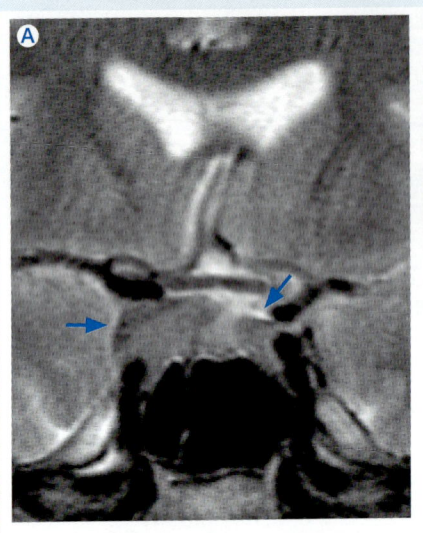

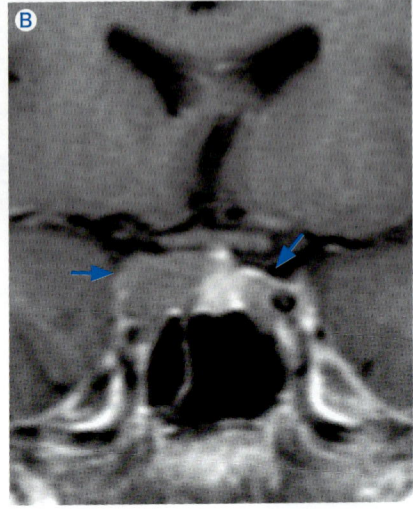

図1 T2強調冠状断像（A），造影T1強調冠状断像（B）
両側海綿静脈洞にT2強調像で低信号を示し，下垂体より弱い増強効果を示す腫瘤性病変を認める（→）

症例② 50歳代　女性
３年前から悪性リンパ腫で治療．半月前～複視．眼科検査で右動眼神経麻痺（＋）

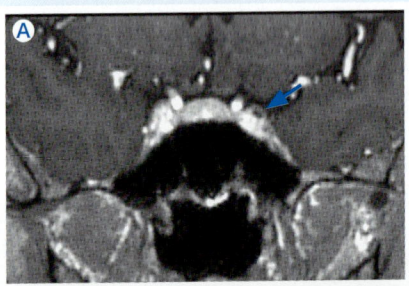

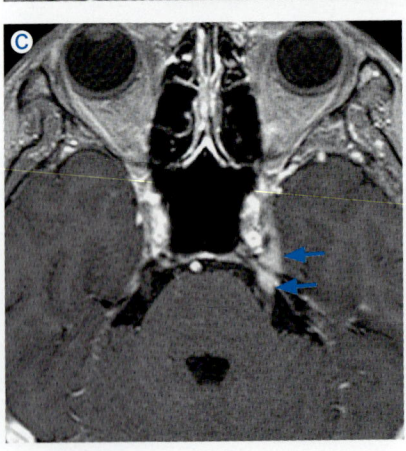

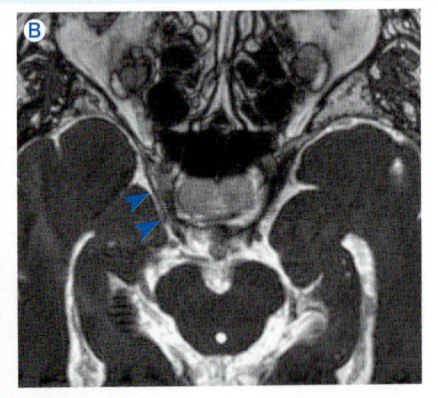

図2 造影SPGR冠状断MPR（A），造影CISS（B），造影SPGR（C）
A：右海綿静脈洞がやや腫大し，左海綿静脈洞上部に低信号域として同定される動眼神経（→）が右側では同定できない
B：右動眼神経が造影され，リンパ腫の浸潤が示唆される（▶）．左動眼神経は造影されず，低信号を示している
C：左三叉神経，Meckel腔にも腫瘤状増強効果を認める（→）

診断に役立つupdateな情報

ADC値によるリンパ腫の評価
- ADC値と細胞密度は逆相関し，造影される腫瘍のADC値が低いほど予後は不良．治療後にADC値の上昇が得られたものは予後良好で，ADC値の測定が治療効果判定に使用できる可能性あり

PETによるリンパ腫の診断
- FDG-PETでリンパ腫は悪性神経膠腫や転移性腫瘍より高集積．治療後には集積が低下し，早期の効果判定に有用．methionine PETでもリンパ腫は非常に強く集積するが，CT/MRIで造影される範囲よりmethionine PETの集積部位が広く，より正確な腫瘍の浸潤範囲の評価に有用

解説

- 頭蓋内リンパ腫は中枢神経原発リンパ腫とsystemic lymphomaの頭蓋内浸潤に大別．systemic lymphomaの約1/3の症例で頭蓋内浸潤があり，そのうち約2/3は髄膜，硬膜など脳実質外病変で，1/3が実質内腫瘤性病変
- トルコ鞍部ではsystemic lymphomaの頭蓋内浸潤が多く，硬膜，脳神経，下垂体，下垂体柄，第3脳室周囲から鞍上部などに好発．鼻副鼻腔や上咽頭原発のリンパ腫の頭蓋内進展や稀に原発性リンパ腫の報告もあり
- 症状：病変の局在により異なり，尿崩症，汎下垂体機能不全，脳神経麻痺，頭痛など
- 治療：化学療法が主体．放射線治療を併用することもある

画像所見

MRI
- 脳底部硬膜や海綿静脈洞，下垂体柄，脳神経などの限局性・びまん性の増強効果，時に腫瘤形成（図1，2）．腫瘤がみられる場合は，T1強調像，T2強調像，FLAIR像とも脳実質と等信号～やや低信号．拡散強調像で高信号，ADC値軽度低下．均一に造影されることが多いが，免疫抑制状態では増強効果が乏しいこともある．脳表や脳神経に沿った病変の評価には造影剤投与が必須

CT
- 脳実質より軽度高吸収，均一な増強効果

鑑別診断

- **転移性腫瘍**：画像では鑑別困難．悪性疾患の既往が決め手
- **髄膜炎**：発熱，頭痛，項部硬直などの臨床症状や髄液所見が重要．造影MRIでは髄膜に沿った薄い増強効果．結節状増強効果は稀
- **炎症性偽腫瘍**：画像，症状からの鑑別困難．生検が必要となることも
- **サルコイドーシス**：胸部，眼球など他部位の疾患の有無．ESR，ACE値の上昇
- **髄膜腫**：dural tail enhancementを伴い，硬膜に広基性に付着する半球状腫瘤．比較的軽い症状，あるいは長い臨床経過
- **下垂体炎**：下垂体のみのリンパ腫病変の場合，画像上の鑑別困難．ただしprimary lymphomaが下垂体に生じることは稀

<参考文献>
- Barajas, R. F., et al.: Diffusion-weighted MR imaging derived apparent diffusion coefficient is predictive of clinical outcome in primary central nervous system lymphoma. AJNR, 31：60-66, 2010
- Ogawa, T., et al.: Methionine PET for follow-up of radiation therapy of primary lymphoma of the brain. Radiographics, 14：101-110, 1994
- Oglvie, C. M., et al.: Lymphoma metastasizing to the pituitary：an unusual presentation of a treatable disease. Pituitary, 8：139-146, 2005
- Zacharia, T. T., et al.: Central nervous system lymphoma characterization by diffuseion-weighted imaging and MR spectroscopy. J Neuroimaging, 18：411-417, 2008

<栗原紀子>

第2章 脳腫瘍　脳神経外科　神経内科　小児科

5）下垂体・傍鞍部

081 過誤腫
(hamartoma)

症例① 4歳 女児
笑い発作

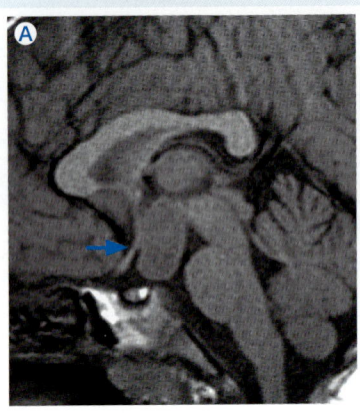

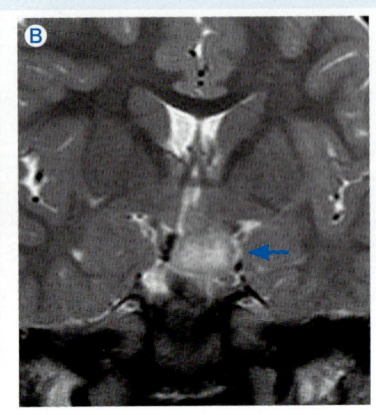

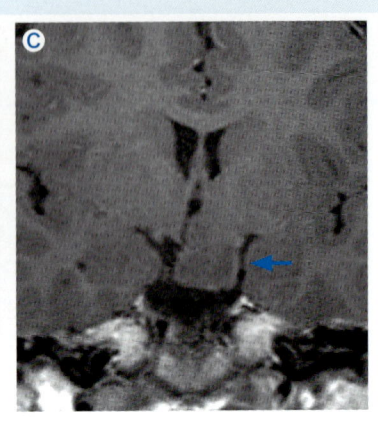

図1 T1強調矢状断像（A），T2強調冠状断像（B），T1強調冠状断像（C）
灰白隆起左側から鞍上部に突出する境界明瞭な腫瘤性病変を認める（→）．腫瘤は脳実質と比較してT1強調像で軽度低信号，T2強調像で高信号を示す．冠状断像で第3脳室左側壁下部が変形している
（宮城県立こども病院　島貫義久先生のご厚意による）

症例② 5歳 男児
思春期早発症

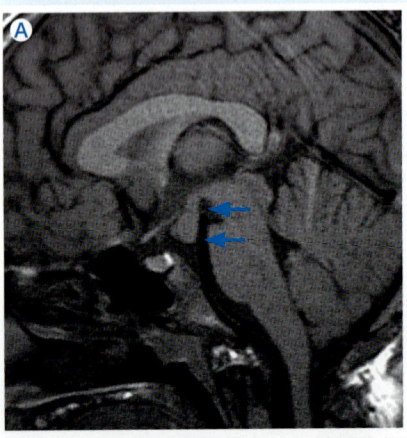

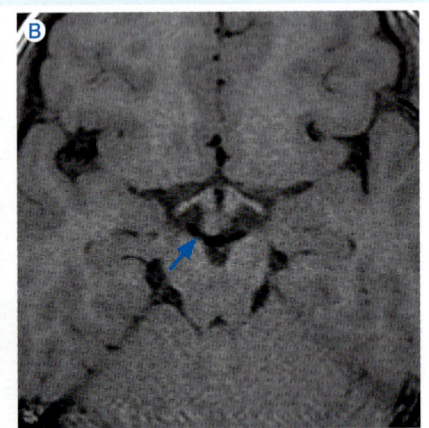

図2 T1強調矢状断像（A），T1強調像（B）
灰白隆起右側から鞍上部に突出するやや細い茎を有する腫瘤性病変を認める（→）．T1強調像で脳実質と等信号を呈している
（宮城県立こども病院　島貫義久先生のご厚意による）

081 過誤腫

診断に役立つupdateな情報

Pallister-Hall症候群
- 7p13が原因遺伝子．視床下部過誤腫の他，手指奇形（多指症，合指症），下垂体機能低下，爪形成不全，肛門閉鎖，喉頭蓋裂，腎形成不全などを合併．その他にも，肺分葉異常，多発性頬粘膜小帯，副腎機能低下，先天性心疾患，耳介奇形，口蓋裂などの合併もあり．当初致死的と考えられていたが，現在は長期生存例も報告
- 近年，大きな視床下部過誤腫と全前脳胞症，著明な顔面非対称を伴う症候群の報告もあり

解説

- 視床下部に生じる神経細胞遊走障害で，**ほぼ正常の灰白質からなる非腫瘍性結節．灰白隆起付近から発生．**有茎性のものと無茎性のものあり
- 多くは1〜3歳で診断
- **症状**：過誤腫の形状によって症状が異なり，有茎性のものは**思春期早発症**，無茎性のものは**泣き笑い発作**が多く，その他視床下部障害や行動異常
- **合併奇形**：全前脳胞症，正中顔面奇形，四肢，心，腎の異常
- **治療**：痙攣のコントロール．ホルモン抑制療法（LH-RH agonist）．増大するもの，痙攣のコントロールが難しいものは外科的切除

画像所見

MRI

- 灰白隆起付近から突出する境界明瞭な腫瘤（図1，2）．数mm〜5cmと大きさはさまざま．内部は均一でT1強調像で灰白質と等〜軽度低信号，T2強調像で等〜軽度高信号，FLAIR像で等〜軽度高信号．増強効果なし（造影される場合は他疾患を考慮）．MRS：NAA，NAA/Crの軽度低下，Cho，Cho/Crの軽度上昇，myoinositol（mI），mI/Cr軽度上昇

CT

- 脳実質と等吸収を示す鞍上部腫瘤．稀に石灰化．大きな病変の場合鞍背の菲薄化を生じることあり

鑑別診断

- **神経膠腫**：視床下部から視交叉，視神経など視路を中心に発生．T2強調像で高信号，不均一な増強効果
- **ジャーミノーマ（胚腫）**：早期から下垂体柄に病変がみられ，尿崩症がほぼ必発．松果体部との同時腫瘍発生あり．髄液播種が高頻度
- **Langerhans細胞組織球症**：下垂体柄の腫大，増強効果，骨病変の合併
- **頭蓋咽頭腫**：囊胞成分が主体，あるいは囊胞＋実質性腫瘍．石灰化が高頻度

＜参考文献＞
- Freeman, J. L., et al. : MR imaging and spectroscopic study of epileptogenic hypothalamic hamartoma : analysis of 72 cases. AJNR, 25 : 450-462, 2004
- Coons, S. W., et al. : The histopathology of hypothalamic hamartomas : study of 57 cases. J Neuropathol Exp Neurol, 66 : 131-141, 2007
- 国場英雄 他：Hall症候群（Pallister-Hall症候群）．日本臨床別冊内分泌症候群（第2版），28：591-593, 2006
- Guimoiot, F., et al. : Giant diencephalic hamartoma and related anomalies : a newly recognized entity distinct from the Pallister-Hall syndrome. Am J Med Genet A, 149 : 1108-1115, 2009

＜栗原紀子＞

第2章 脳腫瘍
5）下垂体・傍鞍部

082 三叉神経鞘腫
〔trigeminal neurinoma（schwannoma）〕

症例① 40歳代　女性
1年ほど前からの右顔面違和感

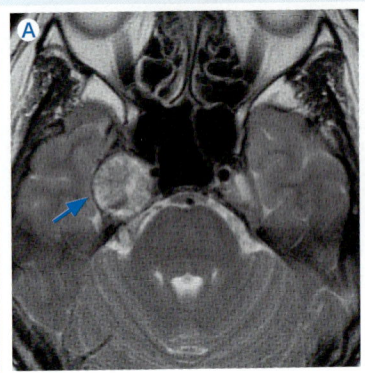

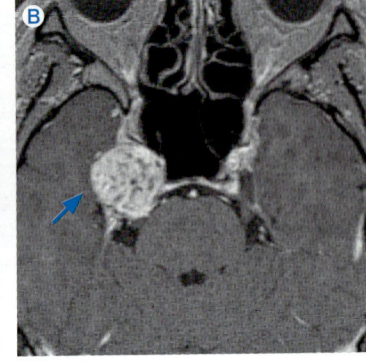

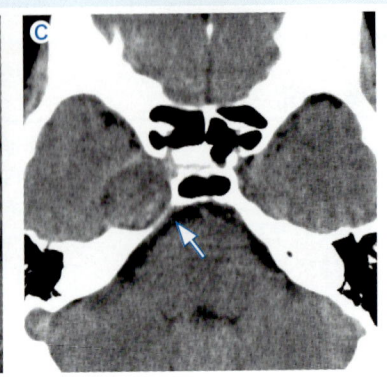

図1　T2強調像（A），造影SPGR（B），単純CT（C）
右Meckel腔にT2強調像で不均一な高信号，強いやや不均一な増強効果を示す腫瘤を認める（→）．CTでは腫瘍は低吸収を示し，右錐体尖の菲薄化を伴っている（⇨）．

症例② 70歳代　男性
パーキンソニズムの精査で偶然頭蓋内腫瘍が発見された

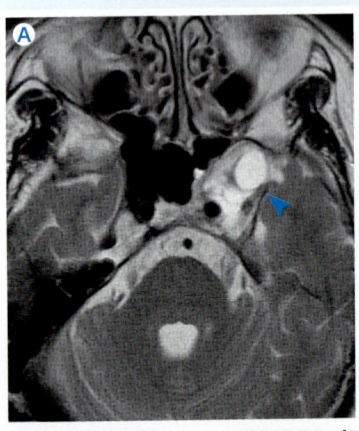

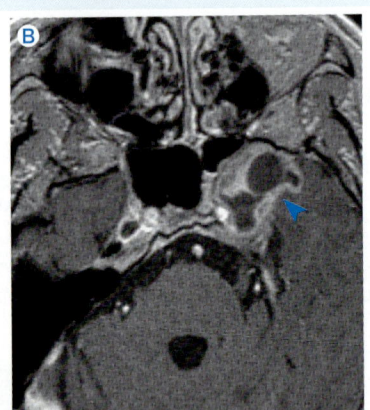

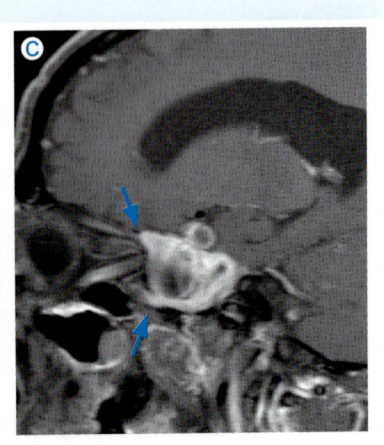

図2　T2強調像（A），造影SPGR（B），造影SPGR矢状断MPR（C）
左海綿静脈洞に囊胞成分と実質成分が混在する腫瘍を認める（▶）．造影矢状断像で，腫瘍の前上部が上眼窩裂上部に，前下部が正円孔に進展している（→）．

症例③ 40歳代　女性
3カ月前からふらつき，めまい

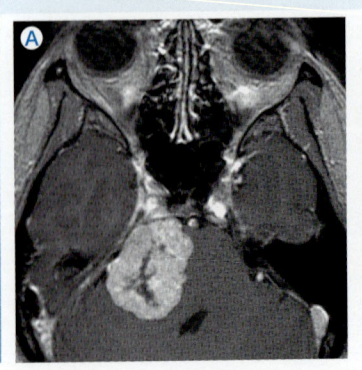

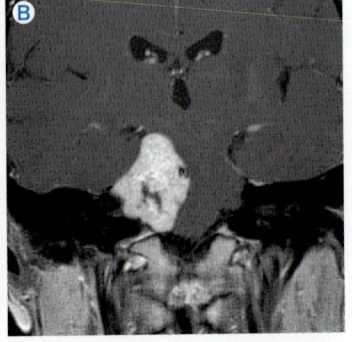

図3　造影SPGR（A），造影T1強調冠状断像（B）
右小脳橋角部に不均一な増強効果を示す大きな腫瘍を認める．内耳道内への明らかな進展はなく，右三叉神経は同定できない．腫瘍の主座は内耳道より上前方に存在している．手術で三叉神経由来の神経鞘腫であった

082 三叉神経鞘腫

診断に役立つupdateな情報

三叉神経障害の部位別鑑別診断
1. 脳幹：梗塞，血管奇形，多発性硬化症，腫瘍（神経膠腫，転移）
2. 脳槽内：血管による神経圧迫，動脈瘤，腫瘍（三叉神経鞘腫，神経周囲悪性腫瘍），腫瘍による三叉神経の圧迫（髄膜腫，聴神経鞘腫，類上皮腫），三叉神経炎，サルコイドーシス
3. Meckel腔：腫瘍（髄膜腫，三叉神経鞘腫，神経周囲悪性腫瘍），くも膜嚢胞
4. 海綿静脈洞：腫瘍（髄膜腫，三叉神経鞘腫，下垂体腫瘍の傍鞍部進展，海綿静脈洞内神経周囲の腫瘍進展，転移）動脈瘤
5. 頭蓋底：腫瘍（脊索腫，軟骨肉腫，転移，線維性骨異形成）
6. 頭蓋外：上顎洞炎，下顎骨骨髄炎，神経原性腫瘍，頭頸部悪性腫瘍（扁平上皮癌，悪性リンパ腫，腺様嚢胞癌，粘表皮癌）

解説

- 神経鞘腫の中では聴神経鞘腫についで多いが，頭蓋内神経鞘腫全体の6％程度．約1/3が神経線維腫症2型の一部として発生
- 30〜50代に好発し，男女差なし
- 三叉神経節（gasserian ganglion）に発生し中頭蓋窩硬膜外に存在するものが46％，三叉神経根から生じ後頭蓋窩硬膜内に存在するものが29％，両方にまたがるものが25％程度
- 症状：腫瘍がMeckel腔〜中頭蓋窩主座の場合，顔面の感覚異常，しびれ，痛み．後頭蓋窩が主座の場合，顔面神経麻痺，聴力障害，小脳症状など
- 治療：外科的切除．手術が困難な場合，定位放射線治療も考慮

画像所見

MRI

- T1強調像で脳実質と等信号，T2強調像で高信号．均一あるいは不均一な強い増強効果（図1〜3）．聴神経鞘腫よりも嚢胞成分の合併が高頻度
- T2*強調像，磁化率強調像で，腫瘍内部に微小出血を示唆する低信号
- **三叉神経に沿った腫瘍進展が診断上重要で**，矢状断，冠状断も有用．後頭蓋窩発生例では，腫瘍の主座が聴神経鞘腫よりも前上方に存在（図3）
- 三叉神経の枝に沿って，眼窩，翼口蓋窩，咀嚼筋間隙に進展することあり

CT

- 腫瘍は脳実質と等吸収から低吸収，実質部分は強い増強効果．石灰化なし．**骨条件でMeckel腔近傍の錐体尖部の菲薄化（図1C）**．時に正円孔，卵円孔，上眼窩裂の境界明瞭な拡大

鑑別診断

- **髄膜腫**：均一な増強効果を示し，嚢胞成分は稀．腫瘍周囲硬膜の線状増強効果（dural tail sign）
- **類上皮腫**：拡散強調像で著明高信号．通常増強効果（−）
- **転移性腫瘍・リンパ腫**：両側性，多巣性のことが多い．臨床情報が重要
- **海綿状血管腫**：T2強調像で著明高信号，強い均一な増強効果

<参考文献>
- VandeVyver, V., et al.：MRI findings of the normal and diseased trigeminal nerve ganglion and branches: a pictorial review. JBR-BTR, 90：272-277, 2007
- MacNally, S. P., et al.：Trigminal schwannomas. Br J Neurosurg, 22：729-738, 2008
- Go, J. L., et al.：The trigeminal nerve. Semin Ultrasound CT MR, 22：502-520, 2001
- Kano, H., et al.：Stereotactic radiosurgery for trigeminal schwannoma: tumor control and functional presentation clinical article. J Neurosurg, 110：553-558, 2009

<栗原紀子>

第2章 脳腫瘍　脳神経外科
5）下垂体・傍鞍部

083 海綿状血管腫
〔cavernous hemangioma (angioma)〕

症例 60歳代　男性
前額部の痛み，複視

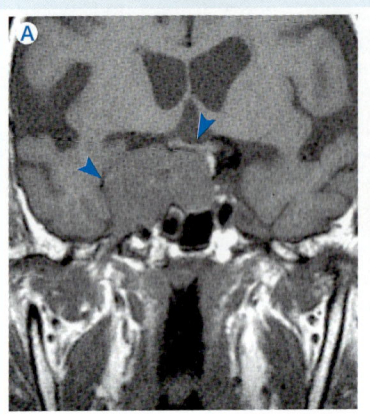

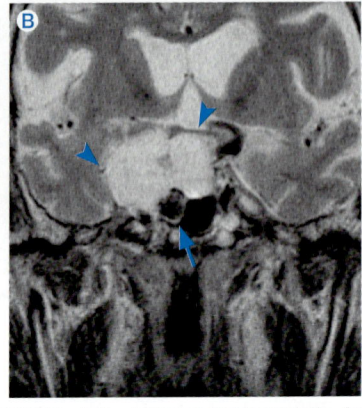

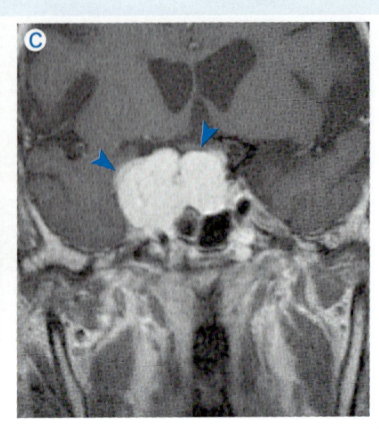

図1 T1強調冠状断像（A），T2強調冠状断像（B），造影T1強調冠状断像（C）
右海綿静脈洞〜トルコ鞍に，T1強調像で低信号，T2強調像で著明高信号，均一な強い増強効果を示す境界明瞭な腫瘤を認める（▶）．右内頸動脈のflow voidは下方内側に偏位している（→）

解説

- 頭蓋内海綿状血管腫の大部分は脳実質内に発生するが，稀に静脈洞内，脳表くも膜下腔，脳室内，硬膜下腔など脳実質外にも生じ，**脳実質外では海綿静脈洞が最多**
- 症状：眼球運動障害が最多．その他，眼瞼下垂，頭痛，視力障害など
- 治療：手術，定位放射線治療，病変が増大することは少ないため，経過観察することも

画像所見

MRI
- T1強調像で低信号，T2強調像で著明高信号，造影剤を投与しながらの**dynamic study**では辺縁から**徐々に造影**され，造影後のdelayed imageで強く均一な増強効果（図1）

CT
- 脳実質とほぼ等吸収，血管と同等の強い増強効果．石灰化は稀

鑑別診断

- **髄膜腫**：T2強調像で著明高信号を示すことは稀だが，microcystic meningiomaは海綿状血管腫と同様の信号を示し，鑑別困難だがdynamic studyが一助となる
- **神経鞘腫**：嚢胞成分を伴い，不均一な増強効果

診断に役立つupdateな情報

造影3D-balanced SSFP (steady-state free precession) による海綿静脈洞内の評価

- 造影3D-balanced SSFP（CISS, true FISP, FIESTA, balanced FFEなど）では，造影される海綿静脈洞内に，filling defect様の低信号構造として脳神経を同定可能．海綿静脈洞内病変と脳神経との関係が評価でき，特に手術のアプローチを決定するうえで有用．脳神経自体の病変では，その脳神経に沿った増強効果の同定も容易となるものが多い

<参考文献>
- Jinhu, Y., et al.: Dynamic enhancement features of cavernous sinus cavernous hemangiomas on conventional contrast-enhanced MR imaging. AJNR, 29：577-581, 2008
- Kobayashi, M., et al.: Inter-dural approach to parasellar tumors. Acta Neurochir, 152：279-284, 2010
- Yagi, A., et al.: Normal cranial nerves in the cavernous sinuses: contrast-enhanced three-dimensional constructive interference in steady state MR imaging. AJNR, 26：946-950, 2005
- Amemiya, S., et al.: Cranial nerve assessment in cavernous sinus tumors with contrast-enhanced 3D fast-imaging employing steady-state acquisition MR imaging. Neuroradiology, 51：467-470, 2009

<栗原紀子>

第2章 脳腫瘍　脳神経外科

5）下垂体・傍鞍部

084 顆粒細胞腫
(granular cell tumor)

症例 52歳 女性
2年前からParkinson病で治療を受けている．定期的な画像検査で鞍上部腫瘍が指摘される

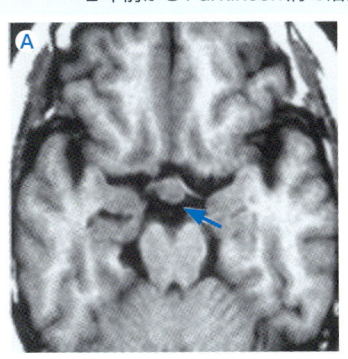

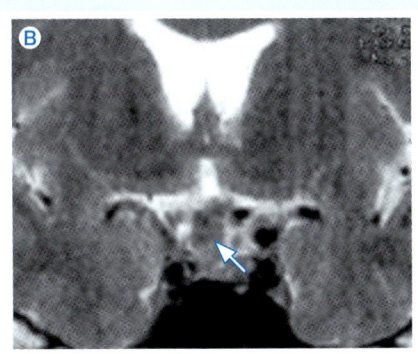

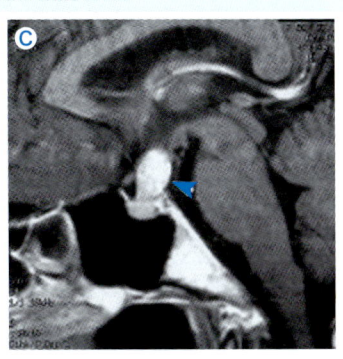

図1 T1強調像（A），T2強調冠状断像（B），造影T1強調矢状断像（C）
A：脳実質と等信号を示す境界明瞭な円形腫瘍を鞍上部に認める（→）
B：腫瘍は脳実質と等信号を示す（⇨）
C：均一な増強効果を認める（▶）
(Nishio, S., et al.：Clin Neurol Neurosurg, 100：144-147, 1988から転載)

解説

- 腫瘍は良性で緩徐進行性
- 症状は非特異的で，腫瘍が小さいと無症状．顆粒細胞腫の6.4〜17％で，下垂体柄および下垂体後葉から腫瘍がみつかる
- 大きくなると頭痛や視力障害，内分泌障害
- 女性：男性＝2：1
- 腫瘍は硬く，血流が多いため全摘は困難
- 術後は一過性に尿崩症
- 部分切除では再発
- 術後の放射線治療については議論あり

画像所見

MRI
- T1強調像では灰白質より低〜等信号，T2強調像で灰白質と等信号
- 造影後は不均一な増強効果

CT
- トルコ鞍あるいは鞍上部の境界明瞭な腫瘍で脳実質より低あるいは高吸収
- 大きな腫瘍では石灰化の報告あり

鑑別診断

- **下垂体腺腫**：正常の下垂体前葉が確認できない
- **Langerhans細胞組織球症（LCH），髄膜腫（meningioma）**：下垂体柄の腫大，均一な強い増強効果
- **視床下部過誤腫（hypothalamic hamartoma）**：増強効果がない．下垂体柄と乳頭体の間に発生

診断に役立つupdateな情報

顆粒細胞腫の定義
- 最初は異所性の胎児組織の異常成長と考えられ'choristoma'と呼ばれていたが，その後，舌のgranular cell tumorsと組織学的に似ているとして'granular cell myoblastoma'と変わった．
- しかし，筋肉組織が起源という証拠はなく，また，腫瘍の起源がneurohypophysisのneuro-parenchymal cellular elementsあるいは'pituicytes'ということで'pituicytoma'となった．
- しかし，pituicytesにはいくつかの異なる種類があり，免疫組織学的評価などから神経下垂体における星細胞由来の腫瘍をgranular cell tumorsとしているが，まだ，議論がある

＜参考文献＞
- Nishio, S., et al.：Granular cell tumor of the pituitary stalk. Clin Neurol Nerosurg, 100：144-147, 1998
- Buhl, R., et al.：Granular-cell tumour：a rare suprasellar mass. Neuroradiology, 43：309-312, 2001
- Wilkinson, M., et al.：Neuroimaging findings in a suprasellar granular cell tumor. J Comput Assist Tomogr, 27：26-29, 2003
- Aquilina, K., et al.：Granular cell tumors of the neurohypophysis：a rare sellar tumor with specific radiological and operative features. Br J Neurosurg, 51-54, 2005

＜桑島成子＞

第2章 脳腫瘍　脳神経外科　神経内科　小児科

5）下垂体・傍鞍部

085 下垂体細胞腫
(pituicytoma)

症例 59歳　男性
主訴：両耳側半盲．現病歴：7年前に下垂体腫瘍に対し手術の予定であったが出血多量にて生検施行．下垂体腺腫の診断．その後，徐々に増大．腫瘍は最終的にpituicytomaと診断された

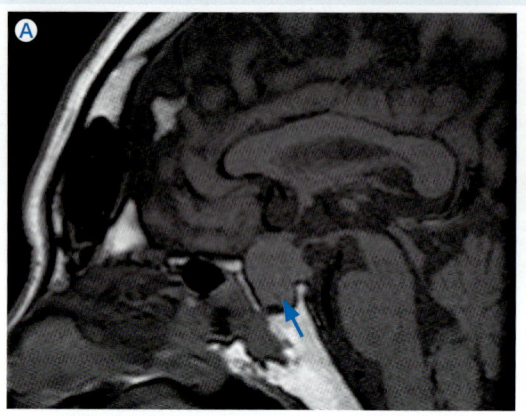

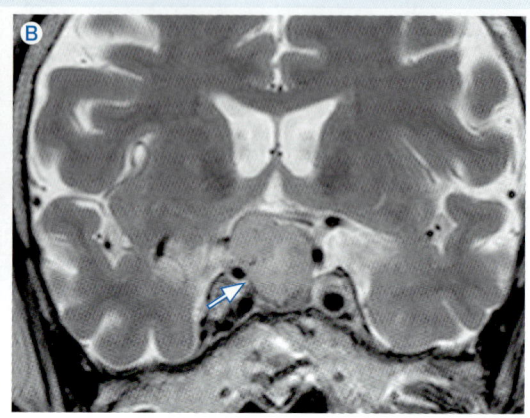

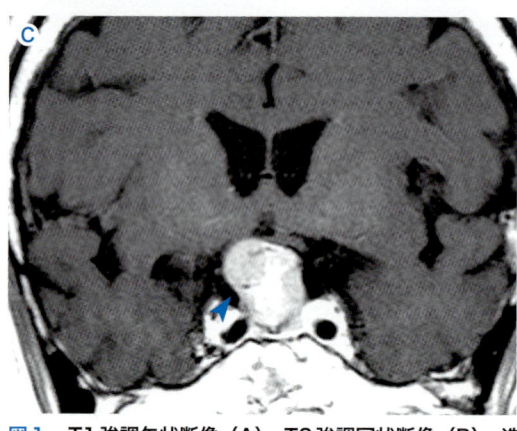

図1　T1強調矢状断像（A），T2強調冠状断像（B），造影T1強調冠状断像（C）
A：下垂体後葉，下垂体柄が同定できない．下垂体から鞍上部に灰白質（→）と等信号の腫瘤を認める
B：灰白質より高信号を示し中心部により高信号の領域を認める（⇨）．内部にflow voidを認める
C：トルコ鞍から鞍上部にかけてのやや分葉状の境界明瞭な腫瘤（▶）．腫瘤の頭側に細い複数のflow voidを認める
（聖マリアンナ医科大学　中村尚生先生のご厚意による）

085 下垂体細胞腫

診断に役立つupdateな情報

下垂体細胞腫の所見
- WHO grade Ⅱ
- 紡錘形細胞からなる良性グリア性腫瘍で免疫組織学的にはS-100蛋白とビメンチンが強陽性．グリア線維酸性蛋白質（glial fibrillary acidic protein：GFAP）がびまん性に強く陽性になることは稀．増殖能は低く，MIB-1陽性率は0.5〜2.0％
- 腫瘍は血流豊富で出血によりしばしば全摘困難．腫瘍が全摘出された場合の再発の報告はない．放射線照射についての有効性は結論が出ていない

解説

- 成人の下垂体後葉ないし漏斗部に発生する良性，緩徐進行性の充実性腫瘍
- 血流が豊富で全摘が困難
- 男性にやや多く，40〜60歳の間に好発
- 初発症状は主に視力障害や頭痛，下垂体前葉機能低下
- 尿崩症は稀
- 完全切除後により治癒が見込まれる
- 亜全摘では通常局所再発
- 悪性化や転移はない

画像所見

MRI

- 非特異的である
- 境界明瞭な腫瘍で大きさは通常2mm〜4cm
- 腫瘍は鞍内ないしは鞍上部腫瘍，あるいは両者の形をとる．下垂体柄は圧排
- T1強調像では低〜等信号，T2強調像でやや低〜高信号
- 血流の多い腫瘍であるが，今までの報告では腫瘍内flow void例はない
- 造影後は均一で強い増強
- 嚢胞形成は稀

CT

- 高吸収を示し，造影CTで強い増強効果
- 石灰化は稀

鑑別診断

- **下垂体腺腫**：鑑別が難しい場合がある．典型的には下垂体前葉から発生
- **髄膜腫**：鑑別が難しい
- **サルコイドーシス，結核，リンパ球性下垂体炎**：いずれも下垂体柄の腫大および増強効果を示す

＜参考文献＞
- Gibbs, W. N., et al.：Pituicytoma：Diagnostic features on selective carotid angiography and MR imaging. AJNR, 27：1639-1642, 2006
- 平戸純子：脳腫瘍の病理．画像診断, 28：403-415, 2008
- Phillips, J. J., et al.：Pituicytoma. Arch Patho Lab Med, 134：1063-1069, 2010
- Furtado, S. V., et al.：Diagnostic and clinical implications of pituicytoma. J Clinic Neuosci, 17：938-943, 2010

＜桑島成子＞

第2章 脳腫瘍

脳神経外科　神経内科　小児科

6）天幕下（脳実質内）

086 髄芽腫
（medulloblastoma）

症例　11カ月　男児
6カ月頃までの発達は正常．その後11カ月現在までおすわりができない．生後1カ月頃より頭囲拡大傾向あり

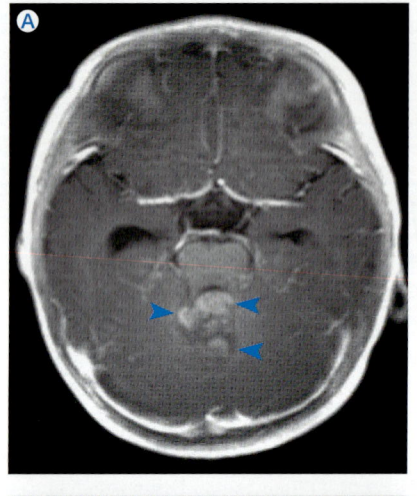

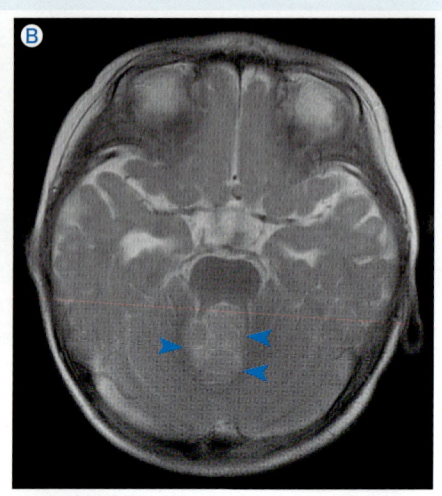

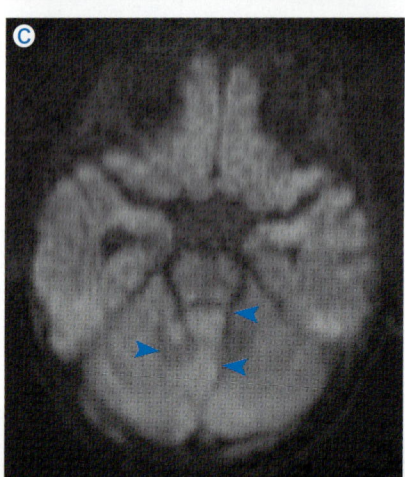

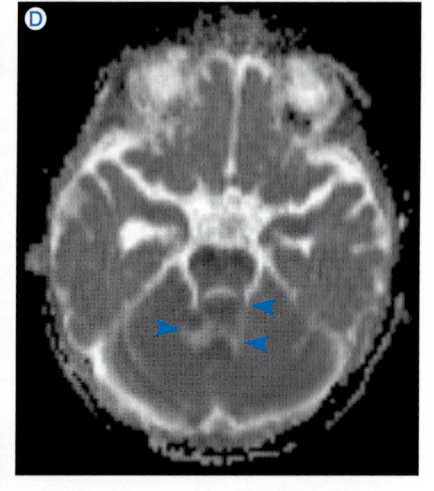

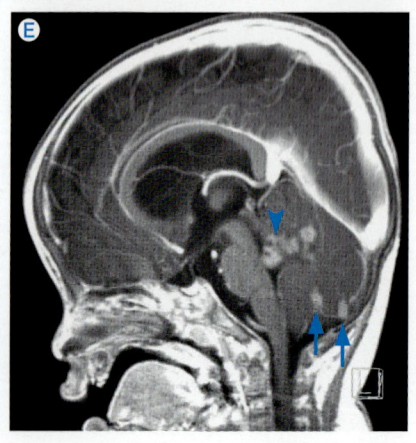

図1　造影T1強調像（A），T2強調像（B），拡散強調像（C），ADC map（D），造影T1強調矢状断像（E）
造影T1強調像では小脳虫部に多結節状の増強病変（A, E：▶）を認める．T2強調像では脳実質と比較して軽度高信号（B：▶）を示す．拡散強調像では淡く不明瞭な高信号（C：▶）だが，ADC mapでは著明な低ADC領域（D：▶）として明瞭に描出されている．造影T1強調矢状断像では，増強病変が第4脳室部だけでなく虫部の下部や背側まで点在（E：▶）しているのがわかる

188　決定版　頭部画像診断パーフェクト

診断に役立つupdateな情報

古典型・4亜型と非単一細胞起源説
- 発生機序として，複数の起源細胞からの発生を提唱する説（medulloblastomas can arise from more than one cell type）
- すなわち，脳室上衣下層の胚芽細胞（germinal matrix cell：GMC）または正中部外顆粒層細胞〔external granular layer（EGL）cell〕という前駆細胞から，Wnt糖蛋白質関連の異常やその他の遺伝子異常などにより古典型髄芽腫（Classic MB）を発症し，一方で，小脳の外顆粒層細胞（EGL cell）から線維形成性結節性髄芽腫（Desmoplastic/nodular MB）あるいは広範結節状髄芽腫（MB with extensive nodularity）を発症．さらにこれら各タイプの髄芽腫にMYC遺伝子やその他の異常が加わると，退形成性髄芽腫（Anaplastic MB）または大細胞性髄芽腫（large cell MB）を発症するという説

解 説

- 髄芽腫は小児期に小脳に発生する悪性胎児性腫瘍で，髄液播種をきたしやすい．日本の脳腫瘍統計（2009年）によれば原発性脳腫瘍の1.1%，全グリオーマの4%，好発年齢として15歳以下が84.2%で初発年齢のピークは6〜7歳，5年生存率は約58.0%
- WHO 2000では未分化神経外胚葉性腫瘍（primitive neuroectodermal tumor：PNET）と髄芽腫が病理組織学的に同等とする説があるが，遺伝子解析では両者は相異なった側面をもつ．ただし，一部の髄芽腫の発生機序として，PNETと同じ起源の前駆細胞が腫瘍化したものという説は今なお支持されている
- 病理組織学的には小型類円形の細胞質に乏しい細胞が無構造的に密に増殖する典型的な髄芽腫を古典型髄芽腫（Classic MB）とし，それとは別に4亜型として次のようなものがある

①線維形成性結節性髄芽腫（Desmoplastic/nodular MB）：結節状に分画された腫瘍細胞が特徴，成人または3歳以下の小脳半球に好発，癌抑制遺伝子のPTCH（9番染色体長腕）異常と密接な関連性あり
②高度結節性髄芽腫（MB with extensive nodularity）：ブドウの房状の結節状に増殖する腫瘍細胞が特徴，乳児に好発，増殖能が低く予後は比較的良好
③退形成性髄芽腫（Anaplastic MB）：強い核異型を示す腫瘍細胞が特徴，予後不良
④大細胞髄芽腫（Large cell MB）：一様に大きな腫瘍細胞，Myc遺伝子の増殖との関連性あり．転移しやすく，予後不良

画像所見

- 小児期の小脳虫部に多く発生
- CTでは単純で等〜高吸収．ブドウの房状（grape-like appearance）に増殖．時に石灰化を伴う（20%程度）
- 増強効果はさまざまで強い増強は3割程度（図1 A，E）．時に嚢胞や壊死も認める
- 脳実質と比較して，T1強調像で低信号，T2強調像で等〜軽度高信号（図1 B）．細胞質の乏しい腫瘍細胞の密な増殖を反映して拡散強調像で高信号（図1 C），ADC低値（図1 E）を示す．血管撮影では腫瘍濃染なし

鑑別診断

- **上衣腫**：第4脳室底部側から発生，造影される充実成分や壊死・嚢胞，石灰化，出血など多彩な腫瘍
- **毛様細胞性星細胞腫**：小脳脳幹のいずれからも発生，T2強調像で著明な高信号と著明な増強効果，脳実質と比較してADC高値
- **非定型奇形腫様ラブドイド腫瘍**：小脳脳幹のいずれからも発生，壊死を伴う大きな腫瘍
- **脈絡叢乳頭腫**：第4脳室内に発生，よく造影されるカリフラワー状腫瘤

<参考文献>
- Report of Brain Tumor Registry of Japan（1984-2000），12th Edition. Neurol Med Chir, Suppl., Vol. 49, October, 2009
- Becker, R. L., et al.：Adult medulloblastoma：review of 13 cases with emphasis on MRI. Neuroradiology, 37：104-108, 1995
- 北井隆平：髄芽腫．「脳腫瘍の病理と臨床 改訂第2版」（久保田紀彦，佐藤一史 編著），診断と治療社，p155-163, 2008
- Giangaspero, F., et al.：Medulloblastoma. In WHO classification of Tumours of the central nervous system, 4th ed（Louis, D. N., et al.），International agency for research on cancer, Lyon, p132-140, 2007
- Majda, M., et al.：Medulloblastoma. In Diagnostic Imaging：Brain, 2nd ed.（Osborn, A. G., et al.）Amirsys Publishing, Inc., Salt Lake City, UT, p I-6-118-121, 2010
- 臨床・病理脳腫瘍取扱い規約 第3版（日本脳神経外科学会・日本病理学会 編），金原出版，p122-125, p182-184, 2010

<野口智幸>

第2章 脳腫瘍

6）天幕下（脳実質内）

087 血管芽細胞腫
(hemangioblastoma)

症例　35歳　女性（左小脳血管芽細胞腫）
2カ月前より頭痛を自覚，次第に嘔気・嘔吐や歩行時のふらつきが出現

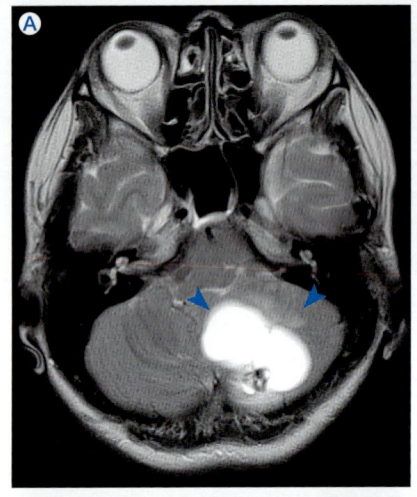

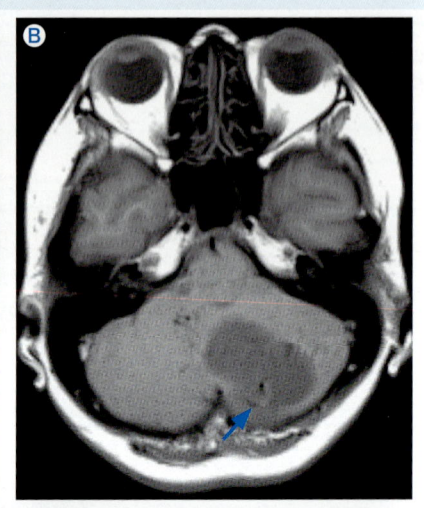

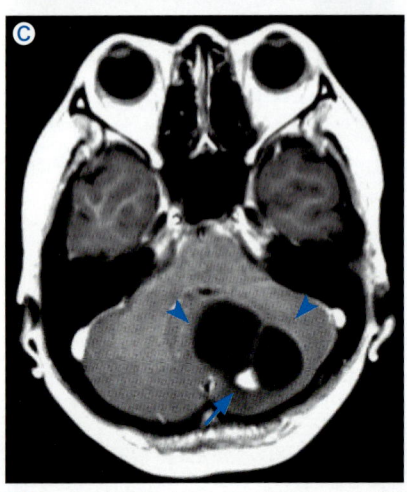

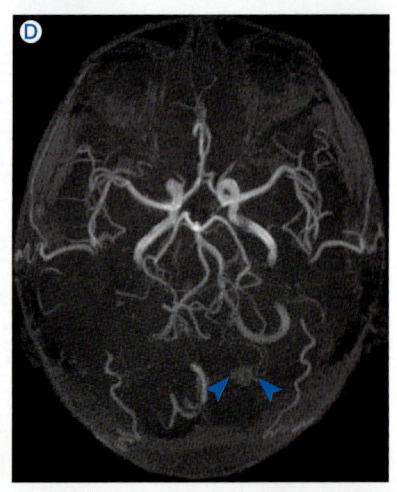

図1　T2強調像（A），T1強調像（B），造影T1強調像（C），MRA-MIP画像（頭尾方向投影：D）
T2強調像では左小脳半球に多房性囊胞＋壁在結節型の腫瘤（A：▶）を認める．T1強調像では壁在結節内にflow voidと思われる点状無信号域（B：➡）を認める．造影T1強調像では壁在結節は明瞭な増強効果（C：➡）を示す一方で，囊胞壁の増強効果は認めない（C：▶）．MRAのMIP画像では壁在結節の豊富な血流を反映して，結節状高信号域（D：▶）を認める

解説

- 孤発性またはvon Hippel-Lindau（VHL）症候群に関連して，成人の小脳に多く発生する富血管性腫瘍
- 全原発性脳腫瘍の1.7％を占め，80％以上が小脳に発生するが，VHLに関連した症例では大脳半球や脳幹・脊髄にも発生．20〜25％が家族内発生
- WHO grade Iで，発育が緩徐で外科的切除されれば予後良好
- 病理組織学的な発生由来は不明
- 豊富な脂質を含む間質細胞（stromal cell）と無数の毛細血管からなり，転移性腎癌と類似するが，転移性腎癌では上皮細胞マーカー（epithelial membrane antigen：EMA）などが陽性なのに対し，血管芽細胞腫では陰性を示すなど免疫組織学的に区別可能

画像所見

- 囊胞を形成することを反映し（図1A），腫瘍は囊胞＋壁在結節を呈することが多く，CTで囊胞は髄液よりも高吸収
- 腫瘍の境界は明瞭で周囲脳組織への浸潤は稀．時に腫瘍内出血．腫瘍は著明に造影されるが，囊胞壁は

診断に役立つupdateな情報

von Hippel-Lindau病
- VHL遺伝子の異常による常染色体優性遺伝性疾患で，36,000～40,000に1人，男性にやや多い．網膜血管腫，腎細胞癌，膵臓腫瘍・嚢胞，褐色細胞腫などを発症するが，中枢神経系では血管芽腫が合併．時にエリスロポイエチン高値による多血症あり
- VHL遺伝子は第3染色体短腕に存在する癌抑制遺伝子で，この異常により血管内皮細胞増殖因子（vascular endothelial growth factor：VEGF）が抑制されず過剰発現して血管増殖が加速

造影されない（図1C）
- 豊富な栄養血管を反映してMRI上顕著なflow void（図1B），およびMRAでの栄養血管の摘出（図1D）．血管造影で著明な腫瘍濃染
- 通常石灰化は認めない

造影灌流画像

〔dynamic susceptibility contrast (DSC) perfusion MRI〕
- Gd造影灌流画像において，正常白質-腫瘍内最大脳血液量の比である相対的脳血液量（relative cerebral blood volume：rCBV）が腫瘍の鑑別に有用
- 頭蓋内の高rCBV値を示す頭蓋内腫瘍は血管芽腫の他，高悪性度神経膠腫（high-grade glioma），髄膜腫などがあるが，このうち血管芽腫が最も高値

非造影灌流画像

〔arterial spin-labeling (ASL) perfusion MRI〕
- 電磁気学的標識（ラベル）を用いた非造影灌流画像（別名ASL灌流画像）では，基本的には脳血流量を測定可能
- 正常灰白質-腫瘍内の最大脳血流量の比である相対的脳血流量が腫瘍の鑑別に有用
- 髄膜腫，神経鞘腫，神経膠腫，血管芽腫のうち，血管芽腫が最も高値

鑑別診断

- **脳転移**：嚢胞成分を含む時には嚢胞壁は増強効果あり，特にVHLの合併がある場合には腎細胞癌からの転移に注意
- **毛様細胞性星細胞腫**：多くは小児期発症，NF1に合併
- **膠芽腫**：嚢胞壁の増強あり
- **小脳血管奇形**：ヘモジデリンリング

〈参考文献〉
- 佐藤一史：血管芽腫．「脳腫瘍の病理と臨床 改訂第2版」（久保田紀彦，佐藤一史 編著）診断と治療社，p272-277，2008
- Aldape, K. D., et al.：Haemangioblastoma. In WHO classification of Tumours of the central nervous system, 4th ed. (Louis, D. N., et al.) International agency for research on cancer, Lyon, p184-186, 2007
- Hussein, M. R.：Central nervous system capillary haemangioblastoma：the pathologist's viewpoint. Int J Exp Pathol, 88：311-324, 2007
- Shuin, T., et al.：Von Hippel-Lindau disease：molecular pathological basis, clinical criteria, genetic testing, clinical features of tumors and treatment. Jpn J Clin Oncol, 36：337-343, 2006
- John, H., et al.：Hemangioblastoma. In Diagnostic Imaging：Brain, 2nd ed. (Osborn, A. G., et al.) Amirsys Publishing, Inc. Salt Lake City, UT, p I-6-142-145, 2010
- Hakyemez, B., et al.：Evaluation of different cerebral mass lesions by perfusion-weighted MR imaging. J Magn Reson Imaging, 24：817-824, 2006
- 臨床・病理脳腫瘍取扱い規約 第3版（日本脳神経外科学会・日本病理学会 編），金原出版，p151-152, p193-194, 2010

〈野口智幸〉

第2章 脳腫瘍　　脳神経外科　神経内科　小児科

6）天幕下（脳実質内）

088 毛様細胞性星細胞腫
(pilocytic astrocytoma)

症例　5歳　男児
半年前の運動会で走り方がぎこちなかった．1カ月前から歩行時のふらつきや，足のもつれで転ぶことが多くなった

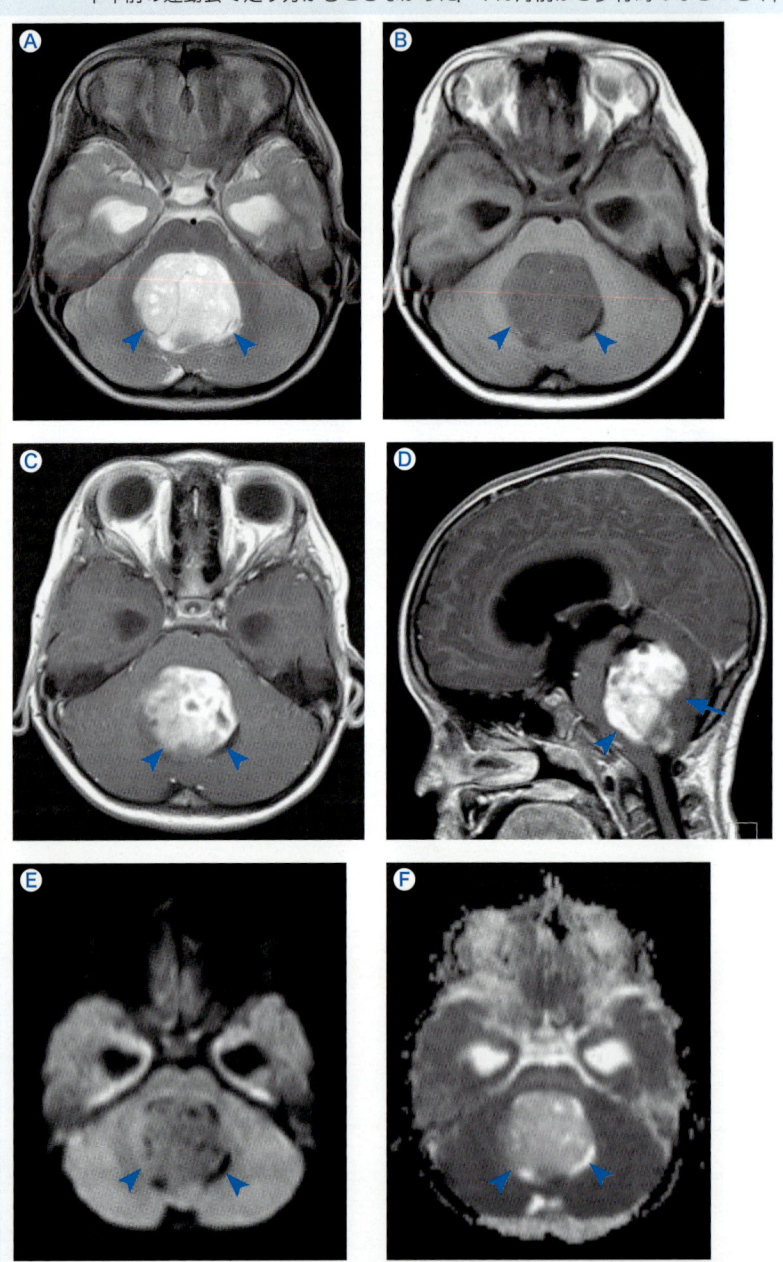

図1 T2強調像（A），T1強調像（B），造影T1強調像（C），造影T1強調矢状断像（D），拡散強調像（E），ADC map（F）

T2強調像では小脳虫部から第4脳室に突出する著明な高信号を呈する腫瘤（A〜E：▶）を認め，その内部に多数の小囊胞の散在を認める．T1強調像では明瞭な低信号（B：▶），造影T1強調像では明瞭な増強効果（C：▶）を示し，矢状断像では小脳虫部との境界が不明瞭（D：➡）であり，同部からの発生が示唆される．拡散強調像では明瞭な低信号（E：▶），ADC mapでは著明なADC高値（D：▶）が明らかである

192　決定版　頭部画像診断パーフェクト

診断に役立つupdateな情報

Pilomyxoid astrocytoma
- 乳児の視交叉～視床下部に発生する毛様細胞性星細胞腫のうち，紡錘形の腫瘍細胞が類粘液基質を背景に増殖する腫瘍について，新たに亜型として分類された．毛様細胞性星細胞腫に比較し予後はやや不良とされ，WHO grade Ⅱ．本腫瘍は毛様細胞性星細胞腫の幼児型（infantile form）であるとの考えが有力

解説

- 小児小脳腫瘍で最も高頻度，かつ小児神経膠腫でも最も高頻度の腫瘍
- 小児～若年成人に多く発生し，ほとんどは20歳未満で発症．全グリオーマ中5～6％を占め，小脳由来の神経膠腫の85％，性差なし
- 10年生存率が94％と高くWHO grade Ⅰ
- 小脳由来の他には，視神経～視交叉，視床下部が最も多く，その他大脳半球，脳室内，脊髄にも発生
- 肉眼的に比較的境界明瞭類円形で，緩徐な発育を示し，病理組織学的に毛様突起をもった細長い細胞と，細胞がまばらなスポンジ状部分の二相性構造と豊富な血管が特徴
- 神経線維腫症タイプ1（neurofiboromatosis-1：NF-1）合併の視神経膠腫はほとんど本腫瘍．稀に悪性転化をきたすことがあるが，ほとんどの場合先行する放射線治療が一因

画像所見

- 境界明瞭で，脳幹発生では実質外へ突出しやすく，通常囊胞性成分を含み，囊胞はふつう単房巨大で，**囊胞＋壁在結節あるいは腫瘍内囊胞型を示し，強い増強効果あり**
- CTでは境界鮮明な腫瘍で，石灰化は稀．充実性成分は等～やや高吸収
- MRIではT1強調像で等～やや低信号（図1B），境界明瞭．T2強調像では顕著な高信号（図1A）．通常は強い増強効果を示し（図1C, D），囊胞壁も増強効果を認めるが，稀に増強効果なしの症例もあり．ADC mapでは明瞭な高値（図1F）．FDG-PETでは，low grade astrocytomaであるにもかかわらずhigh-uptakeを示す

造影灌流画像

〔dynamic susceptibility contrast（DSC）perfusion MRI〕
- Gd造影灌流画像での正常白質-腫瘍内最大脳血液量の比である相対的脳血液量（relative cerebral blood volume：rCBV）について，**毛様細胞性星細胞腫では明瞭な増強効果とは対照的に低く，正常白質に対して1～3倍程度**
- 高悪性度神経膠腫（high-grade glioma）では4～8倍程度，血管芽腫（hemangioblastoma）は10倍以上とされ，鑑別の一助になる．ただし，具体的な測定値は装置や測定方法により異なるため，各施設でのデータ基準を基にした判断が必要

鑑別診断

- **上衣腫**：脳実質内に進展するものの境界は比較的明瞭で，脳実質内を貫通するような形態
- **髄芽腫**：ADC低値を示す，2～6歳児に多い
- **神経節細胞腫（ganglioglioma）**：皮質に多く発生し，石灰化を伴うことが多い
- **血管芽腫**：成人男性に多くVHLと関連，富血管性腫瘍でflow voidを伴う

＜参考文献＞
- Scheithauer, B. W., et al.：Haemangioblastoma. In WHO classification of Tumours of the central nervous system, 4th ed.（Louis, D. N., et al.）International agency for research on cancer, Lyon, 14-21, 2007
- 佐藤一史：毛様細胞性星細胞腫，「脳腫瘍の病理と臨床 改訂第2版」（久保田紀彦，佐藤一史 編著）診断と治療社，p61-65, 2008
- Chang, Y. H., et al.：Pilocytic astrocytoma. In Diagnostic Imaging：Brain, 2nd ed.（Osborn, A. G., et al.）Amirsys Publishing, Inc. Salt Lake City, UT, p I-6-28-32, 2010
- Maeda, M., et al.：Tumor vascularity in the brain：evaluation with dynamic susceptibility-contrast MR imaging. Radiology, 189：233-238, 1993
- Hakyemez, B., et al.：Evaluation of different cerebral mass lesions by perfusion-weighted MR imaging. J Magn Reson Imaging, 24：817-824, 2006
- 臨床・病理脳腫瘍取扱い規約 第3版（日本脳神経外科学会・日本病理学会 編），金原出版，p93-94, p172-174, 2010

＜野口智幸＞

第2章 脳腫瘍

6）天幕下（脳実質内）

089 上衣腫
(ependymoma)

症例① 6歳 女児（退形成性上衣腫, grade Ⅲ）
1週間前から嘔吐, 頭痛. 昨晩から意識障害（三重大学症例）

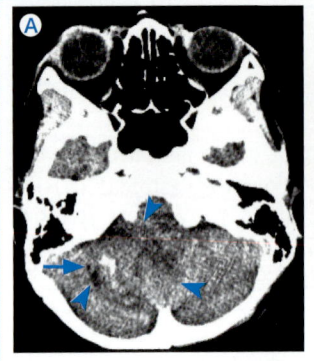

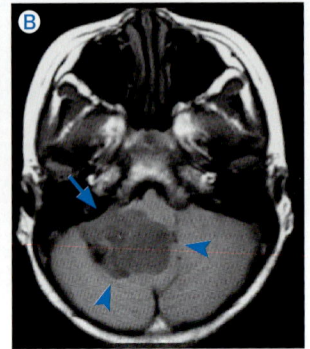

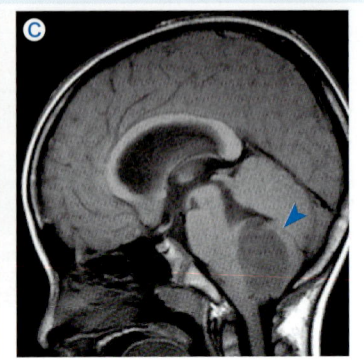

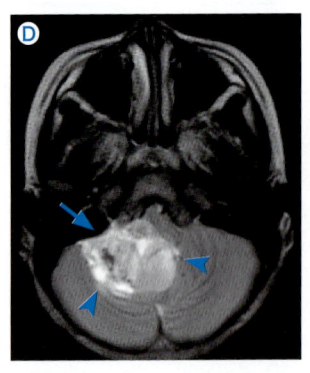

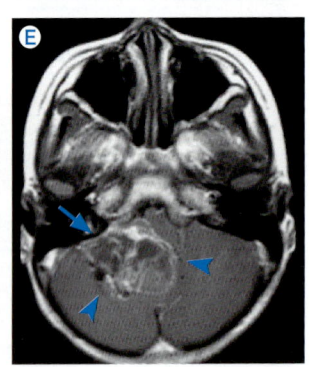

図1 単純CT（A）, T1強調像（B）, T1強調矢状断像（C）, T2強調像（D）, 造影T1強調像（E）

CTにて右小脳半球から小脳虫部の近傍に占拠性病変を認める（A：▶）. 腫瘍内部は石灰化と思われる高吸収域（A：→）を含むなど, 高低混合吸収値を示している. T1強調像で不均一低信号（B, C：▶）, T2強調像で不均一な高低混合信号（D：▶）を示している. 周囲脳実質とは比較的境界明瞭で, かつ右Luschka孔を介して脳室外へ進展しているのがわかる（B, D, E：→）. 造影T1強調像で腫瘍は不均一に増強されている（E：▶）

症例② 83歳 女性（上衣腫（grade Ⅱ））
頭痛と強い嘔気を自覚. 近医MRIで小脳腫瘍を指摘（鈴鹿回生病院症例）

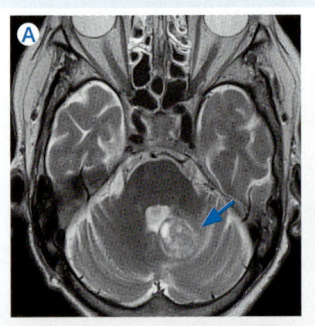

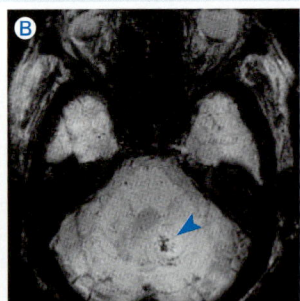

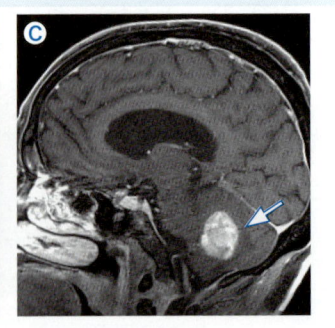

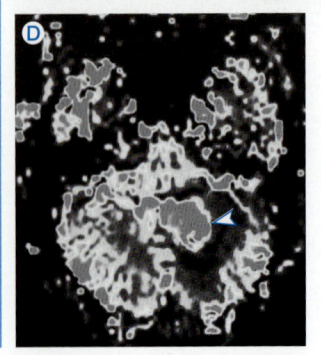

図2 T2強調像（A）, 磁化率強調像（B）, 造影T1強調矢状断像（C）, 脳灌流画像（rCBV map：D）

T2強調像では第4脳室から小脳半球, 虫部へと浸潤する腫瘍を認める（A：→）. 内部には嚢胞も認める. 磁化率強調像では, 腫瘍内部に出血あるいは血管を示唆する低信号を認める（B：▶）. 造影T1強調矢状断像では腫瘍は強く増強効果をされている（C：⇨）. 脳灌流画像（rCBV map）では腫瘍に一致して高値を示し, 腫瘍の血液量は非常に高いことを示唆している（D：▷）. （Dはカラーアトラス参照）

診断に役立つupdateな情報

上衣腫の組織学的サブタイプ
① 脳室外で発生しやすく細胞性成分に富む細胞性上衣腫（cellular ependymoma）
② 組織学的に乳頭状増殖を呈する乳頭状上衣腫（papillary ependymoma）
③ 若年のテント上に発生しやすく核周囲にhaloを伴うオリゴデンドログリアに似た細胞からなる明細胞上衣腫（clear cell ependymoma）
④ 脊髄に多く発生し腫瘍細胞が第3脳室壁領域にある伸長細胞（tanycyte）に類似する伸長細胞性上衣腫（tanycytic ependymoma）
・これらはすべてWHO grade Ⅱであるが、核異型や核分裂像が多数みられ、細胞密度が高く、血管増生や壊死などの悪性所見を呈する場合は、退形成性上衣腫と診断されWHO grade Ⅲ

解説

- 脳腫瘍全国集計（2009年）では、全原発性脳腫瘍のうち、上衣腫は1％、全グリオーマで占める割合は3.1％．5年生存率は75.1％で、WHO grade ⅡまたはⅢ
- 通常、小児に多いが、30％程度は若年成人に発生し、小児は後頭蓋窩に多く、成人はテント上に多いとされ、脳室壁・脊柱管内から発生する上衣細胞（ependymal cell）由来の腫瘍で、緩徐発育．血管周囲偽ロゼットや真性ロゼット、乳頭状配列など多彩な組織学的構造を形成
- テント下の上衣腫は一般に第4脳室内の脳室底より発生．中枢神経系以外にも子宮広靭帯、縦隔、肺、卵巣、仙骨近傍などからの発生の報告あり
- 腫瘍は脳室内方向に膨隆するだけでなく、脳実質側に向かっても増大するが、**脳実質と腫瘍との境界は比較的明瞭**であることが特徴

画像所見

- 画像所見は多彩
- CTで充実成分は灰白質と等～高吸収、増強効果は中等度で不均一、しばしば石灰化あり（図1A）
- MRIでT1強調像では脳実質より軽度低信号、時に著明な小さな低信号域を伴う
- 造影T1強調像ではさまざまな程度の増強効果を呈する腫瘤．比較的境界明瞭で、充実成分や囊胞壁は明瞭に増強（図1E, 2C）
- T2強調像では灰白質と同程度の信号強度で、壊死・囊胞による高信号、石灰化、出血を反映した低信号（図1D）
- 隣接する**脳組織への浸潤は稀だが、浸潤がある場合でも脳実質と腫瘍との境界は比較的明瞭**（図1, 2）．腫瘍が大きくなると**Luschka孔やMagendie孔から進展し**（図1D, E）、脳実質外腫瘍との鑑別が問題

造影灌流画像

〔dynamic susceptibility contrast (DSC) perfusion MRI〕

- Gd造影剤を用いた造影灌流画像での信号低下カーブの形状として、Gd造影剤の腫瘍内通過を反映して信号低下をきたし、下に凸のカーブを描くが、その後もベースラインに戻らず低信号を持続するのが特徴
- また、正常白質−腫瘍内最大血液量比である**相対的脳血液量（relative cerebral blood volume：rCBV）** が非常に高値（図2D）
- 組織学的に血管腔の拡大、血管の窓形成や不完全な脳血管関門を認め、これを反映した所見と推定

鑑別診断

- **髄芽腫**：単純CTで高吸収、MRIで内部均一、第4脳室底部への浸潤傾向は稀、ADC値低下
- **非定型奇形腫様ラブドイド腫瘍**：巨大な腫瘤＋囊胞・壊死、増強効果はさまざま
- **脈絡叢乳頭腫**：カリフラワー状、強い増強効果
- **毛様細胞性星細胞腫**：囊胞＋壁在結節、充実性成分はADC値上昇
- **膠芽腫**：リング状増強＋壊死・出血、周囲の浮腫にも増強効果領域の散在
- **血管芽腫**：非常に高い腫瘍血液量を示し、鑑別が困難なことあり、腫瘍内と腫瘍近傍でのflow voidの存在などを参考

＜参考文献＞
- McLendon, R. E., et al.：Haemangioblastoma. In WHO classification of Tumours of the central nervous system, 4th ed.（Louis, D. N., et al.）International agency for research on cancer, Lyon, p14-21, 2007
- 竹内浩明：上衣腫．「脳腫瘍の病理と臨床 改訂第2版」（久保田紀彦、佐藤一史 編著）診断と治療社, p106-111, 2008
- Majda, M., et al.：Infratentorial ependymoma. In Diagnostic Imaging：Brain, 2nd ed.（Osborn, A. G., et al.）Amirsys Publishing, Inc. Salt Lake City, UT, p I-6-60-63, 2010
- 臨床・病理脳腫瘍取扱い規約 第3版（日本脳神経外科学会・日本病理学会 編）, 金原出版, p106-108, p177-179, 2010

＜野口智幸＞

第2章 脳腫瘍

6）天幕下（脳実質内）

090 上衣下腫
(subependymoma)

症例 35歳 男性
2年前からの顔面痙攣にて頭部MRIを撮影したところ，左小脳橋角部腫瘍を指摘された

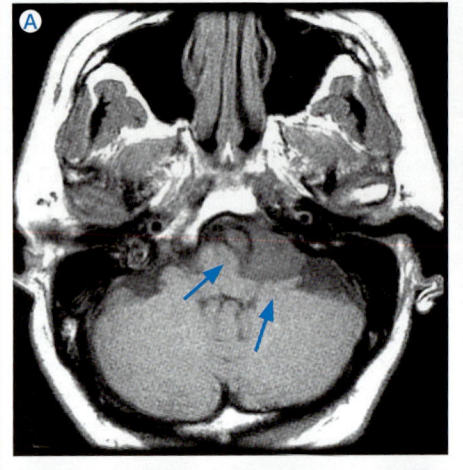

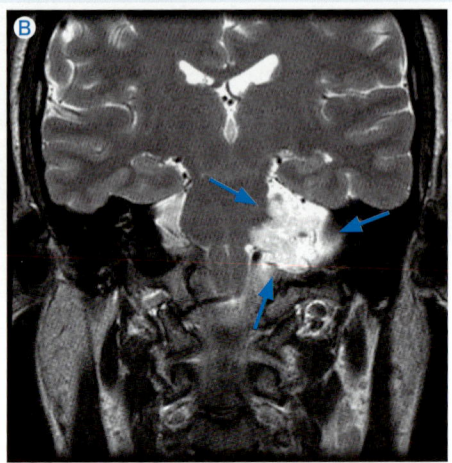

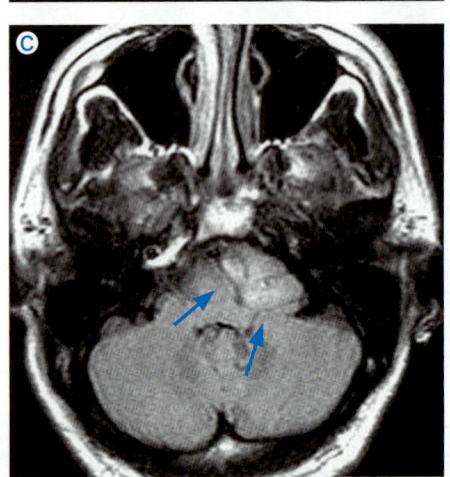

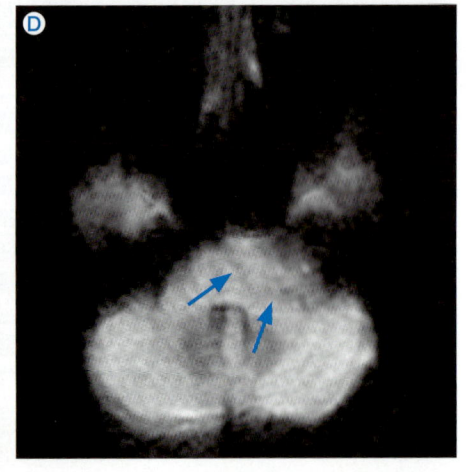

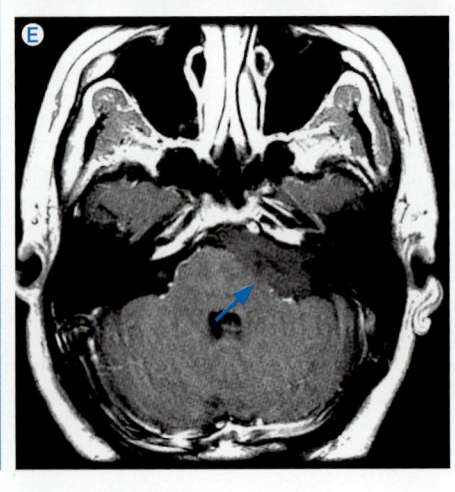

図1 T1強調像（A），T2強調冠状断像（B），FLAIR像（C），拡散強調像（D），造影T1強調像（E）
左小脳橋角部に楕円形の腫瘤性病変．第4脳室最下部にT1強調像にて低信号（A：→），T2強調像で高信号（B：→），FLAIR像で髄液に比較して高信号（C：→），拡散強調像でわずかな高信号（D：→）を示す病変を認める．造影T1強調像では明らかな増強効果は認めない（E：→）
(北原ライフサポートクリニック 菅原道仁先生，東京医科大学茨城医療センター病理診断部 澁谷誠先生のご厚意による)

090 上衣下腫

診断に役立つupdateな情報

混合型上衣・上衣下腫
- 上衣下腫のなかには上衣腫と混在しているようにみえるものがあり，混合型上衣・上衣下腫（mixed ependymoma-subependymoma）と呼ばれ，上衣腫と同じWHO grade Ⅱに分類

解説

- 上衣腫の類縁腫瘍で，上衣細胞性腫瘍の約8％．成人に多く発生し，40〜50歳代にピーク．女性に比べて男性に多く発生
- 通常は脳室壁近傍に発生し，**第4脳室の特に尾側に最も多く**（50〜60％），ついで側脳室（30〜40％）に好発，稀に第3脳室や透明中隔，脊髄では頸髄および胸髄の髄内腫瘍として発生
- 肉眼的には脳室壁から腔内に隆起性に発育する白色充実性の腫瘍．良性かつ非浸潤性で，上衣細胞（ependymal cell）と星細胞（astrocytic cell）より構成される分化型の予後良好な神経膠腫の1つ
- 無症候性あるいは剖検例で発見されることが多く，WHO grade Ⅰ

画像所見

- CTでは境界明瞭で脳実質よりやや低吸収の腫瘍．表面平滑分葉状，通常は造影効果なし，時に石灰化や出血
- T1強調像で低信号（**図1A**），T2強調像で高信号（**図1B**）として認められ，大きいものでは不均一な信号強度，時に部分的に増強効果あり
- 側脳室発生は脳室内にドーム状あるいはポリープ状に突出，Monro孔近傍では脳室壁または透明中隔より発生．**後頭蓋窩のものは第4脳室底より生じ，時に外側陥凹へ進展し小脳延髄裂外へ展開**

鑑別診断

- **上衣腫**：不均一増強性腫瘍で浮腫を伴う
- **脈絡叢乳頭腫**：カリフラワー状増強腫瘍で水頭症の合併が多い
- **血管芽腫**：嚢胞＋壁在結節，嚢胞は造影されず，充実性成分は強い増強，脳室内は稀
- **転移性脳腫瘍**：脳室内の場合脈絡叢に転移しやすい
- **血管腫**：脳室内は稀，ヘモジデリンリングを伴う

〈参考文献〉
- McLendon, R. E., et al.：Subependymoma. In WHO classification of Tumours of the central nervous system, 4th ed.（Louis, D. N., et al.）International agency for research on cancer, Lyon, p70-71, 2007
- 竹内浩明：上衣下腫．「脳腫瘍の病理と臨床 改訂第2版」（久保田紀彦，佐藤一史 編著）診断と治療社，p116-117, 2008
- Karen, M., et al.：Subependymoma. In Diagnostic Imaging : Brain, 2nd ed.（Osborn, A. G., et al.）Amirsys Publishing, Inc. Salt Lake City, UT, p Ⅰ-6-68-71, 2010
- 臨床・病理脳腫瘍取扱い規約 第3版（日本脳神経外科学会・日本病理学会 編），金原出版，p105-106, p179-180, 2010

〈野口智幸〉

第2章 脳腫瘍

脳神経外科 　神経内科 　小児科

6）天幕下（脳実質内）

091 非定型奇形腫様 / ラブドイド腫瘍
(atypical teratoid/rhabdoid tumor：AT/RT)

症例 　1歳4カ月　男児
2カ月前より顔面痙攣にて耳鼻科受診，次第に頭痛，嘔吐や立位保持できないなどの症状が出現（帝京大学症例）

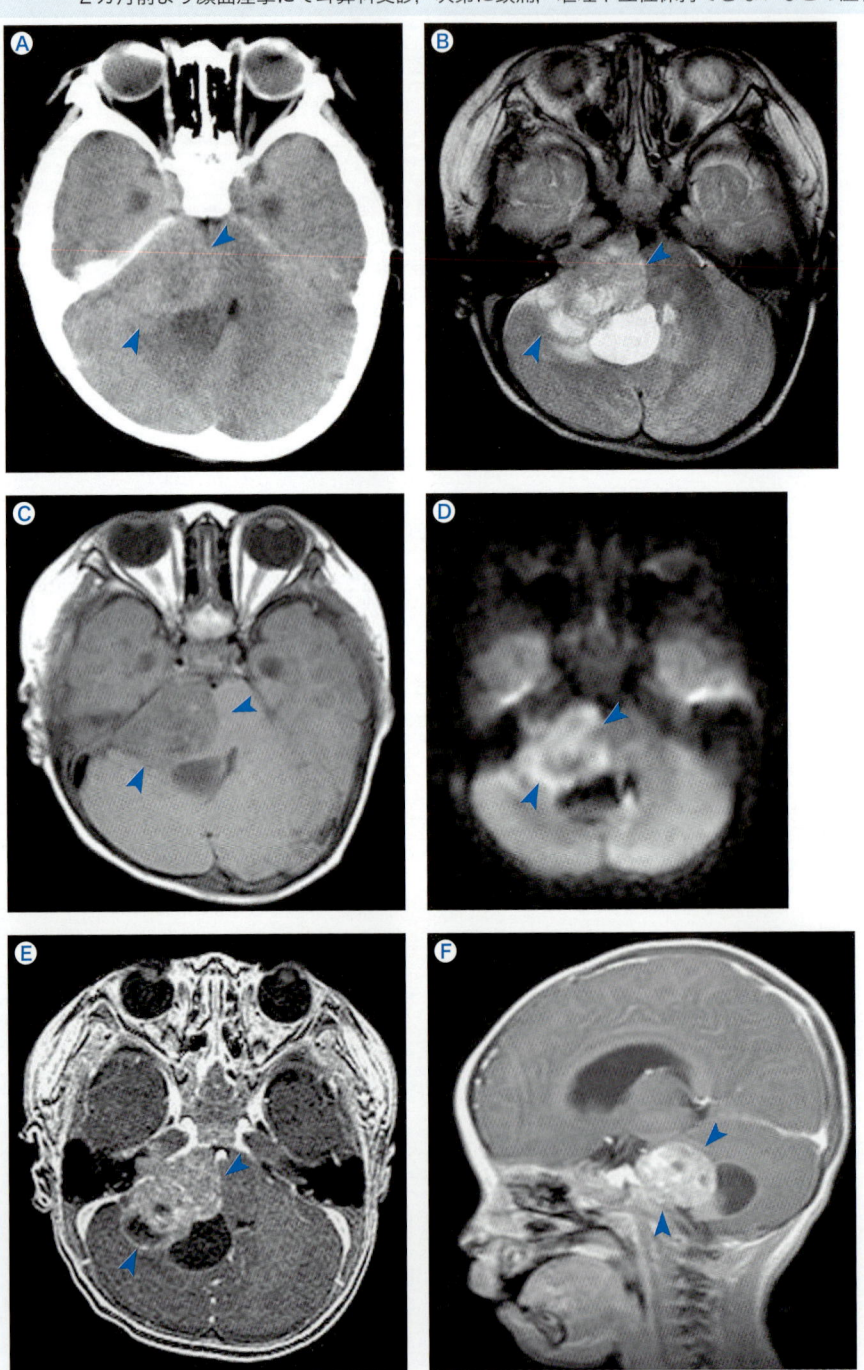

図1　単純CT（A），T2強調像（B），T1強調像（C），拡散強調像（D），造影T1強調像（E），造影T1強調矢状断像（F）
CTにて右小脳橋角槽を中心に淡い高吸収腫瘤を認める（A：▶）．充実成分と囊胞成分を含む腫瘤で，充実部分はT2強調像で等〜淡い高信号（B：▶），T1強調像で灰白質よりやや低信号（C：▶），拡散強調像では高信号（D：▶）を示す．造影T1強調像で充実部分は不均一に増強され（E：▶），囊胞部分の辺縁も増強されている（F：▶）

診断に役立つupdateな情報

INI1/hSNF5蛋白遺伝子
- この遺伝子は22q染色体にある癌抑制遺伝子の一種で，中枢神経だけでなく，腎臓，軟部組織に発生する悪性ラブドイド腫瘍（malignant rhabdoid tumors）において変異や欠失を認める．そのためINI1の免疫染色では非定型奇形腫様ラブドイド腫瘍以外の脳腫瘍（髄芽腫やPNET）では核が染色されるが，非定型奇形腫様ラブドイド腫瘍ではこの遺伝子の変異や欠失があるために染色されず，病理組織学的な鑑別点である

ラブドイド腫瘍素因症候群（rhabdoid predisposition syndrome）
- 腎臓，軟部組織，脳・脊髄に非定型奇形腫様ラブドイド腫瘍が多発する疾患として，ラブドイド腫瘍素因症候群（rhabdoid predisposition syndrome）が提唱された．原因遺伝子はINI1/hSNF5で第22染色体に存在する癌抑制遺伝子
- 脳腫瘍では非定型奇形腫様ラブドイド腫瘍の合併が最も多いが，脈絡叢癌，髄芽腫，PNETも発生

解説

- 主に乳児や年少時のテント下に好発し，横紋筋肉腫様細胞（rhabdoid cell）の他，組織学的に未分化神経外胚葉細胞（primitive neuroectodermal cell）や多胚葉性細胞（神経外胚葉，中胚葉，上皮など）を含む高悪性度のきわめて予後不良の腫瘍
- 多胚葉への分化能をもつ胚細胞が悪性化したと考えられ，INI1/hSNF5遺伝子の不活化と密接に関連．発生部位は小脳（38%）と小脳橋角部（10.5%）で半数を超えるが，大脳半球（38%），稀に脊髄にも発生
- 2歳以下に多く，やや男児に多く，髄液播種合併が高頻度

画像所見

- 比較的大きな腫瘍でみつかることが多く，壊死や嚢胞を充実性成分内に混在する不均一な腫瘍
- CTで充実性成分は等〜高吸収，嚢胞や腫瘍内出血，点状〜結節状石灰化（図1A）
- MRIで灰白質と同程度の信号，不均一増強（図1B〜F）．未分化神経外胚葉性腫瘍（primitive neuroectodermal tumor：PNET）や髄芽腫，上衣腫に類似し，髄液播種を高頻度合併

鑑別診断

- **髄芽腫**：嚢胞含有は比較的少ない，年長児から小学生低学年に発生しやすい
- **上衣腫**：石灰化，嚢胞，出血など多彩で，顕著で不均一な増強効果
- **脈絡叢乳頭腫**：脳室内のカリフラワー状増強腫瘤
- **膠芽腫**：リング状増強，時に周辺の浮腫領域にも増強効果あり

＜参考文献＞
- 竹内浩明：atypical teratoid/rhabdoid tumor.「脳腫瘍の病理と臨床 改訂第2版」（久保田紀彦，佐藤一史 編著），診断と治療社，p173-175, 2008
- Judkins, A. R., et al.：Atypical teratoid/rhabdoid tumour. In WHO classification of Tumours of the central nervous system, 4th ed. (Louis, D. N., et al.) International agency for research on cancer, Lyon, p147-150, 2007
- Chang, Y. H., et al.：Atypical Teratoid-Rhabdoid tumor. In Diagnostic Imaging：Brain, 2nd ed. (Osborn, A. G., et al.) Amirsys Publishing, Inc. Salt Lake City, UT, p I-6-128-131, 2010
- 臨床・病理脳腫瘍取扱い規約 第3版（日本脳神経外科学会・日本病理学会 編），金原出版，p127-128, 2010

＜野口智幸＞

第2章 脳腫瘍

6）天幕下（脳実質内）

092 Lhermitte-Duclos病
(Lhermitte–Duclos disease：LDD)

症例 67歳　男性
生来健康．意識消失発作で発見され救急搬送された

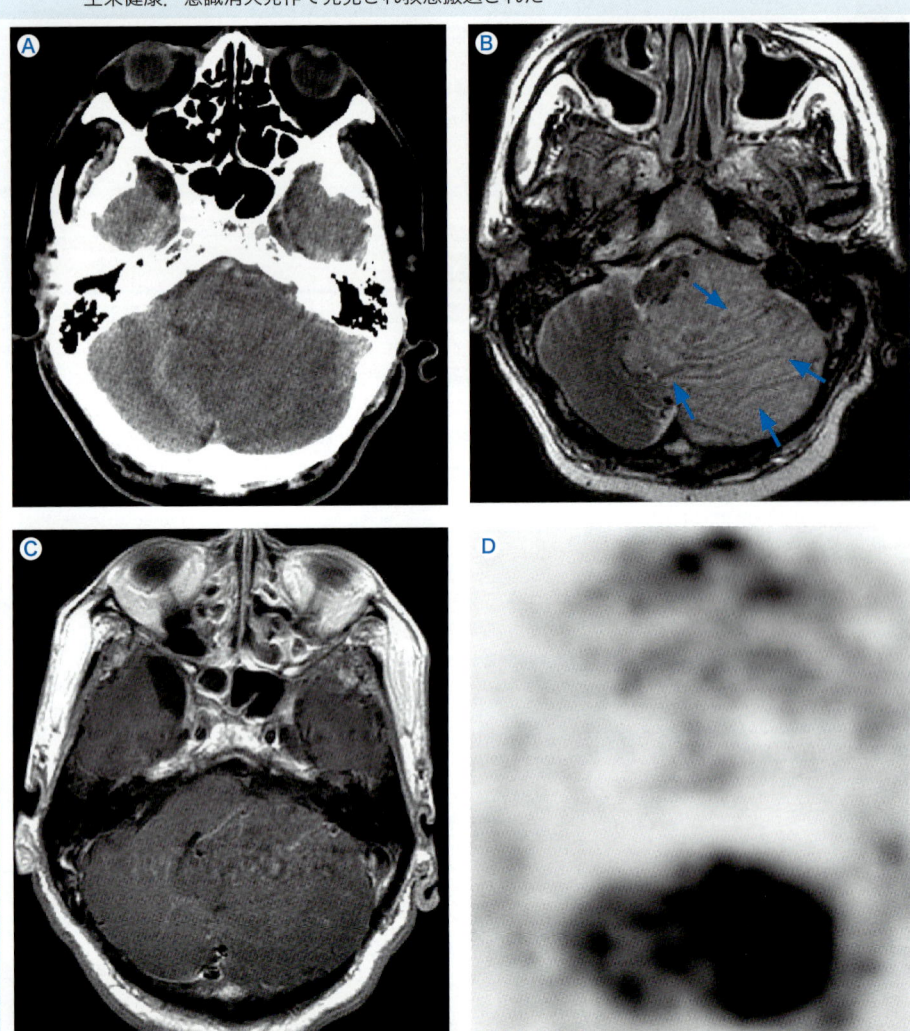

図1 単純CT（A），T2強調像（B），造影T1強調像（C），FDG-PET（D）
A：左小脳半球に低吸収の腫瘤病変を認める
B：左小脳半球に高信号の腫瘤病変を認める．内部には特徴的な縞状パターンを認める（→）．脳幹は圧排されている
C：腫瘍には表面の静脈以外に増強効果がない
D：腫瘍にはFDGの高集積を認める
（済生会松阪総合病院放射線科　中川俊男先生のご厚意による）

092 Lhermitte-Duclos病

診断に役立つupdateな情報

Cowden症候群
- Cowden症候群とは，ヒト染色体の10q22-23にコードされるPTEN遺伝子の変異を原因とする全身性に過誤腫（hamartoma）が多発する疾患で，多発性過誤腫症候群の1つ．常染色体優性遺伝であり，乳癌，甲状腺癌，皮膚癌を高率に発症

多発性過誤腫症候群（multiple hamartoma syndrome）
- 別名，PTEN hamartoma tumor syndrome（PTEN過誤腫腫瘍症候群）．PTEN遺伝子の変異を原因として多発性の過誤腫や癌を発生する症候群で，Cowden症候群やLhermitte-Duclose病の他，Bannayan-Riley-Ruvalcaba症候群（発達遅延，大頭症，脂肪腫症，血管腫症，陰茎斑状色素沈着）や恐らくProteus症候群（半身肥大，皮下腫瘍，多様な骨皮膚血管奇形，色素沈着，多発性脂肪腫）が含まれる
- PTENとは癌抑制遺伝子の1つであり，PTENの欠失により細胞の成長，移動，増殖，生存の促進作用が働く

解説

- Lhermitte-Duclos病（LDD）とは小脳に小脳異形成性神経節細胞腫（dysplastic gangliocytoma）が発生する疾患で，約50％にCowden症候群を合併
- dysplastic gangliocytomaは組織学的に大きな異型神経細胞（＝肥大した顆粒細胞）が顆粒細胞層から分子細胞層にわたって多数存在
- 成人発症のLDDにはPTEN（phosphatase and tensin homolog deleted on chromosome 10）遺伝子の異常が必ず認められるが，小児例では認められないことから，両者の発生機序は異なると推定
- Cowden症候群を発症する前にLDDが発現することがあり，LDD発症後にはその後の注意深い経過観察が必要
- 他の脳症状では巨脳症（20～70％），異所性灰白質，水頭症，精神発達遅延，痙攣など

画像所見

- 通常片側性で，小脳半球に発生し，時に小脳虫部，稀に脳幹に進展
- **小脳回の肥大と時に嚢胞形成を伴う小脳構築の変形**（トラ柄の縞模様tiger-striped appearance）が特徴的（図1 B）
- 時に巨大化．扁桃ヘルニアをきたしChiari奇形I型を合併する場合や，中脳水道～第4脳室を圧排することで水頭症を発症する報告あり
- 造影T1強調像にて増強効果を伴う拡張した静脈枝が腫瘍内部や表面に沿って走行（図1 C）．磁化率強調像でも同様の静脈枝を描出可能
- 拡散強調像では周囲実質と比べてT2 shine-through効果を反映した高信号，ADC mapでは軽度高値
- Gd造影灌流像ではrCBVとrCBF増加．信号曲線の経時的変化も特徴的で，rCBVの増加を反映して著明な信号低下の後，血液脳関門blood-brain barrierが維持されていることを反映して再びすみやかに基線へ復帰
- FDG-PETで高集積（図1 D），MRSでは著明な乳酸ピークが特徴的（腫瘍内での糖代謝の異常亢進を反映している可能性）

鑑別診断

- 小脳梗塞：拡散強調像で高信号，ADC値低下
- 小脳炎：急性症候性発症
- 小脳異形成：増大せず，水頭症をきたさない
- 神経節細胞腫：小脳は稀だが形状は非常に類似
- 線維形成性結節性髄芽腫（desmoplastic/nodular medulloblastoma）：結節状に分画された腫瘍細胞が特徴，成人に好発

＜参考文献＞
- 佐藤一史：Cowden症候群，multiple hamartoma and neoplasia syndrome，Lhermitte-Duclos症候群．「脳腫瘍の病理と臨床 改訂第2版」（久保田紀彦，佐藤一史 編著），診断と治療社，p303，2008
- Eberhart, C. G., et al.：Cowden disease and dysplastic gangliocytoma of the cerebellum/Lhermitte-Duclos disease. In WHO classification of Tumours of the central nervous system, 4th ed. (Louis, D. N., et al.) International agency for research on cancer, Lyon, p226-228, 2007
- Grant, P. E., et al.：Lhermitte-Duclos disease. In Diagnostic Imaging：Brain, 2nd ed. (Osborn, A. G., et al.) Amirsys Publishing, Inc. Salt Lake City, UT, p I-1-120-123, 2010
- 臨床・病理脳腫瘍取扱い規約 第3版（日本脳神経外科学会・日本病理学会 編），金原出版，p113，2010

＜野口智幸＞

7）天幕下（脳実質外）

093 神経鞘腫
(schwannoma)

症例① 76歳 男性（左聴神経鞘腫）
聴力低下，ふらつき

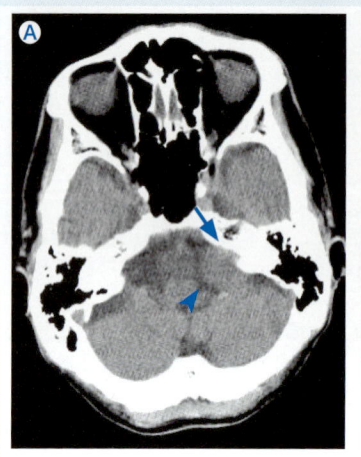

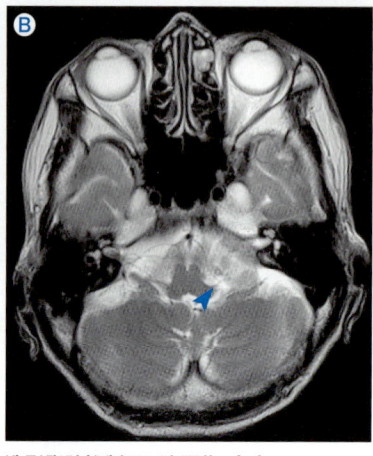

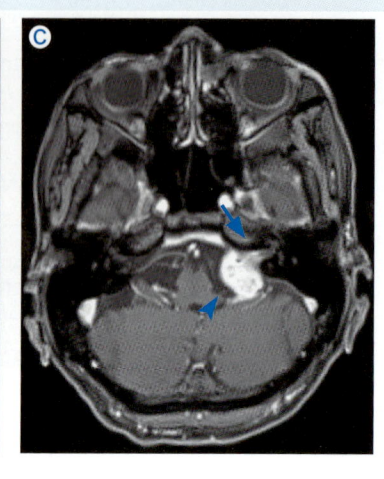

図1 単純CT（A），T2強調像（B），造影脂肪抑制T1強調像（C）
左小脳橋角部にやや低吸収を示す境界明瞭な腫瘤を認める（A，B，C：▶）．同側の内耳道の拡大を伴っている（A：→）．T2強調像で不均一高信号（B：▶），造影T1強調像で明瞭な増強効果を示す腫瘤（C：▶）を認める．腫瘍の一部は拡大した内耳道の内部に連続している（C：→）．

症例② 31歳 男性（左舌下神経鞘腫（非典型例））
両上下肢，顔面のしびれ，嚥下障害

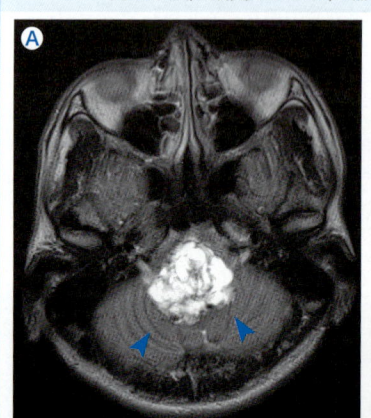

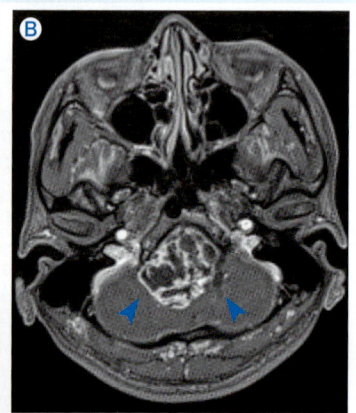

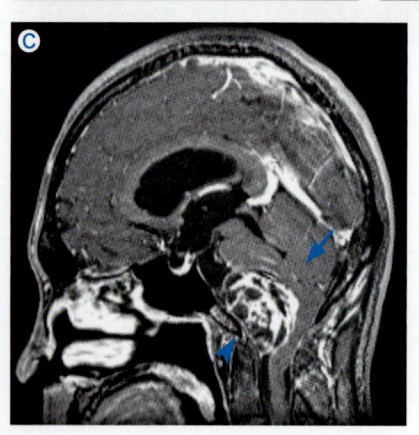

図2 T2強調像（A），造影T1強調像（B），造影T1強調矢状断像（C）
延髄傍前部に境界明瞭な腫瘤を認める（A，B，C：▶）．T2強調像で多房性嚢胞性成分を反映した不均一高信号（A：▶），造影T1強調像で明瞭な増強効果を示す腫瘤（B，C：▶）を認める．左舌下神経管の拡大はなく，由来がはっきりしない．腫瘍は脳幹を後方に顕著に圧排している（C：→）．

093 神経鞘腫

診断に役立つupdateな情報

NF2遺伝子と神経鞘腫
- 最近の遺伝子解析の結果，神経鞘腫の発生には神経線維腫症タイプ2の発症に関係するNF2遺伝子とその発現蛋白であるメルリン（merlin）またはシュワミン（schwannomin）と関連性あり
- 神経鞘腫の60%にNF2遺伝子の異常を認め，また神経鞘腫の発生にはmerlinの機能停止が必須
- 一方で，NF-2では神経鞘腫の他，髄膜腫や上衣腫も発生するが，これらの腫瘍とNF2遺伝子との関連性はいまだ不明

携帯電話と神経鞘腫
- 携帯電話を約10年間以上使用している場合，携帯電話を使う側での脳腫瘍発生リスクを2倍にすると最近報告されている．それによれば神経膠腫と聴神経腫瘍では有意な差がみられ，髄膜腫では認めなかった．今後の議論を待ちたい

解説

- 高分化のシュワン細胞（Schwann cell）からなる被包化された良性神経鞘腫瘍．WHO grade I．全世代でみられるが，小児は比較的稀
- 全原発性脳腫瘍の10.5%，小脳橋角部発生が85%で，脊髄根にも好発．稀な発生部位として脳実質内，脳室内，嗅窩，トルコ鞍内，脊髄髄内などがあり，これらの発生母地として血管周囲の神経叢のシュワン細胞や脈絡叢に残存したシュワン細胞由来と推定
- 多発性神経鞘腫はほとんど神経線維腫症タイプ2（neurofibromatosis-2）に合併して発生
- 嗅神経と視神経自体からは神経鞘腫は発生しないとされるが，実際には嗅窩部にも発生し，その発生母地としては嗅糸，三叉神経硬膜枝，前篩骨神経，脳軟膜血管周囲の神経叢などの諸説あり．第3～12脳神経のいずれからも発生するが，多くは感覚神経由来
- 組織学的に紡錘形細胞が密に増殖するAntoni type Aと，腫瘍細胞が粘液状の基質の中に疎に存在するAntoni type Bが混在
- 腫瘍は非常に血管が豊富で，時に血管腫様．血管壁は薄く，小囊胞，ヘモジデリン沈着，血栓形成あり

画像所見

- CTや単純X線写真で内耳道の拡大（図1 A, C）（Stenvers法：内耳道8mm以上，左右差2mm以上）
- CTで低～等吸収（図1 A），充実性部分は著明に造影．石灰化は稀だが囊胞内出血は頻繁．通常はT1強調像で低信号，T2強調像で高信号（図1 B, 2 A）．充実性成分および囊胞壁も通常強く造影（図1 C, 2 B, 2 C）
- 聴神経腫瘍の栄養血管は，後頭動脈，上行咽頭動脈，中硬膜動脈などの外頸動脈系から流入し，椎骨脳底動脈系からは稀
- 50%程度は発見から数年間の間増大は認めないが，増大する場合でも年2～4mm程度．ただし，5%程度には急速増大をきたす腫瘍が存在し，年18mm超もあり

鑑別診断

- 増強効果を伴う脳神経腫大の鑑別として，転移，悪性リンパ腫，脳実質外に突出した毛様細胞性星細胞腫や第4脳室から突出した上衣腫など．小脳橋角部として，類上皮腫，動脈瘤，髄膜腫，転移など

＜参考文献＞
- 佐藤一史：神経鞘腫．「脳腫瘍の病理と臨床 改訂第2版」（久保田紀彦，佐藤一史 編著）診断と治療社，p177-181，2008
- Scheithauer, B. W., et al.: Schwannoma. In WHO classification of Tumours of the central nervous system, 4th ed. (Louis, D. N., et al.) International agency for research on cancer, Lyon, p152-155, 2007
- Harnsberger, H. R., et al.: Nonvestibular Schwannoma. In Diagnostic Imaging: Brain, 2nd ed. (Osborn, A. G., et al.) Amirsys Publishing, Inc. Salt Lake City, UT, p I-6-136-139, 2010
- Harnsberger, H. R., et al.: Vestibular Schwannoma. In Diagnostic Imaging: Brain, 2nd ed. (Osborn, A. G., et al.) Amirsys Publishing, Inc. Salt Lake City, UT, p II-3-26-29, 2010
- 臨床・病理脳腫瘍取扱い規約 第3版（日本脳神経外科学会・日本病理学会 編），金原出版，p129-131，p185-188，2010

＜野口智幸＞

第2章 脳腫瘍

7）天幕下（脳実質外）

094 髄膜腫
(meningioma)

症例　60歳　女性（右錐体骨髄膜腫）
3日前に一過性のふらつきがあり，近医でのCTにて腫瘍を指摘された

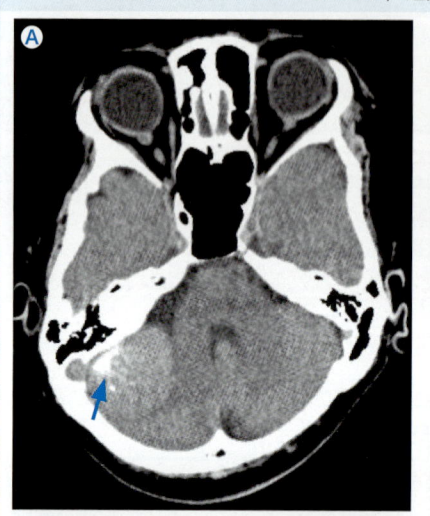

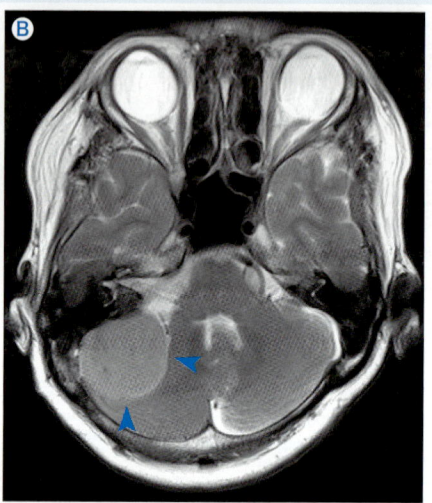

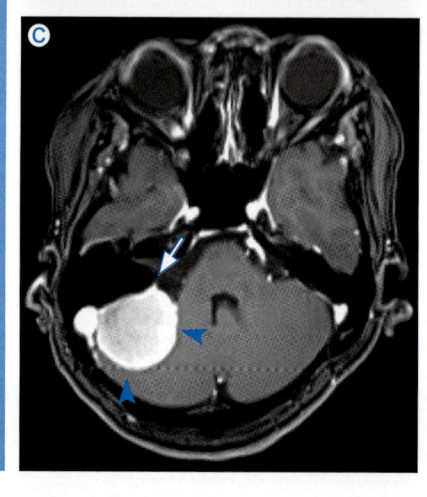

図1　単純CT（A），T2強調像（B），造影脂肪抑制T1強調像（C）
CTにて右錐体骨に接して楕円形の高吸収腫瘤を認め，内部に石灰化を伴っている（A：→）．T2強調像では均一な軽度高信号（B：▶），造影T1強調像では均一な増強効果を示す腫瘤が錐体骨に広く付着している（C：▶）．腫瘤の辺縁には dural tail sign を認める（C：⇨）

診断に役立つupdateな情報

髄膜腫の頭実質浸潤
- 脳実質へ不整な舌状の突出を示す場合には，脳実質浸潤の疑いあり．脳浸潤がある場合は再発率や死亡率が高率
- 組織学的には悪性度が高くなくても起こり得，かつ再発率は切除率に大きく左右されるものの，良性で7〜25％，非定型性で29〜52％，退形成性で50〜94％と組織学的な悪性度で差がある

放射線照射と髄膜腫
- 頭部放射線治療の後，髄膜腫が発生することはよく知られている．線量と照射後発症までの期間には相関性があるとされ，放射線照射後において，低線量（〜8Gy）で35年，中等度線量で26年，高線量（>20Gy）で19〜24年との報告がある

解説

- くも膜顆粒を構成する髄膜皮細胞（meningothelial cell）由来の腫瘍で，通常硬膜の内面に付着．くも膜顆粒の表面にある上皮様の帽細胞（cap cell）は髄膜皮性髄膜腫に，くも膜顆粒の内部の芯にある線維芯細胞（fibrous core cell）は線維性髄膜腫に腫瘍化したものと推定
- WHO grade Ⅰで特殊なサブタイプや形態学的指標の組み合わせによりgrade ⅡやⅢに対応．全原発性脳腫瘍の27.1％（髄膜腫26.4％，悪性髄膜腫0.6％）
- 神経線維腫症タイプ2（neurofibromatosis-2）では多発性であることが多く，中高年女性に多いが小児にも発生
- 主に頭蓋内，脊柱管内，眼窩に多く，脳室内や硬膜外腔は稀．頭蓋内では頭蓋冠，大脳鎌，静脈洞，嗅窩，蝶形骨縁，傍鞍部，視神経鞘，錐体骨縁，小脳テント．脊柱管内では胸椎レベル．悪性髄膜腫では肺，胸膜，骨，肝などに転移も認める

画像所見

- MRIでは均一な増強効果を呈する髄膜由来の腫瘍，CTで石灰化（図1A），腫瘍の辺縁にはdural tail sign（図1C）と呼ばれる所見あり
- dural tailの部分は腫瘍による浸潤性変化と非浸潤性変化（線維血管組織の反応性変化など）のどちらの場合もあり
- 隣接する脳実質の浮腫性変化を伴うことがあり，腫瘍と脳実質との癒着や浸潤を示唆．時に付着部骨壁の骨融解や逆に骨過形成（hyperostosis），また"blistering"と呼ばれる付着部骨の凹凸状変化あり
- また頭蓋骨に浸潤すると稀に脳主幹動脈を腫瘍内に巻き込むことがあるが動脈壁への浸潤は非常に稀．一方，microcystic meningiomaではほとんど造影されないものがあることも注意

造影灌流画像

〔dynamic susceptibility contrast (DSC) perfusion MRI〕

- Gd造影灌流画像での正常白質−腫瘍内最大脳血液量の比である相対的脳血液量（relative cerebral blood volume：rCBV）について，髄膜腫では正常白質に対して4〜8倍程度と高値を示し，同じく代表的な後頭蓋窩脳実質外腫瘍である神経鞘腫では2〜4倍程度と鑑別に有用

鑑別診断

- **髄膜転移**：特に乳癌
- **肉芽腫性病変**：結核腫，サルコイドーシス
- **特発性肥厚性硬膜炎，髄外造血，血管外皮腫**：腫瘍内石灰化や付着部骨肥厚は稀

<参考文献>
- 久保田紀彦：髄膜腫．「脳腫瘍の病理と臨床 改訂第2版」（久保田紀彦，佐藤一史 編著）診断と治療社，p184-199, 2008
- Perry, A., et al.：Meningiomas. In WHO classification of Tumours of the central nervous system, 4th ed. (Louis, D. N., et al.) International agency for research on cancer, Lyon, p164-172, 2007
- Harnsberger, H. R., et al.：Meningioma, APC-IAC. In Diagnostic Imaging：Brain, 2nd ed. (Osborn, A. G., et al.) Amirsys Publishing, Inc. Salt Lake City, UT, p II-3-30-33, 2010
- Thurnher, M. M., et al.：Meningioma. In Diagnostic Imaging：Brain, 2nd ed. (Osborn, A. G., et al.) Amirsys Publishing, Inc. Salt Lake City, UT, p II-4-72-77, 2010
- Thurnher, M. M., et al.：Atypical and Malignant Meningioma. In Diagnostic Imaging：Brain, 2nd ed. (Osborn, A. G., et al.) Amirsys Publishing, Inc. Salt Lake City, UT, p II-4-78-81, 2010
- Hakyemez, B., et al.：Evaluation of different cerebral mass lesions by perfusion-weighted MR imaging. J Magn Reson Imaging, 24：817-824, 2006
- 臨床・病理脳腫瘍取扱い規約 第3版（日本脳神経外科学会・日本病理学会 編），金原出版，p136-141, p188-193, 2010

<野口智幸>

第2章 脳腫瘍　　脳神経外科　神経内科　小児科

7）天幕下（脳実質外）

095　くも膜嚢胞
(arachnoid cyst)

症例①　4カ月　女児
37週1日重症新生児仮死で出生．出生時の頭部の超音波検査にて後頭部正中から左側にかけ嚢胞性腫瘤を指摘された

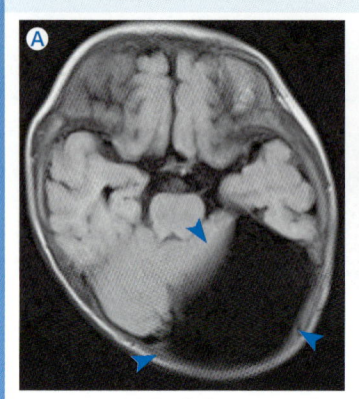

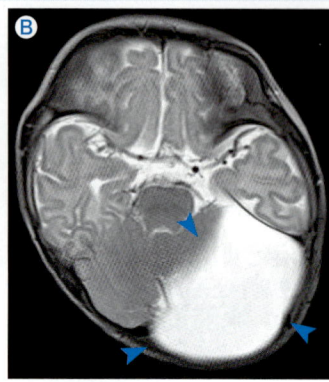

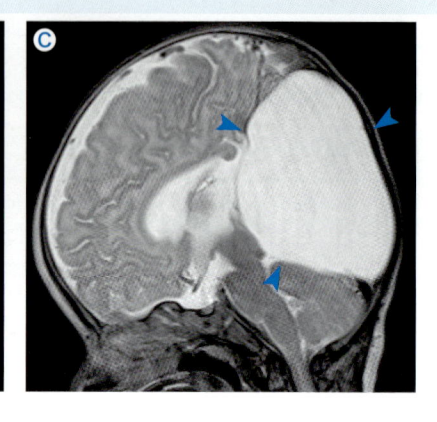

図1　T1強調像（A），T2強調像（B），T2強調矢状断像（C）
小脳天幕下に巨大な嚢胞性腫瘤を認める（A，B，C：▶）．内部はT1強調像で低信号（A：▶），T2強調像で高信号（B：▶）を示し，脳脊髄液と同じ信号パターンである．周囲の左小脳半球や左後頭葉は圧排変形しているが，嚢胞に隣接しない脳実質の変形は軽度である．臨床的にくも膜嚢胞と診断され，現在経過観察中

症例②　10歳　女児
右側聴力変動のためMRI施行したところ，健常側の延髄小脳裂に偶然嚢胞性病変を指摘された

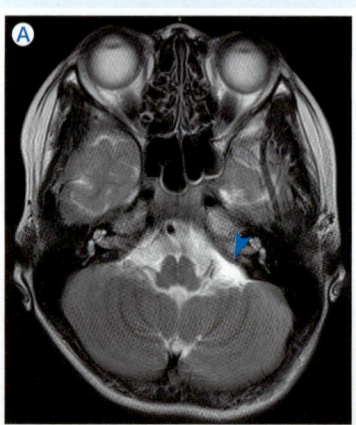

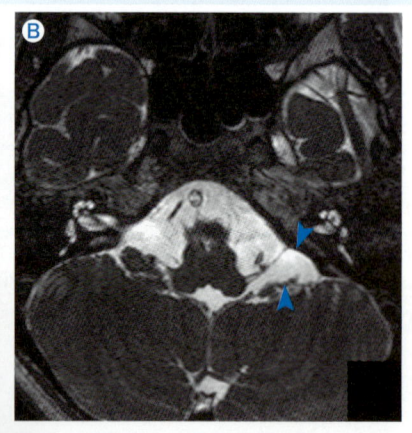

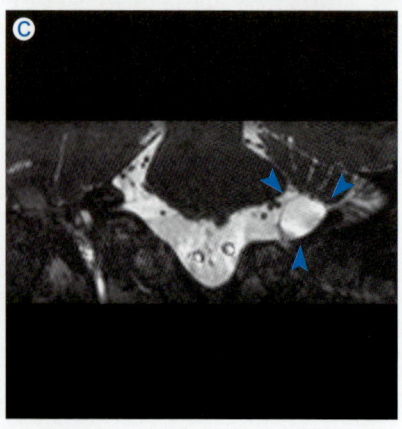

図2　T2強調像（A），CISS像（B），CISS像（再構成冠状断像：C）
T2強調像で左延髄小脳裂に高信号域（A：▶）がみられる．CISS像では薄い嚢胞壁（B，C：▶）を認める．臨床的にくも膜嚢胞と診断され，現在経過観察中

診断に役立つupdateな情報

先天性嚢胞性病変の鑑別
- 後頭蓋窩正中に発生する先天性嚢胞性病変として，くも膜嚢胞の他，Dandy-Walker奇形，Blake嚢胞，拡大大後頭槽があがる
- Dandy-Walker奇形では小脳虫部の形成不全および静脈洞交会の頭側偏位，Blake嚢胞では小脳虫部は正常でMagendie孔の開大に伴う脈絡組織の後方偏位，くも膜嚢胞では小脳虫部およびMagendie孔は正常で嚢胞進展範囲が内後頭隆起よりも頭側へ進展，拡大大後頭槽では小脳虫部およびMagendie孔は正常で嚢胞範囲が内後頭隆起よりも尾側に留まること，が形態学的鑑別点とされる

解説

- 嚢胞内に透明の液体が貯留する先天性の頭蓋内占拠性病変の1つ．くも膜自体の発達障害，形態異常により嚢胞が形成されるため，くも膜の存在するあらゆる場所に発生．しかし，その約半数は中頭蓋窩に発生し，後頭蓋窩に30％，鞍上部に10％
- 発生原因に定説はないが，髄液循環の異常がくも膜の重複と断裂を生じ，この間に液体の貯留が出現したものと推定
- くも膜嚢胞の増大の原因としては，髄液腔－嚢胞間の浸透圧差，嚢胞のcheck valve機構説，脳拍動説，嚢胞壁に貯留液分泌能を有すると推定

画像所見

- 境界明瞭な円形・楕円形の脳実質外嚢胞で，サイズは数mmから十数cmまでさまざま
- 内部はCTでは低吸収で増強効果なし．CT脳槽造影では脳槽との交通性・非交通性のどちらもあり．MRIでいずれも脳脊髄液と等しいパターン（図1A～C, 2A）．特にFLAIR像で内部が低信号であることが特徴的．また，拡散強調像で脳脊髄液と同程度の信号低下．高頻度で脳実質や脳血管の圧排所見あり．圧排された脳実質は低形成を示すことが多い．CISSでは薄い嚢胞壁を描出可能．（図2B, C）

鑑別診断

- **類上皮腫**：拡散強調像で高信号
- **慢性硬膜下血腫**：内部信号が脳脊髄液と異なる，T2*強調像で出血の痕跡を認める
- **硬膜下液貯留，孔脳症**：外傷や脳血管障害の既往，脳実質の圧排所見なし
- **神経腸管嚢胞**：後頭蓋窩正中部に発生，通常蛋白性成分を含む
- **神経膠嚢胞**：通常脳実質内に発生
- **Dandy-Walker奇形（Dandy-Walker malformation）**：小脳虫部の形成不全
- **Blake嚢胞（Blake's pouch cyst）**：Magendie孔の開大
- **拡大大後頭槽（mega cisterna magna）**：拡大した大後頭槽

<参考文献>
- 重森 稔 他：くも膜嚢胞．「神経症候群III」日本臨牀社，p656-659, 2008
- Osborn, A. G., et al.：Arachnoid cyst. In Diagnostic Imaging：Brain, 2nd ed.（Osborn, A. G., et al.）Amirsys Publishing, Inc. Salt Lake City, UT, p I-7-6-9, 2010
- Utsunomiya, H., et al.：Midline cystic malformations of the brain：imaging diagnosis and classification based on embryologic analysis. Radiat Med, 24：471-481, 2006
- 臨床・病理脳腫瘍取扱い規約 第3版（日本脳神経外科学会・日本病理学会 編），金原出版，p167, 2010

<野口智幸>

第2章 脳腫瘍

7）天幕下（脳実質外）

096 類上皮腫 / 類上皮嚢胞
(epidermoid, epidermoid cyst)

症例 24歳　女性
仕事中にめまいで転倒しそうになったため，近医受診．MRIにて脳腫瘍を指摘された

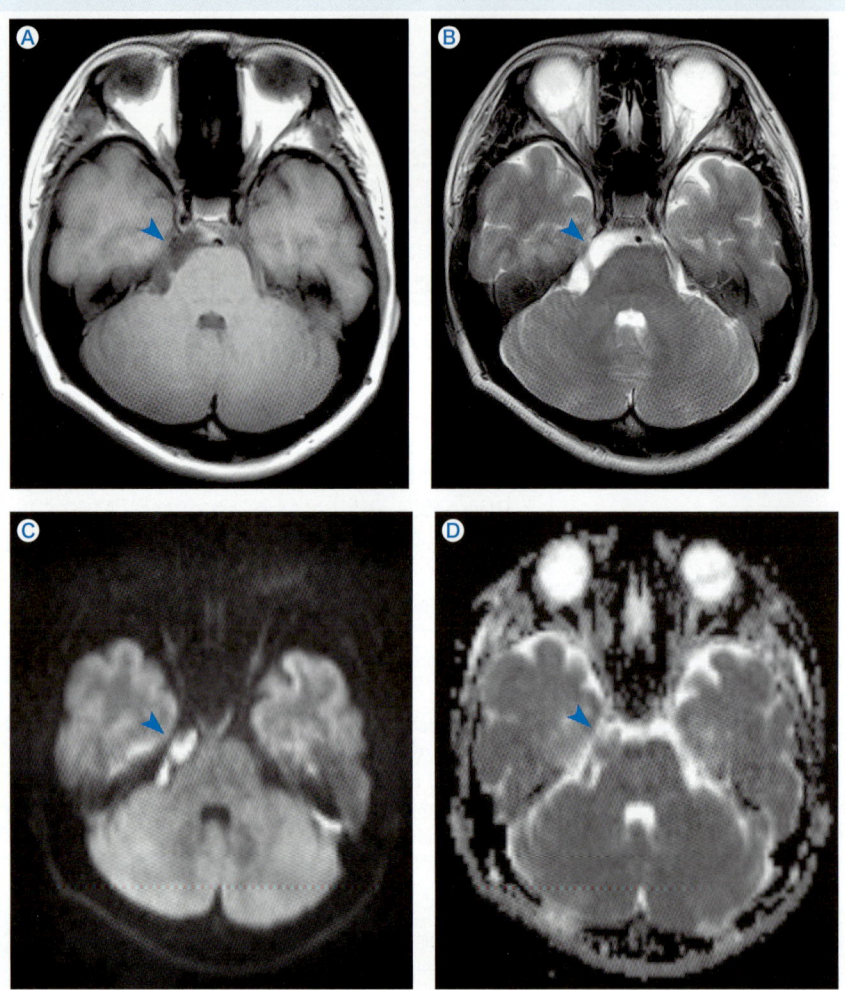

図1 T1強調像（A），T2強調像（B），拡散強調像（C），ADC map（D）
橋および小脳は左後方に圧排され，小脳橋角部に占拠性病変が疑われるものの，T1強調像（A：▶），T2強調像（B：▶）ともに病変描出が不明瞭．しかし拡散強調像では右三叉神経を囲むように高信号腫瘤が認められ（C：▶），ADC mapでは脳実質と等値を示している（D：▶）．

096 類上皮腫／類上皮嚢胞

診断に役立つupdateな情報

悪性転化
- 類上皮腫が悪性転化した場合，多くは扁平上皮癌．逆に類上皮腫由来の扁平上皮癌と診断するには，他部位からの転移を否定する他，中耳腔・含気洞・トルコ鞍由来の扁平上皮癌との鑑別が必要
- 平均は52歳で男性に多く，急速な増悪，再発，CTやMRIでの増強効果が悪性転化を疑わせる特徴的所見

white epidermoid
- 稀に高蛋白内容物を反映しCTで高吸収，MRIでもT1強調像で高信号，T2強調像で低信号と，通常と逆転した信号パターンを呈することがあり，white dermoidと呼ばれる
- 高蛋白濃度，ケラチン残渣，石灰成分，出血などの内部成分が原因と推定

脳幹内
- 非常に稀に脳実質内に発生するが，真に脳幹由来の場合と橋前槽から脳幹に浸潤する場合があり，その画像的鑑別として神経膠腫があがる．ただし，画像パターンは他部位の類上皮腫と同様で，T1強調像での低信号，T2強調像での高信号および拡散強調像での高信号が鑑別に有用

拡散強調像とepidermoid
- 類上皮腫といえば拡散強調像での高信号は有名であるが，ADC mapでは脳実質と比べるとADC値はほぼ同等（**図1 D**）である．つまり，高信号の由来は拡散制限とともにT2-shining thoughの影響が強い．したがって，短いエコー時間（〜80ms程度）での拡散強調像では類上皮腫内部の信号が減衰し，コントラストが低下することに注意すべきである

解　説

- 胎生3〜5週において，神経管が形成されて上部を被う外胚葉が分離する過程で外胚葉細胞の一部が迷入し上皮様に分化したもの
- 全原発性脳腫瘍の1.3%．小脳橋角部（23%），トルコ鞍周囲（19%）に多く，ついで錐体骨を含む中頭蓋窩，頭蓋骨の板間槽，脳梁，四丘体，Sylvius裂，側脳室，第4脳室，第3脳室，脊髄に発生
- 性差はなく，全年代で発生するが多くは30〜40歳代

画像所見

- CTでは境界明瞭で低吸収を示し増強効果を示さないものの，10〜25%に石灰化あり
- MRIでは，T1強調像で低信号（**図1 A**），T2強調像で高信号（**図1 B**）を呈し，通常は腫瘍そのものは描出不明瞭．普通明らかな増強効果を示さないが，25%で辺縁に軽微な増強効果あり
- 周囲の脳脊髄液と区別が難しく，その存在が周囲の圧排性変化のみで描出不明瞭．しかし，**拡散強調像では高信号を呈する**（**図1 C**）ことがほとんどで，存在診断およびくも膜嚢胞との鑑別に有用
- またFLAIR像やCISS像でも腫瘍本体を描出可能．時に隣接する神経・血管を腫瘍内に巻き込む所見あり

鑑別診断

- **奇形腫**：正中に沿って存在，脂肪性成分を含む
- **嚢胞性新生物**：増強効果を有することが多く，嚢胞内溶液は髄液に類似しない
- **嚢虫症**：増強効果，周辺浮腫やgliosisを伴う，病変サイズが1 cm前後で比較的均等
- **くも膜嚢胞**：いずれの撮像でも髄液と等信号，拡散強調像でも髄液と等信号

＜参考文献＞
- 竹内浩明：類上皮腫，「脳腫瘍の病理と臨床 改訂第2版」（久保田紀彦，佐藤一史 編著）診断と治療社，p237-239，2008
- Hamlat, A., et al.：Malignant transformation of intracranial epithelial cysts：systematic article review. J Neurooncol, 74：187-194, 2005
- Caldarelli, M., et al.：Intra-axial dermoid/epidermoid tumors of the brainstem in children. Surg Neurol, 56：97-105, 2001
- Gregory, L., et al.：Epidermoid cyst. In Diagnostic Imaging：Brain, 2nd ed.（Osborn, A. G., et al.）Amirsys Publishing, Inc. Salt Lake City, UT, p I-7-18-21, 2010
- 臨床・病理脳腫瘍取扱い規約 第3版（日本脳神経外科学会・日本病理学会 編），金原出版，p166-167，p202-203，2010

＜野口智幸＞

第2章 脳腫瘍
7）天幕下（脳実質外）

097 神経腸管嚢胞
(neurenteric cyst)

症例① 58歳 男性
1年前にMRIで腫瘤の存在が指摘されていた．最近になって歩行障害，小脳失調，左難聴あり（三重大学症例）

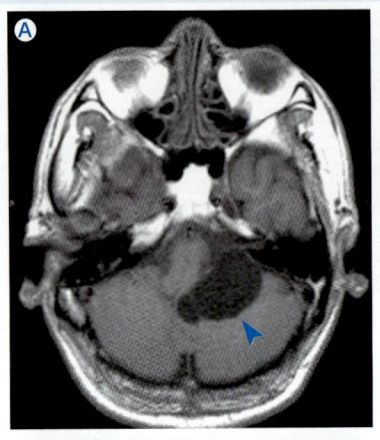

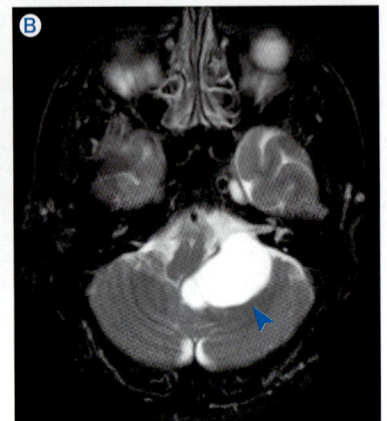

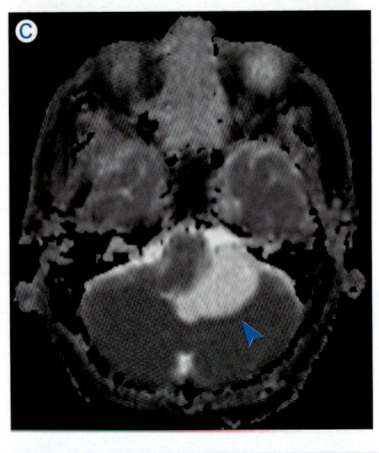

図1 T1強調像（A），脂肪抑制T2強調像（B），ADC map（C）
左小脳延髄角部に多房性の囊胞性腫瘤がみられ，非常に薄い囊胞壁と，囊胞内部はT1強調像で低信号（A：▶），T2強調像で明瞭な高信号（B：▶），ADC mapで高ADC（C：▶）を示し，髄液とほぼ同じ信号パターン．脳実質は著明に変形しているが，圧排変形はそれほど目立たず，実質内の浮腫もみられない．脳槽も比較的保たれている．手術後病理組織学的に神経腸管囊腫と診断された

症例② 71歳 女性
めまいの精査で偶然に脳幹前面の腫瘤がみつかった

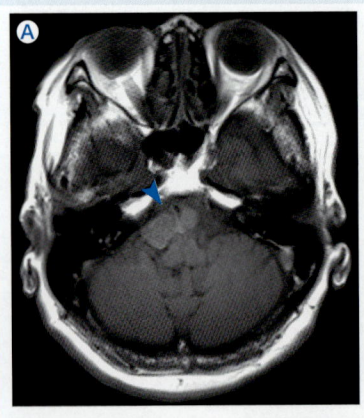

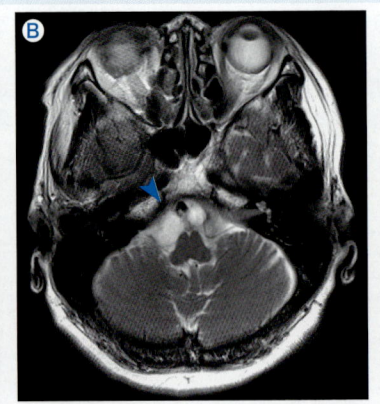

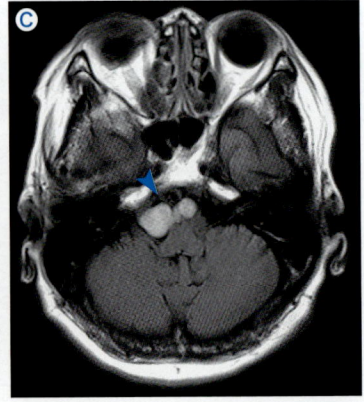

図2 T1強調像（A），T2強調像（B），FLAIR像（C）
延髄傍前部に多房性の囊胞性腫瘤を認め，各囊胞内部の信号強度がわずかに異なるものの，内部はT1強調像で軽度高信号（A：▶），T2強調像で明瞭な高信号（B：▶），FLAIR像で高信号（C：▶）を示している．臨床的に神経腸管囊腫と診断され現在経過観察中

097 神経腸管嚢胞

診断に役立つupdateな情報

神経腸管嚢胞の分類
- 神経腸管嚢胞は，トルコ鞍に発生するRathke嚢胞や第3脳室に発生するコロイド嚢胞と同じく内胚葉由来であり，いずれも神経上皮性嚢胞（neuroepithelial cyst）に含まれる
- 組織学的には，立方あるいは円柱細胞と，ゴブレット細胞の混在する上皮からなり，時に粘液産生を伴い，気管支上皮や腸管上皮に類似．悪性転化は非常に稀だが，発生例では腺癌発生の報告が多く，扁平上皮癌を発生しやすい類上皮腫とは対照的

解説

- 別名，腸管原性嚢胞（enterogenous cyst），あるいは内胚葉性嚢胞（endodermal cyst）
- 胎生期における神経系原基（脊索）と消化管原基（前腸）の分離不全によるものと推測．大部分は脊柱管内だが，頭蓋内に発生する場合には後頭蓋窩底部，脳幹腹側正中，小脳橋角部，その他鞍上部や四丘体槽，前頭葉周囲に発生
- 腸管粘膜から構成される嚢胞壁が特徴
- 女性に多く（男：女＝1：3），あらゆる年齢で発生
- 嚢胞が自然に破れて嚢胞内容物が漏出すると激しい無菌性髄膜炎をきたすことがあり，時に中脳水道狭窄や慢性肉芽腫性くも膜炎に進展

画像所見

- CTでは脳脊髄液と等吸収を示す嚢胞性腫瘤で，**後頭蓋窩では多くは脳幹の前方に発生**．石灰化は稀．頭蓋内に発生する場合には，脊柱管内発生とは違って，隣接する骨構造の変形所見は認めず
- MRIでは非常に薄い嚢胞壁を示すが稀に炎症性線維性肥厚を反映した限局性肥厚あり
- 嚢胞内溶液の信号はT1・T2強調像ともに脳脊髄液と同じものから（図1A，1B，2B），蛋白含有量により，T1強調像で高信号（図2A），T2強調像で低信号．通常は増強効果なし
- 拡散強調像で多くは等～低信号だが，時に高信号

鑑別診断

- **類上皮腫**：拡散強調像で高信号
- **奇形腫**：脂肪性成分や石灰化を含む
- **くも膜嚢胞**：脳脊髄液と同等パターンの嚢胞
- **神経鞘腫**：増強効果あり
- **囊虫症**：増強効果あり

<参考文献>
- 重森 稔 他：くも膜嚢胞．「神経症候群III」日本臨牀社, p656-659, 2008
- Osborn, A. G., et al.：Neurenteric cyst. In Diagnostic Imaging：Brain, 2nd ed.（Osborn, A. G., et al.）Amirsys Publishing, Inc. Salt Lake City, UT, p I-7-48-49, 2010
- Preece, M. T., et al.：Intracranial neurenteric cysts：imaging and pathology spectrum. AJNR, 27：1211-1216, 2006

<野口智幸>

第2章 脳腫瘍

8）骨腫瘍

098 脊索腫 (chordoma)

症例 70歳 男性
頭蓋底腫瘍の精査のため紹介

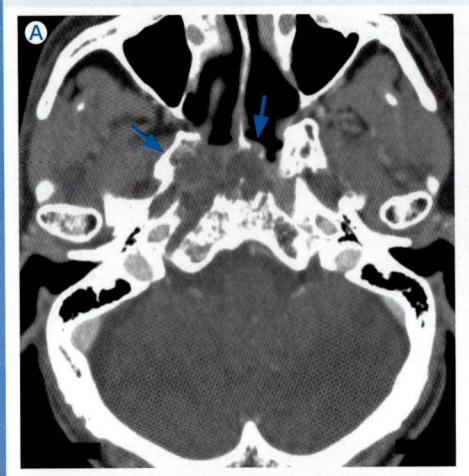

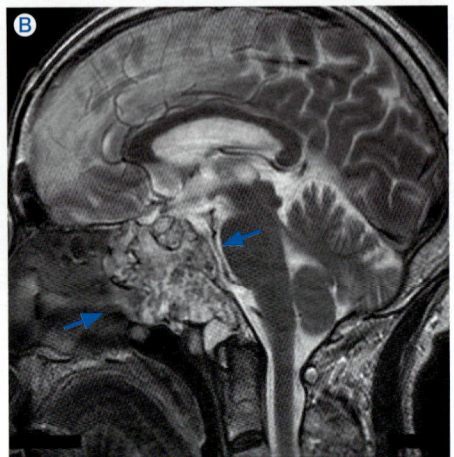

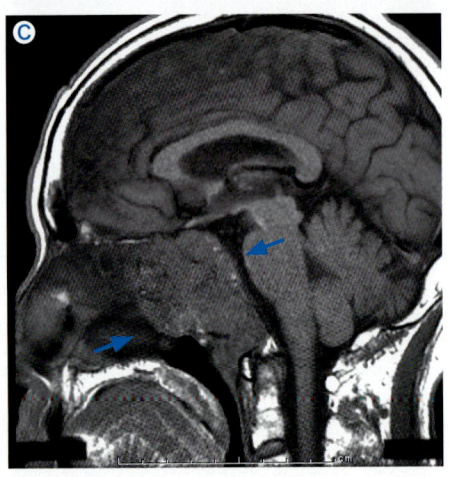

図1 造影CT（A），T2強調矢状断像（B），T1強調矢状断像（C）
A：腫瘤は右錐体後頭裂から錐体前方に局在を示し，内部は不均一に増強される．右錐体後頭裂周囲への進展と骨侵食を伴っている
B：T2強調像で蝶形骨洞から斜台に不均一な高信号の腫瘤を認める
C：T1強調像では低信号の腫瘤で，一部出血または粘液貯留を疑う高信号が混在する

解説

- 胎生期の脊索の遺残より発生し，**脊索発生経路のいずれにも発生しうる中等度悪性腫瘍**．頭蓋，脊椎，仙骨発生がそれぞれ約30％と均等である（頭蓋内腫瘍の1％，原発性骨腫瘍の4％の頻度）
- **斜台の蝶後頭軟骨結合**から発生するものが多く，時に一側の錐体尖，トルコ鞍や蝶形骨洞からも発生．頭蓋原発の遠隔転移は少なく7〜14％程度で肺，肝，骨あるいはリンパ節などの報告がある．仙骨部発生例では骨転移が多い．どの年齢にも起こりうるが30〜50歳の中年層に多い
- 典型的脊索腫はムコ多糖類基質を背景として腫瘍細胞内に大小の泡状の形態（**physaliphorous appearance**）を示し，壊死組織や新旧出血巣，骨梁を含む．軟骨性脊索腫は頭蓋底に多くみられ，硝子軟骨様の間質を伴いlow gradeの軟骨肉腫に類似する．治療は外科的切除と陽子線治療が効果的で無病5年生存率は60〜70％．再発は部分切除例で多い

画像所見

CT

- 斜台から骨破壊を伴い，限局性で膨張性に発育する不整な腫瘍内石灰化を伴う境界明瞭な腫瘍（**図1 A**）
- 石灰化は腫瘍による骨破壊内部に不規則に認められる（50％）
- 造影CTでは中等度〜著明な増強効果を示し，内部に壊死組織を含む．低吸収域はゼラチン様粘液基質を反映

MRI

- T1強調像では，低〜中等度で，腫瘍内出血や粘液貯留による小巣状の高信号が混在．後方の橋前槽への

診断に役立つupdateな情報

家族性脊索腫
- 脊索腫は散発性であるが，特に家族性にみられ最近8家族での報告がある．常染色体優性遺伝形式．第1，17あるいは19染色体異常による

免疫組織化学的マーカー
- サイトケラチン，上皮膜抗原（EMA），S-100蛋白，vimentinや神経フィラメントは他のムチン産生骨腫瘍と脊索腫の鑑別に役立つ．サイトケラチンCK8やCK9はgalectin-3と同様に脊索や脊索腫にみられ，特にgalectin-3は病理組織学的に軟骨肉腫とオーバーラップする場合でも両者を区別する指標として役に立つ

突出もみられる．T2強調像では，空胞状細胞内の液体貯留により高信号を示すが，石灰化や出血あるいは高蛋白成分の含有による不均一な低信号が混在（図1 B，C）

- 造影T1強調像：中等度～顕著な増強効果を示すが，壊死組織やムチン成分が多い場合は増強効果に乏しい．腫瘍内にそれらが混在する部分は蜂巣状の増強効果を示す．冠状断像は海綿静脈洞への腫瘍の進展や視神経交叉，視索との位置関係を観察するのに役立つ
- 腫瘍による血管偏位や部分的な狭窄は79%．広範囲な血管狭窄や閉塞の頻度は少なく，それらの評価はMRAで可能

鑑別診断

- **軟骨肉腫と軟骨腫**：軟骨肉腫の大多数は錐体後頭裂（petrooccipital fissure）に沿って発生．しかし，正中に及ぶ場合はMRI信号も脊索腫と類似し鑑別困難．石灰化のパターンは軟骨肉腫でC字や線状あるいは球状を示しやすい（50%）．軟骨腫も同様のCT像を示し，傍トルコ鞍や蝶後頭骨結合，蝶篩骨軟骨結合に好発する．軟骨肉腫との鑑別は困難
- **斜台近傍の髄膜腫**：骨硬化性変化を示す．硬膜肥厚やdural tail signを認める．増強効果も通常は，均一．血管造影所見で髄膜枝による腫瘍濃染が特徴的
- **形質細胞腫とリンパ腫**：時に頭蓋底を侵して溶解性骨破壊が起きる．斜台中央に局在する場合，脊索腫に類似．しかし，脊索腫と異なりT2強調像で中間～低信号を示す
- **鼻咽腔悪性腫瘍および頭蓋底転移**：通常，頭蓋内脊索腫の好発部位より前方にみられ，上咽頭に主座をおく腫瘤として認められる．頸部リンパ節転移巣の合併が多く，診断の参考になる．頭蓋底転移巣では，広範囲の軟組織濃度の破壊性斜台病変としてみられる場合が多い．原発巣不明な頭蓋底転移は比較的稀．頭蓋内脊索腫と比較して，骨外に膨隆する部分は小さい
- **頭蓋咽頭腫**：Rathke嚢の遺残した扁平上皮から発生．大部分がトルコ鞍上で下垂体柄付近に発生．頭蓋内脊索腫より前方さらに上方に発生し，嚢胞や石灰化を伴う比較的特徴的信号強度を示すが，この所見が乏しいpapillary typeもある
- **横紋筋肉腫**：小児の患者で考慮されなければならない．通常鼻部から生じて，付随する溶解性骨破壊による，大きい，巨大な下方よりの頭蓋外腫瘍としてみられる
- **その他**：稀であるがLangerhans細胞組織球症，類皮腫と類上皮嚢胞，三叉神経神経鞘腫，線維性骨異形成症などがあげられる

<参考文献>
- Erdem, E., et al. : Comprehensive review of intracranial chordoma. Radiographics, 23 : 995-1009, 2003
- Diagnostic imaging. Head and neck (Harnsberger, H. R., et al.), 2nd ed, p V-1-12, Amirsys Inc, Canada, 2011
- 中里龍彦：頭蓋底の骨病変．臨床画像，24：192-203, 2008
- McMaster, M. L., et al. : Chordoma : incidence and survival patterns in the United States, 1973-1995. Cancer Causes Control, 12 : 1-11, 2001

<苫米地牧子，中里龍彦>

8) 骨腫瘍

099 軟骨肉腫
(chondrosarcoma)

症例 30歳代　男性

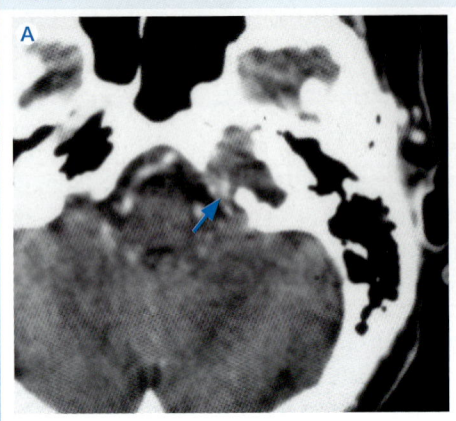

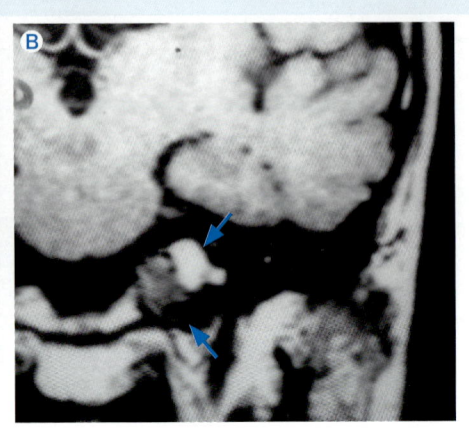

図1 造影CT（A），T1強調冠状断像（B）
A：腫瘤は錐体後頭裂に局在を示し，内部は不均一に増強される．周囲の骨侵食像を認める
B：T1強調像では低信号と高信号部分が混在する
（中里龍彦：臨床画像，24：192-203, 2008 より転載）

解説

- 頭蓋底では稀で胎児性の軟骨様基板に骨形成が起きる時の**線維軟骨結合の領域**に発生
- 長管骨や骨盤に多く大半は中年層にみられる．10%以下で頭頸部にも発生する．**錐体後頭軟骨結合**に発生する傾向があり（図2），転移はほとんどないが，頭痛や種々の脳神経麻痺をきたす．緩徐な発育で，予後は比較的良好
- 斜台や錐体・側頭骨へ浸潤し，正中に及ぶ場合は画像所見が脊索腫に類似
- 一般的な組織学的亜型は硝子様・粘液様の混在型である．その他，明細胞，脱分化，間葉性などがある
- 一般的には孤立性腫瘍であるが時に**Ollier病**や**Maffucci症候群**で多発
- 治療は外科的切除と放射線治療．神経や血管構造が近接しているため完全な切除は不可能なことが多い

画像所見

CT
- 軟部組織濃度の腫瘍で，通常，単純CTでその局在は評価可能．時に増強される病変と周囲の正常骨との境界は比較的明瞭で，辺縁に硬化像はみられない
- 特徴は軟骨基質の小輪状または不完全な小輪状（輪状，C字状）の石灰化．ただし，全く石灰化のないものも多い

MRI
- 通常，T1強調像で等信号，T2強調像で明瞭な高信号
- 造影T1強調像で増強されるが，さほど強い増強効果ではない

鑑別診断
- **脊索腫**：本章「098 脊索腫」の項を参照（▲1）．正中部で発生することが多い
- **軟骨粘液線維腫**：頭蓋底に広がる腫瘍性病変の報告がある．脊索腫よりも浸潤や骨破壊像は乏しい．軟骨肉腫と画像所見は重複する
- **軟骨腫**：同様のCT像を示し，傍トルコ鞍や蝶後頭軟骨結合，蝶篩骨軟骨結合に好発する．鑑別は難しい（図3）

診断に役立つupdateな情報

脊索腫と軟骨肉腫 1
- 脊索腫と軟骨肉腫は，類似の解剖学的な局在であり，画像診断で組織病理や免疫組織検査前に鑑別することは難しい
- 起源からは軟骨肉腫は多形性軟骨細胞を伴う軟骨からなる．したがって，脊索腫と軟骨様脊索腫はサイトケラチンとepithelial membrane antigen（EMA）を含む上皮標識の免疫反応は陽性であるが，軟骨肉腫は両方とも陰性である
- 脊索腫と軟骨様脊索腫の生存率の有意差はないが，軟骨肉腫では脊索腫より予後が良好である．しかし，再発例では予後が不良である

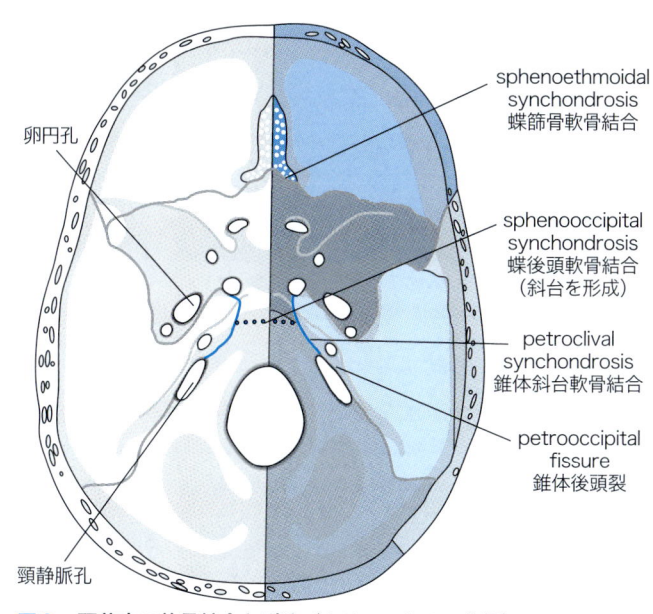

図2 頭蓋底の軟骨結合と裂孔（カラーアトラス参照）

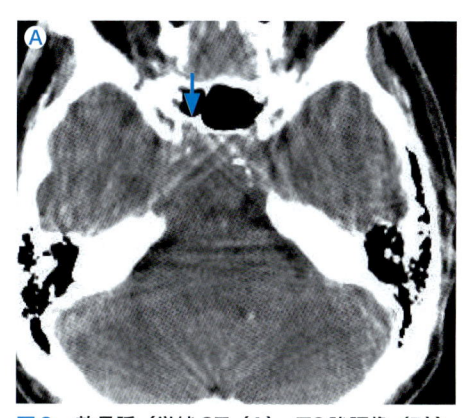

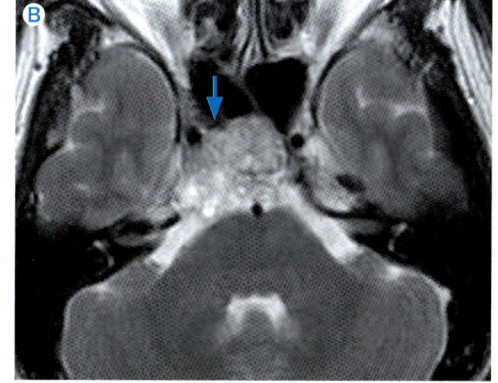

図3 軟骨腫（単純CT（A），T2強調像（B））
A：斜台の骨破壊を伴い，腫瘍内部辺縁に石灰化/小骨片を認める（→）
B：中等度信号と斑状の高信号が混在する（→）

＜参考文献＞
- Kaith, A., et al.：Chordoma and chondrosarcoma. Cancer, 110：11：2467-2477, 2007
- Alexandra, B.：Skull base tumours Part II. Central skull base tumours and intrinsic tumours of the bony skull base. Eur J Radiol, 66：348-362, 2008
- 中里龍彦：頭蓋底の骨病変．臨床画像，24：192-203, 2008

＜苫米地牧子，中里龍彦＞

第2章 脳腫瘍
8) 骨腫瘍
100 頭蓋骨転移
(skull metastasis)

脳神経外科　神経内科　小児科

症例① 68歳　女性（乳癌骨転移・髄膜転移）

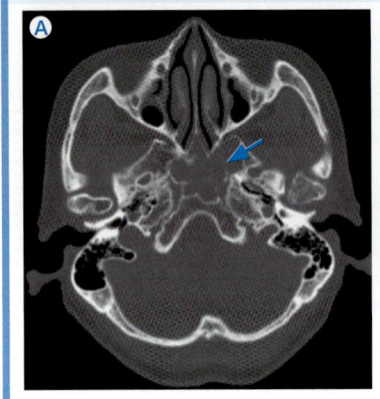

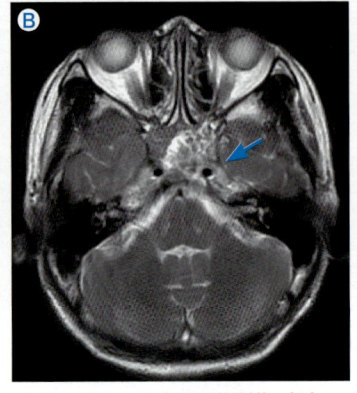

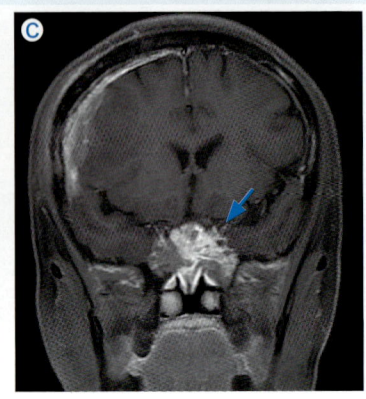

図1　単純CT（骨条件：A），T2強調像（B），造影T1強調冠状断像（C）
A：斜台・錐体部に溶骨性変化を認める（→）．蝶形骨洞の微細な骨破壊所見がみられる
B：同病変は不均一な高信号を呈する（→）
C：同病変は不均一に増強されている（→）．右円蓋部，髄膜の異常な濃染・不整な肥厚もみられ，髄膜転移が示唆される

症例② 61歳　女性（肺癌転移）
前頭部骨腫瘍の精査にて肺癌が発見された

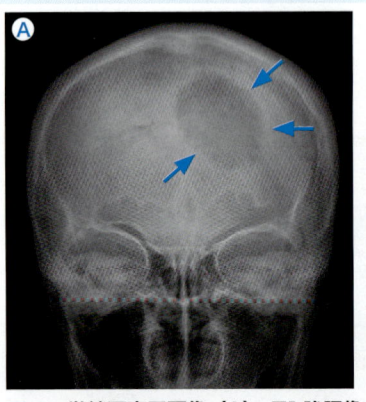

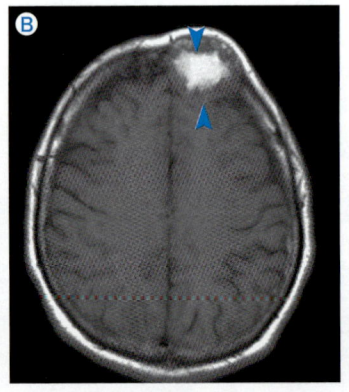

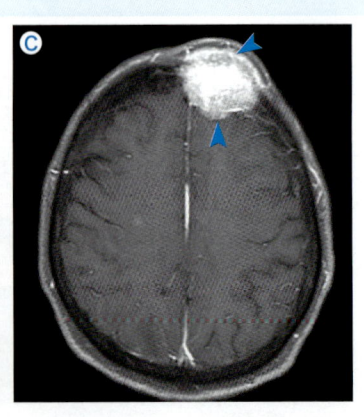

図2　単純写真正面像（A），T1強調像（B），造影T1強調像（C）
A：左前頭骨に円形の透瞭像を認める（→）
B：左前頭骨に膨張性に発育した骨腫瘤を認める（▶）．中心部はT1強調像で高信号を呈している
C：同病変は比較的均一に濃染されている（▶）

症例③ 59歳　男性（上咽頭癌，神経周囲進展）

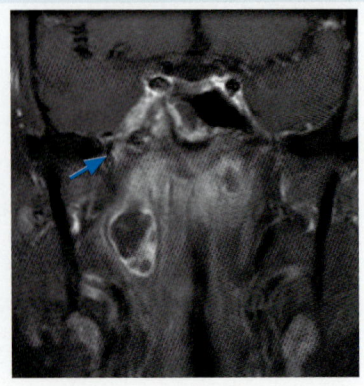

図3　造影T1強調冠状断像
両側ルビエールリンパ節が腫大し，内部に中心壊死を疑う造影欠損域を認める．右下顎神経が卵円孔まで造影され（→），右Meckel腔，海綿静脈洞が腫瘤状に濃染されている

診断に役立つupdateな情報

上咽頭癌の頭蓋底進展による予後
- 上咽頭癌の頭蓋底浸潤の有無のみでは予後には影響が少なく，その進展部位が予後に関係する．すなわち，腫瘍が翼状突起，蝶形骨底部，錐体尖，破裂孔や斜台（group 1）に進展した場合と翼突管，蝶形骨大翼，翼口蓋窩，正円孔，卵円孔，頸静脈孔，舌下神経管，内耳道（group 2）に進展した場合とではgroup 2の方で予後が悪い．これはgroup 2では進展のバリアーとなる咽頭頭底筋膜を超えており，神経周囲進展の頻度も高くなるためと考えられている

解説

- 頭蓋骨や硬膜への血行性転移は多くの悪性腫瘍で認められるが，成人では乳癌，前立腺癌，肺癌や多発性骨髄腫で頻度が高く，小児では神経芽細胞腫，肉腫などにみられやすい
- 通常は骨融解性病変としてみられるが（図1），**甲状腺癌や腎癌では時に膨張性骨病変を示す**．骨硬化性変化は前立腺癌や稀に扁平上皮癌でも認められ，髄膜腫の所見に類似する．特に蝶形骨に転移をきたした場合や眼窩外側壁や中頭蓋窩の硬膜に沿って発育し，頭蓋外に膨隆する
- 上咽頭癌では直上の蝶形骨に直接浸潤をきたしやすく，破裂孔や錐体後頭裂への進展はさらに海綿静脈洞や中頭蓋窩あるいは後頭蓋窩に及ぶルートとなる（図3）
- **頭蓋底への神経周囲進展では，腺様嚢胞癌が多いが（15〜60%），扁平上皮癌や悪性リンパ腫，悪性黒色腫などでも認められる**．特に硬口蓋後方の小唾液腺由来の腺様嚢胞癌や上顎洞癌は，翼口蓋窩から正円孔を通ってガッセル神経節を含むMeckel腔に至り，海綿静脈洞に及ぶ．耳下腺や咀しゃく筋間隙の腫瘍では，外側翼突筋の内側に存在する卵円孔を通って同様の進展様式を示す．また，翼口蓋窩からは下眼窩裂を経由して眼窩内へ至る前方進展も起こりうる

画像所見

CT

- 骨破壊や硬化所見は高分解能CTで各方向の再構成画像で把握しやすい．骨病変が頭蓋内に突出する場合は，通常凸レンズ状にみられる（図2）．微細な骨破壊所見は硬膜外腫瘤と硬膜下転移（稀）との鑑別に役立つ．また，神経周囲進展の診断にはFOVを小さくし，1 mmのスライス厚の骨条件表示が必要である．しかし，65%は骨破壊を示さないためMRIでの観察が必要となる

MRI

- **T1強調像**：脂肪髄の高信号に対して，骨皮質の転移巣は通常低信号
- **脂肪抑制造影T1強調像**：病変は明瞭に造影され，接する硬膜肥厚や異常な増強効果がみられるが，腫瘍浸潤か炎症性反応かの判断が難しいことも多い（図1）．腫瘍内出血は高信号を示す．神経周囲進展の場合は，高解像度の造影T1強調像で神経自体あるいは神経周囲に非対称性の増強効果を認め，Meckel腔に及ぶ場合，腫瘤形成により水の信号が消失
- **T2強調像**：低信号の骨と高信号の脳脊髄液が認識されやすく，腫瘍は中等度信号から軽度高信号を示す

鑑別診断

- **髄膜腫**：通常，T1強調像，T2強調像とも脳皮質と等信号で，硬膜転移巣と類似し，dural tail signも両者でみられ，通常のMRIではしばしば鑑別が困難であるが，灌流画像でrCBVは髄膜腫で高く，転移巣は低く鑑別に寄与する．しかし，腎癌や悪性黒色腫ではrCBVが高くでるので注意が必要
- HIV陽性患者では骨破壊と顕著な軟部組織病変，硬膜外腫瘤の形成がみられ，転移巣に類似する

<参考文献>
- Mroldi, R., et al.：Metastatic disease of the brain：extra-axial metastases（skull, dura, leptomeningeal）and tumor spread. Eur Radiol, 15：617-626, 2005
- Kremer, S., et al.：Contribution of dynamic ontrast MR imaging to the differentiation between dural metastasis and meningioma. Neuroradiology, 46：642-648, 2004
- Donadey, F. L., et al.：Skull-base metastases. J Neurooncol, 75：63-69, 2005
- Chen, L., et al.：Grading of MRI-detected skull-base invasion in nasopharyngeal carcinoma and its prognostic value. Head & Neck 2010, Nov 10［Epub ahead of print］

<苫米地牧子，中里龍彦>

第2章 脳腫瘍

8）骨腫瘍

101 形質細胞腫／多発性骨髄腫
(plasmacytoma, multiple myeloma)

症例① 70歳　女性（多発性骨髄腫）

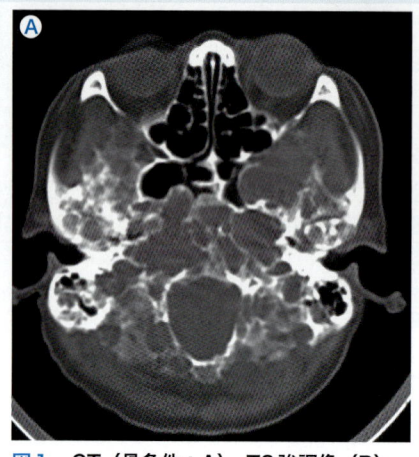

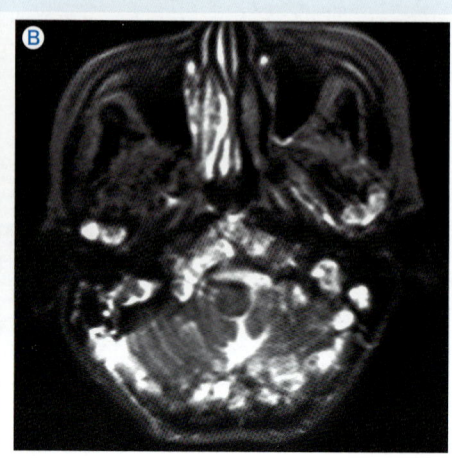

図1　CT（骨条件：A），T2強調像（B）
A：頭蓋底全体に骨硬化像に乏しい円形の溶骨像を多数認める
B：病変内部の信号は不均一高信号を呈している
(中里龍彦：臨床画像，24：192，203，2008より転載)

症例② 53歳　女性（形質細胞腫）
頭痛精査のCTで頭蓋底腫瘍あり，篩骨洞部リンパ腫の疑いで精査

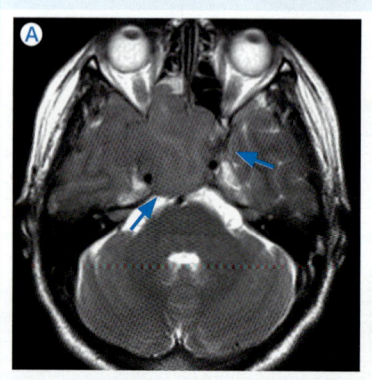

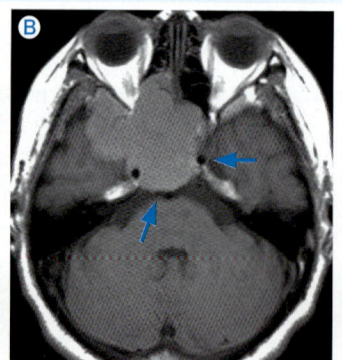

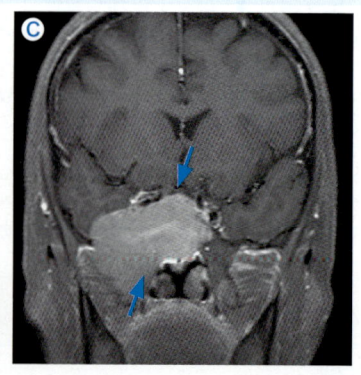

図2　T2強調像（A），T1強調像（B），造影T1強調冠状断像（C）
A：中心頭蓋底から篩骨洞・右錐体骨・右眼窩壁に及ぶ灰白質とほぼ等信号の腫瘤を認める
B：腫瘤は灰白質とほぼ等信号を呈する
C：腫瘤は均一に増強されている

解説

- 形質細胞腫は，粘膜下部から生じる**髄外性形質細胞腫**と骨髄からの**単発性形質細胞腫**に分けられ，多くは髄外性である．**多発性骨髄腫**はこれらの終末像と考えられており，多発性かつびまん性に病変が散在する．孤立性形質細胞腫が限局性病変であるのに対し，多発骨髄腫は多系統疾患で予後が不良
- 骨外組織も多病巣性に侵す骨髄由来のB細胞系の最終分化細胞である形質細胞の単一クローン腫瘍性の増殖
- 脊柱（60％）で最も多く，肋骨，頭蓋骨，骨盤，大腿，鎖骨と肩甲骨に多い．頭蓋内病変はこれらの腫瘍で最も稀（0.7％）．頭蓋底では側頭骨，斜台にみられる．中耳・乳突蜂巣の粘膜層，上咽頭からの進展も報告されている
- 通常，40歳以上の中・高齢者にみられる
- 臨床症状は，骨痛，高カルシウム血症による易疲労感，時に意識障害，頭痛・視覚障害などの神経症状は，異常産生されたグロブリン蛋白（Bence Jones蛋白尿）により血液粘稠度が高まることにより生じうる（過粘稠症候群）．正色素性正赤血球性貧血，腎機能不全，高カルシウム血症

101 形質細胞腫/多発性骨髄腫

診断に役立つupdateな情報

病期分類
- 病期分類にDurie-Salmon staging systemがある．形質細胞腫の組織学的証拠または骨髄の形質細胞増加，骨痛・貧血・腎不全・感染症などの臨床所見，単純X線写真の骨溶解病変，血清または尿中の単クローン性免疫グロブリン血症が診断の基礎となり，治療選択につながる

画像診断ツールの選択
- FDG PET/CTやwhole body MRI（WB-MRI）はX線撮影より感受性が高いが，MRIは治療効果の判定には適さない．病期診断，治療効果判定にPET/CTの有用性が高いと考えられている

- 特に誘因の少ない硬化性骨髄腫の場合は，若年例でみられ，末梢神経症を伴う
- **POEMS症候群**：硬化性骨髄腫に随伴する．多発性ニューロパシー（polyneuropathy），臓器巨大症（organomegaly），内分泌異常（endocrinopathy），M蛋白尿（M proteinuria），皮膚変化（skin changes）の頭文字
- 治療は孤立性で外科的切除術が可能であれば第1選択，それ以外では，radiosurgeryなどが適応となる．多発骨髄腫では全身化学療法が選択される．自家性または同種幹細胞移植，ステロイドまたはインターフェロンによる維持療法を併用することもある

画像所見

一般の所見
- 限局性，卵円形の丸い，溶骨性の頭蓋骨病変（"punched-out" lytic lesion）．骨粗鬆症

単純写真
- "punched-out"打ち出されたような"溶骨性病変
- 骨硬化性変化は病的骨折後や放射線治療後，あるいは化学療法後では骨破壊病変に認めやすい

CT
- "punched-out" 溶骨性病変．特に頭蓋冠の病変は境界明瞭な溶骨像．骨硬化は稀である（図1A）
- 吸収値は軽度高いことがある．均一な増強効果を示す軟部組織腫瘤
- 多発性骨髄腫の場合は，ヨード造影剤使用は原則禁忌

MR所見
T1強調像
- 細胞密度によるが，限局的な灰白質と等～軽度低信号（図2B）．多発性骨髄腫ではびまん性骨髄浸潤を示す

T2強調像
- 限局的な灰白質と等～軽度高信号（図1B，2A）

造影T1強調像
- 病変は著明な増強効果を示す（図2C）

- **髄膜骨髄腫症**：硬膜内浸潤を示唆する．均一な増強効果を示す
- **骨シンチ**：集積増加は乏しい（cold lesion）

診断のための画像診断検出の感度
- X線撮影は，患者（部位の80％）の90％を検出する．骨シンチは，患者（部位の24～54％）の74％を検出する
- 画像診断ツールとして，骨病変検索のため単純X線撮影が推奨される．また，MRIよりもCTの方が特異的な病変範囲の評価が可能との報告もある

鑑別診断
- **溶骨性骨転移**：肺，乳房，腎臓，甲状腺をはじめとした悪性腫瘍
- **血管腫**：明瞭な辺縁の膨張性の病変または"sun-burst"所見
- **髄膜腫**：骨硬化性ではなく，溶骨性かつ硬膜外で骨浸潤をきたすatypicalまたはmalignant meningiomaの性質を示す病変の場合，鑑別が必要となる．手術や外傷歴，骨縫合との位置関係が手助けとなることがある
- **リンパ腫**：2次浸潤が多く孤立性病変は稀なため，多発骨髄腫の所見と類似する
- **副甲状腺機能亢進症**：局所破壊性病変，褐色腫，PTH高値

＜参考文献＞
- Cerase, A., et al.: Intracranial involvement in plasmacytomas and multiple myelom: a pictorial essay. Neuroradiology, 50: 665-674, 2008
- Amitabh, D., et al.: Plasma cell tumors of the skull. Surg Neurol, 64: 434-439, 2005
- Susanne, L., et al.: Role of radiography, MRI and FDG-PET/CT in diagnosing, staging and therapeutical evaluation of patients with multiple myeloma. Ann Hematol, 88: 1161-1168, 2009
- 中里龍彦：頭蓋底の骨病変．臨床画像, 24: 192-203, 2008

＜苫米地牧子，中里龍彦＞

第2章 脳腫瘍
8）骨腫瘍

102 線維性骨異形成症
（fibrous dysplasia：FD）

症例① 64歳 男性
Behçet病で通院中，精査目的の頭部MRIで発見された

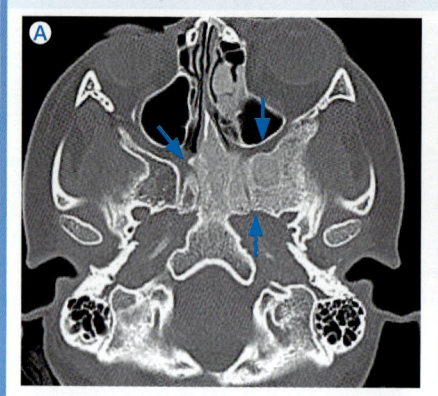

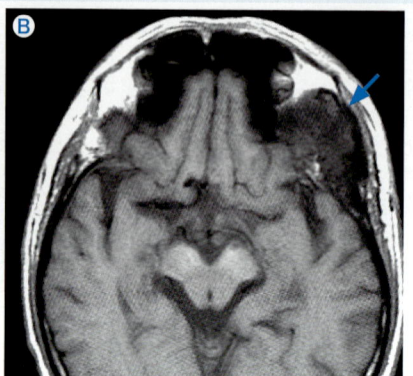

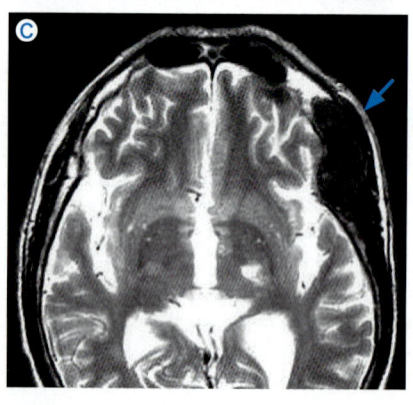

図1 単純CT（骨条件：A），T1強調像（B），T2強調像（C）
A：左側頭骨，蝶形骨にすりガラス状の骨硬化像を認める（→）
（中里龍彦：臨床画像，24：192-203, 2008 より転載）
B：左前頭骨から側頭骨に低信号の腫瘤を認める（→）
C：同様に左前頭骨から側頭骨に低信号の腫瘤を認める（→）

症例② 15歳 女子
半年前より難聴あり，近医より左側頭骨腫瘤の精査で紹介

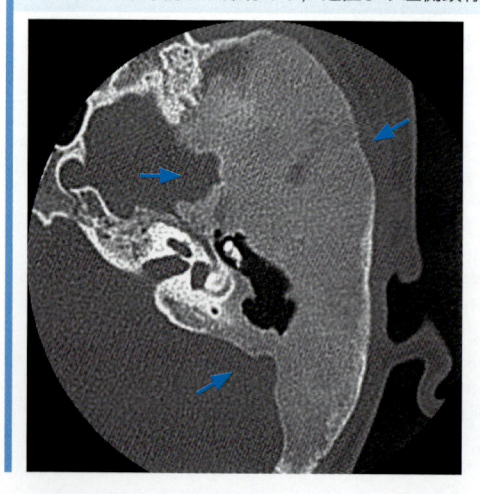

図2 単純CT（骨条件）
左側頭骨に比較的均一なすりガラス状の骨硬化像を認める（→）

診断に役立つupdateな情報

McCune-Albright症候群（MAS）⚫1
- 合併する内分泌異常としては，思春期早発症，先端巨大症，甲状腺機能亢進症，副甲状腺機能亢進症，Cushing症候群と骨軟化/くる病など
- G蛋白質の細胞内の信号伝達経路の突然変異は，MASの多発性内分泌疾患とFDの発現に関係が深い．Gsα蛋白の突然変異の検出は，高分化型の線維芽細胞骨肉腫（fibroblastic osteosarcoma）とFDとの鑑別にも役立ち，高感度のPCR（polymerase chain reaction）が利用されている

解説

- 線維性骨異形成症（fibrous dysplasia：FD）は古典的に非腫瘍性の骨発育障害で線維性骨様組織に置換される病態とされていたが，近年では，骨髄や海綿骨の良性非被包化新生物としての見解もある
- **多骨性polyostotic（85%）と単骨性monoostotic（15%）があり，肋骨（28%），大腿骨（23%），顔面頭蓋骨（20%）に多い．**多骨性では時に内分泌異常と思春期早発症，皮膚色素沈着などの症候を伴い**McCune Albright症候群**と呼ばれ，軟部組織粘液腫を伴う場合は**Mazabraud症候群**と呼ばれる（⚫1）
- 頭頸部では50%が多骨性で10～25%は単骨性にみられ75%は30歳以下．好発部位は篩骨に最も多く（71%），ついで蝶形骨（43%），前頭骨（33%），上顎骨（29%），側頭骨（24%），頭頂骨（14%）および後頭骨（5%）の順
- 臨床症状は無症状から顔面骨変形による獅子様顔貌，眼球突出，咬合不全，視力障害あるいは眼瞼下垂など．顔面痛，頭痛を主訴とするが81%の症例では副鼻腔に病変が及ぶ．頭蓋底では，病変の膨張性発育により頸静脈孔の狭小化をきたし，舌咽神経や迷走神経麻痺を生じる．その他，外耳道や内耳道の狭窄，聴神経を圧迫し聴力障害の原因となる
- 悪性転化は稀で0.4～4%．主に骨肉腫や線維肉腫あるいは軟骨肉腫への悪性転化

画像所見

単純写真，CT，骨シンチ
- 頭蓋骨板間層の拡大を示す．対称性あるいは非対称性の透過像や硬化像を認め，時に蝶形骨翼その他の頭蓋底，頭蓋冠に線維骨梁によるすりガラス状（ground-glass）あるいは透過像と硬化像が混在するPaget病様の所見が55%にみられる（図2, 1A）
- その他，均一な骨硬化像（34%）や辺縁に硬化像を伴う円形や卵形の囊胞状透過像を示す（11%）．骨シンチでは罹患骨に非特異的な集積を示すが，多骨性病変で罹患骨の検出に役立つ

MRI
- T1強調像で病変は筋組織と等信号あるいは石灰化含有量の割合により低信号から中等度信号を示す（図1B），が，出血を伴う場合は高信号となる
- T2強調像では信号がさらに多彩であり，線維性成分は高信号，石灰化成分の強い部分は低信号を示す．辺縁での硬化性変化は低信号帯としてみられる（図1C）．また，急速な囊胞変性を示す場合は液面形成も示す
- 造影MRIでは病変は血流に富むため著明な増強効果を示す

鑑別診断

- **髄膜腫**：頭蓋骨の肥厚を伴う髄膜腫は線維性骨異形成症に類似するが，内板あるいは外板に骨膜反応を認め，さらに内板が頭蓋内に膨隆しやすく線維性骨異形成症と異なる．硬膜に接する軟部組織腫瘤やdural tail signも参考となる
- **慢性上顎洞炎，術後上顎洞，真菌性副鼻腔炎**：洞壁の肥厚と硬化を示すがすりガラス状ではない．真菌感染の場合の石灰化物は骨壁ではなく洞内に認める
- **cherubism**：常染色体優性遺伝．上顎・下顎左右対称性に分葉状骨吸収像を示し，膨張性に発育するが内部に骨梁構造を含まず，単純撮影やCTですりガラス状を示さない
- その他Langerhans細胞組織球症や多発性骨髄腫，血管腫，骨転移などが鑑別にあげられる

＜参考文献＞
- Lisle, D. A., et al.：Imaging of craniofacial fibrous dysplasia. J Med Imag Rad Oncol, 52：325-332, 2008
- Lustig, L. R., et al.：Fibrous dysplasia involving the skull base and temporal bone. Arch Otolaryngol Head Neck Surg, 127：1239-1247, 2001
- d'Archambeau, O., et al.：CT diagnosis and differential diagnosis of otodystrophic lesions of the temporal bone. Eur J Radiol, 11：22-30, 1990
- 中里龍彦：頭蓋底の骨病変．臨床画像, 24：192-203, 2008

＜苫米地牧子，中里龍彦＞

第2章 脳腫瘍

8）骨腫瘍

103 頭蓋骨類上皮腫
(skull epidermoid)

症例　7歳　男児
左難聴にて受診，真珠腫性中耳炎の疑いで精査

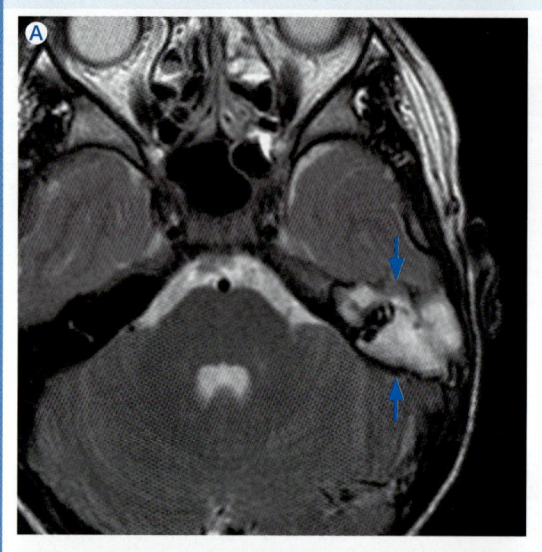

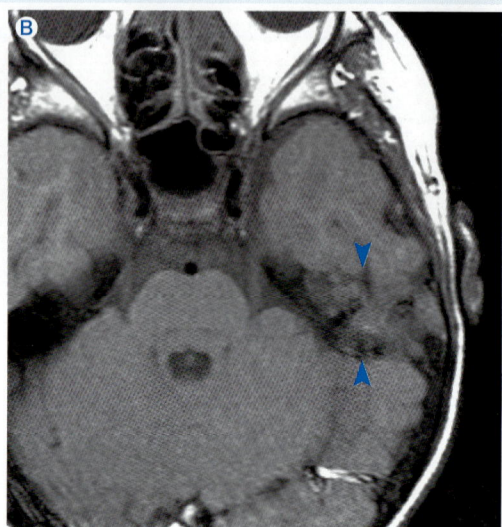

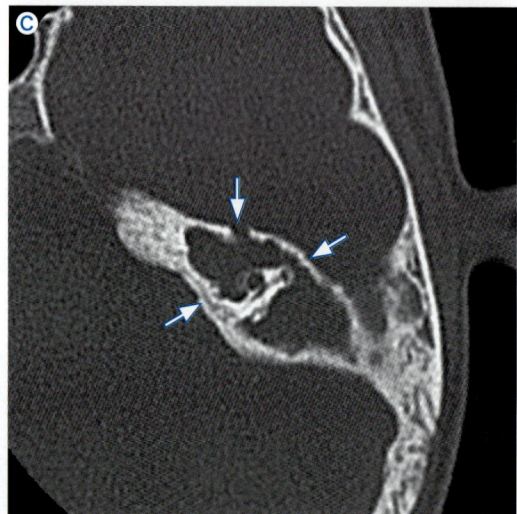

図1　T2強調像（A），T1強調像（B），側頭骨CT（C）
A：左側頭骨錐体部に膨張性の高信号病変を認める（→）
B：左錐体部の病変は軽度低信号内に灰白質と等信号域が混在している（▶）
C：左側頭骨錐体部に辺縁分葉状の軟部組織濃度域を認め（⇨），一部迷路骨包に骨侵食を認める

診断に役立つupdateな情報

画像診断のポイント
- 拡散強調像で異常高信号を呈し，粘稠性のある内容物を反映する点で役立つ
- 側頭骨から頭蓋底の，薄いスライス（1mm）のCTが有用
- 薄いスライス（3mm）のMRI横断像と冠状断像が確定診断および外科的切除のロードマップとなるため重要

解説

- 錐体部先天性真珠腫，先天的類上皮腫とも呼ばれ，小児に多い．表皮の迷入による角化重層扁平上皮の被膜内の剥離上皮の堆積により形成され，先天性は100,000人当たり0.12人の発生率できわめて稀
- 硬膜外で**錐体尖，迷路上部の側頭骨**から生じる
- 先天的類上皮腫が，錐体尖から小脳橋角部または内耳道に進展する場合は，顔面神経や聴神経などの症状発現は遅くなる傾向がある．迷路上部領域発生例では，近位の顔面神経管を侵食しやすく，早期発見される傾向がある
- **コレステリン肉芽腫**との鑑別は外科的手技が異なることから重要

画像所見

MRI
- 錐体部の膨張性腫瘤性病変
- T2強調像で高信号，T1強調像で低信号（不均一な場合もある）
- **拡散強調像で異常信号を呈する**
- 造影T1強調像で内部は増強効果を認めない．ただし被膜のみに増強効果を示す場合がある

CT
側頭骨CT
- 辺縁平滑，または分葉状の膨張性腫瘤，骨構築を伴う
- それらの一般的な形状は単房性（多房性の場合もある）
- **錐体部内耳道，内頸動脈管，内頸静脈孔，迷路骨包**：大きくなると局所的に骨侵食をきたす

鑑別診断

- **コレステリン肉芽腫**：慢性中耳疾患に伴って認められ，赤血球などの破壊に伴うコレステリン結晶に対する異物反応として生じる肉芽．くり返す出血性変化によりT1強調像で高信号を示すのが特徴
- **錐体尖炎**：中耳の化膿性炎症が骨迷路周囲の蜂巣を経由して錐体尖および浸出液著貯留や不整な増強効果を示す．錐体尖を横切る外転神経（Dorello's canal）に炎症が波及すると神経麻痺をきたし，さらにMeckel腔その他への波及により多数の脳神経麻痺症状を伴うGradenigo症候群をきたすこともある
- **錐体部内頸動脈瘤**および走行異常
- **粘液嚢胞**：MRI信号はほぼ類似している
- その他，好酸球性肉芽腫（2章104，105鑑別診断），脊索腫（2章098），軟骨肉腫（2章099）などがあるが各項を参照

＜参考文献＞
- Diagnostic imaging Head and neck (Harnsberger, H. R., et al.), pI：2：150-153, Amirsys Inc, Salt Lake City, 2004
- Tos, M.：A new pathogenesis of mesotympanic (congenital) cholesteatoma. Laryngoscope, 110：1890-1897, 2000
- Isaacson, B., et al.：Lesions of the petrous apex：Diagnosis and management. Otolarngol Clin N Am, 40：479-519, 2007
- Arai, A., et al.：Epidermoid cyst in Meckel's cave with unusual computed tomography and magnetic resonance imaging finding. Case report. Neurol Med Chir, 50：701-704, 2010

＜苫米地牧子，中里龍彦，佐藤宏昭＞

第2章 脳腫瘍　　脳神経外科　神経内科　小児科

8）骨腫瘍

104 骨内髄膜腫
(intraosseous meningioma)

症例 51歳　女性
3年前から左前側頭部腫瘤に気づくが放置．その後，徐々に増大

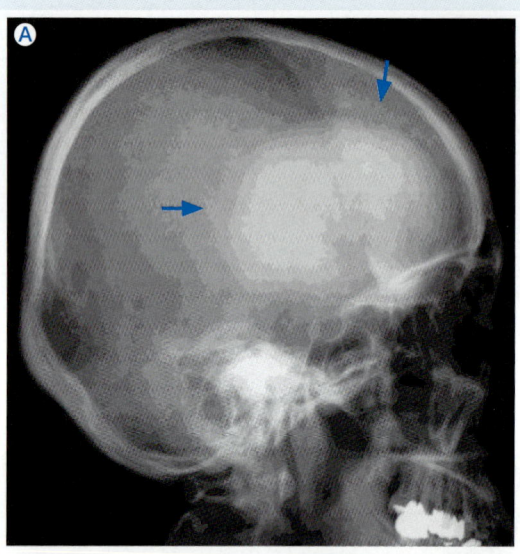

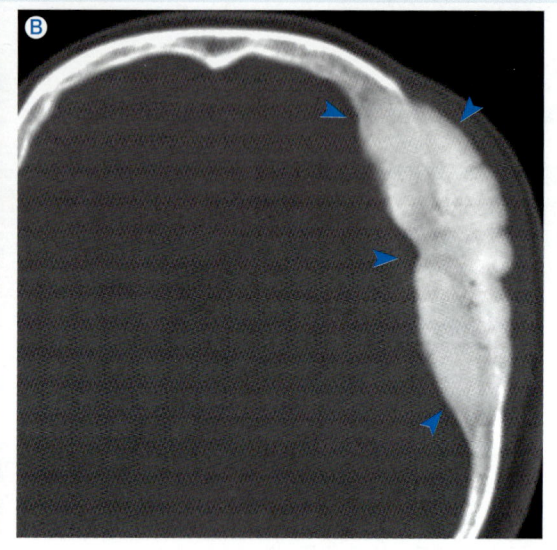

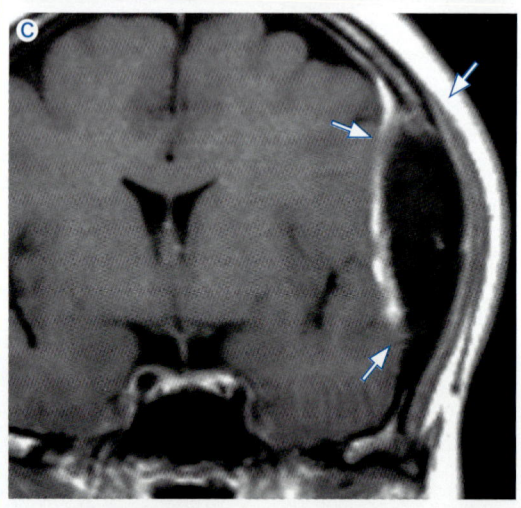

図1 単純写真側面像（A），CT（骨条件：B），造影T1強調像（C）
A：前頭側頭骨に境界明瞭，均一な骨硬化像を認める（→）
B：左前頭側頭骨に内外へ膨張性の硬化性腫瘤を認める（▶）
C：左頭蓋冠の板間層に増強効果のない低信号腫瘤を認める．隣接する硬膜が増強されており，脳実質が圧排されている（⇨）
（聖マリアンナ医科大学　中島康雄先生のご厚意による）

診断に役立つupdateな情報

硬膜外髄膜腫の原因
- 頭蓋冠病変は，主に骨縫合線に位置することが多いため，次の4つの説が，硬膜外髄膜腫の原因として論じられている
    1) 胎生期の発生途中に硬膜の一部が縫合内に取り込まれ，後に腫瘍化
    2) 出産時に硬膜の一部が縫合内に取り込まれ，なんらかの機序で腫瘍化
    3) 外傷時骨折内に硬膜の一部が取り込まれ，時間を経て腫瘍化
    4) 縫合内に取り込まれた硬膜の一部が外傷を契機に腫瘍化
- したがって，画像診断時には，骨縫合部分に一致する局在や骨折・手術をはじめとした外傷歴を入念にチェックする必要がある

解説

- 髄膜腫はくも膜外層に存在するくも膜細胞由来の腫瘍で，髄膜腫の多くは硬膜内の局在である．しかし，稀に硬膜外の場合があり，**primary extradural meningioma** と呼ばれる．これは，硬膜から発生した腫瘍が頭蓋外へ進展する **secondary extradural meningioma** と区別し，全ての髄膜腫の1～2％程度である
- **骨内髄膜腫**はこのprimary extradural meningiomaに属する
- 骨内髄膜腫は骨内に緻密な骨造成あるいは軟部腫瘍と骨造成の混在として認められる
- 硬膜内髄膜腫は中高年の女性に起こりやすいが，硬膜外髄膜腫では性差が少ない．好発年齢は20，50，70歳代の3つのピークがある
- 好発部位は眼窩周囲や前頭頭頂領域の円蓋部や頭蓋底．円蓋部では通常無症状であるが頭痛，めまい，耳鳴りなどきたす．頭蓋底では脳神経症状をきたしやすく，眼痛や鼻閉，鼻出血も示す場合がある
- 治療は外科的切除であり，手術時の出血を減らすため術前塞栓術を行うこともある

画像所見

CT
- 頭蓋外腫瘤，骨溶解，高吸収，石灰化していることが多いが（図1 B），時に石灰化はみられない
- 造影CT：緻密な骨造成．石灰化を伴わない場合は，腫瘍部分は骨破壊を示し増強効果を示す

MRI
- 骨融解部分と骨造成部分による不均一な信号は硬膜内髄膜腫に類似するが境界は明瞭．通常T1強調像で低信号（図1 C），T2強調像で高信号を示し増強効果を顕著に示す
- dural tail signはみられないが，**接する硬膜は増強**され，反応性変化あるいは腫瘍の浸潤による

鑑別診断

- **en plaque meningioma**：頭蓋骨の内板を覆い隠し，硬膜と下にある骨の両方に浸潤している．過剰骨硬化性変化のため腫瘍を識別しにくい．周囲の浮腫性変化は稀
- **線維性骨異形成症（FD）**：思春期以降では増殖しないが骨内髄膜腫では発育を続ける．血管造影ではFDは腫瘍濃染を通常みない
- **血管腫**：板間層スペースの頭蓋骨の穴のような溶骨病変．薄い辺縁硬化性の"honeycomb（蜂巣）"または"sunburst"パターンのことがある
- **類上皮嚢胞**：錐体尖で，小児に多い
- **骨原性肉腫**：増強効果を示す充実性腫瘤．出血，壊死．病理組織学的診断が必要
- **好酸球性肉芽腫**：小児に多く，側頭骨に好発．二重輪郭（double-contour appearance），多数の病変が融合した地図状頭蓋所見など
- **動脈瘤性骨嚢腫**：後頭骨に比較的好発する．30歳以下と若年に多い．CT/MRI所見は多彩だが，辺縁に硬化や骨膜新生骨を伴う膨張性に発育する嚢胞性腫瘤としてみられ，変性した血液成分を含んで液面形成を示すものもある

<参考文献>
- Tokgoz, N., et al.：Primary intraosseous meningioma：CT and MRI appearance. AJNR, 26：2053-2056, 2005
- Celik, S. E., et al.：Extradural meningioma presenting with severe epistaxis：a case report and review of the literature. J Neurosurg Sci, 53：27-30, 2009
- Buetow, M. P., et al.：From the archives of the AFIP. typical, atypical, and misleading features in meningioma. Radiographics, 11：1087-1106, 1991
- Elder, J. B., et al.：Primary intraosseous meningioma. Neurosurg Focus, 23：E13, 2007

<苫米地牧子，中里龍彦>

第2章 脳腫瘍

8）骨腫瘍

105 頭蓋血管腫
(skull hemangioma)

症例① 49歳 女性
頭痛精査のCTで右前頭骨腫瘤を指摘された

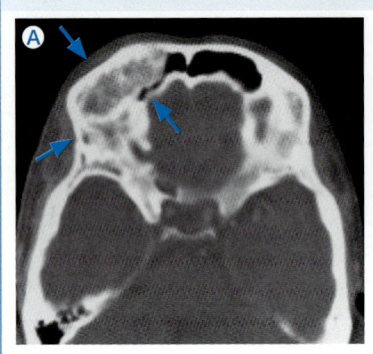

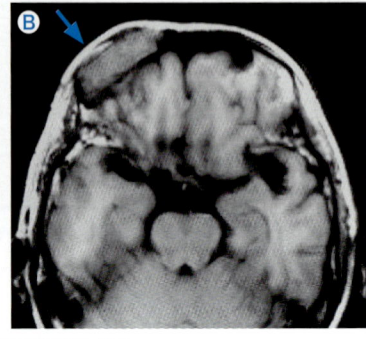

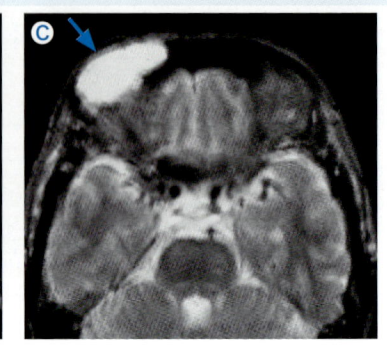

図1 造影CT（A），T1強調像（B），T2強調像（C）
A：右前頭骨に明瞭な辺縁の膨張性骨病変を認める（→）．辺縁が一部波形であり，内部は網状の所見あり，増強効果もある．内板と外板の侵食像は乏しい
B：右前頭骨に等信号〜やや高信号を呈する腫瘤を認める（→）
C：右前頭骨に高信号の腫瘤を認める（→）

症例② 55歳 男性
後頭部腫瘤が徐々に増大してきた．精査のため紹介

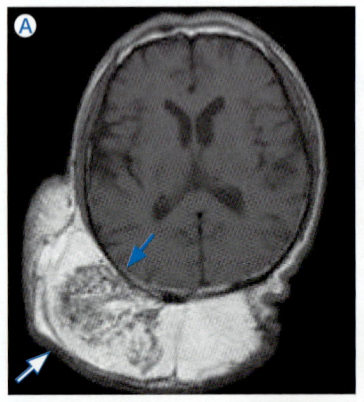

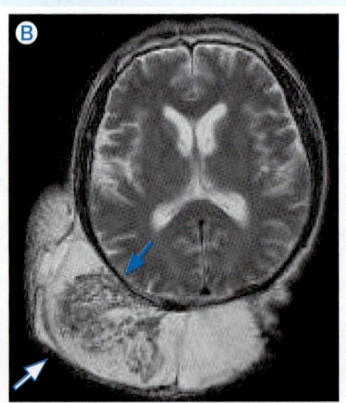

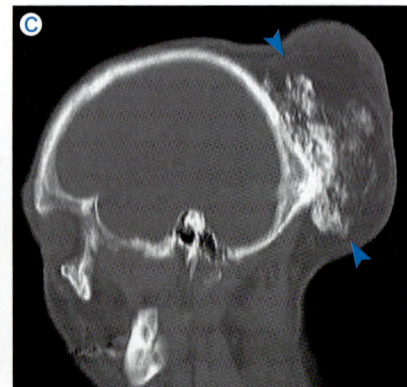

図2 T1強調像（A），T2強調像（B），CT（骨条件：C）
A, B：右側頭部から対側の後頭部に及ぶ隆起性腫瘤を認める（→）．内部には脂肪信号が多く，網状の低信号域も認める（⇨）
C：CTで網状の低信号部分は骨化部分であった（▶）

診断に役立つupdateな情報

幼児の頭蓋血管腫
- 1歳未満の幼児での発生例は稀で，出生直後から認める先天性腫瘤として報告がある．幼児では板間層が未熟で腫瘤の主座の同定は困難である
- 病変は辺縁に部分的硬化像を伴うX線透過像としてみられるが "sunburst" あるいは "honeycomb pattern" を示さない点や男児に多いなど，成人発生例とは異なる特徴がある

解説

- 通常，無症候で頭蓋骨や脊椎に偶発的にみつかる血管性奇形で緩徐な発育を示す．多くは孤立性．15%で多発性．性差はなく，どの年齢層でもみられるが30〜40歳代が多い
- 頭蓋骨は骨内血管腫の20%，頭蓋骨良性腫瘍の0.2%で特に前頭骨と頭頂骨に多い．**板間層**から発生する．脊椎骨は骨内血管腫の28%
- 明瞭な辺縁の膨張性の頭蓋骨病変で，前頭，側頭，頭頂骨の頭蓋骨の**円形か卵円形の溶骨病変（holes in skull）**，孤立性だが15%で複数．大きさは1〜4cm
- 病理学的には**海綿状，毛細管性，混合性**に分類．海綿状血管腫は頭蓋骨に多く，比較的大きな薄い血管壁を持ち，内皮に類洞構造を伴う．毛細管性血管腫は脊椎骨に多く，小血管網を形成し血液を貯留する

画像所見

単純写真
- 明瞭な辺縁の膨張性骨病変で，薄い辺縁硬化性の "honeycomb（蜂巣）" または "sunburst" パターン．これは扁平骨で膨隆し，放射線状構造を伴い骨の菲薄化を示す．骨膜内で微細な反応性新生骨として放射状に外方へ伸びる（スピキュラ）

CT
- 造影CTで増強効果あり．CT骨条件では明瞭な辺縁の膨張性骨病変で石鹸泡状あるいは蜂巣状．1/3に薄い硬化縁がみられ，内板と外板は侵されない．辺縁は波形の非硬化性のこともある．
- 板間層内にspoke-wheel（放射状車輪様），reticulated（網状）か，web-like（クモの巣）様のパターンの骨梁

MRI
- **T1強調像**：低信号〜等信号．小さい病変は，高信号にみえることがあり脂肪組織による
- **T2強調像**：通常不均一な高信号で緩徐な血流やうっ血による．内部に低信号の小柱がみられることもある．T1/T2強調像いずれも，出血がある場合はヘモグロビンの変性段階に依存した信号を呈する
- **造影T1強調像**：散在性に不均一に増強を示す．時にdural tail signもみられる

鑑別診断

- **類上皮腫**：錐体部先天性真珠腫が多く，迷路上部，鼓室部にもみられる．拡散強調像で高信号を示し，造影MRIでは病変の辺縁のみの増強効果が特徴的
- **好酸球性肉芽腫**：小児期に発見される．円形あるいは卵円形の境界明瞭で硬化性辺縁を伴わない"punched-out"を示し，病変は多数融合し地図状頭蓋となる
- **悪性リンパ腫**：骨びまん性浸潤性病変と骨外に大きな軟部組織腫瘤を伴うのが特徴
- **骨髄腫**：CTやMRIでの画像診断による鑑別は困難で血液所見や病理組織所見による
- **頭蓋骨転移**：通常は骨融解性病変としてみられるが，甲状腺癌や腎癌では時に膨張性骨病変を示す．骨硬化性変化は前立腺癌や稀に扁平上皮癌でも認められ髄膜腫の所見にも類似
- **骨内髄膜腫**：CTでは頭蓋外腫瘤，骨溶解，高吸収，石灰化を認めることが多い．通常T1強調像で低信号，T2強調像で高信号を示し，増強効果を顕著に示す．造骨部分はT2強調像でも低信号を示す

<参考文献>
- Tumors and tumor-like lesions of bone. Diagnosis of bone and joint disorders (Resnick, D.), 4th ed. p3979-3985, WB Saunders, Philadelphia, 2002
- Liu, J. K., et al.: Primary intraosseous skull base cavernous hemangioma: case report. Skull Base, 13: 219-228, 2003
- Martinez-Lage, J. F., et al.: Cavernous hemangiomas of the cranial vault in infants: a case-based update. Childs Nerv Syst, 26: 861-865, 2010
- Politi, M., et al.: Intraosseous hemangioma of the skull with dural tail sign: radiologic features with pathologic correlation. AJNR, 26: 2049-2052, 2005

<苫米地牧子，中里龍彦>

第2章 脳腫瘍

8) 骨腫瘍

106 頭蓋悪性リンパ腫
(malignant lymphoma of the skull)

症例① 成人 男性

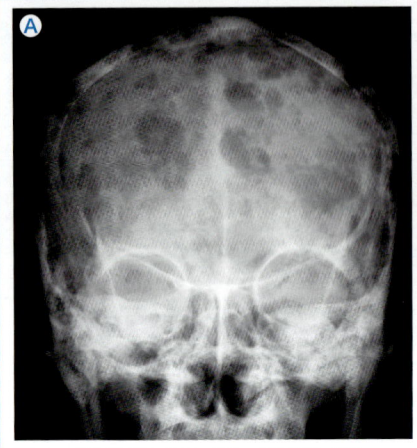

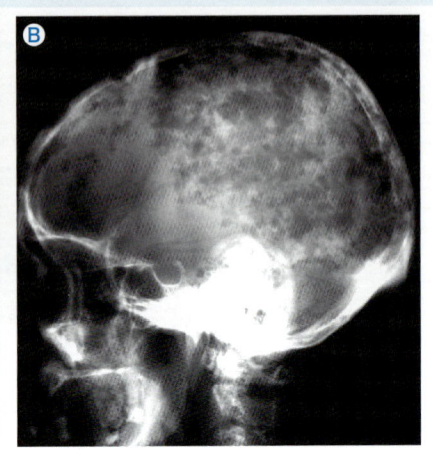

図1 単純写真正面（A），側面像（B）
頭蓋骨に多発する骨硬化の乏しい透過像が認められる

症例② 成人 男性

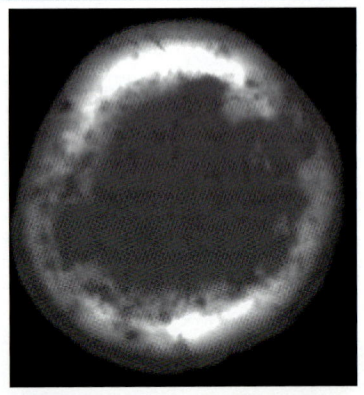

図2 CT（骨条件）
頭蓋骨にびまん性の巣状，一部地図状の溶骨像を認める

症例③ 57歳 女性

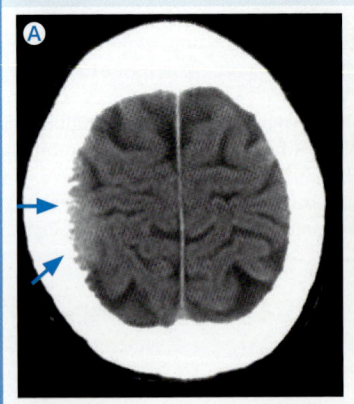

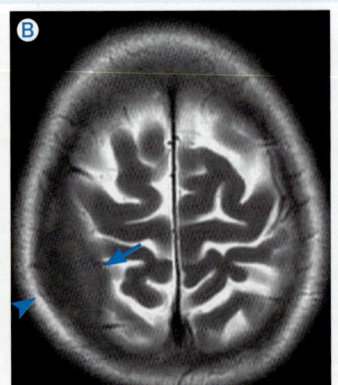

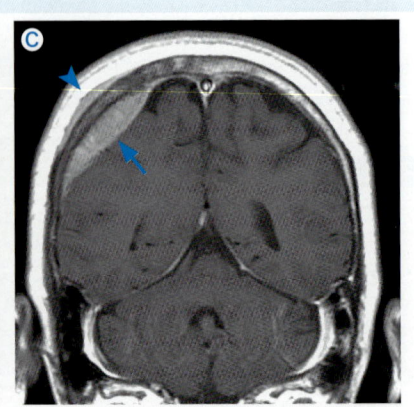

図3 単純CT（A），T2強調像（B），造影T1強調冠状断像（C）
A：辺縁が不明瞭な虫食い状となっており，脳実質よりやや高吸収の軟部組織腫瘤を伴っている（→）
B, C：脳実質外に低信号の腫瘍を認める（→）．右頭蓋冠に膨張性の均一に増強される腫瘤を認める（▶）

診断に役立つupdateな情報

最新の画像所見
- 最近，脳実質外腫瘤と頭皮下腫瘤を同時に認め，その間の頭蓋骨にはなんら異常な画像所見を示さない症例が報告されている．骨内悪性リンパ腫や髄膜腫の発育進展であれば，通常MRIで頭蓋骨侵食が認められるが，このように頭蓋骨内外に腫瘤を同時に認める場合も悪性リンパ腫の特徴とも考えられる．これは，同時多中心性発生や導出静脈を介しての進展が機序として考えられている

解説

- 骨原発の悪性リンパ腫の多くは非ホジキンリンパ腫であるが，3〜5％と少なく，大腿骨，脛骨，骨盤骨，脊椎や下顎骨に発生し，成因は不明だが外傷やAIDS感染などがある
- 頭蓋骨原発の悪性リンパ腫は稀で，**多くは2次性病変**である．骨原発の悪性リンパ腫の定義は骨に限局し，診断後少なくとも6カ月間は他のどの部位にも病変をみない場合で，病理学的に証明された領域リンパ節病変は除外されない
- 頭蓋骨病変は初期には骨変化が軽度で外側への突出をみるが，その後は広範な骨破壊と骨透過性変化を示し，外側に大きな皮下腫瘤を形成し，内側では硬膜に浸潤する
- 病理学的には，板間層に腫瘍細胞がみられ導出静脈に沿って硬膜に達し，脳軟膜に浸潤する．浸透性に進展するため，骨破壊がみられない場合や大きな軟部腫瘤のわりにはごくわずかな骨破壊が特徴的
- 頭蓋リンパ腫の適切な治療法は確立されていないが，CHOP療法，外科的切除および放射線治療が行われることが多い．一般的に骨原発非ホジキンリンパ腫の5年生存率は比較的良好で40〜60％である

画像所見

X線/CT

- X線所見は多彩で，ほとんど正常な場合から，地図状辺縁を示す巣状の骨融解像，硬化性と融解性の混合像からびまん性の浸透性で辺縁が不明瞭な虫食い状透過像と軟部組織腫瘤を伴い円形細胞腫瘍の特徴を示す（図1, 2）
- これらの性状はCTでも観察され，単純CTでは腫瘍自体は低吸収域から軽度高吸収域を示し，一般的には増強効果が顕著である

MRI

- 非特異的な信号変化を示すが，骨髄内の病変はT1強調像で最もよく観察されやすく正常脂肪髄内に低信号を示し，頭蓋では筋と等信号が多い
- T2強調像では一般に中等度から高信号を示すが，腫瘍周囲の浮腫性変化はさらに高信号を示す．STIR像では腫瘍と周囲組織との境界がより明瞭である．腫瘍内に線維化を伴うと信号が低下する．造影MRIでは増強効果が顕著である（図3）

鑑別診断

- 頭蓋骨リンパ腫の鑑別診断としては癌転移，髄膜腫，骨髄炎や多発性骨髄腫あるいはEwing肉腫など
- **Ewing肉腫**：リンパ腫より若年発症で頭蓋骨に発生する頻度は少ない
- **癌転移巣**：骨融解性病変で硬膜内・外に進展し，脳実質に浸潤しやすい
- **髄膜腫**：主に硬膜下腔に存在し境界も明瞭である．また骨造成も伴う
- **骨髄炎**：骨融解性病変とともに全身症状が鑑別の参考となる
- **多発性骨髄腫**：CTやMRIでの画像診断による鑑別は困難で血液所見や病理組織所見による

<参考文献>
- Malignant lymphoma of bone. Dahlin's bone tumor (Unni, K. K., et al.), 6th ed. p201-210, Lippincott Williams & Wilkins, Philadelphia, 2010
- Krishnan, A., et al.: Primary bone lymphoma: radiographic-MR imaging correlation. Radiographics, 23:1371-1387, 2003
- Fukushima, Y., et al.: Primary malignant lymphoma of the cranial vault. Acta Neurochir, 149:601-604, 2007
- Hans, F. J., et al.: Primary lymphoma of the skull base. Neuroradiology, 47:539-542, 2005

<苫米地牧子，中里龍彦>

8）骨腫瘍

107 巨細胞修復性肉芽腫
(giant cell reparative granuloma：GCRG)

症例 12歳　男児
近医歯科にて虫歯の治療中，単純写真で左下顎骨の透瞭像を認め精査となる

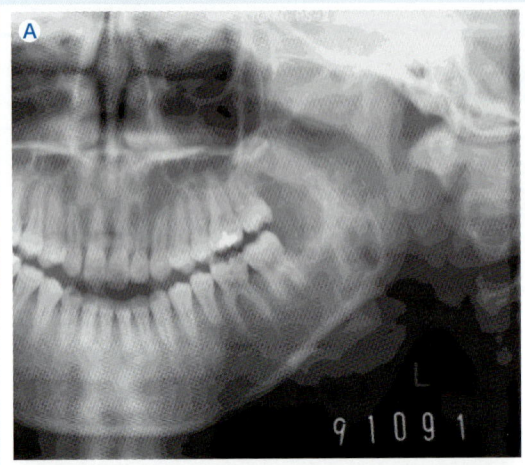

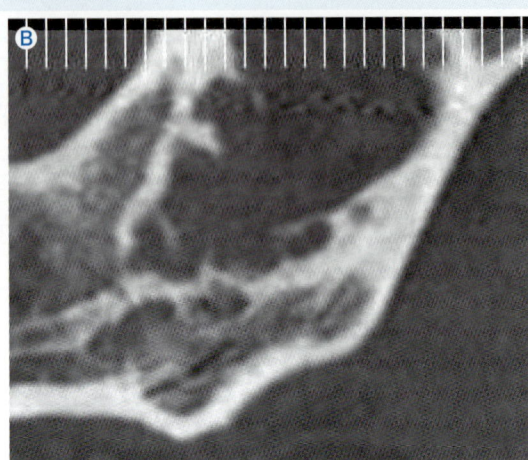

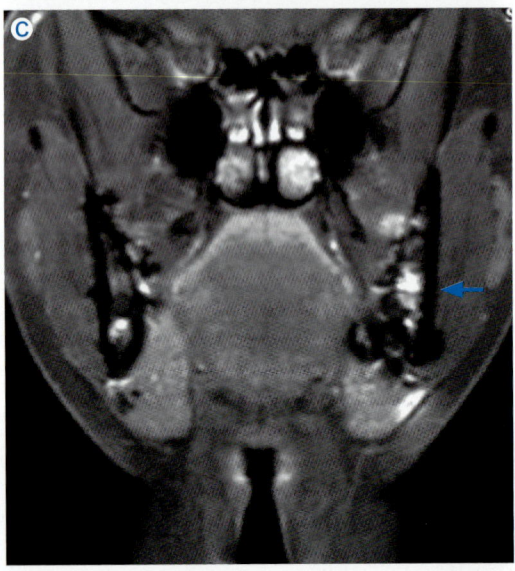

図1 パノラマX線像（A），dental CT（B），脂肪抑制T2強調像（C）
A：下顎骨左下顎角部に骨透瞭像を認める
B：下顎骨左下顎角部に辺縁シャープかつ多房性の溶骨像を認める
C：下顎骨左下顎角部に高信号域を認め，囊胞様の高信号域を認める（→）

107 巨細胞修復性肉芽腫

診断に役立つupdateな情報

GCRGの頭蓋骨発生例
- GCRGの側頭骨や後頭骨などの頭蓋骨発生例は少なく，35年間で20例足らずの報告である
- 側頭骨発生例では伝音難聴や眩暈，顔面神経麻痺などを生じる．腫瘍は膨張性に骨破壊を示し，増強効果を伴う．罹患骨の骨皮質は菲薄化を示すが穿孔は通常伴わない
- 後頭骨発生例では舌下神経麻痺も報告されており，神経学的徴候は病変発生部位の神経学的構造への進展による

解説

- 巨細胞修復性肉芽腫（GCRG）の多くは顎骨内の非腫瘍性病変であり，手指や頭蓋顔面骨，脊椎にみられるが顎骨に多く，下顎膨張性腫瘤の約7％に認める
- **上顎骨と下顎骨に好発し，下顎骨では前方にみられる**
- 小児や30歳以下の若年発症が70％で女性に多い．発生機序はなお不明であるが，外傷や感染，血管損傷などに起因し，神経線維腫やNoonan症候群，甲状腺機能亢進症などのホルモン異常や妊娠などで増大
- 臨床症状は数週から年単位で増大する腫瘍による隣接組織への圧迫により不快な症状を示すが，通常は無痛性．急速に増大する場合は炎症所見を示し，疼痛を伴い隣接歯牙の動揺をきたす
- 特徴的な画像所見はないが，初期には歯原性嚢胞に似た薄い辺縁に囲まれた境界明瞭な単房性病変．組織学的には疎性結合組織に非腫瘍性に巨細胞の配列を示すが，巨細胞腫に認める細胞間基質に乏しく多核な細胞が占める組織像とは異なる．副甲状腺機能亢進による**褐色腫，動脈瘤様骨嚢腫あるいは線維性骨異形成症に類似**
- 予後は良好で，転移を示す報告はない．急速に増大する例では再発の頻度が高い
- 治療は外科的掻爬も最も一般的で，術後再発率は10～15％．局所破壊の強い例では一塊とした切除が必要．放射線治療は放射線誘発性骨肉腫の発生リスクがあり禁忌であるが，不完全切除後には用いられる場合もあり

画像所見

X線
- 顎骨の前方部に多く，時に正中を超える．病変は膨張性溶骨性変化を示し，辺縁はシャープ．皮質は膨張して，骨の薄い辺縁を伴い，皮質骨は時に断裂して内部に新生骨がある．顔面骨の症例では，円形であるか卵形のX線半透過性病変

MRI
- T1強調像，T2強調像で低信号の傾向があり，増強される
- 嚢胞の形態の病変内に出血している場合もある

鑑別診断

- **副甲状腺機能亢進症のbrown tumor**：組織学的にも放射線学的にも鑑別困難．50～60歳代に多い．2次性よりは1次性副甲状腺機能亢進症が一般的．長期の透析を受けている患者に発症．血清カルシウム値は高く，血清リン値は低い
- **巨細胞腫（GCT）**：画像診断では完全な区別が困難で病理組織所見もオーバーラップする．しかし，GCTは20～40歳代で頭蓋骨発症は稀．GCRGでは腫瘍出血の傾向が強く，ヘモジデリンの沈着が顕著
- **エナメル上皮腫**：30～40歳代に多く，顎骨の歯原性腫瘍で19％と多い．下顎骨では臼歯部に発生し，上顎では後方は20％程度にみられる．嚢胞性と充実性成分が混在することが多く周囲に浸潤性．不十分な切除では術後再発しやすいため安全域を含んで一塊とした切除が必要
- **動脈瘤様骨嚢腫**：10歳代にみられ，下顎骨前方に好発し，外傷による骨髄内出血に起因すると考えられている．根尖の嚢胞性病変より血液が吸引されやすい
- その他，歯原性嚢胞や根尖周囲性肉芽腫，粘液腫などがあげられる

<参考文献>
- Manzini, M., et al.：Mandible giant-cell reparative granuloma. Braz J Otorhinolaryngol, 75：616, 2009
- Sass, S. M. G., et al.：Giant cell reparative granuloma in the manbible. Braz J Otohinolaryngol, 76：273, 2010
- Dunfee, B. L., et al.：Radiologic and pathologic characteristics of benign and malignant lesions of the mandible. Radiographics, 26：1751-1768, 2006
- Saw, S., et al.：Giant cell tumour and central giant cell reparative granuloma of the skull：do these represent ends of a spectrum？ A case report and literature review. Pathol Oncol Res, 15：291-295, 2009

<苫米地牧子，中里龍彦>

第2章 脳腫瘍　　脳神経外科　神経内科　小児科

8）骨腫瘍

108　Langerhans 細胞組織球症
（Langerhans cell histiocytosis：LCH）

症例①　1歳　女児

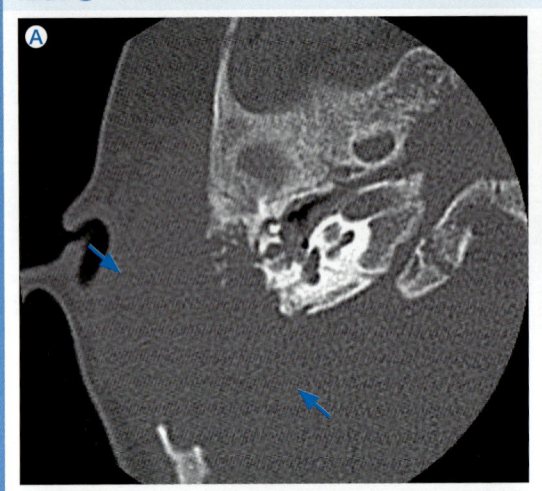

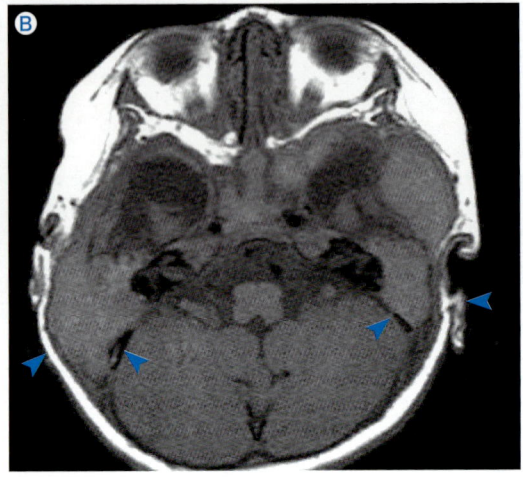

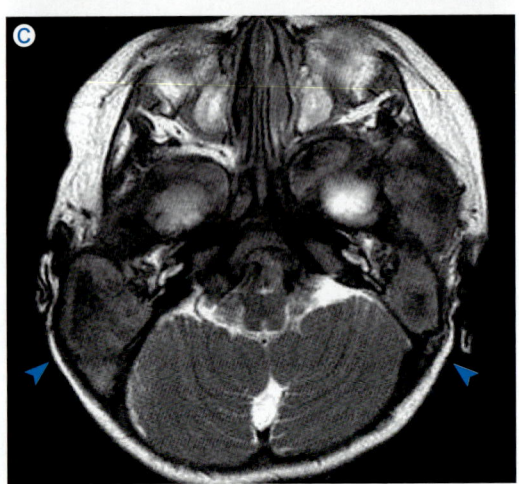

図1　側頭骨CT（A），T1強調像（B），T2強調像（C）
A：右乳突蜂巣など側頭骨の骨破壊像を認める（→）
B：両側乳突蜂巣の含気は消失し，乳突蜂巣を含む両側側頭骨に軟部組織濃度病変を認める（▶）
C：T2強調像でも同病変は筋層と等信号で，内部に低信号域が混在している（▶）
（中里龍彦：臨床画像，24：192-203, 2008より転載）

108 Langerhans細胞組織球症

診断に役立つupdateな情報

LCHの診断
- LCHの診断にはCD68抗原に染色，S-100蛋白陽性あるいは電子顕微鏡で細胞内のBirbeck granuleの証明による

- LCHに硬膜外血腫の合併例が最近報告されている．その機序は腫瘤が硬膜外静脈と交通し，静脈が破綻することや外傷による腫瘤内出血が硬膜外腔に穿破するためと考えられている

解説

- Langerhans細胞組織球症（LCH）は従来の好酸球肉芽腫症，Hand-Schüller-Christian病，Letterer-Siwe病の**ヒスチオサイトーシスX**と呼ばれた小児にみられる疾患で，原因は不明であるが炎症や異常免疫反応の関与が考えられている
- **90%は10歳以下の小児**にみられる．好酸球肉芽腫は限局型のLCHで，**側頭骨**に起こる頻度は15～61%といわれ両側発生は3割弱．頭蓋骨発生例では，軽度の外傷による腫瘍出血をきたす場合が多い．単発性が多く多発性は20%程度
- 臨床症状は乳様突起炎に類似．慢性中耳炎や真珠腫性中耳炎との鑑別を要する．一般的に耳漏，ポリープ，耳介周囲の湿疹を認め外耳道後壁の破壊
- 病変が耳小骨連鎖を破壊し外耳道閉鎖をきたすと伝音性難聴．骨迷路に及ぶと感音性難聴
- 病変が頭蓋底に進展すると顔面神経・内耳神経麻痺もみられる
- 視床下部―下垂体系への進展により高率に尿崩症となる
- 治療法は最近では全身化学療法やステロイドの局所注入，免疫療法が行われ，予後が比較的良好

画像所見

- 頭蓋骨では典型的には円形あるいは卵円形の境界明瞭で硬化性辺縁を伴わない病変で"**punched-out**"と形容される．新生骨と骨破壊部分が混在する．外板と内板で不均等な骨破壊を示すため，**二重輪郭（double-contour appearance）**を示す．骨破壊部分には"bull's-eye"状に骨が残存する．病変は多数融合し，地図状頭蓋となる

MRI
- T1強調像では低信号から高信号まで多彩であるが，T2強調像では一般に強い高信号を示し増強効果も顕著である．周囲は浮腫あるいは炎症性変化を伴い，腫瘍内に血腫による高信号を伴う場合もある

CT
- 側頭骨に発生した場合，乳様突起や側頭骨鱗部を広範に破壊する腫瘤としてみられ（**図1 A，B**），耳小骨や骨迷路の侵食は頻度が少ない．時に錐体尖に病変が限局する場合もある
- 腫瘤は顕著な**増強効果**を示す

鑑別診断

- 画像診断での鑑別診断では乳様突起炎，横紋筋肉腫とその転移巣があげられるが，乳様突起炎では広範な骨破壊は通常みられない．特に両側性に骨破壊がみられれば本疾患を疑う

<参考文献>
- Goldsmith, A. J., et al.: Unifocal Langerhans's cell histiocytosis (eosinophilic granuloma) of the petrous apex. Arch Otolaryngol Head Neck Surg, 119：113-116, 1993
- Hermans, R., et al.: Eosinophilic granuloma of the head and neck：CT and MRI features in three cases. Pediatr Radiol, 24：33-36, 1994
- McCaffrey, T. V., et al.: Histiocytosis X of the ear and temporal bone：review of 22 cases. Laryngoscope, 89：1735-1742, 1979
- 中里龍彦：頭蓋底の骨病変．臨床画像，24：192-203, 2008

<苫米地牧子，中里龍彦，佐藤宏昭>

第2章 脳腫瘍

8）骨腫瘍

109 melanotic neuroectodermal tumor of infancy（MNTI）

症例① 1カ月 女児
母親の妊娠経過は良好で，在胎39週，体重2,964gにて出生．生後2週目より右眼窩側頭部に腫瘤が出現，急速に増大してきた（三重大学症例）

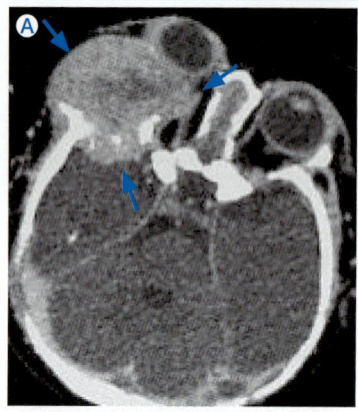

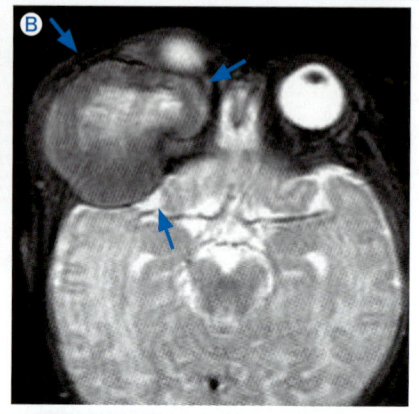

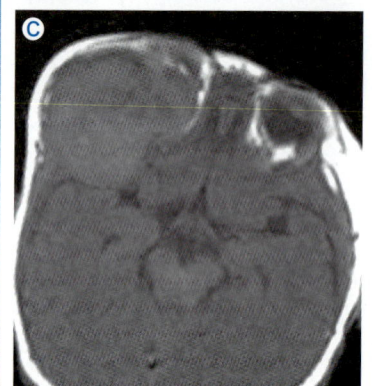

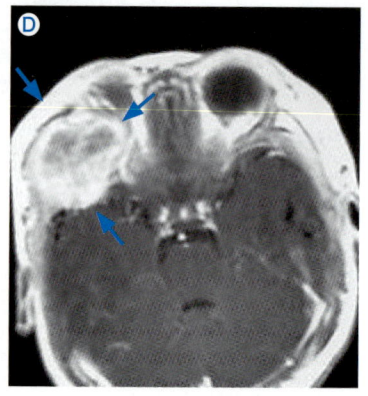

図1 造影CT（A），T2強調像（B），T1強調像（C），造影T1強調像（D）
A：右眼窩外側壁から側頭骨の骨破壊を伴う増強される軟部腫瘤を認める．中心部は一部増強に乏しい（→）
B：T2強調像では，腫瘍辺縁は低信号，中心部は高信号を呈している（→）
C：T1強調像では，腫瘍辺縁は筋肉と等信号，中心部はやや不均一な低信号を呈している
D：一部濃染不良域がみられるが，腫瘍は全体的に強い増強効果をもつ（→）

症例② 新生児 女児

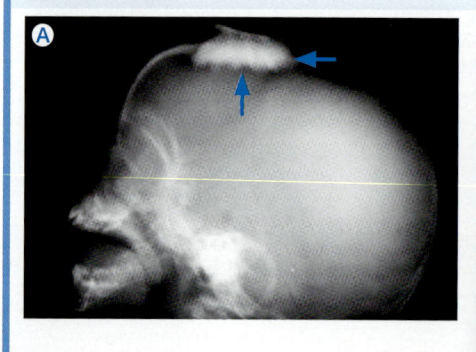

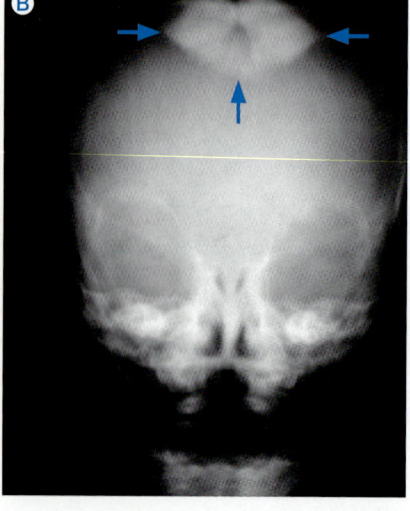

図2 頭蓋骨単純写真側面像（A），正面像（B）
前頭骨に粗大な骨化を認める（→）

109 melanotic neuroectodermal tumor of infancy（MNTI）

診断に役立つupdateな情報

脳内MNTI
- 脳内MNTIは稀であるが正中構造に発生しやすく小脳虫部が約半数，ついで松果体に18％程度にみられる．脳内MNTI術後例の生存率は9カ月で約35％と末梢型と比べ予後不良である．急速な髄液播種や再発，転移を認めるが組織学的所見との関連は明らかにされてない．化学放射線療法後の完全治癒例でも10年以上経過して再発をきたす場合もあり，長期経過観察が必要

解説

- MNTIは神経堤由来の腫瘍で，1918年のKrompecherの報告から始まり，現在まで360例の報告がある．congenital melanocarcinoma, melanotic progonoma, retinal anlage tumorなど多くの病名がある
- 95％が1歳以下に発生する稀な良性小児期新生物
- 腫瘍組織学的は多角のメラニンを含む上皮細胞と神経芽細胞様のクロマチン親和性核，緻密な線維性間質が特徴的．免疫染色ではHMB-45陽性でメラニン含有上皮が検出
- 発育速度は急速で局所浸潤性が強く，悪性腫瘍のように頭蓋内に進展し，脳脊髄液を介して転移する．1歳以下に多く（95％），性差はない
- 好発部位は上顎骨（単独例が65.5～68％），下顎骨や眼窩，神経頭蓋，その他は，精巣上体や精巣，縦隔など．脳内は少なく6％程度である．幼児では大泉門や側頭骨，前頭骨あるいは後頭骨にみられる．脳内NTIに比較し，頭蓋冠や頭蓋底発生例の方が予後が良い
- 治療は5mmのsafety marginを設けた全摘術が一般的．頭蓋正中部や頭蓋底に腫瘍が存在する場合は完全切除が困難．不完全な術後再発頻度は10～60％．良性と判断されても6.6％は悪性が含まれる．また，完全切除後の再発率は10～15％で，進行症例ではvincristine, etoposide, ifosfammide, dactinomycinなどの化学療法が行われる

画像所見

CT
- 頭蓋骨に膨張性に発育する腫瘍で骨化成分を含む軟部組織濃度としてみられる
- 周囲骨は骨造成（骨硬化像，造骨性変化）を示す

MRI
- T1強調像では大脳皮質より低信号，強い増強効果を示す
- T2強調像では骨化成分やメラニンによる低信号を示す．広範なメラニン沈着がある場合は，T1強調像で高信号から等信号でT2強調像で低信号から等信号を示す

鑑別診断

- 小円形細胞腫瘍（神経芽細胞種，Ewing肉腫，胎児性横紋筋肉腫，悪性黒色腫や悪性リンパ腫）のような悪性腫瘍，類上皮腫，類皮囊胞や血管腫など
- **血管腫**：明瞭な辺縁の膨張性骨病変で，薄い辺縁硬化性の"honeycomb（蜂巣）"または"sunburst"パターン．これは扁平骨で膨隆し放射線状構造を伴い，骨の菲薄化を示す．骨膜内で微細な反応性新生骨として放射状に外方へ伸びる（スピキュラ）
- **悪性リンパ腫**：ほとんど正常な場合から，地図状辺縁を示す巣状の骨融解像，硬化性と融解性の混合像からびまん性の浸透性で辺縁が不明瞭な虫食い状透過像と軟部組織腫瘤を伴い，円形細胞腫瘍の特徴を示す
- **類上皮腫（epidermoid cyst）**：硬膜外で錐体尖，迷路上部の側頭骨から生じる．辺縁平滑，または分葉状の膨張性腫瘤．骨構築を伴う．それらの一般的な形状は単房性（多房性の場合もある）

＜参考文献＞
- Rustagi, A., et al.：Melanotic neuroectodermal tumor of infancy of the maxilla：a case repor with review of literature. J Oral Mxillofac Surg, 69：1220-1224, 2011
- Lambropoulos, V., et al.：Melanotic neuroectodermal tumor of infancy (MNTI) arising in the skull. Short review of two cases. Acta neurochir, 152：869-875, 2010
- Kantar, M., et al.：Melanotic progonoma of the skull in infancy. Childs Nerv Syst, 24：1371-1373, 2008
- Matsumoto, M., et al.：Melanotic neuroectodermal tumor of infancy in the skull：case report and review of the literature. Surg Neurol, 63：275-280, 2005

＜苦米地牧子，中里龍彦＞

第2章 脳腫瘍
8）骨腫瘍

110 泡状外脊索症
（ecchordosis physaliphora：EP）

症例　66歳　女性
無症状で発見された

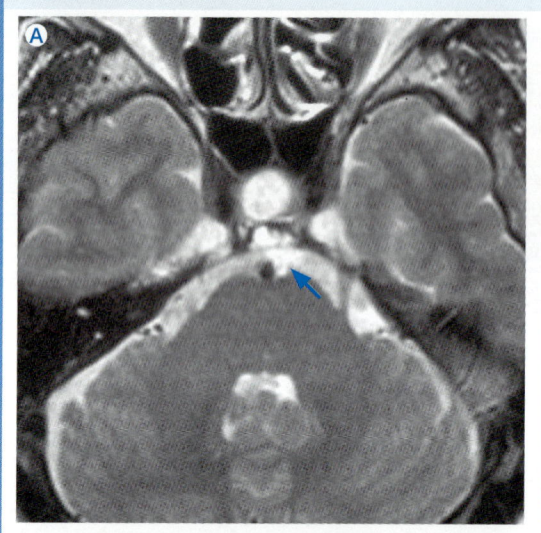

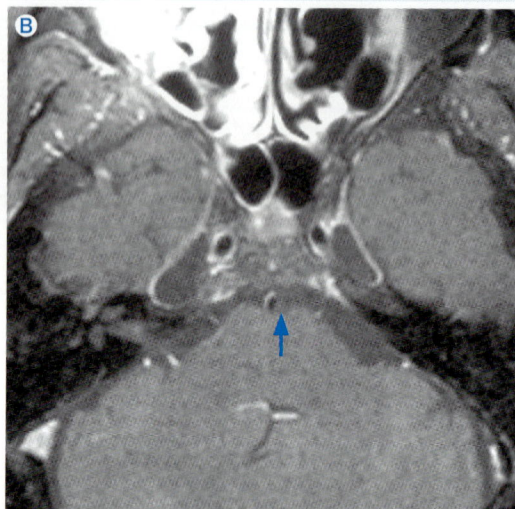

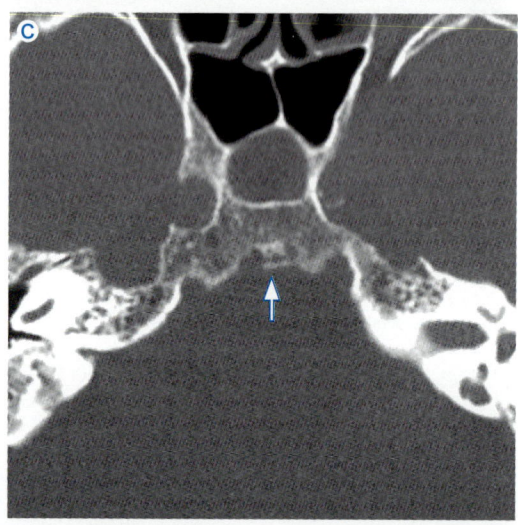

図1　T2強調水平断像（A），造影T1強調水平断像（B），CT（骨条件：C）
A：橋前槽から斜台に入り込む高信号域を認める（→）
B：増強効果はみられない
C：骨性の茎（osseous stalk）（⇨）を認める
（大阪市立大学　名嘉山哲雄先生のご厚意による）

診断に役立つupdateな情報

EPの免疫組織診断
- 免疫組織化学的にはS-100蛋白やケラチン，epithelial membrane antigen（EMA）は脊索腫で陽性となりEPと鑑別される．MIB-1 indexは増殖率の指標として脊索腫とEPの鑑別に有用で，さらに脊索腫の再発の診断にも寄与する

解説

- 泡状外脊索症（ecchordosis physaliphora：EP）は細胞成分に乏しく，細胞分裂もみられない数mmから2cmほどの小さなゼラチン様の囊胞性病変で，異所性脊索遺残組織から発生する
- 鞍背から仙尾椎領域までの**頭蓋脊椎軸の正中線上に**認められる．剖検では0.4～2％，画像診断では偶発的に約1.7％で発見
- 良性先天性奇形に属し，硬膜内に発生して稀に出血や髄液漏をきたす
- **多くは無症状**で外科的処置の必要がないので，放射線治療や外科的治療など侵襲的治療が必要で悪性腫瘍として考えられる脊索腫と間違わないよう注意が必要．EPの非特異的症状でみられるのは頭痛やめまい．一方，脊索腫では脳幹症状や脳神経症状をきたしやすい

画像所見

MRI/CT

- T1強調像で低信号，T2強調像で高信号で脳脊髄液に類似する（図1 A，B）
- 脳脊髄液の脈動アーチファクトが混入しやすい部位なので，画像診断には注意が必要
- 典型的には硬膜内で蝶形後頭軟骨結合のレベルで橋前槽にみられ，しばしば斜台へ入り込み小さな骨欠損を示す
- 増強効果の有無は診断上，重要．**EPは造影されない点が脊索腫との鑑別に有用**．頸部EPでの報告例では頭蓋脊椎移行部にみられ，同様の信号を示すとの報告もある
- CTでは**小さく骨性の茎を伴うことがあり**，EPの特徴的所見である（図1 C）．したがって薄いスライスの拡大したCTで観察することが必要

鑑別診断

- **脊索腫**：脊索由来で骨原発の2～4％にみられる．通常，MRIで増強効果を示す硬膜外腫瘍で斜台を中心とする骨破壊傾向が強く，CTで腫瘍内に石灰化を認める
- **類上皮腫，類皮囊胞**：硬膜内囊胞性病変で通常は小脳橋角部に認め，正中に発生するEPとは局在が異なる．通常は骨破壊や増強効果は認めない．くも膜囊胞やneurenteric cystとも骨性茎を伴うことで鑑別される

〈参考文献〉
- Mehnert, F., et al.：Retroclival ecchordosis physaliphora：MR imaging and review of the literature. AJNR, 25：1851-1855, 2004
- Srinivasan, A., al Case 133：ecchordosis physaliphora. Radiology, 247：585-588, 2008
- Toda, H., et al.：Neuroradiological characteristics of ecchordosis physaliphora. Case report and review of the literature. J Neurosurg, 89：830-834, 1998
- Watanabe, A., et al.：Magnetic resonance imaging of ecchordosis physaliphora. Case report. Neurol Med Chir, 34：448-450, 1994

〈苫米地牧子，中里龍彦〉

第3章 感染症・炎症と類縁疾患

1）感染症

111 髄膜炎
(meningitis)

脳神経外科　神経内科　小児科

症例①　6カ月　男児
発熱と痙攣．髄液検査で大腸菌を検出

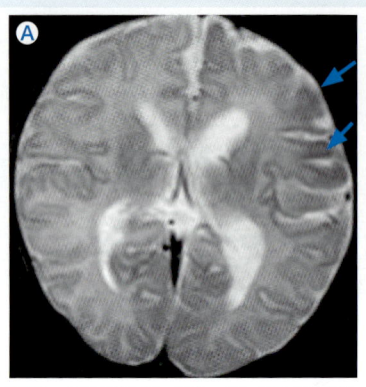

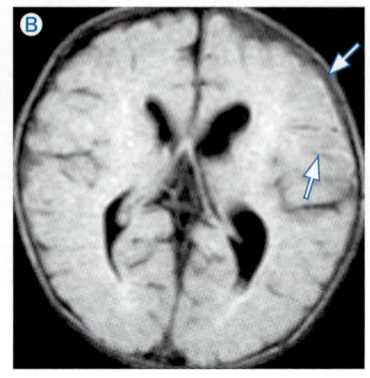

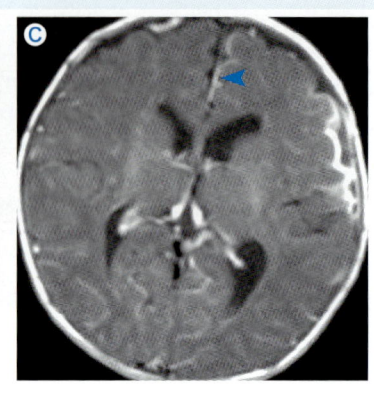

図1　T2強調像（A），FLAIR像（B），造影T1強調像（C）
T2強調像（A）で左前頭葉皮質と皮質下に低信号域（→），同部位にFLAIR像（B）で脳表髄膜と脳溝に沿う高信号（sulcal hyperintensity）（⇨），造影T1強調像（C）で増強効果．病変は半球間裂まで波及（▶）

症例②　8カ月　女児
発熱と意識レベル低下．髄液検査でインフルエンザ菌を検出

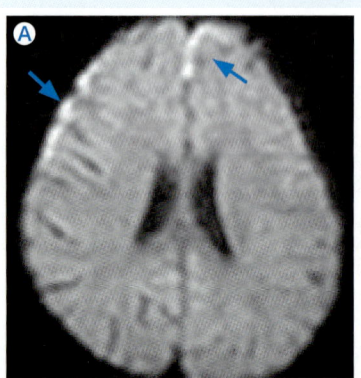

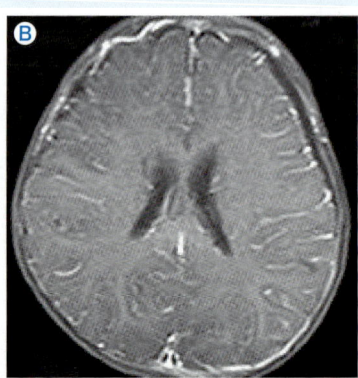

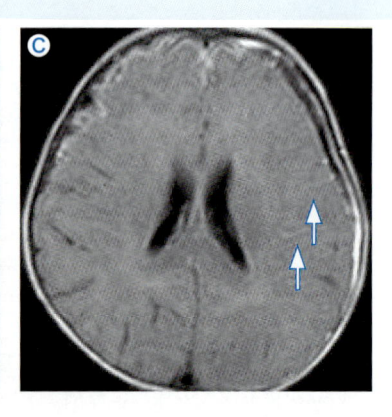

図2　拡散強調像（A），造影T1強調像（B），造影FLAIR像（C）
拡散強調像（A）で右優位に前頭葉脳表に沿う高信号（→），前頭葉脳表の増強効果は造影T1強調像（B）より造影FLAIR像（C）の方がより明瞭．脳溝に沿う異常増強効果（⇨）は左大脳半球優位であることもわかる

111 髄膜炎

診断に役立つupdateな情報

非感染性髄膜炎
- 自己免疫性（膠原病，Behçet病など），肉芽腫性疾患，薬剤性が原因
- 神経Behçet病の約5％に急性髄膜炎様の症状
- 細菌性髄膜炎と神経Behçet病の鑑別に髄液中のプロカルシトニン（甲状腺C細胞で生成されるカルシトニンの前駆体）が有用．細菌感染で値が上昇するが活動性Behçet病では上昇しない．全身性エリテマトーデス（SLE）などの自己免疫性疾患との鑑別においても有用性が示唆．結核性髄膜炎は否定できず
- 非ステロイド性抗炎症剤（NSAIDs），特にibuprofenによる薬剤性髄膜炎が多い
- 抗菌薬ではST合剤による薬剤性髄膜炎の報告が最多
- 非イオン性水溶性ヨード造影剤を用いたCT myelography後24時間以内の髄膜炎が稀にあるが重篤な後遺症なし
- 帝王切開や整形外科処置に用いるbupivacaineによる化学性髄膜炎の髄液所見は細菌性髄膜炎に類似．保存療法で数日中に改善

くも膜顆粒と骨欠損
- くも膜顆粒（パッキーニ小体）による側頭骨錐体後壁の欠損は約3％．年齢とともにその頻度は増加傾向．骨欠損によるくも膜下腔と乳突蜂巣との交通は細菌性髄膜炎の原因となり得る．くも膜下腔と乳突蜂巣の交通はtegmen tympaniのerosionによるものが有名

解説

- くも膜や軟膜を主座とする炎症
- 組織学的にはくも膜下腔を占める線維性，膿性の炎症反応滲出物
- 急性発症のことが多く，症状として髄膜刺激症状（頭痛，嘔吐，項部硬直など），痙攣，意識障害，発熱など
- 臨床的に疑われたときには髄液検査が必須

＜化膿性（細菌性）髄膜炎＞
- 全体的に頻度の高い起炎菌はインフルエンザ菌，肺炎球菌，髄膜炎菌
- 新生児で多い起炎菌は，生後3カ月まではB型連鎖球菌と大腸菌，それ以降はインフルエンザ菌と肺炎球菌．幼児ではリステリア菌など
- 髄液検査で，好中球優位の細胞増加，蛋白増加，糖低下
- 合併症が多く，水頭症，硬膜下水腫，脳実質炎など

＜ウイルス性髄膜炎＞
- 無菌性髄膜炎の多くはウイルス感染
- 比較的軽症で多くは自然寛解
- 髄液検査で，リンパ球優位の細胞増加，蛋白軽度増加，糖正常

画像所見

MRI
- 局所性またはびまん性の髄膜増強効果（図1 C，2 B，C）
- 拡散強調像の高信号は硬膜下蓄膿の存在を示唆（図2 A）
- 化膿性髄膜炎初期には炎症部位に隣接する**脳回の軽度腫脹**のみ
- **ウイルス性髄膜炎では多くの場合，無所見**
- FLAIR像で**くも膜下腔の高信号（FLAIR sulcal hyperintensity）**（図1 B）は他にも，くも膜下出血，髄液播種，痙攣重積，麻酔中の酸素投与，上矢状静脈洞血栓症，腎障害患者で造影MRIの24～48時間後のMRIなどでみられる所見なので注意
- T2強調像やFLAIR像で**炎症髄膜に隣接する皮質下白質の低信号**（図1 A，B）
- 脳実質病変の診断にFLAIR像は髄鞘化未完成の小児では補助的撮像法だが，髄膜病変に関しては造影FLAIR像は有用

CT
- 造影CTで髄膜増強効果．重症でない限りMRIに比べ検出率は低い

鑑別診断

- **癌性髄膜炎**：しばしば脳実質や頭蓋骨にも病変が存在．病歴をチェック
- **サルコイドーシス**：類似する場合は硬膜や軟膜を主座とする病変．髄膜病変に加えて結節性病変を認めることが多い．脳底部が好発部位で脳神経の増強効果がみられることが多い
- **結核性髄膜炎**：サルコイドーシスと同様．脳実質に結核腫があれば鑑別に有用．症状経過は亜急性から慢性

＜参考文献＞
- Ziai, W. C., et al.：Update in the diagnosis and management of central nervous system infections. Neurol Clin, 26：427-468, 2008
- Morris, J. M., et al.：Increased signal in the subarachnoid space on fluid-attenuated inversion recovery imaging associated with the clearance dynamics of gadolinium chelate：a potential diagnostic pitfall. AJNR, 28：1964-1967, 2007

＜藤川 章＞

第3章 感染症・炎症と類縁疾患

1) 感染症

112 結核性髄膜炎/結核腫
(tuberculous meningitis/tuberculoma)

症例① 35歳 女性（結核性髄膜炎）
AIDS, 発熱と頭痛

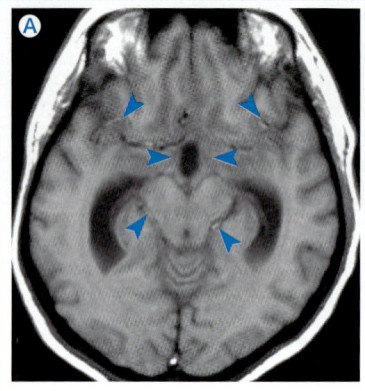

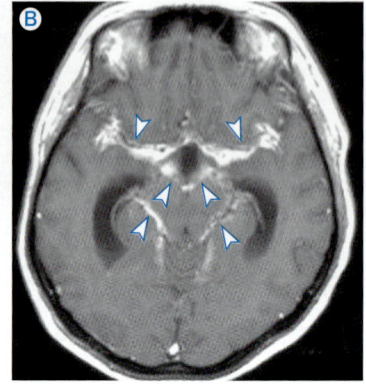

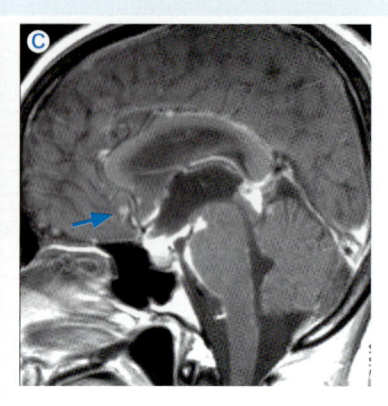

図1 T1強調像（A），造影T1強調像（B），造影T1矢状断像（C）
鞍上槽，脚間槽，迂回槽，両側sylvius裂がT1強調像（A）で等信号となり不明瞭（▶），造影T1強調像（B）で不整な増強効果（▷）．矢状断像（C）では下垂体柄，橋前槽，四丘体槽にも確認．脳実質内に結節性増強効果（→）もある

症例② 33歳 女性（結核腫，結核性膿瘍）
ステロイド治療中に発熱と頭痛

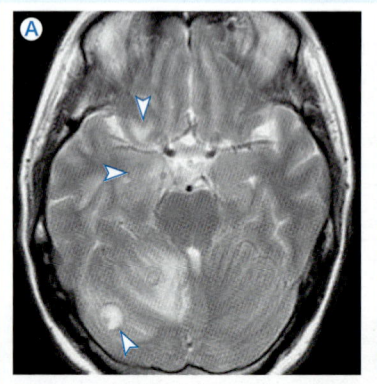

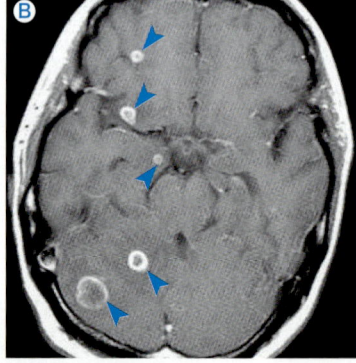

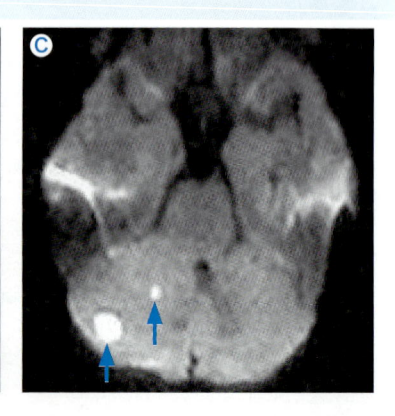

図2 T2強調像（A），造影T1強調像（B），拡散強調像（C）
右小脳半球，右鉤部，右前頭葉に多発する結節病変（▷）．T2強調像（A）で病変は内部高信号，辺縁低信号で周囲に浮腫．造影T1強調像（B）でリング状増強効果（▶），拡散強調像（C）で小脳半球の病変は高信号（→）を呈し膿瘍を示唆
（静岡県立こども病院放射線科　小山雅司先生のご厚意による）

診断に役立つupdateな情報

奇異性反応（paradoxical enlargement of tuberculoma）
- 結核治療開始後，約3カ月以内に頭蓋内結核腫の画像上の増悪をみる場合がある
- 治療で破壊された結核菌に対する免疫反応性リンパ球の増殖によるものと推測
- 最大約25％の患者に起きうるがHIV陽性患者では低頻度
- 抗結核薬の延長投与に加え，ステロイド追加投与が有効との報告

クォンティフェロン®TB-2G（QFT）
- 結核菌に特異的なペプチド抗原に対し感作Tリンパ球から放出されるインターフェロンγをELISA法（enzyme-linked immunosorbent assay）で定量する血液スクリーニング検査
- BCG接種や非結核性抗酸菌に影響されず，特異度99％以上，感度89％

解説

- 中枢神経系結核症は結核症患者全体の5％．HIV陽性の結核患者では約10％で多くが一次結核症として発症

＜結核性髄膜炎＞
- 最頻度の中枢神経系結核症
- 発症機転は，血行性播種で髄膜に形成された感染巣が破裂して髄液腔に散布された結核菌が免疫反応を惹起して，ゼラチン状浸出液や増殖性くも膜炎が生じるとするものが一般的
- **脳底槽が好発部位（脳底髄膜炎）**，脳神経麻痺，血管炎と血管攣縮による脳梗塞，脳脊髄液の灌流障害による水頭症が高頻度に合併
- 経過は緩徐．症状は感冒様症状，髄膜刺激症状，合併症によるもの
- HIV陽性患者では急激に病状進行．約1/3に髄膜刺激症状なし
- 髄液所見はリンパ球優位の細胞増多，蛋白上昇，糖低下，放置によるフィブリン網形成

＜結核腫＞
- 臨床的に結核性髄膜炎とは異なる疾患
- 結核性髄膜炎と結核腫が共存するのは約10％
- 20％は多発性
- **結核性髄膜炎の治療中に出現**することが多い（delayed occurrence）
- 組織学的には巨細胞が豊富な芯部と厚い殻部で構成．内部は**結核菌がほとんど死滅**した液状乾酪壊死

＜結核性膿瘍＞
- 非常に稀
- 組織学的には**結核菌が生存した膿**の被包化
- 問題点は，急激増悪傾向と治療反応性不良

画像所見

MRI

＜結核性髄膜炎＞
- 脳底部脳槽に拡がる不規則な増強効果（図1 B, C）
- FLAIR像で比較的明瞭に描出される髄膜病変の高信号（sulcal hyperintensity）
- T1強調像で病変は等信号のため脳底部脳槽の識別が困難（図1 A）
- 二次的な中大脳動脈領域や基底核の**虚血病変**（第3章「144 全身性エリテマトーデス」の図2参照）

＜結核腫＞
- 所見は結核腫内部の乾酪性壊死の程度で変化
- **非乾酪性結核腫**はT1強調像で低，T2強調像で高信号，均一な増強効果
- **充実性乾酪性結核腫**はT1，T2強調像ともに低〜等信号，リング状の増強効果（図2 B）
- **液化乾酪性結核腫**はT1強調像で低，T2強調像で内部は高，辺縁は低信号（図2 A）

＜結核性膿瘍（図2 B, C）＞
- 他の病原体による脳膿瘍との鑑別は困難
- MRSでスペクトルピークがlipidとlactate（1.3ppm）のみ．化膿性膿瘍ではそれに加え，アミノ酸（0.9ppm）にもピーク

CT
- 脳底部脳槽の不明瞭化と増強効果
- 結核腫は，均一な増強効果を有する卵球形の低〜等吸収腫瘤（炎症肉芽腫）やリング状増強効果を有する低〜高吸収腫瘤（中心乾酪性変化）と変化
- 陳旧性結核腫の中心部の石灰化（target sign）

鑑別診断

- **サルコイドーシス**：脳底部脳槽のくも膜下腔を主座とする増強効果．髄液所見が重要
- **癌性髄膜炎・転移性腫瘍**：結核腫が併存する場合に類似．小児では髄芽腫播種病変も鑑別の1つ

＜参考文献＞
- Unal, A., et al.：Clinical and radiological features of symptomatic central nervous system tuberculomas. Eur J Neurol, 12：797-804, 2005
- 日本結核病学会予防委員会：クォンティフェロンTB-2Gの使用指針．結核, 81：393-397, 2006

＜藤川 章＞

第3章 感染症・炎症と類縁疾患

1) 感染症

113 脳室炎
(ventriculitis, ependymitis, ventricular empyema, pyocephalus)

脳神経外科

症例① 68歳 男性
頭痛,意識消失,発熱,中耳炎

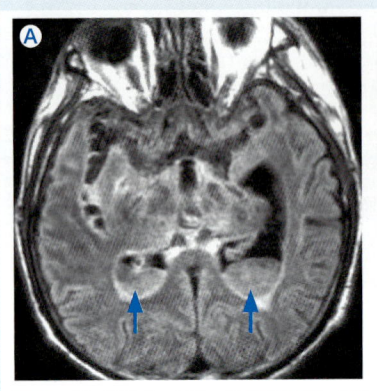

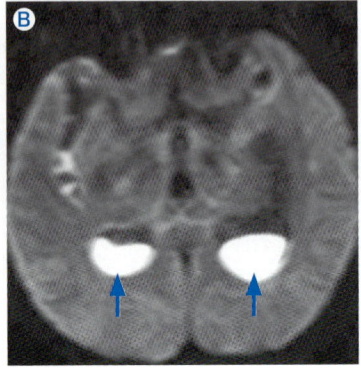

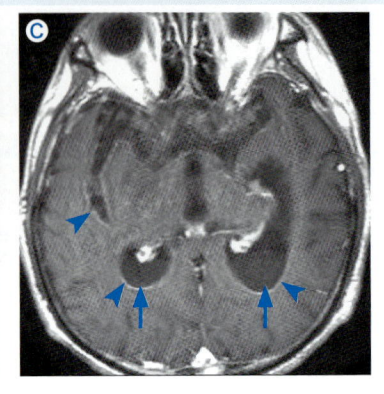

図1 FLAIR像(A),拡散強調像(B),造影T1強調像(C)
両側側脳室後角にFLAIR像(A)で高信号,拡散強調像(B)で著明な高信号,造影T1強調像(C)で脳脊髄液よりわずかに高信号の上方凸の膿性物質(→).側脳室壁,右側頭葉脳表に沿う増強効果(▶)もある

症例② 73歳 男性
左視床出血に対する内視鏡下血腫除去術後(EVD関連脳室炎)

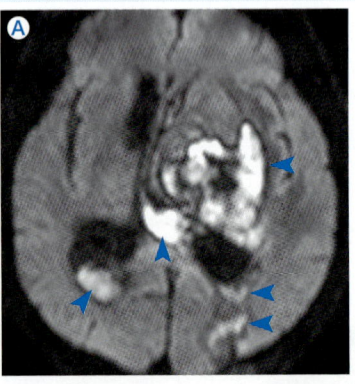

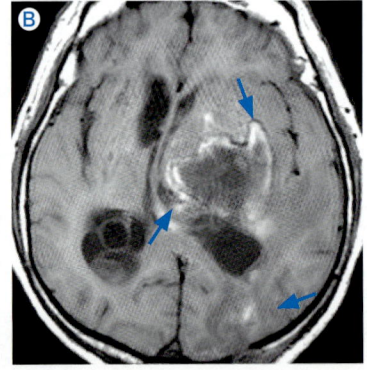

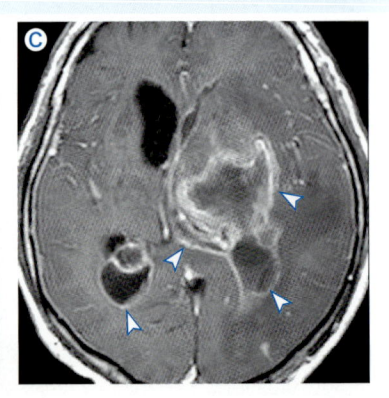

図2 拡散強調像(A),T1強調像(B),造影T1強調像(C)
左視床出血後部,左側脳室,右側脳室後角,左後頭葉のドレナージ後部に異常信号.拡散強調像(A)でそれらはすべて高信号を呈するが(▶),T1強調像(B)では左視床,左側脳室,左後頭葉部に出血を示唆する高信号が混合(→).造影T1強調像(C)でそれぞれを縁取る増強効果(▷).右側脳室脳室炎,左視床や左側脳室は出血ドレナージ後の変化を示唆

診断に役立つupdateな情報

脳室ドレナージ関連脳室炎（EVD[external ventricular drainage]関連脳室炎）（図2）
- くも膜下出血，脳室内出血，外傷後の閉塞性水頭症による頭蓋内圧亢進に対し施行されたEVDに合併する感染性脳室炎
- 感染病原体で多いのはブドウ球菌群（70%はS. epidermidis）
- ベースにある疾患や血性脳脊髄液による全身性炎症反応のため脳室炎との鑑別に難渋
- 発熱や神経症状の非感染性原因として脳脊髄液内の出血による化学性の炎症
- EVD関連脳室炎の診断にCell index（CI）が提唱

- $CI = \dfrac{WBCcsf[mm^3]/RBCcsf[mm^3]}{WBCblood[mm^3]/RBCblood[mm^3]}$
- CIは赤血球と白血球の比率は血清脳脊髄液と末梢血において同様の分布を示すとの仮説に基づく
- CIが著明に高いと脳室炎を示唆

トキソプラスマ脳炎
- トキソプラスマ脳炎はHAART療法（highly active anti-retroviral therapy）導入後もAIDS患者での罹患頻度が高く，稀ではあるが脳室炎の報告あり．所見は側脳室の急性拡大とそれに伴う傍側脳室白質の信号異常（浮腫），造影MRIで脳室壁の増強効果のみ
- その他の所見は髄膜炎，脳実質炎，水頭症が高頻度

解説

- 脳室上衣を含む脳室壁や脳室内腔の炎症で主に感染が原因
- 組織学的には脳室上衣下の炎症細胞浸潤や剥落上衣層に一致した星細胞増殖．脳室内腔の膿性物質貯留（debris）
- 感染経路は直接感染（外傷，術後），連続進展（耳鼻科疾患，脳膿瘍穿破），血行伝播（脈絡叢）
- 成人例の約30%，新生児例の約90%に髄膜炎を合併
- 脳室ドレナージ留置の合併症としての頻度は約10～15%
- 非感染性脳室炎として出血性（血球貪食惹起による炎症），薬剤性，放射線治療後

画像所見

MRI
- 脳室内腔の重力方向に沈殿する膿性物質（debris）
- debrisは脳脊髄液に比べT1強調像で軽度高信号，T2強調像で軽度低信号，FLAIR像，拡散強調像で高信号（図1）
- debrisの検出率は拡散強調像とFLAIR像で高い
- debrisの形状は粘稠度を反映し上方凸が多い（図1）
- 脳室壁に沿う線状の増強効果（脳室上衣炎を反映）（図1C，2C）
- 脳室上衣炎はT1強調像，T2強調像，FLAIR像では検出困難．拡散強調像と造影T1強調像の所見は必ずしも一致せず
- 所見はdebrisのみで脳室壁の異常がないことが多い

CT
- debrisも脳室壁の増強効果もMRIに比し検出率が低い

鑑別診断

- **脳室内出血**：出血の信号強度は時期により様々で脳室内のdebrisとの鑑別に注意（図2）．脳室内の単独出血は稀．脳室内debris様信号域はT2*強調像で低信号，CTで高吸収域
- **periventricular caps and rims**：FLAIR像で虚血と考えられている傍側脳室周囲深部白質の高信号域．脳室上衣炎での異常信号域より広範囲．増強効果なし
- **腫瘍性の上衣浸潤**：悪性リンパ腫，膠芽腫，松果体腫瘍などの髄腔播種．脳室上衣の増強効果がみられるが，脳室内debrisはなく，単独所見として出現することは稀

＜参考文献＞
- Beer, R., et al.：Nasocomial ventriculitis and meningitis in neurocritical care patients. J Neurol, 255：1617-1624, 2008
- Cota, G. F., et al.：Ventriculitis：A rare case of primary cerebral toxoplasmosis in AIDS patient and literature review. BJID, 12：101-104, 2008
- Fujikawa, A., et al.：Comparison of MRI Sequences to Detect Ventriculitis. AJR, 187：1048-1053, 2006

＜藤川 章＞

第3章 感染症・炎症と類縁疾患

1) 感染症

114 脳膿瘍
(brain abscess)

症例① 78歳 女性
頭痛と発熱

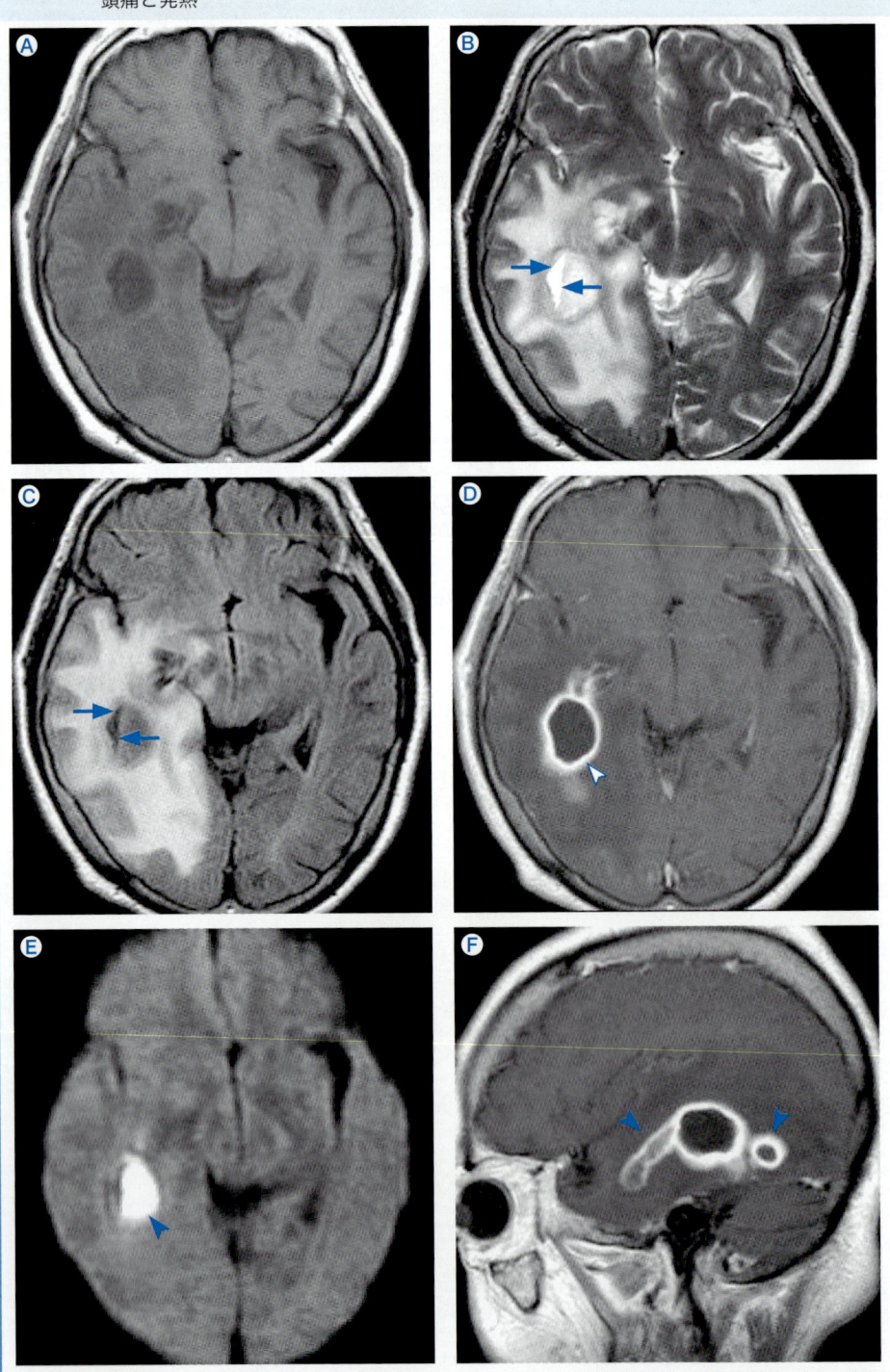

図1 T1強調像 (A), T2強調像 (B), FLAIR像 (C), 造影T1強調像 (D), 拡散強調像 (E), 造影T1強調矢状断像 (F)
右側頭葉に著明な浮腫を伴う囊胞性腫瘤がある. T1 (A), T2 (B) 強調像, FLAIR像 (C) で内部に液体レベル (→) を認める. 比重の異なる内容物が混在し, 患者が側臥位で臥床していたことを示唆. 造影T1強調像 (D) でリング状増強効果 (▷), 拡散強調像 (E) で著明な高信号 (▶). 造影T1強調矢状断像 (F) で娘病変 (▶) の存在を確認

診断に役立つupdateな情報

妊娠と脳膿瘍
- 頭痛，巣症状，痙攣と症状は非特徴的．子癇や急性脂肪肝での症状と類似することがあり死亡率は33%と高率であるので注意が必要
- MRIは妊娠初期以外は安全と考えられている
- Gd造影剤は胎盤を通過し胎児の腎臓から排泄され，造影剤による副作用の報告はないが可能な限り使用を避けるべき

Acinetobacter baumannii
- カルバペネムが奏効しない多剤抵抗性のグラム陰性桿菌で院内感染病原体として注目
- 健常人の皮膚，咽頭，鼻腔を含め自然界に広く分布
- 乾燥耐性，清掃方法の未確立のため今後拡大の可能性大
- Colistin（polymyxin E）が唯一の治療剤だが，血液脳関門の通過性が悪く投与ルートが限定

ピアスと脳膿瘍
- 舌ピアスは口内，歯槽感染の原因となると同時に，血行散布によって脳膿瘍を発生させるとの報告

解説

- 脳実質の局所感染に発生する膿状浸出液の限局性集積
- 組織学的には膠原線維からなる被膜に包含される液化壊死組織や炎症物質
- 典型的な症状は頭痛，発熱，痙攣だが多くは非特異的で膿瘍の大きさや存在部位による
- 感染経路は血行性（シャントがある先天性心疾患，心臓弁置換，肺感染症）が約1/3，脳に隣接する感染巣からの直接波及（耳鼻科・歯科領域，脳外科術後）が約1/2，感染源同定が困難な場合も多い
- 合併症では脳ヘルニアと膿瘍穿破が重要
- 原因病原体で多いのはブドウ球菌と連鎖球菌．病原体同定不能のこともしばしば
- 膿瘍被膜の形成には数週間を要し，その前後で画像所見が異なる

画像所見

MRI
- 造影T1強調像で**リング状増強効果**（図1 D），**拡散強調像で病変内部の著明な高信号**（図1 E）が特徴的．被膜形成前の病変は拡散強調像で高信号になることが報告されている
- 病変内部はT1強調像で低信号（図1 A），T2強調像で高信号（図1 B）
- 膿瘍被膜はT1強調像で軽度高信号，**T2強調像で低信号**（図1 A，B）のことが多い（フリーラジカルを反映）
- 被膜は血流の関係で病変の深部白質側で脳表側に比して薄くなることがある（mesial thinning）
- 病変周囲の強い浮腫
- 娘結節の形成は脳膿瘍を示唆する所見（図1 F）
- 血行性感染の場合，灰白質白質境界に多発性に分布するのも特徴的

CT
- 造影CTでのリング状増強効果

鑑別診断

- **転移性腫瘍**：15%は原発不明．リング状増強効果を有する多発性病変では，頻度の多さからまず転移性腫瘍を疑う．拡散強調像で内部が高信号でないことが多いのがポイント
- **嚢胞性膠芽腫**：単発性の場合，境界不明瞭，辺縁不規則で内部は不均一なことが多い．多発性の場合個々の病変所見が異なることが多い．拡散強調像で病変内部は高信号にならない
- **多発性硬化症（MS）**：造影T1強調像でのopen-ring signが有名．辺縁部がT2強調像で低信号，拡散強調像で高信号となることがあるので注意

＜参考文献＞
- Schwartz, K. M., et al.：Pattern of T2 hypointensity associated with ring-enhancing brain lesions can help to differentiate pathology. Neuroradiology, 48：143-149, 2006

＜藤川 章＞

第3章 感染症・炎症と類縁疾患

脳神経外科　神経内科　小児科

1）感染症

115　下垂体膿瘍と海綿静脈洞血栓性静脈炎
（pituitary abscess・cavernous sinus thrombophlebitis）

症例① 57歳　女性（下垂体膿瘍）
2カ月前に下垂体腺腫摘出．1カ月前から頭痛と発熱．髄液検査で無菌性髄膜炎と診断（国立精神・神経センター病院症例）

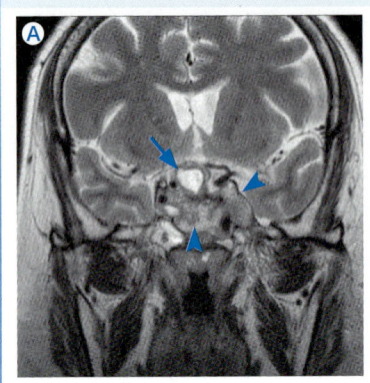

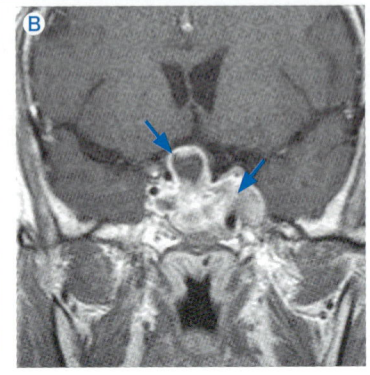

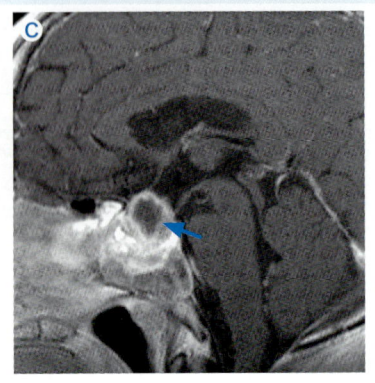

図1　T2強調冠状断像（A），造影T1強調冠状断像（B），造影T1強調矢状断像（C）
下垂体〜鞍上部領域に囊胞性成分を含有した腫瘤があり，T2強調冠状断像（A）で囊胞成分の辺縁は低信号（→），左傍鞍部に進展する充実性部分は軽度低信号（▶）．造影T1強調冠状断像（B）と矢状断像（C）で囊胞壁と充実成分に増強効果

症例② 85歳　男性（海綿静脈洞血栓性静脈炎）
左動眼神経麻痺と発熱．蝶形骨洞から排膿あり（三重大学症例）

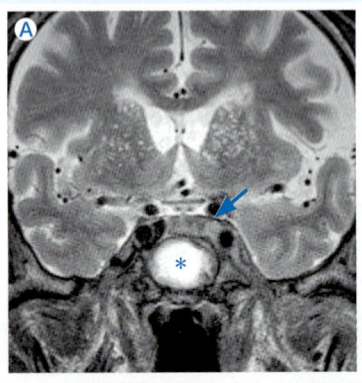

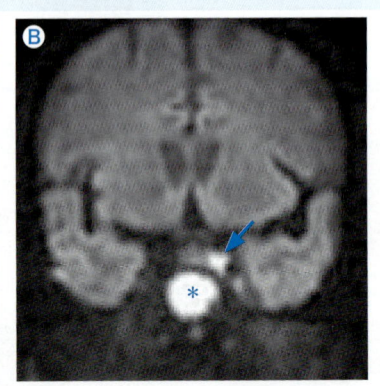

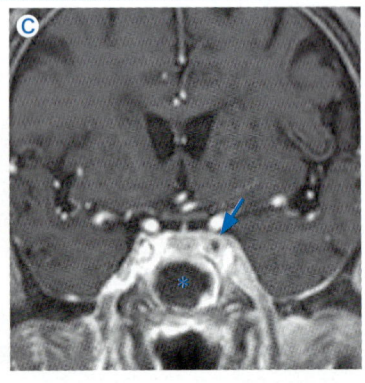

図2　T2強調冠状断像（A），拡散強調冠状断像（B），造影T1強調像（C）
左海綿静脈洞はT2強調冠状断像（A）でflow voidが消失（→），拡散強調像（B）で高信号（→），造影T1強調像（C）で右側に比べて増強効果が減弱（→）．蝶形骨洞膿瘍を示唆する低信号域（＊）．その後，耳鼻科にて蝶形骨洞開放術を施行し，排膿された

診断に役立つupdateな情報

海綿静脈洞血栓性静脈炎と拡散強調像

- 脳底部や側頭骨の拡散強調像撮像時に骨や空気由来の磁化率アーチファクトによる画像劣化が問題．echo-planar法拡散強調像にはparallel imaging techniqueは必須．single-shot fast spin echo（SS-FSE）法やBLADE法（fast SEの変法）拡散強調像も有用
- 静脈洞内血栓は発症から長期間（約1カ月間）高信号のことあり．脳実質内血腫の拡散強調像の信号変化パターンとは合致しない
- 上眼静脈が線状高信号として描出されることがある
- 両側視神経のADC値低下とCTAで眼動脈の開存症例が報告．視神経の変化は静脈性梗塞に由来することを示唆
- 海綿静脈洞血栓性静脈炎における視力障害は，網膜の静脈性梗塞，網膜動脈の血栓性閉塞や眼窩先端部での眼動脈の機械的圧排が機序と推測

解説

<下垂体膿瘍>
- 頻度は全下垂体疾患の1%未満
- 原因は血行性（菌血症，細菌性心内膜炎，薬物乱用）と連続波及（蝶形骨洞炎，海綿静脈洞血栓症，髄液瘻，耳鼻科・脳外科術後）
- 基礎疾患として下垂体腺腫，頭蓋咽頭腫，Rathke嚢胞の感染合併例あり
- 長期間の頭痛が高頻度．その他に発熱や白血球増多（約30%），下垂体前葉ホルモン欠損症（30〜50%），鞍隔膜刺激由来の項部硬直（約25%）

<海綿静脈洞血栓性静脈炎>
- 顔面感染，副鼻腔炎，中耳炎，咽頭炎，歯性感染由来の稀な疾患．診断の遅れは致死的
- 疾患概念の認知度が低く，**眼窩周辺の蜂窩織炎として軽症にみられがち**
- 海綿静脈洞は頭頸部静脈性血管網の中心に位置し硬膜静脈洞や導出静脈に静脈弁がないため感染の標的
- 症状は眼窩周囲浮腫，軽度眼球突出，眼球結膜浮腫，頭痛，視力障害や三叉神経麻痺などの脳神経障害
- 下垂体膿瘍に比べ白血球増多，CRP上昇，髄液検査異常が多い

画像所見

MRI
<下垂体膿瘍>
- 病変辺縁部の増強効果（図1B, C）
- 下垂体腫瘍に合併した膿瘍の内容は蛋白含有量，出血により信号変化
- 拡散強調像で高信号
- 下垂体柄を含め病変が鞍上部まで波及（図2A）
- 副次所見として，周辺硬膜の肥厚と増強効果，蝶形骨洞液体貯留，海綿静脈洞血栓，病変内の液面形成など

CT
<下垂体膿瘍>
- 石灰化やトルコ鞍の骨破壊はまずない

MRI・CT
<海綿静脈洞血栓性静脈炎>
- 拡張した海綿静脈洞内の血栓や膿瘍によるflow void消失（図2A），増強効果不良域（図2C）
- 拡散強調像で高信号（図2B）
- 患側の上眼静脈の拡張

鑑別診断

- **下垂体卒中・嚢胞性下垂体腺腫**：下垂体柄の腫大は稀．内部出血はT1強調像で高信号．梗塞合併例は鑑別が困難．卒中は妊娠，産褥期，ホルモン負荷試験で発生することが多い
- **頭蓋咽頭腫**：鞍上部の分葉性嚢胞性腫瘤．多様な増強効果を占める充実成分と石灰化
- **Rathke嚢胞**：下垂体内の類円形嚢胞性腫瘤．内部信号は蛋白含有量で変化．下垂体柄進展は稀
- **内頸動脈海綿静脈洞瘻**：海綿静脈洞と上眼静脈の拡張，下垂体腫大の所見は海綿静脈洞血栓性静脈炎に類似．MRAや拡散強調像で精査必要
- **悪性リンパ腫**：拡散強調像で高信号を呈し，化膿性血栓症に類似しうるが膿瘍ほど高信号にはならない

<参考文献>
- Parmar, H., et al.：Restricted diffusion in the superior ophthalmic vein and cavernous sinus in case of cavernous sinus thrombosis. J Neuroopthalmol, 29：16-20, 2009
- Chen, J. S., et al.：Restricted diffusion in bilateral optic nerves and retinas as a indicator of venous ischemia caused by cavernous sinus thrombophlebitis. AJNR, 27：1815-1816, 2006

<藤川 章>

第3章 感染症・炎症と類縁疾患　　脳神経外科　神経内科　小児科

1）感染症

116 硬膜下蓄膿
(subdural empyema)

症例① 11カ月　女児
5日前から嘔吐・軟便・発熱・痙攣が順次出現．さらに意識障害も加わった．来院時，この他項部強直，大泉門膨隆もみられ細菌性髄膜炎の疑いで緊急入院となった

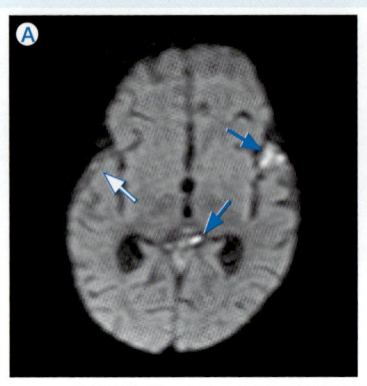

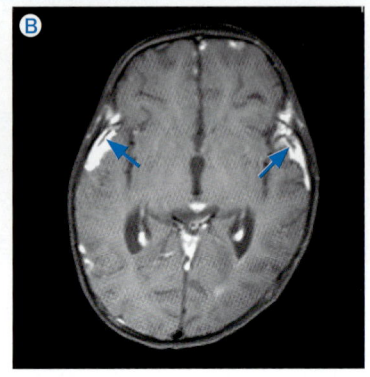

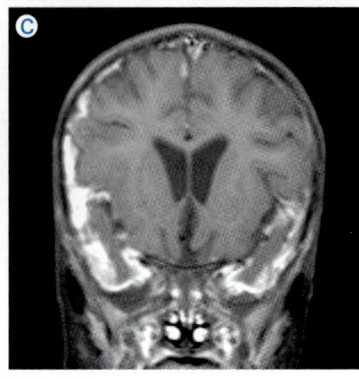

図1　拡散強調像（A），脂肪抑制造影T1強調像（B），脂肪抑制造影T1強調冠状断像（C）
A：Sylvius裂近傍の左側頭部と上小脳槽前左側に異常高信号がある（→），また右側頭部にも硬膜下に軽度の高信号病変がある（⇨）
B：拡散強調像で異常信号がみられた部位や左前頭部，右側頭後頭部の内板直下に異常増強効果がある．左右の側頭部では増強される部分の内部に内腔が染まり抜けてみられる（→）
C：異常増強効果が両側大脳半球表面の硬膜下に拡がることがわかる

症例② 61歳　男性
発熱と左上下肢の間代性痙攣で入院となり，経過や諸検査で，肺炎および髄膜炎と診断された

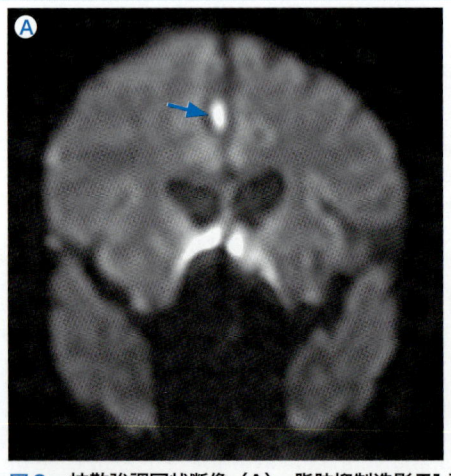

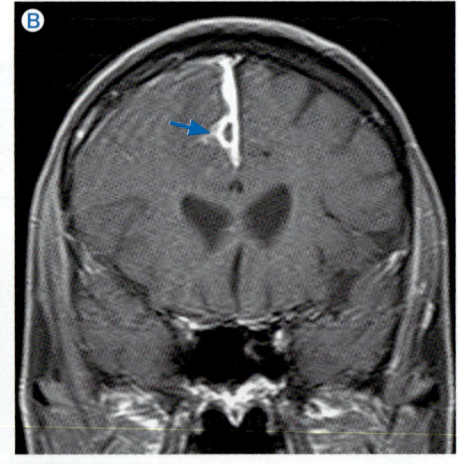

図2　拡散強調冠状断像（A），脂肪抑制造影T1強調冠状断像（B）
A：大脳間裂右側に異常高信号がある（→）
B：拡散強調像での異常信号部位に環状増強効果がみられ（→），上下の大脳鎌も厚く増強されている

116 硬膜下蓄膿

診断に役立つupdateな情報

Pott's puffy tumor ⬆1
- 本来，前頭洞炎や外傷に起因する前頭骨の骨髄炎から帽状腱膜下膿瘍をきたしたもの
- 高頻度に硬膜下蓄膿を合併
- この10年での増加傾向あり

冠状断や矢状断の拡散強調像 ⬆2
- 呈示症例のように硬膜下蓄膿の診断にしばしば有用
- 磁場の均一性の向上などで冠状断や矢状断の拡散強調像の撮像が可能な装置が増加
- 三次元撮像で冠状断や矢状断を含めた各方向の拡散強調像を再構成によって得ることも最近は可能

解説

- 硬膜下膿瘍（subdural abscess）とも称され，頭蓋内感染症の約20%程度
- 硬膜下腔は隔壁を欠くため**大脳半球穹隆部や半球間裂に拡がる**傾向
- 脳表静脈の血栓性静脈炎から**脳浮腫，脳実質炎さらには脳膿瘍**をきたし重篤化（特に中耳炎や副鼻腔炎に続発する場合）
- **主な発生原因**：成人や年長児では副鼻腔炎や中耳炎・乳突洞炎，開頭術．乳幼児では髄膜炎
- **起炎菌**：先行する病態による．乳幼児の髄膜炎ではインフルエンザ菌，肺炎球菌，大腸菌が高頻度
- **臨床像**：発熱，髄膜刺激症状，痙攣，意識障害，頭蓋内圧亢進症状，下肢麻痺（半球間裂病変），Pott's puffy tumor（帽状腱膜下膿瘍）（⬆1）
- **治療**：開頭あるいは穿頭ドレナージでの外科的排膿（原因となっている副鼻腔炎や中耳炎も），抗生物質の全身投与．併せて抗痙攣薬，頭蓋内圧降下薬，ステロイド（脳実質への波及がある場合）

画像所見

CT
- 硬膜下腔の低吸収域．造影後に被膜に一致する環状増強効果
- しかし**内板直下のものはしばしば検出が困難**で，増強効果も判然としない傾向

MRI（図1，2）
- 臨床経過やCT所見から疑われる場合は直ちに行う
- 穹隆部や半球間裂にT1強調像で低信号（髄液よりは高信号），T2強調像で高信号，FLAIR像でも高信号傾向の貯留物
- **拡散強調像で内部は多くの場合高信号**
- 造影T1強調像では**被膜の増強効果**
- 拡がりを把握するためには**冠状断が有効**（⬆2）
- 脳実質への波及（浮腫，脳実質炎，脳膿瘍）や原因となった副鼻腔や中耳の病変にも注意が必要
- **T2強調像で硬膜が低信号**に描出されれば硬膜下の診断が確実

鑑別診断

- **硬膜外蓄膿（次項参照）**：硬膜外蓄膿は大脳鎌や小脳天幕を越えてそれぞれ左右，上下に拡がる．拡散強調像で高信号でないことがしばしば．T2強調像で硬膜が低信号にみられれば判断の指標
- **感染を伴った硬膜下血腫**：拡散強調像での高信号や被膜の増強効果は両者でみられうる．神経症状や炎症症状の増悪・出現がポイントになるが，画像から完全な判断は困難

<参考文献>
- 都築伸介 他：硬膜下蓄膿．Clinical Neuroscience, 23：764-766, 2005
- Tsuchiya, K., et al.：Diffusion-weighted MRI of subdural and epidural empyemas. Neuroradiology, 45：220-223, 2003
- Tsai, B. Y., et al.：Pott's puffy tumor in children. Childs Nerv Syst, 26：53-60, 2010

<土屋一洋>

第3章 感染症・炎症と類縁疾患

1）感染症

117 硬膜外蓄膿
(epidural empyema)

症例① 14歳 女子
発熱にて発症

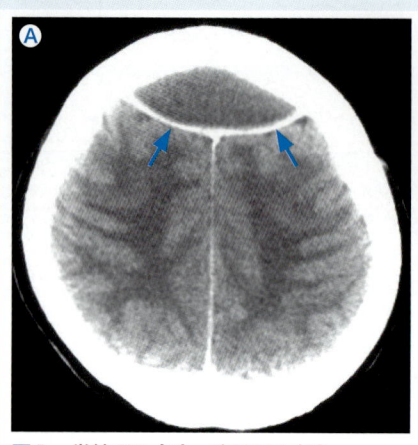

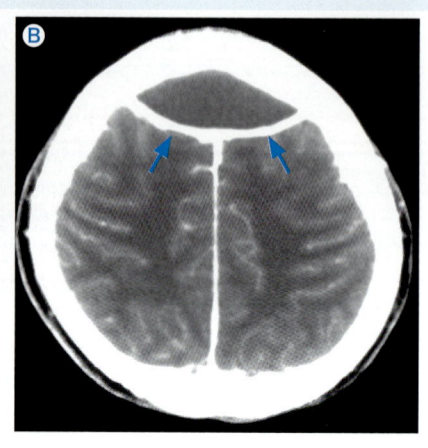

図1 単純CT（A），造影CT（B）
A：前頭部に左右にまたがって均一な低吸収（髄液よりはやや高吸収）の液体貯留と考えられる凸レンズ型病変がある．後方の被膜と思われる部分はかなりの高吸収である（→）
B：被膜にはかなり強い増強効果がみられる（→）

症例② 38歳 男性
10年前に副鼻腔炎の手術の既往がある．左前頭部痛，黄色鼻汁，鼻閉，嗅覚低下を訴え来院した

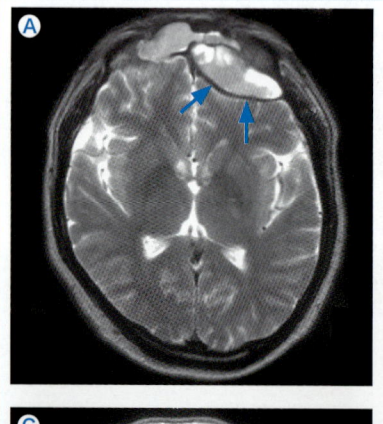

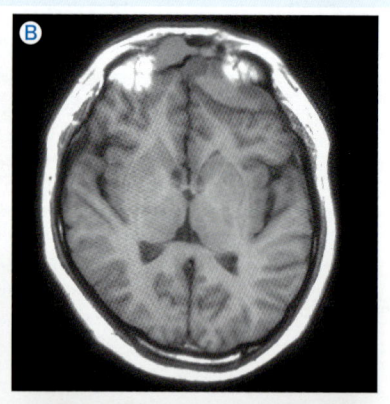

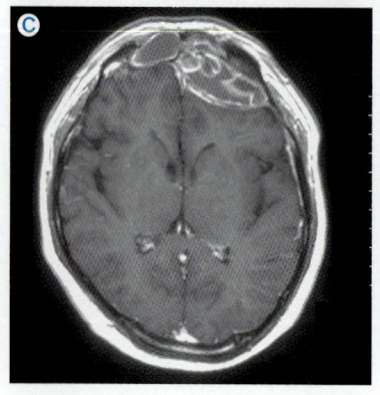

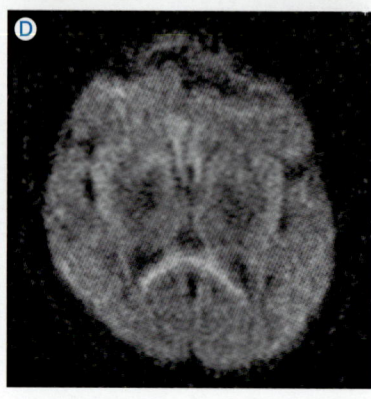

図2 T2強調像（A），T1強調像（B），造影T1強調像（C），拡散強調像（D）
A：左前頭部の前頭洞背側に不整な高信号の病変があり後縁には硬膜と考えられる低信号がある（→）．前頭洞右半にも高信号の液体貯留がある
B：左前頭部病変は軽度の高信号を示す
C：辺縁部の被膜と思われる部分に厚さの不均一な増強効果がある
D：病変は低信号が主体である

診断に役立つupdateな情報

脊椎の硬膜外膿瘍 1
- 頭蓋内よりはるかに高頻度．下位胸椎から腰椎レベルに好発
- 近傍の感染巣（椎体炎や椎間板炎）からの波及，他臓器からの血行性感染，時に持続硬膜外ブロックの合併症として発生
- 診断にはMRIが必須

解説

- 硬膜外膿瘍（epidural abscess）とも称され，脳膿瘍や硬膜下蓄膿よりは低頻度
- 頭蓋内板と硬膜の間に生じる化膿性炎症
- **主な発生機転**：脳外科手術の合併症，副鼻腔・中耳や乳突洞・眼窩の炎症に続発，穿通性頭部外傷に続発〔脊椎の硬膜外蓄膿（1）でみられる血行性感染は稀〕
- **起炎菌**：先行病態による．副鼻腔炎・中耳/乳突洞炎では連鎖球菌，外傷ではブドウ球菌や嫌気性菌が高頻度
- やや男性に多く，60歳代にピークがあり，小児には少ない
- **臨床像**：数週から数カ月に及んで緩徐に発症．頭痛，発熱，鼻汁や耳漏，眼窩周囲の腫脹，頭皮の腫脹など
- **合併症**：骨髄炎，静脈洞血栓症，硬膜下蓄膿，髄膜炎，脳膿瘍
- **治療**：原因となっている病変の治療．開頭あるいは穿頭ドレナージでの外科的排膿と内科的治療（抗生物質，抗痙攣薬，頭蓋内圧降下薬など）の組み合わせ

画像所見

CT （図1）
- 硬膜外腔の低吸収域（**しばしば凸レンズ型**），被膜の石灰化（経過が長い場合），被膜の環状増強効果（硬膜下蓄膿に比して厚い傾向），稀にガスの混在
- 副鼻腔炎・中耳/乳突洞炎や骨髄炎による骨破壊像

MRI （図2）
- CTに比し高い検出能
- **T1強調像，T2強調像とも髄液より高信号傾向**．血腫や水腫との鑑別が信号により可能
- 拡散強調像での内部の高信号は硬膜下蓄膿に比し低頻度
- 造影T1強調像では**被膜の増強効果**（ただし外側縁の増強効果はみられないことも）．炎症が波及すると近接する硬膜自体も増強されうる
- **T2強調像で硬膜が低信号**に描出されれば硬膜外の診断が確実

鑑別診断

- **硬膜下蓄膿（前項参照）**：拡散強調像で内部が高信号，T2強調像で硬膜が低信号にみられれば判断の指標．臨床経過も鑑別に有用

<参考文献>
- Tsuchiya, K., et al.：Contrast-enhanced magnetic resonance imaging of sub and epidural empyemas. Neuroradiology, 34：494-496, 1992
- Tsuchiya, K., et al.：Diffusion-weighted MRI of subdural and epidural empyemas. Neuroradiology, 45：220-223, 2003

<土屋一洋>

第3章 感染症・炎症と類縁疾患

1）感染症

118 単純ヘルペス脳炎
(herpes simplex encephalitis：HSE)

脳神経外科 | **神経内科** | 小児科

症例　19歳　女性
7日前から倦怠感．6日前から頭痛・発熱，2日前から呂律不良，意識障害，痙攣発作

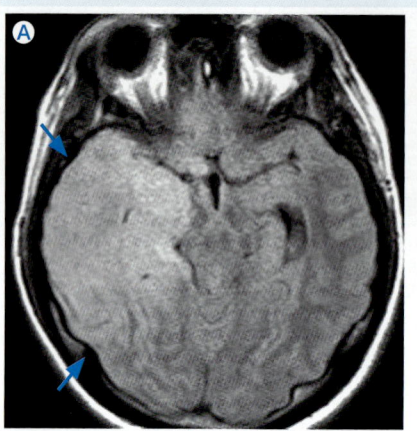

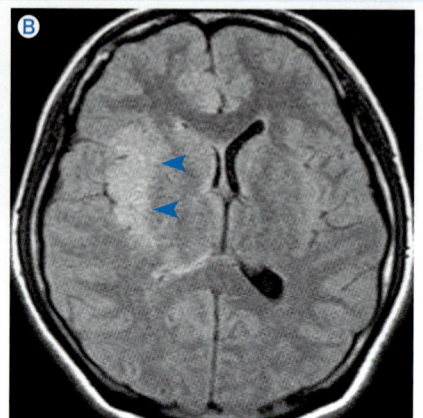

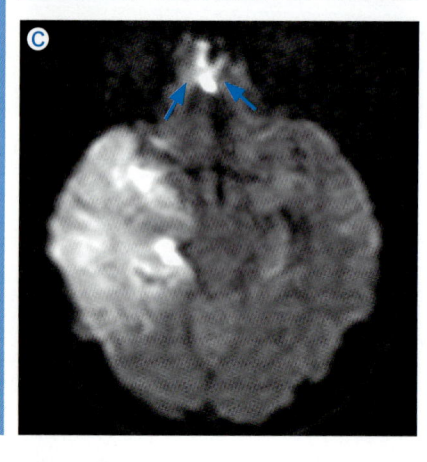

図1　FLAIR像（A，B），拡散強調像（C）
A：右側頭葉の大部分が高信号を示す（→）．かなりのmass effectもあり，グリオーマがまず思い浮かぶ
B：病変は島にも及ぶが内側は外包で境界されているのが目に付く（▶）
C：右側頭葉病変が明瞭な高信号を示し，内側部の変化が強い．両側前頭葉の眼窩面にも異常信号が疑われる（→）．低悪性度のグリオーマとしては合わない．呈示していないが，造影T1強調像では脳表にわずかな増強効果があった．この点は高悪性度のグリオーマに合致しない

解説

- 単純ヘルペスウイルス（herpes simplex virus：HSV）による脳炎は**孤発性ウイルス性脳炎中，本邦では少なくとも60％以上と圧倒的に高頻度**
- 年長児から成人の単純ヘルペス脳炎（herpes simplex encephalitis：HSE）はHSV type 1が主因
- 新生児のHSEはHSV type 1とHSV type 2がほぼ同頻度
- HSVの脳への感染経路：上気道感染から嗅神経を介するルート，血行性ルート，感染した神経節（特に三叉神経節）から神経線維に沿うルート．新生児の場合は子宮内あるいは産道感染
- 病理所見：側頭葉の内側や島，前頭葉の眼窩面や帯状回を中心に**急性出血性壊死性髄膜脳炎**と血管炎．しばしば両側性
- 臨床像（成人型のHSE）：高熱，頭痛，嘔吐，意識障害，痙攣発作，記憶障害，人格変化など非特異的．診断の確定はPCR法（⚠1）
- 治療：アシクロビルの早期投与開始．適切な治療が行われなかった場合の致死率は約70％

画像所見

MRI　（図1）

- 成人型のHSEの病変は**大脳辺縁系（海馬，島，前頭葉の眼窩回や帯状回）を主体に拡がり，しばしば両側性**．多くの場合左右どちらかが優位（図2）
- 時に脳幹（特に橋）に初発（脳幹脳炎）
- 基底核は侵されにくく，しばしば外包で境界
- T2強調像やFLAIR像で高信号，T1強調像で軽度低信号．時に出血成分により信号が修飾
- 拡散強調像で，ウイルスによる拡散低下を反映した**異常高信号**．発症早期より診断可能
- 造影後には時に斑状あるいは脳回に沿った線状の異常増強効果

診断に役立つupdateな情報

HSV type 1による成人型のHSEの治療指針（日本神経感染症学会のガイドラインを改変）

1. 一般療法：気道の確保，栄養維持，二次感染の予防
2. 抗ヘルペスウイルス薬の早期投与
   - アシクロビルが第一選択〔10 mg/kgを1日3回時間以上かけて点滴静注〕．PCRが陰性など疑い段階から投与開始
   - 最近はアシクロビル耐性HSVが出現し，ビダラビンなど作用機序が違う抗ウイルス薬も使われる
3. 痙攣発作，脳浮腫の治療：痙攣発作（ジアゼパム，フェノバルビタール，フェニトイン），痙攣重積（ミダゾラム，ペントバルビタール），脳浮腫（グリセロール，マンニトール）
4. その他：脳幹脳炎，脊髄炎に対しては，抗ウイルス薬に加えて副腎皮質ステロイドの併用を考慮

PCR (polymerase chain reaction) 法

- 髄液中の核酸（DNA，RNA）を同定する手法
- 神経系の各種感染症，特にウイルスによるものに有効
- 「ポリメラーゼ連鎖反応」で目的遺伝子の特定の塩基配列を選択的に増幅
- 極微量の検体から，短時間で，特異性の高い測定が可能

Mollaret髄膜炎

- HSV type 2による再発性髄膜炎．しばしば性器ヘルペスの再発時に発症．成人で脊髄炎を起こすこともあり

CT

- 病変が広範囲に及ぶとmass effectを伴う低吸収
- 一般にMRIの描出能がはるかに優り，**疑いがあればすみやかにMRIを施行すべき**

新生児の単純ヘルペス脳炎

- HSV type 1と2の両者とも血行性ルートが多いため，**病変分布は成人型と異なり，びまん性**
- 髄鞘形成途上の状態の脳に生じるためやや所見の解釈が困難
- T1ならびにT2強調像のいずれでも白質と灰白質の区別が判然としなくなる

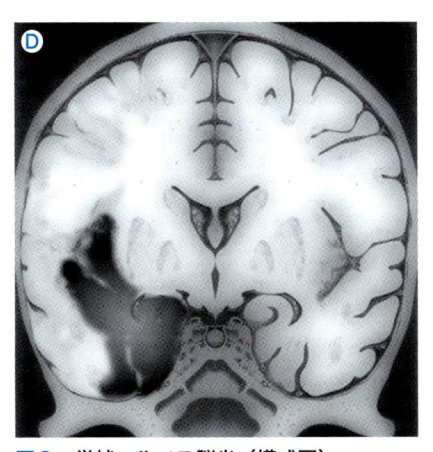

図2 単純ヘルペス脳炎（模式図）
HSV type 1による単純ヘルペス脳炎の典型的な病変の拡がり

鑑別診断

- **辺縁系脳炎や非ヘルペス性急性辺縁系脳炎**：前者は「傍腫瘍性」と言われ，肺癌など悪性腫瘍に合併．後者は悪性腫瘍の合併はなく，基本的に両側性．最近ヒトヘルペスウイルス6（HHV-6）での急性辺縁系脳炎の報告が増加．これらは画像上HSEとの共通点が多く，完全な鑑別は困難
- **脳腫瘍**：側頭葉のグリオーマやリンパ腫．悪性グリオーマやリンパ腫は造影T1強調像で不整リング状あるいは結節状の強い増強効果．HSE急性期の拡散強調像での明らかな高信号も鑑別点であるが，悪性グリオーマやリンパ腫も高信号を呈しうることは要注意．グリオーマが拡散強調像で病変全体が高信号のことは低悪性度でも高悪性度でも稀（呈示症例も拡散強調像や造影T1強調像所見をあわせて腫瘍性病変は否定された）
- **脳梗塞**：横静脈洞からS状静脈洞にかけての静脈洞血栓症に起因する静脈性梗塞は類似．T1強調像やT2強調像で静脈洞に血栓を示す異常信号．MR venographyの追加
- **痙攣重積後の信号変化**：海馬を中心にした側頭葉は痙攣重積後の一過性のT2延長域の好発部位．その他の部位にも皮質を主体に出現．経過観察が有効である．HSEによる痙攣でこの所見が生じる可能性もあり

＜参考文献＞
- Kamei, S., et al.: Nationwide survey of the annual prevalence of viral and other neurological infections in Japanese inpatients. Int Med, 39：894-900, 2000
- Tsuchiya, K., et al.: Diffusion-weighted MR imaging of encephalitis. AJR, 173：1097-1099, 1999
- 単純ヘルペス脳炎診療ガイドライン（日本神経感染症学会）：http://www.neuroinfection.jp/guideline001.html
- 中川正法：PCR (polymerase chain reaction) 法．Clinical Neuroscience, 23：746-747, 2005

＜土屋一洋＞

第3章 感染症・炎症と類縁疾患

1）感染症

脳神経外科　神経内科　**小児科**

119 新生児単純ヘルペス脳炎
(neonatal herpes simplex encephalitis)

症例① 生後22日　女児
痙攣と傾眠傾向で発症（埼玉医科大学総合医療センター症例）

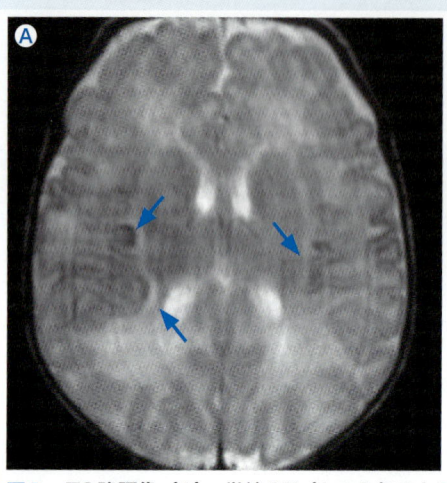

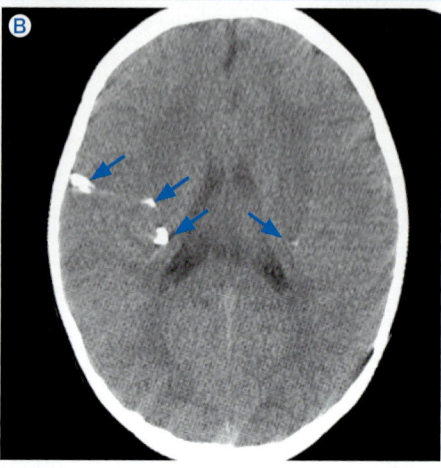

図1　T2強調像（A），単純CT（Aの1年9カ月後：B）
A：両側前頭葉皮質から皮質下に出血成分を思わせる低信号がみられる（→）
B：急性期のMRI（A）でみられた異常信号域に石灰化が認められる（→）

症例② 1カ月　女児
主訴は哺乳力低下．胎生期や周産期に異常はなかった．他院の超音波検査で脳室拡大を指摘されている（川崎市立川崎病院症例）

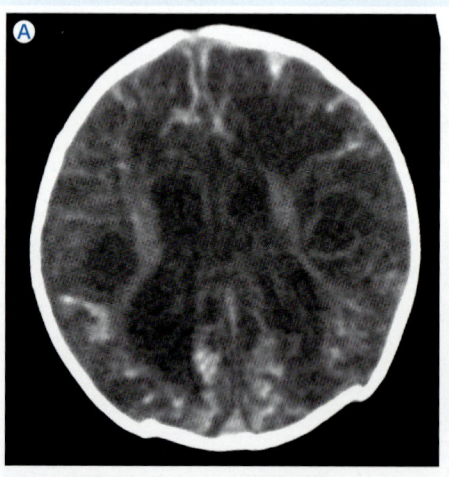

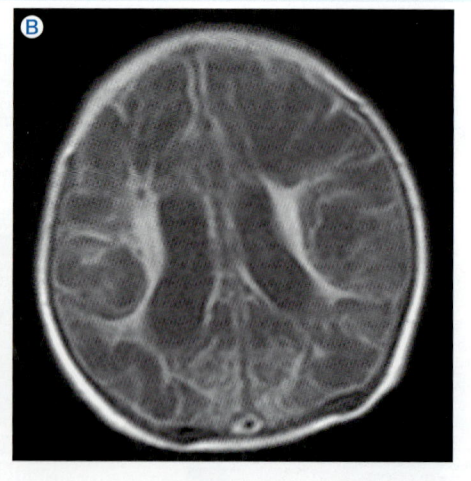

図2　単純CT（A），FLAIR像（B）
A：両側大脳半球は中小の囊胞に置換され，脳表の各所に微細石灰化や二次的脳室拡大を伴う
B：CTでみられた囊胞変性＝多囊胞性脳軟化症（multicystic encephalomalacia）が明瞭である

診断に役立つupdateな情報

新生児単純ヘルペス脳炎の臨床
- 診断確定：皮膚の水疱，口腔内，眼，髄液でのPCR法でのHSVの確認
- 治療：アシクロビル（死亡率の低下と機能予後の改善）が基本．加えて栄養・呼吸・電解質の補助や補正，凝固系の是正
- 予後：死亡率は限局性で50%，びまん性で85%．生存児の多数で重篤な神経学的後遺症

解説

- 通常，産道での単純ヘルペスウイルス（herpes simplex virus：HSV）のtype 2の垂直感染
- しかし母親の感染がなく，院内感染と思われるものも多い
- 典型例では生後2～4週で痙攣，発熱，興奮などで発症
- しばしば皮膚の小水疱，結膜炎，角膜炎，肝腫大，肺炎，高ビリルビン血症などを合併
- 成人のtype 1によるものの病変分布（側頭葉内側や帯状回など）とは異なり，**大脳がしばしば広汎に侵される**が（図2），時に比較的限局性（図1）
- 病変内の**出血成分**の存在が稀でない

画像所見

CT（図1，2）

- 急性期にはさまざまな分布（限局性あるいはびまん性）の低吸収域（脳幹や小脳病変も稀でない）
- 慢性期（数カ月後以降）には皮質の菲薄化や，白質の萎縮，石灰化

MRI（図1，2）

- 急性期病変はT2強調像で高信号，T1強調像で低信号であるが，**髄鞘化が未熟な新生児では正常白質が**高信号を示すためT2延長域は不明瞭
- 拡散強調像で異常信号が捉えやすい
- 時に**血液成分**の信号が診断のカギ（図1）
- 慢性期には多嚢胞性脳軟化症（図2）と石灰化（T2*強調像が有効）

鑑別診断

- **HSV以外の病原体による脳炎**：先天性サイトメガロウイルス感染症など，病変の分布に特異性が乏しいこの他のウイルス性の脳炎との鑑別は困難．新生児の細菌性髄膜炎から二次的に生じた脳実質炎でも類似の所見になりうる

<参考文献>
- Baskin, H. J., et al.：Neuroimaging of herpesvirus infection in children. Pediatr Radiol, 37：949-963, 2007
- Vossough, A., et al.：Imaging findings of neonatal herpes simplex virus type 2 encephalitis. Neuroradiology, 50：353-366, 2008
- メルクマニュアル 18版 日本語版：新生児単純ヘルペスウイルス感染症：http://merckmanual.jp/mmpej/sec19/ch279/ch279h.html

<土屋一洋>

第3章 感染症・炎症と類縁疾患

1）感染症

120 日本脳炎
(Japanese encephalitis)

症例① 26歳 米国人男性
東南アジアを旅行後に日本に寄航した際，意識障害で発症（東京都立広尾病院症例）

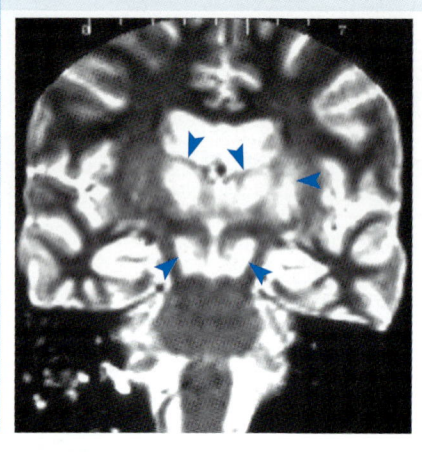

図1 T2強調冠状断像
両側視床と大脳脚ならびに左基底核に高信号病変がみられる（▶）

症例② 64歳 男性
発熱と意識障害で救急外来を受診．髄膜刺激症状があり，痙攣も加わった（筑波大学症例）

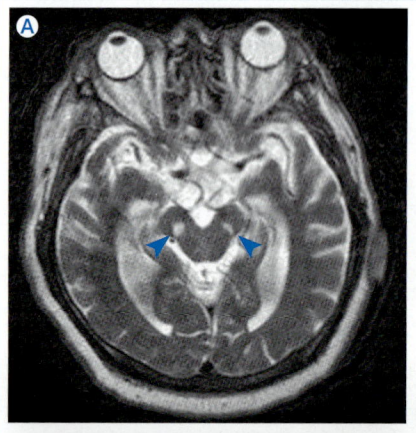

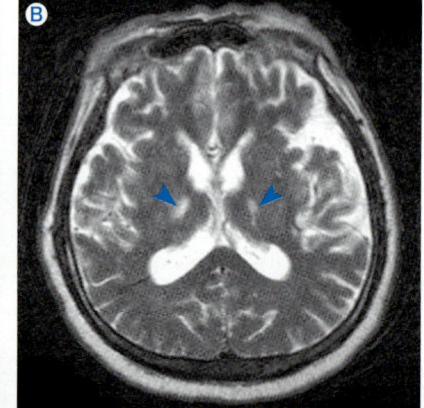

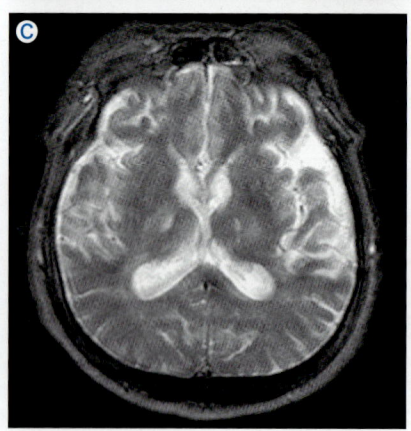

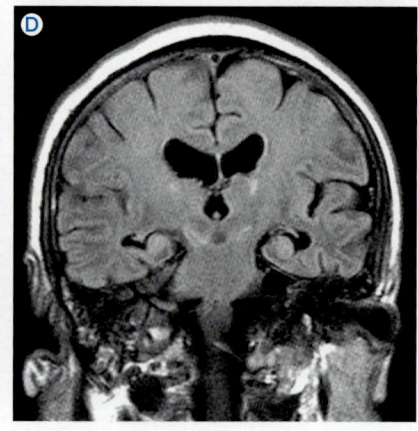

図2 T2強調像（A，B），T2強調像（AとBの25日後：C），FLAIR冠状断像（Cと同日：D）

A：両側中脳の黒質緻密部（pars compacta）に高信号域がある（▶）
B：視床にも左右対称に近い高信号病変がみられる（▶）
C：両側視床病変に加え，左右の大脳半球に広汎な高信号が出現している
D：両側視床と黒質に加え，海馬にも高信号がある．左右大脳半球の異常高信号も認められる

診断に役立つupdateな情報

日本脳炎の最新の発生情報
- 下記の厚生労働省のホームページが参考になる
  http://www.nih.go.jp/vir1/NVL/JEVMeeting.htm
- ここ数年の国内での発生は年3〜8件程度
- 日本脳炎ウイルス感染でも脳炎ではなく，髄膜炎や脊髄炎をきたすことあり
- 日本脳炎ウイルスに感染しても発病するのは100〜1,000人に1人程度

症例③ 68歳 男性

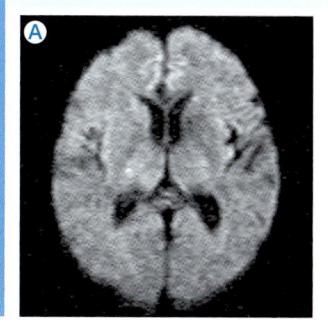

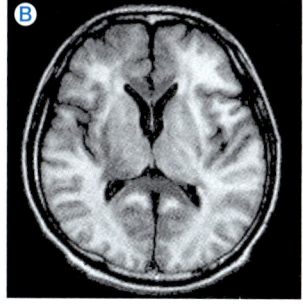

図3 拡散強調像（A），FLAIR像（Aの2ヵ月後：B）
A：両側視床に淡い高信号病変がある
B：視床や基底核を含め両側大脳半球に広汎なT2延長域がある
（市立伊勢総合病院放射線科 多上智康先生のご厚意による）

解説

- アルボウイルス（節足動物媒介性ウイルスarthropod-borne virus）による脳炎のなかで最多
- 類似ウイルスによるものに西ナイル脳炎，セントルイス脳炎，マレーバレー脳炎，デング熱
- コガタアカイエカが媒介動物，ブタが増殖動物で，ヒトは終末宿主
- 本邦での発生は1960年代から70年代の積極的なワクチン接種により劇的に減少
- 現在も厚生労働省が行っているブタの抗体価調査ではウイルスをもった蚊は毎年発生があり，ワクチンが発生阻止に役立っている
- 現在の本邦での発症は**年間数例**．7〜9月を中心に**小児や高齢者に多い**傾向
- 潜伏期は6〜16日．高熱，痙攣，意識障害がみられ，死亡率は高く，重篤な後遺症も高頻度
- 日本脳炎ウイルスは神経親和性が高く，特に**中脳黒質や視床**が侵されやすい．この他大脳皮質，海馬，基底核．病理学的には血管周囲細胞浸潤，限局性小壊死，グリア結節
- 日本脳炎の抗体検査は，IgM捕捉ELISAと中和試験

画像所見

CT
- 病変検出能は低い

MRI （図1〜3）
- 視床と黒質（特に緻密部）に左右対称性のT2延長域（黒質緻密部の病変は後遺症として知られた日本脳炎後のパーキンソン症状に関連）
- この他**基底核や海馬**，さらに**大脳の皮質から白質ならびに脊髄にもT2延長域**が認められる
- T2強調像やFLAIR像で高信号，T1強調像で低信号．拡散強調像で高信号（ただし日本脳炎急性期の拡散強調像では細胞傷害性浮腫が乏しいとの報告もあり）
- 時に造影剤での増強効果やT2*強調像で出血成分の低信号
- 慢性期には萎縮性変化や石灰化

鑑別診断
- **日本脳炎以外のアルボウイルス脳炎**：類似のMRI所見を示し，画像からの鑑別は困難．海外での滞在先などの情報を参考にする
- **急性壊死性脳症**：両側視床病変の点では類似する．しばしば病変が内包後脚や被殻，中脳や橋の被蓋，側脳室周囲白質，小脳歯状核付近にも．インフルエンザに関連することが多いため冬期に多い

＜参考文献＞
- Prakash, M., et al.: Diffusion-weighted MR imaging in Japanese encephalitis. J Comput Assist Tomogr, 28：756-761, 2004
- Sawlani, V.: Diffusion-weighted imaging and apparent diffusion coefficient evaluation of herpes simplex encephalitis and Japanese encephalitis. J Neurol Sci, 287：221-226, 2009
- Dung, N. M., et al.: An evaluation of the usefulness of neuroimaging for the diagnosis of Japanese encephalitis. J Neurol, 256：2052-2060, 2009

＜土屋一洋＞

第3章 感染症・炎症と類縁疾患

1）感染症

121 神経梅毒
(neurosyphilis)

症例① 32歳 男性

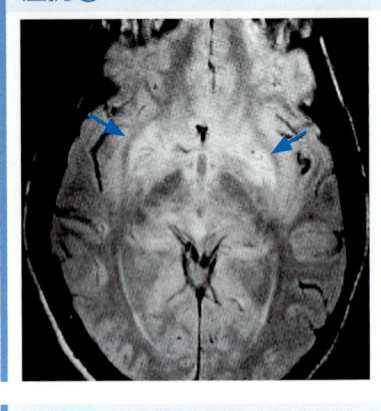

図1 プロトン密度強調像
左右の基底核に梗塞巣が高信号を示す（→）
〔寺田一志：両側基底核対称性の病変：成人．「新版所見からせまる脳MRI」（土屋一洋, 他 編），p181-199, 秀潤社, 2008より転載〕
（東邦大学佐倉病院放射線科 寺田一志先生のご厚意による）

症例② 56歳 男性
複視を主訴に来院．右動眼神経麻痺と両側外転神経麻痺を認めた（東京都健康長寿医療センター症例）

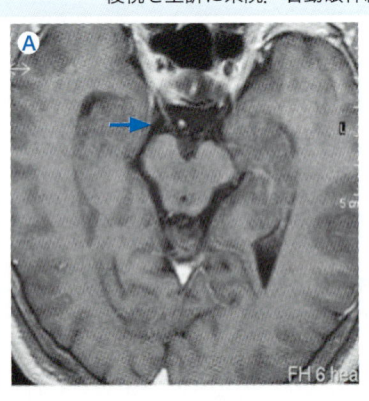

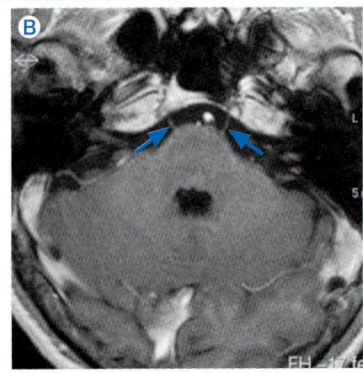

図2 造影T1強調像（A, B）
A：右動眼神経に異常増強効果がある（→）
B：左右の外転神経の異常増強効果もみられる（→）

症例③ 46歳 女性
複視を自覚して受診し，Argyll-Robertson瞳孔を指摘された

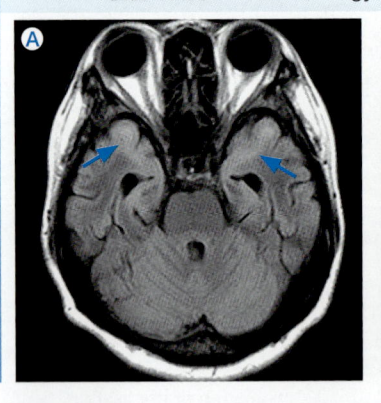

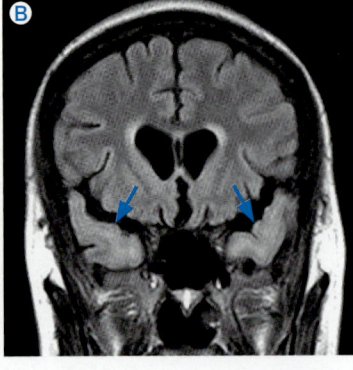

図3 FLAIR像（A），FLAIR冠状断像（B）
両側側頭葉先端部の皮質から皮質下にmass effectの乏しい高信号がある（→）
〔土屋一洋：神経梅毒．「完全攻略ちょっとハイレベルな頭部疾患のMRI診断」（前原忠行, 土屋一洋 編），p216-217, 秀潤社, 2008より転載〕

解説

- スピロヘータの*Treponema pallidum*による性感染症．神経梅毒（神経系の障害をきたすもの）は未治療患者の10％未満
- 後天性梅毒の3期とそれぞれでの神経症状（表）

- 脳・脊髄の梅毒で最も一般的なのは（1）髄膜血管炎と（2）ゴム腫（gumma）の2型．前者は髄膜や血管周囲の炎症性変化をきたす．一方後者は髄膜由来の肉芽腫性腫瘤が本体（ただし表に示した病型でも病理学的に移行型が多い）
- （1）髄膜血管炎：中〜大血管の内膜炎とそれによる脳

診断に役立つupdateな情報

神経梅毒のこの他の病型
- 進行麻痺：慢性的な髄膜血管炎に起因するとされる進行性の神経細胞脱落．知的退行や性格変化など精神症状が主徴．画像上はびまん性の脳萎縮
- 脊髄癆（tabes dorsalis）：病理学的に後索と後根の脱髄と萎縮．後索の症状として振動覚や固有感覚の脱失に伴う失調，後根の症状として痛覚や温度覚の脱失．脊髄のMRIで後索の萎縮，T2延長や後根にかけての異常増強効果

AIDS患者の神経梅毒
- AIDSでの免疫機能低下により神経梅毒（特に第2期）に早期に移行する傾向
- 一般に若年で，髄膜炎の頻度が高く，劇症型はnecrotizing neurosyphilisと称される
- 血管炎とそれによる梗塞も高頻度

表 後天性梅毒の経過

第1期（初期感染）	感染後3～6週
	初期硬結（下疳 chancre）
	神経症状：なし
第2期	初期硬結治癒後6週
	皮疹，発熱，体重減少，全身のリンパ節腫脹
	神経症状：髄膜炎，脳神経麻痺
第3期	第2期後，無症状期を経て2～20年
	皮膚，関節，心大血管，中枢神経
	神経症状（＜10年の前期）：髄膜炎，髄膜血管炎，ゴム腫
	神経症状（＞10年の後期）：進行麻痺，脊髄癆，ゴム腫

梗塞．さらに髄膜の慢性炎症性変化で，癒着や肉芽腫形成を示す．脳神経麻痺，視神経萎縮，水頭症など．梅毒における血管炎の2型：**Heubner's endarteritis**＝中大脳動脈など比較的大きな動脈を侵す，**Nissle's endarteritis**＝細動脈を侵す
(2) **ゴム腫**：穹窿部や脊柱管内で，**髄膜腫に類似し，硬膜に付着した境界の明瞭な腫瘤**

画像所見

(1) 髄膜血管炎
- **虚血病変**：脳表，白質，基底核などどこにでも生じうる（図1）
- Heubner's endarteritisでの粗大な動脈の狭窄・閉塞はMRAで描出しうる
- 異常な**髄膜の増強効果**
- 脳神経が主に侵される場合その異常な増強効果（図2）．聴神経もしばしば侵されて感音性難聴をきたす
- 側頭葉皮質下白質に主座を置く病変：T2延長の機序はおそらく血管炎に起因する浮腫や二次的なgliosis（図3）

(2) ゴム腫
- 主に穹窿部の**髄膜腫に類似**した境界明瞭な腫瘤
- T1強調像で高信号の環状信号，T2強調像で低信号傾向
- 稀に血管に由来して脳実質内にみられ，グリオーマ類似の所見
- リング状あるいは結節状の増強効果

鑑別診断

- 虚血病変，髄膜病変，脳神経病変はいずれも特異性が乏しい．ゴム腫も圧倒的に高頻度な髄膜腫との間に決定的な差異は乏しい．いずれも臨床情報が重要
- **側頭葉病変**
  ① **単純ヘルペス脳炎**：側頭葉内側の海馬を主体に病変がみられ，かつ帯状回を含めた辺縁系にも及ぶ．両側性でも左右差のあることが多い．また単純ヘルペス脳炎では拡散強調像で早期に異常高信号が明瞭
  ② **辺縁系脳炎**：多くは悪性腫瘍に伴ってみられ単純ヘルペス脳炎に類似
  ③ **痙攣重積に伴う信号変化**：海馬にみられ，拡散強調像でも高信号で単純ヘルペス脳炎に類似．異常信号は一過性

＜参考文献＞
- 土屋一洋：神経梅毒．「完全攻略ちょっとハイレベルな頭部疾患のMRI診断」（前原忠行，土屋一洋 編），p216-217，秀潤社，2008
- Bash, S., et al.: Mesiotemporal T2-weighted hyperintensity: neurosyphilis mimicking herpes encephalitis. AJNR, 22: 314-316, 2001
- Agrons, G. A., et al.: MR imaging of cerebral gumma. AJNR, 12: 80-81, 1991

＜土屋一洋＞

第3章 感染症・炎症と類縁疾患　脳神経外科　**神経内科**　小児科

1）感染症

122　HIV脳症
(human immunodeficiency virus encephalopathy)

症例①　25歳　男性　アフリカ出身
意識障害（Ⅲ-100）と発熱で来院．入院時の一般検査で抗HIV-1抗体陽性でHIV-RNAも8.4×10^4コピー/mLと高値だった

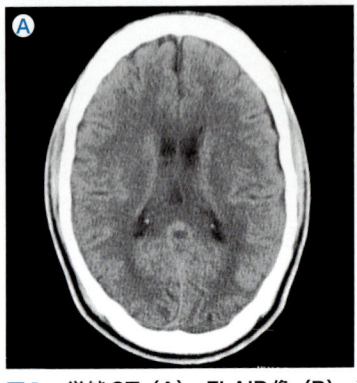

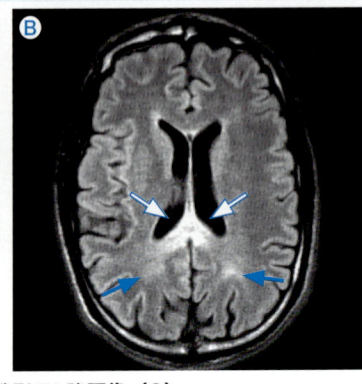

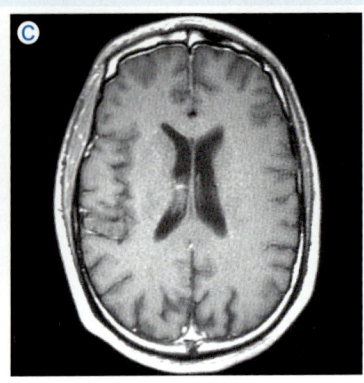

図1　単純CT（A），FLAIR像（B），造影T1強調像（C）
A：異常吸収域やmass effectその他の病的所見は明らかでない
B：脳梁膨大部にmass effectの乏しい高信号域がみられ（⇨），両側の頭頂葉の深部白質にも同様の所見がある（→）
C：病変には異常増強効果はみられない
〔土屋一洋：「こうして進める頭部画像の鑑別診断」（土屋一洋 編），p176-177，秀潤社，2005より転載〕

症例②　24歳　男性
（東京大学症例）

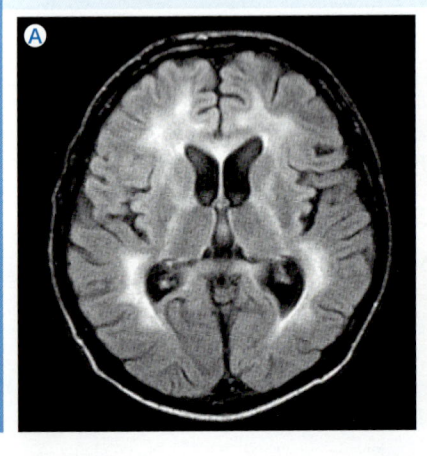

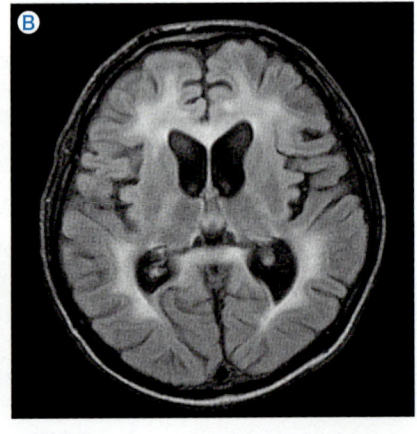

図2　FLAIR像（A），FLAIR像（Aの3カ月後：B）
A：両側大脳半球深部白質や脳梁，内包に異常高信号がある
B：全般的な萎縮の進行がみられる

解　説

- human immunodeficiency virus（HIV）にはHIV-1とHIV-2の2種類があり，前者による感染が多い
- HIVのミクログリア細胞への感染で惹起されるのが**精神障害や認知障害など神経症状を呈するHIV脳症**
- HIV患者が神経症状を呈する頻度は20%弱．HIV脳症のほか種々の日和見感染症（ウイルス，細菌，真菌），腫瘍性病変，HIV脳血管症，highly active antiretroviral therapy（HARRT，核酸系逆転写阻害薬とプロテアーゼ阻害薬あるいは非核酸系逆転写阻害薬とを組み合わせた多剤併用抗ウイルス療法）に起因する免疫再構築症候群によるもの
- **AIDS dementia complex（ADC）**：AIDS患者の神経症状として最多．認知障害，種々の運動機能障害，行動異常が主徴
- **ADCの病理学的2型**：HIV encephalitis（血管周囲腔への炎症性細胞浸潤が存在）とHIV leukoencephalopathy（びまん性の髄鞘消失にグリオーシスやマクロファージ浸潤を伴う）

画像所見（図1，2）

- CTに比しMRIがはるかに鋭敏
- 辺縁不明瞭ながら比較的限局性のものから，それら

診断に役立つupdateな情報

HIV脳血管症
- HIV陽性患者では若年で他のリスクファクターがなくても脳血管障害，特に**脳梗塞の頻度が高い**
- その原因病態：日和見感染での髄膜炎や血管炎，凝固障害，心原性塞栓，いわゆるHIV関連血管症（HIV-associated vasculopathy）
- 脳梗塞に関連するHIV関連血管症：頭蓋外の頸動脈の閉塞・狭窄，頭蓋内の中等大動脈の閉塞・狭窄，紡錘状動脈瘤など

免疫再構築症候群（immune reconstitution inflammatory syndrome：IRIS）
- 日和見感染症治療中に，HAART療法を開始すると数週から数カ月で免疫が賦活化することによって，一過性に臨床症状が悪化すること．治療開始後8週未満の報告が多い
- 免疫機能の回復ですでに体内に存在している病原に対し炎症反応が増悪するためで，画像所見も一見増悪
- 頭蓋内ではクリプトコッカス髄膜炎やPMLなどがみられる頻度が高い
- またSLEなどの自己免疫疾患やサルコイドーシスなどの炎症性疾患が悪化したり，「T cell-mediated encephalitis」の形で発症することもあり

が融合した広汎なものまで**さまざまな拡がりのT2延長域**
- T1強調像ではわずかな低信号ないし等信号で，正常部位とのコントラストは不明瞭
- mass effectはなく造影剤での増強効果を欠く
- **脳梁膨大部や脳弓脚の病変**が特に病初期に目立つ
- 進行に伴って病変は深部灰白質や皮質下白質，脳幹や小脳にも進展
- 治療が奏効した場合，画像上も病変の改善あり
- ただし病期が進行すると**萎縮が出現・増悪**
- 萎縮に伴って基底核や皮質下白質に**石灰沈着**（小児例で多い．CTが有用）
- MRSではいわゆるnormal appearing white matter（NAWM）でも正常神経細胞の指標であるNAAの減少，細胞膜代謝と相関するChoの上昇

鑑別診断

- **進行性多巣性白質脳症（progressive multifocal leukoencephalopathy：PML）**：皮質下U-fiberで境界され"scalloped lateral border"と称されるT2延長域．しばしば多発．mass effectや増強効果はあっても軽度
- **サイトメガロウイルス感染症**：脳室壁に沿った増強効果
- **トキソプラズマ症**：T1強調像では等〜低信号，T2強調像では高信号，環状＋内部にtarget状の増強効果
- **クリプトコッカス症**：髄膜炎の段階では髄膜の異常増強効果．cryptococcal pseudocyst（基底核，中脳，視床）は髄液同様の信号でmass effectや浮腫，増強効果を欠く
- **PRES（posterior reversible encephalopathy syndrome）**：高血圧に伴う意識障害などで発症．皮質下白質主体の多くは左右対称性T2延長域
- **間欠型一酸化炭素中毒症**：COへの曝露歴がある．深部白質優位のT2延長域．しばしば両側性淡蒼球病変
- **CADASIL（cerebral autosomal dominant arteriopathy with subcortical infarcts and leukoencephalopathy）**：進行性認知障害，前兆を伴う偏頭痛，反復する虚血性脳血管障害を呈する．白質のT2延長域があるが側頭葉腹側や外包の病変が特徴的．多発性ラクナ梗塞や微小出血もみられる

〈参考文献〉
- 土屋一洋：HIV脳症．「こうして進める頭部画像の鑑別診断」（土屋一洋 編）．p176-177，秀潤社，2005
- Corr, P.：Imaging of neuro-AIDS. J Psychosom Res, 61：295-299, 2006
- Johnson, T., et al.：Neurological complications of immune reconstitution in HIV-infected populations. Ann N Y Acad Sci, 1184：106-120, 2010
- Tipping, B., et al.：Stroke in patients with human immunodeficiency virus infection. J Neurol Neurosurg Psychiatry, 78：1320-1324, 2007

〈土屋一洋〉

第3章 感染症・炎症と類縁疾患　脳神経外科　**神経内科**　小児科

1）感染症

123　トキソプラズマ症
(toxoplasmosis)

症例　37歳　男性　アフリカ出身
軽度の右片麻痺にて来院．その後の検査でHIV陽性が判明（埼玉医科大学総合医療センター症例）

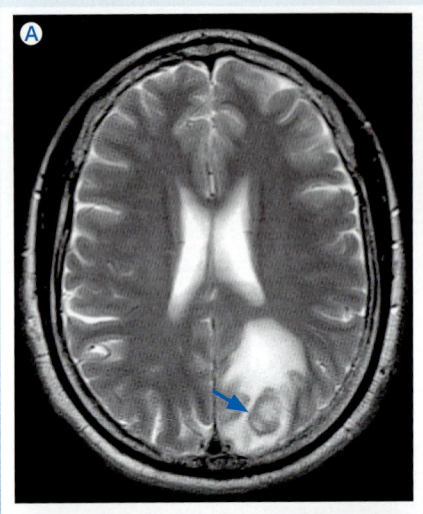

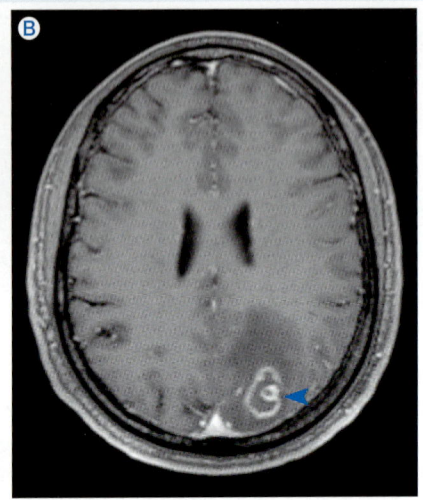

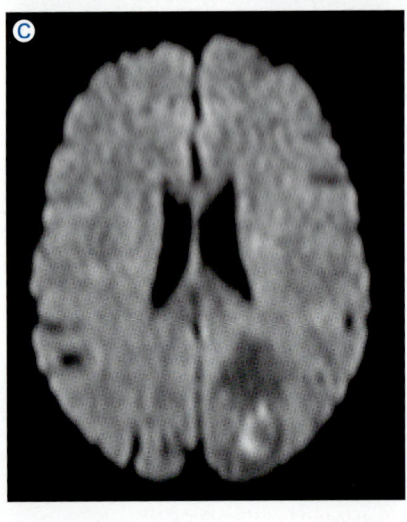

図1　T2強調像（A），造影T1強調像（B），拡散強調像（C）
A：左頭頂葉皮質下に主座を置き，周囲にかなりの浮腫を伴う高信号と軽度低信号が混在した病変がある（→）
B：辺縁部に線状の増強効果がみられるとともに内腔に突出する環状の構造も認められる（target sign）（▶）
C：病変の内部のかなりは軽度の高信号で，造影T1強調像でみられた，内部に突出する部分は低信号である

解　説

- トキソプラズマ症は原虫である*Toxoplasma gondii*の感染症
- 終宿主はネコであり，その糞便に含まれる3段階の形態のうちの"cyst"が付着した野菜やそれを含んだ豚肉や羊肉を介しヒトに経口感染
- 健常者では不顕性感染や軽度のリンパ節腫大で終わるが免疫抑制状態では肺炎・心筋炎などのほか脳のトキソプラズマ症をきたす
- 特にAIDS患者の＜25％が本症を発症し，また**AIDS患者の頭蓋内腫瘤性病変では最多**
- 頭痛のほか，発熱や種々の程度の意識障害，麻痺や言語障害などの局所症状での発症が一般
- 病変は**基底核，視床，大脳半球**（皮髄境界が主体で前頭葉や頭頂葉に好発）に**多発性あるいは単発性**にみられる
- 病理学的にはグリアの反応性変化に起因する充実性あるいは嚢胞状となった炎症性肉芽腫で，周囲に浮腫や血管炎による微小な梗塞巣を伴う

診断に役立つupdateな情報

トキソプラズマ症の拡散強調像
- 上述のように本症の病変内部は拡散強調像で脳膿瘍のような高信号にはならないことが多い
- 悪性リンパ腫との鑑別で病変内部と正常白質のADC ratioの比が＞1.6の場合はトキソプラズマ症との報告がある
- しかし両者のADC ratioには重複が多かったとしてこれを否定する報告もある

表　AIDS患者の脳内の限局性病変の鑑別

	トキソプラズマ症	悪性リンパ腫	進行性多巣性白質脳症（PML）
病変数	比較的多数	単発か数個	単発か数個
大きさ	1〜3cm	しばしば3cm以上	さまざま
CTでの吸収値	等〜低吸収	しばしば高吸収	低吸収
白質内の局在	皮質下（皮髄境界）	脳室近傍や脳梁	皮質下
出血	稀	時にみられる	稀
増強効果	環状＋/－結節状	斑状，時に環状	稀
TlCl SPECTでの集積	－	＋	－/＋

画像所見

CT
- 上述の部位に周囲の浮腫とともにmass effectのある等ないし低吸収域としてみられる
- 造影後に辺縁の線状増強効果や内部（しばしば偏在性）の結節状増強効果
- 先天性トキソプラズマ感染症でみられる石灰化は稀（治療で縮小後にみられることあり）

MRI（図1）
- T1強調像で低信号（時に辺縁部がやや高信号でリンパ腫との鑑別点になる），T2強調像で高信号や高信号/低信号の混在．T2強調像/FLAIR像では中心部の低信号，その周囲の高信号，さらにその周囲の低信号の縁が層状にみられるのを（T2強調像での）target signとも呼ぶ
- 造影後にはCT同様の辺縁部や内部の増強効果（これと辺縁の増強効果を合わせて［asymmetricあるいはeccentric］target signと称する）
- 造影T1強調像は一見脳膿瘍に類似するが，拡散強調像では内部は膿瘍の膿のような高信号にはならずむしろ低信号のことも免疫機能低下患者では多い（免疫低下状態で内部の膿の性状が異なるため．図1）

鑑別診断

- AIDS患者での腫瘤性病変として悪性リンパ腫や進行性多巣性白質脳症（PML）との鑑別が治療方針決定の点から重要（表）

＜参考文献＞
- Masameda, R., et al.：Cerebral toxoplasmosis: case review and description of a new imaging sign. Clin Radiol, 64: 560-563, 2009
- Chong-Han, C. H., et al.：Diffusion-weighted MRI of cerebral toxoplasma abscess. AJR, 181: 1711-1714, 2003
- Camacho, D. L., et al.：Differentiation of toxoplasmosis and lymphoma in AIDS patients by using apparent diffusion coefficients. AJNR, 24: 633-637, 2003
- Schroeder, P. C., et al.: Differentiation of toxoplasmosis and lymphoma in AIDS patients by using apparent diffusion coefficients. Neuroradiology, 48：715-720, 2006

＜土屋一洋＞

第3章 感染症・炎症と類縁疾患　　脳神経外科　**神経内科**　小児科

1) 感染症

124 クリプトコッカス脳髄膜炎
(cryptococcal meningoencephalitis)

症例① 77歳　女性
2カ月続く不明熱に頭痛が加わって来院した

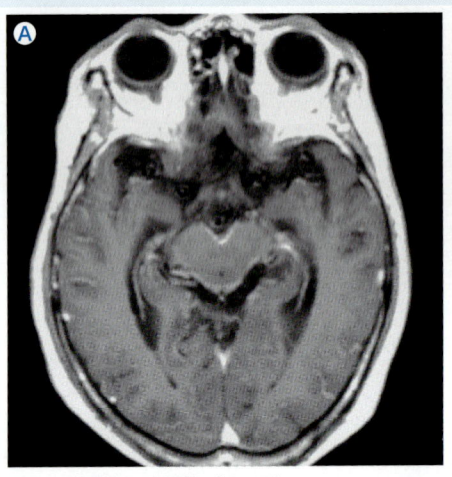

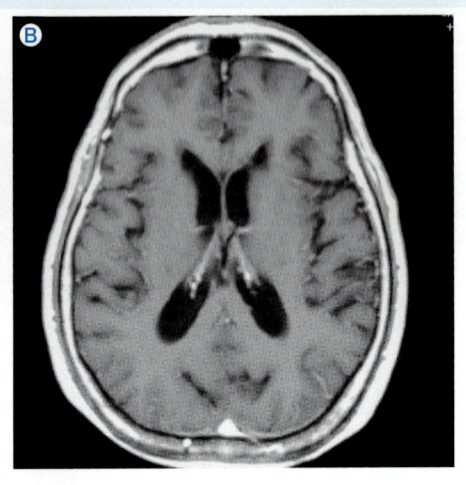

図1　造影T1強調像（A，B）
両側大脳半球の脳溝内各所や中脳辺縁部に異常増強効果がみられる

症例② 12歳　男児
頭痛と37.5℃の発熱．咳嗽もあり，胸部X線写真で右肺に異常影を指摘されている

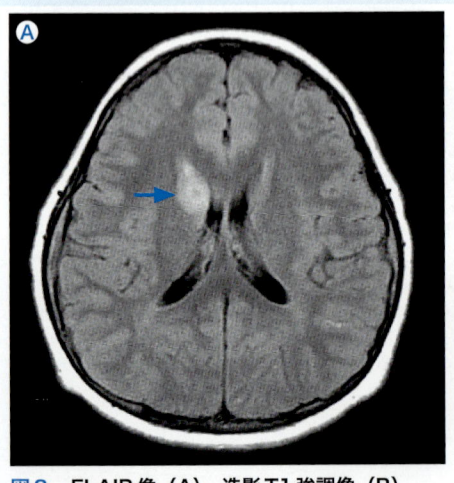

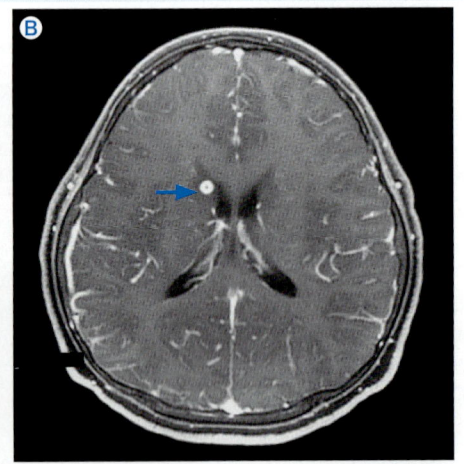

図2　FLAIR像（A），造影T1強調像（B）
A：右前頭葉の脳室近傍白質に異常高信号がある（→）
B：FLAIR像の高信号の内部にリング状の増強効果がある（→）．脳溝内の異常増強効果も目立つ

診断に役立つupdateな情報

頭部以外のクリプトコッカス症
- 肺：肺炎をきたし画像上は塊状影や結節影を示す．臨床的にはしばしば無症候で自然治癒するが急性の呼吸困難を伴う重度の進行性肺炎を呈することあり
- 皮膚：膿疱，丘疹，小結節または潰瘍化病変
- 肺病変に続発するこの他の播種性病変：皮下，長骨骨端，関節，肝臓，脾臓，腎臓，前立腺など

解説

- 真菌による頭蓋内感染症の原因菌にはクリプトコッカス，カンジダ，ムコール，アスペルギルスなどがあるが**頻度ではクリプトコッカスが最多**
- 亜急性あるいは慢性に経過する *Cryptococcus neoformans* による感染症．健常人にも起こるが日和見感染としても重要
- **ハトの糞や汚染された土壌からの経気道感染**で，まず肺に病巣（ただししばしば不顕性感染）を形成することが多い
- 頭蓋内には肺からの血行性感染で波及
- **診断の確定**：髄液の墨汁染色，クリプトコッカス莢膜抗原のラテックステスト，髄液からの培養
- 頭蓋内の病型：
  ① **髄膜炎**：脳炎や血管炎（梗塞をきたす）をしばしば伴う
  ② **gelatinous pseudocyst**：穿通枝の血管周囲腔に菌体やゼラチン様物質が貯留．**基底核や中脳に好発**
  ③ **肉芽腫（cryptococcoma）**：脳実質内や軟膜に形成
  ④ **脈絡叢病変**：多房性の囊胞状腫瘤や肉芽腫

画像所見

① **髄膜炎**：異常な髄膜（軟膜～くも膜下腔主体）の異常増強効果（図1）．しばしば脳底槽が主体
② **gelatinous pseudocyst**：T1強調像で低信号，T2強調像で高信号，FLAIR像でも高信号の囊胞状病変．浮腫はあっても軽微で**増強効果は通常なし**．時に内部は拡散強調像で高信号
③ **肉芽腫**：T1強調像で低信号，T2強調像・FLAIR像で高信号で**結節状あるいは環状に増強**され，周囲に浮腫（図2）
④ **脈絡叢病変**：脈絡叢の腫大．内部に囊胞状病変あるいは肉芽腫病変

鑑別診断

- **頭蓋内結核**：結核の髄膜炎は脳底槽に好発するがクリプトコッカスの髄膜炎も同様のことあり．結核腫はT2強調像でしばしば低信号傾向
- **サルコイドーシス**：血管周囲腔に沿う病変を形成する点は類似するが，サルコイドーシスではこれが増強効果を示す．視床下部・下垂体病変も存在も重要

<参考文献>
- Mathews, V. P., et al.：AIDS-related CNS cryptococcosis：radiologic-pathologic correlation. AJNR, 13：1477-1486, 1992
- Andreula, C. F., et al.：CNS cryptococcosis in AIDS：spectrum of MR findings. J Comput Assist Tomogr, 17：438-441, 1993
- Kwee, R. M., et al.：Virchow-Robin spaces at MR imaging. Radiographics, 27：1071-1086, 2007

<土屋一洋>

第3章 感染症・炎症と類縁疾患

1）感染症

125 顎口虫症
(gnathostomiasis)

症例 50歳代　女性（タイ，チェンマイ在住）
魚肉の生食歴あり．発熱，頭痛，左片麻痺

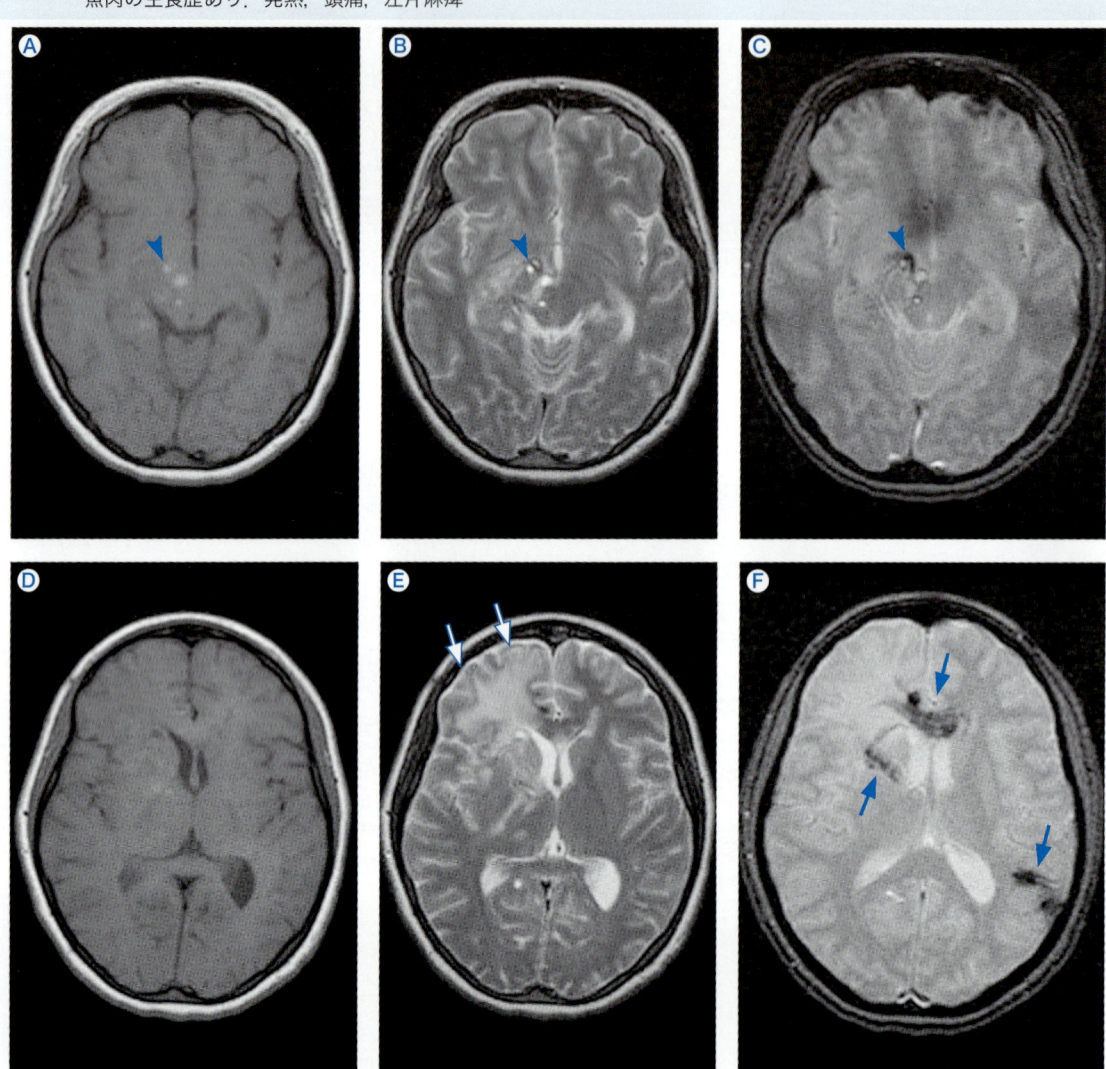

図1　T1強調像（A, D），T2強調像（B, E），T2*強調像（C, F）
右大脳脚にはT1強調像で高信号，T2強調像およびT2*強調像で低信号を示す病変（▶），出血性の変化を示唆（A〜C）．右内包前脚や脳梁膝部，左側頭後頭領域にも出血像（→），右前頭葉には浮腫が目立つ（⇨）
（Chiang Mai大学　Chatchada Wuttikul先生のご厚意による）

診断に役立つupdateな情報

日本顎口虫
- ブラックバスの生食による日本顎口虫症の発症が報告されている．日本顎口虫は，日本全国，特に中部地方から南の地方に多く分布している

解説

- 顎口虫症（gnathostomiasis）は有棘顎口虫（*Gnathostoma spinigerum*）に起因
- 有棘顎口虫の終宿主はイヌやネコ，ブタなどであり，それらの胃壁などで成虫となる．この虫卵が便に出て，池などでケンミジンコに入り，これを食べるドジョウなどからヒトの体内に入る
- ヒトは中間宿主であるので成虫になれず，幼虫のまま移動し続ける（**幼虫移行症**）．皮下を移行することが多く，皮膚に爬行疹を作る
- 神経向性の寄生虫ではないので，中枢神経系への幼虫移行は珍しい．中枢神経系に移行した場合，発熱，頭痛，片麻痺，意識障害や失調など症状は多彩
- 皮膚生検で虫体が見つかれば同定可能．見つからない場合には好酸球性の炎症像と問診での食歴から推測

画像所見

MRI

- **顎口虫症による脳内病変は出血痕が特徴的**．出血痕は線状の場合と，多発性のさまざまな大きさの場合がある．前者は幼虫が這い動いた痕跡．脳表の出血痕がみられることもある．比較的幼虫虫体のサイズが大きいことが出血をきたしやすい原因とされている
- 炎症反応を反映して，白質にT2強調像での高信号や斑状の異常増強効果や好酸球性髄膜炎による限局した硬膜の肥厚がみられることもある
- 限局性のくも膜下出血や硬膜下血腫をきたすこともある
- 脊髄への幼虫移行ではびまん性で境界不明瞭な異常信号域．主に中心灰白質にみられる．脱髄疾患や炎症性疾患との鑑別は画像だけでは困難．神経根炎をきたすこともある

鑑別診断

- **高血圧性脳内出血**：脳内に多発する出血という点が共通するが，基底核領域に多い
- **海綿状血管腫**：同じく多発する出血がみられるが，T2強調像での中心部の高信号が特徴
- **アミロイドアンギオパチー**：皮質に多く分布．高齢者に多い
- 画像上の鑑別ではないが，髄液や血清の酵素抗体法では，住血吸虫症と交叉反応を示すことがあるので注意が必要

<参考文献>
- Ligon, B. L. : Gnathostomiasis : a review of a previously localized zoonosis now crossing numerous geographical boundaries. Semin Pediatr Infect Dis, 16 : 137-143, 2005
- Moore, D. A., et al. : Gnathostomiasis : an emerging imported disease. Emerg Infect Dis, 9 : 647-650, 2003
- Sawanyawisuth, K., et al. : MR imaging findings in cerebrospinal gnathostomiasis. AJNR, 25 : 446-449, 2004

<田岡俊昭>

第3章 感染症・炎症と類縁疾患

1）感染症

126 囊虫症 (cysticercosis)

脳神経外科　神経内科　小児科

症例 50歳代　男性（タイ，チェンマイ在住）
くり返す痙攣と発熱

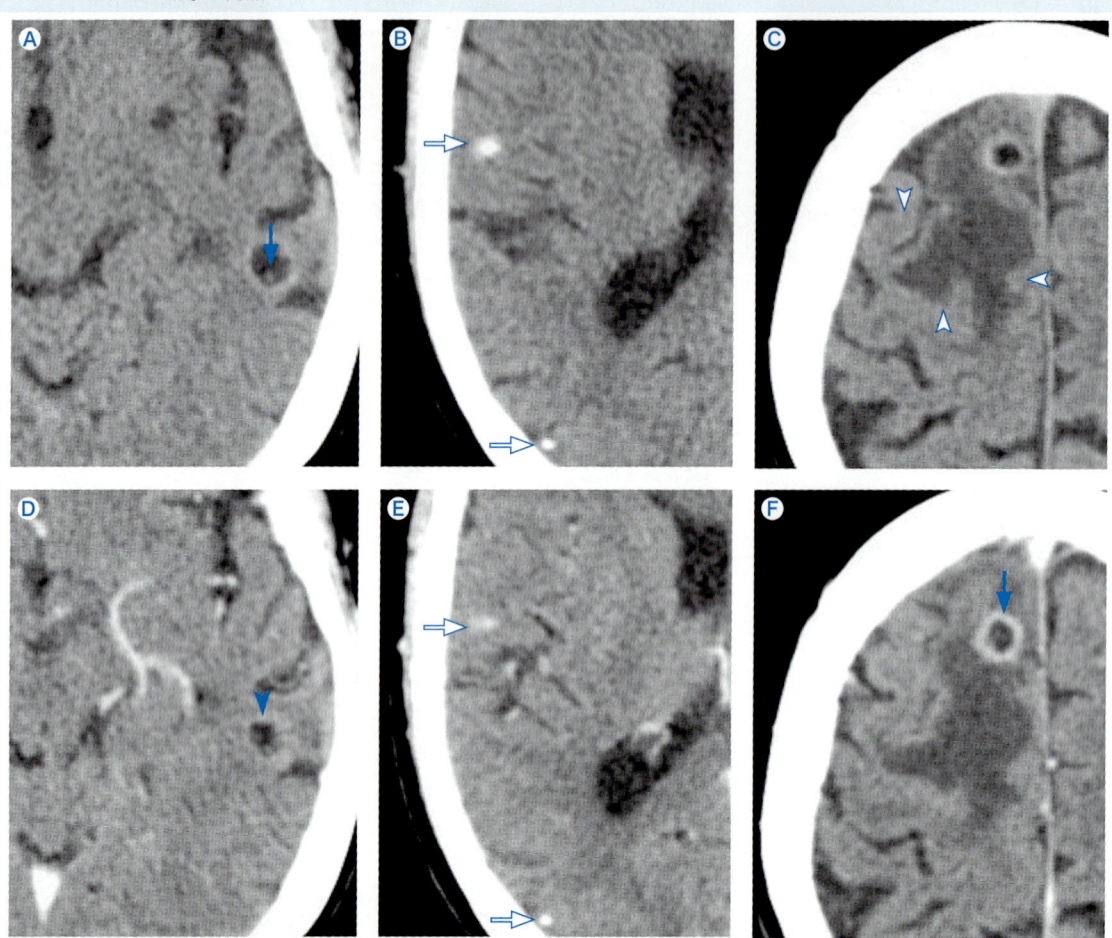

図1　単純CT（A〜C），造影CT（D〜F）
左側頭葉の皮質下に嚢胞状の病変．単純CTでは嚢胞内容は脳脊髄液と同等の低濃度．嚢胞内に壁在結節様の頭節が認められる（A：→）．周囲の浮腫はほとんどなく，造影CTでも嚢胞壁（D：▶）の濃度上昇はほとんどなし．第1期（vesicular stage）と考えられる．右前頭弁蓋，右前頭後頭領域の皮質下には単純CTで石灰化を示す病変（B：⇨）．異常増強効果はみられない（E：⇨）．第4期（nodular calcified stage）の病変と考えられる．右前頭葉の皮質下には嚢胞様の病変がみられ，浮腫が目立つ（C：▷）．造影CTでは，嚢胞壁の異常増強効果が目立つ（F：→）．第2期（colloidal vesicular stage）と考えられる
（Chiang Mai大学　Chatchada Wuttikul先生のご厚意による）

診断に役立つupdateな情報

嚢虫症の臨床症状
- 嚢虫症症例の臨床症状は多彩である．第3脳室内の嚢虫がみられる例で，頭位変換に伴う中脳水道閉塞から急性水頭症をきたした例が報告されている．また8例に1例の割合で認知症状をきたすことが報告されている

結核腫，結核性膿瘍との鑑別
- 結核腫や結核性膿瘍との鑑別に拡散強調像が有用であることがある．同様にT2強調像での高信号を示す場合でも，結核腫や結核性膿瘍では病変中央の拡散制限がみられるが，嚢虫症では拡散能の亢進を示し，ADCによる鑑別が可能である

解説

- 嚢虫症（cysticercosis）は有鉤条虫の幼虫による感染．不完全に調理された肉や野菜，水，人糞から感染．中米，インド，東アジアを中心に世界中に広く分布
- 有鉤条虫症が成虫による感染症であるのに対し，嚢虫症は有鉤条虫卵に由来する**幼虫による感染症**．虫卵が胃で孵化し，皮下組織，筋肉，内臓，および中枢神経系へ移行．これらの組織で幼虫は嚢胞を作り嚢虫となる
- 生きた嚢虫はほとんど組織反応を引き起こさないが，脳内で，嚢胞に包まれた**幼虫が死ぬことで，強い組織反応を誘発**
- 中枢神経系では，脳実質内への寄生が最も多いが，それに次いで脳室内（特に第4脳室）への寄生もみられ，水頭症の原因となることがある．また，くも膜下腔への寄生もあり，脳底槽やシルビウス裂に多い
- 無症状であることも多い．脳局所の炎症により，浮腫，局所性神経症候，痙攣，閉塞性水頭症を起こすことがある．髄液中へ嚢胞が破れると，亜急性好酸球性髄膜炎を起こすことがある
- 抗体検出のために酵素抗体法などが行われるが，陰性を示すことも多い
- 神経嚢虫症は，嚢虫の状態から次項に示すように4つの病期に分類

画像所見

- 異なる病期で画像のパターンが異なるので，診断が難しいこともある
- **第1期（vesicular stage）**：嚢虫は生存．薄い壁を持ち，脳脊髄液と同等の信号の嚢胞．**頭節（scolex）**が嚢胞の壁在結節様にみえる（嚢胞の中に「点」）．周囲に浮腫はなく，異常増強効果もなし．T2強調像では頭節は低信号
- **第2期（colloidal vesicular stage）**：嚢胞壁が肥厚し，内容液は粘稠となり，脳脊髄液よりもT1強調像で高信号．頭節は変性をきたし縮小，辺縁部の異常増強効果．周囲に浮腫
- **第3期（granular nodular stage）**：虫体は死滅．病変の変性が進み，肉芽様の組織で置換．リング状あるいは結節状の増強効果．浮腫は軽減
- **第4期（nodular calcified stage）**石灰化結節期：病変の石灰化．T2強調像では低信号，CTでは高吸収に描出．増強効果が残ることもある

鑑別診断

- **結核腫**：第3期病変とは鑑別困難
- **脳膿瘍**：辺縁がT2強調像で低信号．拡散強調像で内部の高信号
- **転移性脳腫瘍**：厚い増強，時に鑑別困難
- **血管周囲腔**：増強を示さない

<参考文献>
- Torres-Corzo, J., et al.: Bruns syndrome caused by intraventricular neurocysticercosis treated using flexible endoscopy. J Neurosurg, 104 : 746-748, 2006
- Ciampi de Andrade, D., et al.: Cognitive impairment and dementia in neurocysticercosis : a cross-sectional controlled study. Neurology, 74 : 1288-1295, 2010
- Gupta, R. K., et al.: Role of diffusion weighted imaging in differentiation of intracranial tuberculoma and tuberculous abscess from cysticercus granulomas-a report of more than 100 lesions. Eur J Radiol, 55 : 384-392, 2005
- Lucato, L. T., et al.: The role of conventional MR imaging sequences in the evaluation of neurocysticercosis : impact on characterization of the scolex and lesion burden. AJNR, 28 : 1501-1504, 2007
- Amaral, L., et al.: Ununsual manifestations of neurocysticercosis in MR imaging : analysis of 172 cases. Arq Neuropsiquiatr, 61 : 533-541, 2003

<田岡俊昭>

第3章 感染症・炎症と類縁疾患

1）感染症

127 エキノコックス症
（echinococcosis）

脳神経外科　神経内科　小児科

症例　年齢，性別不明

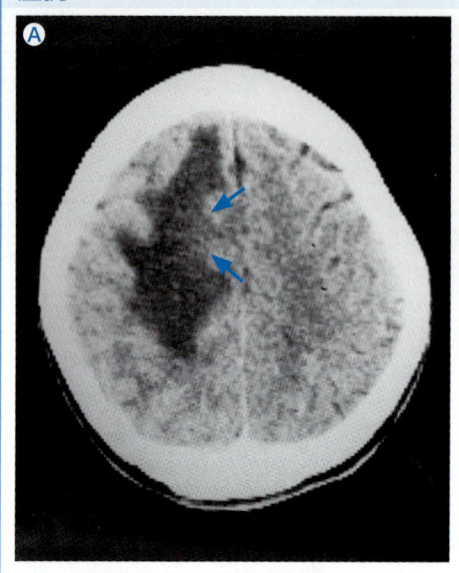

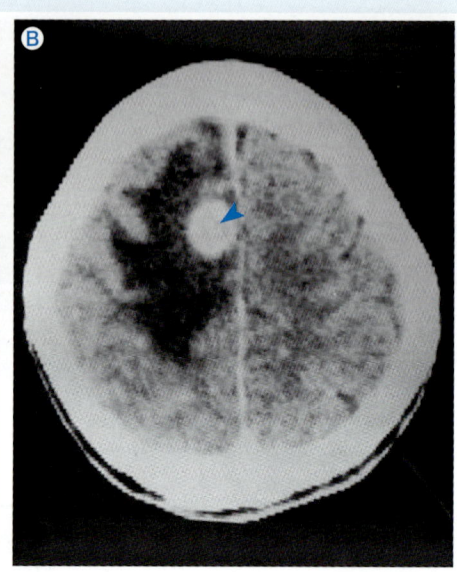

図1　単純CT（A），造影CT（B）
単純CTでは右前頭葉の広範な浮腫性変化がみられ，その中央にわずかに高吸収の腫瘤（→）．造影CTでは腫瘤部分の充実性の強い増強効果（▶）
（北海道大学　寺江聡先生のご厚意による）

解　説

- 条虫の一種である包虫の寄生によって発生
- 臨床的には多包条虫（*Echinococcus multilocularis*）による多包性エキノコックス症と，単包条虫（*Echinococcus granulosus*）による単包性エキノコックス症（hydatid cyst）の2種類の包虫症
- **日本でみられるのは，ほとんどが多包性エキノコックス症**．キタキツネが最も重要な感染源．虫卵の経口摂取により感染．虫卵から放出された幼虫が腸壁に侵入し，肝臓に至り，成虫になり増殖．肝臓腫大や胆管閉塞をきたし，黄疸や腹水，皮膚掻痒を招く．包虫の増殖は遅く，感染後に症状をきたすまで小児で5年以上，成人で10年以上
- 多包性エキノコックス症の病変所見は集族する数多くの囊胞．それぞれの囊胞は径1～20mm．病変と周囲組織の境界がしばしば不明瞭．中央部の壊死により，囊胞様の腔が存在することもある．その際，壁は厚く石灰化を伴う
- 病変は脳や肺や骨に転移することがある．脳転移では頭痛や痙攣に加えて，嘔吐や乳頭浮腫など頭蓋内圧亢進による症状が主．病変の部位によっては麻痺などの巣症状
- 治療は外科的摘出が基本．自覚症状をきたした時点で切除不能となっている場合には，アルベンダゾールなどを駆虫剤として投与
- 単包性エキノコックス症は包虫症（hydatid disease）とも呼ばれ，牧羊地帯に発生し，日本では稀

画像所見

- 多包性エキノコックス症の脳病変は，CTやMRIで充実性，あるいは一部囊胞化した腫瘤性病変．**病変内の石灰化，周辺の浮腫がみられる**ことが多い．炎症反応に伴い，造影CT，MRIでの増強効果が出現．増強はリング状，不均一なもの，結節状のもの，車軸様のもの，カリフラワー様のものなどさまざま
- テント上の中大脳動脈領域，特に頭頂葉に多く分布
- 単包性エキノコックスによる包虫症は単胞性の囊胞であり，内部の液体は脳脊髄液と同等．CTでは境界明瞭な球形，あるいは卵円形の腫瘤で，増強効果なし．石灰化はないことがほとんど．サイズの割に周囲の浮腫が軽度

診断に役立つupdateな情報

機能画像での特徴
- 拡散強調像では，多包性エキノコックス症は，グリオーマや転移性脳腫瘍と同等の信号，ADC値を示すことが報告されている
- MR灌流画像ではrCBV（脳血液量）の病変中央部での低下と辺縁部での顕著な上昇が報告されている．中央部でのグリオーシス，辺縁部での炎症性変化を反映したものとされている
- MRSでの報告は少ないが，乳酸，コハク酸やピルビン酸の存在が指摘されている

エキノコックス症の届け出義務
- なお，エキノコックス症患者と診断した場合には，保健所を通じて7日以内に都道府県に届け出る義務がある

鑑別診断

- 多包性エキノコックス症の脳病変は，周囲組織への浸潤を示すことがあり，また破壊性の発育，遠隔転移もみられるので，悪性グリオーマや転移性脳腫瘍などの悪性腫瘍との鑑別がときに困難．脳膿瘍や脳結核腫と類似することもある．画像での鑑別が難しいことも多いので，エキノコックス症を疑うためには，**肝病変の病歴を確認する**ことが重要
- 単包性エキノコックス症の脳病変は，囊胞性の像を示すので，くも膜囊胞，囊胞性腫瘍，脳膿瘍との鑑別が必要であるが，脳実質内にみられる点，浮腫が少なく異常増強効果を示さない点が鑑別のポイント

＜参考文献＞
- Kitis, O., et al.：Report of diffusion-weighted MRI in two cases with different cerebral hydatid disease. Acta Radiol, 45：85-87, 2004
- Senturk, S., et al.：Cerebral alveolar echinoccosis mimicking primary brain tumor. AJNR, 27：420-422, 2006
- Chang, K. H., et al.：In vivo single-voxel proton MR spectroscopy in intracranial cystic masses. AJNR, 19：401-405, 1998

＜田岡俊昭＞

第3章 感染症・炎症と類縁疾患　脳神経外科　神経内科　小児科

1）感染症

128 マンソン裂頭条虫症
(cerebral sparganosis Mansoni)

症例 60歳代　男性
鶏のささみ生食を好む．突然の発語緩慢，全身脱力，痙攣が出現

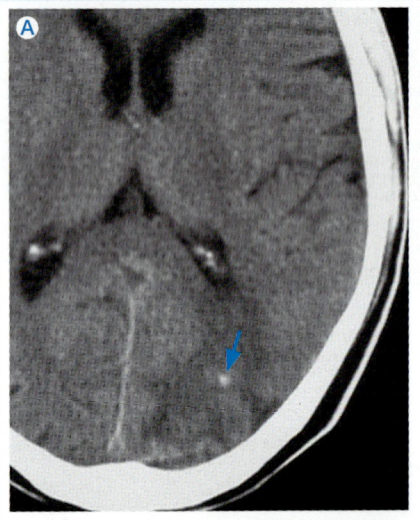

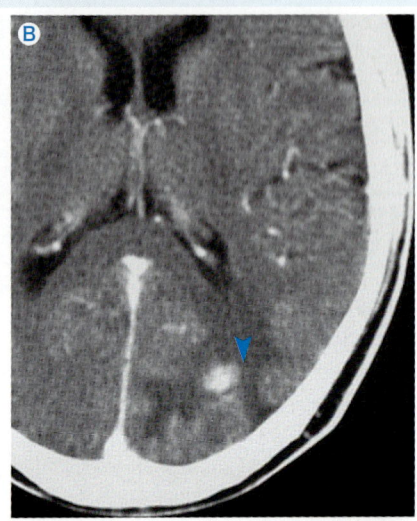

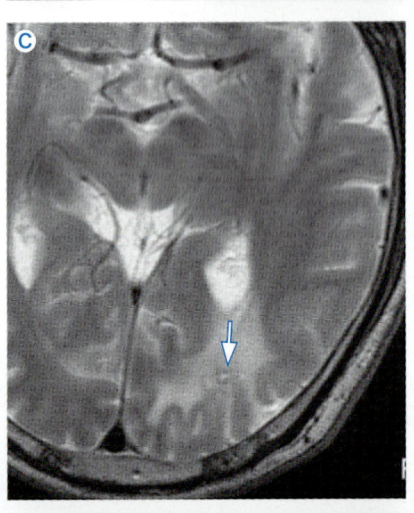

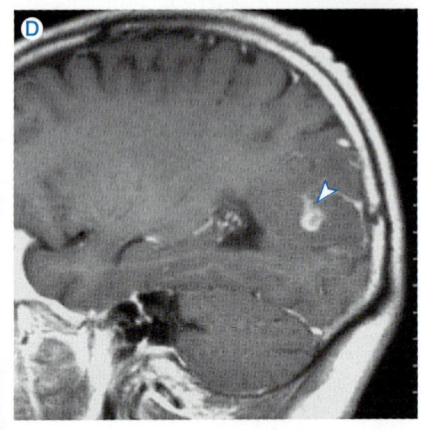

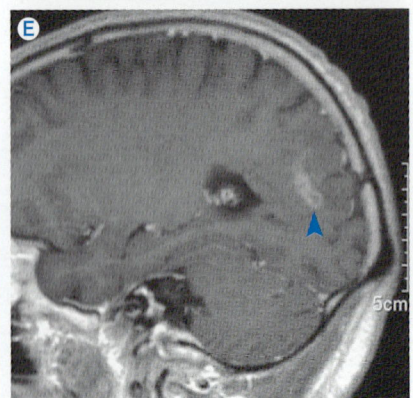

図1 単純CT（A），造影CT（B），T2強調像（C），造影T1強調矢状断像（D），20日後の造影T1強調矢状断像（E）

左後頭葉の浮腫像の中にわずかな高濃度がみられる（→）．造影CTではその周囲に増強像がみられる（▶）．T2強調像では浮腫像の中にリング状の軽度の低信号領域（⇨）．造影T1強調矢状断像では長円形の増強効果（▷）．20日後には形態が少し変化（▶）．
手術所見：はじけるような感触があり，液体が流出．吸引管に白色の索状物が付着．摘出時に脳表で自発運動を行う．虫体は体幅約1mm，体長は収縮時2.5cm，伸展時12.5cm．多数の横雛を有する条虫であった

診断に役立つupdateな情報

虫体の摘出
- 虫体が完全に摘出されれば，術後のMRIでは異常増強や周囲の浮腫像は消失する．虫体摘出後のMRIでも異常増強効果と周囲の浮腫像が残っている場合には，虫体摘出が不完全である可能性がある

機能画像での所見
- 最近の報告例では，拡散強調像で病変部分の軽度の低信号，ADC mapでは拡散の亢進が指摘されている．MRSでは肉芽腫性の変化を反映したものと思われる．コリンの上昇，NAAの低下，また壊死性の変化を反映したものと思われる脂質もしくは乳酸と思われるピークがみられる．また，アラニンのものかと思われるピークも報告されている．しかしMRSのみで悪性脳原発腫瘍と孤虫症を鑑別することは困難．MR灌流画像では特に灌流の上昇はみられなかったとされている

解 説

- マンソン裂頭条虫の幼虫である**プレロセルコイドの寄生**
- ヒトへの感染は，プレロセルコイドの第1中間宿主であるケンミジンコを井戸水や河川水などとともに飲用した場合とプレロセルコイドが寄生したニワトリ，イノシシ，淡水魚を生食した場合
- 最も多い皮膚寄生では身体各部の移動性の皮下腫瘤．多くは無痛性，時に自発痛，圧痛を伴う
- 呼吸器，尿路，中枢神経系への寄生が認められることがあるが，中枢神経系への感染は稀．中枢神経系では大脳，それも前頭頭頂領域に多いとされる．症状は病変の部位に依存するが，頭痛，嘔吐，発熱，痙攣，感覚異常，脱力
- 脳内で長期間生息して，比較的活発に活動し，プロテアーゼを分泌することで進行性の組織障害をきたすので，早期の診断が必要
- 脳内病変は摘出が必要．脳内では移動することがあるので，摘出にあたっては術直前のMRIが必要である

画像所見

- 単純CTでは，白質の低吸収病変．点状の石灰化を伴うことがある．隣接する脳室の拡張を伴うことがある
- 造影CTでは肉芽腫性の変化を反映した不均一な増強効果
- MRIのT2強調像では辺縁の不明瞭な不均一な高信号病変あるいは，中央部が低信号で辺縁部が高信号の病変
- T2*強調像では皮質の点状出血がみられることがある
- 造影後のMRIでは中央部に肉芽腫性炎症を反映した不均一で強い異常増強効果
- 周囲白質の広範な異常信号や容積低下を認めることがある．同側の大脳脚の萎縮を伴うこともある
- 生きている虫体と変性した虫体の画像上の違いはないが，虫体が生きている場合には，**経過観察では病変の移動や形状の変化を認める**

鑑別診断

- 転移性脳腫瘍などの腫瘍との鑑別が重要．血球像（好塩基球の増多）や経過観察による病変の移動があった場合には，酵素抗体法などでの寄生虫抗体の検出が必要

<参考文献>
- Chiu, C. H., et al.：MR spectroscopy and MR perfusion character of cerebral sparganosis：a case report. Br J Radiol, 83：e31-34, 2010
- Kim, D. G., et al.：Cerebral sparganosis：clinical manifestations, treatment, and outcome. J Neurosurg, 85：1066-1071, 1996
- Bo, G. & Xuejian, W.：Neuroimaging and pathological findings in a child with cerebral sparganosis. Case report. J Neurosurg, 105：470-472, 2006

<田岡俊昭>

第3章 感染症・炎症と類縁疾患 | 脳神経外科 | 神経内科 | 小児科

1）感染症

129 アスペルギルス症
(aspergillosis)

症例 80歳 女性
頭痛と微熱（三重大学症例）

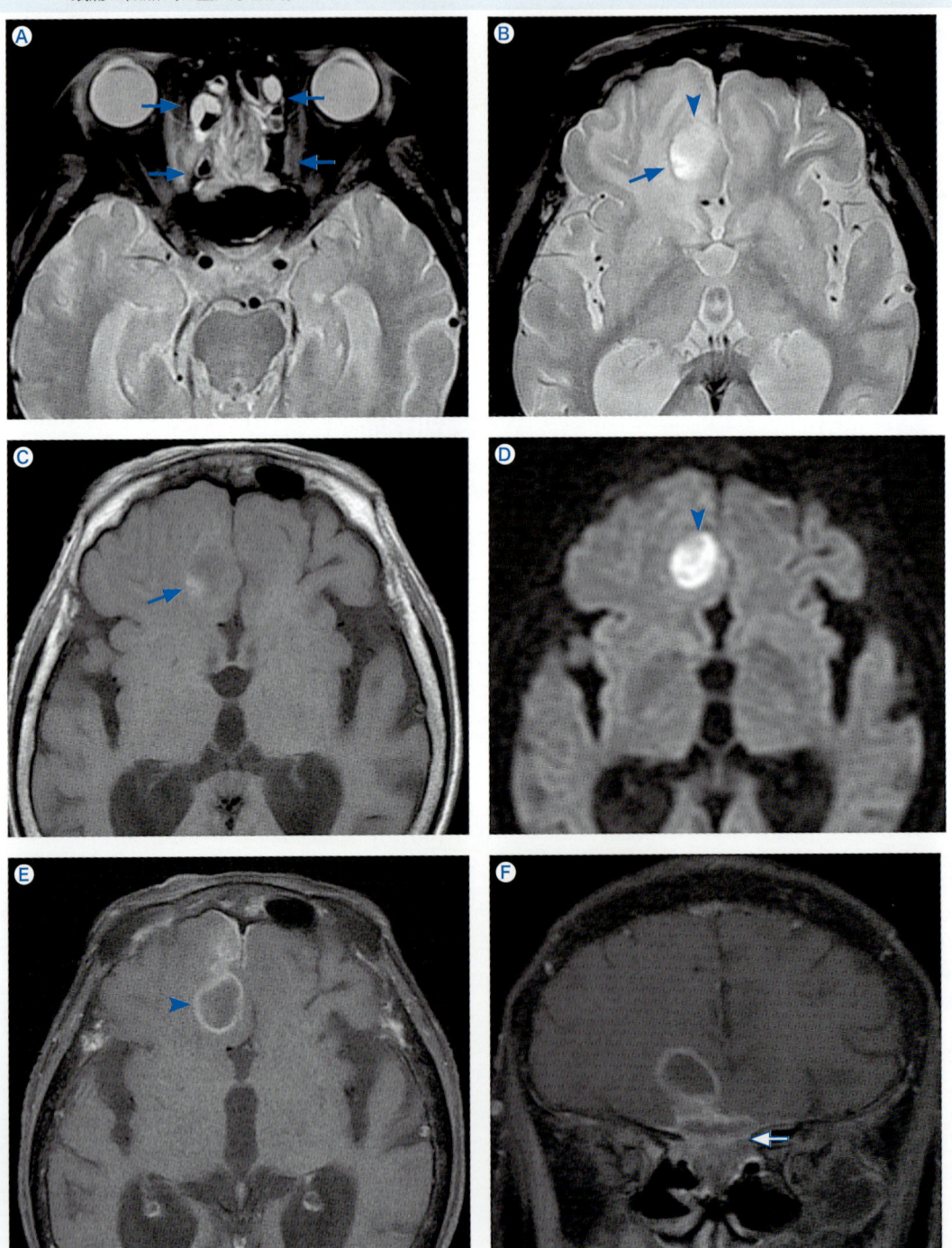

図1 脂肪抑制T2強調像（A，B），T1強調像（C），拡散強調像（D），造影T1強調像（E），造影T1強調冠状断像（F）
篩骨洞に粘膜肥厚像と液体貯留（A：→）．前頭葉底部に囊胞様の形態を示す腫瘤（B：▶），周囲に浮腫を伴っている．病変の辺縁部にはT2強調像で低信号（B：→），T1強調像で高信号の部分がみられる（C：→）．拡散強調像では病変部の顕著な高信号（D：▶）．造影T1強調像では腫瘤辺縁部の強い増強効果（E：▶），冠状断像では，上記の篩骨洞の病変から波及したものであることがわかる（F：⇨）．

129 アスペルギルス症

診断に役立つupdateな情報

アスペルギルス症の機能画像
- 拡散強調像では顕著な高信号が特徴である．中央部が低信号（高ADC値：進行した壊死），その周囲が高信号（低ADC値：真菌性凝固壊死），辺縁部が低信号（高ADC値：血管性浮腫）となる特徴的なターゲット状のパターンを示すことがある．このパターンは造影MRIで増強を示さない病変も含めて認められ，早期の診断に有用である
- MRSでは乳酸，アミノ酸，コハク酸の上昇が報告されている．適切な治療により，これら代謝物の上昇は軽減することから，MRSは治療効果の経過観察に有用とされる
- 磁化率強調像ではアスペルギルス膿瘍の辺縁部でみられる特徴的な磁化率効果を，明瞭に描出することができる

解説

- アスペルギルス症（aspergillosis）はコウジカビの一種である*Aspergillus fumigatus*による感染症
- アスペルギルス症はHIV感染などによる**免疫抑制状態の患者に多**くみられ，また，移植に関連した免疫抑制療法の増加とともに頻度は増加
- 体内への侵入は，胞子の吸入による呼吸器系からの経路が一般的
- 頭蓋内への侵入経路には，副鼻腔からの直接浸潤と血行性播種
- 臨床症状はさまざまであり，精神症状から片麻痺，痙攣など．発熱はあることもないこともある
- アスペルギルスは血管侵襲性が強く，太い血管〜中等度の径の血管の侵襲による広範な脳内出血，くも膜下出血，脳梗塞などの血管性障害をきたしうる
- 他の起炎菌と同様の皮髄境界の膿瘍形成をきたす場合に加えて，通常脳膿瘍の出現のみられない穿通枝領域にも病変を形成
- 確定診断には生検組織の菌糸の存在や培養でのアスペルギルスの証明が必要
- β-D-グルカンの上昇は深部真菌感染症の指標であるが，アスペルギルス感染症に特異的でない．PCR法は診断価値が高い

画像所見

- いくつかの画像のパターンが知られている．①皮質や皮質下白質に分布する複数の**塞栓性梗塞**，②複数の**膿瘍形成**，③副鼻腔に隣接した領域の**硬膜の肥厚**と異常増強効果
- 血管侵襲をきたした場合には脳梗塞や出血病変を示す．MRAで真菌性動脈瘤が描出
- 膿瘍の性状は免疫状態により異なる．強い免疫抑制状態での病変は容積効果が小さく，増強効果もほとんどみられないことがある．免疫抑制が強くない症例では，肉芽腫や膿瘍に対応するリング状の増強効果
- 膿瘍はCTでは低濃度に描出．造影によりリング状あるいは均一な増強効果
- MRIでは膿瘍がT1強調像で低信号に描出．T2強調像では膿瘍の大部分が高信号となるが，**辺縁部分はT2強調像で低信号となることがある**．この低信号は菌糸の成長に必要な鉄，マンガン，マグネシウムなどの微量元素沈着による．菌糸が多く分布する膿瘍の辺縁部にみられる．同様の機序でT1強調像での軽度の高信号がみられることもある
- 副鼻腔からの直接浸潤を示す症例では，副鼻腔に隣接した前頭蓋底の硬膜の肥厚と増強効果がみられるほか，眼窩尖部，視神経周囲にも異常像強効果

鑑別診断

- 免疫不全状態での多発するリング状増強効果を示す占拠性病変として，リンパ腫，転移性脳腫瘍，トキソプラズマ症，クリプトコッカス症，多発性膿瘍など
- **リンパ腫**：免疫不全状態ではリング状の増強効果を示すことが多い
- **脳膿瘍**：アスペルギルスによる脳膿瘍は，他の起炎菌による脳膿瘍と同様の像を示すことも多い
- **トキソプラズマ症**：リング状の増強の多発．ターゲット状を呈することもある
- **クリプトコッカス症**：脳底部に多く血管周囲腔の拡張を伴うこともある

＜参考文献＞
- Charlot, M., et al.：Diffusion-weighted imaging in brain aspergillosis. Eur J Neurol, 14：912-916, 2007
- Oner, A. Y., et al.：Central nervous system aspergillosis：magnetic resonance imaging, diffusion-weighted imaging, and magnetic resonance spectroscopy features. Acta Radiol, 47：408-412, 2006
- Banuprakash, S., et al.：Atypical fungal granuloma of the sphenoid wing. J Neuroradiol, 36：233-236, 2009

＜田岡俊昭＞

第3章 感染症・炎症と類縁疾患

1）感染症

130 亜急性硬化性全脳炎
(subacute sclerosing panencephalitis：SSPE)

脳神経外科　神経内科　小児科

症例 13歳　女子
失立発作，ふらつきで発症（三重大学症例）

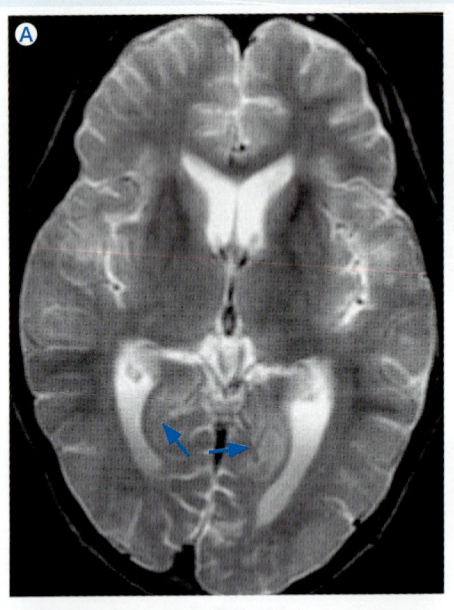

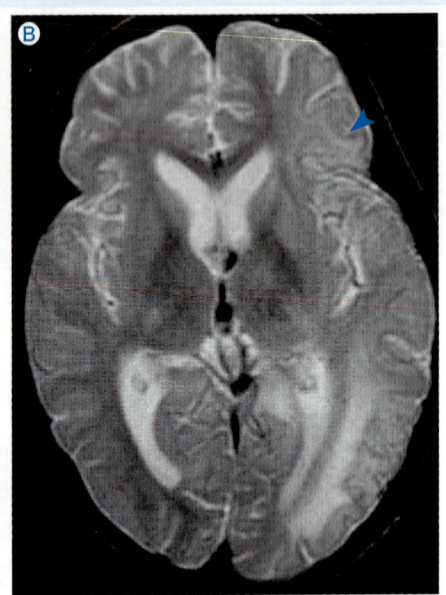

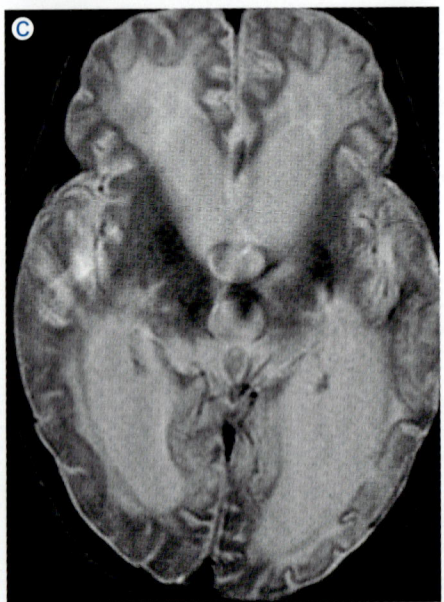

図1　T2強調像（A：発症後約1カ月，B：発症後約2カ月，C：発症後約半年）
発症後約1カ月のMRI（A）では両側後頭葉内側部の白質に軽度の高信号がみられるのみ（A：➡）．発症後約2カ月（B）には異常高信号の範囲が拡がり，左前頭葉の白質にも及ぶ（▶）．発症後半年のMRI（C）では白質の異常高信号がさらに広い範囲でみられるようになっており，萎縮も顕著

130 亜急性硬化性全脳炎

診断に役立つupdateな情報

SSPEの機能画像の特徴
- MRSでは上記のStage Ⅲの病期で，NAAの低下，コリンの上昇，イノシトールの上昇，乳酸ピークの出現がみられ，神経細胞の脱落，脱髄，グリアの増生，嫌気性代謝を反映した変化と考えられる．Stage Ⅱではコリンの上昇がみられ，炎症性変化を反映していると思われる
- 高b値（b＝3,000）の拡散強調像を撮像することにより，SSPEの画像所見がより高率に検出することができたとする報告がある

解説

- 亜急性硬化性全脳炎（subacute sclerosing panencephalitis：SSPE）は，麻疹が治癒した後，麻疹ウイルス変異株が長期間脳内に持続感染し，数年の長い潜伏期間の後に発症し，亜急性・進行性の経過をとる**遅発性ウイルス感染**．持続感染の機序は，ウイルス側・宿主側双方の要因が考えられるが，未確定
- 大脳白質や脳幹の血管周囲のリンパ球・形質細胞の浸潤，白質・皮質でのマイクログリアや星状細胞のびまん性増生と神経細胞脱落が病理学的特徴
- **7～8歳での発症例が多い**．成人発症例もみられる．1歳以下の麻疹感染であることが多い
- 定型的な臨床的経過をとることが多い．Jabbourによる病期分類が有名
  Stage Ⅰ：性格変化，行動異常，軽度の知的障害
  Stage Ⅱ：ミオクローヌスの出現，てんかん発作，協調運動の障害，不随意運動
  Stage Ⅲ：ミオクローヌスの増悪，刺激への反応が失われる，後弓反張，固縮
  Stage Ⅳ：昏睡，除脳硬直，ミオクローヌスは減弱
- 脳波は徐波が主体．周期性同期性高振幅徐波結合を示す
- 血清，髄液の麻疹抗体価の上昇，髄液IgG上昇が特徴的
- 根治療法は確立されていない．免疫賦活剤のイノシンプラノベクスの経口投与とインターフェロンαの脳室内投与の併用が有効であると報告され，さらに抗ウイルス薬のリバビリンを併用することで寛解に導入できた症例も報告されており，早期の診断が重要

画像所見

CT
- 初期には所見はみられない．病期の進行とともに一旦脳腫脹を反映した所見を示したのち，萎縮に転じる

MRI
- 初期には"正常"のことが多い
- **異常所見は白質を主体としたものが先行し，画像上はかなり病期が進むまで皮質の変化はみられないことが多い**．T2強調像では限局性で境界不明瞭な高信号域がみられる．後頭領域の皮質下白質に異常信号が当初の所見であることが多い
- 皮質～皮質下白質の画像変化が早期からみられることもある
- **病期の進行とともに，白質の異常信号域がびまん性に広がる**．異常信号は皮質・基底核・脳幹・小脳にも広がる．脳萎縮も進行
- 末期には白質がほとんど失われ，脳全体の著明な萎縮に陥る
- 病変の増強効果はみられない
- 画像所見と臨床症状の進行の程度は必ずしも一致しない

鑑別診断

- **急性播種性脳脊髄炎（acute disseminated encephalomyelitis：ADEM）**：皮質下白質の多発性病変がみられる点が類似
- **HIV脳症**：白質の異常信号と脳萎縮
- **副腎白質ジストロフィー**：後頭部から進展する白質病変という点で類似．しかし副腎白質ジストロフィーは病変の辺縁に特徴的な異常増強
- **ウイルス性脳炎**：ヘルペスによるものも含め，基底核や白質の病変を認めることがあり，類似の画像を呈しうる．急性の経過から鑑別可能

＜参考文献＞
- Alkan, A., et al.：Early-and late-state subacute sclerosing panencephalitis：chemical shift imaging and single-voxel MR spectroscopy. AJNR, 24：501-506, 2003
- Tha, K. K., et al.：Early detection of subacute sclerosing panencephalitis by high b-value diffusion-weighted imaging：a case report. J Comput Assist Tomogr, 30：126-130, 2006
- Brismar, J., et al.：Subacute sclerosing panencephalitis：evaluation with CT and MR. AJNR, 17：761-772, 1996
- Garg, R. K.：Subacute sclerosing panencephalitis. Postgrad Med J, 78：63-70, 2002

＜田岡俊昭＞

第3章 感染症・炎症と類縁疾患
脳神経外科　神経内科　小児科

1）感染症

131 Creutzfeldt-Jakob病
（Creutzfeldt-Jakob disease：CJD）

症例 50歳代　女性
当初，発語困難，性格変化を示したが，急速に認知症状が進行，1年程度で意思疎通困難．その後，不随意運動や痙攣が出現

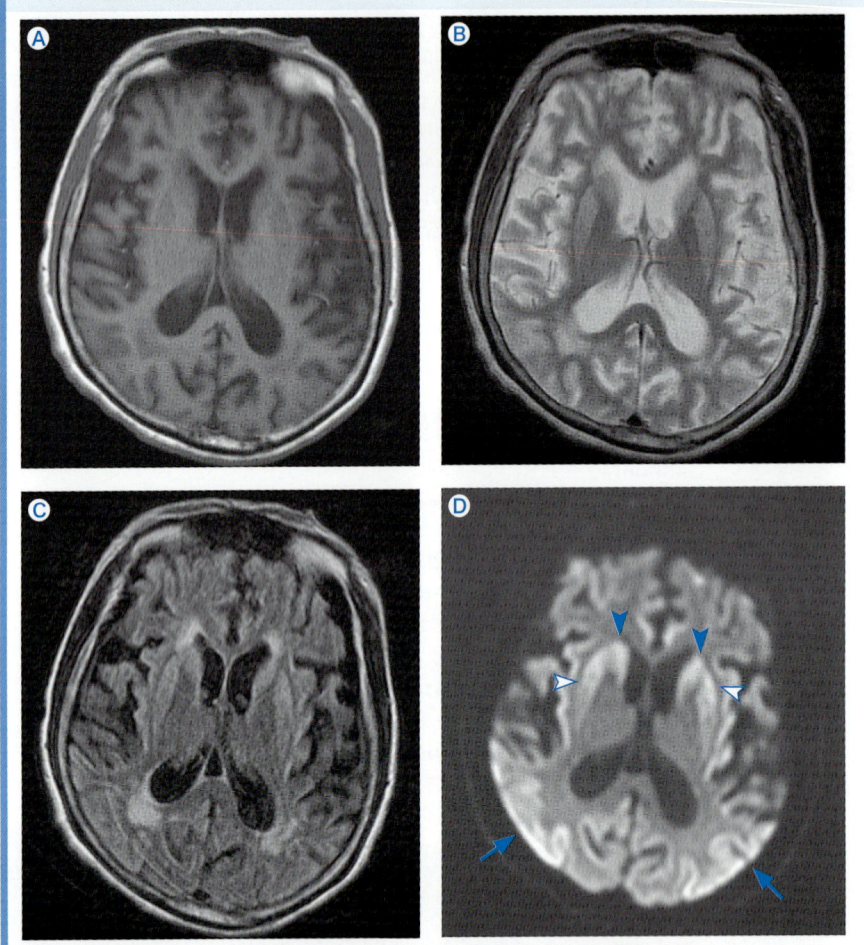

図1 T1強調像（A），T2強調像（B），FLAIR像（C），拡散強調像（D）
拡散強調像では，両側の被殻（△）・尾状核（▶）や皮質（→）の明瞭な異常信号．FLAIR像やT2強調像でも同様の部位に異常信号

解説

- Creutzfeldt-Jakob病（Creutzfeldt-Jakob disease：CJD）は，プリオン病と呼ばれる疾患の1つ．主に**中枢神経にプリオン蛋白が蓄積**し，急速に神経細胞変性を起こす．有病率は100万人に1人程度
- 元来体内にある蛋白質である正常型のプリオン蛋白質が異常型になって病原性を持ち，細胞内で異常プリオンに触れた正常プリオンが次々と異常プリオンへと構造変換．異常プリオンが脳内に蓄積することにより，神経細胞が次々と変性壊死し，組織学的には海綿状の変化をきたす
- 主なタイプは以下の通り
  ①**孤発性CJD**：古典型とも呼ばれる．発症の原因は不明．日本でのCJDの8割程度を占める．発症は50歳以上がほとんど．当初は性格変化など非特異的な精神症状がみられるが，その後，週〜月単位で急速に進行する認知症状とミオクローヌスが出現することが臨床上の特徴．続いて無動無言状態から除皮質硬直をきたすようになり，通常2年以内に死亡．脳波所見では周期性同期性放電が特徴．髄液所見では14-3-3蛋白の検出，神経細胞特異的エノラーゼ（NSE）の上昇
  ②**家族性CJD**：プリオン蛋白遺伝子の変異を原因とするもの．孤発性CJDよりも発病年齢は早いことが多い．記銘力障害や高次脳機能障害で初発し，緩徐に進行する．ミオクローヌスの出現は稀．周期性同期性放電は示さない

診断に役立つupdateな情報

Panencephalic type CJD
- 弧発性CJDでは，脳回に沿って，皮質に限局した高信号が特徴であるが，panencephalic type CJDと称される白質にもおよぶ異常信号を示す弧発性CJDが報告されている．発症後2～5カ月で灰白質の異常信号が出現した後，脳室周囲の白質から深部白質，皮質下白質の異常信号が急速に広がるタイプである．これら白質病変もCJDの一次性の変化であることが確認されている

高b値拡散強調像の有用性
- 高b値（b＝3,000）の拡散強調像を撮像することにより，CJDの画像所見がより高率に検出することができたとする報告がある

---

③**変異型CJD**：ウシ型プリオンの感染が疑われており，脳の病変部に異常プリオン蛋白の沈着によるクール一斑などが広範にみられるなどが特徴．発症年齢は若い．イギリスを中心に多くの発生が報告されているが，日本国内では稀

画像所見

MRI
- 弧発性CJDでは海綿状変性やグリオーシスを反映して大脳皮質の左右対称の高信号，両側基底核（被殻・尾状核＞淡蒼球）や視床にT2強調像，FLAIR像で高信号
- 変異型CJDでは視床枕のT2強調像，FLAIR像での高信号（pulvinar sign）が有名
- 特に**拡散強調像ではT2強調像より早い時期から高信号が描出される**．基底核～脳回に沿った分布を示す高信号が特徴．拡散強調像は短時間で撮像できるため，体動の激しい比較的初期の症例にも対応可能
- ADC値は正常脳と比較して低下

MRS
- 神経細胞の脱落を反映してNAAレベルの低下．早期から低下がみられるが，病期の進行とともに明らかになる．シングルボクセル法では，被殻のNAA低下が描出しやすい

CT
- 末期の萎縮は描出することができるが，早期診断には無力

鑑別診断

- 急速に進行する認知症状としての鑑別には，Alzheimer病，Lewy小体病，血管性認知症，傍腫瘍性脳炎など
- 早期のCJDでは画像上の鑑別疾患は多数
- 基底核の画像上の異常を示す疾患としての鑑別では，中毒性のものとして一酸化炭素中毒があがるが，経過から鑑別可能．代謝性のものとしてはMELAS（mitochondrial myopathy, encephalopathy, lacticacidosis, and strokelike episodes），Leigh脳症などのミトコンドリア脳筋症，Wilson病など．遺伝性疾患として，Huntington病でも基底核の異常信号をきたしうる
- 皮質の異常信号からの鑑別としては，感染症としてヘルペス脳症が皮質の異常信号をきたし，拡散強調像での高信号を示しうるが，多くは側頭葉内側部に分布する点や壊死性・出血性の変化をきたしうる点，急性の臨床経過から鑑別可能．痙攣後脳症でも皮質の拡散強調像での高信号を示しうる
- 血管疾患としては，硬膜動静脈瘻での静脈うっ血により，拡散強調像での皮質の異常高信号がみられる．造影MRIでの異常血管の描出が鑑別に有用．急性期脳梗塞でも拡散強調像での同様の皮質の異常高信号を示すことがある

＜参考文献＞
- Matsusue, E., et al.：White matter lesions in panencephalopathic type of Creutzfeldt-Jakob disease：MR imaging and pathologic correlations. AJNR, 25：910-918, 2004
- Hyare, H., et al.：High-b-value diffusion MR imaging and basal nuclei apparent diffusion coefficient measurements in variant and sporadic Creutzfeldt-Jakob disease. AJNR, 31：521-526, 2010
- Ukisu, R., et al.：Diffusion-weighted MR imaging of early-stage Creutzfeldt-Jakob disease：typical and atypical manifestations. Radiographics, 26（Suppl. 1）：S191-204, 2006
- Macfarlane, R. G., et al.：Neuroimaging findings in human prion disease. J Neurol Neurosurg Psychiatry, 78：664-670, 2007

＜田岡俊昭＞

第3章 感染症・炎症と類縁疾患

1）感染症

132　進行性多巣性白質脳症
(progressive multifocal leukoencephalopathy：PML)

症例　27歳　男性
AIDS患者

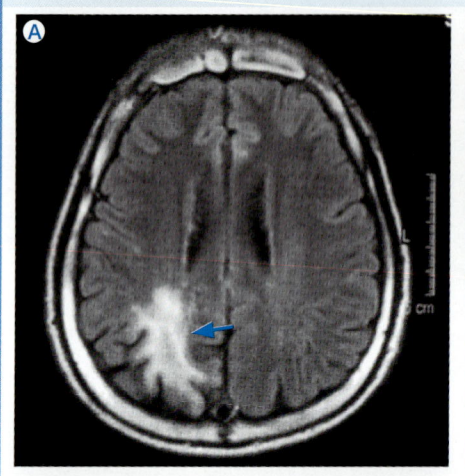

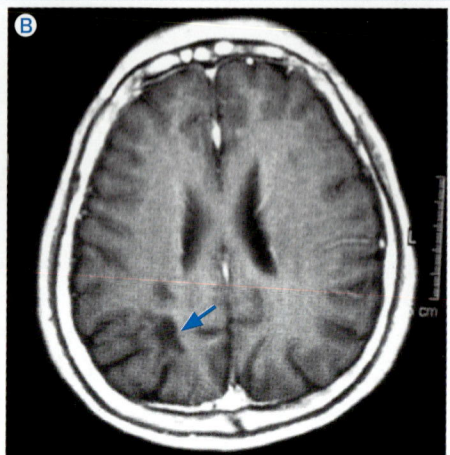

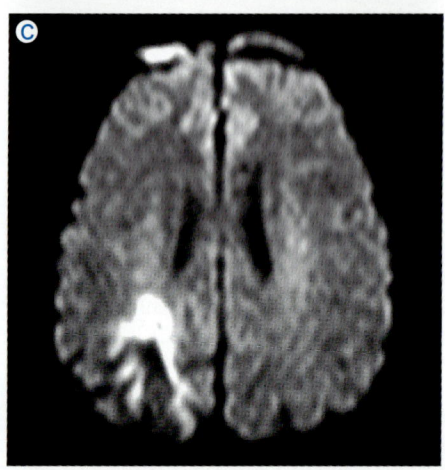

図1　FLAIR像（A），造影T1強調像（B），拡散強調像（C）
A：右頭頂葉皮質下にU-fiberで縁取られた高信号病変がある（→），mass effectは乏しい
B：病変の内部はかなり低信号で，異常増強効果はみられない（→）
C：病変の中心部は低信号で，辺縁部は高信号（提示していないADC mapで拡散の軽度上昇）を示す

診断に役立つ update な情報

進行性多巣性白質脳症（PML）の診断および治療ガイドライン（厚生労働省研究班）
http://prion.umin.jp/guideline/guideline_PML.html

natalizumab 使用に伴う進行性多病巣性白質脳症
- natalizumab（商品名 TYSABRI）は多発性硬化症患者のリンパ球や単核球の表面の受容体蛋白のうちの一種に対する特異的抗体である．米国 FDA はすでに本剤を多発性硬化症やクローン病に認可しているが，natalizumab 使用に伴う進行性多病巣性白質脳症が最近になって報告されている

解説

- 既感染状態の JC ウイルス（papova ウイルスの一種）が再活性化し，乏突起膠細胞を障害することによって白質に多発性の脱髄を主とする病変を形成
- 最多の基礎疾患は後天性免疫不全症候群（acquired immune deficiency syndrome：AIDS）であるが白血病，リンパ腫，全身性エリテマトーデス（systemic lupus erythematosus：SLE），結核の患者，臓器移植などでの免疫抑制剤やステロイド投与を受けている患者など細胞性免疫低下状態のいずれでも発症しうる．基礎疾患のない場合もあり
- 好発部位は **大脳皮質下白質**（特に前頭葉と頭頂後頭葉にかけて），**基底核，視床，脳梁，脳幹，小脳，脊髄**（脳表の灰白質は通常侵されない）．分布は非対称性
- 病理所見では白質の小血管，特に静脈周囲に脱髄を主体にした病巣．次第に融合したり深部に向かう．軸索は保たれる
- 基礎疾患によりさまざまな年齢に発生
- 緩徐に発病し，多彩な大脳局所症状や精神神経症状を示す．脊髄病変では横断性脊髄炎
- 診断の確定は髄液からの PCR 法による JC ウイルス遺伝子の検出
- 有効な治療法はなく，進行性に経過し，おおむね1年以内に死亡

画像所見

CT
- CT でも病変は低吸収域として描出されうるが MRI の検出能がはるかに高い

MRI（図1）
- T1 強調像で等〜低信号，T2 強調像や FLAIR 像で高信号を示す斑状の病変．しばしば多発し，mass effect は乏しい
- 病変が皮質下 U-fiber に進展するが脳表の灰白質は侵されないため辺縁部は "scalloped lateral border" と称される
- 病変は経時的に近接するものが融合したり，内部が囊胞化
- 稀に辺縁部に増強効果
- 拡散強調画像では病変の活動性により高信号と低信号がいずれもみられ多彩
- MRS では Cho/NAA 上昇，乳酸のピークが出現

鑑別疾患

- **HIV 脳症**：CT や MRI の T1 強調像では病変は不明瞭．より深部の白質にびまん性の分布を示す傾向（ただし病初期には非常に類似しうる）
- **多発性硬化症**：脳室近傍白質に多い．活動期には造影増強される頻度が高い
- **急性散在性脳脊髄炎**：小児に多く，先行感染などの既往あり．皮質病変が高頻度

<参考文献>
- Whiteman, M. L., et al.：Progressive multifocal leukoencephalopathy in 47 HIV seropositive patients：neuroimaging with clinical and pathological correlation. Radiology, 18：233-240, 1993
- Lizerbram, E. K., et al.：Viral infections. Neuroimaging Clin N Am, 7：261-280, 1997
- Clifford, D. B., et al.：Natalizumab-associated progressive multifocal leukoencephalopathy in patients with multiple sclerosis：lessons from 28 cases. Lancet Neurol, 9：438-446, 2010

<土屋一洋>

第3章 感染症・炎症と類縁疾患

1）感染症

133 先天性トキソプラズマ感染症
(congenital toxoplasmosis)

症例 生後4日 男児

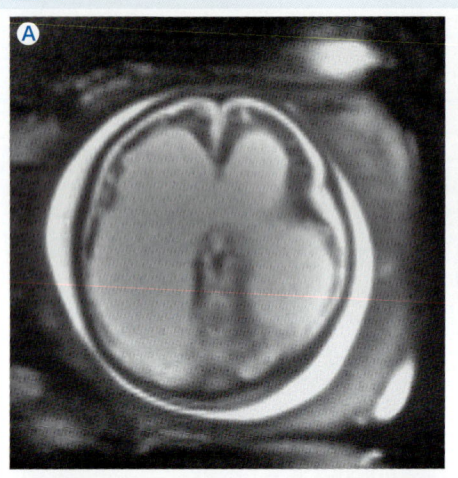

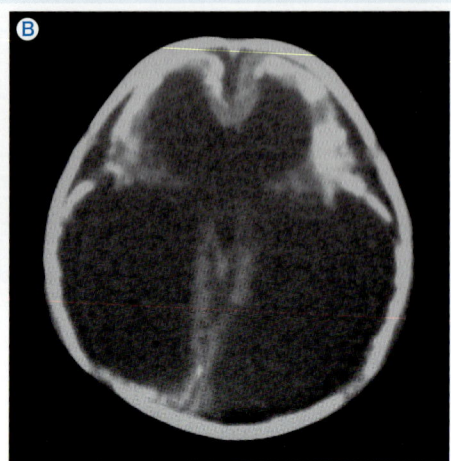

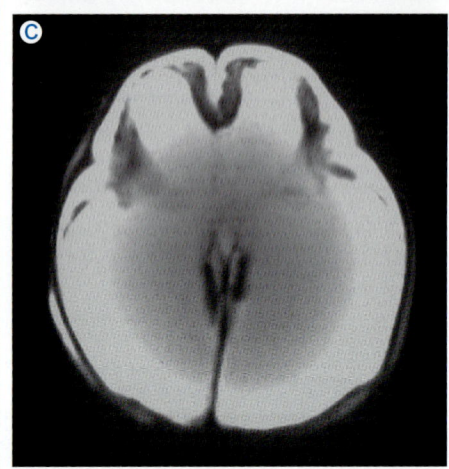

図1 T2強調像（出生約1カ月前の母体内でのMRI：A），単純CT（出生当日：B），T2強調像（C）
A：超音波検査ですでに指摘されていた水頭症がみられる
B：水頭症とともに脳表に著明な石灰化がみられる
C：著しい水頭症．石灰化は判然としない．母子ともに抗トキソプラズマ抗体の高値で診断が確定した

診断に役立つupdateな情報

先天性トキソプラズマ感染症の予防と治療
- 妊婦はトキソプラズマの血液検査で抗体の有無を調べる．陰性であれば妊娠中の感染を防ぐため①土・砂に触れるようなときには，手袋を着け猫の糞に触らないようにする，②生肉の扱いを避け肉類は十分に加熱して食べ，無滅菌の牛乳は避ける，③飼い猫を外に出したり，狩りをさせたり生肉を食べたりさせないようにする
- 妊娠中に感染した女性：スピラマイシン（マクロライド系抗生物質）が母子間感染を抑制．胎児の感染が疑われる場合はピリメタミン（抗葉酸作用による抗原虫薬）とスルホンアミド系薬剤（原虫にも有効な抗菌薬）を母体に投与
- 症候性および無症候性の新生児：ピリメタミン，スルファジアジンなどのスルホンアミド系薬剤とロイコボリン（抗葉酸代謝拮抗剤）を組み合わせる

解説

- TORCH症候群の1つであり，経胎盤性に児が原虫の一種である *Toxoplasma gondii* に感染する
- TORCH症候群
  ① 先天性トキソプラズマ感染症（congenital **TO**xoplasmosis，「**O**」はその他の感染症とする記載もある）
  ② 先天性風疹症候群（congenital **R**ubella syndrome）
  ③ 先天性サイトメガロウイルス感染症（congenital **C**ytomegalovirus infection）
  ④ 新生児単純ヘルペスウイルス脳炎（neonatal **H**erpes simplex encephalitis）
- 多くの家畜や犬，猫が宿主になっており，トキソプラズマの被囊接合子（oocyst）を含んだこれらの動物の糞便あるいはこれらの生肉や加熱不十分な肉の摂食によって経口感染
- 妊婦の免疫が正常でも虫血症になると，原虫が胎盤を経由して胎児に伝染
- 通常は妊娠中に母体が初感染した場合のみに起こる．その際に胎児が先天性トキソプラズマ症を発症する頻度は10％程度
- 感染の時期と病型
  ① **妊娠初期**：中枢神経系，特に本項で記すような脳の病態の他，成長不全や脈絡網膜炎など
  ② **妊娠中期**：消化器系の異常（肝脾腫やそれに伴う黄疸，消化管粘膜からの出血）
  ③ **妊娠後期**：色素性脈絡網膜炎，痙攣発作や精神運動発達遅延

画像所見

CT （図1 B）
- 水頭症
- **石灰化：基底核，白質，灰白質など広汎に分布**

MRI （図1 A，C）
- 水頭症（脳室上衣炎に起因する中脳水道の閉塞・狭窄によるとされる）
- サイトメガロウイルス感染症で多くみられる**神経細胞遊走障害による所見は稀**

鑑別疾患

- **先天性サイトメガロウイルス感染症**：神経細胞遊走異常による形成異常が高頻度にみられる．石灰化は脳室周囲に多い
- **その他の先天性感染症**：先天性風疹症候群，新生児単純ヘルペスウイルス脳炎，先天性HIV感染症でも種々の部位に石灰化がみられる．先天性風疹症候群では髄鞘化遅延，脳室拡大，血管炎による壊死巣，脳萎縮もみられる．新生児単純ヘルペスウイルス脳炎では多囊胞性脳軟化症と石灰化．先天性HIV感染症の石灰化は基底核に多い

＜参考文献＞
- Ressler, J. A., et al.：Central nervous system infections in the pediatric population. Neuroimaging Clin N Am, 10：427-443, 2000

＜土屋一洋＞

第3章 感染症・炎症と類縁疾患

1）感染症

134 先天性サイトメガロウイルス感染症
(congenital cytomegalovirus infection)

症例 生後18日 男児

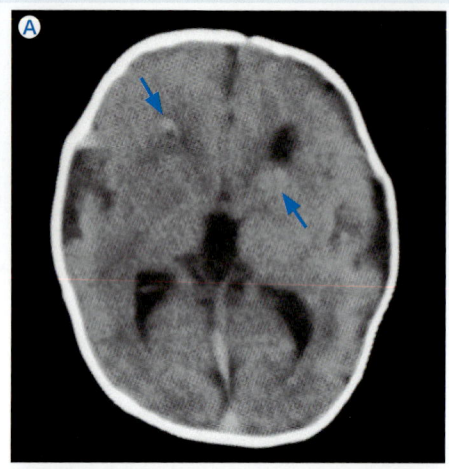

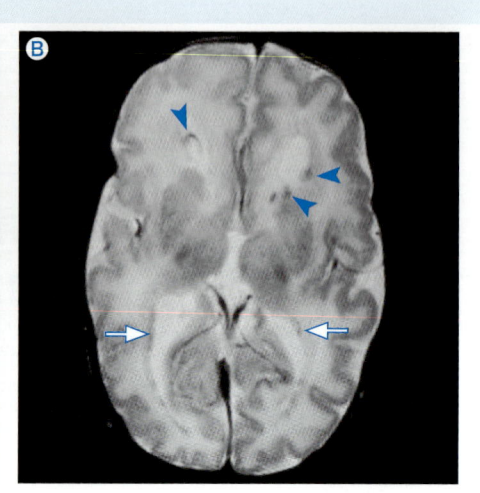

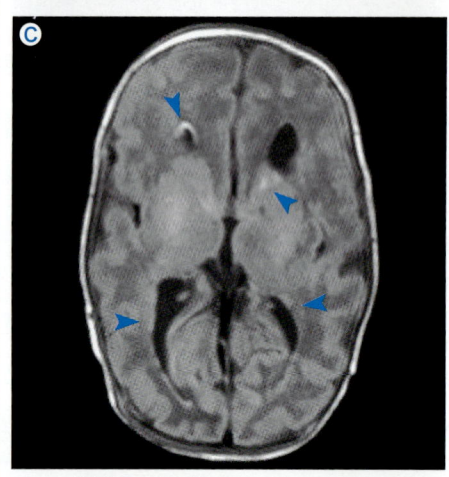

図1 単純CT（出生当日：A），T2強調像（B），T1強調像（C）
A：右側脳室前角周囲や左の尾状核頭部付近に石灰化を思わせる淡い高吸収がある（→）
B：大脳半球全般に広汎な多小脳回がみられる．また側脳室壁の石灰化を思わせる低信号が，CTでみられた部位（▶）に加え，左右の三角部にもみられる（⇨）
C：側脳室壁の石灰化が軽度の高信号を示している（▶）．脳室はやや拡大傾向

134 先天性サイトメガロウイルス感染症

診断に役立つupdateな情報

母体内での先天性サイトメガロウイルス感染症診断におけるMRIと超音波の比較
- MRIは胎生24週以前でも異常を検出可能
- 超音波よりMRIが鋭敏な所見：側頭極病変，小脳症，皮質形成異常
- MRIは検査の反復により病的所見の進行を評価しやすい

先天性リンパ球性脈絡髄膜炎ウイルス症候群（congenital lymphocytic choriomeningitis [LCM] virus syndrome） ▲1
- 先天性のサイトメガロウイルス感染症やトキソプラズマ症に臨床的に類似する疾患群
- アレナウイルス科アレナウイルス属のウイルスの感染症
- マウス，ラット，ハムスター，犬，豚，猿などを宿主とし，ヒトには感染動物の糞尿や唾液からの接触感染，経口感染による
- 脈絡網膜炎（88％）と巨頭症（43％）もしくは小頭症（13％）
- 画像上は壊死性の脳室上衣炎による中脳水道狭窄に起因する水頭症ないし巨頭症，側脳室壁あるいは近傍白質の石灰化，神経細胞遊走異常による形成異常

解説

- TORCH症候群の1つであり，経胎盤性に児に感染する．先天性ウイルス感染症では最多
- cytomegalovirus（CMV）にはgerminal matrixに親和性があることも関与し，感染の時期に対応した脳の形成異常をきたす
  ①**胎生早期（〜18週）**：神経細胞遊走異常＝多小脳回（polymicrogyria），滑脳症（lissencephaly），小脳症（microcephaly）など．さらに小脳の低形成
  ②**胎生中期（18〜24週）**：限局性の皮質形成異常
  ③**胎生後期（25週〜）**：種々の破壊性病変＝孔脳症（porencephaly），cystic encephalomalacia，水無脳症（hydranencephaly），水頭症など
  ④**周産期**：髄鞘形成遅延

画像所見

上述のように感染時期による多彩な病変がみられうるが高頻度のものは下記のとおり

CT（図1 A）
- 石灰化：脳室周囲＞基底核
- 小頭症に加え，小脳の低形成

MRI（図1 B, C）
- migration anomalyに起因する多小脳回，滑脳症，異所性灰白質などの皮質形成異常は捉えやすいが石灰化の検出はCTが鋭敏
- 小頭症（microcephaly）および小脳症（microencephaly）＋小脳の低形成あるいは小脳皮質異常
- 白質の異常：髄鞘形成の遅延，脳室周囲白質軟化（periventricular leukomalacia）
- 側頭極の異常：側頭角の拡大，側頭葉先端部白質のT2延長域，側頭角前方の嚢胞状構造
- 脳室の異常（やや非特異的）：異常拡張，上衣下嚢胞，脳室内隔壁

鑑別疾患

- **先天性トキソプラズマ症**：小脳症ではなく，水頭症とそれに伴う巨頭症を示す．神経細胞遊走異常による形成異常は少ない．石灰化は脳室周囲ではなくしばしば脳内に散在性
- **リンパ球性脈絡髄膜炎**：「診断に役立つupdateな情報」参照（▲1）

<参考文献>
- van der Knaap, M. S., et al.：Pattern of white matter abnormalities at MR imaging：use of polymerase chain reaction testing of Guthrie cards to link pattern with congenital cytomegalovirus infection. Radiology, 230：529-536, 2004
- Doneda, C., et al.：Early cerebral lesions in cytomegalovirus infection：prenatal MR imaging. Radiology, 255：613-621, 2010
- Wright, R., et al.：Congenital lymphocytic choriomeningitis virus syndrome：a disease that mimics congenital toxoplasmosis or cytomegalovirus infection. Pediatrics, 100：1-6, 1997

<土屋一洋>

第3章 感染症・炎症と類縁疾患　　脳神経外科　神経内科　小児科

1) 感染症

135 インフルエンザ脳症
(influenza-associated encephalopathy)

症例① 8カ月 女児
強直間代性痙攣に発熱と意識障害が加わり、救急外来を受診

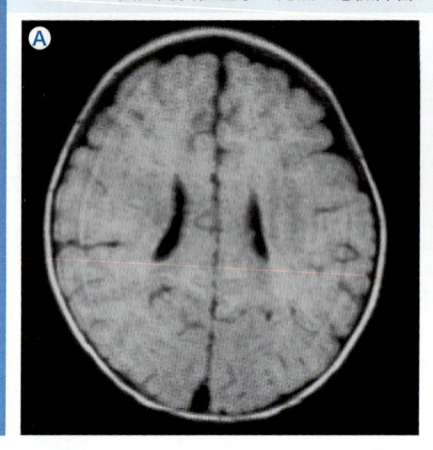

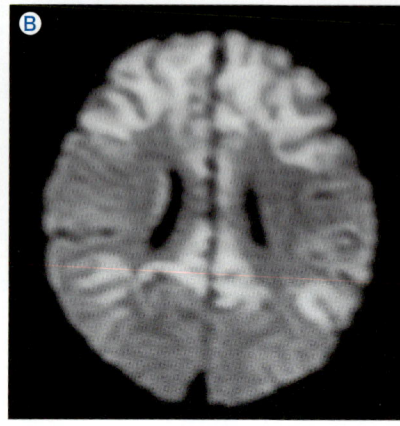

図1 FLAIR像 (A), 拡散強調像 (B)
A：両側前頭葉にごくわずかな腫脹と高信号を疑うが判然としない
B：両側前頭葉から頭頂葉の一部の皮質下を主体に左右対称に近く異常高信号がある．ADC mapでは拡散の低下がみられた

症例② 1歳 男児
意識障害と痙攣で発症．このCTの翌日に死亡

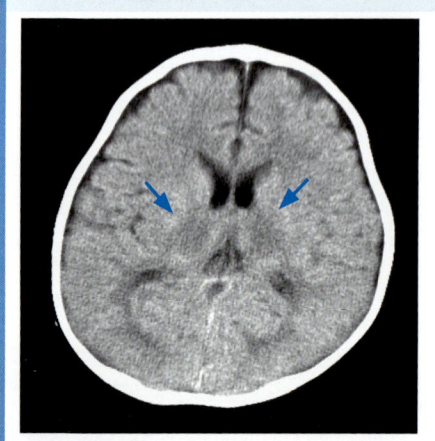

図2 単純CT
両側視床に左右対称な低吸収域がある（→）

症例③ 16歳 男子

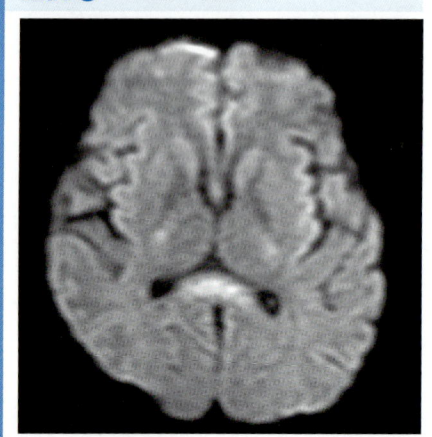

図3 拡散強調像
脳梁膨大部にブーメラン型の高信号病変がある

症例④ 6歳 女児

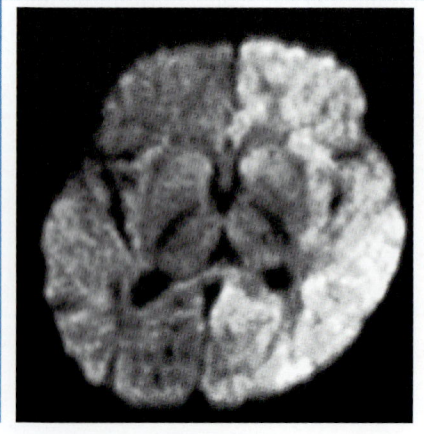

図4 拡散強調像
左大脳半球に異常高信号がみられる

135 インフルエンザ脳症

診断に役立つupdateな情報

インフルエンザに対するタミフル服用後の異常行動
- インフルエンザ脳症との鑑別が必要
- これ自体に関する画像診断の報告はない（2011年4月の本稿執筆段階）
- 10歳以上の未成年の患者では合併症，既往歴などからハイリスク患者と判断される場合を除いては，原則としてタミフルの使用を差し控える（http://www.mhlw.go.jp/houdou/2007/03/h0320-1.html）

脳炎と脳症
- 「脳炎」とはウイルスなどの病原体が直接に脳に侵入して増殖しリンパ球やマクロファージなどの炎症性細胞浸潤を伴うもの
- 「脳症」とは脳に病原体や炎症もないが脳は腫脹し意識障害などの神経症状を呈するもの

解説

- 厚生労働省インフルエンザ脳症研究班の「インフルエンザ脳症ガイドライン【改訂版】」（平成21年9月）によれば，本症の定義は**「急性発症の意識障害を主徴とする症候群」**で**「インフルエンザのウイルス学的診断」**が下されたもの（必須の項目）
- インフルエンザの有熱期に**痙攣や頭蓋内圧亢進症状**で発症
- 血液学的，生化学的異常所見を伴い，**予後不良**（死亡ないし後障害を伴う）
- 上記ガイドラインではCT所見を診断基準に入れ（下記参照），MRIは「診断上有用」な手段としている
- 意識障害をきたす他の疾患の除外も必要

画像所見

CT（図2）
- びまん性低吸収域，皮髄境界不鮮明，脳表くも膜下腔・脳室の狭小化，局所性低吸収域（両側視床や一側大脳半球），脳幹浮腫

MRI（図1，3，4）
- 病変やその二次的変化の描出には鋭敏であり，**疑いがもたれた場合にはすみやかに施行されることが望ましい**．施行にあたっては患者のバイタルサインの十分な観察が必須
- 病変は皮質ならびに近接する白質を主体にT2強調像やFLAIR像で異常高信号，T1強調像では等〜低信号
- **病変の局在や拡がりは呈示症例のようにさまざま**（両側のことが多いが片側のことも）
- 造影剤での増強効果は通常みられない
- 拡散強調像で拡散の低下によって異常高信号を示し，T2強調像などよりも明瞭

鑑別疾患

- **インフルエンザ以外の原因ウイルスによる脳炎ないし脳症**：単純ヘルペス脳炎では側頭葉内側を主体に病変がみられ，かつ帯状回を含めた辺縁系にも進展．病変の分布に特異性が乏しいその他のウイルス性の脳炎ないし脳症との鑑別は困難
- **Reye症候群**：急性脳症（嘔吐・意識障害・痙攣）と肝脂肪変性，低血糖・高アンモニア血症を呈する．6〜12歳に好発し，しばしばB型インフルエンザに続発．アスピリンが体内で代謝されて生成されるサリチル酸が，ミトコンドリアの機能を抑制．MRIでは**脳幹や視床を含む，びまん性の脳浮腫**
- **出血性ショック脳症症候群**：インフルエンザ感染への合併あり．発熱・ショック・脳症（意識障害や痙攣），播種性血管内凝固症候群（DIC）などの出血傾向や下痢（Reye症候群との差違）．2〜10カ月の乳児に多い．MRIで皮質の**出血性梗塞や皮質下に始まり皮質に及ぶ拡散強調像での異常信号**

<参考文献>
- 厚生労働省インフルエンザ脳症研究班：インフルエンザ脳症ガイドライン【改訂版】（http://idsc.nih.go.jp/disease/influenza/flu-domestic.html などから入手可能）
- Tsuchiya, K., et al.：MRI of influenza encephalopathy in children: value of diffusion-weighted imaging. J Comput Assist Tomogr, 24：303-307, 2000

<土屋一洋>

第3章 感染症・炎症と類縁疾患

1) 感染症

136 HHV-6, 7型感染症
(human herpesvirus 6, 7 infection)

脳神経外科　神経内科　**小児科**

症例① 9カ月　男児
痙攣重積のため救急搬送．5日前より発熱．2日前に熱性痙攣．体幹部に発疹出現

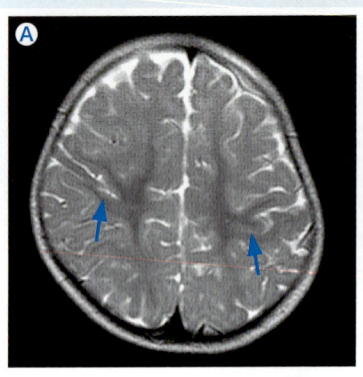

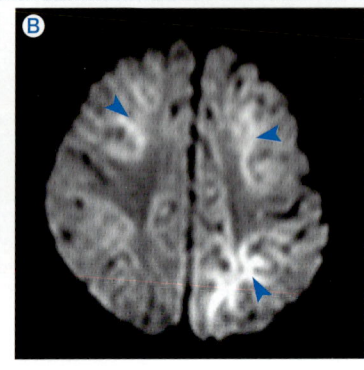

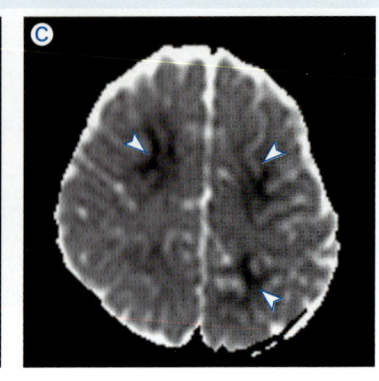

図1　T2強調像（A），拡散強調像（B），ADC map（C）
T2強調像（A）で中心前後脳回は比較的保存されながら（→），拡散強調像（B）で皮質下白質の異常高信号（▶）が著明．ADC map（C）で病変域に一致する拡散の低下を確認（▷）．
（国立成育医療センター放射線診療部　野坂俊介先生のご厚意による）

症例② 11カ月　女児
発熱と痙攣重積にて緊急入院

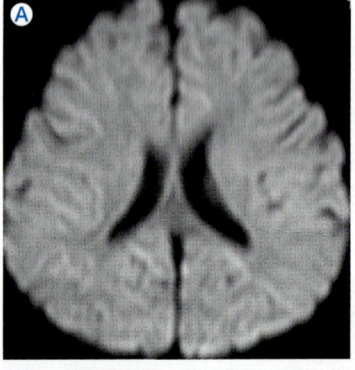

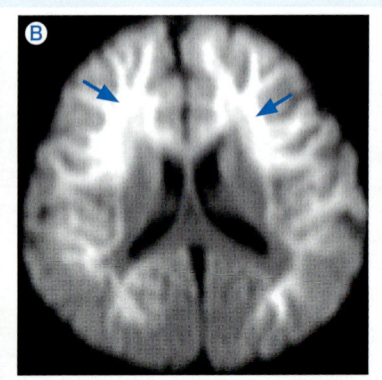

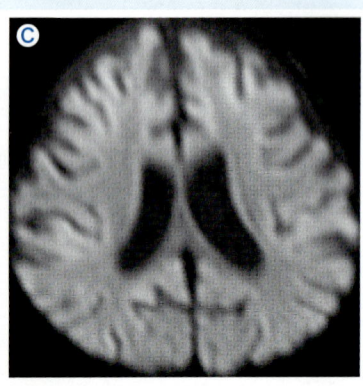

図2　拡散強調像，第2病日（A），第4病日（B），約1カ月後（C）
拡散強調像は第2病日（A）では異常所見に乏しいが，第4病日（B）で前頭葉優位の皮質下白質に高信号が出現（→）．約1カ月後（C）で異常信号は消失したが全体的な脳萎縮．T2強調像（呈示なし）でも同様の変化
（東京都立大塚病院診療放射線科　玉本文彦先生のご厚意による）

解説

- 突発性発疹に代表されるヒトヘルペスウイルス6型または7型感染症
- 唾液腺細胞に潜伏感染
- 突発性発疹は突然の高熱で発症し，日本人では高率（約10％）に熱性痙攣を合併．解熱後に全身に発疹（小豆大以下の融合傾向のない浮腫性紅斑）が出現し，瘢痕や色素沈着を残さず消失．欧米人では発熱のみのことが多い
- 多くは予後良好で軽症．重篤な中枢神経障害を伴う急性脳炎・脳症例が増加
- 急性脳炎・脳症の発症機序にはウイルス直接侵襲による一次性脳炎，サイトカイン過剰など免疫系を介する二次性脳炎
- 比較的多い脳炎・脳症パターンは，**前頭葉を主として傷害する乳幼児急性脳症，痙攣重積型急性脳症，片側痙攣片麻痺てんかん（hemiconvulsion-hemiplegia-epilepsy：HHE）症候群，急性壊死性脳症**
- 上記のパターンの多くがインフルエンザ脳炎・脳症と重複

診断に役立つupdateな情報

臓器移植とHHV-6脳炎
- 移植患者の骨髄でHHV-6の再活性化
- 死亡率は約40%．症状はせん妄，痙攣，遷延する認知障害
- MRIは単純ヘルペス（HSV）脳炎に類似し両側側頭葉の異常信号域
- 小児の腎臓，骨髄移植患者におけるHHV-6の再活性化は急性拒絶反応と強い関連性

二相性痙攣と遅発性拡散能低下を呈する急性脳症（acute encephalopathy with biphasic seizures and late reduced diffusion：AESD）
- 発熱24時間以内の痙攣重積で発症．いったん意識障害が改善後の4～6病日に痙攣再発と意識障害が増悪する二相性痙攣．MRIは初回痙攣重積時に正常で，3～9病日に皮質下白質の拡散能低下域出現が特徴
- 初発の痙攣が重積でなく軽症の場合も，また初回痙攣重積後に意識障害が回復せず遷延する場合も，同様に拡散強調像で高信号が認められる症例の存在より，痙攣重積は遅発性拡散低下の直接原因ではない可能性もある

画像所見

MRI
- 脳炎，脳症パターンは多彩で非特異的
- 前頭葉を主として障害する乳幼児急性脳症：拡散強調像のみで高信号．急性期に前頭葉優位皮質下白質から皮質に拡大傾向．T1，T2強調像やFLAIR像で異常信号ほとんどなし．回復期に異常信号消失と前頭葉萎縮
- 痙攣重積型急性脳症（図2）：1回目の痙攣時（発熱から1日以内）のMR所見は正常．2回目の痙攣後に拡散強調像で大脳皮質下白質，皮質下弓状線維に沿う高信号域の出現．T2強調像とFLAIR像で白質の高信号域，大脳皮質の腫大．発症2週間以降は異常信号消失と萎縮傾向．中心前後脳回が保たれる傾向（図1）
- HHE症候群，急性壊死性脳症は他項参照（11章-296，3章-137）

CT
- MRの有所見時に限局性大脳腫脹を示唆する皮質白質境界の不明瞭化，白質～皮質の淡い吸収値低下

鑑別診断

- **単純ヘルペス脳炎**：単純ヘルペス1型（HSV-1）による急性壊死性脳炎は側頭葉や辺縁系を主体とする特徴的な病変分布．単純ヘルペス2型（HSV-2）は経産道感染で新生児無菌性髄膜炎の原因．血行感染のため病変分布は髄膜に限局せず脳全体．アシクロビルによる早期治療開始のためにまず除外診断
- **インフルエンザ脳症**：サイトカイン過剰（cytokine storm）に起因する脳症．画像所見のみでは鑑別困難．Reye様症候群と出血性ショック脳症様症候群はインフルエンザウイルスが原因病原体であることが多い．急性びまん性脳浮腫を呈するが特異的所見なし

＜参考文献＞
- Komaroff, A. L., et al.：Highlights from 5th international conference on HHV-6 and -7. Herpes, 13：81-82, 2006
- Takanashi, J.：Two newly proposed infections encephalitis / encephalopathy syndromes. Brain Dev, 31：521-528, 2009

＜藤川 章＞

第3章 感染症・炎症と類縁疾患

1）感染症

137 急性壊死性脳症
(acute necrotizing encephalopathy)

症例 4歳 男児
感冒様症状後に痙攣と意識低下（帝京大学ちば総合医療センター症例）

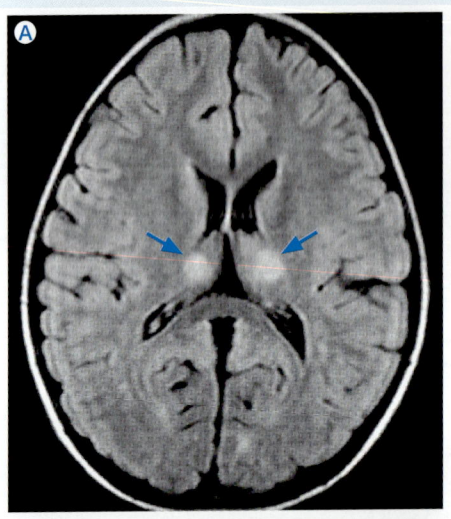

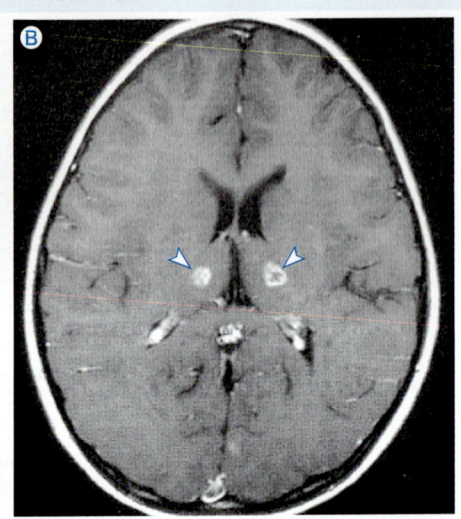

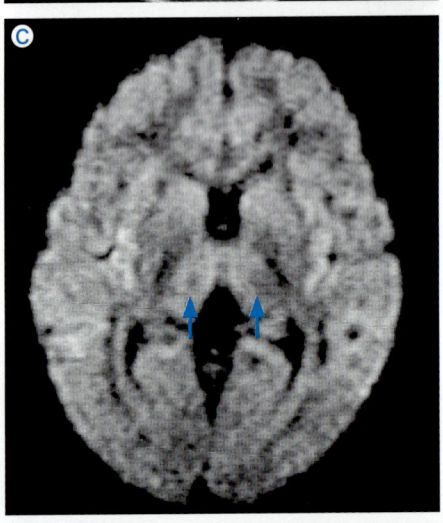

図1 FLAIR像（A），造影T1強調像（B），拡散強調像（C）
両側視床にFLAIR像（A）で対称性の斑状高信号域（→），造影T1強調像（B）で病変内にリング状の増強効果（▷），拡散強調像（C）（体軸方向にb＝1,200のMPGを印加）で病変内に低信号域（→）があり，病変内の壊死による拡散上昇を示唆
〔大久保敏之：脳実質内のリング状の増強効果．「新版 所見からせまるMRI」（土屋一洋，他 編），p91-102，秀潤社，2008より転載〕

137 急性壊死性脳症

診断に役立つupdateな情報

急性脳症の分類
- 森らは病原体と臨床病理像が1対1対応をしていない急性脳症を、代謝異常（metabolic error），サイトカイン過剰反応（cytokine storm），興奮毒性（excitotoxicity），自己免疫（autoimmune）に4区分することを提唱
- 代謝異常カテゴリーはミトコンドリアなどの代謝障害が主たる病態とし先天性代謝異常症，Reye症候群を含有
- サイトカイン過剰反応カテゴリーは血管内皮障害を機序としReye様症候群，出血性ショック脳症症候群，急性壊死性脳症を含有
- 興奮毒性カテゴリーは痙攣重積急性脳症，片側痙攣片麻痺てんかん症候群（HHES），可逆性脳梁膨大部病変を有する脳炎脳症（MERS）などを含有
- 自己免疫カテゴリーは基本的に炎症疾患であるが病初期に臨床経過が類似することや，画像所見が鑑別を要することがあるので分類に入れられ，急性散在性脳脊髄炎（ADEM）を含有

解説
- 小児急性脳症の一亜型．CTやMRIで**両側視床の左右対称性病変**という特異的な病変分布
- 組織学的には浮腫性壊死．炎症細胞の浸潤はなく脳炎とはいえない
- 病態機序は炎症性サイトカインの過剰放出（cytokine storm）と推測
- 1995年に本邦の水口らにより提唱
- 東アジアの乳幼児に好発し欧米では稀
- 発熱を伴うウイルス性の先行感染があり病原体としてインフルエンザが最多（50%），ついでHHV-6，7（突発性発疹）（10%），ロタウイルスなど
- 新型インフルエンザA H1N1においても合併症としての報告あり
- 急激な意識レベルの低下（1日以内に昏睡）や痙攣で発症
- 髄液検査で細胞増多はないが，蛋白はしばしば増加
- 肝機能障害を示唆する血清トランスアミナーゼの上昇．アンモニアは正常値
- 臨床的見地からは，重症感染症，劇症肝炎，中毒性ショック，溶血性尿毒症症候群，Reye症候群，出血性ショック脳症症候群（hemorrhagic shock and encephalopathy：HSE），熱中症との鑑別が必要
- 死亡率は約30%

画像所見

MRI
- **対称性両側視床の異常信号**が特徴（図1 A）．異常域はしばしば視床外，内包後脚，被殻後部に波及．その他**大脳側脳室周囲白質**，上部脳幹被蓋，小脳白質にも多発病変が出現
- 急性期病変はT1強調像で低信号，T2強調像で高信号．拡散強調像で高信号とADC値の低下
- 造影検査で視床病変辺縁に沿うリング状（図1 B）と白質病変内の線状増強効果
- 視床病変は内部出血を伴いやすくT2*強調像で低信号
- 白質病変では出血はないが囊胞化をきたしやすい
- 寛解例では病変は縮小，消失
- 全体的に急性期はびまん性脳浮腫，後期に脳萎縮傾向

CT
- 病変は低吸収域
- 病変内出血が起きた場合，低吸収域内に高吸収値

鑑別診断
- **急性散在性脳脊髄炎（ADEM）**：非対称な多発白質病変と両側視床病変．mass effestなし．病変のADC値は上昇．傍側脳室白質よりも皮質下白質優位の病変分布に注目．劇症型では出血あり（acute hemorrhagic leukoencephalopathy）
- **Wernicke脳症**：対称性の視床内側，中脳水道周囲，第4脳室底の病変．乳頭体の異常信号が特徴的．小児では淡蒼球の対称性T2強調像高信号が特徴的
- **神経膠腫**：高度のmass effect．増強効果がないことが多い
- **Leigh脳症**：ピルビン酸代謝異常．筋緊張低下と精神運動発達遅滞
- **深部静脈血栓症**：両側視床異常域が拡散強調像で高信号（ADC値低下），リング状増強効果を呈し類似することがあるが，臨床経過が異なる

<参考文献>
- 森墾 他：急性脳症 最近の分類．画像診断，28：452-461，2008
- 大久保敏之：脳実質内のリング状の増強効果．「新版 所見からせまるMRI」（土屋一洋，他 編），p91-102，秀潤社，2008

<藤川 章>

第3章 感染症・炎症と類縁疾患

脳神経外科　神経内科　小児科

1) 感染症

138　急性小脳炎
(acute cerebellitis)

症例① 24歳　女性（全身性エリテマトーデス）
発熱，頭痛，意識障害

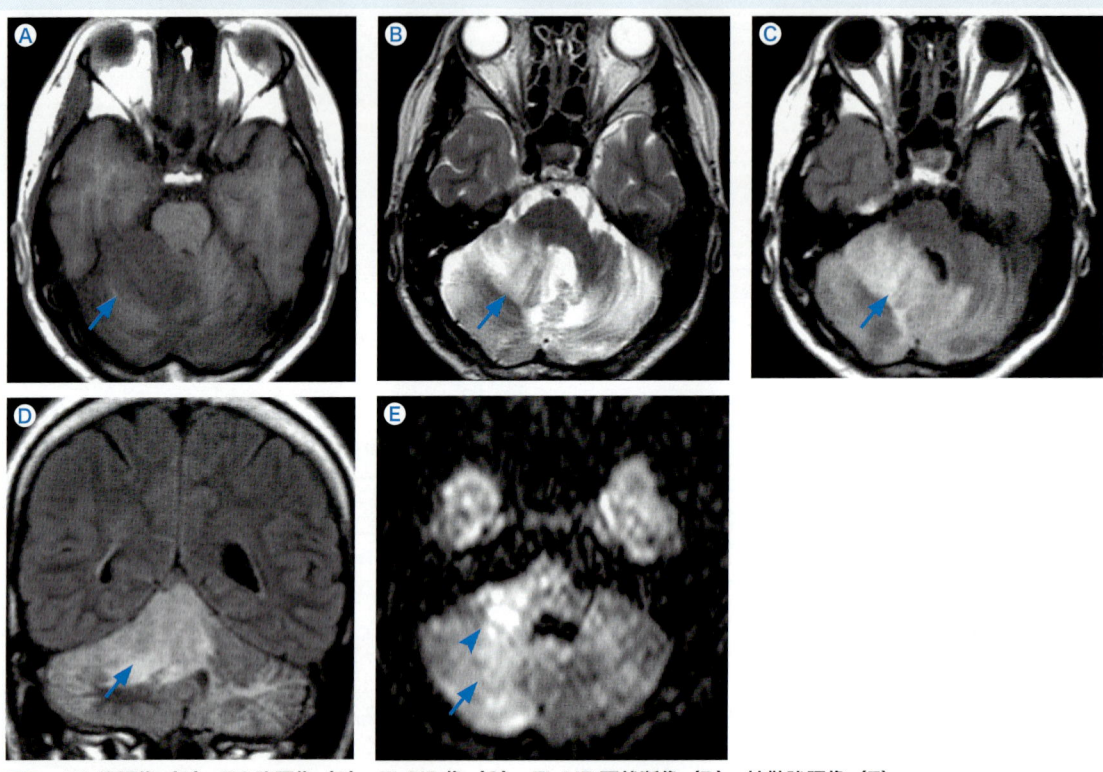

図1　T1強調像（A），T2強調像（B），FLAIR像（C），FLAIR冠状断像（D），拡散強調像（E）
T1強調像（A），T2強調像（B），FLAIR像（C）で右小脳半球優位の異常信号域（→）があり，第4脳室は圧排．FLAIR冠状断像（D）で病変の小脳虫部への波及が明瞭．拡散強調像（E）で病変の一部が高信号（▶）となり，重篤な小脳実質炎や梗塞などの合併症を示唆

症例② 7歳　女児
急性歩行障害

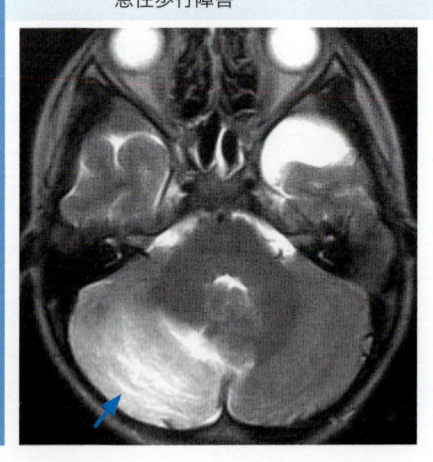

図2　T2強調像
T2強調像で右小脳半球に限局した高信号域（→）．mass effectは軽度

138 急性小脳炎

診断に役立つupdateな情報

ロタウイルス急性小脳炎
- 2～4歳児で下痢と数週間続く意識障害．症状改善後に無言（小脳性無言）が遷延
- 拡散強調像で小脳白質の高信号，もしくは小脳深部核の高信号が小脳虫部や小脳皮質に移行する所見が特徴的．病後期に小脳萎縮

慢性小脳炎と抗グルタミン酸受容体δ2抗体
- 慢性小脳炎は小脳症状が遷延化し後遺症として知能障害を呈する病態．報告例ではMRIやSPECTで異常所見なし
- 抗グルタミン酸受容体δ2は小脳プルキンエ細胞に存在
- 血液髄液中抗グルタミン酸受容体δ2抗体の持続的存在が慢性的小脳症と症状遷延化に関与していると推測

解説

- 急性発症の小脳機能障害を呈する比較的稀な疾患群．原因として小脳感染性，感染後脳症性，ワクチン接種後脳症性，特発性など
- 発生機序は小脳脳表から実質に及ぶ直接感染や急性散在性脳脊髄炎（ADEM）類似の免疫反応など
- 先行感染の原因病原体で多いのは水痘，EBウイルスだが他にもさまざまなウイルスや細菌の報告
- 5歳前後の小児に多い．成人発症の場合はほとんど20歳代
- 先行感染となる原因ウイルスや年齢により異なる潜伏期
- 臨床症状は**失調性歩行（ほぼ必発）**や協調運動障害などの小脳症状，頭痛，悪心，意識障害．時に発熱や髄膜刺激症状
- 多くは自然寛解し予後良好．時に**小脳腫脹による脳幹部圧迫，小脳扁桃ヘルニア，小脳テント切痕ヘルニア**（upward herniation）などの外科的処置を必要とする重篤な合併症あり
- 急性小脳失調（acute cerebellar ataxia）と急性小脳炎に関し用語を統一するかどうかの一定の見解はない

画像所見

MRI

- 多くは異常所見がないか，または小脳皮質白質の軽微なT2延長域
- 画像所見がある場合，両側小脳半球の皮質白質に及ぶT2強調像とFLAIR像で高信号，T1強調像で低信号．異常所見が片側小脳半球のみは少ない．稀に小脳虫部や上小脳脚に限局
- 小脳脳溝消失などの小脳腫脹
- 小脳軟髄膜に沿う増強効果
- 拡散強調像におけるADC値の低下
- 急性水頭症や頭尾方向への小脳ヘルニア
- 慢性期には所見の正常化（約50％），小脳萎縮（約50％），異常信号域の残存（おそらくグリオーシスを反映）

CT

- 多くは異常所見なし
- 重症の場合，第4脳室狭小化や小脳脳溝消失などの小脳腫脹と脳幹部圧排所見
- 急性水頭症

鑑別診断

- **小脳梗塞**：異常所見が小脳の動脈分布に合致．椎骨，脳底動脈系の動脈壁解離をMRAやBPAS（basi-parallel anatomic scanning-MRI）により検索することが肝要
- **腫瘍随伴性小脳変性**：病初期で小脳腫脹と軟髄膜の増強効果，後期で小脳萎縮と酷似することがある．臨床経過が異なれば精巣腫瘍，乳癌，ホジキン病などの検索が必要
- **毛様細胞性星細胞腫，髄芽腫，血管芽腫，転移性腫瘍**：造影増強パターンが異なるが，髄液播種性転移では類似することがある
- **脊髄小脳変性症（SCA）-1，3，6，歯状核赤核淡蒼球ルイ体萎縮症（DRPLA），甲状腺機能低下症**：小脳萎縮が目立つ疾患．臨床経過が異なる

<参考文献>
- De Bruecker, Y., et al.：MRI findings in acute cerebellitis. Eur Radiol, 14：1478-1483, 2004
- Takanashi, J., et al.：Clinical and radiological features of rotavirus cerebellitis. AJNR, 31：1591-1595, 2010

<藤川 章>

第3章 感染症・炎症と類縁疾患

2）炎症

139 肥厚性硬膜炎
(hypertrophic pachymeningitis)

症例① 30歳　女性（特発性肥厚性硬膜炎）
慢性頭痛

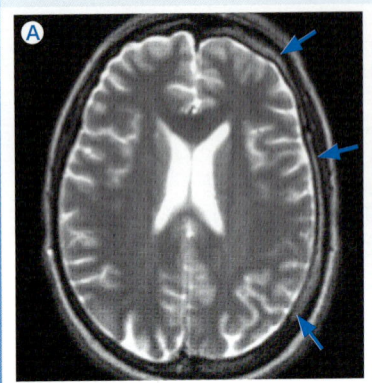

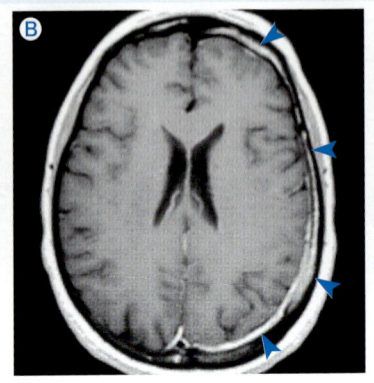

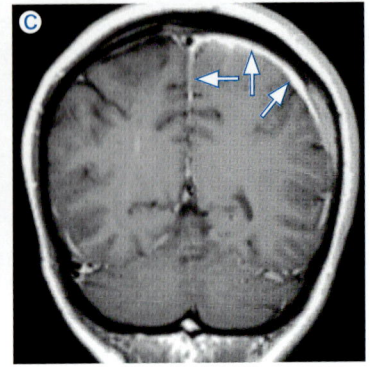

図1 T2強調像（A），造影T1強調像（B），造影T1強調冠状断像（C）
左側に硬膜のびまん性肥厚．T2強調像（A）で肥厚硬膜内部の高信号（→）と外部の低信号．造影T1強調像（B）で広範囲の強い増強効果（▶）があるがその内部に増強効果のない部分もみられる．造影T1強調冠状断像では病変は大脳鎌に及んでいる（⇨）

症例② 59歳　男性（IgG4関連疾患と思われる肥厚性硬膜炎とリンパ球性下垂体炎）
頭痛，IgG4高値（東京慈恵会医科大学症例）

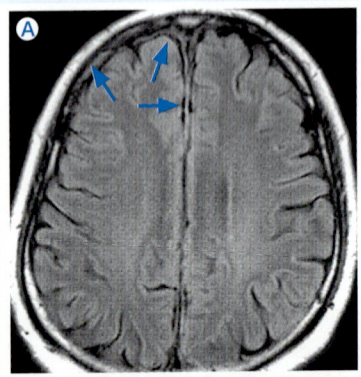

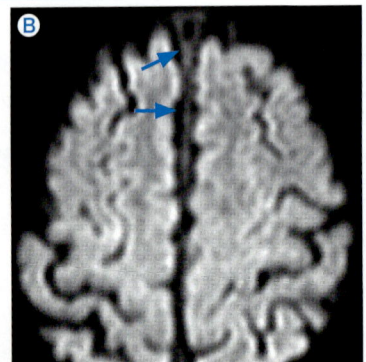

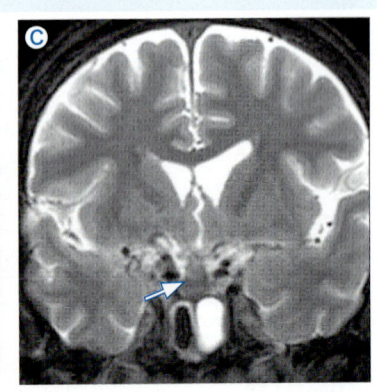

図2 FLAIR像（A），拡散強調像（B），T2強調冠状断像（C）
FLAIR像（A）で右前頭部領域と大脳鎌の硬膜肥厚（→）があり，これらは拡散強調像（B）で軽度高信号（→）を呈する．T2強調冠状断像（C）で腫大した下垂体（⇨）は全体的に低信号を呈しリンパ球性下垂体炎を疑わせる所見

診断に役立つupdateな情報

肥厚性硬膜炎とmultifocal fibrosclerosis（MFS）とIgG4関連疾患（図2）
- 肥厚性硬膜炎はMFSの疾患スペクトル上の一表現型ではないかとの説あり
- 肥厚性硬膜炎を伴うMFSの報告は十数例あり，特徴的な患者の年齢分布や性差はない．画像所見は特発性肥厚性硬膜炎と同様
- MFSに伴う肥厚性硬膜炎はステロイド治療に反応性不良で免疫抑制剤や外科的治療を要する場合が多い
- MFSとIgG4関連疾患の密接な関連性が近年示唆されている（本章「142 リンパ球性下垂体炎」の項を参照）
- 肥厚性硬膜炎患者の剖検例報告で肥厚硬膜にIgG4陽性形質細胞浸潤が認められ，肥厚性硬膜炎とMFS，IgG4関連疾患との関連の可能性が示唆された

解説

- 脳や脊髄硬膜のびまん性もしくは局所性の肥厚性変化により，頭痛や脳神経障害をきたす比較的稀な疾患．自己免疫機序が関与していると推測
- 組織学的には硬膜の線維性肥厚とリンパ球優位の炎症細胞浸潤．炎症細胞浸潤は辺縁部で強く，病変内部では線維化優位
- 特発性と続発性があり，特発性は感染症，**悪性リンパ腫**などの悪性腫瘍，**抗好中球細胞質（ANCA）関連血管炎**，**肉芽腫症**，**関節リウマチ**などの全身性疾患を除外したもの
- 症状は持続する拍動性の偏頭痛に類似した慢性頭痛（90%以上），難聴，顔面神経麻痺，視力障害，眼球運動異常などの脳神経障害．脊髄硬膜症例の場合は神経根や脊髄圧迫による感覚障害や運動麻痺
- 鑑別診断が多いため髄液検査が必要．50%に髄液中蛋白上昇との報告あり
- 治療はステロイドが無効ならば免疫抑制剤の使用も考慮

画像所見

MRI
- 続発性肥厚性硬膜炎の病変が硬膜に限局する場合，画像所見は特発性とほぼ同一
- **頭蓋底，小脳テント，大脳鎌**を主体とする硬膜肥厚，**蝶形骨翼の硬膜病変**の頻度が高い
- 肥厚パターンは線状または結節状
- 肥厚硬膜はT1強調像で低～等信号，**T2強調像で低信号また部位により軽度高信号**（図1 A）
- 強い増強効果．肥厚硬膜内部では増強効果がないこともあり（図1 B）
- くも膜の増強効果なし
- 脊髄の肥厚性硬膜炎は頸椎，高位胸椎の背側あるいは全周性で範囲は複数椎体に及ぶ
- 経過観察の**MRI所見は症状の改善程度に相関しない**

CT
- 肥厚硬膜は高吸収値で強い増強効果

鑑別診断

- **低髄圧症候群**：特徴的な画像所見として小脳扁桃下垂や橋前槽の狭小化．特徴的な臨床症状は起立性頭痛
- **癌性髄膜炎**：脳実質や頭蓋骨の転移巣が鑑別の手がかり．乳癌や白血病で類似することが多い
- **サルコイドーシスや結核性髄膜炎**：脳底部脳槽が好発部位．くも膜，軟膜，血管周囲腔の結節や増強効果があれば肥厚性硬膜炎は否定的
- **meningeal inflammatory myofibroblastic tumor（inflammatory pseudotumor）**：増強効果を有するびまん性もしくは局所性の硬膜肥厚，頭痛や視力障害，無菌性髄膜炎に類似した髄液所見など肥厚性硬膜炎と酷似．静脈洞血栓症の合併多し．特発性肥厚性硬膜炎と同範疇の疾患であるとの説あり

<参考文献>
- Kupersmith, M. J., et al.：Idiopathic hypertrophic pachymeningitis. Neurology, 62：686-694, 2004
- 陸 重雄 他：肥厚性硬膜炎は「IgG4関連疾患」か？．臨床神経，49：594-596, 2009

<藤川 章>

第3章 感染症・炎症と類縁疾患

2）炎症

140 サルコイドーシス
(sarcoidosis)

症例① 26歳 男性
頭痛と難聴（三重大学症例）

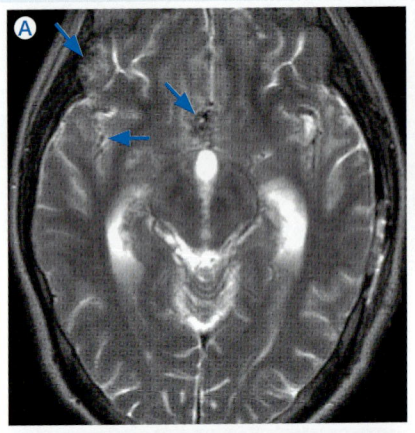

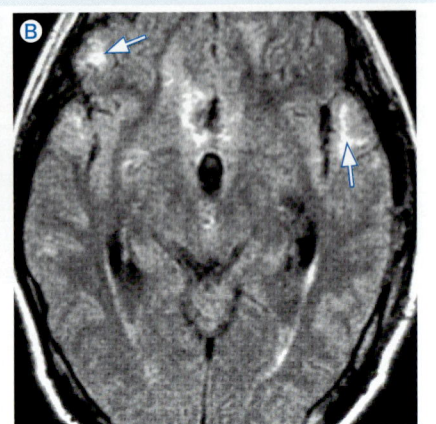

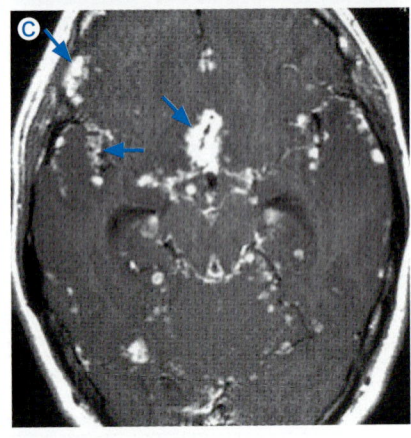

図1　T2強調像（A），FLAIR像（B），造影T1強調像（C）
鞍上槽～半球間裂と両側Sylvius裂と周囲脳実質にT2強調像（A）で点状結節状の低信号が集簇（→）．FLAIR像（B）で大脳皮質下白質の高信号域が明瞭（⇨）．造影T1強調像（C）で異常はさらに広範囲におよび四丘体槽，中脳水道，小脳テントに沿う不規則な線状結節状の増強効果

症例② 66歳 男性
頭痛

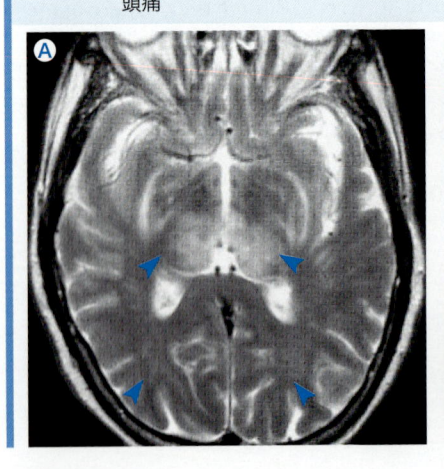

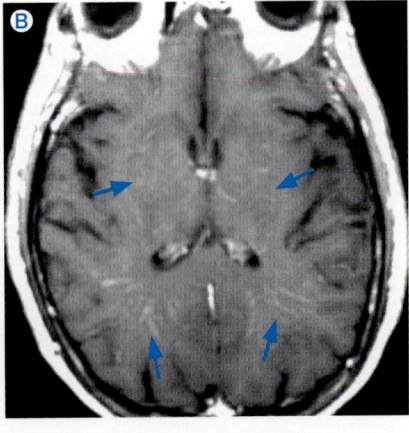

図2　T2強調像（A），造影T1強調像（B）
T2強調像（A）で両側視床と深部白質内の境界不明瞭な軽度高信号域（▶）．造影T1強調像（B）で基底核や大脳白質に拡がる血管周囲腔の点状，線状増強効果（→）

診断に役立つupdateな情報

中枢神経系病変の画像所見と治療反応
- 増強効果を有するT2強調像で低信号の髄膜や脳実質内病変は免疫抑制治療への反応が不良
- 脳神経や脊髄病変は硬膜や脳実質内病変に比べ免疫抑制治療への反応は良好

神経サルコイドーシスと筋萎縮性側索硬化症（amyotrophic lateral sclerosis：ALS）
- ALSの剖検例で脊髄前角，脳幹運動核，大脳運動野などの中枢神経系にサルコイド肉芽腫を認めたとの報告や，臨床的にALSとサルコイドーシスの共存例報告があり，ALS発生病態へのサルコイドーシスの関与が一部で注目

小児サルコイドーシス
- デンマークでの調査によると罹患頻度は4歳以下で10万人中0.06人．年齢につれ頻度も上昇し14～15歳で1.02人
- 低年齢層の主な臨床所見は皮膚サルコイドーシス，ブドウ膜炎，関節炎，stage Iの胸部X線写真変化
- 家族性の若年性全身性肉芽腫症（Blau's syndrome）と若年性サルコイドーシスとの違いは遺伝子変異（CARD15蛋白）を有することと肺に病変がないこと

解説

- 原因不明の肉芽腫形成性の全身性多臓器疾患
- **両側肺門リンパ節，肺，皮膚，眼**のいずれかの臓器に病変がある頻度は90%以上
- 組織学的には非乾酪性肉芽腫，リンパ球浸潤，血管周囲炎
- 有症状の中枢神経病変合併の頻度は全身性サルコイドーシスの約10%
- 脊髄病変の割合は神経サルコイドーシスの1%以下
- 全身症状として疲労倦怠，夜間発熱，体重減少など
- 神経サルコイドーシスの症状として頭痛（30%），痙攣（10%），視力障害，複視，顔面神経麻痺など
- 3年以内に1/2以上が寛解．1/3が改善せず臓器障害．5%未満で肺線維症，心臓，神経サルコイドーシスが原因で死亡
- 血清ACE測定による診断能は低く，positive predictive valueが84%，negative predictive valueは74%

画像所見

MRI

- さまざまな局在性（軟髄膜，硬膜，脳実質，脳神経，下垂体，脊髄など）
- 約1/3は多発性病変（図1）
- 病変は灰白質に比してT1強調像で等信号，T2強調像で等～軽度高信号（図1 B）
- T2強調像で低信号を示す場合は線維性変化や肉芽腫性変化を反映（図1 A）
- 脊髄病変はT2強調像で高信号（浮腫）
- 軟髄膜を主座とした結節性，びまん性の増強効果は特徴的（約40%）（図1 C）
- 増強効果を有さない傍側脳室白質病変（約40%）（図2 A）
- 肉芽腫そのものである孤立性脳実質内腫瘤（約15%）
- 脳神経の増強効果（視神経，三叉神経に多い）
- 血管周囲腔に沿う線状増強効果（図2 B）

CT

- 病変は灰白質と等吸収値

鑑別診断

- 病変の局在とその組み合わせが重要
- **軟髄膜病変が主な場合**：髄膜炎，髄液播種
- **硬膜病変が主な場合**：肥厚性硬膜炎，ANCA関連肉芽腫性血管炎（Wegener肉芽腫症）
- **脳実質内病変が主な場合**：悪性リンパ腫，結核腫
- **脳神経を含む脳底部病変が主な場合**：結核性髄膜炎，悪性リンパ腫
- **鞍上部，下垂体病変が主な場合**：Langerhans細胞組織球症（LCH），リンパ球性下垂体炎，ジャーミノーマ（胚腫）

<参考文献>
- Shah, R., et al.：Correlation of MR imaging findings and clinical manifestations in neurosarcoidosis. AJNR, 30：953-961, 2009
- Iannuzzi, M. C., et al.：Sarcoidosis. N Engl J Med, 357：2153-2165, 2007

<藤川 章>

第3章 感染症・炎症と類縁疾患

2）炎症

141 トローサハント症候群
(Tolosa–Hunt syndrome：THS)

神経内科

症例 58歳　女性
2年前に右眼窩部痛と右眼のぼやけがあったがステロイド投与で改善．今回左眼のぼやけと眼瞼下垂が出現（三重大学症例）

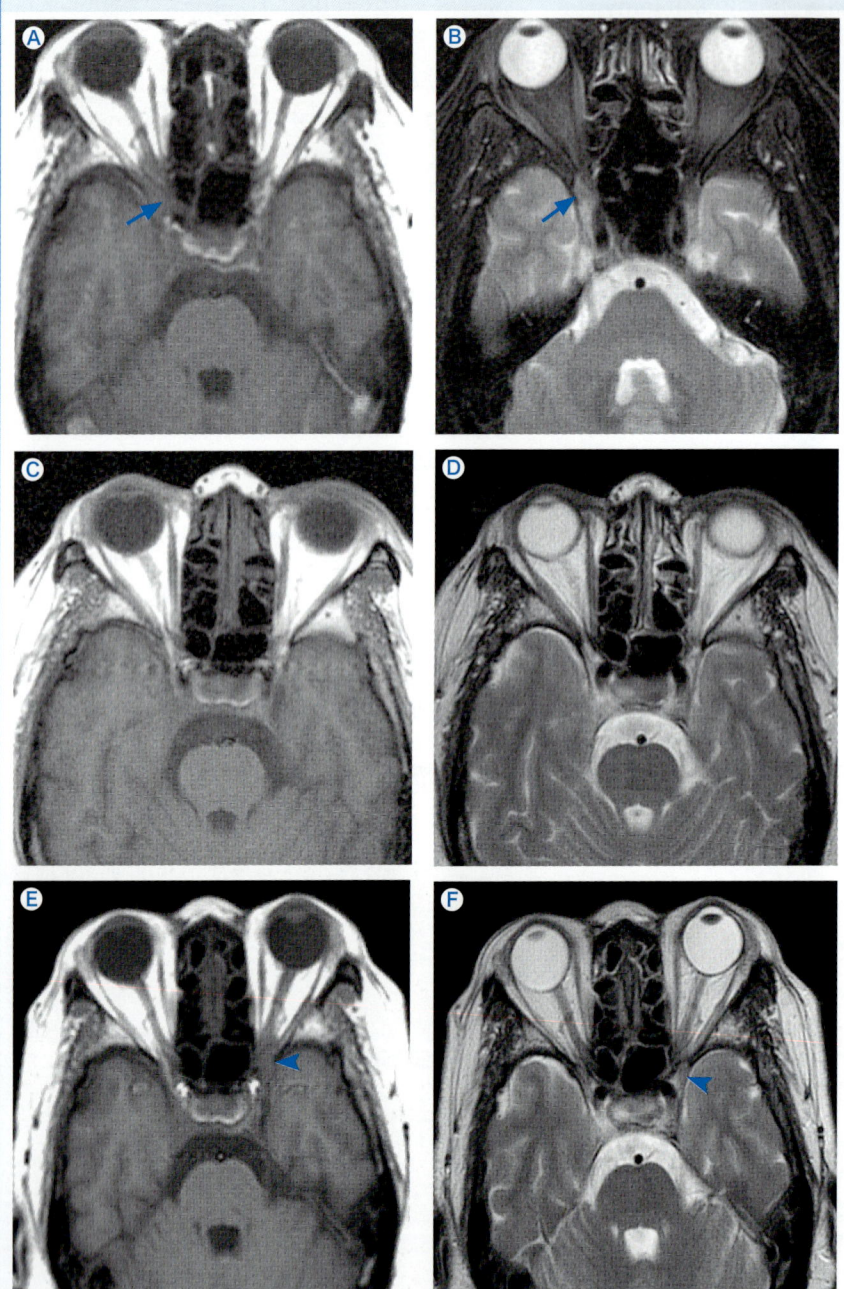

図1 T1強調像（A），T2強調像（B），T1強調像（ステロイド投与後，C），T2強調像（ステロイド投与後，D），T1強調像（2年後，E），T2強調像（2年後，F）

2年前のMRIで右眼窩先端部〜右海綿静脈洞前部に局所病変（→）を認める．T1強調像（A）とT2強調像（B）ともに大脳皮質と等信号．ステロイドによる治療後のMRIでT1強調像（C），T2強調像（D）ともに病変消失し，眼窩先端部は左右対称になっている．今回のMRIでは左眼窩先端部〜海綿静脈洞前部に異常信号域が出現（▶）．T1，T2強調像（E，F）ともに病変は大脳皮質と等信号〔片瀬七朗：Tolosa-Hunt症候群，「頭部画像診断のここが鑑別ポイント改訂版」（土屋一洋，大久保敏之 編），p158，羊土社，2011より転載〕

141 トローサハント症候群

診断に役立つupdateな情報

THSの診断基準（国際頭痛学会2004 ICHD-Ⅱによる）

A. 未治療で数週間持続する1回もしくは数回の片側性眼窩痛
B. 第3，4，6脳神経の1つもしくは複数の不全麻痺，またはMRIか生検による肉芽腫の証明
C. 不全麻痺と眼窩痛の出現は同時か，2週間以内に両者が出現
D. 不全麻痺と眼窩痛はステロイド治療後72時間以内に寛解
E. 他疾患の除外（腫瘍，血管炎，脳底髄膜炎，サルコイドーシス，糖尿病，眼筋麻痺性偏頭痛）

上記診断基準に関する検証で，治療後72時間以内の症状寛解は眼窩痛のみに適応されるべき，MRIによる肉芽腫の存在部位を海綿静脈洞，上眼窩裂，眼窩とすべき，ステロイド治療の量や投与方法に一定見解がないとの批判もあり今後の改訂が期待．MRIの感度は92％と高く診断のみでなくfollow-up検査においてもさらに重要な役割と位置付けが提唱

解説

- ステロイド治療が奏効する**有痛性眼筋麻痺**を特徴とした症候群
- 診断基準があるが，**基本的には除外診断**
- 組織学的には海綿静脈洞や眼窩先端部の非特異的炎症性肉芽腫
- 海綿静脈洞症候群（cavernous sinus syndrome：CSS）の原因の1つ

画像所見

MRI

- 海綿静脈洞**前部**の局所病変．海綿静脈洞の局所的拡大や静脈洞外側硬膜の膨隆変形
- T1強調像で脳灰白質に比し等〜低信号（図1 A, E）
- T2強調像での信号は病期により変化．炎症性滲出が強いときは高信号．炎症細胞が高密度で線維化が出現してくると低信号化（図1 B, F）
- **著明な増強効果のため造影検査で見落とす可能性大**
- 二次的所見として，内頸動脈海綿静脈洞部の壁不整や狭窄，上眼窩裂，眼窩先端部，視神経への病変進展，T2強調像での海綿静脈洞の硬膜境界の消失
- 海綿静脈洞のダイナミック造影検査（30，45，60，75秒冠状断像）は微小病変に有効．**造影早期で海綿静脈洞内の脳神経近傍の不整形造影欠損域**とその緩徐な増強効果．特異度に限界
- 一般的な推奨撮像法として，眼窩，海綿静脈洞レベルで3 mm厚のSE法T1強調像，FSE法T2強調像，脂肪造影抑制T1強調像
- 横断像は海綿静脈洞前後部の病変進展評価に有用

CT

- 頭蓋底骨破壊の有無の評価は除外診断に有用
- 病変検出率はMRIに比べて低い

鑑別診断

- **内頸動脈瘤や内頸動脈海綿静脈洞瘻（CCF）**：臨床的に類似する場合，MRAによる動脈瘤や上眼静脈拡張の確認が有用
- **転移性腫瘍**：ステロイド治療反応性が不良なときは考慮すべき
- **サルコイドーシス，脳底髄膜炎**：THS様症状での発症は少ない．胸部画像診断や血液，髄液検査所見が有用

<参考文献>
- Colnaghi, S., et al.：ICHD-Ⅱ diagnostic criteria for Tolosa-Hunt syndrome in idiopathic inflammatory syndromes of the orbit and/or the cavernous sinus. Cephalagia, 28：577-584, 2008
- Schuknecht, B., et al.：Tolosa-Hunt syndrome：MR imaging features in 15 patients with 20 episodes of painful ophthalmoplegia. Eur J Radiol, 69：445-453, 2009

<藤川 章>

第3章 感染症・炎症と類縁疾患

脳神経外科 神経内科 小児科

2) 炎症

142 リンパ球性下垂体炎
(lymphocytic hypophysitis)

症例① 33歳 女性（リンパ球性漏斗下垂体後葉炎）
7カ月前から口渇，多飲，多尿

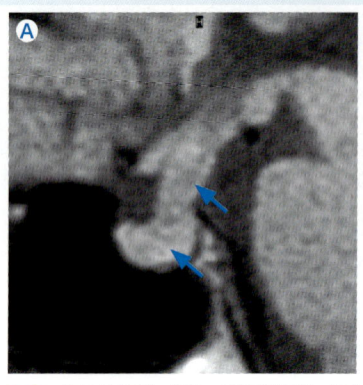

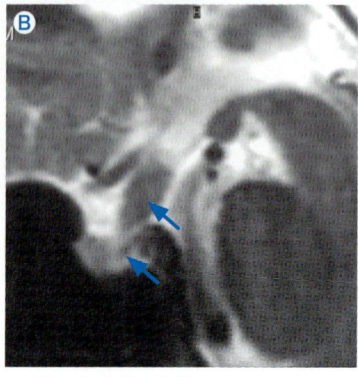

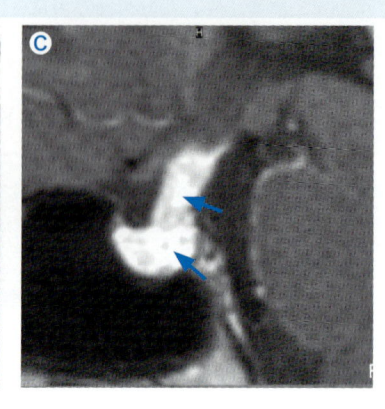

図1 T1強調像（A），T2強調像（B），造影T1強調像（C）
腫大した下垂体と下垂体柄（➡）はT1強調像（A）で等信号，T2強調像（B）で低信号，造影T1強調像（C）で均一な増強効果．（A）では下垂体後葉の高信号が消失

症例② 37歳 男性（リンパ球性下垂体炎）
前腕や下腿筋萎縮と筋力低下，CPK上昇の他，射精障害などの性機能障害出現（三重大学症例）

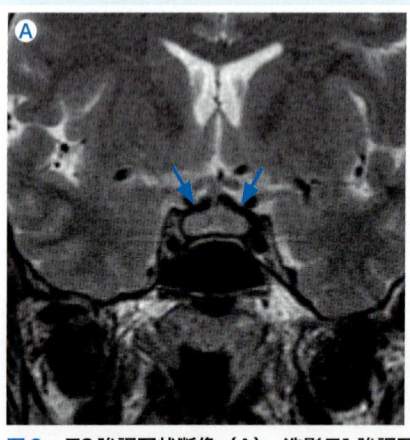

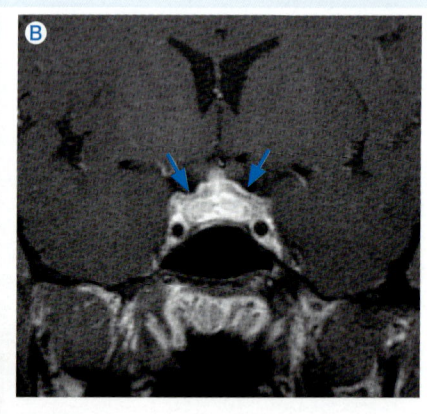

図2 T2強調冠状断像（A），造影T1強調冠状断像（B）
鞍隔膜の肥厚（➡）はT2強調冠状断像（A）で低信号，造影T1強調冠状断像（B）で下垂体病変と同様に強い増強効果

解 説

- 原発性，自己免疫性の下垂体の慢性炎症性疾患
- 組織学的には下垂体へのリンパ球，形質細胞の浸潤，慢性炎症像
- **原発性下垂体炎の分類**：lymphocytic（高頻度），granulomatous, xanthogranulomatous, xanthomatous, necrotizing（稀）．それぞれが別個の疾患かどうかは不明
- 炎症が下垂体前葉（腺下垂体）を主座とする場合は**リンパ球性下垂体前葉炎**（lymphocytic adenohypophysitis：LAH），下垂体柄と後葉を主座とする場合は**リンパ球性漏斗後葉炎**（lymphocytic infundibuloneurohypophysitis：LIN），両者に及ぶ場合はリンパ球性汎下垂体炎
- 臨床症状は頭痛（60％），視野障害（40％），下垂体機能低下症
- LAHは女性かつ妊娠後期，産褥期に多くが発症．さまざまな前葉ホルモン分泌異常
- LAHは慢性甲状腺炎，悪性貧血，副甲状腺炎，全身性エリテマトーデス（SLE），I型糖尿病など他の自己免疫性疾患との合併が多い
- LAHは1/3がプロラクチン上昇
- LAHにステロイド療法は有効
- LINは性差や妊娠との関連性なし．多くは尿崩症が唯一の症状

診断に役立つupdateな情報

リンパ球性下垂体炎とmultifocal fibrosclerosis (MFS) とIgG4関連疾患（図3）
- MFSは複数臓器に線維硬化性変化をきたす特発性全身性の慢性炎症性疾患
- MFS病変には，後腹膜線維症，硬化性胆管炎，Riedel甲状腺炎，下垂体炎，眼窩偽腫瘍，唾液腺炎，肥厚性硬膜炎などが包含
- IgG4関連疾患は組織学的に免疫染色でIgG4陽性の形質細胞とリンパ球浸潤，線維化を特徴とする病態で血清IgG4も上昇．自己免疫性膵炎が有名
- MFSのなかにIgG4関連MFSがあることが報告され，リンパ球性下垂体炎，特にLINやリンパ球性汎下垂体炎はIgG4関連疾患の可能性があると示唆されはじめている
- 副鼻腔炎はMFSに比較的多いので，侵襲の大きい下垂体生検より副鼻腔生検の方がMFSやIgG4関連疾患の鑑別の手がかりとなりうる

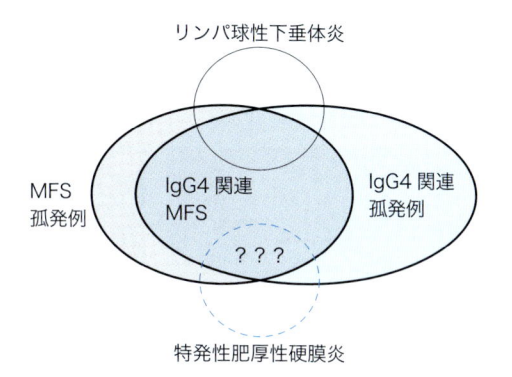

図3 リンパ球性下垂体炎とMFSとIgG4関連疾患との関連（吉岡克宣 他：神経内科，71：176-182, 2009より改変）

画像所見

MRI
- **下垂体の対称性腫大**と下垂体柄の腫大（非特異的）（図1）
- 下垂体はT1強調像で等信号，T2強調像でさまざま
- **T2強調像低信号**の鞍隔膜や海綿静脈洞に及ぶ病変や**硬膜の肥厚**（図2）
- 多くは均一な強い増強効果
- 増強効果の遅延．ダイナミック造影検査で腫大下垂体の造影ピークが静注後90秒以降となる
- LINは画像上自然消退することが多いが尿崩症残存例も多い
- 治療方針のため病変による下垂体周囲への圧排所見の有無は重要

鑑別診断

- **サルコイドーシス**：特発性の全身性非乾酪性肉芽腫性炎症性疾患．症状も画像所見も酷似する場合は鑑別困難．中枢神経の他部位，肺を含めた全身検索が重要
- **Langerhans細胞組織球症**：小児中枢性尿崩症の原因として重要．骨病変や皮膚病変がない場合は鑑別困難
- **ジャーミノーマ（胚腫）**：松果体に多いが約30％は鞍上部に発生．境界明瞭な充実性腫瘤でCT高吸収値が特徴．occult germinomaは小児の尿崩症の原因の1つ．髄液hCG，血中α-fetoproteinなど腫瘍マーカーが手がかり
- **Rathke嚢胞**：境界明瞭な囊胞性腫瘤であるが内容信号はT1，T2強調像ともにさまざまなことが多いので注意．ほとんどが無症状
- **下垂体周囲組織からの炎症波及**：Tolosa-Hunt症候群では有痛性眼筋麻痺が診断基準の1つ

＜参考文献＞
- 千原和夫 他：厚生労働省特定疾患間脳下垂体機能障害に関する調査研究．自己免疫性視床下部下垂体炎の診断の手引き治療の手引き．平成19年度総括分担研究報告書，2008
- 吉岡克宣 他：Multifocal fibrosclerosisと下垂体病変．神経内科，71：176-182, 2009
- Shimatsu, A., et al.：Pituitary and stalk lesions (infundibulo-hypophysitis) associated with immunoglobulin G4-related systemic disease：an emerging clinical entity. Endocr J, 56：1033-1041, 2009
- Nakata, Y., et al.：Parasellar T2 dark sign on MR imaging in patients with lymphocytic hypophysitis. AJNR, 31：1944-1950, 2010

＜藤川 章＞

第3章 感染症・炎症と類縁疾患　　脳神経外科　神経内科　小児科

2) 炎症

143 ANCA関連肉芽腫性血管炎
(ANCA-associated granulomatous vaseulitis)

症例① 30歳代　男性
微熱, 鼻部疼痛, 鼻閉塞, 蛋白尿（帝京大学症例）

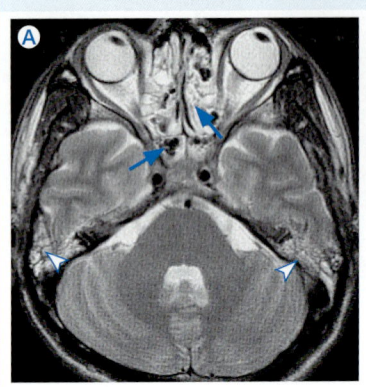

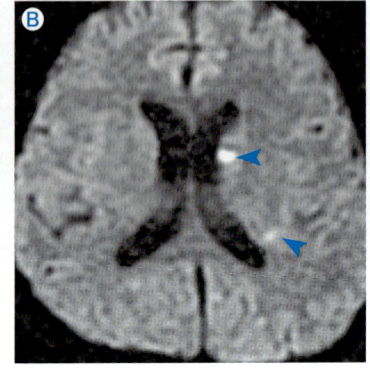

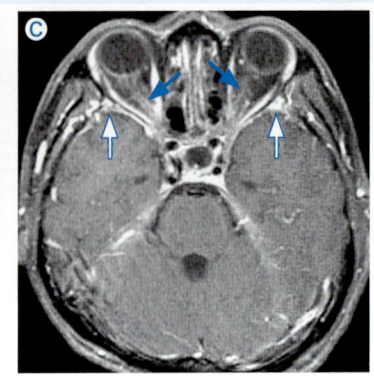

図1　T2強調像（A），拡散強調像（B），造影T1強調像（C）
T2強調像（A）で篩骨洞と蝶形骨洞に副鼻腔炎（→），両側乳突蜂巣に中耳炎（▷），拡散強調像（B）で尾状核傍側脳室白質に梗塞巣（▶），造影T1強調像（C）で両側眼神経周囲炎を示唆する淡い増強効果（→）と中頭蓋窩硬膜の肥厚と増強効果（⇨）

症例② 56歳　女性
頭痛，視野障害，右下肢脱力，c-ANCA＝114（正常9以下）（国立病院機構 大阪医療センター症例）

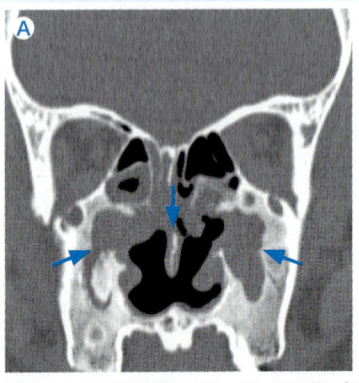

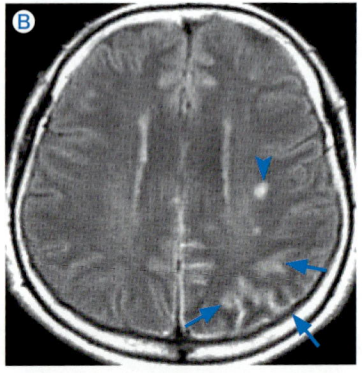

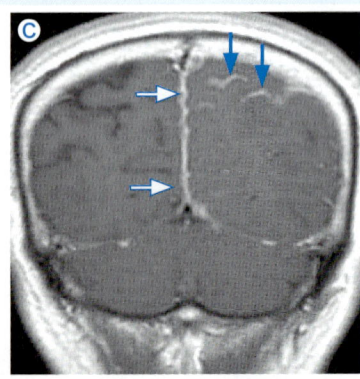

図2　CT冠状断像（A），FLAIR像（B），造影T1強調冠状断像（C）
CT冠状断像（A）で鼻中隔や上顎洞内側壁の破壊を伴う軟部吸収値域（→），FLAIR像（B）で左頭頂葉の脳溝に沿う高信号（→）と傍側脳室白質に梗塞巣（▶），造影T1強調像（C）で軟髄膜（→）と硬膜の増強効果（⇨）

143 ANCA関連肉芽腫性血管炎

診断に役立つupdateな情報

Wegener肉芽腫症という疾患名
- 本疾患概念は長い間Wegener肉芽腫症という疾患名が用いられてきたが，Wegener博士の業績に関する歴史的検証によって，博士がナチス政策の追従者であったことが判明したため，今後はANCA関連肉芽腫性血管炎という用語の使用が推奨されていくと思われる

ANCA関連肉芽腫性血管炎とposterior reversible encephalopathy（PRES）
- 数例の報告．ANCA関連肉芽腫性血管炎の直接関与の機序としてPR3-ANCAが活動性好中球を介して血管内皮細胞を障害し，血管脳関門からの漏出を発生させるのではと推測
- 高用量のステロイド治療もPRESの危険因子．ステロイドによる血管内皮細胞のプロスタサイクリン産生抑制，トロンボキサンA2産生助長の結果，血小板凝集を促進して腎臓への血流低下が起きレニン-アンギオテンシン系を刺激し，急激な高血圧を惹起

ANCA関連肉芽腫性血管炎と深部静脈血栓症，肺塞栓症
- ANCA関連肉芽腫性血管炎患者における静脈血栓症の発症頻度は1年間で100人あたり7人．SLEや関節リウマチ患者と比較して高く，血管炎の活動期との関連性あり

解説

- 全身性壊死性肉芽腫性疾患．小中型血管の難治性血管炎が特徴
- 典型的な**好発部位はE（ear, nose, throat），L（lung）（85％），K（kidney）（75％），V（vessel）**
- 副鼻腔炎や鼻中隔破壊を伴う鼻腔腫瘤．症状は頭痛，鼻汁，鼻出血
- 眼領域病変の出現は30～60％（結膜炎，上強膜炎，ブドウ膜炎，毛様体血管炎など）
- 神経症状を伴う頻度は30～50％でほとんどが末梢神経障害
- 中枢神経系病変は多彩で頻度は10％未満．耳鼻科領域からの炎症波及や血管炎に起因．鼻領域の肉芽腫症に先行する肥厚性硬膜炎（約60％）
- 症状は頭痛（70％以上），血管炎由来の脳神経麻痺（約30％）や虚血発作（数％），肥厚性硬膜炎による痙攣（約10％），中枢性尿崩症（下垂体病変）
- 疾患機序として抗好中球細胞質抗体（antineutrophil cytoplasmic antibody：ANCA）の関与が示唆（ANCA関連血管炎）
- c-ANCA（cytoplasmic），p-ANCA（perinuclear）は蛍光抗体法（FA法）
- 実地臨床では免疫酵素法（EIA法）によるPR3-ANCA（c-ANCA）とMPO-ANCA（p-ANCA）を測定
- PR3-ANCAが著明高値のとき本疾患を示唆．疾患特異度は98％

画像所見

MRI
- 鼻中隔の骨破壊を伴う鼻腔腫瘤や副鼻腔炎（図1 A）はT1強調像で低～等信号，**T2強調像で多くが低信号．ほぼ均一な増強効果**
- **視神経周囲炎**は線路状（tram-track）の増強効果（図1 C）
- **増強効果を有する硬膜肥厚**（図1 C，2 C）
- 脳虚血病変（図1 B，2 B）．MRAでは小中型血管の異常は検出困難
- 血管炎起因の脳白質病変は**皮質下限局，融合拡大し白質脳症様所見**．T1強調像で低信号，T2強調像とFLAIR像で高信号（図2 B），一定の増強効果所見なし（均一，多発リング状）
- FLAIR像で脳溝の高信号（FLAIR sulcal hyperintensity）（図2 B）
- 増強効果を有する**下垂体腫大と後葉T1高信号消失**

CT
- 鼻中隔や副鼻腔骨壁の破壊性変化を伴う鼻腔軟部腫瘤や副鼻腔炎（図2 A）

鑑別診断

- **副鼻腔の真菌感染症**：骨破壊を伴いT2強調像にて低信号で類似．組織診断が必要
- **鼻腔リンパ腫**：T2強調像で低信号が多いが骨破壊所見は少なく，比較的境界明瞭
- **全身性エリテマトーデス（SLE），Behçet病，Churg-Strauss症候群などの血管炎**：硬膜肥厚や鼻腔病変所見の有無や臨床情報が重要

<参考文献>
- Seror, R., et al.：Central nervous system involvement in Wegener granulomatosis. Medicine, 85：54-65, 2006
- Di Comite, G., et al.：Meningeal involvement in Wegener's granulomatosis is associated with localized disease. Clin Exp Rheumatol, 24：60-64, 2006

<藤川 章>

2）炎症

144 全身性エリテマトーデス
(systemic lupus erythematosus：SLE)

症例① 49歳　女性（CNS lupus）
15年前にSLEと診断を受け，治療中．最近になり軽度認知機能障害が認められるようになった

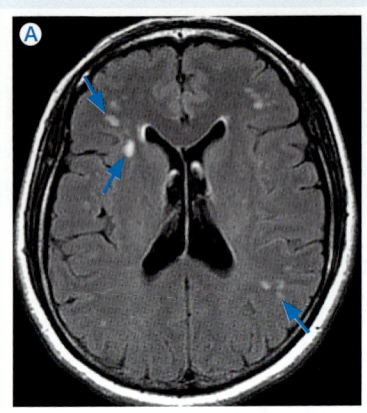

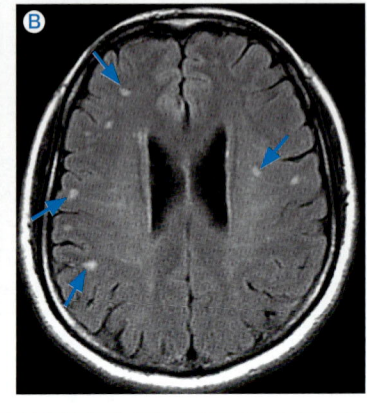

図1　FLAIR像（A，B）
両側皮質下白質には多発する高信号病変を認める（→）

症例② 27歳　女性（SLEに伴う結核性髄膜炎）
7年前にSLEと診断され，治療中．2週間前から頭痛が出現し，また熱発も出てきた．無菌性髄膜炎と診断され，ステロイドを増量するも突然の左半身の痺れ，麻痺を訴え，MRI施行となる．その後，結核性髄膜炎であることがわかった

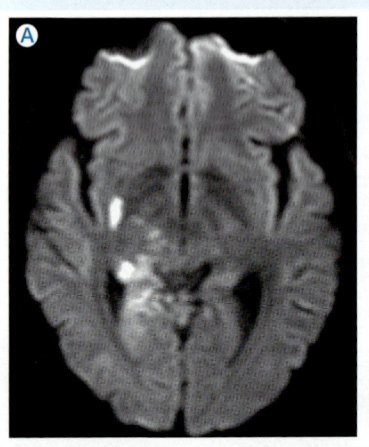

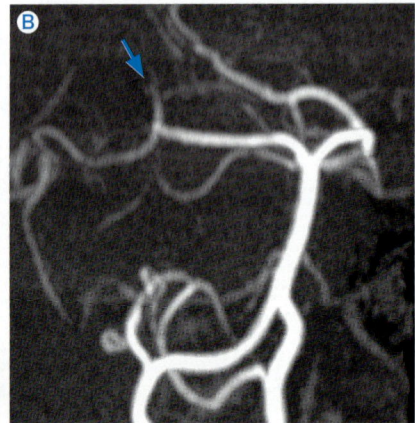

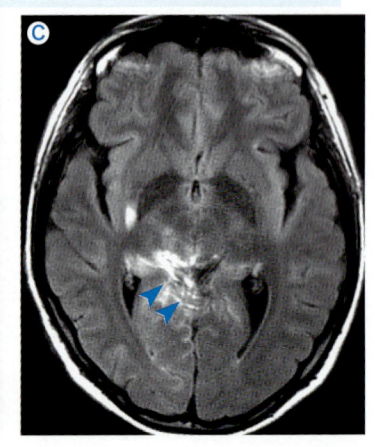

図2　拡散強調像（A），MRA（B），造影FLAIR像（C）
A，B：右基底核，海馬に急性梗塞を認める．MRAでは右PCAの閉塞を認める（→）
C：造影FLAIR像では髄膜の増強所見が明らかである（▶）

解　説

- 全身性エリテマトーデス（systemic lupus erythematosus：SLE）は自己免疫機序から全身の臓器を侵す臓器非特異性の慢性炎症性疾患であり，膠原病の代表的疾患の1つ
- SLEの症状として，高熱，全身倦怠感，特徴的な皮膚症状，腎症状，中枢神経症状，心血管症状などがある．疾患特異的抗体として**抗DNA抗体**，**抗Sm抗体**を認め，その他にも抗リン脂質抗体や抗SS-A抗体が時に出現
- CNSループスは重症病態の1つであるが，診断と治療が難しい病態

- **CNSループスの分類**：米国リウマチ学会（American College of Rheumatology：ACR）による分類ではCNSループスを中枢神経症状と末梢神経症状に分け，さらに中枢神経症状を，局所病変を主体とした神経症状（7症状）と高次機能障害を主体とした精神症状（5症状）に分類
- **脳血管障害**：局所病変では最も高頻度．脳梗塞では抗リン脂質抗体との関連が示唆．他には，脳静脈血栓（抗リン脂質抗体関与），脳出血（高血圧），くも膜下出血（動脈瘤，血管炎，静脈血栓）など
- **無菌性髄膜炎**：SLEでは時に起こり，ステロイドで通常寛解

診断に役立つupdateな情報

SLEとposterior reversible encephalopathy syndrome（PRES）▲1
- 最近報告された22症例でのデータでは，PRESを生じた患者はすべてSLEの活動期にあり，急性高血圧が81.8％，腎不全が72.7％，免疫抑制剤使用が14.2％

SLEと頭蓋内感染症▲2
- 最近の中国からの報告では，38例のSLE患者の頭蓋内感染症の50％が結核，31.5％がクリプトコッカス

SLEとprogressive multifocal leukoencephalopathy（PML）▲3
- 9,675例のPML患者の基礎疾患のうち，82％がHIV，8.4％が血液の悪性腫瘍，2.83％が固形癌．また膠原病も基礎疾患として稀ではあるが認め，SLEでは0.44％，関節リウマチ（RA）で0.25％，他の膠原病全体では0.26％．SLEは膠原病のなかではPMLを合併しやすい疾患

- **その他の病態**：治療に関連した二次的病変として，代表的には免疫抑制下の感染症やposterior reversible encephalopathy syndrome（PRES）など
- **治療**：免疫抑制療法ではステロイド治療が中心．対症療法では抗てんかん薬，抗精神病薬，抗不安薬など．抗リン脂質抗体症候群の場合は抗血栓療法

画像所見

MRI
- CNSループスのMRI所見で特徴的なものはないが，皮質下に認められる微小梗塞様所見はCNSループスの50～100％に認め（図1），時に大きな梗塞もある
- 脳萎縮が高頻度．これとSLEの病歴の長さ，中枢神経症状の既往，認知機能有無は相関するが，ステロイド量，抗リン脂質抗体の有無とは相関しない
- 時にPRES，後頭葉，頭頂葉を好発とする皮質，皮質下白質の両側対称性のT2強調像やFLAIR像での高信号，ADC値の上昇．SLEでは腎不全，高血圧，免疫抑制剤使用などが関連（▲1）
- **感染症による二次的病変**：SLEによる一次的な病変だけでなく，免疫抑制下における中枢神経系の感染症合併はSLE患者では常に念頭に置く（▲2）．結核や真菌性髄膜炎では動脈への炎症波及により，時に梗塞が生じる（図2）．この場合CNSループスでの一次病変の梗塞との鑑別が難しいが，造影像，特に造影FLAIR像による髄膜炎所見はその鑑別に有用（図2C）．免疫抑制下では稀ながら進行性多巣性白質脳症（PML）も合併（▲3）
- 一過性脳梁膨大部病変がSLE患者で認められたとの報告があるが，抗てんかん薬使用あるいはてんかん発作そのものの関与の可能性がある
- **MRS**：SLE患者ではCNSループスの有無によらず，正常と思われる白質でのNAAが病状の活動性を反映して低下し，非活動期には上昇

CT
- CNSループス患者の30％に頭部CTで石灰化．特に淡蒼球に多く，他には小脳，半卵円中心など．石灰化はT1強調像で高信号として認めることがある

鑑別診断

- **多発性硬化症**：SLEでは病変分布が皮質下白質に高頻度で，皮質にも時に梗塞病変．多発性硬化症では側脳室周囲白質に病変が分布し，また典型的には脳室に垂直に伸びるいわゆるDawson's fingerと呼ばれる所見
- **Behçet病，Sjögren症候群，Churg-Strauss症候群，中枢神経限局性血管炎（PACNS）**：画像だけからは鑑別は困難で，臨床情報が決め手
- **虚血病変**：一般にSLEよりも年齢が高く，高血圧，糖尿病，高脂血症などが危険因子．これらの患者で認める脳室周囲の白質病変に比較し，SLEでは皮質下白質優位の小病変が鑑別ポイント

＜参考文献＞
- Baizabal-Carvallo, J. F., et al.：Posterior reversible encephalopathy syndrome as a complication of acute lupus activity. Clin Neurol Neurosur, 111：359-363, 2009
- Yang, C. D., et al.：Clinical features, prognostic and risk factors of central nervous system infections in patients with systemic lupus erythematosus. Clin Rheumatol, 26：895-901, 2007
- Molloy, E. S., et al.：Progressive multifocal leukoencephalopathy. A national estimate of frequency in systemic lupus erythematosus and other rheumatic diseases. Arthritis Rheum, 60：3761-3765, 2009.
- 大矢直子：SLEとCNSループス．日獨医報，53：377-389, 2008

＜前田正幸＞

第3章 感染症・炎症と類縁疾患

2) 炎症

145 抗リン脂質抗体症候群
(antiphospholipid syndrome：APS)

症例① 40歳　男性
着衣ができず，また認知機能障害もみられるため，MRI施行となった抗リン脂質抗体症候群とSLEの患者

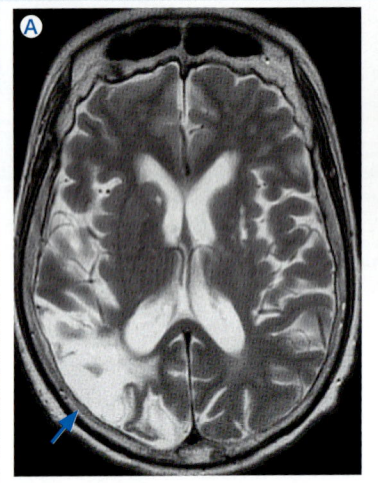

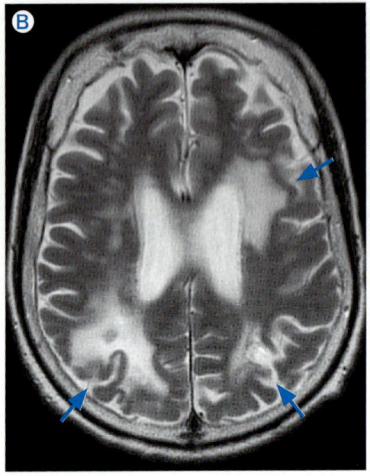

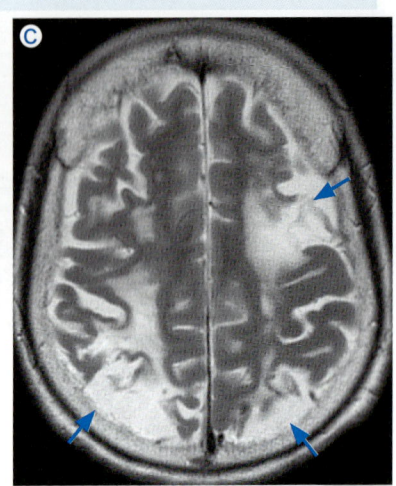

図1　T2強調像（A〜C）
両側に多発する陳旧性脳梗塞を認める（→）

症例② 53歳　女性（抗リン脂質抗体症候群とSLEで治療中の患者）
突然の腰痛と両側下肢麻痺で発症．静脈血栓症によるくも膜下出血と診断された

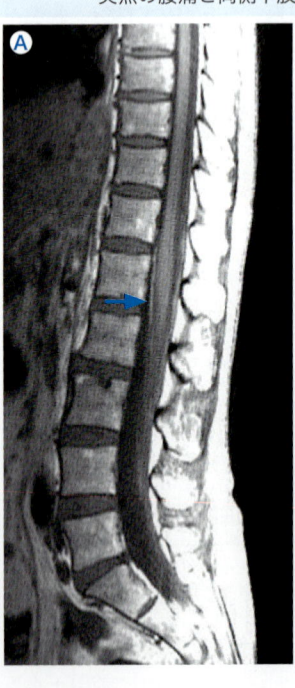

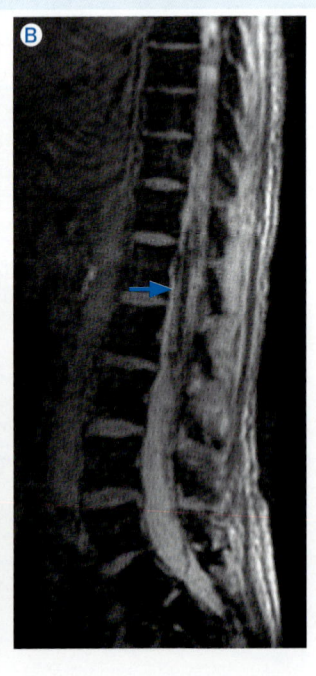

図2　T1強調像（A），T2*強調像（B）
A：くも膜下腔にはT1短縮した出血を疑わせる所見を認める（→）
B：低信号の出血が明瞭である（→）

診断に役立つupdateな情報

日本における50歳以下発症の若年者脳卒中共同研究
- 若年者脳卒中の頻度は8.9%で，原因として動脈解離，血管炎，抗リン脂質抗体症候群（2.1%），もやもや病などが重要であり，抗リン脂質抗体症候群は若年者の梗塞の原因として知っておく必要がある

APSの分類予備基準（札幌基準シドニー改変）
- 現在用いられているAPS診断の基準案は1999年に提唱された札幌基準を改変したものである
- 臨床基準のうち，血栓症（動脈，静脈，小血管），妊娠に伴う所見（自然流産など），検査基準としてループス抗凝固因子陽性，抗カルジオリピン抗体中等度以上陽性，抗β2-グリコプロテイン1抗体陽性がある．臨床基準と検査基準の両方で，それぞれ1項目以上陽性のものをAPSと診断する

解説

- 抗リン脂質抗体症候群は1980年代に提唱された疾患概念で，抗リン脂質抗体とくり返す動静脈血栓症，不育症を含む妊娠合併症を特徴とする
- 抗リン脂質抗体症候群は全身臓器に多彩な症状を示す自己免疫疾患で，動脈硬化を基盤としない後天的な血栓症の原因として第一位
- 抗リン脂質抗体：β2-グリコプロテインⅠ（β2GPI）依存性抗カルジオリピン抗体，ループスアンチコアグラント（LA），ホスファチジルセリン依存性抗プロトロンビン抗体（PS-PT）がある
- 抗リン脂質抗体症候群は基礎疾患が明らかでない原発性と自己免疫疾患を基盤とする続発性に分類．半分は原発性であり，続発性では全身性エリテマトーデス（SLE）が最も多く（36%），それ以外にはSjögren症候群（2.2%），慢性関節リウマチ（1.8%）など
- 神経症状：脳梗塞，TIA，脳静脈血栓症，痙攣，認知症，横断性脊髄症
- 日本人の特徴：動脈血栓の頻度が高い，妊娠合併症の頻度も高い
- 日本人の動脈血栓の90%は脳梗塞，心筋梗塞は少ない（1%）
- 日本人の静脈血栓の80%は深部静脈血栓症，一方，脳静脈血栓症は頻度が低い
- 治療：現状でコンセンサスを得られたものはないが，2006年AHAのガイドラインによると脳梗塞，TIAの予防ガイドラインは脳梗塞の治療について，潜因性の脳梗塞・TIAで抗リン脂質抗体陽性では抗血小板療法がよい，多臓器にわたる静脈血栓・動脈血栓，流産，網状皮斑がある場合，抗凝固療法がよいとされている

画像所見

MRI
- 動脈性虚血所見（梗塞）：多発する梗塞で塞栓性と考えられる分布（複数の血管支配）として画像で認められることが多い（図1）
- くも膜下出血：静脈血栓症が原因と考えられるくも膜下出血が稀にある（図2）．静脈性であるので，動脈瘤破裂のような脳底のくも膜下腔に出血が生じることは少ない
- 脊髄病変：多分節の脊髄病変を呈することがある

鑑別診断

- **梗塞を起こすその他の基礎疾患**：特に若年者脳卒中の原因として動脈解離，血管炎，もやもや病などが基礎疾患の鑑別としてあがる．臨床的に疑われた場合，抗リン脂質抗体の測定が重要となる
- **脳動脈瘤破裂**：くも膜下出血で発症した場合に問題となる．静脈血栓症によるくも膜下出血では，脳底のくも膜下腔には出血することが少ないのが鑑別ポイント

<参考文献>
- 峰松一夫 他：若年性脳卒中診療の現状に関する共同調査研究．若年者脳卒中共同調査グループ（SASSY-JAPAN）．脳卒中，26：331-339，2004
- Miyakis, S., et al.: International consensus statement on an update of the classification for definite antiphospholipid syndrome (APS). J Thromb haemost, 4：295-306, 2006
- Sacco, R. L., et al.: Guidelines for prevention of stroke in patients with ischemic stroke or transient ischemic attach. A statement for healthcare professionals from the American Heart Association/American Stroke Association Council on stroke. Stroke, 37：577-617, 2006
- Panda, S., et al.: Localized convexity subarachnoid haemorrhage – a sign of early cerebral venous sinus thrombosis. Eur J Neurol, 17：1249-1258, 2010

<前田正幸>

146 Sjögren症候群
(Sjögren syndrome：SjS)

2）炎症

症例① 65歳　女性（Sjögren症候群）
3年前に口唇唾液腺の生検でSjSの診断を受けている．視神経炎にてフォロー中，認知機能低下を認め，MRIを施行した

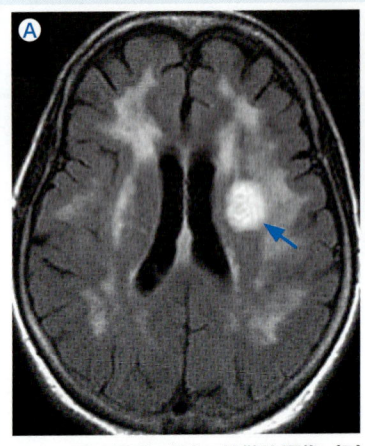

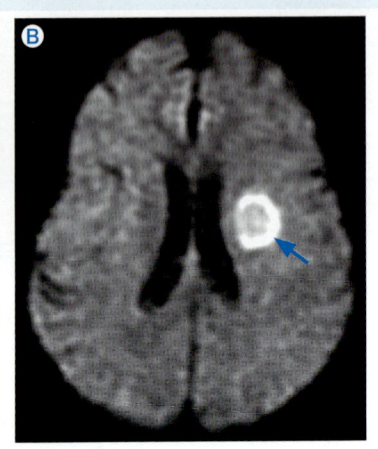

図1　FLAIR像（A），拡散強調像（B）
A：左放線冠に円形の高信号病変を認める（→）
B：病変の辺縁は高信号である（→）．活動性の脱髄病変を示唆する所見である．その後，患者はステロイド治療を受け，症状と画像の改善を認めた

症例② 49歳　女性（NMO関連疾患：Sjögren症候群）
3日前から複視，歩行障害がでてきた．患者は若い時から口内乾燥を感じてはいたが，特に検査を受けたこともなかった．SS-A，B抗体，シルマー試験陽性，口唇生検などからSjSと診断，また抗アクアポリン4抗体陽性でNMO関連疾患であった．なお，本例では経過中にPRESと考えられる両側後頭葉の病変を認めた（非呈示）

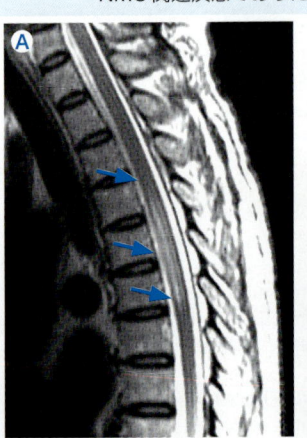

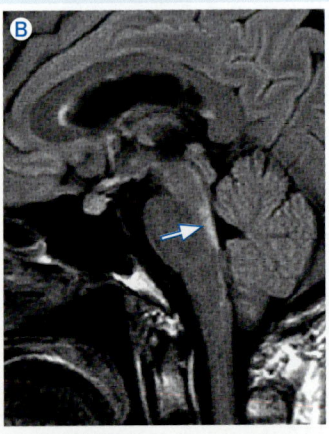

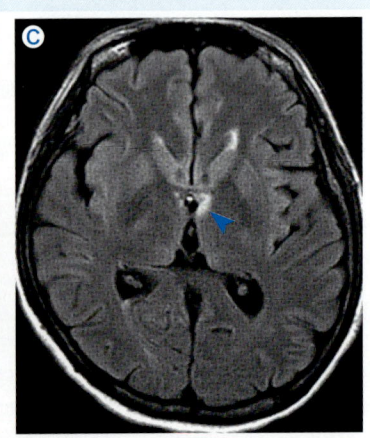

図2　T2強調矢状断像（A），FLAIR矢状断像（B），FLAIR像（C）
A：T4〜6レベルの脊髄内に高信号病変を認める（→）
B：第4脳室に面した橋被蓋に高信号を認める（⇨）
C：第3脳室に面した左視床下部に高信号を認める（▶）

146 Sjögren症候群

診断に役立つupdateな情報

SjS vs. 多発性硬化症 vs. SLE
- 多発性硬化症が疑われ，治療を受けながら，経過を追っていると，当初はっきりしなかった乾燥症状が顕在化し（2～14年），自己抗体検査やシルマー試験，口唇生検などでようやくSjSという診断がつく場合がある
- 同様にSLEでも最初に多発性硬化症が疑われたものの，経過を追うとSLEを示唆する臨床症状（1～12年）が顕在化することがある
- いわゆるclinically isolated syndromeの症例では，経過中の臨床症状の変化に注意する必要がある

NMO関連疾患 🔍1
- 抗アクアポリン4抗体が見出され，NMO（neuromyelitis optica）が1疾患単位として確立されつつある
- 一方，SjSを含む他の自己免疫疾患との合併例や，非典型的臨床像を呈する抗アクアポリン4抗体陽性例の報告が蓄積するに伴い，これらを包括するNMO関連疾患という概念が提唱されるようになった
- SjSにNMOが合併した場合，脊髄病変がSjSによる病変かNMOによる病変かの解釈は難しい
- 自己免疫疾患と関連したNMO関連疾患は中高年発症での報告が多い
- NMO関連疾患では経過中にPRESを合併しやすいといわれている

解説

- 慢性唾液腺炎と乾燥性角結膜炎を主徴とし，多彩な自己抗体の出現や高ガンマグロブリン血症をきたす自己免疫疾患で，男女比は1：13.7，発症年齢は40～60歳代
- 他の膠原病の合併がみられない一次性と関節リウマチや全身性エリテマトーデス（SLE）などの膠原病を合併する二次性とに大別
- **一次性Sjögren症候群**：病変が涙腺，唾液腺に限局する腺型と，病変が全身諸臓器におよぶ腺外型とに分類
- **自己抗体**：抗核抗体，リウマトイド因子，抗SS-A抗体，抗SS-B抗体などの自己抗体が出現
- **中枢神経症状を合併するSjögren症候群（CNS-SjS）**：頻度は多く（約20％），その病理学的背景として血管炎が推奨
- **中枢神経症状**：脊髄症，視神経炎などの症状が眼・口腔の乾燥症状に先行することが多い．患者は一般に乾燥症状の訴えが乏しい
- **治療**：ステロイドが有効．乾燥症状に対しては，対症的に人工涙液の点眼や人工唾液の噴霧

画像所見

MRI
- **脳白質病変**：T2強調像，FLAIR像での白質の高信号病変（図1）．活動性病変や急性病変は拡散強調像で高信号（図1）．病変はステロイドにより縮小
- **視神経病変**：視神経炎の合併では，視神経の腫大，T2強調像での高信号
- **脊髄病変**：多椎体におよぶ連続性の脊髄病変．脊髄中心性に異常高信号と脊髄腫大
- **NMO（neuromyelitis optica）の合併**：3椎体以上の脊髄病変をMRI上示し，抗アクアポリン4抗体陽性が証明されたNMOの合併報告が増えている（図2）．NMOでの脳病変では橋，視床下部などの脳室に沿ったアクアポリン4発現の高い領域に異常信号を認めることが典型的（🔍1）

CT
- 視神経病変と脊髄病変に関してはその異常を指摘できない

鑑別診断

- **多発性硬化症**：臨床的にもMR画像上も最も重要な鑑別疾患．患者の臨床症状が最も重要な手がかりになるが，特に乾燥症状は患者自身気がついていないことが多いので注意深く引き出す必要がある
- **CNS lupus**：臨床症状がやはり重要．他には疾患の始まりが急（CNS lupus）か，徐々に（SjS）か，患者が若い（CNS lupus）か，中年以降（SjS）かなどが参考になる
- **進行性多巣性白質脳症（PML）**：白質に比較的大きな異常高信号をとり，拡散強調像では活動病変の辺縁が高信号になる所見は類似することがある．基礎疾患（80％以上はHIV感染）が重要であるが，自己免疫疾患も少数ながら基礎疾患になることに注意（本章「144 全身性エリテマトーデス」の項参照）

＜参考文献＞
- Kadota, Y., et al.：Primary Sjögren's syndrome initially manifested by optic neuritis：MRI findings. Neuroradiology, 44：338-341, 2002
- Kurne, A., et al.：A clinically isolated syndrome：a challenging entity multiple sclerosis or collagen tissue disorders：clues for differentiation. J Neurol, 255：1625-635, 2008
- Wingerchuk, D. M., et al.：The spectrum of neuromyelitis optica. Lancet Neurol, 6：805-815, 2007
- Magana, S. M., et al.：Posterior reversible encephalopathy syndrome in neuromyelitis optica spectrum disorders. Neurology, 72：712-717, 2009

＜前田正幸＞

第3章 感染症・炎症と類縁疾患

2）炎症

147 中枢神経限局性血管炎
(primary angiitis of the central nervous system：PACNS)

症例 71歳 女性
めまいを主訴として来院

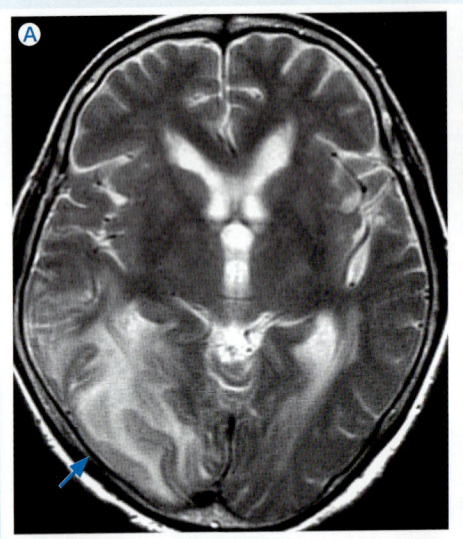

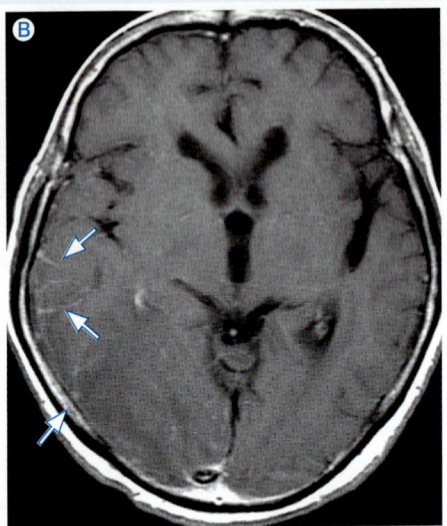

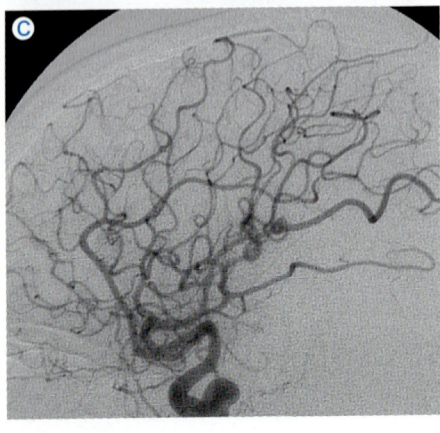

図1　T2強調像（A），造影T1強調像（B），血管造影（C）
T2強調像で右後頭葉には白質，皮質に広範な高信号病変を認める（→）．造影後，髄膜には増強効果を認める（⇨）．血管造影では明らかな血管狭窄の所見は認めない．生検にて中枢神経限局性血管炎（PACNS）と診断された
（岡崎市民病院放射線科　渡辺賢一先生のご厚意による）

解　説

- **脳血管のみに限局して炎症が起こる**原因不明の疾患で，血管炎の1つ．自己免疫疾患，膠原病類縁疾患に分類される，中～小動脈を傷害する血管炎
- 以前は benign angiopathy of the CNS と呼ばれる病態も含まれ，血管収縮が原因のものもあるとされたが，現在はこのような病態は可逆性脳血管攣縮症候群（reversible cerebral vasoconstriction syndrome：RCVS）の範疇に入れられて区別
- **臨床**：男性に多く，患者は40～60歳（平均50歳）．臨床症状は頭痛，脳症，認知障害．また脳卒中，TIAの症状も時に認める．患者既往には片頭痛，出産，薬物使用などはない
- **脳脊髄液所見**：白血球数増加，蛋白濃度上昇
- **病理所見**：最も一般的なのは肉芽腫性血管炎．他にはフィブリノイド壊死パターンの血管炎，リンパ球性パターンの血管炎がある
- **診断基準**：20年以上前に提唱された基準では血管造影での所見が病理所見と同等の価値があるとされたが，最近では血管造影での所見は原因疾患を特定できず，非特異的として病理所見よりも診断的価値は劣る．特にRCVSなどいくつかの疾患と誤診された場合，治療方針の相違とそれによる有害な副作用から病理所見が確定診断には必須．血管造影所見と脳脊髄液所見がそろうだけの場合には，probable diagnosis とされ，PACNSとRCVSの2つの可能性
- **治療**：cyclophosphamide と corticosteroid

診断に役立つupdateな情報

PACNSと血管造影所見
- 臨床所見と血管造影所見からPACNSを疑い，生検をした14例のうちPACNSの病理所見を得たのは1例もなく，代わりにCADASIL，梗塞，Alzheimer病などの病理所見が得られたという報告がある
- したがって，血管造影の異常所見は疾患同定に非特異的であり，確定診断には生検が必須であるとしている

腫瘍類似のPACNS
- 腫瘍類似のPACNSでは，そのMRI所見はさまざま
- 造影により，単発，多発の結節性増強効果
- MRSではCho上昇，lipid/lactate出現など悪性腫瘍を示唆させる所見もある
- 灌流画像では腫瘤病変の血液量の増大を示すことがある

アミロイド血管症合併のPACNS
- PACNSとアミロイド血管症（CAA）は病理的に合併することがある
- PACNSとCAA合併例ではPACNS単独例と比較して，病理は肉芽腫性血管炎，高い発症年齢，男性に多い，急性の発症，高頻度認知機能障害，造影MRIでの高頻度の髄膜増強所見といった特徴がある

画像所見

MRI

- PACNSでは90〜100％の患者でMRIの異常所見を認める（図1A）
- 病変局在：最も多いのが皮質下白質病変であるが，深部白質，深部灰白質，皮質にも異常所見
- 梗塞：50％の例で認め，通常両側性，多発性
- 腫瘤性病変：約15％で腫瘍と誤診されるような腫瘤性病変
- 多発性硬化症と類似した白質病変や皮質のlaminar necrosisの所見は比較的稀
- 増強効果：約1/3の例に認め，また髄膜増強効果は15％に認める（図1B）．ここが生検には理想的
- くも膜下出血と脳実質出血：10％の例で認める

血管造影

- 血管造影での所見として数珠状の狭窄・拡張病変，多発狭窄病変．しかしながら，異常所見の鋭敏度，特異度ともに低い（図1C）
- 血管造影の異常所見は非特異的で原因疾患が何であるかの特定には寄与しない．動脈硬化，血管攣縮，感染，腫瘍，神経線維腫症，fibromuscular dysplasiaなどでも類似した所見

鑑別疾患

- **可逆性脳血管攣縮症候群（reversible cerebral vasoconstriction syndrome：RCVS）**：鑑別で最も問題になる疾患．40歳以下で臨床症状が"thunderclap headache"，既往に片頭痛，出産，薬物使用などがあれば，RCVSの可能性を考える
- **頭蓋内アテローム動脈硬化症（intracranial atherosclerosis）**：血管造影所見では鑑別が難しく，生検が必要
- **感染性動脈炎（infectious arteritis）**：臨床情報，HIV，DM，アルコール過飲，免疫抑制剤使用などを参考
- **炎症疾患［サルコイドーシス，ANCA関連肉芽腫性血管炎，Churg-Strauss症候群，結節性多発動脈炎（polyarteritis nodosa）］**：全身性炎症疾患であり，臨床情報が重要
- **腫瘍（intravascular lymphoma，グリオーマ）**：最終的に生検が必要

＜参考文献＞
- Birnbaum, J., et al.：Primary angiitis of the central nervous system. Arch Neurol, 66：704-709, 2009
- Kadkhondayan, Y., et al.：Primary angiitis of the central nervous system at conventional angiography. Radiology, 233：878-882, 2004
- Lee, Y., et al.：Tumor-mimicking primary angiitis of the central nervous system：initial and follow-up MR features. Neuroradiology, 51：651-659, 2009
- Salvarani, C., et al.：Primary central nervous system vasculitis：comparison of patients with and without cerebral amyloid angiopathy. Rheumatology, 47：1671-1677, 2008

＜前田正幸＞

第3章 感染症・炎症と類縁疾患

2）炎症

148 Churg-Strauss症候群
(Churg-Strauss syndrome：CSS)

症例① 57歳 女性
気管支喘息，副鼻腔炎の既往あり．好酸球増多，皮疹，多発神経炎も出現．突然の右動眼神経麻痺，体幹失調を訴え，MRIとなる

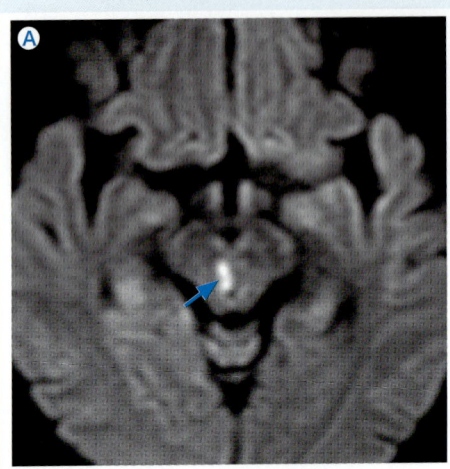

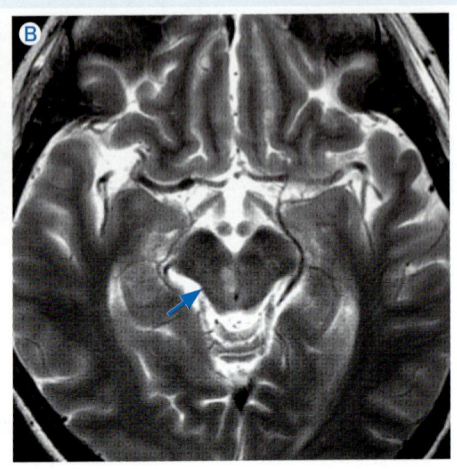

図1 拡散強調像（A），T2強調像（B）
拡散強調像，T2強調像にて中脳右側に急性期梗塞を認める（→）

症例② 54歳 女性
気管支喘息，鼻炎をくり返していた既往あり．熱，頭痛，左動眼神経麻痺，視力低下を呈し，血沈亢進，好酸球増多，p-ANCA陽性を認めた（防衛医科大学校症例）

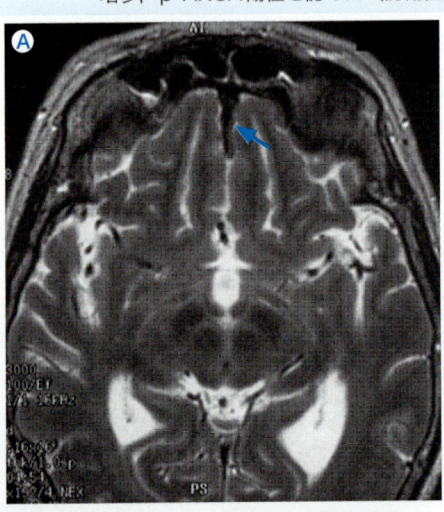

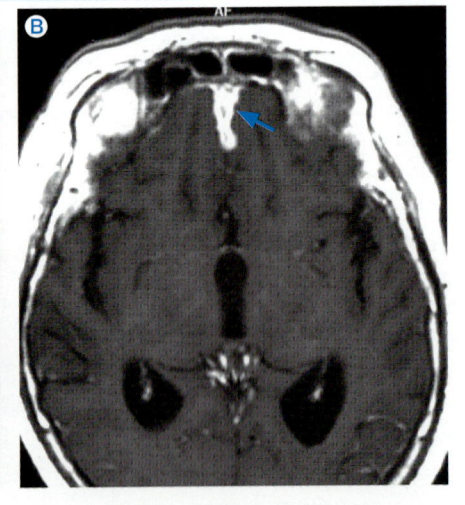

図2 T2強調像（A），造影T1強調像（B）
T2強調像では大脳鎌に低信号の肥厚を認める（A：→）．また造影にて強い増強効果を認める（B：→）．他には左海綿静脈洞に沿っての腫瘤や第4脳室内の脈絡叢に腫瘤を認めた（非呈示）

148 Churg-Strauss症候群

診断に役立つupdateな情報

ロイコトリエン受容体拮抗剤
- ロイコトリエン受容体拮抗剤は気管支喘息やアレルギー性鼻炎の治療に使われている
- 明らかな因果関係は証明されていないが，本剤使用時にChurg-Strauss症候群様の血管炎を生じたとの報告がある．これらの症状は，おおむね経口ステロイドの減量・中止時に生じている

Churg-Strauss症候群へのインターフェロンα治療後の白質脳症
- Churg-Strauss症候群の治療にはステロイドと免疫抑制剤を使うことが多いが，短期間のインターフェロンα使用の効能，安全性については知られている
- 一方，Churg-Strauss症候群に対して長期間インターフェロンαを使い治療した後に白質脳症を生じたという報告がある
- 長期にわたるインターフェロンα使用は避けるべきであり，またその使用時には脳MRIを使ってモニターすべきである

解説

- Churg-Strauss症候群（CSS）は，1951年にChurgとStraussがアレルギー素因を有し，細小血管の肉芽腫性血管炎と血管外肉芽腫をみる疾患を結節性動脈周囲炎（現在は結節性多発動脈炎）より分離・独立させた疾患で，別名，アレルギー性肉芽腫性血管炎．中枢神経病変はCSSの6～8％と低いが，末梢神経病変は55～75％と高頻度
- **ANCA関連血管炎**：細小血管を同様に侵すANCA関連肉芽腫性血管炎や顕微鏡的多発血管炎とともに抗好中球細胞質抗体（ANCA）陽性を認め，これらをANCA関連血管炎と呼称
- **病因**：**気管支喘息，アレルギー性鼻炎，好酸球増多症を有する症例に発症する**こと，および，抗好中球細胞質抗体であるMPO-ANCA（抗ミエロペルオキシダーゼ抗体）が，約50％の症例で検出される事実から，何らかのアレルギー性機序により発症すると推測
- **疫学**：30～60歳の女性に好発．日本での年間新規患者数は，約100例と推定
- **症状**：主要臨床症状は，先行する気管支喘息あるいはアレルギー性鼻炎と，血管炎によるもの．他，発熱，体重減少，末梢神経炎（多発性単神経炎），筋痛・関節痛，紫斑，胃・腸の消化管出血，肺の網状陰影や小結節状陰影，心筋梗塞や心外膜炎など．中枢神経病変としては脳梗塞や脳出血，髄膜病変
- **病理**：血管炎の組織では，好酸球の著明な増加を伴った壊死性血管炎や白血球破壊性血管炎が認められる．時に，血管外に肉芽腫形成
- **診断**：三大主要徴候（先行する気管支喘息，血中の好酸球の増加，血管炎症状），さらに病理組織所見が存在すると確実．参考所見として，血沈亢進，血小板増加，IgE高値，抗MPO抗体，ECP（eosinophil cationic protein）の上昇などが重要
- **治療**：軽・中等度症例は，プレドニゾロン．重症例では，プレドニゾロンのパルス療法に加えて，免疫抑制療法で治療．治療抵抗性の神経障害に対して高用量ガンマグロブリン静注療法
- **予後**：約80％の症例は治療後6ヵ月以内に寛解に至る．残りの20％は治療抵抗性

画像所見

MRI

- **梗塞**：**心筋炎や心内膜炎を合併すると，心臓からの血栓塞栓により分水嶺領域や皮質主体の両側性多発性脳梗塞**．また，脳内小動脈における血管炎によると考えられる局所的な梗塞（図1）
- **出血**：梗塞と比較して少ないが，血管炎が原因の脳出血．他には稀であるが椎骨動脈解離によるくも膜下出血
- **髄膜病変**：稀ではあるが**髄膜および脈絡叢に肉芽腫病変**（図2）．T2強調像での低信号は肉芽腫を示唆．造影T1強調像で強い増強効果

鑑別診断

- **サルコイドーシス，ANCA関連肉芽腫性血管炎**：髄膜病変を示すため画像だけでの鑑別は困難．臨床情報が重要

<参考文献>
- Tokumaru, A., et al. : Intracranial meningeal involvement in Churg-Strauss syndrome. AJNR, 23 : 221-224, 2002
- Grau, R. G. : Churg-Strauss syndrome : 2005-2008 update. Curr Rheumatol Rep, 10 : 453-458, 2008
- ロイコトリエン受容体拮抗剤 医薬品インタビューフォーム：http://www.kaken.co.jp/medical/if/pranlukast.html
- Metzler, C., et al. : Leukoencephalopathy after treatment of Churg-Strauss syndrome with interferon α. Ann Rheum Dis, 64 : 1242-1243, 2005

<前田正幸>

第3章 感染症・炎症と類縁疾患

2）炎症

149 神経Behçet病
(Neuro-Behçet's disease)

症例① 40歳 男性
複視，進行性神経Behçet病

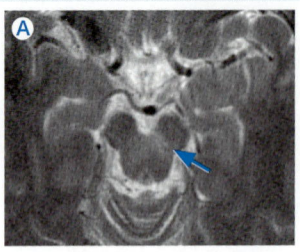

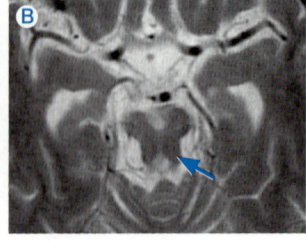

図1 T2強調像（A），T2強調像（4年後：B）
A：中脳左側には高信号病変（→）
B：4年後のフォローでは脳萎縮，特に脳幹の著明な萎縮あり（→）

症例② 57歳 男性
脳腫瘍様の神経Behçet病（帝京大学症例）

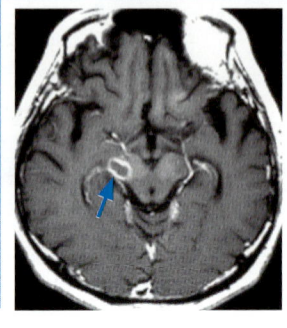

図2 造影T1強調像
中脳右側にはリング状増強効果（→）

解説

- Behçet病（Behçet's disease）は口腔内潰瘍，外陰部潰瘍，ブドウ膜炎を3徴候とする原因不明の全身性の血管周囲炎
- 診断基準：診断には国際Behçet病研究グループの基準を使うことが多い（再発性口腔内潰瘍に加え，再発性外陰部潰瘍，眼病変，皮膚病変，皮膚過敏反応のうち2つ以上陽性）
- 神経Behçet病：神経合併は最も重症である型の1つであるが比較的頻度が少ない．トルコ・イラン・イラクの3カ国での平均では9.4%
- 性差：神経Behçet病は男性に多く（約3倍），また男性の方が重症化
- 分類：脳実質性（髄膜脳炎）と非実質性（静脈血栓，時に動脈血栓）に分類
- 病理：Behçet病ではフィブリノイド壊死がないため，血管炎とはいえず，厳密には血管周囲炎の方が適切な所見
- HLAタイプ：HLA B51はトルコ人，日本人の60～70%にあるが，欧州では10～20%
- 治療：ステロイドが基本であるが，時に免疫抑制剤使用．静脈血栓に対しては抗凝固療法
- 経過：1/3が一度の症状発現，1/3がくり返し症状発現，1/3が神経障害を残し，進行性の経過

画像所見

MRI
- 病変分布：特に脳幹，視床，基底核，内包に非対称性にT2強調像やFLAIR像で高信号病変（図1 A）．進行した神経Behçet病では特に脳幹の著明な萎縮（図1 B）
- 増強効果：活動性病変では時に増強効果，また時に腫瘍様増強効果（図2）
- 拡散強調像：病変のADC値は一般に上昇．急性期血栓症ではADC値が低下することあり
- MR venography：脳静脈血栓症の検出
- T2*強調像：出血，microbleedsの検出

CT
- 脳静脈血栓症では出血で発症することあり

鑑別診断

- **神経Sweet病**：臨床的に神経Behçet病に類似．HLA-Cw1，B54との関連，ステロイドに対する良好な反応
- **多発性硬化症**：病変分布の相違．脳の萎縮がない
- **腫瘍**：神経Behçet病では特に視床，基底核，内包，脳幹に腫瘍様増強効果があり，鑑別疾患にあがる

診断に役立つupdateな情報

進行した神経Behçet病での著明な脳萎縮
- 脳脊髄液中のインターロイキン6の濃度の持続的上昇と脳の神経軸索消失とグリオーシスという所見は，進行期でのMRI上の著明な脳萎縮，特に脳幹の萎縮とよく相関する

脳腫瘍様の神経Behçet病
- 画像上，脳腫瘍に類似することがあり，特に視床，脳幹，基底核，内包に多い
- 通常，生検後に診断され，ステロイド治療によく反応する

神経Behçet病での脳静脈血栓症
- 他の原因で起こる脳静脈血栓症と比較して重篤にはならない

＜参考文献＞
- Akman-Demir, G., et al.: Interleukin-6 in neuro-Behçet's disease: Association with disease subsets and long-term outcome. Cytokine, 44: 373-376, 2008
- Matsuo, K., et al.: Neuro-Behçet disease mimicking brain tumor. AJNR, 26: 650-655, 2005
- Al-Araji, A., et al.: Neuro-Behçet's disease: epidemiology, clinical characteristics, and management. Lancet Neurol, 8: 192-204, 2009

＜前田正幸＞

第3章 感染症・炎症と類縁疾患
2）炎症

150 神経Sweet病
(neuro-Sweet disease)

症例 30歳代　男性
咽頭痛があり，近医にて内服処方受けるも改善せず様子をみていた．その後，複視が出現，頭痛もあり

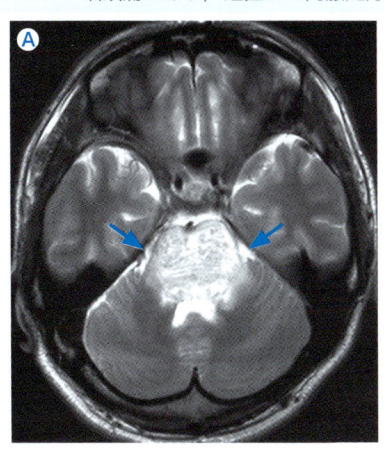

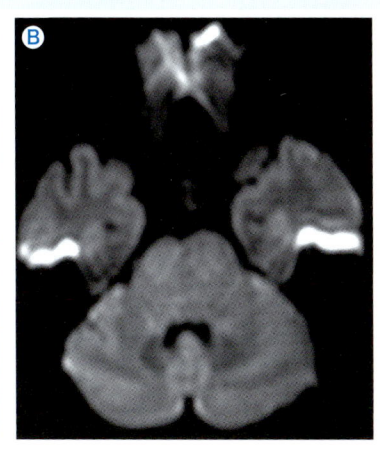

図1　T2強調像（A），拡散強調像（B）
A：橋全体に及ぶ強い高信号病変を認める（→）
B：病変は等信号を示している．これらの病変はSweet病の診断後，ステロイド治療により消失した
（兵庫医科大学　石蔵礼一先生のご厚意による）

解説

- Sweet病は全身倦怠感，発熱，隆起性紅斑，末梢血好中球増加などを特徴とする全身性炎症性疾患であり，英国の皮膚科医Sweetが報告
- **Behçet病との関連**：両者は臨床的に多くの共通点があり，近縁疾患と認識
- **神経Sweet病**：神経合併症を伴うものをいい，国内では45例の報告（2006年2月までのデータ）
- **神経Sweet病の特徴**：神経Sweet病は病理で血管（周囲）炎の所見がない，ステロイドが著効する，再発しても後遺症は軽度，関連HLAはCw1およびB54

画像所見

MRI
- まとまった報告は少なく，特異的な画像所見は特定できず
- ステロイド治療により，病変の消失が比較的すみやかなことが特徴（図1）
- 病変増強効果はほとんどないとされている

鑑別診断

- **神経Behçet病**：臨床的な特徴（Sweet病では皮膚病理で血管周囲炎の所見なし，ステロイドが著効，再発しても後遺症は軽度，関連HLAはCw1およびB54）を参考
- **脳腫瘍**：増強効果の有無を参考

＜参考文献＞
- Hisanaga, K., et al.：“Neuro-Sweet disease” Benign recurrent encephalitis with neutrophilic dermatosis. Arch Neurol, 56：1010-1013, 1999
- Kokubo, Y., et al.：Neuro-Sweet disease：report of the first autopsy case. J Neurol Neurosurg Psychiatry, 78：997-1000, 2007

＜前田正幸＞

診断に役立つupdateな情報

神経Sweet病 vs. 神経Behçet病（表）

	神経Sweet病	神経Behçet病
好発年齢	30～60歳代	20～30歳代
皮膚病理	血管炎の所見なし	血管周囲の細胞浸潤
経過	ステロイド著効	後遺症高頻度で時に重篤
関連HLA	Cw1およびB54	B51

第3章 感染症・炎症と類縁疾患

2）炎症

151 Langerhans 細胞組織球症
(Langerhans cell histiocytosis：LCH)

症例① 2歳 男児
主訴は多飲多尿（北海道大学症例）

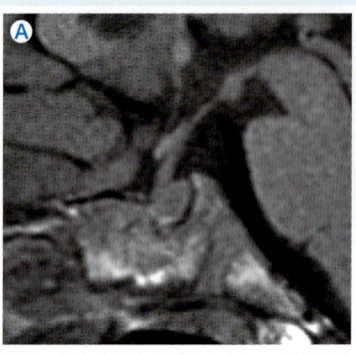

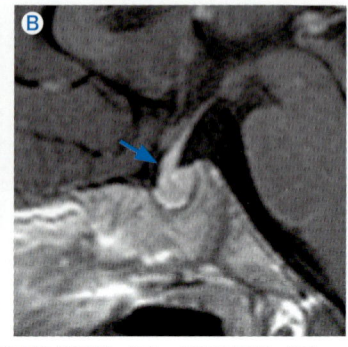

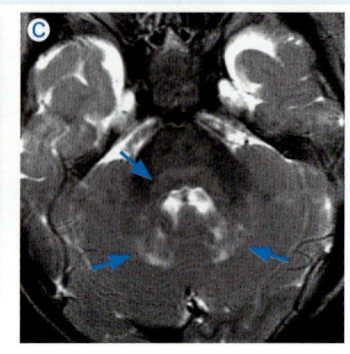

図1 T1強調矢状断像（A），造影T1強調矢状断像（B），T2強調像（C）
T1強調矢状断像では後葉の高信号が消失している．造影T1強調矢状断像ではthickened pituitary stalkを認める（B：→）．T2強調像では橋被蓋，歯状核に高信号を認めている（C：→）．この病変はその後の経過観察でも徐々に増大した

症例② 2歳 女児
頭蓋骨に腫瘍病変を認め精査となる

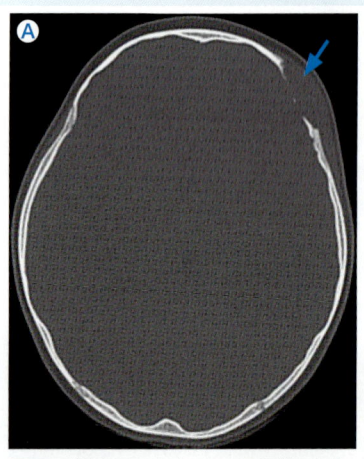

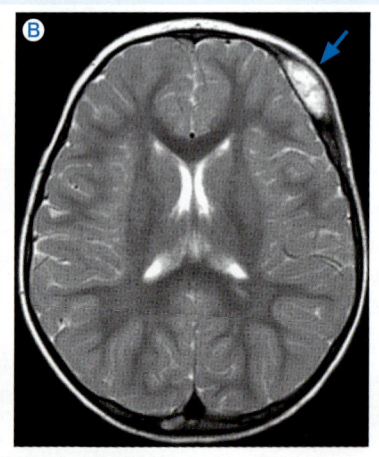

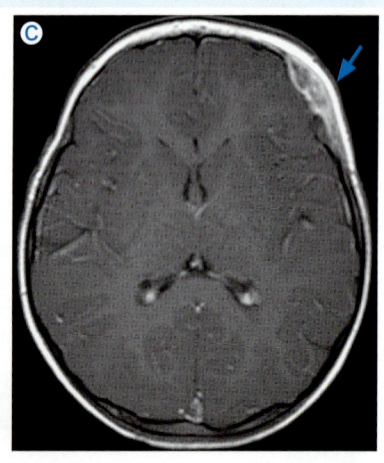

図2 単純CT（A），T2強調像（B），造影T1強調像（C）
単純CTでは前頭骨左半に溶骨性病変を認める（A：→）．造影MRIでは腫瘍は強く増強されている（C：→）

解説

- 原因は不明であり，またこの疾患が腫瘍性か炎症性肉芽腫性かについても議論がある
- **疾患頻度**：8～9例/100万人（小児）
- **臨床像**：LCHでは，本疾患の臨床像に関係する特定の臓器は高リスク（肝臓，脾臓，肺，骨髄）または低リスク臓器（皮膚，骨，リンパ節，下垂体）とされる．また，1つの部位または臓器（単一部位または単一系統型）に発生することもあれば，複数の部位または臓器（多系統型）に発生することもある
- **中枢神経系病理**：次の3種類の組織病理学的所見が記載されている．①CD1a陽性LCおよび主にCD8陽性リンパ球を伴った，髄膜または脈絡叢の肉芽腫．②炎症反応および神経細胞消失を引き起こすCD1a陽性LCおよび主にCD8陽性リンパ球を伴った，結合組織腔における肉芽腫．③組織変性，ミクログリア細胞の活性化および神経膠症を伴った，主としてCD8陽性のリンパ球浸潤（小脳，基底核，橋）
- **中枢神経症状**：LCHによる下垂体後葉領域への損傷が原因の尿崩症は，中枢神経系における最も頻度の高い最初の徴候（および急性症状）．尿崩症は，後にLCHを有することが明らかとなる患者の約4％において認められる症状．中枢神経系神経変性症候群として慢性患者の1～4％で構音障害，運動失調，距離測定障害，および時に行動変化が現れる
- **骨病変**：小児におけるLCHで最も頻度の高い部位

診断に役立つupdateな情報

LCH神経変性病変の長期MRI所見経過
- 5年以上の経過を追った9例での報告では全例で橋，小脳，基底核のT1，T2異常高信号は途中で消失することなく，進展しているものがほとんどであった
- 神経症状については9例中2例で悪化したが，他は大きな変化はなかった
- 画像での病変進展と神経症状には乖離がある

LCH神経変性病変のFDG-PET
- 神経変性病変を持つ患者では小脳，基底核，前頭葉皮質の糖代謝低下を認める
- 一方，扁桃体では糖代謝亢進を認める

LCHにおける尿崩症発生リスクと頭蓋顔面病変
- 診断時に多系統型で頭蓋顔面病変（特に耳，眼球，口腔部位など）を有する患者では，その経過において尿崩症を発症するリスクが有意に高い（相対リスク，4.6）

は頭蓋骨の溶解性病変であり，症状のない場合も有痛性の場合もある．最も高頻度に病変を認める骨格部位は，頭蓋骨，大腿骨，肋骨，椎骨，および上腕骨．脊椎の病変はしばしば頸椎にみられ，他の骨病変と頻繁に関連．眼窩のLCH腫瘍による眼球突出は，横紋筋肉腫，神経芽細胞腫に酷似
- **治療**：病変の部位および進展度に応じて，手術，薬物および化学療法（経口，局所および静脈内），放射線療法が含まれる

画像所見

MRI
- 髄膜病変，脈絡叢病変，脳内病変，頭蓋骨病変など多彩
- **視床下部・下垂体柄病変**：造影増強を示す腫瘤やthickened pituitary stalk．この病変は尿崩症の原因になる
- **神経変性病変**：小脳歯状核，橋，基底核にT1強調像で高信号，T2強調像で高信号の左右対称性病変，造影はされない（図1）．時に小脳萎縮もあり
- **骨病変**：頭蓋骨の病変は造影にて強く増強される（図2）．時に軟部組織へ進展

CT
- 骨病変は溶骨性病変として認める（図2）
- 椎体の圧潰（扁平椎 vertebra plana）

鑑別診断

- **ジャーミノーマ（胚腫）**：小児の尿崩症の原因として鑑別する必要あり．松果体部にも腫瘍病変を持つことがある．また時に脳脊髄液中のHCGが高値になる亜型あり
- **Erdheim-Chester病**：視床下部・下垂体柄に腫瘤を認め，小脳歯状核の異常信号を示すことあり．Erdheim-Chester病では患者年齢は普通40歳以上であること，骨病変が骨硬化性であることが鑑別点
- **骨転移**：小児では神経芽細胞腫の頭蓋骨転移病変との鑑別が重要．神経芽細胞腫では溶骨所見はそれほど強くない．また骨膜反応を伴うことが多い

<参考文献>
- Prayer, D., et al.：MR imaging presentation of intracranial disease associated with Langerhans cell histiocytosis. AJNR, 25：880-891, 2004
- Prosch, H., et al.：Long-term MR imaging course of neurodegenerative Langerhans cell histiocytosis. AJNR, 28：1022-1028, 2007
- Ribeiro, M. J., et al.：18F-FDG PET in neurodegenerative Langerhans cell histiocytosis results and potential interest for an early diagnosis of the disease. J Neurol, 255：575-580, 2008
- Grois, N., et al.：Risk factors for diabetes insipidus in Langerhans cell histiocytosis. Pediatr Blood Cancer, 46：228-233, 2006

<前田正幸>

第3章 感染症・炎症と類縁疾患

脳神経外科 神経内科 小児科

2）炎症

152 Rosai-Dorfman病
(Rosai-Dorfman disease, sinus histiocytosis with massive lymphadenopathy)

症例 48歳　男性
既往歴に特記事項なし．10カ月前，右顔面の単純痙攣を主訴に近医を受診し，脳梗塞の診断にて入院加療した．その後も時々てんかん様の発作があり，内服加療中であった．今回は3日前から構音障害が出現

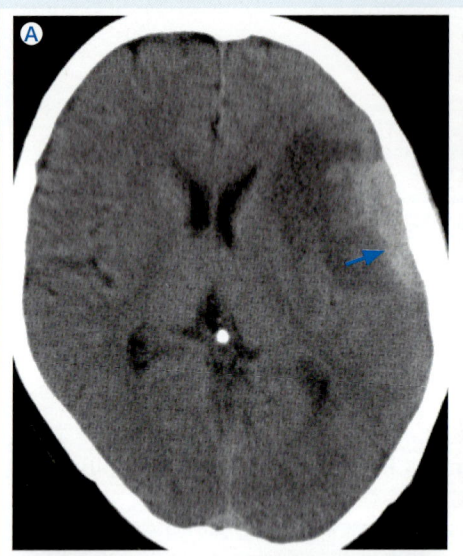

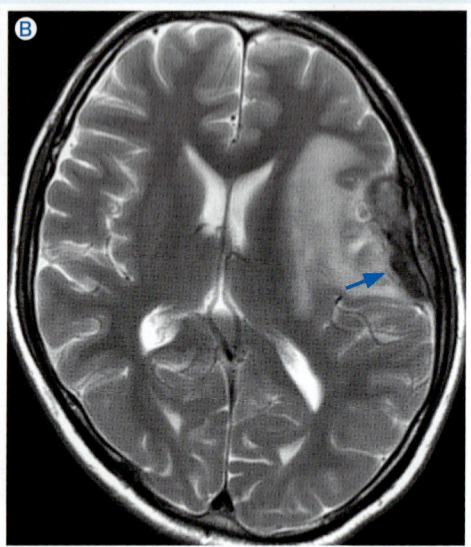

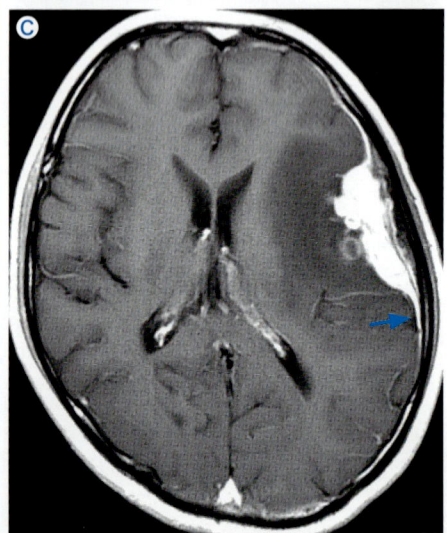

図1　単純CT（A），T2強調像（B），造影T1強調像（C）
A：CTでは左側頭部に高吸収の腫瘤性病変を認め（→），近傍の脳実質には浮腫を伴っている
B：腫瘤はT2強調像では低信号であり，髄外性と考えられる（→）
C：腫瘤は強く均一に造影増強されている．dural tail signも明らかである（→）
（藤田保健衛生大学　村山和宏先生のご厚意による）

診断に役立つupdateな情報

脳実質内病変を呈するRosai-Dorfman病
- Rosai-Dorfman病が中枢神経系の病変を生じるときはほとんど硬膜ベースの脳実質外病変であるが、稀には脳実質内病変として生じることがある
- このような場合、術前にはグリオーマ、転移、リンパ腫などと診断されていた

解説

- Rosai-Dorfman病は1965年Destombesにより初めて報告され、その後RosaiとDorfmanにより疾患単位として確立された良性反応性の組織球増殖性疾患
- 発症年齢は平均20.6歳、生下時から74歳まで幅広い年代にみられ、男性がやや優位（3：2）
- 症状：典型的には両側頸部リンパ節の著明な無痛性腫大がみられ、発熱や白血球増多、貧血、血沈亢進、多クローン性高γグロブリン血症がみられる
- 約40％に節外病変（皮膚、上気道、軟部組織、骨、眼窩、唾液腺、中枢神経系）がみられ、約10％は節外のみに病変がみられる
- 病理：病理組織学的な特徴は、リンパ節では拡張した類洞内にS-100蛋白陽性の組織球が多数みられる。節外性病変の場合、リンパ節に比べ線維化が強く、典型的なemperipolesisも認めにくい
- 中枢神経病変：稀に認め（5％未満）、ほとんどの場合、硬膜腫瘤として認める。したがって術前の診断は髄膜腫
- 治療：外科的切除、放射線療法、化学療法、ステロイドなど行われるが、特定の治療法はない

画像所見

CT
- 高吸収の髄外腫瘤として認め、髄膜腫に似る（図1 A）
- 慢性硬膜下血腫と誤診され、手術されたという報告もある

MRI
- **髄膜腫と類似した、硬膜をベースにした単発あるいは多発腫瘤性病変**として認め、T2強調像では線維化を反映して低信号となることがあるが（図1 B）、実際には淡い高信号などさまざま
- 造影では強く均一な増強効果を示し、dural tail signを示す（図1 C）
- 鞍上部の腫瘍として尿崩症や下垂体前葉不全の原因になり、ジャーミノーマ（胚腫）やLangerhans細胞組織球症（Langerhans cell histiocytosis：LCH）に類似した画像所見をとることがある
- 腫瘍が非常に薄く、広範な進展を示す場合にはpachymeningitis様の画像所見を呈することがある
- 頻度は少ないが、脊柱管内にもRosai-Dorfman病が生じることがある。やはり髄膜腫様所見

血管造影
- 血管造影ではavascularという報告があるが、淡い腫瘍濃染が認められることもある

鑑別診断

- **髄膜腫**：硬膜ベースの腫瘍として認められる場合、ほとんどの症例で術前診断は髄膜腫である。画像的には区別がつかない
- **硬髄膜炎（pachymeningitis）**：特発性やサルコイドーシスなどの肥厚性硬膜炎と類似した画像所見をとることがあり、これも画像上は区別がつかない
- **LCH、Erdheim-Chester病、サルコイドーシス、リンパ腫、ジャーミノーマ**：髄膜腫以外に考えるべき鑑別疾患としてはこのような疾患がある。また、Rosai-Dorfman病は鞍上部腫瘍として尿崩症を主訴とすることがあり、画像上もこれらの疾患との鑑別が問題になる

＜参考文献＞
- Lungren, M. P., et al.：Isolated Intracranial Rosai-Dorfman disease in a child. AJNR, 30：148-149, 2009
- Woodcock, R. J., et al.：Sinus histiocytosis (Rosai-Dorfman disease) of the suprasellar region：MR imaging findings-a case report. Radiology, 213：808-810, 1999
- Bhandari, A., et al.：Extranodal Rosai-Dorfman disease with multiple spinal lesions：a rare presentation. Surg Neurol, 65：308-311, 2006
- Bing, F., et al.：Tumor arising in the periventricular region. Neuropathology, 29：101-103, 2009

＜前田正幸＞

第3章 感染症・炎症と類縁疾患 　脳神経外科 　神経内科 　小児科

2）炎症

153 Erdheim-Chester病
(Erdheim-Chester disease：ECD)

症例① 50歳　女性
数年前から頭痛，1カ月前から複視が出現してきた（筑波大学症例）

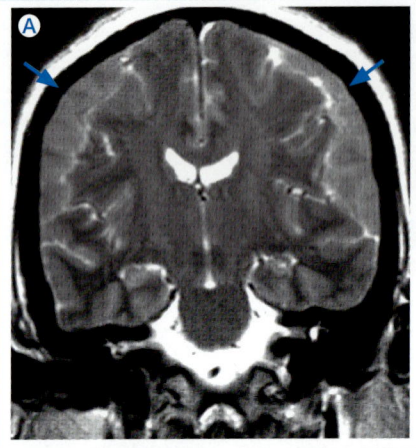

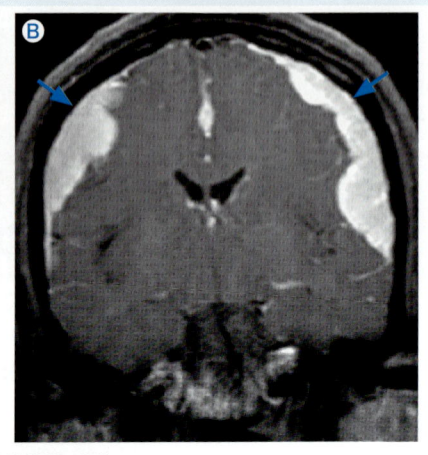

図1　T2強調冠状断像（A），造影T1強調冠状断像（B）
両側性の髄膜腫瘤病変を認める（→）

症例② 50歳　男性
2年前から構音障害と軽い頭痛があり，近医受診にて病変が見つかった（獨協医科大学症例）

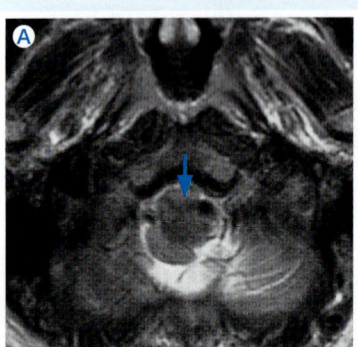

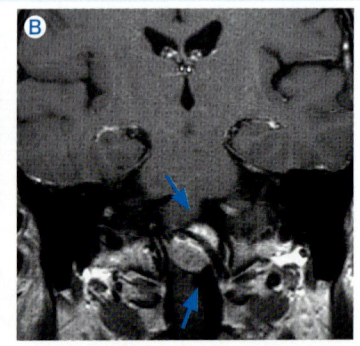

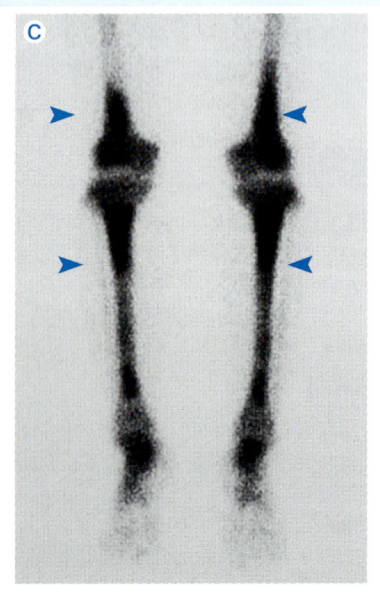

図2　T2強調像（A），造影T1強調像（B），骨シンチグラフィ（C）
A：頸髄前方に低信号の腫瘤性病変を認める（→）
B：腫瘤は均一に強く造影増強され，左椎骨動脈を囲んでいる（→）
C：骨シンチグラフィでは両側大腿骨，脛骨に強い集積を認める（▶）

153 Erdheim-Chester病

診断に役立つupdateな情報

ECDでの頭蓋内病変と頭蓋外病変の合併
- 頭蓋内病変（髄膜病変，血管周囲病変，下垂体柄病変）を単発性に認めるのは稀で，ほとんどの場合頭蓋外病変（副鼻腔の骨硬化や眼窩腫瘤病変）の合併があるため，読影の際注意が必要

FDG-PETによる治療評価
- FDG-PETはMRIで病変が縮小を示す前にFDGの取り込みの低下を示し，治療効果の判定に優れている

解説

- Erdheim-Chester病（ECD）は多臓器への泡沫状の組織球浸潤を特徴とする非ランゲルハンス細胞性組織球症（non-Langerhans cell histiocytosis：non-LCH）の1つ
- non-LCH分類：全部で15のサブタイプがあり，典型的には貪食細胞への分化を示す細胞からなる良性増殖性疾患．ECDはRosai-Dorfman病などと並び，このサブタイプを構成．サブタイプ間の明確な鑑別診断は難しく，鑑別には病理だけではなく，臨床情報や画像が有用
- 40歳代に好発し，男性に若干多い
- ECDの臨床症状：骨痛（膝，下肢）や尿崩症が多いが，神経症状はECD例の1/3に認める
- ECDの神経症状：小脳症状（41％），錐体路症状（45％）が多く，他には痙攣，頭痛，精神症状，認知機能障害など
- ECDの病理所見：免疫組織化学的マーカーではCD-68陽性でCD-1aは陰性．電顕所見ではBirbeck顆粒を認めない
- 治療：標準的な治療法はないが，ステロイド，放射線，化学療法，手術などが試みられている

画像所見

MRI
- 髄膜病変，脳実質病変，視床下部・下垂体病変，血管周囲病変，眼窩病変など多彩な所見を示す．2/3の症例で複数部位の病変合併がある
- 髄膜病変：23％で認める．びまん性の髄膜肥厚，髄膜腫様の所見など（図1）．T2強調像では等～低信号，造影にて均一に強く増強
- 脳実質病変：17％で脳実質に結節病変を認める．T2強調像で等～低信号，増強効果を持つ．また，10％で小脳歯状核に対称性T2高信号病変を認める（増強効果はなく，髄鞘の消失を反映）
- 視床下部・下垂体病変：47％で後葉のT1高信号消失．半数の患者で尿崩症．20％の患者で下垂体柄に腫瘤病変
- 血管周囲病変：10％で脳底動脈・椎骨動脈周囲，頸動脈周囲，静脈洞周囲に結節状腫瘤病変を認める（図2）．造影にて強く均一に増強
- 眼窩病変：30％で眼窩内に腫瘤病変．T2強調像で低信号．強い増強効果．多くが両側性

CT
- 顔面の骨硬化性病変：80％で顔面の骨（上顎洞，蝶形骨洞，篩骨洞）の骨硬化性病変

単純X線写真
- 下肢の骨硬化病変はECDを強く疑う所見

骨シンチグラフィ
- 骨硬化病変は強い集積（図2C）

FDG-PET
- 神経病変：MRIと比較して，FDG-PETの感度は66％，特異度は92％，positive predictive valueは86％，negative predictive valueは80％
- FDG-PETは治療効果の判定に特に有用

鑑別診断

- LCH：LCHでは骨病変は溶骨性
- 他のnon-LCHサブタイプ（Rosai-Dorfman病など）：臨床情報，画像所見などを参考
- サルコイドーシス：サルコイドーシスでは肺病変の合併が90％
- 髄膜腫：単発の髄膜腫瘤病変では鑑別が困難．臨床症状（尿崩症など），顔面の骨病変などを参考

<参考文献>
- Dier, A., et al.：Cerebral, facial, and orbital involvement in Erdheim-Chester disease：CT and MR imaging findings. Radiology, 255：586-594, 2010
- Lachenal, F., et al.：Neurological manifestations and neuroradiological presentation of Erdheim-Chester disease：report of 6 cases and systematic review of the literature. J Neurol, 253：1267-1277, 2006
- Arnaud, L., et al.：18F-fluorodeoxyglucose-positron emission tomography scanning is more useful in follow-up than in the initial assessment of patients with Erdheim-Chester disease. Arthritis Rheum, 60：3128-3138, 2009
- Conley, A., et al.：Non-Langerhans cell histiocytosis with isolated CNS involvement：An unusual variant of Erdheim-Chester disease. Neuropathology, 30：634-647, 2010

<前田正幸>

第3章 感染症・炎症と類縁疾患

2) 炎症

154 post transplantation lymphoproliferative disorder（PTLD）

症例 30歳代　男性（post transplantation lymphoproliferative disorder（diffuse large B cell lymphoma），血中のEBウイルスのPCRが2,500と高値）
巣状糸球体硬化症にて5年前に生体腎移植．2カ月前より行動異常．風呂から自力で出ることが困難となり来院

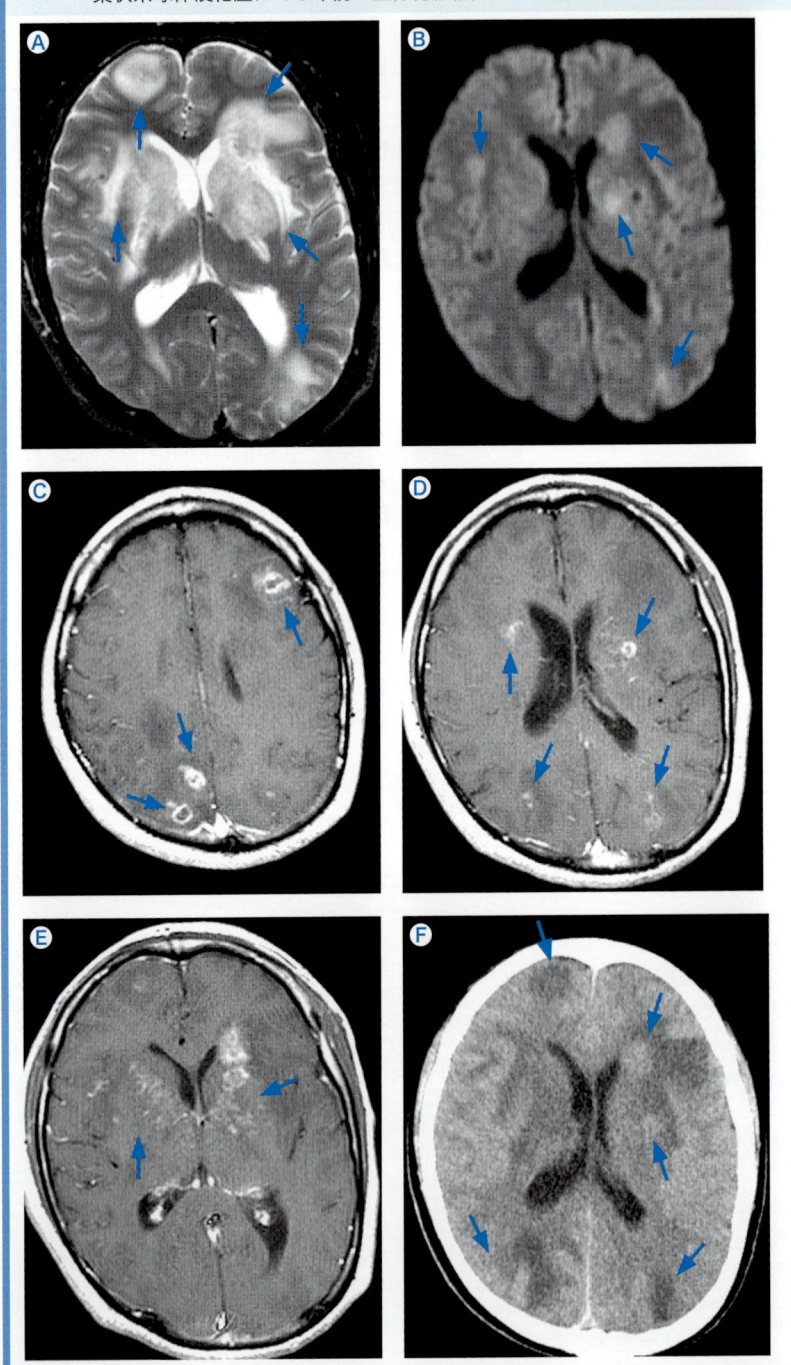

図1 T2強調像（A），拡散強調像（B），造影T1強調像（C, D, E），単純CT（F）
両側大脳半球に多発する周囲の浮腫性変化および増強効果を伴う結節・腫瘤を認め，一部リング状である．基底核領域では血管周囲腔の分布に沿った増強効果を認める．充実性成分は拡散強調像で淡い高信号，CTで淡い高吸収を呈しており，細胞密度の高い病変が示唆される

154 post transplantation lymphoproliferative disorder (PTLD)

診断に役立つupdateな情報

PTLDの発症頻度
- 中枢神経のPTLDの頻度として膵移植の16%，腎移植の13%，心移植の13%の報告，腎移植の11.7%，肝移植の4.2%，心移植の4%，心・肺移植または肺移植の3.4%の報告が存在

病理学的分類
- hyperplastic (early) PTLD (infectious mononucleosis-like PTLD, plasmacytic hyperplasia)
- polymorphic PTLD (polymorphic diffuse B-cell hyperplasia, polymorphic diffuse B-cell lymphoma)
- monomorphic (lymphomatous) PTLD (diffuse large B-cell lymphoma, Burkitt or Burkitt-like PTLD, plasma cell myeloma, plsmacytoma-like PTLD, T-cell neoplasms, natural killer cell neoplasms)
- Hodgkin-like PTLD (Hodgkin lymphoma and Hodgkin-like variants)

診断のポイント
- 移植後の状態において，リンパ腫（特にAIDSなどの免疫低下状態のリンパ腫）に類似した所見を呈する場合は本症を考える

解説

- post transplantation lymphoproliferative disorder (PTLD) は臓器あるいは骨髄移植後（数カ月から5年程度）の免疫抑制状態下に起こる過形成から悪性リンパ腫までのさまざまな程度のリンパ増殖性疾患
- **多くはEpstein-Barrウイルス（EBV）に関連し**，B cell由来
- 免疫抑制状態ではTリンパ球の機能低下によりEBVに感染したBリンパ球の増殖の抑制が困難
- ただしEBVに関連していないものやT cell由来のものも存在
- EBVに関連のない症例はHelicobacter pyloriの感染に起因したmucosa-associated lymphoid tissue (MALT)，human herpes virus 8 (HHV8)，以前の損傷・修復部位の免疫学的状態の変化，移植片自体からの慢性的な抗原刺激などがいわれているが，原因不明の症例も多い
- 危険因子としてEBVの他，サイトメガロウイルス，小児，60歳以上，免疫抑制剤など

画像所見

- 大脳半球に好発（80%），その他に脳幹（15%），小脳（5%）など
- 通常の悪性リンパ腫に類似し，特に**免疫低下状態のリンパ腫に類似**
- 通常のリンパ腫に類似した所見として，皮質・白質境界領域，脳室周囲などの脳脊髄液に隣接する部位や血管周囲腔への進展，脳梁への進展，均一な小円形細胞により細胞密度が高いことからCTでは均一な軽度高吸収，T2強調像では均一な淡い高信号（比較的低信号），拡散強調像での高信号，均一な増強効果
- 免疫低下状態のリンパ腫に類似した所見として，上記所見に加え，出血，壊死，リング状増強効果を合併しうる
- 病変周囲の血管性浮腫

鑑別診断

- **脳膿瘍**：多発リング状増強効果からは鑑別となるが，拡散強調像で内部信号が高く，被膜がT1強調像で高信号，T2強調像で低信号となり，本症とは異なる
- **サルコイドーシス**：軟膜を侵しやすく血管周囲腔に沿った進展を示しうるが，多発リング状増強効果を呈する結節・腫瘤を形成することは稀
- **クリプトコッカス**：髄膜炎と血管周囲腔に沿った炎症の進展がみられるが，真菌の産生する粘液により血管周囲腔が拡大する (gelatinous pseudocyst) のが典型的な所見である．その他cryptococcomaと呼ばれる結節状・リング状の増強効果を示す肉芽腫形成，choroid plexitisなどを合併しうる
- **トキソプラズマ**：免疫低下状態で発生するが，実際にはAIDS以外の免疫低下状態では稀．脳梁病変，髄膜脳炎の形態をとるのは稀．脳内に膿瘍を形成しうる（拡散強調像で内部が高信号を示さない報告もあり）．asymmetric target sign, eccentric target signが頻度はそれ程高くないが特徴的
- **結核**：脳底槽を中心とした肉芽腫性髄膜炎．脳実質内の結核腫は皮髄境界や脳室近傍に好発し，多彩な所見を呈しうるも，T2強調像で低信号を呈するのが特徴的
- **ヒストプラズマ**：結核に類似した画像所見を呈する．海外渡航歴がある場合が多い

＜参考文献＞
- Borhani, A. A., et al.：Imaging of post transplantation lymphoproliferative disorder after solid organ transplantation. Radiographics, 29：981-1002, 2009

＜松島理士＞

第3章 感染症・炎症と類縁疾患
2）炎症

155 Bell麻痺/Ramsay Hunt症候群
(Bell's palsy/Ramsay Hunt syndrome)

症例①　40歳代　男性（Ramsay Hunt症候群）
右顔面神経麻痺，下位脳神経麻痺

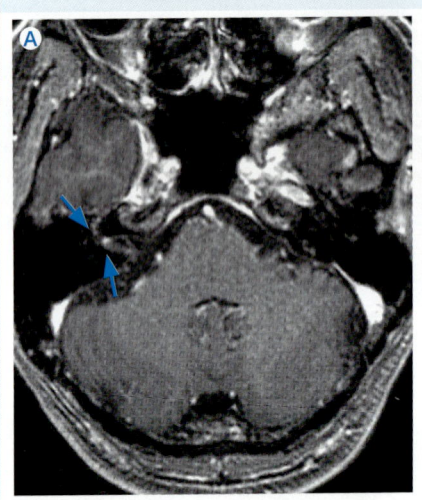

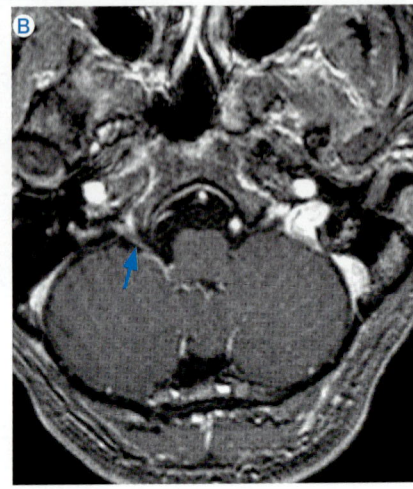

図1　脂肪抑制造影T1強調像（A，B）
右顔面神経，聴神経，下位脳神経に増強効果の亢進を認め，内耳道内の顔面神経の一部は結節状である

症例②　65歳　男性（Ramsay Hunt症候群）
右顔面神経麻痺，めまい，右耳介の水疱

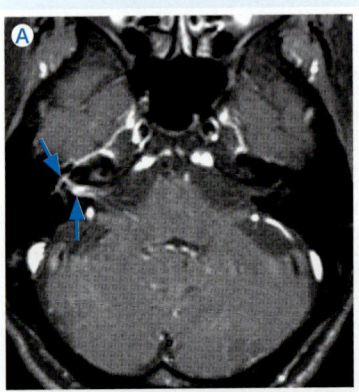

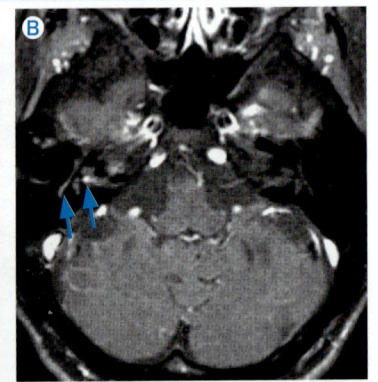

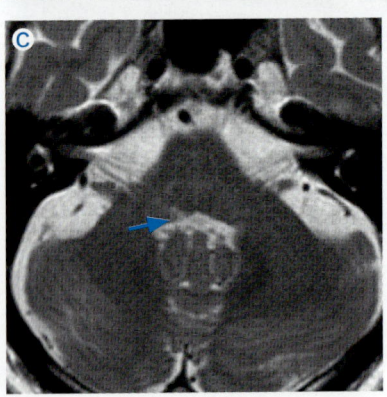

図2　脂肪抑制造影T1強調像（A，B），T2強調像（C）
右顔面神経の内耳道内・迷路部・第一膝部・鼓室部，右前庭神経，蝸牛，前庭の増強効果の亢進を認める．T2強調像で橋被蓋右側（右前庭神経核レベル）に高信号を認める

診断に役立つupdateな情報

Ramsay Hunt症候群に合併した脳幹病変
- Ramsay Hunt症候群には脳幹病変の合併が散見され，顔面神経丘，三叉神経核，三叉神経脊髄路（核），内側毛帯，三叉神経毛帯，橋横線維，皮質脊髄・皮質延髄路，中脳などにT2強調像で高信号や増強効果を伴うことがあり，梗塞の合併の報告もある．炎症の波及（血管炎や二次的な血管閉塞を含む）によるものと考えられている

多発脳神経を侵すRamsay Hunt症候群
- Ⅶ/Ⅷの他，Ⅴ，Ⅵ，Ⅸ，Ⅹ，Ⅺ，Ⅻなどの多発脳神経障害を呈することがあり，meningitis-like reaction，anastomotic pathwayに沿ったVZVのdirect perineural spread，血管炎などによると報告されている．多発脳神経障害でも片側性であれば，悪性腫瘍やサルコイドーシスは考えにくいとの報告もあり，片側性の急性発症の多発脳神経障害であれば，腫瘍や肉芽腫性病変よりもRamsay Hunt症候群をまず考えてみる

解説

- Bell麻痺は単純ヘルペス1型（herpes simplex virus type-1：HSV-1）の関与が示唆されるも，特発性顔面神経麻痺とも呼ばれ，原因が確定されていない
- Bell麻痺は大部分が一側性．膝神経節より近位部では唾液や流涙の減少，聴覚過敏，舌前2/3の味覚低下．鼓索神経より末梢では顔面神経麻痺のみ
- Ramsay Hunt症候群は帯状疱疹ウイルス（varicella-zoster virus：VZV）による不顕性感染後の再活性化による顔面神経麻痺
- Ramsay Hunt症候群の症状として，外耳道や鼓膜などの有痛性水疱，めまい，難聴，顔面神経麻痺．疱疹のないものも存在（zoster sine herpete）

画像所見

MRI

＜Ramsay Hunt症候群＞
- 顔面神経の増強効果の亢進
- 聴神経，蝸牛・前庭・三半規管などにも増強効果がみられうる
- Bell麻痺よりも神経の肥厚を伴うことが多い
- 顔面神経・聴神経に加え，三叉神経や下位脳神経にも同様の増強効果を合併することがある
- 脳幹のT2延長域や増強効果（血管炎や二次的な血管閉塞を含む炎症の波及による）

＜Bell麻痺＞
- 顔面神経の線状の増強効果の亢進
- 所見の程度はRamsay Hunt症候群よりも弱い
- Ramsay Hunt症候群でみられうる第8脳神経や内耳の異常の合併は通常みられない

鑑別診断

- **顔面神経鞘腫・血管腫**：結節・腫瘤の形成がある
- **サルコイドーシス・ANCA関連肉芽腫性血管炎・悪性腫瘍の神経周囲浸潤・悪性リンパ腫**：臨床経過・病歴や血液・髄液所見などの他，神経の不整な肥厚や結節・腫瘤形成，両側性や広範な病変の進展などが鑑別の参考となる

＜参考文献＞
- Sartoretti-Schefer, S., et al.：Ramsay Hunt syndrome associated with brain stem enhancement. AJNR, 20：278-280, 1999
- Nogueira, R. G., et al.：Ramsay Hunt syndrome associated with spinal trigeminal nucleus and tract involvement on MRI. Neurology, 61：1306-1307, 2003
- Haanpaa, M., et al.：CSF and MRI findings in patients with acute herpes zoster. Neurology, 51：1405-1411, 1998
- Mizock, B. A., et al.：Herpes zoster oticus with pontine lesion：segmental brain-stem encephalitis. Clin Infect Dis, 30：229-230, 2000
- Ortiz, G. A., et al.：Ramsay Hunt syndrome followed by multifocal vasculopathy and posterior circulation stroke. Neurology, 70：1049-1051, 2008
- Morelli, N., et al.：Ramsay-Hunt syndrome complicated by unilateral multiple cranial nerve palsies. Neurol Sci, 29：497-498, 2008
- Espay, A. J., et al.：Petrositis in Ramsay Hunt syndrome with multiple cranial neuropathies. Arch Neurol, 62：1774-1775, 2005
- Nishioka, K., et al.：An extremely unusual presentation of varicella zoster viral infection of cranial nerves mimicking Garcin syndrome. Clin Neurol Neurosurg, 108：772-774, 2006

＜松島理士＞

第3章 感染症・炎症と類縁疾患
3）類縁疾患

156 cerebral amyloid angiopathy (CAA) related inflammation

症例 70歳代 男性（probable CAA with pathological evidence）
緩徐進行性の認知症，高次機能障害

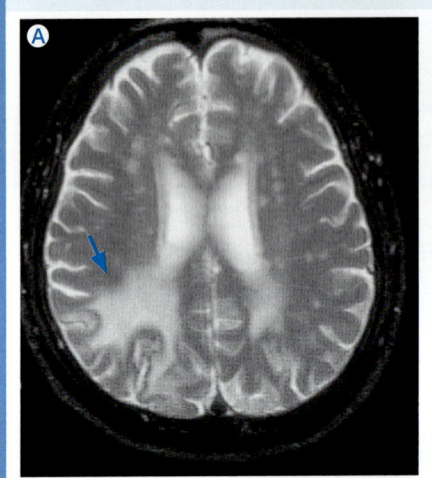

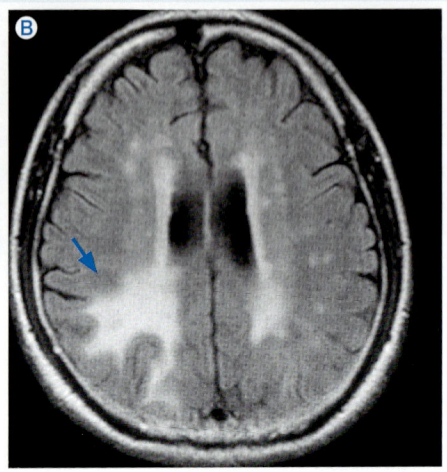

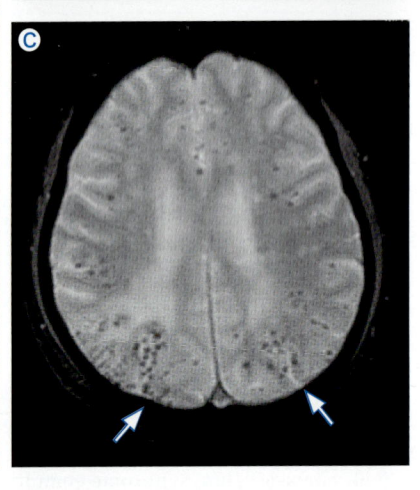

図1 T2強調像（A），FLAIR像（B），T2*強調像（C）
T2強調像・FLAIR像にて右頭頂・後頭葉のU-fiberを含む皮質下・深部白質に血管支配に一致しない高信号域を認める（→）．T2*強調像では両側大脳半球の皮質・皮質下白質に多発する大脳後部優位に分布する点状低信号を示す微小出血後変化を認める（⇨）

解説

- cerebral amyloid angiopathy（CAA）は全身性のアミロイドーシスと関連しない皮質，皮質下，髄膜の中小血管壁へのアミロイドβ（Aβ）の沈着に起因する脳血管障害
- 深部白質，基底核，視床，脳幹は比較的保たれやすい
- 散発性と遺伝性が存在するが，より散発性が一般的

<The Boston criteria>
- define CAA（剖検にて，脳葉型，皮質あるいは皮質下出血，vasculopathyを伴う高度のCAA，他の原因の欠如の3点を示す），probable CAA with pathological evidence（生検や血腫吸引・除去標本にて，脳葉型，皮質あるいは皮質下出血，標本内にさまざまな程度のCAA，他の原因の欠如の3点を示す），probable CAA（臨床データおよびMRI/CTにて，多発した脳葉型，皮質あるいは皮質下出血，55歳以上，他の出血の原因の欠如の3点を示す），possible CAA（臨床データおよびMRI/CTにて，単発の脳葉型，皮質あるいは皮質下出血，55歳以上，他の出血の原因の欠如の3点を示す）
- probable CAAと診断された症例において，後の病理学的確定診断との相関が100％の報告があり，臨床的・MRI/CTにてprobable CAAであれば，CAAと診断可能
- 微小出血は側頭後頭葉に優位に分布
- 一時的な髄膜の血管の破綻，二次的な皮質下・皮質出血が脳表まで達することによるくも膜下出血
- Aβに対する免疫療法であるAlzheimer病に対するワクチンの臨床試験において髄膜脳炎の合併症が報告され，Aβに対する免疫反応がクローズアップされる

156 cerebral amyloid angiopathy（CAA）related inflammation

> **診断に役立つupdateな情報**
>
> **apolipoprotein E（APOE）ε4/ε4 genotype と CAA related inflammation**
> - 炎症を伴うCAAでは炎症を伴わないCAAに比して，APOE ε4/ε4 genotypeの有意な発現がみられ，前者では76.9%，後者では5.1%であったと報告されている．関連が示唆されている
>
> **CAA related inflammationの治療**
> - CAA related inflammationにはステロイドや免疫抑制剤の有用性が報告されている
> - 治療抵抗性の症例や自然寛解と再発を示す症例も存在する
>
> **診断のポイント**
> - 55歳以上（特により高齢者）の血管支配に一致しないT2強調像における白質の高信号をみた時，くも膜下腔，皮質・皮質下白質といった脳表に分布する特徴的な出血との組み合わせで診断可能となるため，磁化率強調像やT2*強調像を撮影する

- Aβの血管壁への沈着により，肉芽腫性血管炎を含む血管炎を合併しうる
- 急性から亜急性に進行する認知機能障害，意識障害，巣症状などをきたしうる
- 白質病変を合併し，血管炎による還流障害のための虚血・梗塞巣，血液脳関門の破綻のための血管性浮腫，くも膜下腔の炎症のための静脈性浮腫・梗塞などを反映
- 血管炎による変化を反映していると考えられる髄膜の増強効果もみられうる

画像所見

MRI

- T2強調像やFLAIR像における大脳白質の高信号域
- T2*強調像や磁化率強調像におけるくも膜下腔の出血後変化，皮質，皮質下白質の多発微小出血
- 上記により後頭部に優位に分布する傾向
- 高血圧や動脈硬化性と異なり，基底核，視床，脳幹（特に橋）の微小出血の頻度は低い
- 血管炎による変化を反映していると考えられる髄膜の増強効果
- Aβ沈着に関連した小血管性慢性虚血の結果としての非特異的脳萎縮

鑑別診断

- primary angiitisを含む血管炎症候群
- intravascular lymphomatosis
- gliomatosis/lymphomatosis cerebri
- progressive multifocal leukoencephalopathy
- PRES（posterior reversible encephalopathy syndrome）
- いずれもT2強調像やFLAIR像では類似する可能性があるが，T2*強調像や磁化率強調像での特徴的な分布を呈するくも膜下腔，皮質・皮質下白質の出血との組み合わせにより鑑別可能

＜参考文献＞
- Knudsen, K. A., et al. : Clinical diagnosis of cerebral amyloid angiopathy : validation of the Boston criteria. Neurology, 56 : 537-539, 2001
- Caulo, M., et al. : Cerebral amyloid angiopathy presenting as nonhemorrhagic diffuse encephalopathy : Neuropathologic and neuroradiologic manifestations in one case. AJNR, 22 : 1072-1076, 2001
- Imaoka, K., et al. : Leukoencephalopathy with cerebral amyloid angiopathy a semiquantitative and morphometric study. J Neurol, 246 : 661-666, 1999
- Jessica, A., et al. : Clinical manifestations of cerebral amyloid angiopathy-related inflammation. Ann Neurol, 55 : 250-256, 2004
- Kinnecom, C., et al. : Course of cerebral amyloid angiopathy-related inflammation. Neurology, 68 : 1411-1416, 2007
- Oh, U., et al. : Reversible leukoencephalopathy associated with cerebral amyloid angiopathy. Neurology, 494-497, 2004
- Rosand, J., et al. : Spetial clustering of hemorrhages in probable cerebral amyloid angiopathy. Ann Neurol, 58 : 459-462, 2005
- Takeda, S., et al. : Subcortical hematoma caused by cerebral amyloid angiopathy : does the first evidence of hemorrhage occur in the subarachnoid space？ Neuropathology, 23 : 254-261, 2003
- Scolding, N. J., et al. : Aβ-related angiitis : primary angiitis of the central nervous system associated with cerebral amyloid angiopathy. Brain, 128（pt 3）: 500-515, 2005
- 吉田眞理 他：脳肉芽腫性血管炎とβアミロイド沈着．神経内科，70：180-187, 2009

＜松島理士＞

第3章 感染症・炎症と類縁疾患

3）類縁疾患

157 非ヘルペス性辺縁系脳炎
(non-herpetic limbic encephalitis)

症例 40歳代　女性
頭痛，記銘力障害

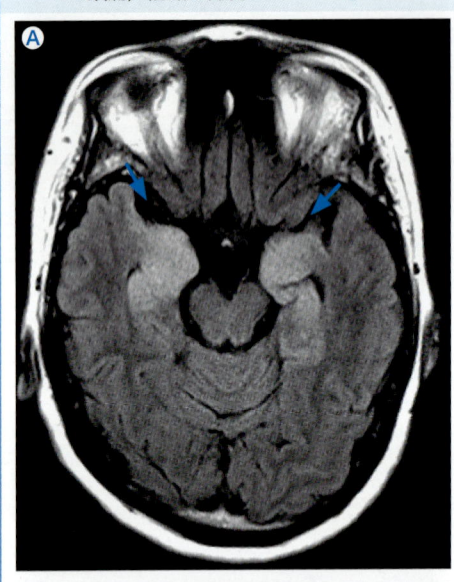

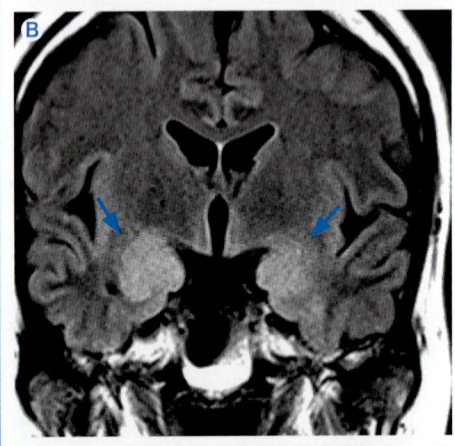

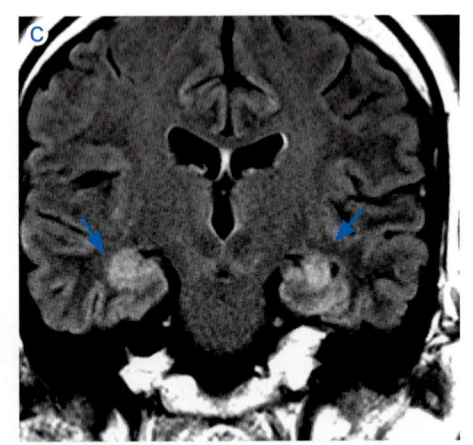

図1　FLAIR像（A），FLAIR冠状断像（B, C）
FLAIR像にて両側扁桃体および海馬を中心とした側頭葉内側に腫脹を伴う高信号を認め（→），所見はやや右側優位であるも比較的対称性である

157 非ヘルペス性辺縁系脳炎

診断に役立つupdateな情報

抗NMDA受容体脳炎
- 2007年Dalmauらによって提唱された卵巣奇形腫関連傍腫瘍性脳炎
- グルタミン酸受容体（GluR）の1つであるNMDA受容体のNR1/NR2 heteromersに対する抗体による自己免疫性脳炎
- 卵巣の奇形腫以外にも縦隔の奇形腫，胸腺腫，腫瘍非合併例や男性例も報告
- 若年女性に好発する急性非ヘルペス性脳炎や急性びまん性リンパ球性髄膜脳炎も同一疾患である可能性が議論されている
- MRIでは海馬から扁桃体に異常信号を呈するのは25％程度にすぎない
- 髄膜の増強効果や大脳皮質，基底核，小脳などの異常信号も起こりえるが，脳実質の変化は乏しいのが特徴と報告

解説

- 海馬・扁桃体を中心とする大脳辺縁系を侵す脳炎
- 傍腫瘍性，自己免疫介在性辺縁系脳炎，自己免疫疾患に伴う辺縁系脳炎，骨髄移植後急性辺縁系脳炎，薬剤性過敏症候群に伴う辺縁系脳炎，ウイルス性辺縁系脳炎に分類
- 傍腫瘍性として抗NMDA（N-methyl-D-aspartate）受容体脳炎（奇形腫，胸腺腫，精巣癌，肺小細胞癌），抗AMPA（alpha-amino-3-hydroxy-5-methyl-4-isoxazole-propionate）受容体抗体，抗GABA（gamma-aminobutyric acid）$_B$受容体抗体，抗VGKC（voltage-gated potassium channel）抗体などの細胞表面抗原に対する抗体
- 種々の細胞内抗原に対する抗体［Hu（ANNA1），Ma2/Ta，Yo，Ri，CRMP3,4,5，amphiphysin，ANNA3］
- 自己免疫介在性として抗GluRε受容体抗体
- 自己免疫性疾患に伴うものとして橋本病，全身性エリテマトーデス（SLE），Sjögren症候群，再発性多発性軟骨炎，関節リウマチ
- 移植後の免疫不全状態においてHHV6により引き起こされる
- HHV6, La Cross virus, VZV, enterovirusなどのウイルス

画像所見

MRI
- T2強調像やFLAIR像にて一側性または両側性の両側海馬，扁桃体，帯状回，前障などに高信号域
- 増強効果を伴うことは少ない
- 側頭葉内側に留まることが多く，尖端部や外側への進展は少ない
- 出血も少ない

鑑別診断

- **ヘルペス脳炎**：側頭葉内側部から尖端部や外側へ進展することが多く，非対称性が多い．増強効果を伴い，出血の合併もみられうる
- **神経梅毒**：経過が緩徐
- **痙攣後脳症**：痙攣重積の存在が重要．海馬，視床が侵される非ヘルペス性辺縁系脳炎の症例もあり詳細な鑑別が難しいが，海馬以外に視床枕，大脳皮質，小脳にも病変を伴いやすい
- **日本脳炎**：海馬にも病変がみられうるが，視床，黒質，橋，基底核，小脳，大脳皮質・白質にも病変
- **西ナイルウイルス髄膜脳炎**：日本脳炎に似た分布を示し，側頭葉内側以外に基底核，視床，脳幹，小脳，脊髄内にも病変
- **内側側頭葉硬化症**：海馬，扁桃体といった側頭葉内側部の高信号がみられるが，腫大は呈さずむしろ萎縮

＜参考文献＞
- 横山和正：非ヘルペス性辺縁系脳炎．「神経内科ハンドブック 第4版」（水野美邦 編），p796-799，医学書院，2010
- Dalmau, J., et al.：Paraneoplastic anti-N-methyl-D-aspartate receptor encephalitis associated with ovarian teratoma. Ann Neurol, 61：25-36, 2007
- 飯塚高浩：抗NR1/NR2抗体陽性脳炎の病態．神経内科，70：59-68, 2009
- 柳下 章：症例から学ぶ神経疾患の画像と病理，p179-182，医学書院，2008

＜松島理士＞

第3章　感染症・炎症と類縁疾患
3）類縁疾患

158 Rasmussen脳炎
(Rasmussen's encephalitis)

脳神経外科　神経内科　小児科

症例　4歳　女児
左下肢の持続性の痙攣，嘔吐，複雑部分発作

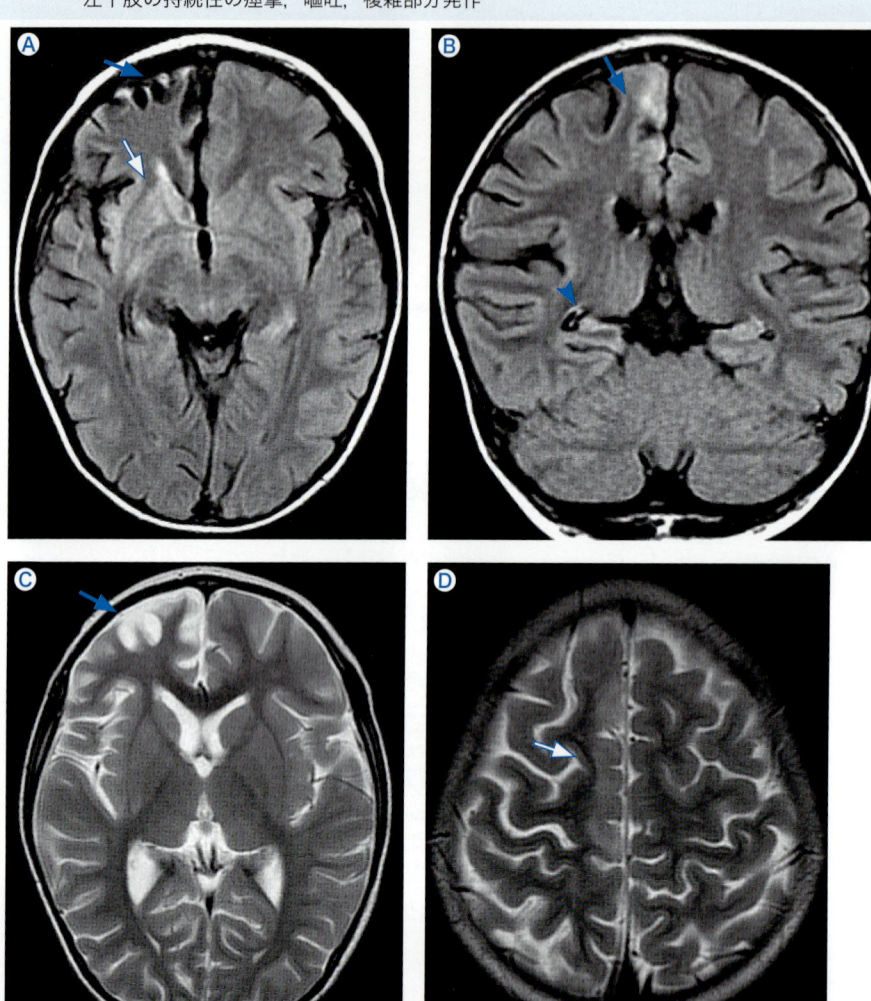

図1　FLAIR像（A, B），T2強調像（C, D）
右大脳半球の片側萎縮がみられ，前頭葉ではより優位な萎縮と皮質・皮質下白質の信号上昇を伴っている（→），右尾状核頭部の萎縮を伴う信号上昇（⇒），右レンズ核の信号上昇（⇨），右海馬の萎縮（▶），右側脳室の軽度拡大を認める
（東京都立神経病院神経放射線科　柳下　章先生のご厚意による）

解説

- 1958年にRasmussenらが慢性かつ限局性脳炎に起因するてんかん手術例の3例を報告
- 神経症状のない健常な小児に何らかの先行感染後に起こる限局性慢性炎症
- 初期には意識障害などの急性脳症症状を呈さず，てんかん発作が難治に経過
- 次第に片麻痺などの一側半球脱落症状や精神発達遅滞などを伴う慢性進行性疾患

- 持続性部分てんかん（epilepsia partialis continua）は比較的特徴的
- 稀に成人例
- 当初はウイルス感染が原因と考えられていたが，RogerらがAMPA型グルタミン酸受容体（GluR）のうちGluR3に対する自己抗体を検出し，感染に対する免疫反応で生じる自己免疫的機序による脳炎と考えられている
- 抗GluR3抗体以外にも抗GluR2抗体，acetylcholine receptor alpha7 subunit，munc-18に対する

診断に役立つupdateな情報

Bien, C. G. らによる Rasmussen 脳炎の診断基準
- Part A の3つとも当てはまるか，Part B のうち2つが当てはまれば Rasmussen 脳炎と診断
- はじめに Part A の項目を検討し，満たさない場合は Part B の項目を検討
- 生検が行われないのであれば，造影MRIによる増強効果やCTにおける石灰化の欠如を確認

Part A
1. 臨床：限局性痙攣（持続性部分てんかんの有無は問わず）と片側大脳皮質機能の欠損：
2. 脳波：片側半球の徐波（てんかん様の活動性と片側痙攣の有無は問わず）
3. MRI：片側半球の皮質の限局性萎縮と少なくとも次の1つを満たす：
   - T2強調像，FLAIR像における灰白質，白質の高信号
   - 同側の尾状核頭部の高信号あるいは萎縮

Part B
1. 臨床：持続性部分てんかんあるいは進行性の片側大脳皮質機能の欠損
2. MRI：進行性の片側半球の皮質の限局性萎縮
3. 病理：活動性ミクログリアの浸潤と反応性のアストログリオーシスを伴うTリンパ球優位の脳炎

- 多数のマクロファージ，B細胞や形質細胞，ウイルス封入体の存在は Rasmussen 脳炎の診断は除外する

自己抗体，抗グリア細胞抗体の関与も示されている

画像所見

MRI
- 病初期ではMRIは正常もしくは大脳皮質の腫脹を伴うT2強調像やFLAIR像における信号上昇
- 数年にわたる緩徐進行性の片側大脳半球の萎縮および皮質・白質の信号上昇
- 尾状核の緩徐進行性の萎縮および信号上昇
- 患側の側脳室の拡大
- 患側の基底核，視床にも信号上昇が起こることがある
- 関連した二次的な変化として対側小脳半球の萎縮，患側の海馬・脳幹の萎縮

鑑別診断

片側大脳萎縮の鑑別
- **内側側頭葉硬化症**：海馬の萎縮や信号上昇，脳弓・乳頭体・視床の萎縮，視床前核の高信号などに加え，痙攣後の多発性神経細胞脱落による片側萎縮を合併することがある
- **Parry-Romberg症候群**：大脳萎縮と同側（稀に反対側）の顔面萎縮を伴う．そのほか大脳の石灰化，大脳白質の高信号，皮質の肥厚，皮質・白質境界の不鮮明，脳回の異常，軟膜の増強効果，内側側頭葉硬化症などを合併しうる
- **Sturge-Weber症候群**：顔面の血管腫，髄軟膜血管腫，脳回に沿った石灰化，脈絡叢腫大，深部静脈の拡張などの所見を伴う
- **hemiconvulsion-hemiplegia (-epilepsy) syndrome (HH (E) S)**：初回の片側痙攣時のMRIは多くは正常であるが，数日後に片側大脳半球の皮質下から皮質にかけて広範な高信号を呈し，数カ月後には患側の大脳萎縮をきたす．Rasmussen脳炎では病初期に広範な異常を呈さず，緩徐進行性である点も異なる
- **Dyke-Davidoff-Masson症候群**：痙攣，片麻痺，知能障害をきたし，片側大脳萎縮に加え頭蓋骨肥厚や副鼻腔の拡大を伴う疾患の総称

＜参考文献＞
- Rogers, S. W., et al.：Autoantibodies to glutamate receptor GluR3 in Rasmussen's encephalitis. Science, 265：648-651, 1994
- Takahashi, Y., et al.：Autoantibodies to NMDA receptor in patients with chronic forms of epilepsia partialis continua. Neurology, 61：891-896, 2003
- Watson, R., et al.：Autoantibodies in Rasmussen's encephalitis. J Neuroimmunology, 118：148, 2001
- Yang, R., et al.：Autoimmunity to munc-18 in Rasmussen's encephalitis. Neuron, 28：375-383, 2000
- Roubertie, A., et al.：Antiglial cell autoantibodies and childhood epilepsy：A case report. Epilepsia, 46：1308-1312, 2005
- Chiapparini, L., et al.：Diagnostic imaging in 13 cases of Rasmussen's encephalitis：can early MRI suggest the diagnosis？Neuroradiology, 45：171-183, 2003
- 柳下 章 他：難治性てんかんの画像と病理（柳下 章，新井信雄 編）．p87-88, p195, p206-207, 秀潤社, 2007
- Bien, C. G., et al.：Pathogenesis, diagnosis and treatment of Rasmussen encephalitis, a European consensus statement. Brain, 128：454-471, 2005

＜松島理士＞

第3章 感染症・炎症と類縁疾患

3）類縁疾患

159 Susac症候群
(Susac syndrome)

症例① 30歳代 男性
視野・聴力障害，左手のしびれ，歩行・言語障害

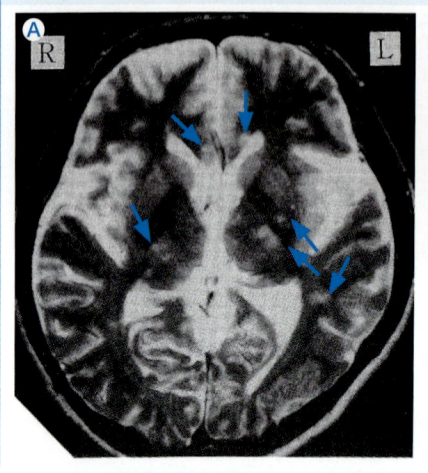

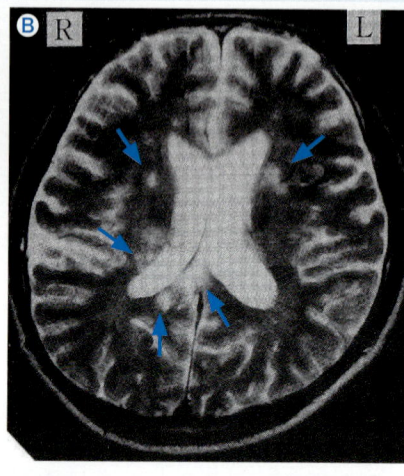

図1 T2強調像（A，B）
脳梁を含む側脳室周囲を中心とした大脳白質，内包，基底核，視床に多発する点状・斑状の高信号域を認める（→）
(Tashima, K.: Internal Medicine, 40：135-139, 2001 より転載)

症例② 20歳代 男性
見当識障害，半裸状態で発見され，救急を受診．のちに網膜動脈閉塞および難聴が出現

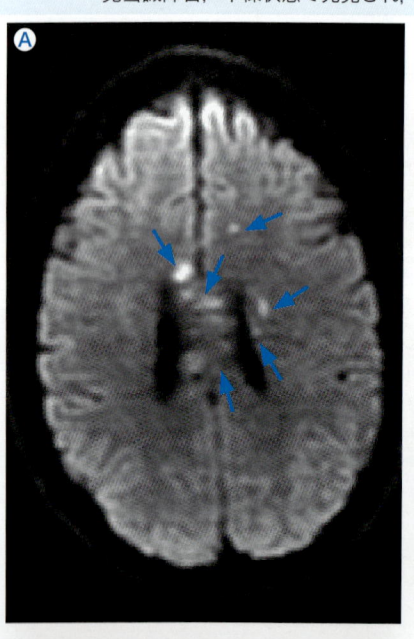

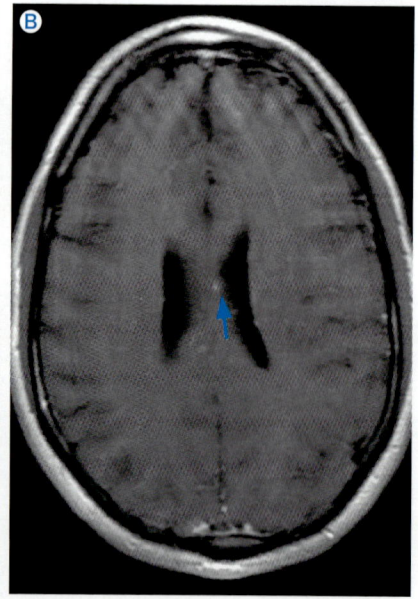

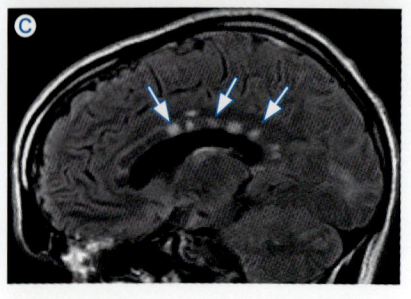

図2 拡散強調像（A），造影T1強調像（B），FLAIR矢状断像（C）
拡散強調像，FLAIR像にて脳梁，両側大脳白質に散在性に多発する高信号域がみられ（→），脳梁病変では高信号病変を伴っている（⇨）
(Allmedinger, A. M., et al.: Clinical Imaging, 34：138-142, 2010 より転載)

159 Susac症候群

診断に役立つupdateな情報

診断のポイント
- 20〜40歳代（特に女性）で，脳梁（特に中心部）を主体としたT2強調像やFLAIR像における多発高信号に加え，聴覚・視覚障害が存在するときは本疾患を考える必要がある

Susac症候群の治療
- self-limitedな経過をたどるものの，症状の増悪，永続的な障害の合併の防止のため，治療が行われる
- ステロイド，免疫抑制剤，抗凝固療法，血漿交換，高圧酸素，デキストラン，免疫グロブリン，ニモジピンなどの報告がある

解説

- Susac症候群は1979年Susacらにより報告
- 脳，網膜，蝸牛の細動脈microangiopathyに起因した脳神経症状，視覚障害，聴覚障害を3徴とする症候群であるが，microangiopathyの原因は不明
- REM-D (retinopathy, encephalopathy, deafness-associated microangiopathy), SICRET (small infarcts of cochlear, retinal, and encephalic tissue) 症候群，retinocholeocerebral vasculopathyとして知られている
- 20〜40代の女性に多いが，男性でもみられうる
- 多くの臨床経過はself-limitedで単相性
- 急性・亜急性脳症として頭痛（片頭痛類似），認知・記憶障害，失調，構語障害，錐体路障害，性格変化，奇怪な行動など
- 検眼鏡検査や網膜のfluorescein angiographyでみられる網膜小動脈閉塞による視覚障害
- 蝸牛の基底回転の微小梗塞・虚血による低〜中周波数の聴力障害
- 視覚障害・聴力障害の多くは両側性

画像所見

- 微小梗塞・虚血と考えられている脳実質内病変の同定にMRIが有用

MRI

- T2強調像やFLAIR像にて脳梁の多発小高信号域を認め，中心部に優位（辺縁は保たれやすい）
- 晩期には陳旧性微小梗塞として点状の髄液同等の信号を呈することが多い
- 特徴的な脳梁以外に半卵円中心，内包，脳室周囲白質，脳幹，小脳，大脳・小脳脚，基底核，視床などにも同様の小異常信号がみられうる
- 急性・亜急性期には通常の梗塞と同様に増強効果を伴うことがある
- 髄軟膜の増強効果
- 第7・8脳神経の増強効果を伴った報告が存在

鑑別診断

- **多発性硬化症や急性散在性脳脊髄炎**：Susac症候群は脳梁の中心部に対して多発性硬化症や急性散在性脳脊髄炎では脳梁辺縁（特に下面）に優位に分布．髄軟膜の増強効果を伴わない．基底核病変は稀
- **通常の散発性の動脈硬化を含むsmall vessel disease**：高血圧，高脂血症，糖尿病などのrisk factorの存在．脳梁は侵されにくく，侵されても優位には分布しない
- **感染による血管炎（結核，真菌，梅毒，ボレリアなど）**：時に視覚・聴覚障害を伴うことがあり，脳脊髄液や血清などによる臨床的な否定が必要．Susac症候群ではみられないMRIにおける著明な髄膜病変，脳実質内の肉芽腫や膿瘍がみられうる．血管造影にてSusac症候群よりも主幹動脈・末梢に異常が出ることが多い
- **CADASIL**：脳室周囲，皮質下白質，視床，基底核，橋，半卵円中心の梗塞や多発微小出血後変化．外包，側頭葉前部のT2強調像での高信号
- **血管炎症候群（全身性エリテマトーデスなど）**：MRIでは大小の多発梗塞，脳萎縮，出血，多発灰白質・白質の多発高信号がみられうるが，特に脳梁に優位とはいえない．抗体などの臨床情報が重要

<参考文献>
- Tashima, K., et al.：Susac's syndrome：beneficial effects of corticosteroid therapy in a Japanese case. Internal Medicine, 40：135-139, 2001
- Allmendinger, A. M, et al.：CT and MR imaging of Susac syndrome in a young male presenting with acute disorientation. Clinical Imaging, 34：138-142, 2010
- Demir, M. K.：Susac syndrome. Radiology, 250：598-602, 2009

<松島理士>

第4章 脱髄/中毒疾患と類縁疾患　脳神経外科　**神経内科**　小児科

160 多発性硬化症
(multiple sclerosis：MS)

症例① 10歳代　男子（多発性硬化症）
2カ月前より味覚障害，構音障害を自覚

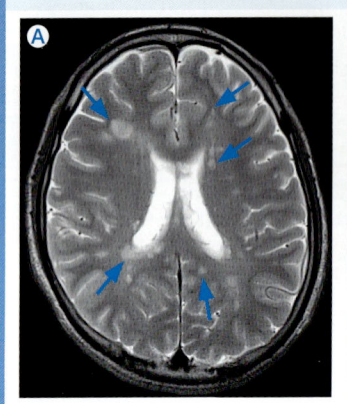

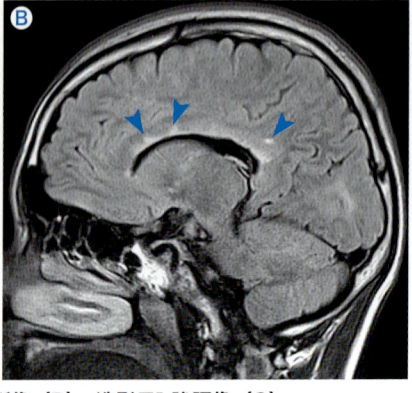

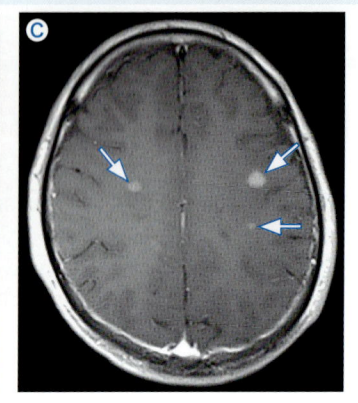

図1 T2強調像（A），FLAIR矢状断像（B），造影T1強調像（C）
T2強調像にて，多発性に白質内高信号病変あり（→），皮質下白質に沿った病変も認める．FLAIR矢状断像では，脳室壁に垂直方向の多発性病変を脳梁内部に認める（▶）．造影後では，一部の病変に増強効果が認められる（⇨）

症例② 30歳代　男性（tumefactive MS）
1カ月前より視野障害発症，多発脳腫瘍疑いで脳神経外科受診

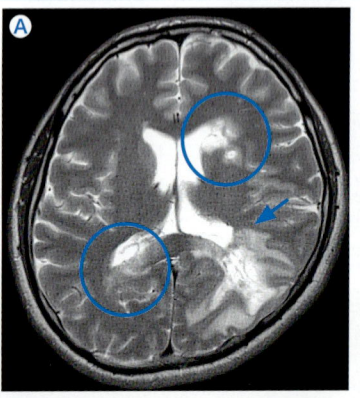

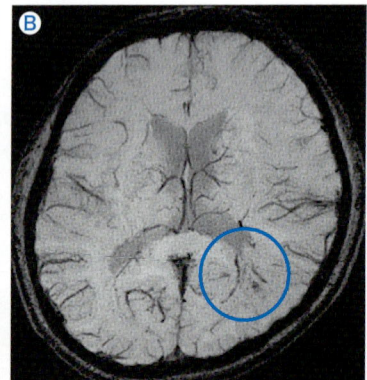

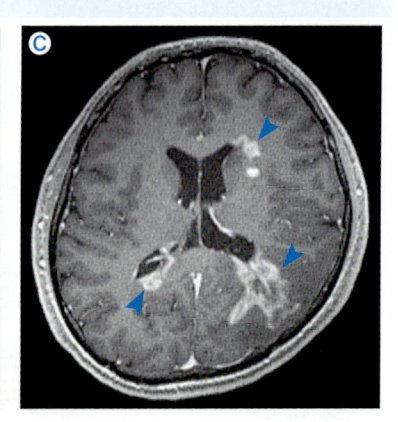

図2 T2強調像（A），磁化率強調像（B），造影T1強調像（C）
T2強調像にて左側脳室三角部周囲白質主体に高信号領域を認める（→）．周囲へのmass effectは乏しい．左尾状核頭部や脳梁膨大部右側にも病変あり（○）．磁化率強調像では，左側脳室三角部周囲白質病変内部に静脈走行が認められる（○）．造影後では，病変辺縁部に造影効果を認める（▶）

解説

- 多発性硬化症（multiple sclerosis：MS）は成人白質疾患で最も代表的
- 中枢神経系の**時間的・空間的多発性病変**により，浮腫，脱髄，軸索破壊などの変化を生じる
- 多様な神経症状を呈する慢性疾患
- MSに特徴的症状としては，温度感受性，易疲労性，発作症状，症状変動があること
- 脱髄疾患に分類されるが，病変部には**B・Tリンパ球，マクロファージ**の浸潤が確認され，抗体や補体活性化を伴うこともあり，**自己免疫を本態とする炎症性脱髄疾患**と考えられる

- **CIS（clinically isolated syndrome）**：CISとは炎症性脱髄性疾患を示唆する中枢神経病巣を呈する24時間以上続く急性の発作で，それ以前には脱髄性疾患を示唆する病歴がないものを指す（単相性のためこの時点ではMSとは診断されない）．改訂McDonald基準では，臨床的にCISでもMRI基準を満たす病変があり，MRI上の再発が証明されればMSと診断できる（▲1）
- さまざまな疾患のMRI所見がMS病変に類似することがあり，**MSではMRIは特異性には乏しい**
- MRIは病変検出感度が高く，MSにおける最も重要な臨床検査（paraclinical test）として確立されている

160 多発性硬化症

診断に役立つupdateな情報

McDonald基準

- 多発性硬化症の診断基準として国際的に広く用いられているのは2005年改訂McDonald基準であったが，2010年改訂版が最近発表された
- 2005年改訂McDonald分類の特徴は，MSのMRI診断基準を用いて，MRI上の再発により早期にMSと診断し，disease modifying therapyを早期に開始することを目指している点である．以下に2005年改訂基準について記載する
- MRIでの空間的多発性の証明：1個以上の造影病巣または9個以上のT2高信号病巣，1個以上のテント下病巣，1個以上の傍皮質下病巣，3個以上の脳室周囲病巣
- MRIでの時間的多発性の証明：初回発作の開始から3カ月以上後に，初回発作と異なる部位に造影病巣を検出かまたは，初回発作の30日以降に撮影されたMRIと比較して新しいT2高信号病巣を検出
- 2010年改訂基準については，以下の通りに空間的多発性については簡素化され，高い特異度を維持しながら，感度を向上させるように改訂された．時間的多発性については，初発症状発現後のベースラインMRI撮影時期規定がなくなり，1回のMRIでも無症候性Gd増強病巣と非増強病巣が同時に認められれば，時間的多発性の診断が可能となった
- MRIでの空間的多発性の証明：脳室周囲・傍皮質下・テント下・脊髄の4領域のうち，2つ以上の領域にそれぞれ1個以上のT2高信号病巣（Gd造影病巣はなくてもよい）
- MRIでの時間的多発性の証明：参照するMRIと比較して，新しいMRIで新たなT2高信号病巣またはGd造影病巣の確認．または，ある撮影時点において，無症候性Gd造影病巣と非造影病巣が同時に認められること
- 2010年改訂では，McDonald基準をアジア・ラテンアメリカ地域または小児でのMS診断に適用する場合の検討がされた．また，視神経脊髄炎（NMO）の鑑別の重要性についても言及された

小脳歯状核がT1強調像で高信号

- 再発寛解型MSのうち，進行性経過を呈するMS（二次性進行型MS）にて，小脳歯状核がT1強調像にて高信号を呈したとする報告がある

その他の撮影法

- MSの皮質病変の検出に，double inversion recovery撮影法や7T超高磁場MRIが優れているとする報告がある

- MSの治療目的は①急性増悪期を短縮し後遺症を軽減，②再発寛解型MSの再発頻度を減らす，③進行型MSの進行を防止，④後遺症に対する対症療法である．インターフェロン，副腎皮質ステロイド，モノクローナル抗体などが用いられる

画像所見

- MSの精査撮影方法としては，**FLAIR矢状断像**，**T2強調像とFLAIR像**，**T1強調像単純とT1強調像造影**を撮影する．**拡散強調像と3D-T1強調像**は可能なら追加する
- よりシンプルな撮影方法としては，Dual-echo法とFLAIR像（灰白質病変を診断），オプション：Dual-echo法またはFLAIR矢状断像（脳梁病変を診断），単純T1強調像は省略（付加情報少ない），造影T1強調像，オプション：拡散強調像（他疾患との鑑別のため）

MS画像所見

- **ovoid lesion**：側脳室壁から垂直方向に広がる卵円形病変，髄質静脈周囲の炎症性変化を反映（図1A）
- **isolated U-fiber lesion**：皮質下白質（U-fiber）に沿って広がる病変，皮質下白質に沿って走行する血管周囲の炎症を反映
- **T1-black hole**：T1低信号を呈する病変で，強い脱髄あるいは軸索消失を反映
- **subcallosal striation**：脳梁下部から脳室壁と垂直方向に広がる病変，FLAIR矢状断像が役立つ（図1B）
- **tumefactive MS**：脳腫瘍のようにみえる2cm以上の病変．神経膠腫との鑑別が問題（図2）
- **Balo's concentric sclerosis**：脱髄巣と正常部が同心円状に何層にも重なってみられる脱髄病変
- **磁化率強調像（susceptibility-weighted imaging：SWI）**（図2B）：MSの脱髄病変は髄質静脈周囲に分布する傾向があり，脱髄病巣内を貫通する髄質静脈が磁化率強調像にて観察できる．脳内鉄沈着はさまざまなMS病変の特徴を示す代用マーカーであるとする報告あり．また，磁化率強調像にて脳全体の正常静脈描出が脳代謝減少を反映して減少していたとする報告もある

鑑別診断

- 血管障害
- SLEなど自己免疫性疾患に関連した病変
- ADEMなどMS以外の脱髄性疾患
- 血管炎
- 脳腫瘍
- 代謝性疾患
- 感染症
- 白質脳症

<参考文献>
- 「多発性硬化症治療ガイドライン2010」（「多発性硬化症治療ガイドライン」作成委員会 編），医学書院，2010
- Polman, C. H., et al. : Diagnostic criteria for multiple sclerosis: 2005 revisions to the "McDonald Criteria". Ann Neurol, 58 : 840-846, 2005
- Miller, D. H., et al. : Differential diagnosis of suspected multiple sclerosis : a consensus approach. Mult Scler, 14 : 1157-1174, 2008
- Lovblad, K. O., et al. : MR Imaging in Multiple Sclerosis : Review and Recommendations for Current Practice. AJNR, 31 : 983-989, 2009
- Chong, H. T. P., et al. : Proposed modifications to the McDonald criteria for use in Asia. Mult Scler, 15 : 887-888, 2009

<山本 憲，三木幸雄>

第4章 脱髄/中毒疾患と類縁疾患　｜脳神経外科｜**神経内科**｜小児科｜

161 視神経脊髄炎
(neuromyelitis optica：NMO)

症例① 50歳代　女性（NMO脊髄病変）
3日前より下肢しびれ，範囲が拡大するため入院となった．尿閉あり

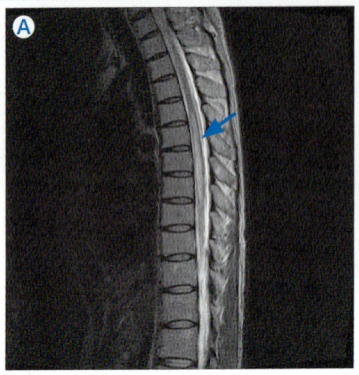

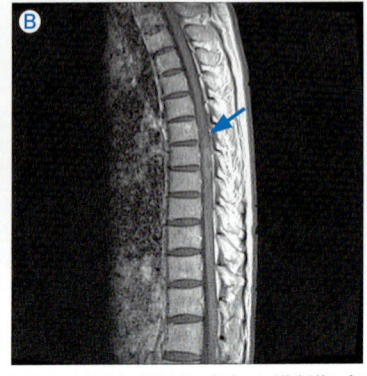

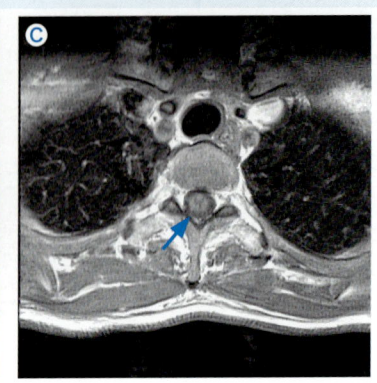

図1 脊髄T2強調矢状断像（A），脊髄造影T1強調矢状断像（B）と横断像（C）
A：胸髄内部中心灰白質に3椎体以上に及ぶT2高信号領域を認める（→）
B，C：胸髄病変部周囲に淡い造影効果を認める（→）

症例② 60歳代　男性（NMO視神経病変）
2カ月前から左顔面，手足の異常感覚が出現し，その後嚥下困難，構音障害，吃逆などが出現し，1カ月前からは痙攣発作（意識消失を伴う強直性発作）が出現
左眼の視力障害，構音障害，嚥下障害，左顔面，左上下肢の感覚鈍麻，下肢の振動覚低下などを認める

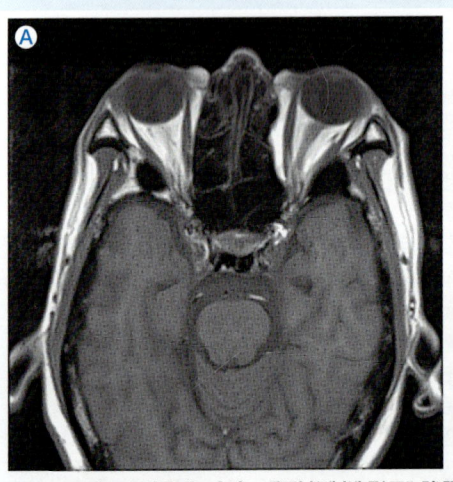

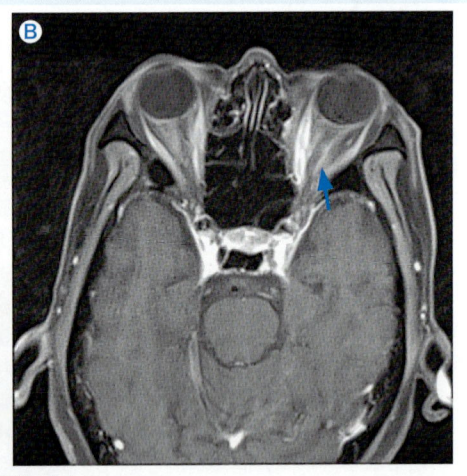

図2 眼窩T1強調像（A），脂肪抑制造影T1強調像（B）
左視神経周囲に淡い造影効果を認める（→）

診断に役立つ update な情報

PRES の合併
- NMO に PRES が合併するとした報告があるが，脳内病変が NMO によるものか，PRES によるものかを明確に分離することは困難であり，現時点で NMO と PRES の関連性に明確な結論は出ていない

Sjögren 症候群や SLE の合併
- MS と比べて，NMO では Sjögren 症候群や SLE など，**自己免疫性疾患合併**の多いことが報告されている

解説

- 視神経脊髄炎（neuromyelitis optica：NMO）はかつて **Devic 病**とも呼ばれ，多発性硬化症 MS の一病型（**視神経脊髄型 OSMS**）と考えられていた疾患の一部で，重症の**視神経炎**と**横断性脊髄炎**を特徴とする．NMO に特異的な自己抗体である水分子チャネル蛋白であるアクアポリン 4 に対する抗体（**抗 AQP4 抗体**）がみられる（哺乳類では現在 13 種類のアクアポリンが確認されている）

診断基準
- 視神経炎，脊髄炎，（次のうち 2 つ以上）3 椎体以上に及ぶ脊髄 MRI 病変，脳 MRI 所見が MS 所見と合致しない，NMO-IgG（抗 AQP4 抗体）陽性がある
- 上記 NMO 診断基準を満たさないが，抗 AQP4 抗体陽性や MRI にて 3 椎体以上に及ぶ脊髄病変を認める場合に，**NMO spectrum disorder** という用語もあり
- 臨床的に初回発作でも脊髄炎が MRI 上 3 椎体以上ある，視神経障害が高度，両側性視神経炎，難治性吃逆，ステロイドパルス療法不応例，大脳病巣が広汎，両側視床下部や第 4 脳室に接する病変，髄液細胞数増多著明例では NMO spectrum disorder を考慮し，抗 AQP4 抗体測定が望ましい

NMO と MS
- **NMO は MS よりも重症**，一側性視神経炎で視交叉病変から両眼失明，横断性脊髄炎で運動感覚障害や排尿障害．単相性経過もあるが，再発性経過が多い．単相性 NMO は男女ともあり，小児にもあり，しばしば先行感染を伴う．再発性 NMO は成人女性に多く，**自己抗体**や**自己免疫疾患**と関連することが多い．NMO は女性が極めて多く，平均発症年齢も高い
- MS と異なり，NMO では再発寛解型から一定期間経過後に慢性進行型に移行することは稀
- 髄液細胞数が多く，髄液蛋白上昇が MS より高度，オリゴクローナルバンドは大部分で陰性
- 従来視神経脊髄型 MS と呼ばれてきた症例で 3 椎体以上の脊髄病変を有するものは NMO，短い脊髄病変を有するものは MS の特徴を有する
- **治療**：急性増悪期にはまずステロイドパルス療法．NMO では血漿交換療法（**NMO では液性免疫が重要**）．NMO ではインターフェロン β の効果は明確でない．リツキサン（rituximab）が NMO 再発を著明に減少させる

画像所見

MRI
- 視交叉に及ぶ一側性視神経炎（図 2）
- 3 椎体以上に及ぶ横断性脊髄 MRI 病変（図 1 A, B）
- T2 強調像では**中心灰白質（中心管周囲）**が高頻度に障害される（図 1 C）

NMO と MS の画像所見からの鑑別点
- MS では脊髄病変は多くは 1 椎体以下と短く，強調像では白質に病変が分布する
- MS は脳室周囲 ovoid lesion を特徴とし，病変増加に伴って脳萎縮も起こる
- NMO では脳病変がみられない場合もあるが，延髄中心管沿い，第 3 脳室周囲視床下部病変，広範な大脳白質病変など MS とは異なる病変がみられる

鑑別診断
- ADEM
- MS
- アトピー性脊髄炎
- SLE や Sjögren 症候群
- Behçet 病
- 感染性
- 遺伝性

<参考文献>
- Magana, S. M., et al.：Posterior reversible encephalopathy syndrome in neuromyelitis optica spectrum disorders. Neurology, 72：712-717, 2009
- 藤原一男 他：アクアポリン 4 抗体と視神経脊髄炎（NMO）．神経内科，69：357-371, 2008
- Min, J. H., et al.：Brain abnormalities in Sjögren syndrome with recurrent CNS manifestations：association with neuromyelitis optica. Mult Scler, 15：1069-1076, 2009

<山本 憲>

第4章　脱髄/中毒疾患と類縁疾患　　脳神経外科　神経内科　小児科

162　急性散在性脳脊髄炎
(acute disseminated encephalomyelitis：ADEM)

症例　10歳代　女子
　2週間前より発熱，嘔吐あり．意識消失発作，傾眠傾向にて入院．検査データで炎症所見なし，電解質異常なし，項部硬直なし，軽度頭痛あり

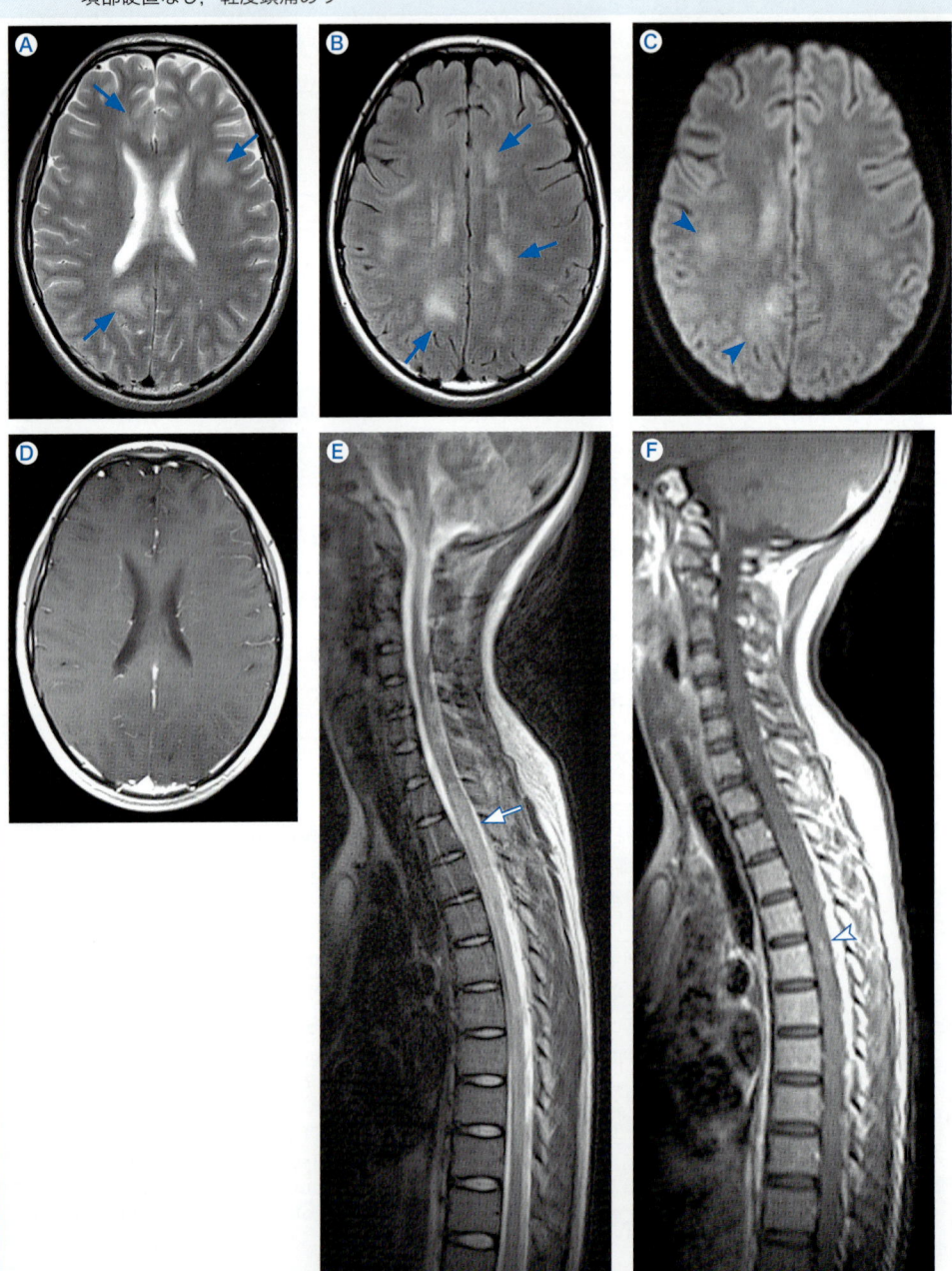

図1　T2強調像（A），FLAIR像（B），拡散強調像（C），造影T1強調像（D），脊髄T2強調矢状断像（E），造影T1強調矢状断像（F）

T2強調像（A）およびFLAIR像（B）にて白質に多発性高信号領域あり（→），脳室周囲分布は認めない．拡散強調像（C）にて一部病変に拡散制限を認める（▶）．造影T1強調像（D）では病変の増強効果は不明瞭
脊髄T2強調矢状断像（E）にて胸髄内部に高信号領域が認められ（⇨），造影T1強調矢状断像（F）では病変の一部に増強効果を認める（▷）

診断に役立つupdateな情報

急性出血性白質脳炎

- 急性出血性白質脳炎（acute hemorrhagic leukoencephalitis：AHLE）は1941年にHurstにより報告された．ADEMの超重症型であり，小児の2％にみられるが，大人では稀である．AHLEは前駆症状に上気道感染を呈する患者が多く，急速進行性の白質出血性脱髄性病変が特徴的で，大多数が発症1週間以内に脳浮腫で死亡する．診断は急激に発症する神経症状，髄液多形核細胞，蛋白増加，MRIでの白質病変，T2*強調像などでの出血病変の確認が重要である．このような症候を認めた場合には，AHLEを鑑別診断にあげることが必須である．剖検例報告が多かったが，近年の治療成功例では，高浸透圧薬，ステロイドパルス療法，免疫グロブリン大量療法，血漿交換法などが用いられている

解説

- 急性散在性脳脊髄炎（acute disseminated encephalomyelitis：ADEM）は**急性に発症**し，通常**単相性**の経過をとる散在性脳脊髄炎であり，中枢神経系白質病変を中心とする**炎症性脱髄性疾患**である
- 多発性硬化症（MS）と類似する自己免疫性炎症性脱髄疾患と考えられている
- **感染やワクチン接種後**，アレルギー機序により急性発症する（中枢神経系感染症は，ADEMの先行感染になりうる）
- すべての年代に起こりうるが，特に**小児に多い**（ただし2〜3歳以下には少ない）
- **ADEMの臨床的診断基準**：前向きで病理学的にも証明され，多くの人に受け入れられたADEMの臨床的診断基準は現時点でなし
- 単相性ADEMの他，再発性（recurrent）ADEM，多相性（multiphasic）ADEMという概念もあり
- 髄液所見は髄膜脳炎など感染性疾患の除外のためにPCR検査が必須
- ADEM急性期では細胞数は単核球中心に増加し，蛋白も上昇
- ウイルス性脳炎と比較して初圧や蛋白は高い．オリゴクローナルバンドは小児では少ないが，成人では58％で認められる
- **治療と予後**：ウイルス性脳炎の可能性が除外できない急性期にはステロイドにアシクロビルを併用することが多い．ADEM治療には副腎皮質ステロイドの大量療法が世界的に広く使用されている．その他に，血漿交換，免疫グロブリン大量療法，シクロフォスファミド療法，低温療法などが試みられている．予後はウイルス性脳炎と比較すると相対的に良好

画像所見

- 皮質下〜深部白質にT2強調像にて高信号域が多発，比較的非対称性に認められるのが典型的（図1 A, B）
- びまん性，散在性に病変が存在．浮腫により病変の辺縁部が不明瞭．皮質下白質および深部白質に病変を認める（図1 A, B）．脳梁は保たれることが多い．深部灰白質病変が多い．造影効果がすべての病変で同様，といった特徴がある
- 病初期にMRIで病変が捉えられないことがあり，画像の経過観察が必要である．画像所見が認められなくてもADEMを否定することはできない
- 大脳皮質，視床，基底核などの深部灰白質に病変を認めることも多い
- FLAIR像はT2強調像に比べて病変描出に優れる．短期間に経過観察することが有用
- 拡散強調像では急性期から亜急性期に拡散制限による多発性高信号病変が描出されることがあり，髄鞘内腫脹・浮腫，血管床減少，炎症細胞浸潤が想定されている

多発性硬化症（MS）とADEMとの鑑別点

- ADEMでは先行感染の既往があること，発症年齢が若いこと
- 急性発症である（入院までの日数が短い）
- 脳幹症候が高率
- テント下病変が多い
- 髄液アルブミン比率が高い
- ガドリニウム造影剤投与により均一もしくはリング状増強効果を呈することがあるが，増強効果陰性例もあり
- 脳病変の描出にはFLAIR像が有用であるが，脊髄病変の描出にはFLAIR像は有用でなく，T2強調像を用いるべき

鑑別診断

- **ウイルス感染に伴う脳炎**：皮質病変が主体で白質病変を認めることは少ない．急性ウイルス脳炎とADEMの鑑別には，ADEMでは神経症状出現時に運動障害・感覚障害および排尿障害といった脳脊髄の局所症状が存在する点
- **多発性硬化症（MS）**：画像所見の項参照
- **PRES（posterior reversible encephalopathy syndrome）**
- 浸透圧性髄鞘崩壊症

<参考文献>

- Krupp, L. B., et al.：Consensus definitions proposed for pediatric multiple sclerosis and related disorders. Neurology, 68：S7-12, 2007
- 喜多也寸志：急性散在性脳脊髄炎の臨床像．神経内科，71：11-18, 2009
- 平山幹生 他：急性出血性白質脳炎（Hurst）．神経内科，71：50-60, 2009

<山本 憲>

第4章 脱髄/中毒疾患と類縁疾患　脳神経外科　神経内科　小児科

163 播種性壊死性白質脳症
(disseminated necrotizing leukoencephalopathy：DNL)

症例 9歳　女児
ALLにてBMT後，中枢神経系再発に対してMTX療法，放射線治療後に頭痛，脱力発作で発症しステロイド治療を施行．脳萎縮の進行は著明であったが，腫瘍の再発は認めず（金沢大学症例）

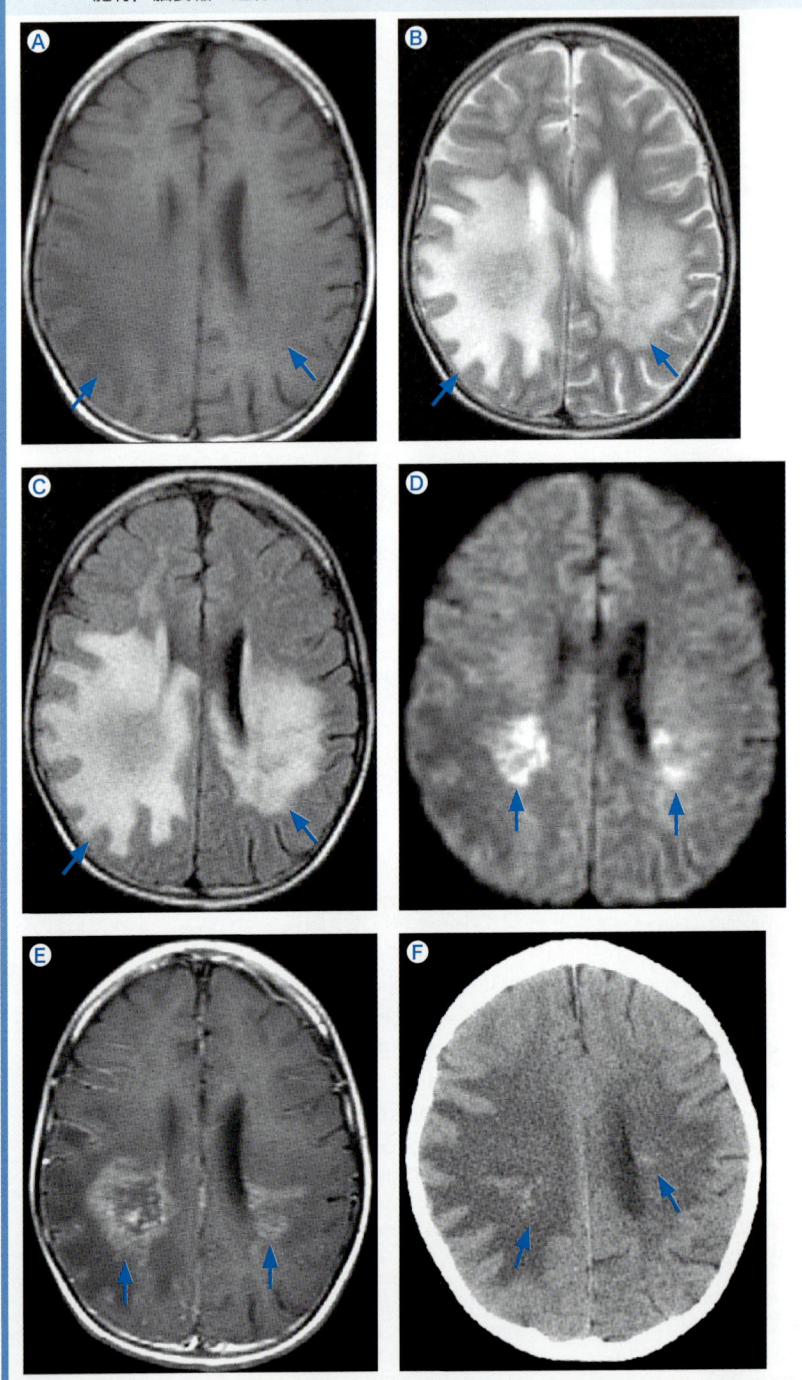

図1　T1強調像（A），T2強調像（B），FLAIR像（C）拡散強調像（D），造影T1強調像（E），単純CT（F）
T1強調像（A）にて白質内びまん性低信号領域あり（→），T2強調像（B），FLAIR像（C）にてそれらは高信号領域としてみられ，拡散強調像（D）では病変の一部に拡散制限による高信号（→）を認め，造影T1強調像（E）では病変の一部に増強効果を認める（→）．単純CT（F）ではびまん性に広がる低吸収値領域内に，淡い石灰化（→）と思われる高吸収値領域が認められる

診断に役立つupdateな情報

disseminated demyelinating leukoencephalopathy（DDL）
・放射線治療を併用しない場合や，リウマチなどへの少量経口MTX投与でも急速進行性白質脳症をきたす例が報告されている．病理学的検討では，広範な髄鞘崩壊が認められ，中心性髄鞘崩壊症と類似所見を呈し，disseminated demyelinating leukoencephalopathy（DDL）という概念が提唱されている

解説

- 白血病治療に対し，**全脳放射線治療**と**髄腔内へのメソトレキセート**（methotrexate：MTX）投与により播種性壊死性白質脳症（disseminated necrotizing leukoencephalopathy：DNL）が発症することが1975年にRubinsteinらによって報告
- 放射線治療により微小血管障害から血液脳関門が破綻し，MTXなど化学療法剤が脳実質内に移行しやすくなるために発症
- MTX以外の起因薬剤としては，carmustine, melphalan, fludarabine, 5-FU, cisplatinなど
- DNL発症高リスク群は，40Gy以上全脳照射かつ総量150mg以上のMTX髄注または，再照射で20Gy以上かつ150mg以上のMTX投与が危険
- 病変の局在や広がりを正確に捉え，病態を理解するためには造影・拡散強調像を含めたMRI検査が必要
- MTX髄注と放射線治療から脳症が出現するまでの期間は数ヵ月から1年以内
- **症状**：頭痛，性格変化，異常行動，歩行障害，言語障害，意識障害，筋力低下，全身痙攣，認知症となり，数年以内に死亡
- **病理像**：DNLでは多発する小脱髄巣および凝固壊死が大脳・小脳・脳幹白質内に播種性に認められる．さらに，軸索浮腫が認められる

画像所見

CT
- 播種性壊死性白質脳症の稀な重症例では**脳内に石灰化**．この石灰化はmineralizing angiopathyを反映

MRI
- **T2強調像**：白質内びまん性高信号領域（図1 B）
- **造影T1強調像**：リング状や結節状増強効果（図1 E）
- 軽症例では白質内部に信号異常を認めるのみで，化学療法を一旦停止することにより回復することが知られているので，MRIで白質病変の有無を調べることは有用
- **拡散強調像**：亜急性期に拡散制限によりADC値低下（可逆症例では症状消失とともにADC値も正常化）（図1 D）

鑑別診断

- 多発性硬化症や悪性リンパ腫
- 白血病による中枢神経系浸潤
- 急性散在性脳脊髄炎（ADEM），PRES（posterior reversible encephalopathy syndrome），中心性髄鞘崩壊症など，大脳白質に左右対称性にびまん性病変を認める疾患
- **進行性多巣性白質脳症（PML）**：免疫抑制状態（リツキシマブ投与など）で発症

＜参考文献＞
・Yokoo, H., et al.：Massive myelinolytic leukoencephalopathy in a patient medicated with low-dose oral methotrexate for rheumatoid arthritis：an autopsy report. Acta Neuropathol, 114：425-430, 2007
・Matsubayashi, J., et al.：Methotrexate-related leukoencephalopathy without radiation therapy：distribution of brain lesions and pathological heterogeneity on two autopsy cases. Neuropathology, 29：105-115, 2009
・Haykin, M. E., et al.：Diffusion-weighted MRI correlates of subacute methotrexate-related neurotoxicity. J Neurooncol, 76：153-157, 2006

＜山本 憲＞

第4章 脱髄/中毒疾患と類縁疾患　脳神経外科　神経内科　小児科

164 Wernicke脳症
(Wernicke encephalopathy)

症例① 31歳　女性
妊娠悪阻にて急激な意識障害をきたした

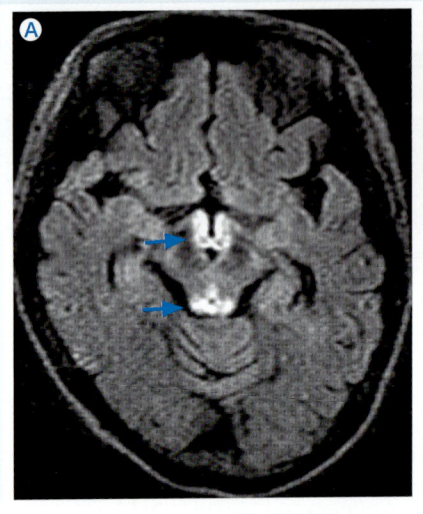

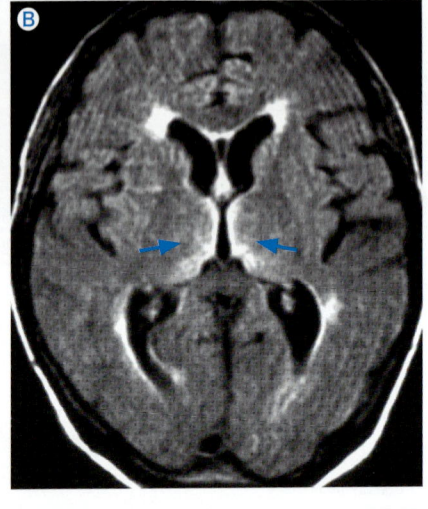

図1　FLAIR像（A, B）
乳頭体，中脳水道周囲，視床内側に対称性の高信号を認める（→）．ビタミンB_1投与後に画像所見，臨床症状ともに消失した〔Aは森 墾，前田正幸：Wernick脳症，「これだけおさえれば大丈夫1 頭部画像診断の勘ドコロ」（前田正幸，他 編著），p179，メジカルビュー社，2006より転載〕

症例② 9カ月　男児
嘔吐，不機嫌，眼瞼下垂にて発症．アトピー性皮膚炎のため母親が厳格な食物制限を行っていた

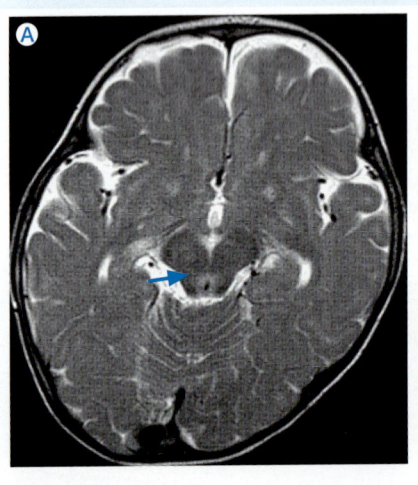

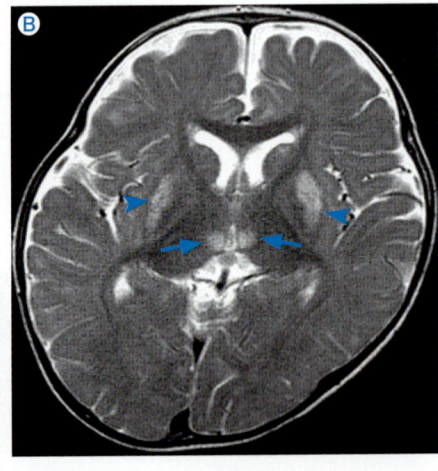

図2　T2強調像（A, B）
視床内側，中脳水道周囲病変を認める（→）．さらに，両側被殻にも異常高信号を認める（▶）．ビタミンB_1投与後に画像所見，臨床症状ともに消失した（栃尾真記他：画像診断，29：912-915，2009より転載）

解　説

- ビタミンB_1（チアミン）欠乏による代謝異常疾患
- 基礎疾患：慢性アルコール中毒が多いが，他に悪性腫瘍，長期透析，妊娠悪阻など．小児では悪性腫瘍や消化管疾患，摂食障害児やビタミンB_1を含まない乳児食，過量のイオン水を恒常的に摂取している児などにみられる
- 病理所見：急性期に死亡した症例では肉眼的に中脳水道周囲灰白質，第4脳室底，乳頭体，第3脳室底周囲に点状出血を伴う壊死巣．慢性期には反応性のグリオーシスとヘモジデリンを含むマクロファージが出現．さらに視床内側核と下オリーブ核には選択的な神経細胞の脱落とグリオーシスを示す．多くの症例では小脳プルキンエ細胞も脱落
- 臨床像：成人ではビタミンB_1欠乏による**外眼筋麻痺，運動失調，意識障害が3徴候**で，急激に発症しビタミンB_1投与治療が早ければ早いほど予後は良好．慢性期にはKorsakoff症候群（記銘力障害，逆行性健忘，作話），精神症状が認められる．乳児Wernicke脳症では成人の3徴候は稀で，嘔吐や眼振，四肢脱力，痙攣などの非特異的症状で初発することが多い

診断に役立つupdateな情報

Wernicke脳症における大脳皮質病変
- Wernicke脳症では非典型的な病変部位であるが，前頭葉や頭頂葉の皮質に高信号病変を伴う場合があり，神経学的予後は不良
- 非アルコール中毒患者に特に多く認める

Wernicke脳症：アルコール中毒患者 vs. 非アルコール中毒患者
- アルコール中毒患者では視床，中脳水道，乳頭体などの典型的な部位の病変を有することが多い
- 非アルコール中毒患者では典型的な部位の病変以外に脳神経核病変，大脳皮質病変，小脳病変などを有することが多い

小児Wernicke脳症
- 児がアトピー疾患の場合，親が厳格な食物制限をすることで発症することがある
- イスラエルではチアミンの入っていない代用ミルクを飲んだ乳児20人が発症し，5～6年の経過観察ができた7例すべてでてんかん，精神発達遅延，運動障害を残した
- 画像上は典型的な部位以外に被殻（39％），尾状核（35％）の病変や大脳皮質（9～22％）の病変を認める

画像所見

CT
- CTでは病変は低吸収域として認めるが，病変検出能は低い

MRI
- 特徴的な所見として**T2強調像，FLAIR像で中脳水道周囲，第4脳室底部，視床内側，乳頭体に両側対称性の高信号**（図1, 2）．急性期に病変部の増強効果を認めることがある
- 拡散強調像：病変は高信号を示し（細胞毒性浮腫），病変検出に役に立つことがある．しかし，等信号となることもある（血管性浮腫）
- 前頭葉や頭頂葉の皮質にFLAIR像，T2強調像で高信号病変を伴う場合がある
- 慢性期には乳頭体が萎縮し，第3脳室や中脳水道が拡大．前頭葉，頭頂葉の皮質も萎縮
- **小児Wernicke脳症**：左右対称性の被殻と尾状核のT2高信号が特徴的（図2）
- **脳神経核病変**：非アルコール中毒性Wernicke脳症では，特に外転神経，顔面神経，前庭神経内側核，舌下神経前位核の左右対称性高信号
- **MRS**：lactateの上昇，NAA/Cr低下およびCho/Cr上昇

鑑別診断

- **深部脳静脈血栓症，両側傍正中視床梗塞**：臨床症状の違い，MRI上では乳頭体，中脳水道周囲の高信号の有無に注意することが鑑別上重要．深部脳静脈血栓症ではMR venographyが有用
- **Leigh脳症**：特に線条体病変を有する小児Wernicke脳症では鑑別として大きな問題．乳頭体病変の有無，造影MRIでの増強効果が鑑別には有用
- **ADEM，日本脳炎，Epstein-Barrウイルス脳炎**：視床，基底核病変など画像上，類似するが，臨床情報からは容易に鑑別可能
- **メトロニダゾール脳症**：脳幹病変，小脳歯状核病変など非アルコール中毒によるWernicke脳症と画像上の類似．臨床情報と視床内側，乳頭体病変から鑑別する
- **Creutzfeldt-Jakob病**：非アルコール中毒性Wernicke脳症では大脳皮質病変，視床病変など画像所見に類似がある．臨床経過を参考に鑑別する

＜参考文献＞
- 前田正幸：Wernicke脳症「これだけおさえれば大丈夫1 頭部画像診断の勘ドコロ」（前田正幸，他編著），p179，メジカルビュー社，2006
- 栃尾真記，他：厳格な食物除去によりWernicke脳症を来した乳児の1例．画像診断，29：912-915, 2009
- Zuccoli, G., et al.：MR imaging findings in 56 patients with Wernicke encephalopathy：Nonalcoholic may differ from alcoholics. AJNR, 30：171-176, 2009
- Fattal-Valevski, A., et al.：Epilepsy in children with infantile thiamine deficiency. Neurology, 73：828-833, 2009

＜海野真記，前田正幸＞

第4章 脱髄/中毒疾患と類縁疾患　　脳神経外科　神経内科　小児科

165 浸透圧性髄鞘崩壊症
(osmotic myelinolysis：OM)

症例① 46歳　男性
低ナトリウム血症（119mEq/L）にてナトリウム値補正．また高血糖（1,058mg/dL）もあり，これの治療も施行．2週間後，手足の痺れ，歩きにくさ，ふらつきなどが出現した（済生会松阪総合病院症例）

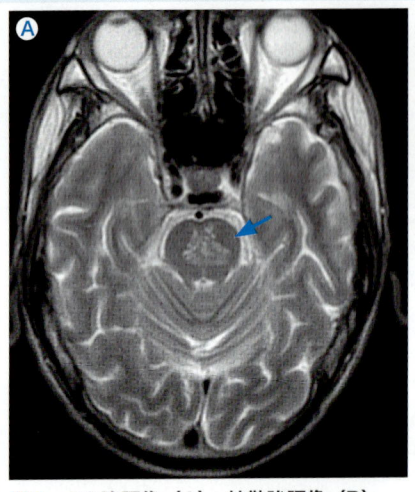

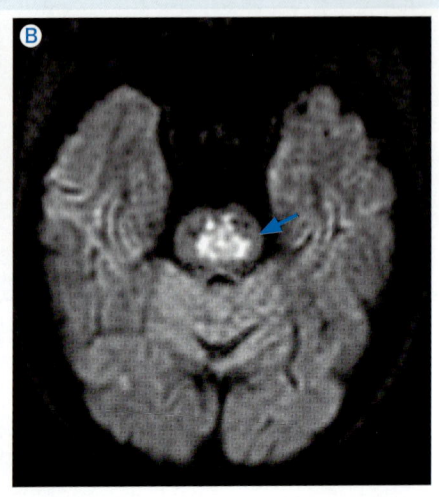

図1　T2強調像（A），拡散強調像（B）
橋正中部に三叉矛状の高信号域を認める（→）．拡散強調像では高信号であり，ADC値は軽度低下していた

症例② 49歳　女性
高ナトリウム血症の患者．意識障害が出現し，原因精査のためMRI施行となった

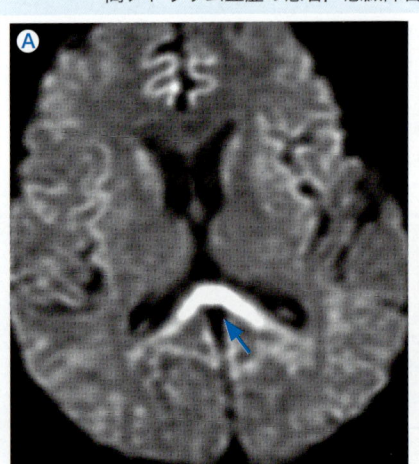

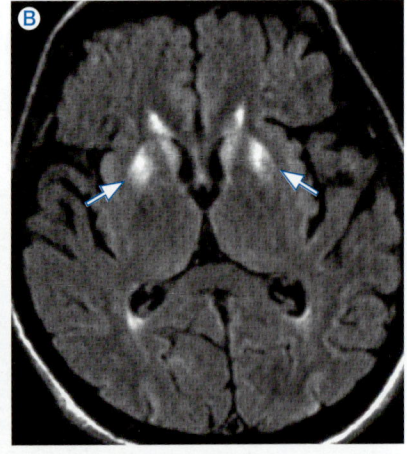

図2　拡散強調像（A），FLAIR像（B）
拡散強調像では脳梁膨大部にほぼ左右対称な異常高信号を認める（A：→）．フォローアップMRIでは両側被殻に異常信号が出現した（B：⇨）（Maeda, M., et al.：J Neuroradial, 33：229-236, 2006 より転載）

165 浸透圧性髄鞘崩壊症

診断に役立つupdateな情報

EPMと一過性脳梁膨大部病変
- EPM（特に高ナトリウム血症が原因）では脳梁膨大部に一過性の拡散低下病変が出現することあり（図2A）

perfusion MRIとMRS
- CPM病変における脳血流量の増加が認められたという報告がある
- MRSでのNAA/Cr低下とCho/Cr上昇を指摘

OMの基礎疾患とその頻度
- OM患者のうち39％が慢性アルコール中毒，21.5％が低ナトリウム血症の急速補正後，17％が肝移植後．また，肝移植が行われた患者の1～8％，重度熱傷患者の7％にOM発症

OMの予後
- 最近の報告では34例発症のうち死亡したのが2例，重篤な後遺症を残したのが10例，軽度後遺症が11例，完全回復が11例．以前に言われていたほど悲観的な予後ではない

解説

- 浸透圧性髄鞘崩壊症（osmotic myelinolysis：OM）は多くの場合，低ナトリウム血症の急速な補正によって生じる脱髄性疾患である．橋中心に病変を認めるものをcentral pontine myelinolysis（CPM），橋以外の基底核や視床，外包，皮質下白質などに病変を認めるものをextrapontine myelinolysis（EPM）と呼ぶ．CPMとEPMはそれぞれ単独，あるいは同時に認めることがあり，剖検での頻度はそれぞれ4：2：3
- **臨床像**：低ナトリウムの急速補正だけでなく，高ナトリウム血症やその補正でも発症．基礎に慢性アルコール中毒，低栄養状態，臓器移植後，熱傷，糖尿病，慢性腎不全，副腎機能不全などが存在．遺伝性はなく，好発年齢や性差はなし．症状は無症状なものから意識障害，構語・嚥下障害，弛緩性四肢麻痺，閉じ込め症候群と重篤なものまで多岐
- **病理所見**：CPMでは橋底部正中の横走線維が病変の主座．髄鞘の崩壊が主体であり，軸索は相対的に保持．橋核の神経細胞もよく保たれる．病変部で乏突起膠細胞喪失との報告あり
- **治療**：血漿交換，ステロイド療法，コルヒチン投与，免疫グロブリン投与など．低ナトリウム血症急速補正で発症のOMの場合，発症早期の浸透圧再低下療法の有用性が報告
- **予後**：予後は完全治癒から死亡までさまざまであるが，急性期の誤嚥性肺炎や深部血栓症などの合併症の回避が予後に大きな影響

画像所見

MRI
- CPMでは橋中心部にT2強調像やFLAIR像にて楕円状，三叉矛状の高信号域（図1）．**横走線維が高度に障害され，錐体路および橋辺縁部は保たれることが多いのが特徴**
- EPMでは基底核，視床，外包，前障などにT2強調像やFLAIR像にてほぼ左右対称な高信号病変（図2B）
- **拡散強調像**：発症後早期のCPM病変では細胞内浮腫や髄鞘内浮腫を反映したADC値低下（図1）．他の撮影法では不明で，拡散強調像でのみ病変が検出可能なことあり
- **造影T1強調像**：CPM病変，EPM病変ともに造影効果がないことがほとんど

CT
- OM病変は低吸収域を呈する
- CTでの病変描出能は低いため，臨床的にOMが疑わしい場合は早急にMRIを施行

鑑別診断

- **脳梗塞**：急性期のADC値低下などはOMと同様だが，病変の左右非対称な分布はOMと異なる．ナトリウム値などの臨床情報の把握も肝要
- **PRES（posterior reversible encephalopathy syndrome）**：CPM＋EPM病変では時に分布が似る．PRESではADC値が上昇し，発症時の高血圧の存在もポイント
- **多発性硬化症**：多発性硬化症では脳室周囲白質に病変をみることが多く，鑑別のポイントになる．ADC値も上昇することが多い
- **脳幹腫瘍，脳幹脳炎**：どちらも錐体路を含め末梢域まで病変が拡がる．mass effectを有するのもポイント

＜参考文献＞
- Maeda, M., et al.：Reversible splenial lesion with restricted diffusion in a wide spectrum of diseases and conditions. J Neuroradiol, 33：229-236, 2006
- Guo, Y., et al.：Central pontine myelinolysis after liver transplantation：MR diffusion, spectroscopy and perfusion findings. Magn Reson Imaging, 24：1395-1398, 2006
- 中野今治：橋中心髄鞘崩壊症．Brain Medical, 17：173-177, 2005
- Kleinschmidt-DeMasters, B. K., et al.：Central and extrapontine myelinolysis：Then...and now. J Neuropathol Exp Neurol, 65：1-11, 2006

＜松島信佳，前田正幸＞

166 Marchiafava-Bignami病
(Marchiafava–Bignami disease)

第4章 脱髄/中毒疾患と類縁疾患　｜脳神経外科｜**神経内科**｜小児科｜

症例 59歳　男性
意識障害．長期大量飲酒（三重大学症例）

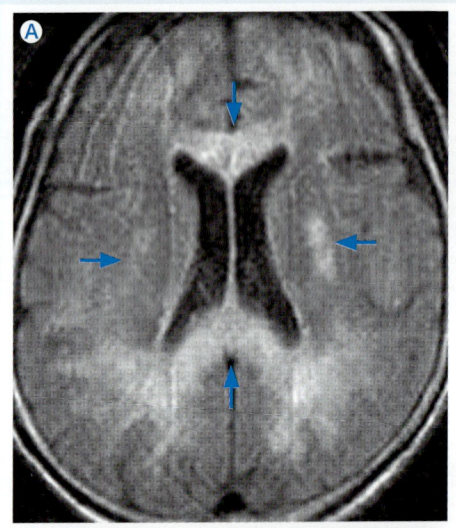

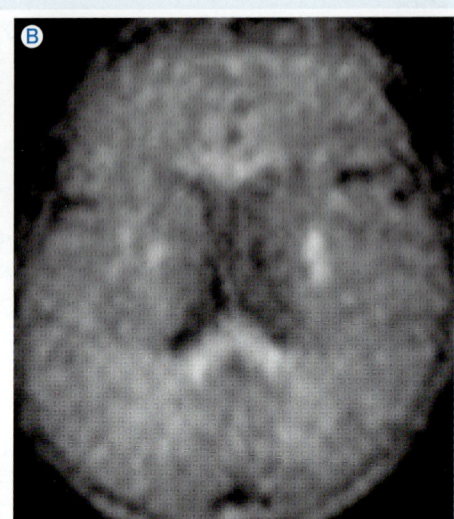

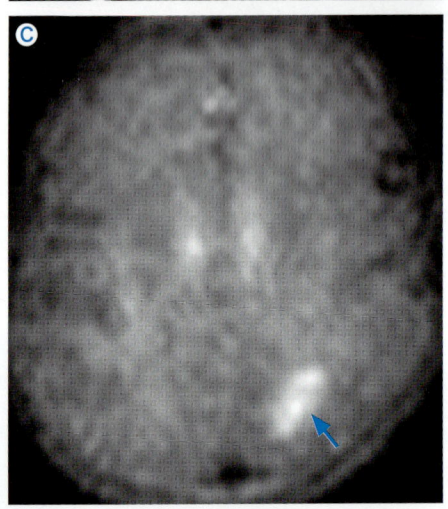

図1　FLAIR像（A），拡散強調像（B, C）
A：脳梁から大脳白質や半卵円中心に左右対称性に広がる高信号域を認める（→）
B：同部は高信号を示す
C：白質のみならず，左頭頂葉皮質にも高信号域を認める（→）

166 Marchiafava-Bignami病

診断に役立つupdateな情報

大脳皮質病変
- 脳梁や大脳白質病変のみならず，前頭葉外側領域優位に大脳皮質でもFLAIR像や拡散強調像で両側対称性に異常信号を認めることもある
- Wernicke脳症でも同様の大脳皮質病変が知られている

ビタミンB_1療法
- Wernicke脳症に比して治療反応性は悪い
- ビタミンB_1値は必ずしも低値ではない
- 議論の余地あり

解 説

- アルコール多飲や低栄養状態のビタミンB_1欠乏に起因する脳梁脱髄疾患
- 低ナトリウム血症や低血糖症の合併例もあり，橋外型浸透圧性脳症の亜型とする考えもある
- **病理所見**：脳梁中間層脱髄壊死．時に出血や空洞化．脳梁以外に，半卵円中心，視交叉や中小脳脚などにも同様の病理所見を認めることもある
- **臨床像**：急性型は意識障害や痙攣で発症．慢性型は昏迷，認知症やParkinson症状で発症．急性期は臨床症状からはWernicke脳症との鑑別は困難で合併例も多い．慢性期には失行，失書などの半球間離断症状や認知機能障害がみられる

画像所見

MRI

- 脳梁から大脳白質へ対称性に広がり，T1強調像で低信号，T2強調像やFLAIR像で高信号を示す腫脹（図1 A）
- 脳梁浅層と深層は保たれ，病変は**脳梁中間層**に分布．矢状断像が有用
- 脳梁体部＞脳梁膝部，脳梁膨大部．病変が広いほど予後不良
- 急性期には拡散強調像で高信号を示し（図1 B, C），ADC値は低下
- 病変の辺縁部に異常増強効果
- 慢性期には脳梁萎縮，脳梁中間層の空洞変性，囊胞化

鑑別診断

- **脳梗塞**：脳梁膨大部のみに梗塞を起こすのは稀であり，左右どちらかに偏在．また，脳梁中間層のみならず全層性障害
- **多発性硬化症**：脳梁のみならず，髄質静脈周囲の脱髄/炎症性変化を反映した側脳室と垂直に外側方向に伸びる卵円形病変（Dawson's finger）．活動性病変は増強効果．臨床的には症状が時間的・空間的に多発
- **急性散在性脳脊髄炎**：病変は結節状で左右非対称
- **一過性脳梁膨大部病変**：脳梁膨大部に限局することが多く，可逆性．臨床的に軽症
- **PRES**：病変部は血管性浮腫が主体であるが，一部ではADC値が低下．脳梁のみに病変を認めることは少なく，後方優位な皮質下白質や基底核にも病変が多発
- **悪性リンパ腫**：高細胞密度を反映して拡散強調像で高信号を示すため，細胞障害性浮腫と見まがうことがある．しかし，通常は均一な増強効果
- **神経膠腫**：境界不明瞭な全層性の広がり
- **びまん性軸索損傷**：$T2^*$強調像や磁化率強調像などでヘモジデリン沈着．偏心性分布
- **水頭症**：高度水頭症では，脳梁体後部優位な菲薄化と脳梁上縁のT2強調像高信号化（大脳鎌による圧迫），長期水頭症の過剰シャント後では脳梁小動脈の伸展による脳梁前方優位な可逆性浮腫

＜参考文献＞
- Geibprasert, S., et al.: Alcohol-induced changes in the brain as assessed by MRI and CT. Eur Radiol, 20：1492-1501, 2010
- Hlaihel, C., et al.: Diffusion-weighted magnetic resonance imaging in Marchiafava-Bignami disease：follow-up studies. Neuroradiology, 47：520-524, 2005
- Heinrich, A., et al.: Clinicoradiologic subtypes of Marchiafava-Bignami disease. J Neurol, 251：1050-1059, 2004
- Johkura, K., et al.: Cortical involvement in Marchiafava-Bignami disease. AJNR, 26：670-673, 2005

＜森 墾＞

第4章 脱髄/中毒疾患と類縁疾患　脳神経外科　神経内科　小児科

167 一過性脳梁膨大部病変
(transient callosal lesion)

症例 25歳　女性（妊娠高血圧）
妊娠2日後から間歇的な拍動性頭痛や悪心が出現

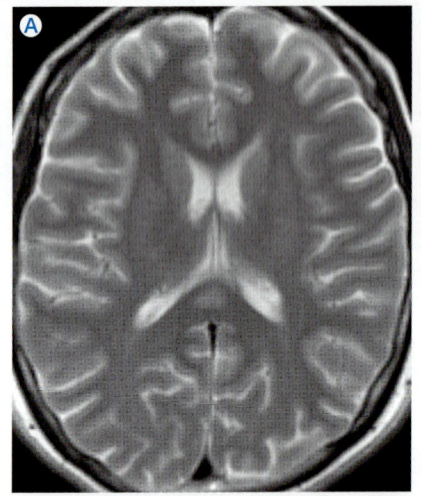

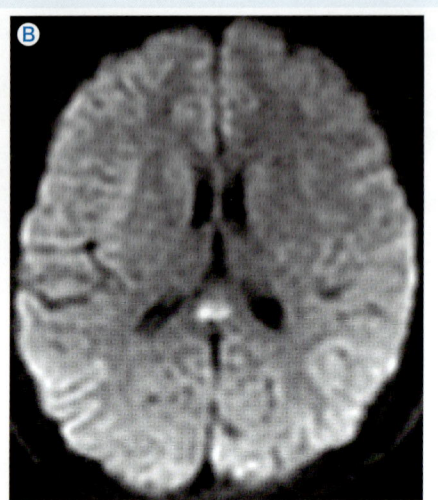

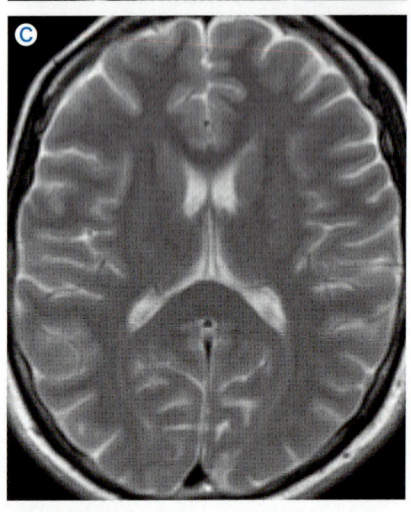

図1　T2強調像（A），拡散強調像（B），T2強調像（1カ月後：C）
A：脳梁膨大部中間層に卵円形の高信号域を認める
B：同部のADC値は低下している（ADC mapは非呈示）
C：脳梁膨大部病変は消失している

解　説

- 一過性脳梁膨大部病変は，感染性や薬剤性（化学療法，免疫グロブリン治療，抗痙攣薬，覚醒剤）などの脳炎脳症，アルコール中毒・低栄養（Wernicke脳症）や低血糖などの代謝異常，SLEなどの血管炎，腎不全，電解質異常（浸透圧性脳症），外傷，高地脳浮腫，高血圧や，痙攣重積など**さまざまな病態に附随して出現**
- 特に，あらゆる脳炎脳症で起こる可能性があり，clinically mild encephalitis/encephalopathy with a reversible splenial lesion（MERS）という予後の良い疾患群を形成
- 感染性ではインフルエンザ，サルモネ，結核，O-157　大腸菌，レジオネラ，パラチフス，麻疹，ロタ，HHV-6やHIVなどでの報告がある
- **ロタウイルス小脳炎では小脳病変を合併し予後不良**．臨床的には小脳性無言が特徴
- 薬剤性では化学療法薬1クール目直後や抗痙攣薬減量後に発症する
- MRIが施行されやすい日本に多く，偶発的に見つかる（snapshot phenomenon説）
- **臨床像**：熱発，頭痛，痙攣や意識障害など．無症状の場合もある
- **発生機序**：熱発，嘔吐や下痢による抗利尿ホルモン分泌の促進や，これによる低ナトリウム血症などの電解質/水バランス異常などを推定．脳梁特異性については未解明

167 一過性脳梁膨大部病変

診断に役立つupdateな情報

脳炎脳症の臨床病理学的分類

1. 代謝異常
   先天代謝異常症，Reye症候群
2. サイトカインストーム（血管内皮細胞障害）
   Reye様症候群，出血性ショック脳症症候群（HSE症候群），急性壊死性脳症（ANE：acute necrotizing encephalopathy）
3. 興奮毒性
   二相性脳症（AEFCSE：acute encephalopathy with febrile convulsive status epilepticus/AESD：acute encephalopathy with biphasic seizures and late reduced diffusion），前頭葉を主として障害する乳幼児急性脳症（AIEF：acute infantile encephalopathy predominantly affecting the frontal lobes），片側痙攣片麻痺てんかん症候群（HHE症候群）
4. 自己免疫
   急性散在性脳脊髄炎（ADEM：acute disseminated encephalomyelitis）
5. その他
   可逆性脳梁膨大部病変を伴う軽症脳炎脳症（MERS：clinically mild encephalitis/encephalopathy with a reversible splenial lesion）

画像所見

MRI

- 脳梁膨大部中間層に卵円形のT2強調像および拡散強調像で高信号（図1A，B）。見かけの拡散係数（ADC値）は低下
- ADC値低下の機序として髄鞘内浮腫や，炎症細胞浸潤とこれに附随した細胞障害性浮腫を想定（しかし，髄鞘化が未熟な新生児での報告もあり，髄鞘内浮腫のみでは説明つかず）
- 病変が①脳梁膨大部，②脳梁膨大部＋膝部，③脳梁膨大部＋ローランド野に至る白質のみに限局している場合はADC値が低下していても可逆性。それ以外に広がると不可逆性
- ロタウイルス小脳炎では一過性脳梁膨大部病変に加え，急性期／亜急性期に小脳白質／核の信号異常があり，小脳皮質の高信号化と小脳萎縮に至る
- 低血糖脳症では血糖補正が遅れると，脳梁病変は不可逆性

CT

- CTでは淡い低吸収値域として認めるが，評価は困難

鑑別診断

- **脳梗塞**：脳梁膨大部のみに梗塞を起こすのは稀であり，左右どちらかに偏在．また，脳梁中間層のみならず全層性障害
- **多発性硬化症**：脳梁のみならず，髄質静脈周囲の脱髄／炎症性変化を反映した側脳室と垂直に外側方向に伸びる卵円形病変（Dawson's finger）．活動性病変は増強効果．臨床的には症状が時間的・空間的に多発
- **急性散在性脳脊髄炎**：病変は結節状で左右非対称
- **Marchiafava-Bignami病**：臨床的に大量の飲酒歴．脳梁中間層優位に脱髄や壊死が出現．急性型や亜急性型は病変の腫大を伴うが，慢性型では萎縮
- **PRES**：病変部は血管性浮腫が主体であるが，一部ではADC値が低下．脳梁のみに病変を認めることは少なく，後方優位な皮質下白質や基底核にも病変が多発
- **悪性リンパ腫**：高細胞密度を反映して拡散強調像で高信号を示すため，細胞障害性浮腫と見まがうことがある．しかし，通常は均一な増強効果
- **神経膠腫**：境界不明瞭な全層性の広がり
- **びまん性軸索損傷**：T2*強調像や磁化率強調像などでヘモジデリン沈着．偏在性分布
- **水頭症**：高度水頭症では，脳梁体後部優位な菲薄化と脳梁上縁のT2強調像高信号化（大脳鎌による圧迫）．長期水頭症の過剰シャント後では脳梁小動脈の伸展による脳梁前方優位な可逆性浮腫

<参考文献>
- Takanashi, J., et al.：Clinical and radiological features of rotavirus cerebellitis. AJNR, 31：1591-1595, 2010
- Maeda, M., et al.：Reversible splenial lesion with restricted diffusion in a wide spectrum of diseases and conditions. J Neuroradiol, 33：229-236, 2006
- Takanashi, J., et al.：Widening spectrum of a reversible splenial lesion with transiently reduced diffusion. AJNR, 27：836-838, 2006
- Bourekas, E. C., et al.：Lesions of the corpus callosum：MR imaging and differential considerations in adults and children. AJR, 179：251-257, 2002

<森 墾>

第4章 脱髄／中毒疾患と類縁疾患　脳神経外科　神経内科　小児科

168 低血糖脳症
(hypoglycemic encephalopathy)

症例① 56歳　女性
倒れているところを発見．血糖（BS）10mg/dL未満（三重大学症例）

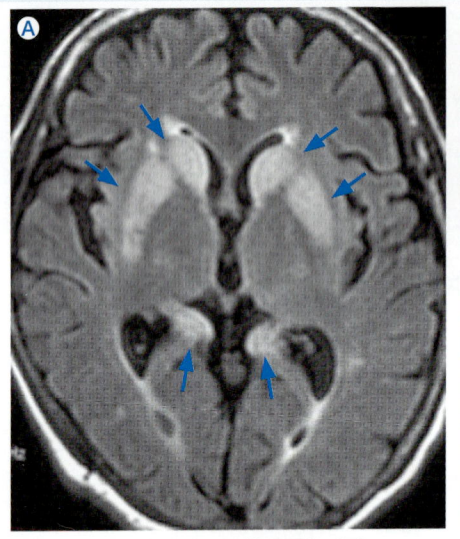

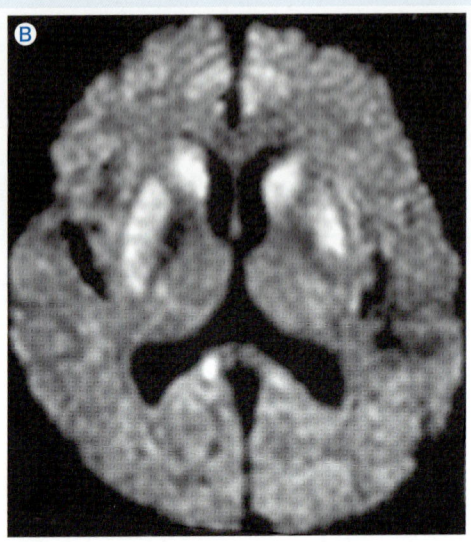

図1　FLAIR像（A），拡散強調像（B）
A：両側線条体や海馬に高信号域を認める（→）
B：同部は高信号を示す

症例② 2歳　男児
低血糖脳症（三重大学症例）

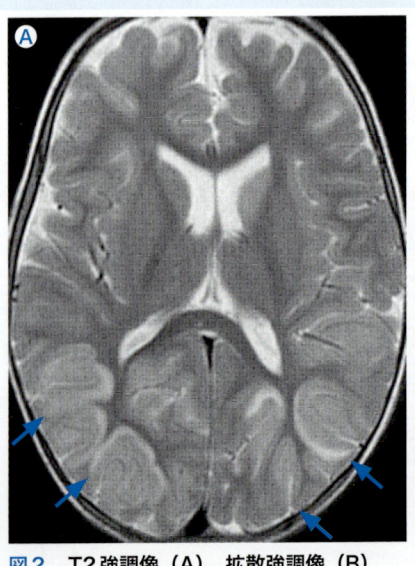

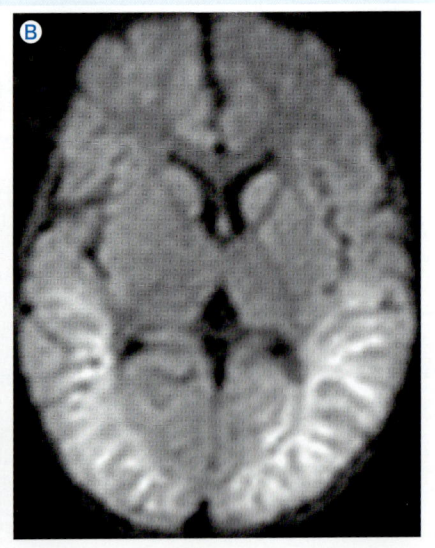

図2　T2強調像（A），拡散強調像（B）
A：後方優位に大脳皮質〜皮質下白質が高信号を伴って腫脹している（→）
B：皮質下白質優位に高信号を示す

診断に役立つupdateな情報

低血糖の定義
- 成人：正常値60～140mg/dL以下の状態．ただし，症状出現には複合的な要素（脳血流，脳組織活動性や低血糖曝露時間など）があるため，厳密なカットオフ値を設定できない
- 正期産児：40mg/dL未満（出生後24時間以内で30～35mg/dL以下，その後は40～45mg/dL以下）
- 早期産児：30mg/dL未満

低血糖の症状
- 一般的な低血糖症状は①中枢神経系低血糖症状（機能低下）と②交感神経刺激症状（低血糖によりカテコラミンなどが分泌）

低血糖の安全機構
- 低血糖は全般発作を引き起こす．大脳基底核出力核の黒質網様部にあるグルコース感受性ニューロンで，グルコースや酸素の欠乏を検知し，全般発作を抑制してエネルギー消費を抑える脳保護作用が働く

解説

- 脳組織はグルコースを唯一のエネルギー源とする好気性呼吸をしており，低血糖では組織呼吸障害による脳損傷を惹起
- 胎児期～新生児期は乳酸もエネルギー源として利用できるため低血糖抵抗性
- **病理所見**：大脳皮質の層状壊死や，基底核，黒質や海馬の神経細胞脱落．低血糖による神経細胞壊死は脳波平坦化後10～20分で出現
- **臨床像**：すみやかな血糖補正により画像で一過性所見を呈するのみの神経学的後遺症がない予後良好群と，非可逆的脳損傷による後遺症を残す予後不良群がある．いずれも錯乱，失見当識や昏睡などの意識障害や痙攣で発症

画像所見

MRI

- 予後良好群では，発症早期に大脳白質が拡散強調像で高信号，ADC値低下を示し，数日以内に正常化．脳梁膨大部に好発する他，内包後脚，放線冠や橋などでもみられる
- 予後不良群では，側頭後頭葉優位に低酸素虚血性脳症に類似した大脳皮質の拡散強調像高信号，ADC値低下（図2）．低血糖による心血管系機能低下から低酸素虚血の要素も加わると，基底核，黒質や海馬病変もみられる（図1）．ただし，視床は保たれる傾向
- 拡散強調像における病変分布の違い（大脳皮質か白質か）の決定要因は不明

- 新生児低血糖では，急性期に頭頂後頭葉優位な皮質・皮質下の広範な浮腫．亜急性期にはT2強調像での皮質不明瞭化（missing cortex sign），慢性期には萎縮が進行して瘢痕回．後大脳動脈脳梗塞に好発する鳥距溝周囲や，低酸素虚血性脳症によるparasagittal injuryとは異なる病変分布

鑑別診断

- 広範な皮質，基底核や視床の異常を示す疾患として，低酸素虚血性脳症，先天性代謝性疾患，急性散在性脳脊髄炎（ADEM），血管炎，posterior reversible encephalopathy syndrome（PRES），薬剤性脳症，痙攣後脳症，ウイルス性脳炎脳症やCreutzfeldt-Jakob病などがあがるが，画像のみでは鑑別困難．病歴の確認が重要
- 新生児低血糖の鑑別は上矢状洞血栓症，両側後大脳動脈梗塞や低酸素虚血性脳症

<参考文献>
- Kang, E. G., et al.：Diffusion MR imaging of hypoglycemic encephalopathy. AJNR, 31：559-564, 2010
- Ma, J. H., et al.：MR imaging of hypoglycemic encephalopathy：lesion distribution and prognosis prediction by diffusion-weighted imaging. Neuroradiology, 51：641-649, 2009
- Kim, J. H., et al.：Reversible splenial abnormality in hypoglycemic encephalopathy. Neuroradiology, 49：217-222, 2007

<森 墾>

第4章 脱髄/中毒疾患と類縁疾患　　脳神経外科　神経内科　小児科

169 高地脳浮腫
(high altitude cerebral edema：HACE)

症例 57歳　女性
ネパールでトレッキング中（標高3,800m）に意識障害

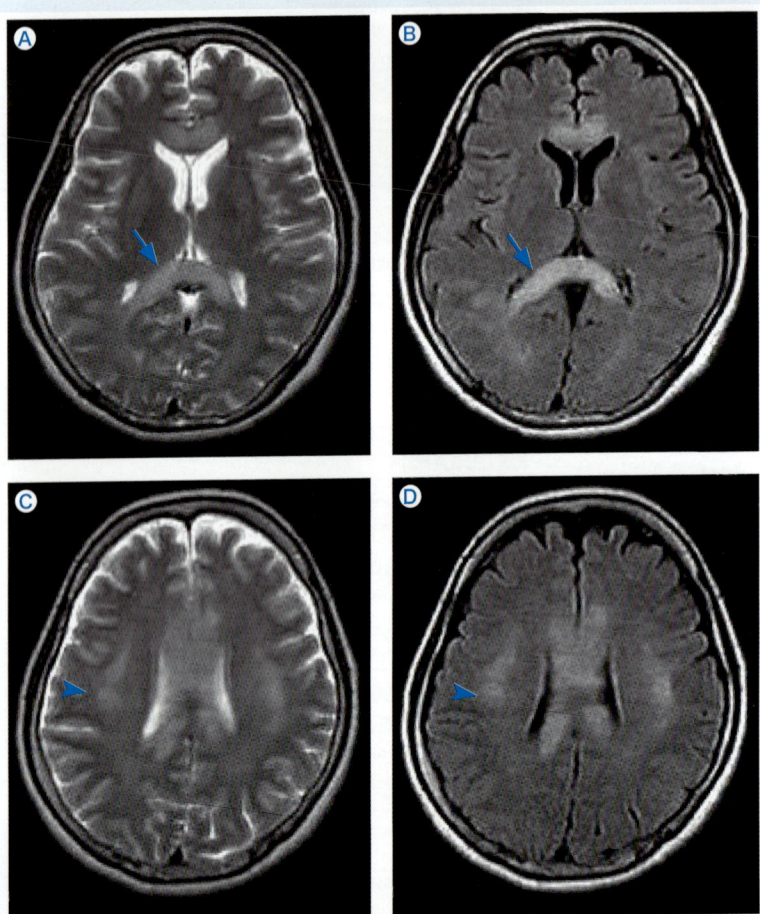

図1　T2強調像（大脳基底核レベル，A），FLAIR像（大脳基底核レベル，B），T2強調像（放線冠レベル，C），FLAIR像（放線冠レベル，D）
脳梁は腫大し中間層を主体にT2強調像とFLAIR像で高信号を示す（→）．また両側大脳半球の白質にも斑状の高信号域が散見される（▶）．皮質下白質を中心とした分布だが，U-fiberは保たれている．なお拡散強調像では高信号を示し，ADC値は上昇していた

解説

- 高山病（altitude illness）は軽症の山酔い（acute mountain sickness：AMS），重症の高地脳浮腫（high altitude cerebral edema：HACE），そして高地肺水腫（high altitude pulmonary edema：HAPE）に分類される
- AMSとHACEは脳浮腫を背景とする連続的な疾患概念で，AMSが重症化して神経症状を伴うと臨床的にHACEと診断．読影の際は両者が区別されず高山病として扱われることが多い
- 高地では気圧低下に伴う脳腫脹に対し脳脊髄液量の調節により頭蓋内圧が一定に保たれる
- この調節能を減圧速度が上回る（標高＋300m/日）と脳浮腫とともに諸症状が発生（AMS→HACE）
- 標高2,500m以上，速度300m/日以上が高リスク
- 標高4,000m以上では25〜50％がAMSに罹患し，うち1％がHACEに至る
- 女性・若年・肥満・妊娠が軽度のリスク因子
- 高地到着後6〜12時間でまずAMSから発症
- AMSの症状は二日酔に似て頭痛・倦怠感・嘔気・眩暈・易疲労感・不眠があり，HACEではこれに加え意識障害や失調（特に歩行障害）が出現
- つぎ足歩行（tandem gait）が最も簡便な検査
- 治療は下山して標高を下げるのが最優先事項．このほかステロイドやアセタゾラミド，O_2投与（高圧

診断に役立つupdateな情報

AMSとHACEの病態生理
- 古典的なAMSの発症機序は，低酸素・低気圧環境への反応性変化として血管拡張が起こり，過灌流によって全脳に血管性浮腫（vasogenic edema）が発生し，脳の腫大，頭蓋内圧の亢進が起こることで種々の臨床症状を呈するというものであった．脳浮腫，脳圧亢進の進行に伴いAMSは重症化し，神経症状を出した時点で臨床的にHACEと呼ばれる，という解釈である
- ところが最近の報告ではAMSの重症度と脳浮腫の程度やMRI所見（例えばb_0値やADC値の上昇幅）は必ずしも相関せず，頭蓋内圧が上昇していない症例も存在することが明らかになった．低酸素状態で増加するフリーラジカルに起因する一連の液性カスケードがtrigeminovascular systemを刺激して多彩な臨床症状を示すというモデルが提唱されている．この場合，毛細血管の静水圧的な均衡が破綻して微小出血を起こし始めた段階でHACEとしての症状が出現すると推測されている

酸素療法），下山困難なら高圧チャンバーも有用
- 選択的5-HT3$_{1B/1D}$遮断薬がAMSの症状を予防することが知られている
- **予後**：適切な治療がされればほとんどは後遺症なく回復するが，ごく稀に死の転帰

画像所見

- 急性期から回復期（第2～14病日）に，脳梁特に膨大部を中心とした白質病変と局所の腫大（**図1 A，B**），脳梁病変と連続する両側大脳半球白質にも対称性に同様の病変（**図1 C，D**）
- アドレナリン作動性を持たない細動脈に栄養されている脳梁膨大部の密な横走線維は低酸素状態による血管拡張とそれによる過灌流から来る浮腫の影響をとりわけ受けやすい
- 皮質や大脳基底核の病変は非典型的
- 大脳の軽度腫大
- 重症例では高度の脳浮腫で致命的な脳ヘルニア
- 下山直後は皮質の偽萎縮がみられることも

MRI
- びまん性，対称性のT2延長域
- 拡散強調像で高信号，ADC値は一般的に上昇し，**vasogenic edema**を示す
- vasogenic edemaでは白質，特に脳梁膨大部のb_0値〔拡散強調の程度（b値）がゼロ，すなわち拡散強調を行わずEPI（エコープラナー）T2強調像を撮影した場合の信号強度のこと〕とADC値が著増する
- 重症例ではADC値低下（cytotoxic edema）を一部に伴うとの報告がある．また実験レベルではHACEの極期には多くの症例でcytotoxic edemaが発生することが明らかになりつつある．下山してMRIを撮像するまでの間にvasogenic edemaが主体となると推測されている
- 異常信号域の広がりは重症度を反映しない
- 一般に異常な増強効果は認めない．AMSの脳浮腫は血液脳関門（blood-brain barrier：BBB）の破綻なしに発生すると考えられている
- HACEではT2*強調像や磁化率強調像（susceptibility-weighted imaging：SWI）で**毛細血管の破綻による微小出血**が検知できることがある（特に脳梁膨大部）
- MRSで有力な陽性所見は報告されていない．AMS/HACEともに重症度の如何によらずlactateの上昇は認められないとされている
- 臨床症状の改善に遅れて画像所見が改善

CT
- 脳浮腫と脳梁膨大部の腫大は検出可能であるが，白質のびまん性信号変化は描出困難
- 初診時に脳血管障害など鑑別疾患の除外
- 重症例で脳浮腫のフォローアップに有用

鑑別診断

脳梁病変＋びまん性の白質病変
- 外傷（剪断外傷）
- 外傷（皮質下白質の挫傷周囲の浮腫）
- gliomatosis cerebri
- 5-FU脳症などでの一過性脳梁膨大部病変
臨床的にはAMSや回復期のHACEはウイルス感染症（感冒）や二日酔い，過労，脱水症状と誤診されることがある

<参考文献>
- Sutton, J. R., et al.：The Lake Louise consensus on the definition and quantification of altitude illness. Hypoxia and mountain medicine（Sutton, J. R., et al.），Queen City Printers, Burlington, Vermont, 1992
- Hackett, P. H., et al.：High-altitude cerebral edema evaluated with magnetic resonance imaging：clinical correlation and pathophysiology. JAMA, 280：1920-1925, 1998
- Kallenberg, K., et al.：Magnetic resonance imaging evidence of cytotoxic cerebral edema in acute mountain sickness. J Cereb Blood Flow Metab, 27：1064-1071, 2007
- Schoonman, G. G., et al.：Hypoxia-induced acute mountain sickness is associated with intracellular cerebral edema：a 3T magnetic resonance imaging study. J Cereb Blood Flow Metab, 28：198-206, 2008

<吉田大介>

第4章 脱髄/中毒疾患と類縁疾患　脳神経外科　神経内科　小児科

170 放射線障害
(radiation necrosis)

症例① 56歳　女性
上咽頭癌に対し陽子線治療65Gy/26frにて寛解後2年経過．現在無症状

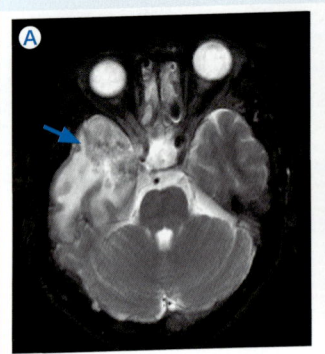

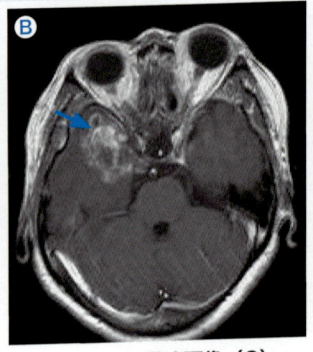

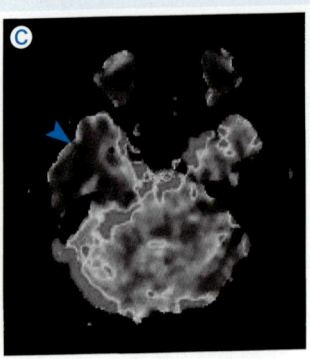

図1 T2強調像（A），造影T1強調像（B），MR灌流画像（C）
右側頭葉に不整形の増強効果を認め，周囲脳実質に強い浮腫性変化を伴っている（→）．MR灌流画像では増強成分の血液量は低下している（▶）．上記画像を撮像後にステロイド投与を行ったところ病変はすみやかに縮小し，現在は放射線壊死として経過観察中（Cはカラーアトラス参照）

症例② 52歳　女性
肺小細胞癌の脳転移に対し全脳照射37.5Gy/15fr＋局所20Gy/4frの定位照射．2カ月後から強い浮腫を伴う増強領域が出現し．ステロイド投与によって消退．ステロイド漸減に伴い再増大を数度にわたりくり返し，さらに1年が経過

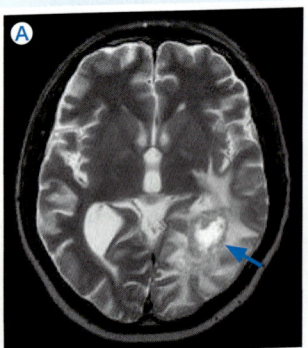

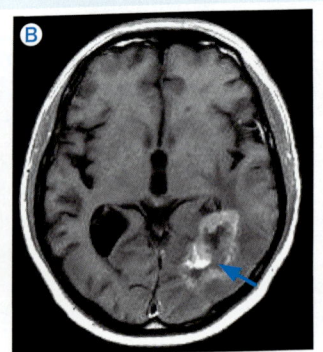

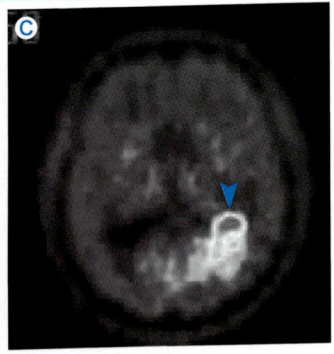

図2 T2強調像（A），造影T1強調像（B），^{11}C-メチオニンPET（C）
左頭頂側頭葉に不整形の輪状増強効果を認め，強い浮腫性変化を伴っている（→）．ステロイド治療中に病変の一部がメチオニンPETで陽転し（▶），放射線壊死と残存再発腫瘍との混在が明らかとなった（Cはカラーアトラス参照）

解 説

- 放射線照射に伴う正常脳実質の障害は急性期障害と晩期障害に分類され，臨床的には後者が問題となる．晩期障害はさらに白質脳症と放射線壊死に分けられ，画像診断上は後者が腫瘍性病変との鑑別において問題となる
- 照射後数カ月から数年（平均2年）で発生
- 総線量が60Gyを越えた場合に発生しやすい
- 総線量が多いほど，1回線量が多いほど，照射容積が大きいほど，発生しやすい．全脳60Gy分割照射での発生率は25〜50％とされる
- 通常は放射線壊死の確率が3％以下になるよう照射量が決定される
- 脳腫瘍の他，頭頸部腫瘍の照射後でも発生
- 脳動静脈奇形（AVM）の定位照射後でも発生する．AVMに対する定位分割照射（stereotactic radiotherapy：SRT）は1回照射（stereotactic radiosurgery：SRS）に比べ放射線壊死の発生時期を遅延させるが，最終的な発生率は低下させない
- 放射線照射による循環障害から虚血や浮腫をきたし，神経膠細胞が障害
- 血液脳関門の破綻による血管性浮腫と，白質に広く生じる脱髄，壊死の混在で構成される
- 病理は血管壁の線維化，硝子様変性と内膜肥厚．白質病変は組織反応に乏しい凝固壊死

診断に役立つupdateな情報

今後期待される鑑別手段
- MRIでは下記の撮像方法以外にarterial spin labeling（ASL）やdynamic susceptibility contrast-enhanced cerebral blood volume（DSCE-CBV）MRIが研究対象となっている．術後照射したgrade Ⅲ～Ⅳの神経膠腫の症例群を対象にASL・DSCE-CBV・^{18}FDG-PETによる再発腫瘍の検出力を比較検討した報告によると，再発腫瘍単独の症例ではASLとDSCE-CBVがほぼ同等の感度（92%，90%）を示したが，再発腫瘍と放射線壊死が混在した症例ではASLがより高い感度（94%，71%）を示し，特異度は不変（50%，40%）であった

- 基本的に細胞密度は低い
- 治療は副腎皮質ステロイドの経口投与が第一選択．麻痺などの局所症状が強い場合には，手術による切除が必要

画像所見

- 急速に増大する占拠性病変
- 膠芽腫（glioblastoma）を思わせる浮腫の強い大きなmass effectを示す腫瘤形成（図1）
- 灰白質より白質に病変を有することが多い
- 基本的に照射野にほぼ一致して出現するが，浮腫に伴う神経栄養因子などの液性因子の関与により遠隔部にも変化がみられることがある
- 通常のCTやMRIで腫瘍再発との鑑別は困難
- 実際の読影では，造影を含むMRIで所見の経時変化を評価すると同時に，放射線壊死が疑われる場合はメチオニンPETやFDG-PETで確診度を高めることになる．この際，線量分布図が入手可能な場合は必ず参照することが望ましい

MRI

- 輪状から結節状の増強効果（数カ月で消失）
- 古典的には増強部分のsoap bubble patternやswiss cheese patternが特徴的
- 原発が神経膠腫である場合，再発との鑑別はきわめて困難．放射線壊死と再発腫瘍とが混在している場合も多い（図2）
- 増強効果の乏しいlow-grade gliomaであっても再発時にgradeが高くなり強い増強効果を示すことがあるので，増強効果の有無で放射線壊死と再発との鑑別を試みるのは危険
- 拡散強調像で壊死部は増強効果を示す部分も含め比較的信号が低く一般にADC値は上昇傾向．ADC値低下部位は腫瘍再発を疑う必要あり
- 磁化率強調像は放射線壊死の微小出血をよく描出する．造影磁化率強調像では微小出血と（再発腫瘍でみられる）異常血管との鑑別が容易になるという報告もある
- 灌流画像で壊死部は再発腫瘍よりも血液量が低下していることがある（rCBV<0.6 vs rCBV>2.6との報告あり）
- ^{1}H-MRSではCho/NAA比が低下することがある（カットオフ値は0.20～1.17まで多様な報告）

PET

- ^{11}C-メチオニンPETは再発腫瘍に高率に集積し，非常に高精度に放射線壊死を鑑別する．ただし大きな腫瘍や炎症性変化では偽陽性例あり
- ^{18}FDG-PETでは壊死部の糖代謝が低下していることから鑑別可能だが，low-grade gliomaの再発でも同様の所見を呈する

鑑別診断

- **再発腫瘍（第一鑑別）**
- **pseudoprogression（PsPr）**：高悪性度神経膠腫の放射線照射後，一過性に画像所見が増悪する現象．テモゾロマイド（TMZ）の併用療法を行った場合に多く，発生時期は治療後1週間から10カ月（中央値2カ月）．治療後3カ月以内に当該所見を認めた場合は放射線壊死や腫瘍再発よりもPsPrを優先的に疑うべきとされる．それ以降ではしばしば鑑別が困難だが，O^{6}-methylguanine-DNA methyltransferase（MGMT）遺伝子のプロモーター領域がメチル化している症例ではTMZの有効性が高いと同時にPsPrの発生頻度も高いとされる
- **腫瘍性病変**：転移や神経膠腫，血管芽細胞腫，悪性リンパ腫（特に免疫低下状態では輪状の増強効果を示しやすい）
- **血管性病変**：亜急性期脳梗塞，硬膜動静脈瘻や静脈血栓症などに伴う静脈性梗塞では静脈圧上昇のために血液脳関門の破綻をきたし，輪状増強像を呈することあり
- **炎症性・脱髄変性疾患**：脳炎，膿瘍，血管炎，多発性硬化症，進行性多巣性白質脳症（progressive multifocal leukoencephalopathy：PML），急性散在性脳脊髄炎（acute disseminated encephalomyelitis：ADEM）

<参考文献>
- Chan, Y. L., et al.：Diffusion-weighted magnetic resonance imaging in radiation-induced cerebral necrosis. Apparent diffusion coefficient in lesion components. J Comput Assist Tomogr, 27：674-680, 2003
- George, A. A., et al.：Glioma recurrence versus radiation necrosis：accuracy of current imaging modalities. J Neurooncol, 95：1-11, 2009

<吉田大介>

第4章 脱髄/中毒疾患と類縁疾患　脳神経外科　神経内科　小児科

171 PRES (posterior reversible encephalopathy syndrome, reversible posterior leukoencephalopathy syndrome：RPLS)

症例 39歳　女性
悪性リンパ腫に対し化学療法2コース開始2週間後に全身間代性痙攣発作

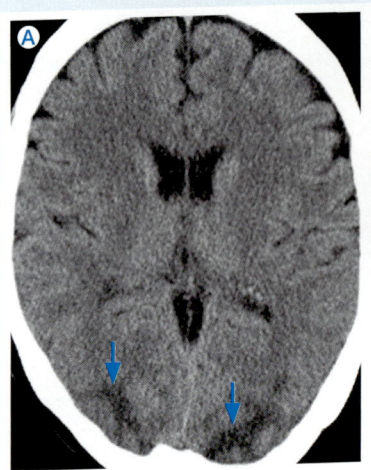

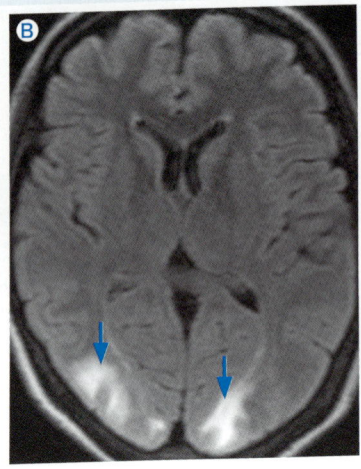

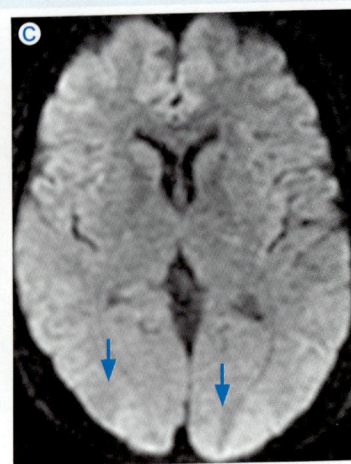

図1　単純CT（A），FLAIR像（B），拡散強調像（C）
A：両側後頭葉皮質化白質に低吸収値域を認める（→）
B：同部は高信号を示す（→）．皮質は比較的保たれている
C：同部の信号はむしろ低下している（→）（血管性浮腫）

解説

- 急激な血圧上昇による血管内皮細胞障害，血管透過性亢進（break through説）や血管攣縮（vasospasm説）など自己調節能の破綻で生じた**血管性浮腫による可逆的脳症**
- **原因・基礎疾患**：①基礎疾患関連群と②薬剤関連群に大別
  ①基礎疾患関連群：高血圧性脳症（特発性，2次性），前子癇・子癇（妊娠高血圧症候群），HELLP症候群，片頭痛，膠原病/自己免疫性血管炎（全身性エリテマトーデスなど），急性・慢性腎疾患（糸球体腎炎など），血液疾患（溶血性尿毒症症候群や血栓性/特発性血小板減少性紫斑病など），感染症（HIV脳症など），悪性腫瘍，臓器移植や外傷/手術など
  ②薬剤関連群：抗痙攣薬（カルバマゼピン），免疫抑制薬（サイクロスポリン，タクロリムス），化学療法薬〔フッ化ピリミジン系薬剤（フルオロウラシルなど），ホリナートカルシウム（ロイコボリン）やメトトレキセート〕，抗ウイルス薬，免疫グロブリン/モノクローナル抗体，サイトカイン（インターフェロンαなど），血液製剤，覚醒剤や造影剤など．経口剤より注射剤での頻度が高いが，血中濃度や総投与量との関係は不明
- **臨床像**：頭痛，痙攣，視力障害や意識障害などで発症．一般に広範な画像所見の割には症状が軽い．高血圧を必ずしも合併しないことも（特に小児例）．血圧のコントロールや原因となる投薬の中止・減量により症状・画像はすみやかに軽快

画像所見

MRI
- T2強調像やFLAIR像で，**後頭葉，頭頂葉の皮質・皮質下白質に比較的対称性な高信号病変**（図1 B）
- 時に片側性
- 大脳病変に小脳・脳幹病変が合併することは比較的多いが，脳幹や小脳にのみ病変をみることは稀
- サイクロスポリン脳症では後頭頭頂葉病変に加えて基底核に，5-FU脳症では前頭葉，帯状回や脳梁にも可逆性病変を認めることが多い
- 典型的には，拡散強調像で病変部は等〜低信号（図1 C）となるが，見かけの拡散係数（ADC）が低下している場合は不可逆性を示唆
- 病変が可逆性の血管性浮腫か，非可逆性の細胞性浮腫かの鑑別に拡散強調像が有用

CT
- 病変の描出はCTよりもMRIが優れる（図1 A）
- 多くの場合では発症時には明らかではなく，症状の進行につれて所見が明らかになるため早期診断への利用は困難
- ただし，意識障害の原因として頭蓋内出血の除外のためには，まずCTを行う

診断に役立つupdateな情報

出血の合併頻度
- PRESの15～20%に頭蓋内出血を合併
- 点状出血，くも膜下出血，皮質下血腫の3パターン
- 凝固能異常に無関係（ただし，抗凝固療法中に多い傾向）
- 高血圧の重症度にも無関係

脳幹や小脳優位のvariation
- 若年，2次性高血圧や自己免疫疾患に脳幹や小脳病変が多い傾向
- 画像所見に比して臨床症状は軽度であり，梗塞などと鑑別可能
- 後方循環系のなかでも脳幹小脳は頭頂後頭葉よりさらに自律神経分布が少ない

疾患概念の重複
- PRESは，脳血管攣縮症候群（Call-Fleming症候群，産褥血症），前兆を伴う片頭痛，薬剤性血管炎やHELLP症候群などに合併することがあり，血管自己調節能の破綻や血管内皮細胞の障害などの機序を共有した重複する疾患概念

鑑別診断

- **梗塞・低酸素虚血性脳症**：拡散強調像で血管性浮腫と細胞性浮腫を鑑別
- **静脈洞血栓症・硬膜動静脈瘻**：静脈灌流障害により皮質静脈への逆流があると，限局性/びまん性の血管性浮腫を生じる．血行動態の評価が鑑別に有効
- **MELAS**：MRSで乳酸ピーク上昇．基底核石灰化．小脳委縮
- **自己免疫性血管炎**：CNS lupus，抗リン脂質抗体症候群やANCA関連血管炎症候群（Churg-Strauss症候群やWegener肉芽腫症など）など．特異的抗体の測定
- **痙攣後脳症**：血圧が高いことが多く，臨床的な鑑別は困難．画像的にもPRES（FLAIR像高信号/ADC値上昇）と痙攣後脳症（FLAIR像等～高信号/ADC値低下）の所見が混在
- **傍腫瘍症候群**：側頭葉優位の病変であれば卵巣奇形腫の検索
- **低血糖脳症**：両側後頭葉優位病変に加え，両側基底核や海馬病変も．ADC値低下．亜急性期には皮質層状壊死
- **高地脳浮腫**：急性高山病の1つで，高地肺浮腫が原因．脳梁病変が主体
- **浸透圧性脳症**：低ナトリウム血症の急激な補正で発症．三叉矛状の橋底部病変
- **進行性多巣性白質脳症**：免疫不全患者のJCウイルス感染顕在化．皮質下U-fiberを含む病変
- **βアミロイド関連血管炎**：アミロイドアンギオパチーに伴う可逆性白質脳症で，大脳白質の散在性/びまん性の血管性浮腫
- **原発性中枢神経系血管炎（PACNS）**：画像所見は多彩．除外診断で，結局は生検による肉芽腫性，リンパ球性や壊死性血管炎の証明
- **悪性リンパ腫・血管内リンパ腫**：ADC値低下，均一な造影剤異常増強効果．血管内を疑ったら血中PAP（prostatic acid phosphatase）値の測定
- **感染性脳髄膜炎**：髄液検査

<参考文献>
- Hefzy, H. M., et al.: Hemorrhage in posterior reversible encephalopathy syndrome: imaging and clinical features. AJNR, 30: 1371-1379, 2009
- Pande, A. R., et al.: Clinicoradiological factors influencing the reversibility of posterior reversible encephalopathy syndrome: a multicenter study. Radiat Med, 24: 659-668, 2006
- Shimono, T., et al.: MR imaging with quantitative diffusion mapping of tacrolimus-induced neurotoxicity in organ transplant patients. Eur Radiol, 13: 986-993, 2003
- Schwartz, R. B., et al.: Hypertensive encephalopathy: findings on CT, MR imaging, and SPECT imaging in 14 cases. AJR, 159: 379-383, 1992

<森 墾>

172 可逆性脳血管攣縮症候群，Call-Fleming症候群
(reversible cerebral vasoconstriction syndrome：RCVS, Call-Fleming syndrome)

症例　42歳　女性（PRES合併例）
同種骨髄移植後シクロスポリン投与中．高血圧，視力障害，強直性間代性痙攣で発症

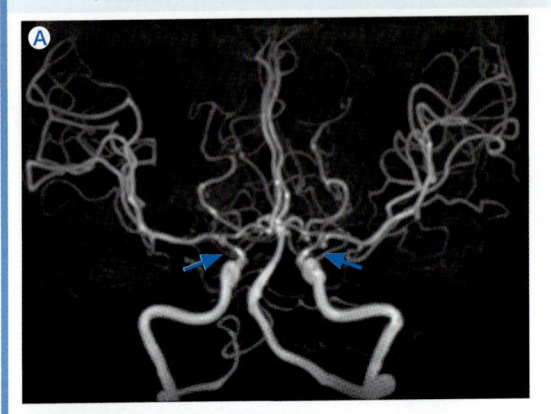

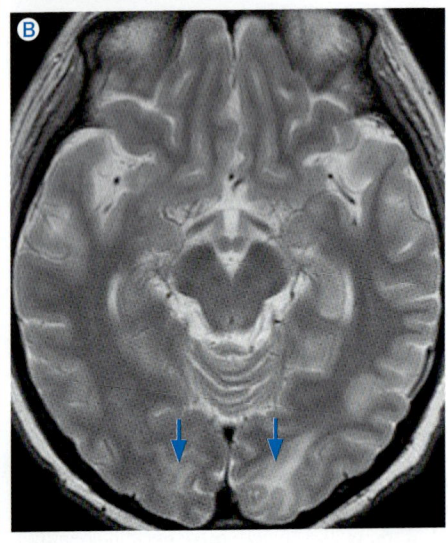

図1　MRA（A），T2強調像（B）
A：両側内頸動脈遠位などで断続的な広狭不整が目立つ（→）
B：両側後頭葉で皮質下白質を主体とする高信号域を示す（→）．拡散強調像では同部の信号上昇を認めない（血管性浮腫：非呈示）

172 可逆性脳血管攣縮症候群，Call-Fleming症候群

診断に役立つupdateな情報

危険因子
- 分娩後：産褥早期，高齢出産，子癇・前子癇
- 薬物：大麻，コカイン，アンフェタミン，LSD，初回飲酒，選択的セロトニン再取り込み阻害薬（SSRI），鼻充血除去薬（フェニルプロパノラミン，エフェドリン），頭痛治療薬（エルゴタミン，麦角アルカロイド），免疫抑制剤（タクロリムス，サイクロスポリン），血液製剤（輸血，エリスロポエチン，免疫グロブリン，インターフェロンα），ニコチンパッチ
- カテコラミン分泌腫瘍：褐色細胞腫，カルチノイド
- その他：高カルシウム血症，ポルフィリン血症，頭部外傷，脊髄硬膜下血腫，内頸動脈内膜剥離術後，脳手術

関連の可能性のある病態
- 頸部動脈解離，非破裂動脈瘤，脳動脈異形成

解説

- 脳血管攣縮症候群（Call-Fleming症候群）は，PRES，HELLP症候群，前兆を伴う片頭痛や薬剤性血管炎などに合併することがあり，**血管自己調節能の破綻や血管内皮細胞の障害などの機序**を共有した重複する疾患概念
- **病理所見**：生検で血管壁に炎症所見や高度な動脈硬化を認めず，反応性の機能的疾患
- **臨床像**：20〜40代の女性に多い（女性は40代後半，男性は30代前半）．産褥期や血管作動薬使用との相関が高い．動脈瘤破裂のような急激発症の雷鳴様頭痛があり，局所神経症状（20%）や痙攣（<5%）を伴うことも．頭痛発作は1〜3週間くり返すが，通常は後遺症や再発なく軽快

画像所見

MRI
- MRAで大〜中径動脈のびまん性，散在性な広狭不整像（図1 A）．所見は3カ月以内に軽快
- 10%にPRES所見を合併（発症1週間以内に多い）
- 20%にくも膜下出血を合併
- 7〜54%に脳梗塞や一過性脳虚血発作（TIA）を合併（発症2週間以降に多い．ただし，PRESを含めている可能性あり）

血管造影
- 前方循環系，後方循環系にかかわらず大〜中径動脈のびまん性，散在性な "strings and beads" もしくは "sausage strings" 様の広狭不整像

鑑別診断

- **くも膜下出血後の血管攣縮**：発症直後には血管攣縮なし（通常1週間後）．潜在する動脈瘤や動静脈奇形の検索
- **動脈解離**：通常は多発しない．外傷歴，偽腔の存在
- **原発性中枢神経系血管炎（PACNS）**：慢性，潜行性の頭痛．やや男性優位で年齢特異性なし．髄液細胞増多，蛋白濃度上昇．動脈狭窄やMRIでの散在性病変は非可逆
- **感染性血管炎**：髄液細胞増多，蛋白濃度上昇．MRIでの異常増強効果
- **膠原病/自己免疫性血管炎**：結節性多発動脈炎，Churg-Strauss症候群，過敏性血管炎，ANCA関連肉芽腫性血管炎（Wegener肉芽腫症），Behçet病，Cogan症候群，サルコイドーシス，過敏性腸疾患や低補体性血管炎などを念頭に鑑別
- **もやもや病**：内頸動脈遠位もしくはWillis輪近傍に限局する進行性の狭窄
- **放射線性血管炎**：治療計画部位との照合
- **心臓粘液腫塞栓症**：腫瘍性動脈瘤による血管径不整
- **血管内リンパ腫**：浮動性の散在性病変が類似するが，血管径不整なし．血中PAP（prostatic acid phosphatase）値の測定

<参考文献>
- Ducros, A., et al.：Reversible cerebral vasoconstriction syndrome. Pract Neurol, 9：256-267, 2009
- Ducros, A., et al.：The clinical and radiological spectrum of reversible cerebral vasoconstriction syndrome. A prospective series of 67 patients. Brain, 130：3091-3101, 2007
- Calabrese, L. H., et al.：Narrative review：reversible cerebral vasoconstriction syndromes. Ann Intern Med, 146：34-44, 2007
- Call, G. K., et al.：Reversible cerebral segmental vasoconstriction. Stroke, 19：1159-1170, 1988

<森墾>

173 高好酸球性脳症
(hypereosinophilia–induced encephalopathy)

症例　43歳　男性
HTLV-1キャリア，白血球2.2万/mm³（好酸球41%，好中球29%），全身掻痒感，左下肢筋力低下，左上下肢腱反射亢進

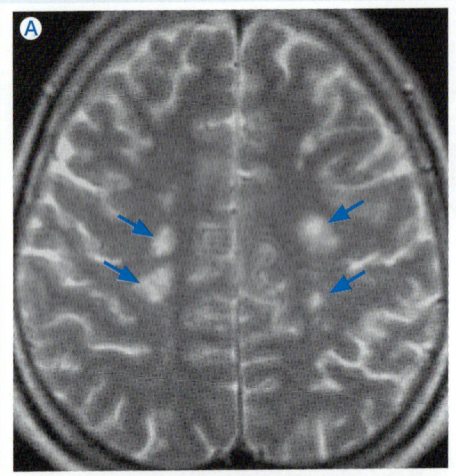

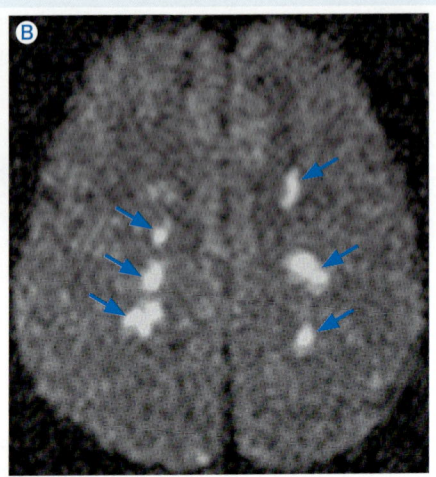

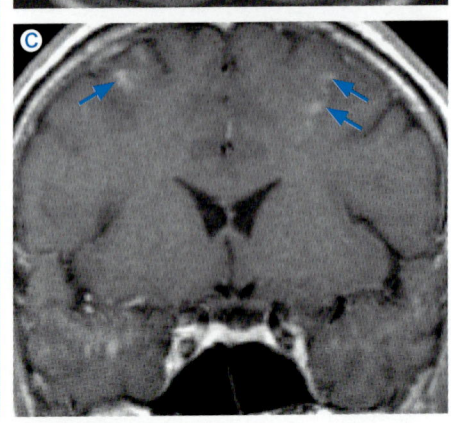

図1　T2強調像（A），拡散強調像（B），造影T1強調冠状断像（C）
A：両側分水嶺領域に沿った点状な高信号域を複数認める（→）
B：同部は高信号を示す（→）
C：分水嶺領域に沿うような点状の異常増強効果域を認める（→）

解説

- 高好酸球血症の神経障害は，①脳症，②血栓塞栓症および③末梢神経障害
- 機序：①好酸球の直接浸潤，②凝固能異常や心内膜損傷などによる血栓塞栓（一般的には白血球数10万/mm³以上で脳梗塞や脳出血のリスク），③好酸球顆粒蛋白〔好酸球性陽イオン蛋白，主要塩基性蛋白，好酸球由来神経毒（EDN）や好酸球ペルオキシダーゼなど〕による組織障害．古典的Gordon現象（動物実験）は，EDNによる脳幹小脳や脊髄の神経脱落や軸索損傷があり，失調，振戦や麻痺
- 臨床像：症状は多彩．神経脱落症状，認知障害や振戦など

173 高好酸球性脳症

診断に役立つupdateな情報

特発性好酸球増多症
- 血中好酸球＞1,500/mm³が6カ月以上持続
- 2カ所以上の臓器病変または，病理で好酸球浸潤が証明された1カ所以上の臓器障害

二次性好酸球増多症
- アレルギー性疾患：気管支喘息，アトピー性皮膚炎，アレルギー性鼻炎，職業性肺疾患，食物アレルギー，薬物アレルギー
- 感染症：寄生虫，原虫，細菌，真菌，クラミジア，リケッチア，ウイルス
- 悪性腫瘍：癌，肉腫，悪性リンパ腫
- 血液疾患：白血病，木村病，Langerhans細胞組織球症
- 肺疾患：Loeffler症候群，慢性好酸球性肺炎，熱帯性肺好酸球増加症，アレルギー性気管支肺アスペルギルス症
- 心疾患：熱帯性心内膜線維症，好酸球性心内膜線維症もしくは心内膜炎
- 皮膚疾患：剥脱性皮膚炎，疱疹状皮膚炎，乾癬，天疱瘡，好酸球増加性回帰性血管浮腫，Sezary症候群
- 膠原病/自己免疫性血管炎：Churg-Strauss症候群，ANCA関連肉芽腫性血管炎，結節性多発動脈炎，関節リウマチ，サルコイドーシス，炎症性腸疾患，全身性エリテマトーデス，強皮症，好酸球性筋膜炎，心筋梗塞後症候群
- 免疫異常：移植片対宿主病，先天性免疫不全症候群
- 内分泌疾患：副腎機能低下症
- その他：肝硬変，放射線療法，腹膜透析，家族性好酸球増多症

画像所見

MRI
- 高好酸球血症での神経症状率は高い（原発性では65%に有症状）が，**画像所見の顕在化は少ない**
- **分水嶺領域を主体とする散在性点状病変**（連銭形成した血球成分は末梢の小動脈で嵌頓し，周囲の梗塞，炎症や脱髄が混在．心筋障害による血行力学的要素の可能性も）（**図1 A**）
- 急性期/亜急性期には拡散強調像で高信号（**図1 B**）
- MRAでは異常なし
- 時に，leptomeningealな異常増強効果など髄膜脳炎の所見もある
- 時に，静脈洞血栓症や皮質静脈血栓症を合併

鑑別診断

- **心原性塞栓症（shower embolism）**：心臓および頸動脈の超音波検査
- **全身性敗血症性塞栓症**：感染性動脈瘤の除外．心臓超音波検査や全身感染源検索
- **寄生虫感染症**：寄生虫直接浸潤もしくは虫卵による散在性病変．渡航歴，食習慣や趣味などの聴取

<参考文献>
- Kono, Y., et al.：Diffusion-weighted imaging of encephalopathy related to idiopathic hypereosinophilic syndrome. Clin Neurol Neurosurg, 111：551-553, 2009
- Grigoryan, M., et al.：Cerebral arteriolar thromboembolism in idiopathic hypereosinophilic syndrome. Arch Neurol, 66：528-531, 2009
- Kwon, S. U., et al.：Sequential magnetic resonance imaging findings in hypereosinophilia-induced encephalopathy. J Neurol, 248：279-284, 2001

<森 墾>

第4章 脱髄/中毒疾患と類縁疾患

脳神経外科　神経内科　小児科

174 家族性片麻痺性片頭痛
(familial hemiplegic migraine：FHM)

症例 4歳 女児
軽度の頭部外傷を契機とした嘔吐・意識障害後に右片麻痺を発症

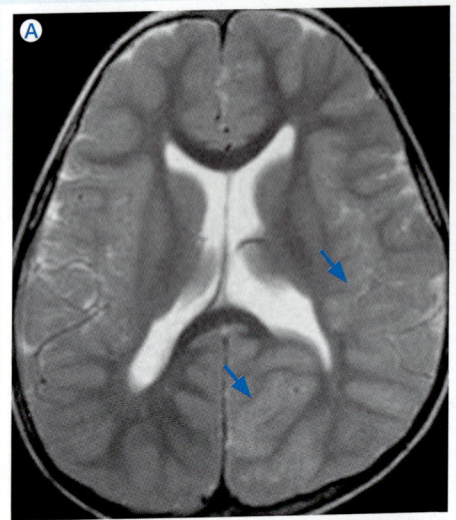

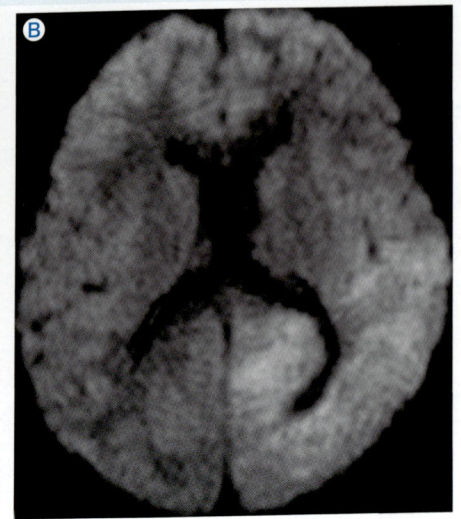

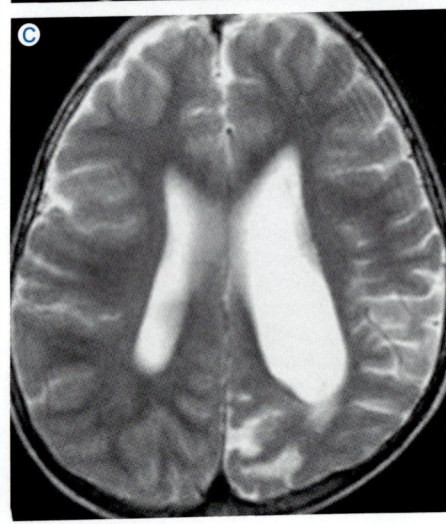

図1 T2強調像（A），拡散強調像（B），T2強調像（4カ月後：C）
A：左後頭葉・頭頂葉は皮質および白質の高信号化を伴って腫脹している（→）
B：同部は高信号を示す
C：同部は萎縮している

174 家族性片麻痺性片頭痛

診断に役立つupdateな情報

FHM1
- CACNA1A（19p13，P/QタイプCaチャネルα1サブユニット遺伝子）変異
- CACNA1Aは，Episodic Ataxia type2や遺伝性小脳失調症（SCA6）にも関与
- 典型的前兆症状以外に脳底型症状の合併が多い
- 約1/3に昏睡や遷延性の片麻痺を伴う激しい片頭痛性発作

FHM2
- ATP1A2（1q23，Na/K ATPアーゼサブユニット遺伝子）変異
- 重度片頭痛発作にてんかん発作も重畳する特徴
- 小脳委縮や失調を伴わないことが多い

FHM3
- SCN1A（2q24，Naチャネル遺伝子）変異
- 悪心，嘔吐，光過敏，音過敏などの症状と関与

孤発性
- 男性の有病率が高い
- 孤発例と家族性症例の有病率はほぼ同じ
- 発作は家族性片麻痺性片頭痛と同一の臨床的特徴
- 一過性神経症状とリンパ球性髄液細胞増多を伴う偽性片頭痛の除外に腰椎穿刺が必要

皮質拡延抑制
- 大脳皮質を電気的あるいは機械的に刺激すると大脳皮質の電気的活動が抑制され，波状に拡延する現象
- CSDは高濃度のカルシウムイオンやグルタミン酸塩による刺激で誘発され，NMDA型グルタミン酸受容体抗体により遮断できる

解説

- 運動麻痺（脱力）を含む前兆のある片頭痛（migraine with aura）の1種
- 2回以上の片麻痺発作があり，第1度もしくは第2度近親者の1人以上に同様の発作を認める
- 臨床像：症状は多彩．多くは急性期の神経症状や脳波異常（局所性徐波化）からすみやかに回復．眼振や小脳萎縮がある家系，痙攣や意識障害を伴う家系など差異あり．重篤な発作から死亡する症例報告も．**軽度な頭部外傷でも誘発**され，脳血管造影は致死的な重度発作の原因となる可能性．**家族歴のある反復性の脳症をみたらFHMを考慮**
- 機序：片頭痛の疼痛は三叉神経系の神経原性炎症が中心病態．片頭痛前兆は皮質拡延抑制（cortical spreading depression：CSD）が本質

画像所見

MRI
- **T2強調像やFLAIR像では，片麻痺と反対側の大脳半球皮質優位で血管支配域に一致しない限局性の腫脹と高信号化**（図1 A）．発作直後では所見は軽微
- 拡散強調像では血管性浮腫と細胞性浮腫が混在（図1 B）．細胞性浮腫に比して血管性浮腫は遷延
- MRAでは血管閉塞を認めず，むしろ局所血管は拡張
- 所見は1～3カ月以内に消失するが，慢性期に脳萎縮をきたすことも（図1 C）
- CACNA1AのT666M変異（FHM1の半数以上）では小脳虫部前葉を中心とする小脳萎縮．画像に比して臨床的な失調症状の程度は広範

SPECT
- 発作早期には局所の脳血流が増加．脳萎縮例では慢性期に低下

鑑別診断

急性小児片麻痺の鑑別
- **脳炎脳症型**：二相性脳症→片麻痺片側痙攣てんかん症候群，痙攣後脳症，感染性脳脊髄炎
- **脳血管障害型**：脳梗塞，低酸素性虚血性症，もやもや病，静脈洞血栓症，硬膜動静脈瘻，脳血管攣縮症候群，自己免疫性血管炎，PACNS
- **その他**：片頭痛性梗塞，一過性神経症状とリンパ球性髄液細胞増多を伴う偽性片頭痛，小児交代性片麻痺，外傷，ミトコンドリア脳症（MELAS），ホモシスチン尿症，低血糖脳症，PRES，脳腫瘍，傍腫瘍症候群，浸透圧性脳症，急性散在性脳脊髄炎，進行性多巣性白質脳症，多発性硬化症

〈参考文献〉
- Black, D. F.：Sporadic and familial hemiplegic migraine：diagnosis and treatment. Semin Neurol, 208-216, 2006
- Curtain, R. P., et al.：Minor head rauma-induced sporadic hemiplegic migraine coma. Pediatr Neurol, 34：329-332, 2006
- 国際頭痛分類 第2版 新訂増補日本語版（日本頭痛学会・国際頭痛分類普及委員会），医学書院，2007

〈森 墾〉

第4章 脱髄/中毒疾患と類縁疾患　脳神経外科　神経内科　小児科

175 甲状腺機能低下症
(hypothyroidism)

症例 11歳 男児
　　　　−2SD以上の低身長

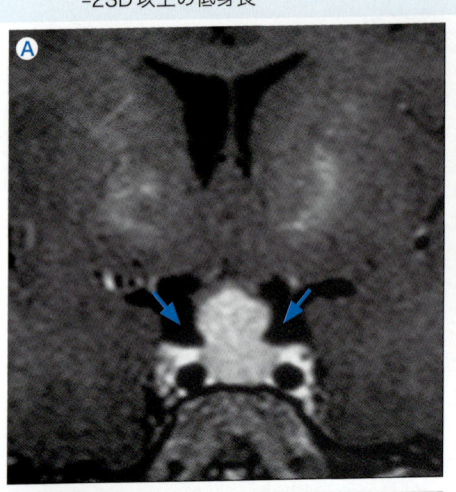

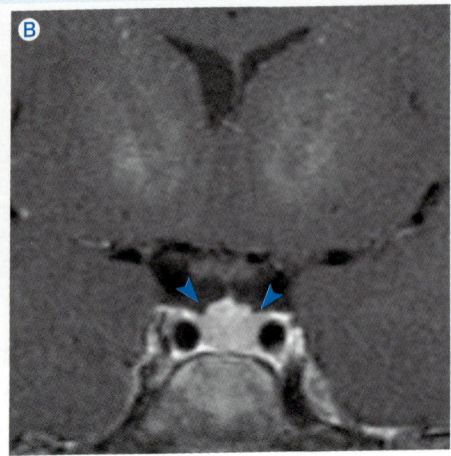

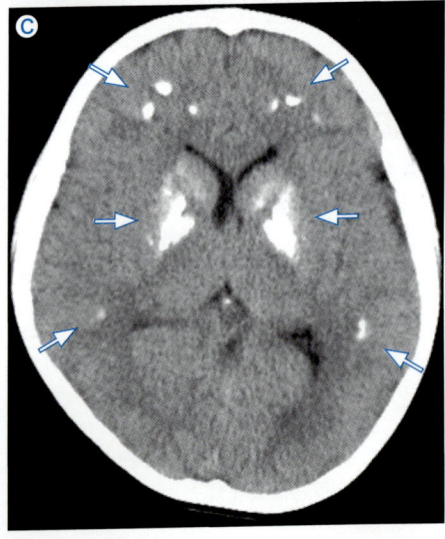

図1 造影T1強調冠状断像（A），治療後造影T1強調冠状断像（B），単純CT（C）
A：下垂体は腫大し（→），上方で視交叉を圧排している．内部は均一に造影されている
B：甲状腺ホルモン投与後，下垂体の腫大は改善している（▶）
C：両側基底核領域，大脳半球皮質下白質に左右対称の石灰化を認める（⇨）
（非呈示であるが，両側小脳歯状核にも石灰化が認められた）

解 説

- **原因**：原因としては**橋本病が最多**．他には医原性（甲状腺摘出後，131I治療），先天性（甲状腺無形成/低形成，異所性甲状腺，甲状腺ホルモン形成障害），二次性（視床下部下垂体機能不全）など．先天性甲状腺機能低下症（クレチン症）は発育，知能障害の原因となるため，新生児マススクリーニングの対象疾患（3,000人に1人の発見率）
- **病態**：甲状腺ホルモンの不足に伴って，TRH（甲状腺刺激ホルモン放出ホルモン），TSH（甲状腺刺激ホルモン）が過剰産生．これにより下垂体前葉過形成が起こり，下垂体が肥大．TRHに反応してプロラクチンも過剰放出されることがある

- **症状**：下垂体過形成が著明で視交叉を圧迫すると，両耳側半盲．小児では成長障害が前景に出ることがあり，注意が必要．その他，頭痛，意欲の低下，意識の変容，痴呆様症状，稀に小脳失調．脳症を生じた場合，痙攣，脳血管障害様の症状，意識レベル低下，精神症状など
- **治療**：甲状腺ホルモンの補充

画像所見

MRI

- 過形成により下垂体は腫大．内部信号，増強効果は均一．腫大が強い場合，視交叉を圧排（図1 A）．甲状腺ホルモン補充にて腫大は改善（図1 B）

診断に役立つupdateな情報

橋本脳症（Hashimoto encephalopathy）
- 抗甲状腺抗体陽性．精神神経症状の存在．ステロイドに対する反応性良好などの特徴を有する，甲状腺疾患に関連した自己免疫性脳症
- 病型は大きく3型．1型が最多
  1. 意識障害，精神症状，痙攣などを主症状とする急性脳症型．
  2. 幻覚，せん妄，認知症などを主症状とする精神症状型．
  3. 小脳失調を中心とする小脳失調型．
- 甲状腺機能は正常，亢進，低下とさまざま．血清抗N末端α-enolase（NAE）抗体が高率に陽性
- ステロイドに対する反応良好だが，ステロイド減量中の再発も多く，免疫抑制剤の併用が推奨
- MRIでは約半数の症例で異常がみられ，T2強調像，FLAIR像で高信号域［主に白質．増強効果なし（図2，3）］，硬膜の増強効果，脳萎縮などの報告あり

参考症例　32歳　女性
錯乱，幻覚

図2　FLAIR像
両側半卵円中心に小斑状高信号域を認める（Grommes, C., et al.：AJNR, 29：1550-1551, 2008より転載）

参考症例　35歳　女性
痙攣

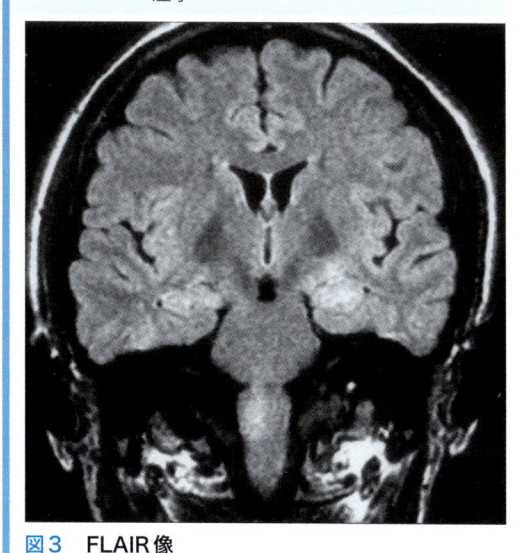

図3　FLAIR像
左海馬，延髄右側に高信号域を認める（Song, Y. M., et al.：AJNR, 25：807-808, 2004より転載）

CT
- 基底核領域，小脳，皮質下白質などの**左右対称の石灰化**（図1 C）

鑑別診断
- **その他の原因による下垂体過形成**：内分泌学的検査により鑑別．若年，妊娠/授乳期の女性は生理的に下垂体が大きいが，endorgan failureより腫大が軽度な傾向
- **下垂体腺腫**：トルコ鞍から鞍上部の腫瘤，過形成と比較すると増強効果は弱く，不均一
- **下垂体炎**：画像からはしばしば鑑別困難．トルコ鞍周囲の硬膜増強効果や内分泌異常などの臨床情報が重要

＜参考文献＞
- Grommes, C., et al.：Steroid-responsive encephalopathy associated with autoimmune thyroiditis presenting with diffusion MR imaging changes. AJNR, 29：1550-1551, 2008
- Song, Y. M., et al.：MR findings in Hashimoto encephalopathy. AJNR, 25：807-808, 2004
- Eom, K. S., et al.：Primary hypothyroidism mimicking a pituitary macroadenoma：regression after thyroid hormone replacement therapy. Peiatr Radiol, 39：164-167, 2009

＜栗原紀子＞

第4章 脱髄/中毒疾患と類縁疾患

176 糖尿病性舞踏病
(diabetic hemichorea hemiballism)

症例 72歳 男性
来院時血糖890mg/dL

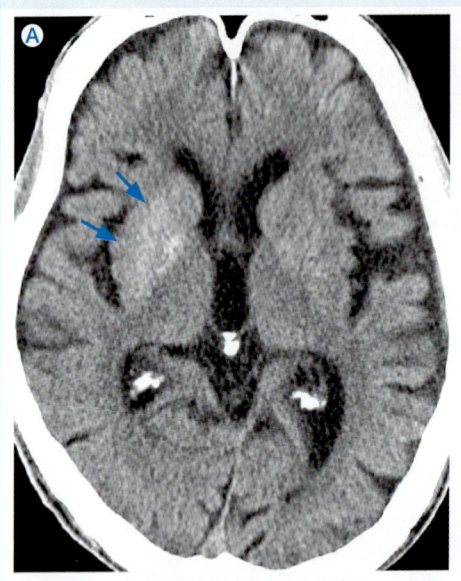

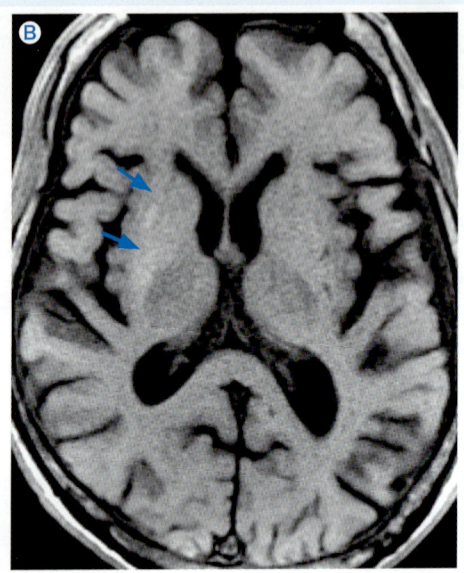

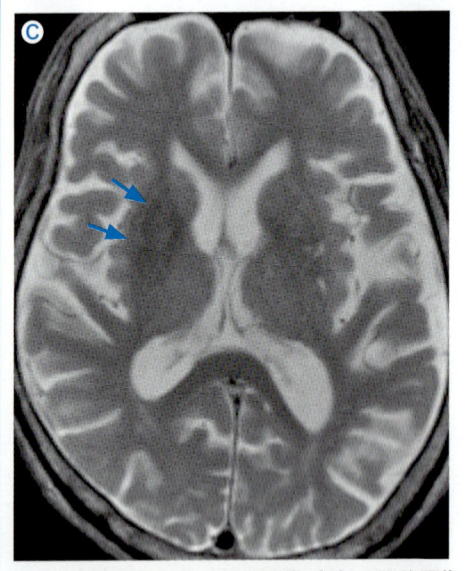

図1 単純CT（A），T1強調像（B），T2強調像（C）
A：右線条体が左に比して淡く高吸収値を示す（→）
B：同部は高信号だが，その範囲はCTでの印象と異なる（→）
C：同部はわずかに低信号である（→）

176 糖尿病性舞踏病

診断に役立つupdateな情報

肥満細胞仮説（gemistocytic theory）▲1，一過性不完全虚血説
- 素因患者では，高血糖自体や血液粘稠度上昇による虚血が誘発され①線条体のドーパミン作動性ニューロン活動亢進（受容体増加や異化抑制）とその抑制系賦活が基底核代謝過負荷，②視床への抑制性線維の脱抑制による皮質線条体グルタミン酸作動性投射の過活動が引き起こされた結果，線条体での星細胞が腫脹（肥満細胞／円形細胞：gemistocytic astrocyte）
- 肥満細胞では細胞質内高蛋白による水和層の増加や，フリーラジカル保護のためのメタロチオネイン誘導がマンガンなどの金属イオン増加をきたし，T1強調像で高信号化

点状出血説▲2
- 高浸透圧による血液脳関門破綻

解説

- 舞踏運動（主に四肢の遠位部に出現する，比較的速い動きの不随意運動）やバリスム（主に四肢の近位部に出現する粗大な動きの不随意運動）を伴う高血糖脳症
- **機序**：被殻・尾状核，視床下部，中脳被蓋および，これらの線維連絡の障害．肥満細胞仮説（▲1）が有力．点状出血説（▲2）や石灰化説では画像所見，経過や病理所見を説明不能．ただし，片側性についての有力な仮説なし．遺伝的，環境的要因の関与
- **臨床像**：高齢のアジア人（やや女性優位），コントロール不良な2型糖尿病もしくは非ケトン性高血糖の昏睡から回復した時に発症する不随意運動（舞踏運動単独40％，舞踏運動＋バリスム30％，バリスム単独20％，舞踏運動＋アテトーゼ10％）．**発症を契機に糖尿病と診断されることが多い（30〜50％）．臨床経過は一過性で，予後は良好**

画像所見

MRI
- **症状と反対側の**被殻・尾状核頭部がT1強調像で高信号（図1B）．T2強調像での信号強度はさまざま（図1C）．増強効果なし．通常は見かけの拡散係数（ADC値）低下
- 同部に腫脹，浮腫や萎縮を認めない
- MRSではNAA/Cr低下（神経細胞損傷），Cho/Cr上昇（グリオーシス），乳酸ピーク上昇
- 無症状でも画像所見を認めることがある
- 時に淡蒼球病変もみられる
- 時に両側性
- 通常は半年〜1年の経過で縮小，消失

CT
- 症状と反対側の被殻・尾状核頭部に淡い高吸収値
- CTとMRIでは病変範囲が異なる印象（図1A）

SPECT
- 症状と反対側の基底核で脳血流の低下もしくは上昇（病期によって異なる）

PET
- T1強調像高信号相当部でのグルコース代謝低下

鑑別診断

- **基底核出血**：ヘモジデリン沈着
- **肝性脳症**：門脈-体循環短絡．両側性，淡蒼球優位
- **中心静脈栄養**：長期間の高カロリー輸液．微量金属，特にマンガンの関与．両側性，淡蒼球優位
- **神経線維腫症1型**：基底核の過誤腫様病変．T2強調像での高信号消失後もT1強調像で高信号が遷延
- **基底核石灰化**：副甲状腺機能低下症，Fahr病，石灰化を伴うびまん性神経原線維変化病（DNTC）やMELASなど．石灰化の程度によってはT1強調像で高信号
- **線条体萎縮／舞踏病の鑑別**：Huntington舞踏病，有棘赤血球舞踏病，Sydenham舞踏病，脊髄小脳変性症17型，GM2ガングリオシドーシス成人発症型

<参考文献>
- Cherian, A., et al.：Concepts and controversies in non-ketotic hyperglycemia-induced hemichorea：further evidence from susceptibility-weighted MR imaging. J Magn Reson Imaging, 29：699-703, 2009
- Battisti, C., et al.：Two cases of hemichorea-hemiballism with nonketotic hyperglycemia：a new point of view. Neurol Sci, 30：179-183, 2009
- Nath, J., et al.：Radiological and pathological changes in hemiballism-hemichorea with striatal hyperintensity. J Magn Reson Imaging, 23：564-568, 2006
- Fujioka, M., et al.：Magnetic resonance imaging shows delayed ischemic striatal neurodegeneration. Ann Neurol, 54：732-747, 2003

<森 墾>

第4章 脱髄/中毒疾患と類縁疾患

脳神経外科　神経内科　小児科

177 肝性脳症，後天性肝脳変性症
(hepatic encephalopathy/acquired hepatocebral degeneration)

症例 43歳 男性
HBV感染，肝硬変．ぼーっとする，時々みえづらい，字が書きにくい

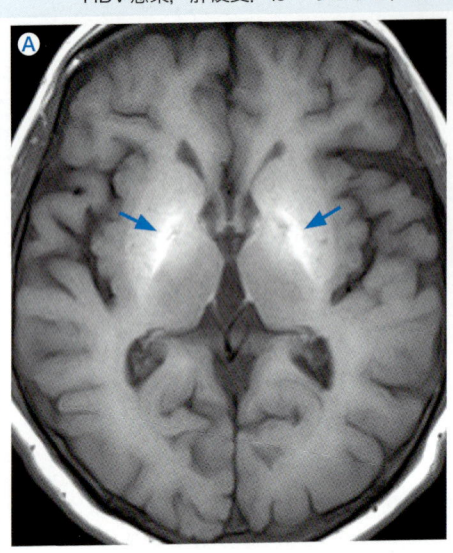

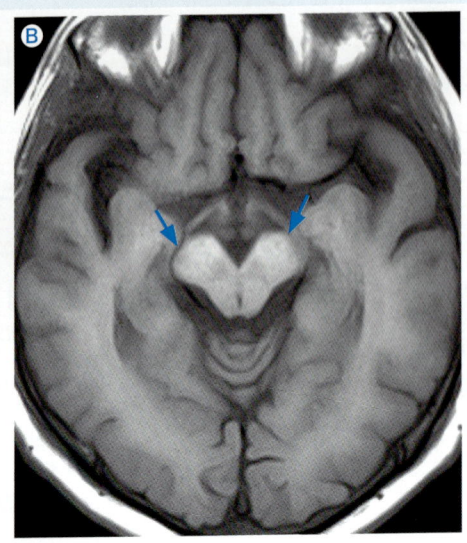

図1　T1強調像（A，B）
A：両側淡蒼球を主体として基底核に高信号域を認める（→）
B：両側大脳脚も高信号を示す（→）

解　説

- 急性肝不全，慢性非代償性肝硬変もしくは門脈–大循環短絡に伴う多彩な精神神経症状をきたす症候群
- 機序：①アンモニアを中心とした中毒物質による多因子説，②アミノ酸代謝異常説，③偽性神経伝達物質説，④γアミノ酪酸（GABA）/ベンゾジアゼピン受容体複合体異常説など．ただし，単一の機序では説明困難．**高アンモニア血症による脳浮腫は肝性昏睡・急性肝性脳症，微量金属蓄積による病態は肝脳変性症**
- 臨床像：①肝細胞障害型（末期昏睡型），②シャント型（慢性再発型）．いずれも高アンモニア血症，血中アミノ酸Fisher比低下，脳波で三相波を代表とする徐波化．症状は羽ばたき振戦，痙攣，錯乱，昏睡などの意識障害
- 治療：分岐鎖アミノ酸製剤やラクチュロース（アンモニア産生・吸収抑制作用）投与

診断に役立つupdateな情報

肝性脳症の新しい分類
- A (acute) 型：急性肝不全（劇症肝炎など）などでみられる脳症
- B (bypass) 型：門脈−大循環短絡による脳症で，肝硬変などの肝疾患を伴わない
- C (cirrhosis) 型：肝硬変と門脈−大循環短絡による脳症
  1. エピソード（間歇）型脳症．①誘因あり型，②誘因なし型
  2. 持続型脳症．①軽症型，②重症型，③治療依存型
  3. 潜在性（ミニマル）脳症

潜在性（ミニマル）肝性脳症
- 意識状態が一見正常でも，定量的精神神経機能検査で何らかの異常を認める症例
- 知識，数唱，単語など言語性認知能は比較的保たれるのに対し，動作性の認知能低下が特徴

画像所見

MRI
- 急性肝性脳症（肝性昏睡）は，T2強調像/FLAIR像で大脳皮質〜皮質下白質の高信号と磁化移動率 (MTR) 低下（浮腫，層状海綿状変性や脱髄/軸索損傷を反映）
- 肝脳変性症は，**T1強調像で両側淡蒼球，被殻，内包後脚**（図1 A），**大脳脚**（図1 B），**中脳蓋（四丘体）や下垂体前葉が高信号**（微量金属，特にマンガンの胆道排泄障害による脳組織への沈着）
- MRSではグルタミン・グルタミン酸複合体 (Glx) 上昇（過剰なアンモニアはグルタミン合成酵素により，グルタミン酸と結合してグルタミンに無毒化），ミオイノシトールやcholine低下（グルタミン蓄積による浸透圧上昇の代償）

CT
- CTでは基底核の異常は描出されない

鑑別診断

- **基底核出血**：ヘモジデリン沈着
- **高マンガン血症**：マンガン曝露歴
- **中心静脈栄養**：長期間の高カロリー輸液，微量金属，特にマンガンの関与
- **神経線維腫症1型**：基底核，その他の部位での過誤腫様病変．T2強調像での高信号消失後もT1強調像で高信号が遷延
- **基底核石灰化**：副甲状腺機能低下症，Fahr病，石灰化を伴うびまん性神経原線維変化病 (DNTC) やMELASなど．石灰化の程度によってはT1強調像で高信号

<参考文献>
- Rovira, A., et al. : MR imaging findings in hepatic encephalopathy. AJNR, 29：1612-1621, 2008
- Miese, F., et al. : ^{1}H-MR spectroscopy, magnetization transfer, and diffusion-weighted imaging in alcoholic and nonalcoholic patients with cirrhosis with hepatic encephalopathy. AJNR, 27：1019-1026, 2006
- Genovese, E., et al. : MR imaging of CNS involvement in children affected by chronic liver disease. AJNR, 21：845-851, 2000
- Krieger, D., et al. : Manganese and chronic hepatic encephalopathy. Lancet, 346：270-274, 1995

<森 墾>

第4章 脱髄/中毒疾患と類縁疾患　脳神経外科　神経内科　小児科

178 低酸素虚血性脳症
(hypoxic ischemic encephalopathy：HIE)

症例① 39歳　男性
硫化水素吸引後，約1時間の低酸素状態

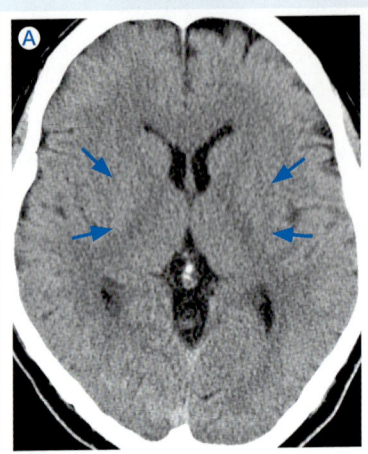

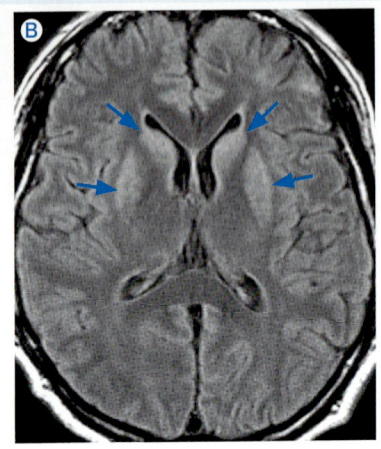

図1 単純CT（2日後：A），FLAIR像（10日後：B）
A：深部灰白質の境界が不明瞭である（→）
B：尾状核頭部および被殻に高信号化を認める（→）．白質もびまん性に淡い高信号を示す

症例② 0歳　女児
重症仮死の正期産児．出生2日後，傾眠傾向

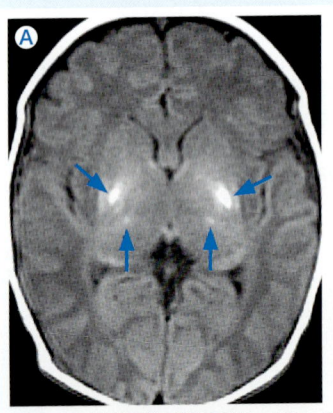

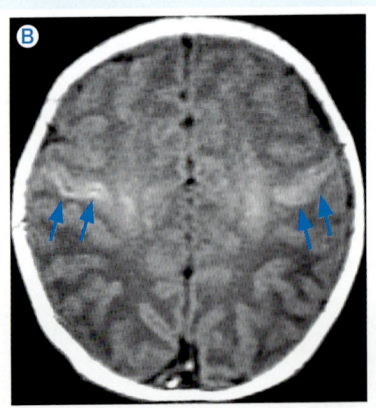

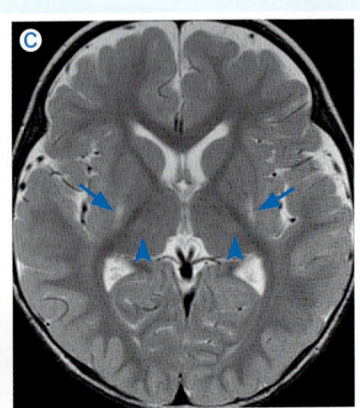

図2 T1強調像（基底核レベル：A），T1強調像（半卵円中心レベル：B），T2強調像（4カ月後：C）
A：両側被殻後部や視床外側腹側核（VL核）に高信号域を認め（→），内方後脚は相対的に低信号化している
B：ローランド野が放線冠より相対的に高信号を示し，異常である（→）
C：両側被殻後部の高信号化と萎縮を認める（→）．視床VL核も淡く高信号化している（▶）

解説
- 脳の全般的な低酸素や血流障害による脳症は，**脳の成熟度，低酸素/虚血の型，障害の強さ，持続時間や体温などの多数の要素が関わる**
- **機序**：①酸素と糖の供給不全からATP産生低下による神経細胞の直接障害，②その後の血流再開による再灌流障害（神経伝達物質放出，細胞内Caイオン流入やフリーラジカル反応）
- **脳の成熟度**：髄鞘化活発部位に一致して，妊娠9カ月までは脳幹や視床，9カ月ではこれらに加えてレンズ核，10カ月ではさらに海馬や皮質脊髄路が障害．白質は妊娠28週以降に反応性グリオーシス能を獲得するため，グリアが未熟な未熟胎児脳では孔脳症や水無脳症，成熟胎児脳では多嚢胞状脳軟化．幼児の重度低酸素虚血ではローランド野や後方循環系を除くびまん性灰白質障害．年長児や成人では深部灰白質，皮質，海馬や小脳の障害が主体．皮質壊死（Morel's laminar necrosis）は分水嶺領域が高頻度
- **低酸素/虚血の型**：①低酸素性（高山病など），②虚血性（心機能低下など），③酸素運搬障害性（貧血な

診断に役立つupdateな情報

正期産児HIEと正常髄鞘化との鑑別
- T1強調像で被殻後部が内包後脚と等～高信号（内包後脚が相対低信号）ならHIE
- 被殻後部が内包後脚より低信号かつ，放線冠がローランド野より高信号なら正常髄鞘化

早期産児HIEの修正満期時T1強調冠状断像による運動予後判定
- 内包後脚より頭側の放線冠に高信号域がなければ予後良好
- 放線冠に高信号域や嚢胞があると予後不良（高信号域が広いほど重症傾向）
- 高信号域が小さい場合は横断像では認識困難

ど），④組織障害性（薬剤など），⑤代謝亢進性（高体温など）．ただし，臨床的には複合し曖昧
- **障害の強さ・持続時間**：心停止，著しい低血圧や無酸素状態によるprofound asphyxiaでは，正期産児は重症ほど基底核壊死（特に被殻），ローランド野や海馬の順に障害．早期産児は視床，基底核（淡蒼球に多い傾向）やローランド野，さらに重症では脳幹背側や小脳虫部など（ただし，大脳皮質病変のない脳幹病変もありうる）．低酸素や虚血によるprolonged/partial asphyxiaでは，正期産児は分水嶺梗塞（特にparasagittal cerebral injury）や瘢痕回．早期産児は上衣下出血（germinal matrixは8～28週で活発）～脳室内出血，脳室周囲出血性静脈梗塞（片側性）や脳室周囲白質軟化（両側性：未熟な血管構築による循環不全）

画像所見

MRI

正期産児HIE所見：1-2-3-4サイン
- **1-2-3-4サイン**：T1強調像で①基底核が高信号，②視床が高信号，③内包後脚が低信号（内包後脚消失徴候）（図2A），④ADC mapで基底核，内包後脚や視床が拡散抑制（拡散強調像ではT2 shine throughに埋もれがち）
- これらの所見は生後3～5日がピーク．約1週間でpseudonormalization
- 新生児ではMRSが有効（ルーチン画像では所見に乏しいことも多い）
- 乳児になるとT1強調像での高信号消失，T2強調像/FLAIR像での異常信号残存

年長児・成人HIE所見
- 急性期には，びまん性の脳浮腫（図1A）
- 拡散強調像で左右対称性に皮質，基底核，視床や海馬の高信号
- 引き続き，T2強調像やFLAIR像でこれらの部位に腫脹を伴った高信号化（図1B）
- 亜急性期には血液脳関門の破綻があり，造影剤異常増強効果
- 慢性期には脳萎縮

CT

早期産児正常所見
- 妊娠32週未満ではもともと基底核や視床は低吸収（つまり，早期産児では深部灰白質が低吸収でも正常）

年長児・成人HIE所見
- 全体的な腫脹を伴った淡い低吸収値化，基底核や皮髄境界の不明瞭化
- 脳幹小脳が，大脳半球に比して高吸収（central structure preservation sign）

鑑別診断

広範な皮質，基底核や視床の異常を示す疾患として，先天性代謝性疾患，低血糖脳症，急性散在性脳脊髄炎（ADEM），血管炎，posterior reversible encephalopathy syndrome（PRES），薬剤性脳症，痙攣後脳症，ウイルス性脳炎脳症やCreutzfeldt-Jakob病などがあがるが，画像のみでは鑑別困難．病歴の確認が重要

<参考文献>
- Heinz, E. R., et al.：Imaging findings in neonatal hypoxia：a practical review. AJR, 192：41-47, 2009
- Huang, B. Y., et al.：Hypoxic-ischemic brain injury：imaging findings from birth to adulthood. Radiographics, 28：417-439, 2008
- Nanba, Y., et al.：Magnetic resonance imaging regional T1 abnormalities at term accurately predict motor outcome in preterm infants. Pediatrics, 120：e10-19, 2007
- Liauw, L., et al.：Differentiating normal myelination from hypoxic-ischemic encephalopathy on T1-weighted MR Images：a new approach. AJNR, 28：660-665, 2007

<森 墾>

179 一酸化炭素中毒（CO中毒）
(carbon monoxide intoxication)

症例① 33歳　女性（慢性期CO中毒）
練炭自殺企図後1年目．難聴，めまい，複視

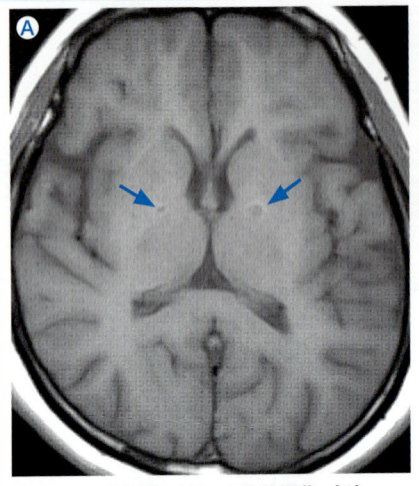

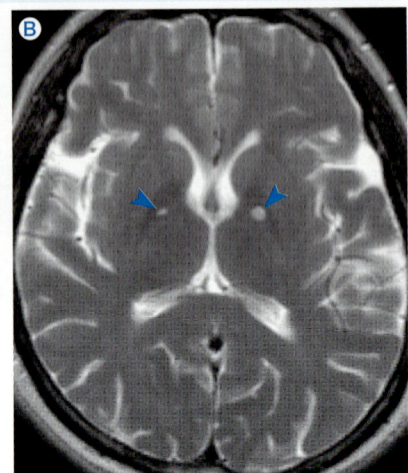

図1　T1強調像（A），T2強調像（B）
A：両側淡蒼球に小円形の低信号域を認める（→）
B：同部は著しい高信号を示す（▶）

症例② 68歳　女性（間歇型CO中毒）

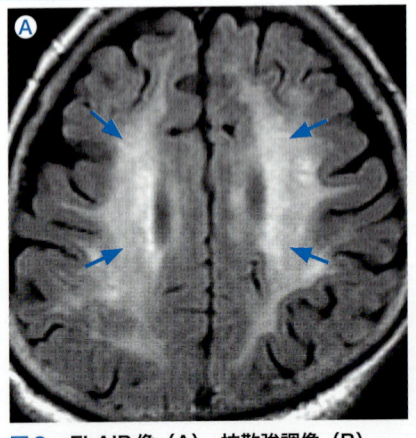

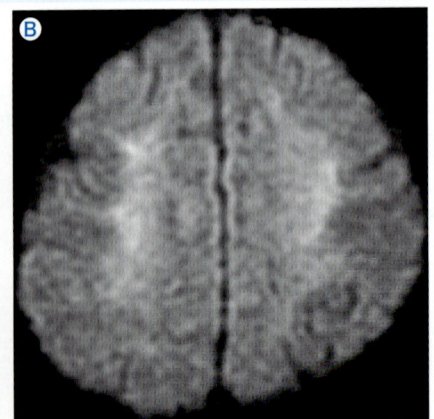

図2　FLAIR像（A），拡散強調像（B）
A：大脳白質にびまん性の高信号域を認める（→）
B：同部は拡散強調像で高信号を示す

解説

- 一酸化炭素（CO）中毒の確定診断は血中COヘモグロビン（Hb）測定
- 来院時の血中COHb濃度は予後と不相関
- CO中毒症では，血中Hbとの結合による酸素運搬障害（酸素解離曲線の左方移動），ミトコンドリアなどのチトクローム酸化酵素との結合による組織呼吸障害，および心筋ミオグロビンとの結合による不整脈や心筋障害からの低酸素状態増悪
- 組織の低酸素は血管透過性を亢進し，脳浮腫や肺水腫となる．循環血液量低下は横紋筋融解による腎不全や多臓器不全を起こす
- 病理所見：海馬や淡蒼球の壊死，白質の壊死と脱髄〔低酸素虚血性脳症の病変分布（被殻および大脳皮質）と陰像の関係〕．特に，間歇型では脂質過酸化後の白血球遊走によるミエリン崩壊（自己免疫性脱髄）を反映して遅発性に大脳白質の退行性変化が進行（delayed anoxic demyelination）
- 臨床像：症状はCO曝露（濃度×時間）に依存

診断に役立つupdateな情報

生命予後不良因子
- ①深昏睡，除脳硬直，瞳孔散大，②強いショック，③高ヘマトクリット血症かつ高圧酸素療法（HBOT）無効，④強い代謝性アシドーシス，⑤搬入時肺水腫あり，⑥CTで早期より脳浮腫あり，⑦AST・ALTが高値かつ遷延，⑧HBOT後も低酸素状態が続く，など

髄液検査による間歇型発症予測
- 髄液でのインターロイキン（IL）-6早期上昇やミエリン塩基性蛋白（MBP）値が間歇型の発症予測の可能性

1．**急性CO中毒**：感冒様症状から昏睡まで臨床像は多岐に渡る．軽症例は頭痛，めまい，嘔気，易疲労感や眠気など．重症例は脱力，昏睡，心不全，肺水腫，脳浮腫や代謝性アシドーシスなど

2．**間歇型/遅発性CO中毒（delayed neurologic sequelae/delayed neuropsychological syndrome（DNS），delayed encephalopathy）**：急性期の意識障害から回復後，数日〜数カ月の寛解期間を経て浮動性の高次脳機能障害（性格変化，認知障害，精神症状，パーキンソン様症状や失禁など）が出現

3．**遷延型CO中毒**：寛解期間を経ずに意識障害回復直後から精神神経症状が継続

画像所見

MRI
- 急性CO中毒の病変は，灰白質を主体とするびまん性の低酸素虚血性脳症
- 時に，側頭葉や海馬優位の限局性病変
- 一過性の血管性浮腫と動脈閉塞を伴わない細胞性浮腫が混在し，両者の鑑別に拡散強調像が有用
- 数日以内に，**選択的淡蒼球壊死**（被殻に比して穿通枝の細い動脈構築による深部分水嶺梗塞や淡蒼球の鉄含有性を反映）によるT1強調像低信号，T2強調像/FLAIR像高信号（図1）．時に黒質網様帯も含むpallidoreticular pattern/damage
- 急性期では，造影後に淡蒼球の斑状もしくは輪状濃染
- 時に，尾状核，被殻や視床病変
- T2強調像/FLAIR像などで側脳室周囲白質，半卵円中心や脳梁の高信号化や，分水嶺領域の梗塞様所見も
- 重症例では，脳幹や小脳病変（後方循環系の低酸素抵抗性）
- **白質病変**（図2）は間歇型と関連があり，症状と同期して出没（delayed anoxic demyelination, delayed post-hypoxic leukoencephalopathy, Grinker's myelinopathy）．画像所見が症状に遅れることも
- MRSではNAA低下，Cho上昇および乳酸上昇
- 慢性期にはびまん性脳萎縮

CT
- 急性CO中毒軽症例では，両側淡蒼球に選択的な低吸収，重症例では灰白質を主体とするびまん性脳浮腫
- 間歇型CO中毒では，大脳白質にびまん性低吸収

鑑別診断

- **急性コカイン・ヘロイン中毒，シアン中毒，高地脳浮腫**：びまん性な白質脳症に加え，両側性の淡蒼球病変を認めるため，画像だけからは鑑別は困難．臨床情報が決め手
- **神経線維腫症1型**：過誤腫様病変が両側淡蒼球で対称性に出現しうるが，通常は非対称
- **小児代謝性疾患**：Kearns-Sayre症候群，メープルシロップ尿症，Leigh症候群，核黄疸，Canavan病，メチルマロン酸血症，パントテン酸キナーゼ関連神経変性症などでは，T2強調像で両側淡蒼球が高信号

＜参考文献＞
- Ide, T., et al.：The early elevation of interleukin 6 concentration in cerebrospinal fluid and delayed encephalopathy of carbon monoxide poisoning. Am J Emerg Med, 27：992-996, 2009
- Lo, C. P., et al.：Brain injury after acute carbon monoxide poisoning：early and late complications. AJR, 189：W205-211, 2007
- Prockop, L. D., et al.：Carbon monoxide intoxication：an updated review. J Neurol Sci, 262：122-130, 2007
- 工業用品—ガス．「急性中毒処置の手引き—必須272種類の化学製品と自然毒情報—」（鵜飼卓 監，日本中毒情報センター 編），p418-437，じほう，1999

＜森 墾＞

第4章 脱髄/中毒疾患と類縁疾患　脳神経外科　神経内科　小児科

180 メトトレキセート脳症
(methotrexate-induced leukoencephalopathy)

症例①　18歳　男子
急性リンパ性白血病（acute lymphoblastic leukemia：ALL）にてMTX大量療法後2カ月．現在無症状

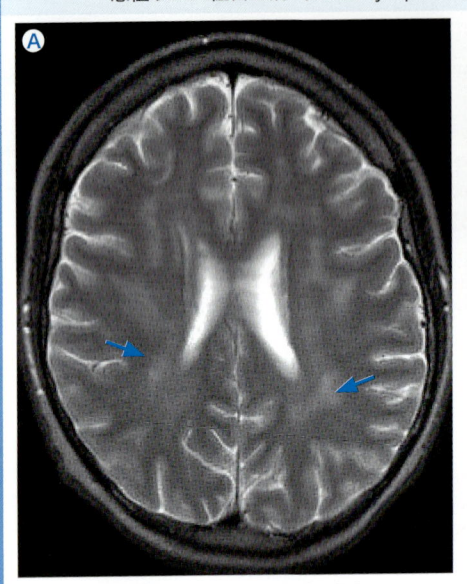

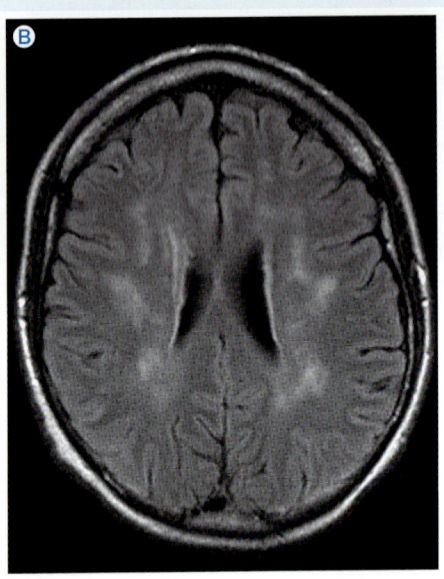

図1　T2強調像（A），FLAIR像（B）
両側大脳半球白質に斑状の異常高信号域が分布している（→）．U-fiberは保たれている

症例②　53歳　男性
中枢神経原発リンパ腫にてMTX大量療法後4日目．片麻痺．言葉の出づらさ

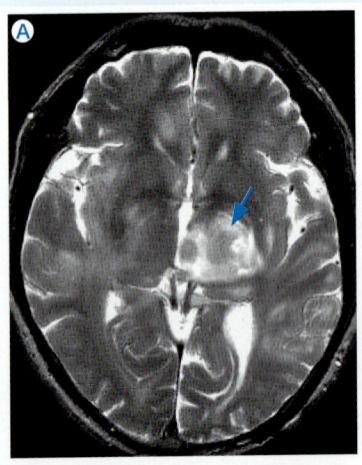

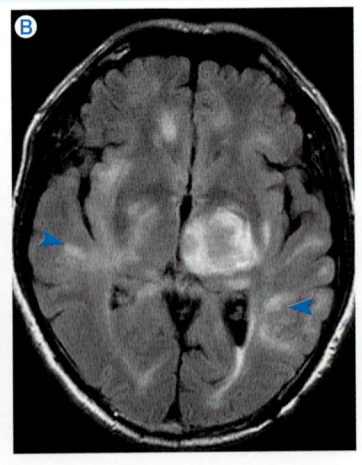

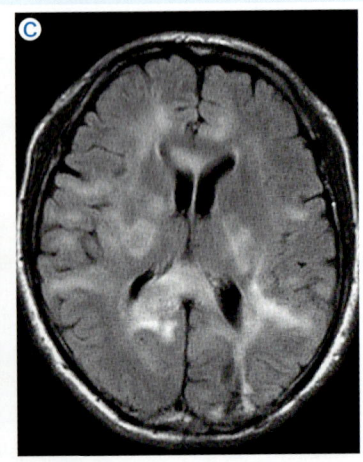

図2　T2強調像（A），FLAIR像（B，C）
→は原発病変．大脳深部白質，皮質下白質のみならずU-fiberや直上の皮質がおかされている部分も認められる（▶）

180 メトトレキセート脳症

診断に役立つupdateな情報

MTXを用いた治療
- MTXを用いた治療で脳症の頻度が高いのは中枢神経原発リンパ腫（primary central nervous system lymphoma：PCNSL）と急性リンパ性白血病（ALL）であり，この2疾患で発症例のほとんどを占める
- PCNSLでは大量MTX/LV＋全脳照射が現在の標準治療である
- ALLでは成人の場合は地固め療法で大量MTX/LVが（JALSG ALL 202-O），小児の場合は寛解導入療法でMTX髄注，聖域療法で大量MTX/LVが含まれる（JALSG ALL202-U）．さらに症例によっては化学療法後に同種幹細胞移植が行われるため，前処置である全身照射（total body irradiation：TBI）を想定する必要がある

解説

- メトトレキサート（MTX）は葉酸拮抗剤で，低用量では抗リウマチ薬として用いられる
- MTXはロイコボリン（LV）の投与により解毒が可能なため，腫瘍に対しては大量に投与することができる（LV救助療法，HD-MTX）．これにより血液脳関門に守られた薬理学的聖域を治療対象とし，またMTXに対する腫瘍の薬物耐性を貫通することが期待できるようになったが，反面LVの投与量が必ずしも最適化されないことから脳症をはじめとしたMTXの中枢毒性が問題として顕在化
- 骨肉腫，軟部肉腫，造血器腫瘍のキードラッグ
- 髄液移行性や大量投与療法の観点から，シタラビン（Ara-C）と並んで中枢神経悪性腫瘍のレジメンに頻出
- 放射線治療の併用により重度の壊死性脳症（播種性壊死性白質脳症 disseminated necrotizing leukoencephalopathy：DNL）を起こすことがある
- 初発症状は頻度順に片麻痺，失語，痙攣発作，意識障害であり，5-FU脳症と異なり"脳卒中様"の症状で始まることが多い
- 大量投与，髄腔内投与，照射併用がリスク因子
- 可逆性の軸索の腫大が観察される．アデノシンの過剰蓄積，ホモシスチンの上昇によるNMDA受容体の活性化などに起因する神経細胞への直接毒性と考えられている
- 投薬中止により回復しうるが症状後遺例もある

画像所見

- 脳室周囲白質とりわけ半卵円中心のびまん性もしくは限局性のT2強調像・FLAIR像での高信号域
- 一般に左右対称の分布をとるが，**白質病変に左右差がある場合は片麻痺や失語などの臨床症状と局在が一致することが多い**
- 脳梁が侵されることはあるが**必発ではない**
- 進行例ではU-fiberや皮質，大脳基底核部が侵される場合もある
- 時に輪状・結節状の増強効果を示す
- 拡散強調像の淡い高信号域のみが発症早期に認められることがある
- 拡散強調像は進行例でもT2強調像やFLAIR像以上に明瞭に病変を描出しうる
- ADC値は低下しcytotoxic edemaを反映すると考えられている．投薬中断によりADC値低下域も含め所見が消失しうる
- 拡散強調像の所見が消失した後もT2強調像やFLAIR像では異常高信号域が残存しうる
- 画像所見が残存していても，投薬中断で神経症状が消退することも多い
- 拡散強調像は早期診断には有用だが，異常信号の強さや病変の大きさと予後は相関しない

慢性MTX脳症
- 照射を併用した小児に好発．治療後数カ月〜十数カ月後に発生し，巣症状は乏しい
- 脳室周囲や半卵円中心に淡く広がるT2延長域，U-fiberは保たれる
- 一般に増強効果はみられない
- CTで点状の石灰化を伴うこともある
- 慢性期には萎縮性変化を伴う

鑑別診断
- 加齢に伴う非特異的な白質変化
- 進行性多巣性白質脳症（PML）
- 脳梁病変を伴う場合は他の薬剤性脳症や梗塞，多発性硬化症，神経膠腫，悪性リンパ腫，橋外性髄鞘崩壊症も鑑別対象だが，多くの場合経過から判断可能

＜参考文献＞
- Michael, J. F., et al.：Diffusion-weighted MR imaging of early methotrexate-related neurotoxicity in children. AJNR, 26：1686-1689, 2005
- Claudio, S., et al.：Neurotoxicity of intrathecal methotrexate：MR imaging findings. AJNR, 24：1887-1890, 2003
- France, Z., et al.：Reversible acute methotrexate leukoencephalopathy：atypical brain MR imaging features. Pediatr Radiol, 36：205-212, 2006
- Nancy, R., et al.：Acute methotrexate neurotoxicity：findings on diffusion-weighted imaging and correlation with clinical outcome. AJNR, 25：1688-1695, 2004

＜吉田大介＞

181 5-FU脳症
(5-fluorouracil-induced leukoencephalopathy)

第4章 脱髄/中毒疾患と類縁疾患 — 神経内科

症例① 47歳　女性
胆管細胞癌，5-FU持続静注開始後1週間，不随意運動，脱力，ろれつ障害

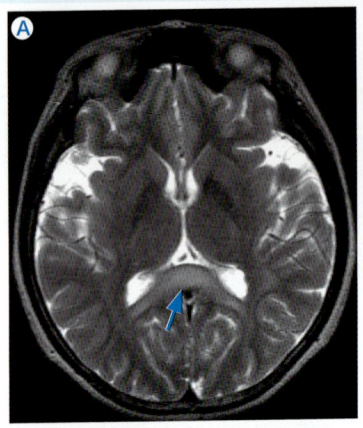

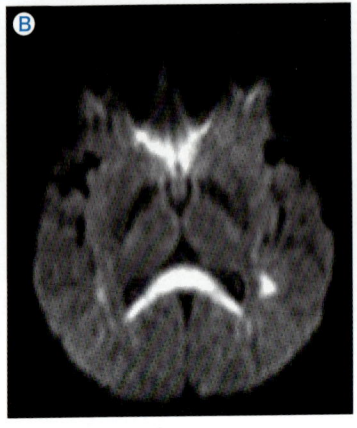

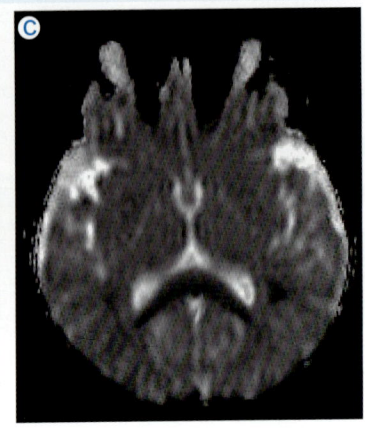

図1 T2強調像（A），拡散強調像（B），ADC map（C）
脳梁膨大部の中間層を主体としたT2延長がみられる（→）．拡散強調像でより強い高信号を示し，ADC値は低下していた

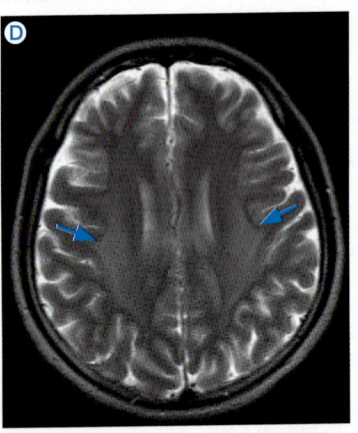

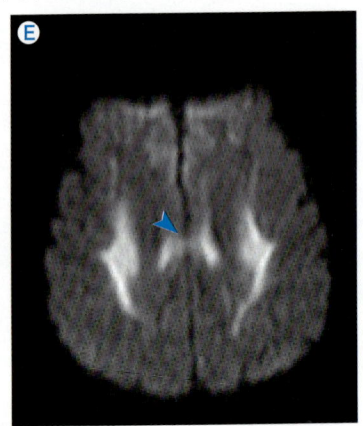

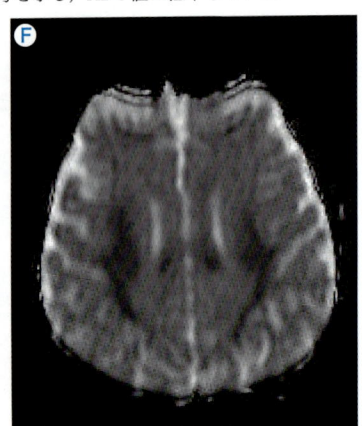

図1 T2強調像（D），拡散強調像（E），ADC map（F）
同一症例のより頭側のスライス，両側大脳半球白質にびまん性に広がるT2延長域を認めるが（→），U-fiberは保たれている．脳梁体部の一部にも同様の異常信号域がみられる（▶）

解説

- 5-FU（fluorouracil）のみならずその誘導体を含むフッ化ピリミジン系薬剤全般で発生する
- 5-FUの代謝産物α-fluoro β-alanine（FBAL）とmonofluoroacetic acidがクエン酸からイソクエン酸へ変換するアコニット酸ヒドラターゼを阻害してTCA回路を障害し神経線維が脱髄をきたす
- 臨床症状は意識障害，錐体外路症状，感覚障害や小脳症状など多岐にわたる．初発症状は歩行時のふらつき，口のもつれが多く，以下，物忘れ・認知症様症状が続く
- 5-FUの神経毒性の頻度は単剤投与で5％程度，重篤な精神神経症状は約0.04％，白質脳症の推定発現率は（carmofurの場合）0.026％
- 経口剤より注射剤での頻度が高い
- 5-FU自体は血液脳関門を通過しにくいが，誘導体であるcarmofurは連続投与で中枢神経内に蓄積するため，脳症の頻度が高いとされる
- 発症までの期間は総投与量・投与日数よりも1日投与量が多い患者で短い
- 早期の5-FUの中止により回復しうるが，重症例では死亡することもある
- 重篤な中枢神経症状が認められてもCT，MRIや脳波検査で異常が明らかでない場合あり
- 病理では大脳白質にびまん性にみられる一次性の脱髄を主体とし，壊死を伴う．ミエリンのラメラ構造の層間剥離，空胞変性と腫大がみられる．軸索は保たれる

診断に役立つupdateな情報

5FU/LEV
- 結腸癌に対する5-FUとレバミゾールを併用した術後補助化学療法（5-FU/LEV）は，multifocal demyelinative leukoencephalopathyもしくはmultifocal inflammatory leukoencephalopathyと呼ばれる多巣性の脱髄病変が生じうると報告されている．しかし2010年現在このレジメンはより有効性の高い5-FU/LVに標準治療の座を明け渡しており，本邦で問題となる可能性は低い

主に用いられるフッ化ピリミジン系薬剤
- 5-フルオロウラシル（5-FU）
- 5-FU・テガフール（UFT）
- テガフール・ギメラシル・オテラシルK（TS-1）
- カペシタビン（ゼローダ）
- カルモフール（ミフロール）
- ドキシフルリジン（フルツロン）

※近年ではフッ化ピリミジン系薬剤による白質脳症そのものよりも，PRES発症の報告が多い

乳癌の治療
- 乳癌の治療にカペシタビン（商品名ゼローダ）が広く用いられるようになり，それに伴ってカペシタビンに関連した白質脳症の症例報告が増加している

TS-1
- TS-1は国産の抗腫瘍薬である．本邦においては胃癌の術後補助療法，進行・再発症例の標準治療，いずれにおいてもキードラッグと位置づけられており，使用頻度は高い

画像所見

- CTでは両側左右対称性で広汎な深部白質の低吸収域が認められる．しかし，発症時には明らかではなく，症状の進行につれて所見が明らかになるため早期診断への利用は困難
- MRIでは比較的早期から両側大脳深部白質を中心としたT1強調像の低信号，T2強調像やFLAIR像での高信号域として認められる．側脳室前角周囲に始まり，その後深部白質にびまん性に広がる
- 脳梁まで病変が及ぶのが特徴
- テント下では中小脳脚の対称性病変の報告がある
- 白質病変の一部が増強されることもある
- 皮質や基底核は保たれる傾向にある．また，皮質直下のU-fiberも保たれる
- 加齢による白質の虚血性変化との鑑別のため，治療前にコントロールMRI検査が重要
- 小脳萎縮を伴うことがある
- 早期には拡散強調像で高信号を示す．特に脳梁病変は強い高信号を呈する傾向がある．ADC値も低下するが異方性（FA）は保たれており，ミエリンの浮腫（intramyelinic edema）を反映していると考えられる
- 早期にはT2強調像やFLAIR像の信号変化に乏しく，拡散強調像のみ所見が顕在化することがある
- 慢性期には病変の縮小と脳萎縮がみられる

鑑別診断

- 画像からは脳梁病変をきたす疾患として梗塞，多発性硬化症，神経膠腫や悪性リンパ腫，低血糖症，免疫グロブリン治療による脳症，橋外性髄鞘崩壊症，Marchiafava-Bignami病，びまん性軸索損傷，急性高山病，感染後脳症や抗痙攣薬毒性などが鑑別にあげられる

<参考文献>
- Tha, K. K., et al.：Diffusion-weighted magnetic resonance imaging in early stage of 5-fluorouracil-induced leukoencephalopathy. Acta Neurol Scand, 106：379-386, 2002
- Lucato, L. T., et al.：Reversible findings of restricted diffusion in 5-flourouracil neurotoxicity. Australas Radiol, 50：364-368, 2006

<吉田大介>

182 メトロニダゾール脳症
(metronidazol induced encephalopathy)

症例 60歳代 男性
クロストリジウムによる肝膿瘍に対し，メトロニダゾールの経口投与を行っていた．投与開始から約3週間後に緩徐言語，運動失調を発症

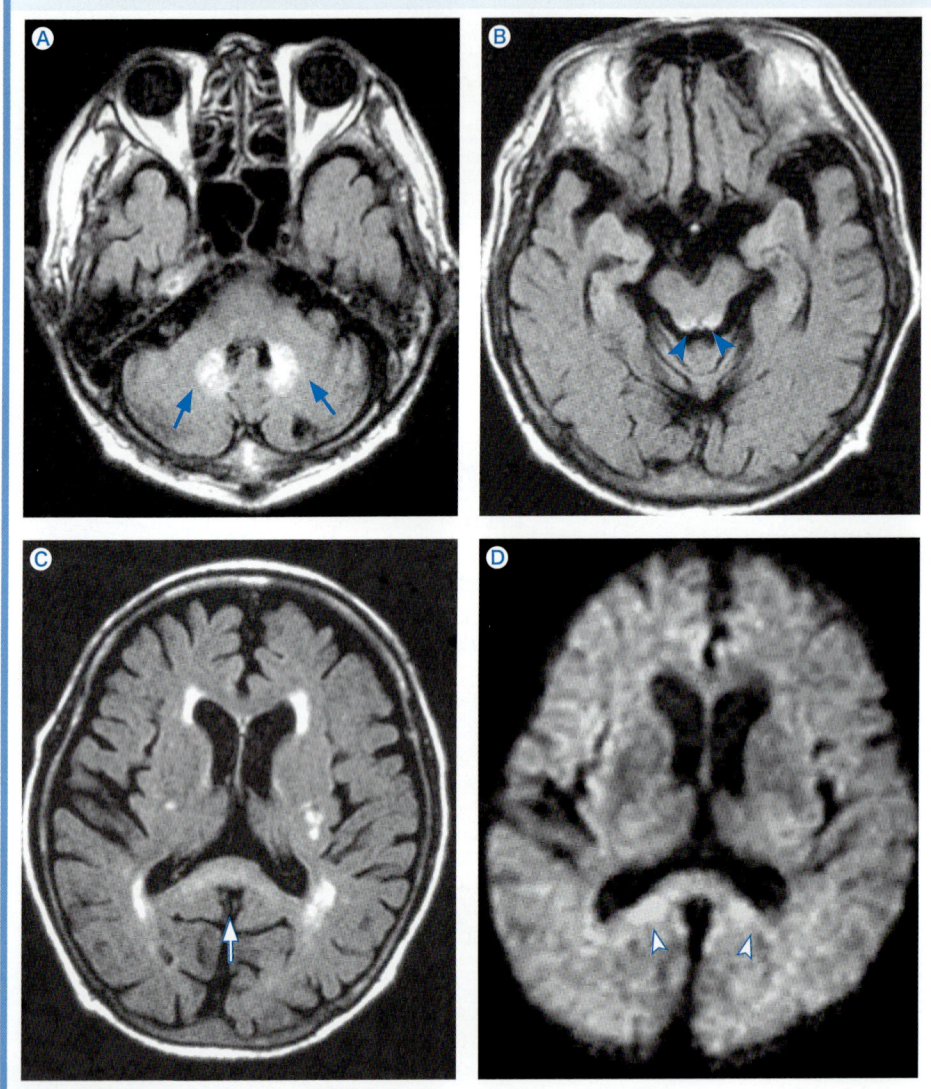

図1 FLAIR像（A，B，C），拡散強調像（D）
A：小脳歯状核に左右対称性の高信号域が認められる（→）
B：中脳蓋にも左右対称性の高信号域が認められる（▶）
C：脳梁膨大部に高信号域がみられる（⇨）
D：脳梁膨大部病変は高信号を示している（▷）
〔工富公子 他：5．変性・代謝疾患 29 メトロニダゾール（フラジール）脳症．「完全攻略ちょっとハイレベルな頭部疾患のMRI診断」（前原忠行，土屋一洋 編）．p364，秀潤社，2008より転載〕

診断に役立つupdateな情報

メトロニダゾール脳症と非アルコール性のWernicke脳症 ⚠1
- 非アルコール性のWernicke脳症で，小脳歯状核，前庭神経核，中脳被蓋に左右対称性の異常信号を示し，メトロニダゾール脳症に酷似した画像所見を示した2症例が報告されている．メトロニダゾール脳症の発症機序は未だ解明されておらず，さまざまな仮説が存在している．これらの報告は，メトロニダゾールがチアミン代謝に影響を及ぼす可能性を示唆するとして注目を集めている

解説

- メトロニダゾールは，5-nitroimidazoleという抗生物質（フラジール®）である．トリコモナス，赤痢アメーバ，ヘリコバクター・ピロリ，嫌気性菌感染および，クローン病・潰瘍性大腸炎などの炎症性腸疾患の治療に広く利用
- メトロニダゾール脳症を発症した7患者で，神経学的症状は，**投与量が2 g/日を超える**と生じる．投与開始から神経学的症状発現までの平均日数は25.4日，平均投与期間は38.7日
- **臨床像**：構音障害，歩行障害，四肢の筋力低下，意識障害，視力障害，四肢の刺すような痛みがみられる．薬剤の投与中止により，症状，画像ともに改善
- **発生機序**：確固たる機序は解明されていないが，動物実験から得られた複数の仮説がある．メトロニダゾールが神経細胞のRNAに結合して，蛋白合成を阻害，軸索変性を生じるという説や小脳のプルキンエ細胞（Purkinje cell）を選択的に障害するなどが報告されている

画像所見

MRI

- **小脳歯状核の左右対称性の信号異常**は，ほぼ全例に特徴的に認められる（図1 A）
- ついで中脳病変が多い．特に中脳蓋，赤核，中脳水道周囲の灰白質に信号異常がみられる（図1 B）
- **脳梁膨大部**，橋被蓋部，延髄，大脳皮質下白質，基底核にも信号異常がみられる（図1 C, D）
- 拡散強調像では等～高信号を示す．脳梁膨大部病変のみADC値の低下が報告されている（図1 D）

鑑別疾患

- **Wilson病**：両側歯状核病変や中脳に左右対称性の信号異常がみられることから鑑別にあげられる．Wilson病の典型例では，T2強調像にて赤核，黒質，上丘を除いて中脳が高信号を示し"face of giant panda sign"を示す
- **歯状核赤核淡蒼球ルイ体萎縮症（DRPLA）**：両側歯状核病変や赤核，基底核，大脳白質に信号異常がみられることから鑑別にあげられる．DRPLAでは，大脳，小脳，脳幹の著明な萎縮もみられる
- **Wernicke脳症**：中脳水道周囲の左右対称性の信号異常から鑑別にあげられる．Wernicke脳症の典型例では，乳頭体，視床内側，第3脳室底，第4脳室底小脳虫部にも左右対称性の信号異常がみられる．非アルコール性のWernicke脳症では，小脳歯状核や脳神経核（前庭神経核，外転神経核）を障害し，メトロニダゾール脳症に類似した画像を示す症例もある（⚠1）．しかし，これは稀で，小脳歯状核や脳梁膨大部病変は通常示さない

<参考文献>
- Sharma, P., et al.：Toxic and acquired metabolic encephalopathies：MRI appearance. AJR, 193：879-886, 2009
- Kim, E., et al.：MR imaging of metronidazole-induced encephalopathy：lesion distribution and diffusion-weighted imaging findings. AJNR, 28：1652-1658, 2007
- Bae, S. J., et al.：Wernicke's encephalopathy：atypical manifestation at MR imaging. AJNR, 22：1480-1482, 2001
- Kang, S. Y., et al.：Wernicke's encephalopathy：unusual manifestation on MRI. J Neurol, 252：1550-1552, 2005

<工富公子，大場 洋>

第4章 脱髄/中毒疾患と類縁疾患　脳神経外科　**神経内科**　小児科

183 メタノール中毒
(methanol intoxication)

症例 24歳 男性
メタノールを大量誤飲．翌日から高度の代謝性アシドーシスおよび視覚障害，意識障害が出現した

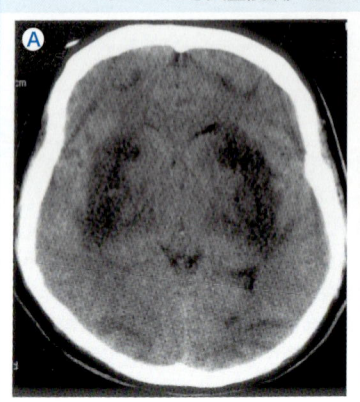

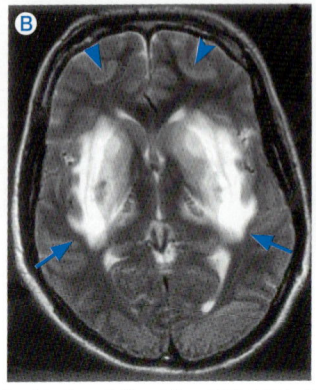

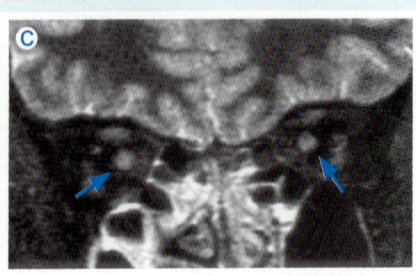

図1 CT（発症3日後：A），T2強調像（発症3日後：B），眼窩STIR像（C）
A：両側レンズ核，皮質下白質に低吸収域を認め，大脳は腫脹している
B：両側レンズ核，皮質下白質に高信号域を認める
C：両側視神経に高信号域を認める

解説

- メタノールは燃料，**シンナー**，自動車の**ウィンドウォッシャー液**などに含まれ，中毒症は経口摂取あるいは吸入，経皮暴露によって生じる
- アルコール脱水素酵素によりメタノールは蟻酸に変化し，これが細胞の好気性代謝に関与するチトクロームオキシダーゼを阻害し，組織での酸素利用障害が生じる
- 病理学的には乏突起膠細胞の脱髄性変化である．特に，大脳病変の分布については，虚血に対して脆弱である穿通枝領域や分水嶺領域に強く病変が出現することが指摘されている
- 両側レンズ核，視神経の対称性病変が典型的であるが，他に視床，皮質下白質なども障害
- 摂取後数時間以内に一過性酩酊状態が起こり，6〜12時間ほど経つとメタノールの代謝産物による症状として全身倦怠感，頭痛，嘔吐，腹痛，視覚障害などがみられる

画像所見

- 両側対称性にレンズ核のT2強調像およびFLAIR像で高信号を示す病変（図1B：→）
- 両側視神経は脂肪抑制T2強調像やSTIR像で両側対称性に高信号（図1C：→）
- 病変は拡散強調像でも高信号を示すことあり
- 病変はレンズ核以外に視床，大脳皮質下白質などにも病変（図1B：▶）
- 増強効果はさまざま
- 出血をきたすことがあり，その場合は予後不良

鑑別診断

- **一酸化炭素中毒**：両側淡蒼球にT2強調像，FLAIR像で高信号を示す．時に，皮質下白質にも病変を認め，本疾患に類似
- **低血糖脳症**：両側被殻，皮質下白質などにT2強調像，FLAIR像で高信号
- **コカイン中毒**：両側淡蒼球にT2強調像，FLAIR像で高信号
- **橋外髄鞘崩壊症**：ナトリウムを急速補正すると生じる脱髄性疾患．両側のレンズ核にT2強調像，FLAIR像で高信号

診断に役立つupdateな情報

メタノール中毒の治療に関して
- 逆にエタノールを投与することにより，アルコール脱水素酵素を阻害し，蟻酸生成を遅らせる
- 早期の血液透析が有効
- アルコール脱水素酵素の阻害剤であるfomepizole（4-methylpyrazole, 商品名；Antizol, Orphan Pharmaceuticals, Minnetonka, Minnesota）が有効との報告

＜参考文献＞
- Server, A., et al.: Conventional and diffusion-weighted MRI in the evaluation of methanol poisoning. Acta Radiol, 44：691-695, 2003
- Sharpe, J. A., et al.: Methanol optic neuropathy: a histopathologic study. Neurology, 32：1093-1100, 1982
- Pranshu, S., et al.: Toxic and acquired metabolic encephalopathies: MRI appearance. AJR, 193：879-886, 2009
- Jammalamadaka, D., et al.: Ethylene glycol, methanol and isopropyl alcohol intoxication. Am J Med Sci, 339：276-281, 2010

＜鹿戸将史，細矢貴亮＞

184 エチレングリコール中毒
(ethylene glycol intoxication)

症例　22歳　男性
理系学生．当日朝から構音障害，意識障害，嘔吐が出現．来院時，著明な代謝性アシドーシスあり（仙台医療センター症例）

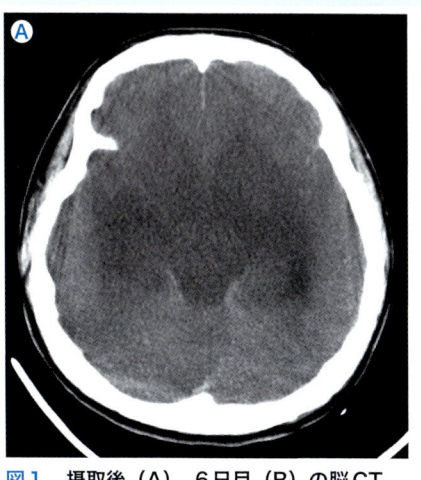

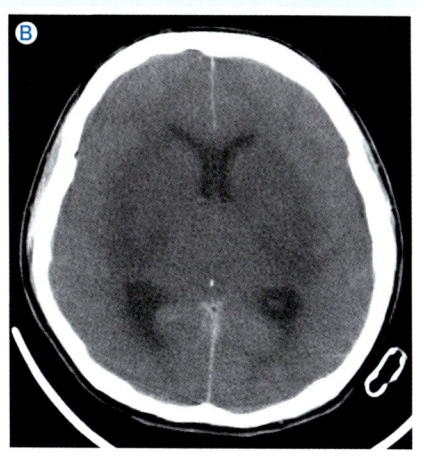

図1　摂取後（A），6日目（B）の脳CT
両側基底核，脳幹を主体に低吸収域を認め，大脳半球は全体に著しく腫脹している

解説
- エチレングリコールは**保冷剤**，**電子部品材料**，**ラッカー**などに含まれ，摂取後，アルコール脱水素酵素によりグリコアルデヒド，グリコール酸エステル，シュウ酸などに代謝
- 自殺目的で摂取する他，工場での曝露や保冷剤の誤食などが原因
- 摂取後，24時間ほどで意識障害，代謝性アシドーシス，急性腎不全，循環・呼吸障害などの症状

画像所見
- 左右対称性に基底核，視床，扁桃体，海馬，脳幹部がT2強調像およびFLAIR像で高信号を示し，腫脹
- 拡散強調像でも高信号

鑑別診断
- **ヘルペス脳炎**：一側性または両側性に前頭葉底部，側頭葉内側，島皮質，角回，帯状回などがMRIのT2強調像，FLAIR像で高信号
- **辺縁系脳炎**：肺癌など悪性腫瘍に合併してみられる．MRIでは一側性または両側性に側頭葉内側が腫脹し，T2強調像，FLAIR像で高信号病変を認める．視床，歯状核にも病変
- **PRES（posterior reversible encephalopathy syndrome）**：高血圧，出血，肝障害，腎不全，子癇などに起因する可逆性の脳症．血管の透過性亢進が原因とされ，両側後頭葉，脳幹や小脳などに浮腫が生じる．時に，両側大脳白質にびまん性に及ぶ症例もみられる．原因疾患の治療により改善

診断に役立つupdateな情報
エチレングリコール中毒の治療
- メタノール中毒同様，エタノール投与，血液透析，fomepizoleの投与が有効（前項「メタノール中毒」の項を参照）

＜参考文献＞
- Pranshu, S., et al.：Toxic and acquired metabolic encephalopathies：MRI appearance. AJR, 193：879-886, 2009
- Jammalamadaka, D., et al.：Ethylene glycol, methanol and isopropyl alcohol intoxication. Am J Med Sci, 339：276-281, 2010

＜鹿戸将史，細矢貴亮＞

第4章 脱髄/中毒疾患と類縁疾患　｜脳神経外科｜**神経内科**｜小児科｜

185 トルエン中毒
(toluene abuse)

症例 22歳　男性
歩行障害．約2年間にわたり「シンナー遊び」をくり返していた

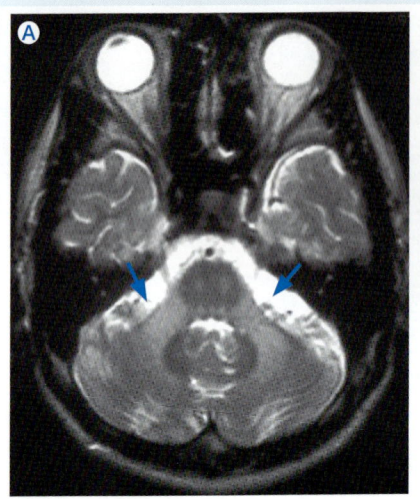

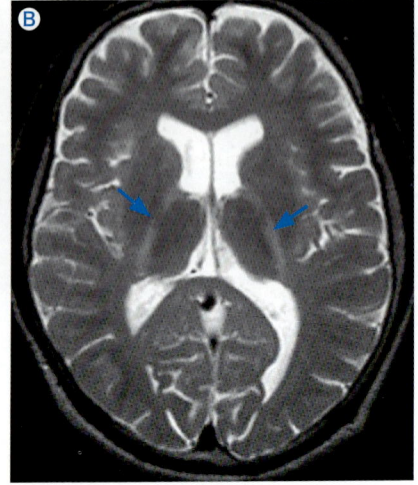

図1　T2強調像
両側中小脳脚および内包に高信号を認める

解説
- トルエンは**接着剤**，**塗料**などに含まれ，経皮および経気道的に暴露される
- 塗装工などの職業暴露や故意にトルエンを吸引するいわゆる「シンナー遊び」などが原因
- 急性期には呼吸抑制，運動失調，知覚障害，昏睡，慢性期には頭痛，めまい，倦怠感などの不定愁訴
- 検査はトルエンの代謝産物である尿中馬尿酸を測定
- 4～7年の乱用により，MRIで脳実質に不可逆性の変化が出現

画像所見
- 両側中小脳脚，橋，内包，大脳白質にT2強調像，FLAIR像で高信号病変を認めることが特徴的（→）
- 脳梁の菲薄化，海馬，小脳および脳幹のびまん性萎縮を認めることあり
- 約30～50%の症例で視床および基底核にT2強調像で低信号病変を認めることがあり，鉄沈着を反映していると考えられている

鑑別診断
- **ヘロイン中毒**：両側内包，脳幹，中小脳脚に病変を認め，トルエン中毒に類似したMRI所見
- **多系統萎縮症（MSA-C）**：両側中小脳脚のT2強調像で高信号を示す．橋底部の十字状高信号所見が鑑別ポイント
- **橋梗塞の二次性変化**：橋梗塞が起こると，二次性変化として両側の中小脳脚にT2強調像で高信号病変

診断に役立つupdateな情報

トルエン中毒の検査
- 患者の多くはシンナー吸引を否定し，再び隠れてシンナーを吸引する．1回の尿中馬尿酸測定では異常高値を示さないことがあり，頻回の測定が奨励

<参考文献>
- 大竹浩也 他：小脳失調，黄斑混濁を呈した慢性トルエン中毒．神経内科，46：102-104，1997
- Pranshu, S., et al.：Toxic and acquired metabolic encephalopathies：MRI appearance. AJR, 193：879-886, 2009
- Uchino, A., et al.：Symmetrical lesions of the middle cerebellar peduncle：MR imaging and differential diagnosis. Magn Reson Med Sci, 3：133-140, 2004
- Geibprasert, S., et al.：Addictive illegal drugs：structural neuroimaging. AJNR, 31：803-808, 2010

<鹿戸将史，細矢貴亮>

186 その他の中毒
(the other intoxication)

症例① 54歳　男性（スギヒラタケ脳症）
3年前から血液透析．スギヒラタケを食べた後，約1週間で歩行障害，構音障害，意識障害を伴う全身痙攣が出現

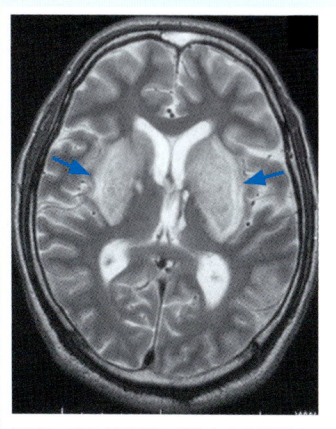

図1 T2強調像（発症10日後）
両側基底核が高信号を示し，腫脹している

症例② 32歳　女性（コカイン中毒）
コカイン乱用による意識障害

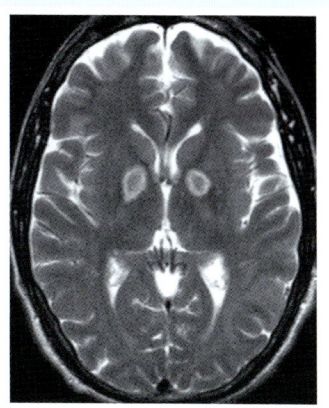

図2 T2強調像
両側淡蒼球に高信号病変を示す
(Sharma, P., et al.：AJR, 193：879-886, 2009より転載)

※本項では食餌性，他の薬物性，公害などによる脳症を取り上げる

解説

- スギヒラタケ脳症は2004年に新潟，山形，秋田などで**腎機能障害**を有する患者で，**スギヒラタケ**を食べた後，数日から2週間で脳症になるケースが多発し，スギヒラタケとの関連が示唆された．その後，注意喚起がなされたため発症が激減した．現在まで原因は不明
- コカインやヘロインは血管攣縮や血管炎を引き起こし，中毒者では脳梗塞や出血性梗塞を引き起こす
- 有機水銀中毒は日本では1950年代に河川に有機水銀を流し，周辺住民に脳症が多発したいわゆる「水俣病」が有名

画像所見

- スギヒラタケ脳症は両側の被殻，外包に病変を認めるものから異常所見を呈さないものまである．急速進行性の脳萎縮をきたす症例もあり（図1：➡）
- コカイン中毒者では脳梗塞や脳実質内出血やくも膜下出血などの頭蓋内出血をきたす．また，両側淡蒼球にT2強調像で高信号病変を認めるとの報告もある
- ヘロイン中毒者では両側小脳半球，中小脳脚，内包および後頭葉白質などにT2強調像やFLAIR像で高信号を認める
- 有機水銀中毒は水俣病患者の調査で，視覚野，小脳半球および小脳虫部の萎縮が報告されている

鑑別診断

- **スギヒラタケ脳症**：メタノール中毒，一酸化炭素中毒など．急速進行性の脳萎縮をきたす症例ではCreutzfeldt-Jakob病
- **コカイン中毒**：通常の急性期脳梗塞との鑑別は困難．両側淡蒼球に病変をきたした症例では一酸化炭素中毒
- **ヘロイン中毒**：トルエン中毒が鑑別

診断に役立つupdateな情報

食物による脳症
- 食物が原因とされる脳症として，スターフルーツ脳症やサトウキビカビ脳症（3-ニトロプロピオン酸が原因）など

＜参考文献＞
- 成田一衛　他：スギヒラタケ関連脳症の臨床像．臨床透析, 21：492-494, 2005
- Sharma, P., et al.：Toxic and acquired metabolic encephalopathies：MRI appearance. AJR, 193：879-886, 2009
- Geibprasert, S., et al.：Addictive illegal drugs: structural neuroimaging. AJNR, 31：803-808, 2010
- Korogi, Y., et al.：MR findings of Minamata disease-organic mercury poisoning. J Magn Reson Imaging, 8：308-316, 1998

＜鹿戸将史，細矢貴亮＞

第5章 変性疾患と類縁疾患

1）Alzheimer病と関連疾患，その他

187 軽度認知機能障害
(mild cognitive impairment：MCI)

症例① 70歳代　女性
主訴は健忘．初診時，長谷川式28点（遅延再生5/6）とMCI疑いであった

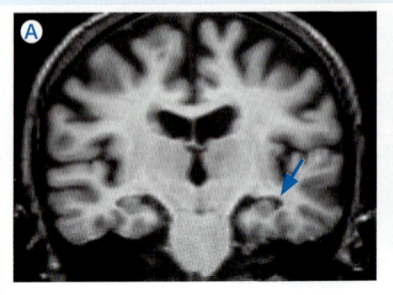

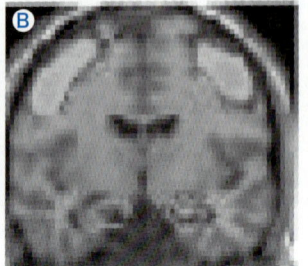

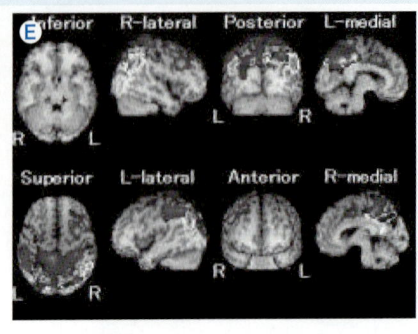

3年後

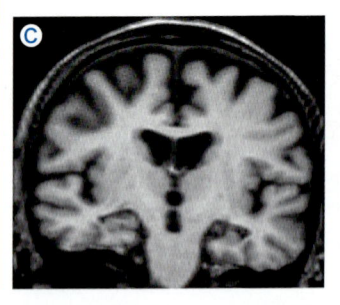

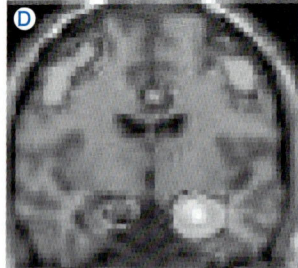

図1 T1強調冠状断像（A），VSRAD（B），T1強調冠状断像（3年後：C），VSRAD（3年後：D），脳血流SPECT脳表投影像（E）（B，D，Eはカラーアトラス参照）

初診時のT1強調冠状断像では左側脳室下角のわずかな拡大が認められ（→），VSRADではZスコア1.21であった．3年後，長谷川式22点（遅延再生1/6）と認知症への移行が臨床的に認められた．C，Dでは左優位に海馬，海馬傍回萎縮の進行が認められ，VSRADではZスコア2.03と萎縮の進行が示唆された．脳血流SPECT，平均画像の画像統計解析手法（eZIS）を用いた脳表投影像（E）では，左優位に両側頭頂葉皮質に血流低下が認められ，後部帯状回から楔前部にも血流低下が認められる（カラーアトラス中の青い部分）

症例② 80歳代　男性
主訴は健忘，経過2年の段階でMMSE27点，遅延再生0/3とMCI段階である

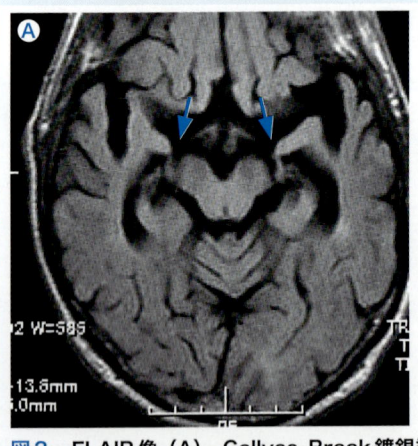

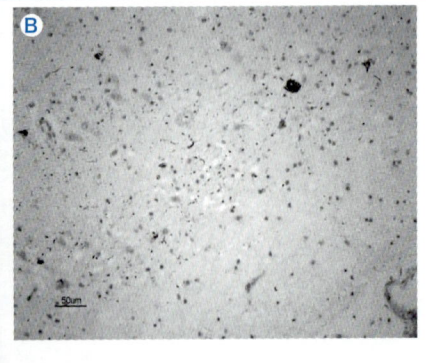

図2 FLAIR像（A），Gallyas-Braak鍍銀染色（B）（Bはカラーアトラス参照）
FLAIR像（A）では，側脳室下角の拡大があり，扁桃，迂回回萎縮も指摘しうる（→）．Alzheimer病の病理はなく，同部には嗜銀顆粒（Bでの黒点）が著明であった．嗜銀顆粒性認知症である
（病理は東京都健康長寿医療センター　ブレインバンク　村山繁雄先生のご厚意による）

解説

- 軽度認知機能障害（mild cognitive impairment：MCI）は1997年にPetersenらによって提唱された新しい概念．彼らの提唱した診断基準を表に示す．客観的評価の必要性など，現在でも再検討が進められている
- 認知症の前段階を一定の割合で含み，認知症発症機

診断に役立つupdateな情報

MCIの鑑別診断
- MCIには，嗜銀顆粒性認知症をはじめとする高齢者タウオパチーが高率に混在する可能性がある．高齢者タウオパチーは，臨床像は未確立ながら，神経病理ではAD，Lewy小体病に準じて高率にとらえられている変性性認知症の一群である．嗜銀顆粒性認知症，神経原線維変化優位型認知症が含まれる
- MTR（magnetization transfer ratio）を用いて，MCIとADの鑑別可能との報告も散見される．
- MCIからADへの移行群では，FDG-PETで後部帯状回，楔前部，頭頂側頭連合野の代謝低下がみられる
- アミロイドイメージング陽性を示すMCI群は高率にADに移行することが示唆されている．アミロイドを標的とする根本治療薬の適用，効果判定などの基準となる可能性がある

表　Amnestic MCIの診断基準（Petersenら，2001）
1. 記憶障害，自覚あるいは情報提供者による
2. 記憶障害が，年齢や学歴に比べ客観的に示されること
3. 全般的な認知障害がないこと
4. 日常生活は正常に保たれていること
5. 認知症ではないこと

序，早期診断，早期の適切な予防的医療介入の可能性を有する一群として注目されている

- 表に示した**記憶障害を主体とする健忘型amnestic MCI**のほかに，**multiple cognitive domain slightly impaired type（複数の認知機能にごく軽度の障害がある型）**，**single non-memory domain impaired type（記憶以外の認知機能で障害のある型）**の3型にわけることも，同じくPetersenらによって提言されている
- MCIの定義を巡る議論は続いている段階だが，実際にMCI群が，非MCI群に比べて認知症やADに高率に移行することが明らかになれば，治療，介護において早期介入の指標となる．ドネペジル塩酸塩やアミロイドワクチン開発もあり，その検証の意義は大きくなっている．MCIが包含する複数の背景病理を正確に診断することも重要
- 年3.7～15％程度がMCIからADに移行するという報告がある
- 客観的で，経過を評価しうる指標は定まっていないが，MMSEなどの簡易認知機能検査でも，MMSE24/30点以上，かつ三語遅延再生で0～1/3しか想起できなかった高齢者群で，認知症移行の割合が高いなどの報告もあり，失点パターンに注目することが大切

画像所見

MRI
- MCIは，いまだ定義の定まらない臨床診断名である．そのため，この所見があれば，MCIという所見を提示するのは難しい
- Matsudaらは，MRI統計解析手法を用いて，移行嗅内野皮質の容積低下がAD移行群と高い一致率を示すことを示した
- 臨床的にMCIから認知症移行を示し，形態的にも変化をみた症例もある（**症例1**）．臨床的に健忘を主訴とする70歳代女性，長谷川式は28点，遅延再生5/6である．初回受診時と3年後に認知症に移行した時点の画像の比較では，海馬傍回萎縮の進行が示され，脳血流SPECTにおいても頭頂葉，後部帯状回，楔前部の血流低下が認められ，MCIからADへの移行が，画像検査からも示唆される
- 最近，高齢者のMCIに高率に嗜銀顆粒性認知症が混在する可能性が示唆されている．迂回回からはじまり海馬傍回，前頭葉に病変が進展するため，ADと鑑別が難しい場合がある（**症例2参照**）

鑑別診断
- MCIが包含する認知症移行群の背景病理は，ADに限定されない
- MCIには，嗜銀顆粒性認知症が混在する可能性がある
- 脳血管障害，白質病変，慢性硬膜下水腫や血腫，特発性正常圧水頭症など画像で鑑別すべき疾患は，常に留意を要す

＜参考文献＞
- Petersen, R. C., et al.：Mild cognitive impairment：clinical characterization and outcome. Arch Neurol, 56：303-308, 1999
- Petersen, R. C., et al.：Current concepts in mild cognitive impairment. Arch Neurol, 58：1985-1992, 2001
- Matsuda, H., et al.：Longitudinal evaluation of both morphologic and functional changes in the same individuals with Alzheimer's disease. J Nucl Med, 43：304-311, 2002
- Adachi, T., et al.：Neuropathological Asymmetry in Argyrophilic Grain Diesease. J Neuropahol Exp Neurol, 69：737-744, 2010

＜德丸阿耶＞

第5章 変性疾患と類縁疾患

1）Alzheimer病と関連疾患，その他

188 Alzheimer病
(Alzheimer disease：AD)

症例① 80歳代　女性
病期2年，MMSE21点，遅延再生0点

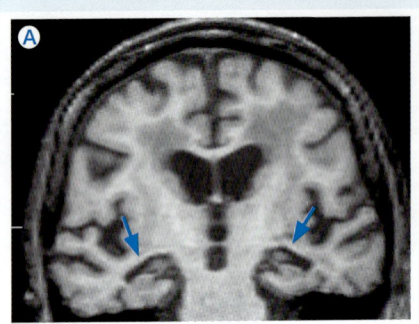

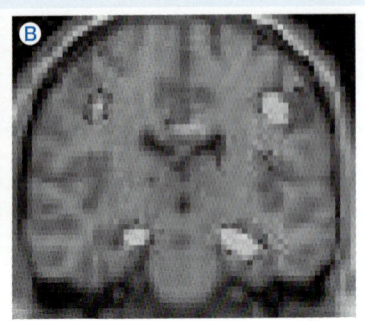

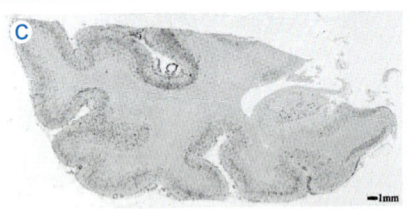

図1　T1強調冠状断像（A），VSRAD（B），病理画像（Aβ染色：C）（B，Cはカラーアトラス参照）
A：T1強調冠状断像で側脳室下角の軽度拡大を認め，両側海馬の軽度から中等度萎縮が示されている（→）
B：VSRADでは，標準脳上での萎縮部位が青で示され，関心領域に設定された両側海馬傍回領域Zスコア2.2と海馬傍回局所委縮が明瞭である
C：海馬，海馬傍回のAβ染色では老人斑（茶色）が広範囲に認められ，Alzheimer病の神経病理診断が得られた
（病理は東京都健康長寿医療センター ブレインバンク　村山繁雄先生のご厚意による）

症例② 50歳代　女性（Alzheimer病疑い）
主訴：物忘れ，MMSE25点，病期6カ月

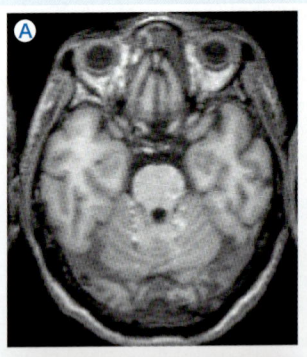

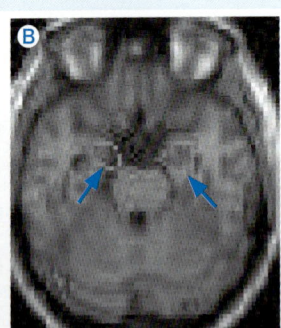

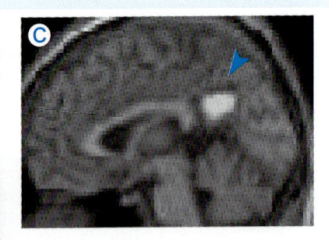

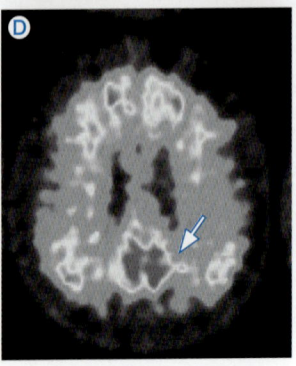

図2　T1強調像（A），VSRAD（B，C），PIB画像（D）（B〜Dはカラーアトラス参照）
A：視覚的に局所委縮の指摘は困難である
B：VSRADにても，Zスコアは0.54と海馬傍回に萎縮は認められない（→）
C：後帯状回近傍に萎縮の疑いが示されている（カラーアトラス中の青い部分）（▶）
D：アミロイドイメージでも後部帯状回付近に取り込みがある（⇒）
（PIB画像は，東京都健康長寿医療センター研究所PETセンター　石井賢二先生のご厚意による）

診断に役立つupdateな情報

Alzheimer病診断の最新の動向

- Nakata, Roodenらは，7T MRIを用い，大脳皮質のアミロイドーシスβ沈着を視覚化する可能性を示した．MRIで脳内のアミロイドβ病巣を視覚評価できれば，Alzheimer病の原因病態そのものを視覚化することになる
- ADでは病名のみならず，病態把握が大切である
- ADでは，前頭葉と扁桃，海馬などを連絡する鉤状束の拡散異方性（fractional anisotropy FA）が，正常コントロール群に比べて低下することが，拡散テンソールトラクトグラフィー（diffusion tensor tractography：DTT）を用いて，報告されている．白質線維束のFAを正確に把握することで，ADの白質病変を客観的に評価できる可能性がある．早期診断，病態との関連，治療効果判定などにも応用が期待される
- ASL（arterial spin labeling）は，非侵襲的に脳血流をMRIで計測する方法である．流入する動脈のスピンを反転させて，「血管内血液の磁化」そのものを，いわば内因性トレーサーとして利用してperfusion画像が得られる．これまでのSPECT，PET知見とも対応し，正常コントロールに比べて楔前部，前頭葉の血流低下などが報告されている
- ADの診断基準に画像所見はこれまで入っていなかったが，MRIによる側頭葉内側面の進行性萎縮，FDG-PETによる後部帯状回，楔前部の代謝低下，バイオマーカー（アミロイドPET陽性，髄液Aβ低値，タウ，リン酸化タウ高値）などの客観的検査基準が組み込まれることが提言されている

症例③ 80歳代 男性
17年の経過を追跡したAlzheimer病

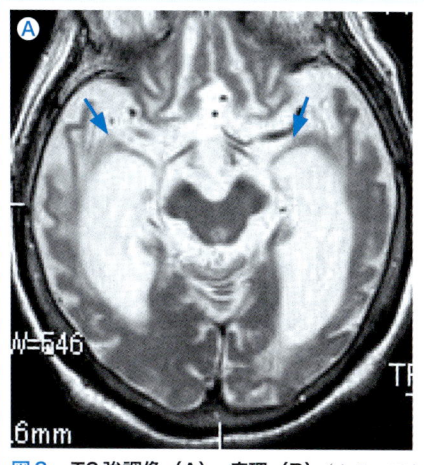

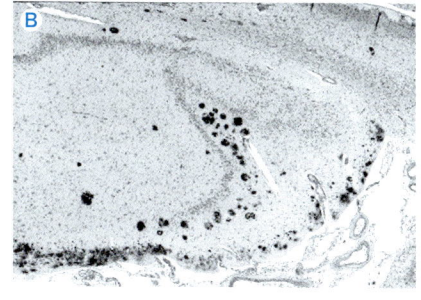

図3 T2強調像（A），病理（B）（カラーアトラス参照）
A：発症17年後，両側側脳室下角の著明な拡大，側頭葉皮質の菲薄，萎縮が明瞭である（→）
B：病理ではMRIに対応して，側頭葉，海馬近傍萎縮が高度であった．同部には茶色で示される老人斑が多発しており，Alzheimer病の病理が示された
（病理は東京都健康長寿医療センター ブレインバンク 村山繁雄先生のご厚意による）

解 説

- Alzheimer病（Alzheimer disease：AD）は記憶障害を初発とする進行性の変性性認知症である．診断基準により有病率のばらつきはあるが，**認知症のなかで最も多い疾患の1つ**である
- 記憶障害に引き続き，高次機能障害が進行する．病期が20年以上に及ぶことも稀ではなく，高齢化社会において，医療，介護，その他，なすべきことは多い
- 神経病理学的には，**神経原線維変化，老人斑**，さらには**アミロイド血管変化**が側頭葉内側面から，新皮質に広がってゆく．アミロイドβ（Aβ），老人斑がまず脳に出現し，それに従って神経原線維変化，神経細胞消失さらに認知症を惹起するという「**アミロイドカスケード仮説**」が，従来広く支持されてきた．しかし，2002年以降には，Aβの集簇した可溶性オリゴマーが，シナプス毒性，神経細胞死にいたる過程に関わるという「**オリゴマー仮説**」も提出され，Alzheimer病本態解明についての研究が進んでいる

画像所見

- CTの役割は，脳血管障害，特発性正常圧水頭症，慢性硬膜下水腫血腫などの鑑別診断に尽きる

MRI

- **病期によって，その様相は大きく異なる．**嗅内野皮質，海馬，扁桃体萎縮にはじまり，無名質の菲薄化，側頭頭頂葉皮質の萎縮，側頭頭頂葉から前頭葉に及

びまん性萎縮が進行する（図1，3）
- **病初期の診断は重要**である．他の大脳皮質に比較して，嗅内野皮質から海馬，扁桃体萎縮が高度の場合には，ADの可能性が示唆される．海馬，嗅内野皮質の体積測定によって，AD，軽度認知機能障害（MCI），健常者に有意差が報告されている．その際，**VSRAD（Voxel-based Spesific Regional analysis system for Alzheimer's Disease）**など統計解析手法は参考になる場合がある．一方数値のみでは，海馬傍回萎縮をきたす疾患との鑑別がおろそかになる場合があり，留意を要する．
- **若年発症例**では，早期に海馬近傍萎縮を指摘することが難しい場合がある．SPECT，PETを積極的に施行する意義がある．特に若年例では，楔前部，後部帯状回の血流，代謝低下が顕著な例がある（図2）．

脳血流SPECT
- 頭頂葉から側頭葉連合皮質で血流低下が認められ，病期の進行に伴い前頭連合野に進展する
- 中心溝周囲皮質，一次視覚野，一次聴覚野は進行例においても保たれる
- **画像統計解析手法eZIS（easy Z-score imaging system）**では，後部帯状回，楔前部，頭頂葉皮質に関心領域をおき，血流低下の程度，その領域の割合，さらには全脳の血流低下領域の割合との比較を検討し，AD初期診断の識別精度を上げている

PET
- **FDG-PET**：ADでは後部帯状回，楔前部，頭頂側頭連合野から糖代謝低下がはじまり，進行とともに前頭連合野も低下
- 早期ADにおいて，内側側頭葉に血流，糖代謝の有意な低下は指摘できない．細胞体より遠隔部位に位置する**軸索終末のシナプス周囲でのFDG集積低下**を反映している
- **アミロイドイメージング**：生体でのAβ脳内沈着を画像化する診断技術である．ADの病理の根幹をなすAβ可視化は，AD研究にとって新たな門戸を開き，早期診断，根本治療薬開発などに重要な指標となる

鑑別診断
- **前頭側頭型認知症**：別項で示すように複数の病型があるが，多くはADに比べて海馬萎縮は軽度，病変部の著明な萎縮が示される．脳血流SEPCTでの前頭葉領域の血流低下が，ADとの鑑別に役立つ（本章「190 前頭側頭葉変性症」の項目を参照）
- **嗜銀顆粒性認知症**：高齢者に多く，軽度認知機能障害ではADと同程度の頻度を呈する変性性認知症である．Gallyas-Braak鍍銀染色陽性顆粒が迂回回から側頭葉，前頭葉に沈着する．緩徐進行性で，MRIでは迂回回萎縮を反映して，深部腹側，内側側頭葉萎縮が認められる．左右差が目立つことも多い
- **Lewy小体型認知症**：ADに比較して海馬萎縮は早期では目立たない．脳血流SPECTでの後頭葉皮質の血流低下，MIBG心筋シンチでの心縦隔摂取比が低下する
- **皮質基底核変性症，進行性核上性麻痺**：認知症が前景に立つ場合があるが，いずれもMRI正中矢状断像での中脳被蓋萎縮が，鑑別のきっかけになりうる
- **特発性正常圧水頭症，血管性認知症**，脳腫瘍，うつ病，海馬硬化症，てんかんなどによる認知症について画像，臨床から鑑別は必須である

＜参考文献＞
- Jack, C. R., et al.：Rates of hippocampal atrophy correlate with change in clinical status in aging and AD. Neurology, 55：484-489, 2000
- Matsuda, H.：Role of neuroimaging in Alzheimer's disease, with emphasis on brain perfusion SPECT. J Nucl Med, 48：1289-1300, 2007
- Minoshima, S., et al.：Metabolic reduction in the posterior cingulated cortex in very early Alzheimer's disease. Ann Neurol, 42：85-94, 1997
- 石井賢二：アミロイドーイメージング．「Annual Review 神経2010」（鈴木則弘，他 編），pp57-64，中外医学社，2010
- Nakada, T., et al.：In vivo visualization of senile-plaque-like pathology in Alzheimer's disease patients by MR microscopy on a 7T system. J Neuroimaging, 18：125-129, 2008

＜德丸阿耶＞

第5章 変性疾患と類縁疾患
1) Alzheimer病と関連疾患,その他

189 Lewy小体型認知症/認知症を伴うParkinson病
(dementia with Lewy bodies:DLB/Parkinson's disease with dementia:PD-D)

症例 70歳代 男性(DLB症例(病理確定例))
58歳時,resting tremor,rigidityで発症.60代後半から物忘れ出現,MMSE20点(遅延再生0),Parkinson病として14年,認知症の全経過7年

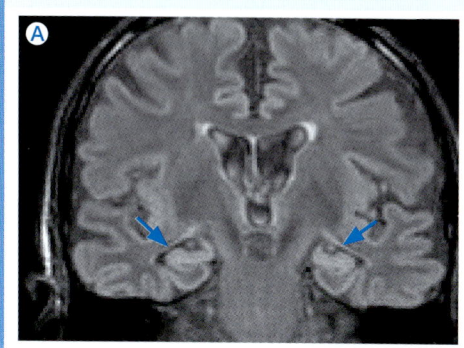

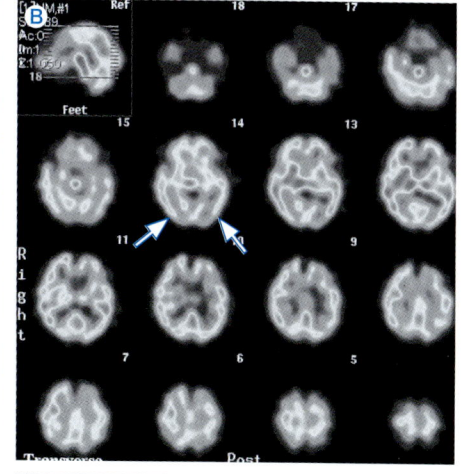

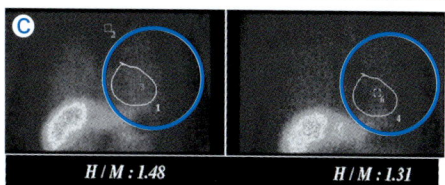

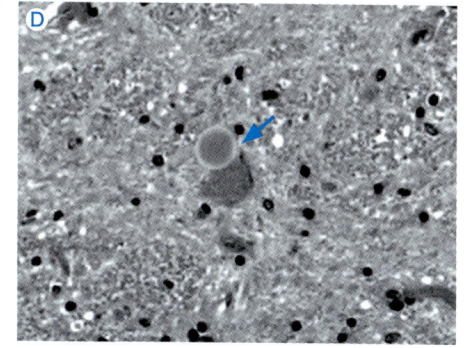

図1 FLAIR冠状断像(A),^{123}I-IMP脳血流SPECT(B),^{123}I-MIBG心筋シンチ(C),青斑核のHE染色(D)
A:全体に萎縮はあるが,海馬の容積は比較的保たれている(→)
B:^{123}I-IMP脳血流SPECTでは,後頭葉においても血流低下が認められる(⇒)(カラーアトラス参照)
C:^{123}I-MIBG心筋シンチでは,早期,遅延相ともにH/M(heart/mediastinum ratio)は,取り込み低下が明瞭であった(カラーアトラス参照)
D:本例の青斑核でのLewy小体を示す(→)(カラーアトラス参照)
(病理は東京都健康長寿医療センター ブレインバンク 村山繁雄先生のご厚意による)

診断に役立つupdateな情報

DLBの診断の最新の動向
- 最近統計解析手法VBM（voxel based morphometry）を用いて，中脳，視床下部，無名質に萎縮があり，かつ海馬，側頭葉萎縮が比較的軽度な萎縮のパターンはDLBを疑う所見との報告が出た．この萎縮のパターンは，神経病理学の知見とも相応している．しかし，臨床現場においてはVBM解析が困難な場合も現状では多いと思われるし，また病型や病期によってDLBの萎縮パターンは必ずしも一定とはいえない．長期経過のDLBでは，側頭窩萎縮はしばしばみられる所見である
- Parkinson病での黒質，青斑核での**neuromelanin低下を可視化する**方法が，主に3T MRIで検討されている．定量性や，黒質における鉄とメラニンとの鑑別など臨床応用への解決すべき課題はあるが，背景病理を反映する画像所見であり，臨床応用への期待がある

解説

- Lewy小体型認知症（dementia with Lewy bodies：DLB）は1995年の国際ワークショップで，大脳皮質，扁桃核，黒質，青斑核などにLewy小体が出現し，認知症とパーキンソニズムを呈する疾患と提唱され，臨床，病理ガイドラインが作成されている
- DLBは，Alzheimer病（AD），血管性認知症についで多い変性性認知症
- Parkinson病（PD）に認知症を合併した**Parkinson's disease with dementia（PD-D）**はDLBと臨床，病理に共通項が多く，これらの異同について統一した見解は得られていない．このため，現時点では便宜的にPDの進行とともに認知症が出現する症例をPD-Dとし，認知症が先行するか，パーキンソニズムが出現して1年以内に認知症が発現した場合（**1年ルール**）をDLBとしている
- ADとは異なり，認知症に加え中核症状としてParkinson症状，実行機能障害，視空間機能障害がみられ，介護をはじめとする医療環境整備のうえでは，その相違を明確に認識することが重要
- DLBはADに比べ精神症状が強く，転倒などの運動障害を起こしやすい
- 他の変性性認知症と異なり末梢自律神経系を侵すため，嚥下障害も他に比べて強く肺炎惹起，臥床状態に陥ることも早いなど，内科的な配慮も大きく異なる

画像所見

- 2005年に提出された国際ワークショップでの臨床診断基準では，示唆的特徴としてPETで線条体でのドパミントランスポータ取り込み低下，支持的特徴としてCT/MRIでの内側側頭葉の比較的保持，SPECT/PETでの全体の低血流と後頭葉の血流低下（**図1 A，B**），MIBG心筋シンチでの取り込み低下などの画像診断が盛り込まれている（**図1 C**）
- CT，MRIでの視覚的評価での診断は難しい．画像診断の道筋は，まず認知症の程度に比べて海馬，海馬傍回萎縮が目立たない場合，非Alzheimer型認知症の鑑別を考慮する．Parkinson症状などの臨床症状とあわせMIBG心筋シンチでの取り込み低下，脳血流SPECTで後頭葉取り込み低下があれば（核種によって結果が異なる可能性があり，また50％程度には取り込み低下が確認されない），DLB，PD-Dなどを考慮する．さらに可能であれば，**シナプス前ドパミントランスポーターシステムの機能画像**で，黒質線条体経路末端での取り込みを検討すると，DLBでは取り込み低下があり，ADでは正常と，鑑別に役立つ

鑑別診断

- パーキンソニズムを呈する神経変性疾患として，進行性核上性麻痺，皮質基底核変性症，多系統萎縮症などがあげられる．前2者は，中脳被蓋の高度萎縮が鑑別点となることがある．多系統萎縮症では，橋底部の十字サインなど病期が進めば典型的に画像所見が得られる
- 認知症が前景に立つ場合，もっとも重要な鑑別疾患はAD

＜参考文献＞
- McKeith, I. G., et al.：Diagnosis and management of dementia with Lewy bodies：third report of the DLB Consortium, Neurology, 65：1863-1872, 2005
- 小阪憲司：Lewy小体型認知症．「改訂・老年精神医学講座各論」pp55-67, ワールドラーニング, 2009
- Yoshida, M., et al.：Value of ^{123}I-MIBG radioactivity in the differential diagnosis of DLB from AD. Neurology, 66：1850-1854, 2006
- Whitewell, J. L., et al.：Focal atrophy in dementia with Lewy bodies on MRI：a distinct pattern from Alzheimer's disease. Brain, 130：708-719：2007
- Sasaki, M., et al.：Neuromelanin magnetic resonance imaging of locus ceruleus and substantia nigra in Parkinson's disease. NeuroReport, 17：1215-1218, 2006

＜德丸阿耶＞

第5章 変性疾患と類縁疾患

1）Alzheimer病と関連疾患，その他

190 前頭側頭葉変性症
(frontotemporal lobar degeneration：FTLD)

症例① 70歳代 男性（Pick病）
異食行動を伴う認知症

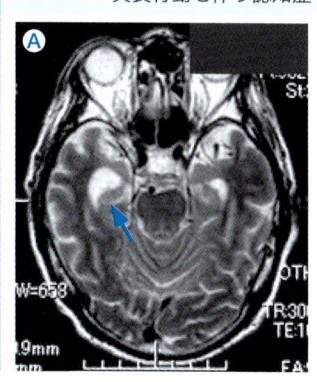

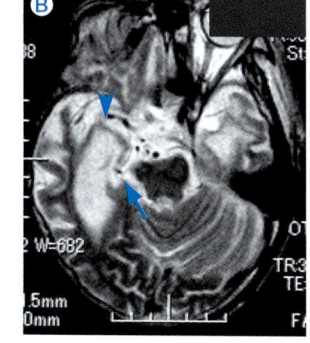

図1 T2強調像（A, B）
5年の経過で右優位側頭葉萎縮が高度に進行（→），皮質の菲薄は高度となり，皮質下白質の高信号も捉えられる（▶）．剖検確定例

症例② 60歳代 女性（進行性非流暢性失語）

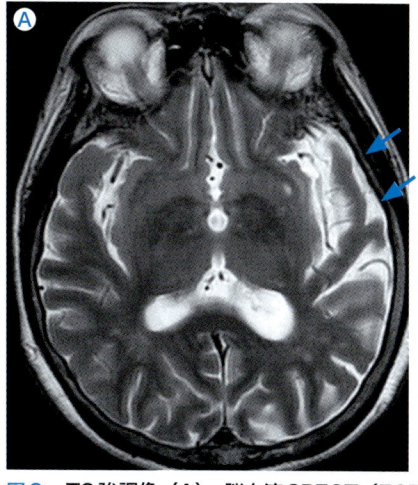

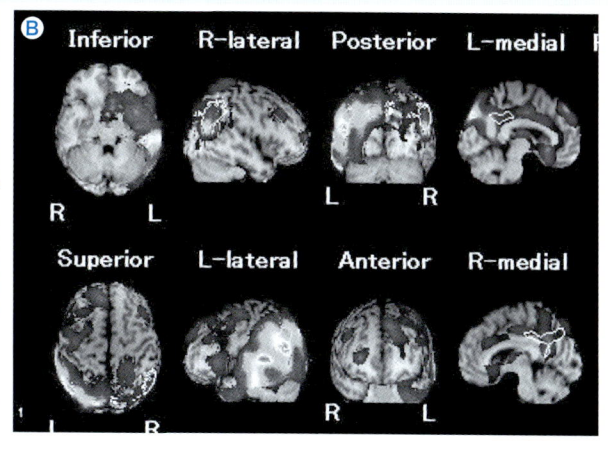

図2 T2強調像（A），脳血流SPECT（ECD），eZISを用いた画像統計解析脳表投影像（B）
T2強調像（A）では，Sylvius裂を含む左優位の萎縮が認められる（→）．脳血流SPECT（ECD），eZISを用いた画像統計解析脳表投影像（B）では，左側頭葉から頭頂葉に中等度から高度の集積低下が認められる（Bはカラーアトラス参照）

症例③ 80歳代 男性（意味性認知症）
言語によるコミュニケーションはほとんど取れない状態だが，日常生活は保たれている

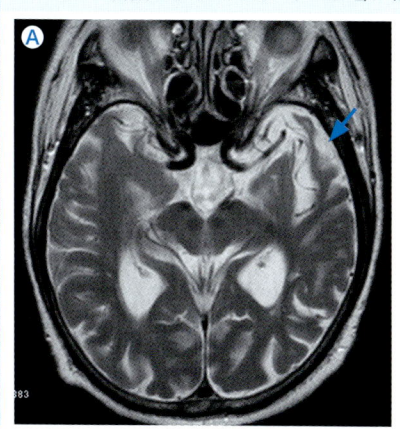

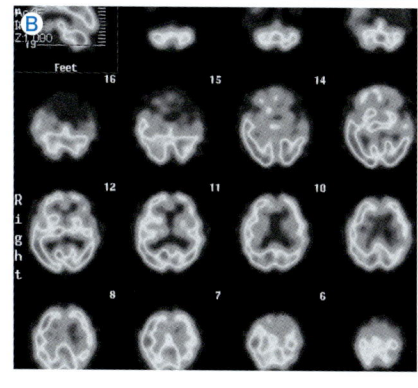

図3 T2強調像（A），^{123}I-IMP SPECT（B）
A：T2強調像では左側頭葉優位，側頭極に高度萎縮が認められる（→）
B：^{123}I-IMP SPECTでは，左優位の前頭側頭葉に広範囲に血流低下が認められる（Bはカラーアトラス参照）

診断に役立つupdateな情報

FTLDにおける最新の神経病理学的分類（表2参照）
- FTLD-tauは従来のPick病，CBD，PSP，嗜銀顆粒性認知症，multiple system tauopathy with dementia，などを含む．TDP-43陽性のFTLD-TDPは，ALS，ALS-D，原発性側索硬化症，非典型Pick病など広い疾患スペクトラムとしてとらえられる
- これらの臨床病理，画像は互いに重なりあうところがあり，今後背景病理と臨床，画像との対応の進展が望まれる
- 意味性認知症（SD）の病理学的背景はFTLD-U（表2参照）がほとんどとされるが，新たな分類での画像との対応は，今後の課題である．進行性非流暢性失語（PNFA）の背景病理としてCBDの報告もあり，臨床病態と，画像，背景病理との対応を，今後丁寧に再構築していく必要がある

解説

- 前頭側頭葉変性症（frontotemporal lobar degeneration：FTLD）は，行動異常，言語機能異常などの臨床的特徴を有し，形態的には前頭葉，側頭葉前方部に変性萎縮がみられる非Alzheimer型疾患群．単一疾患ではないことを認識しておく必要がある
- Alzheimer病（AD）に比べて，若年で発症
- 疾患概念はここ10年ほどで大きく変遷している．臨床，神経病理，遺伝のいずれの分野でも新たな知見が積み重なっており，研究の進捗とともにさらに疾患概念，分類が変わっていく可能性がある
- 疾患概念の変遷：1990年代初頭に，英国のManchester，スウェーデンのLundの病理学者らにより前頭側頭葉型認知症（frontotemporal dementia：FTD）の臨床および病理学的診断基準が提唱され，非Alzheimer型認知症で前頭側頭葉の萎縮を示す変性性認知症が包括的にとらえられるようになった．さらに1998年Manchesterグループは，**前頭側頭葉変性症**という概念を提唱し，その下位分類として**frontotemporal dementia（FTD），進行性非流暢性失語（progressive nonfluent aphasia：PNFA），意味性認知症（semantic dementia：SD）**の亜型を提唱した（表1）．最近10年でユビキチン陽性封入体とFTDとの関連が明らかとなり，さらに主たる構成成分がTDP43という蛋白質からなることが示され，Mackenzieらは，2009年にtau蛋白やTDP43病理を中核とする新たな神経病理学的分類を提唱している（表2）
- 現時点で形態，機能画像の技術は，分子生物学的な病態解明に追いついていないのが現状であり，病態の核となる神経病理，分子生物学的知見と，臨床診断，形態画像上の連関を明らかにすることが，新たな課題

画像所見

- 最新の神経病理を背景にした分類に即した画像診断は，まだ確立されていない．本稿では，表1に即した症例を提示する．新たな分類でのFTLD-tauの病理学的亜型である**嗜銀顆粒性認知症**については，本章「187 軽度認知機能障害（MCI）」の項目症例2を参照
- **Pick病について**：Pick病は前頭側頭葉型認知症（frontotemporal dementia：FTD）が注目されるきっかけともなった疾患である．Mackenzieらの分類ではFTLD-tauの亜型となる．前頭側頭葉に局在を持つ強い萎縮（knife blade様，ナイフの刃様と表現される）が特徴的で（図1），進行すると白質のgliosisを反映してMRIでも白質のT2強調像での高信号が萎縮部位に認められる．萎縮に左右差を認める場合は，大脳皮質基底核変性症との鑑別を要する場合がある．新たな神経病理学的分類からはTDP43陽性のFTLDとの鑑別は必ずしも容易ではない場合があり，今後の課題となる
- **進行性非流暢性失語（progressive non-fluent aphasia：PNFA）**：表出性言語の障害が，病初期から全経過を通じて臨床的特徴となり，それ以外の認知機能は比較的保たれる．言語了解は良好であるのに，発語は短く，口ごもりがちになる（失構音）．症候に基づく診断のため，背景病理は多様の可能性があるが，臨床症状に加えて，MRIで左上側頭回から下前頭回，左シルビウス裂から島回にかけての萎縮が指摘され，うつ病やAlzheimer病との鑑別に役立つことがあり（図2），症候と一致する形態変化を見出すことには意義がある．SPECTやPETでも左側優位，前頭側頭葉の広範な血流低下，代謝低下をとらえうる．背景病理としてFTLD-U，CBDなどの報告がある
- **意味性認知症（semantic dementia：SD）**：意味性認知症は，流暢で正しい文法を使っての会話はできるが，言葉の意味が理解できないという障害が特徴．ひらがな，カタカナを読むことはできるが，意味は理解していない．漢字の意味は理解できず，書字に際して同じ音の異なった文字を書く．脳萎縮は，左側頭葉前方から前頭葉にとらえられ，特に側頭極での萎縮が著しい
- **嗜銀顆粒性認知症（dementia with grain DG）**：高齢者群に多い．迂回回萎縮にはじまり，側頭葉から前頭葉に嗜銀顆粒沈着，また対応する萎縮の進展が認められる．左右差のある例が多いが，高齢であるため複合的な背景病理によって修飾される場合も多く留意が必要．画像は本章「187 軽度認知機能障害（MCI）」の項を参照

表1　前頭側頭葉変性症の臨床病型分類
(Neary, D., et al.：Neurology, 51：1546-1554, 1998 より)

前頭側頭葉変性症（FTLD）
- 前頭側頭葉型認知症（FTD）
  - 前頭葉変性型
  - Pick病型
  - 運動ニューロン型
- 進行性非流暢性失語（PNFA）
- 意味性認知症（SD）

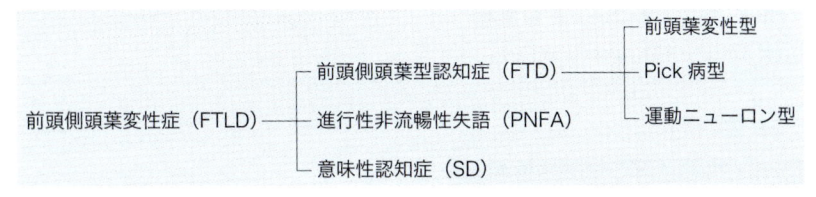

表2　前頭側頭葉変性症の神経病理学的分類
(Mackenzie, I. R., et al.：Acta Neuropathol, 117：15-18, 2009 より)

	現在の分類	新しい分類	主な病理学的亜型
古典的Pick病	**Tau陽性FTLD**	FTLD-tau	Pick病
			CBD
			PSP
			嗜銀顆粒性認知症
			MSTD
			unclassifiable
	Tau陰性FTLD **FTLD-U**		
	TDP-43陽性	FTLD-TDP	Type1-4
			unclassifiable
	TDP-43陰性	FTLD-UPS	aFTLD-U
			FTD-3
	NIFID	FTLD-IF	
	DLDH	FTLD-ni	
	その他		
	BIBD	BIBD	

※ MSTD：multiple system tauopathy with dementia
FTLD-U：FTLD with ubiquitinated inclusions
UPS：ubiquitin proteasome system
aFTDLD-U：atypical frontotemporal lobar degeneration with ubiquitinated iclusions
FTD-3：frontotemporal dementia linked to chromosome 3
NIFID：neuronal intermediate filament inclusion disease
IF：intermediate filament
DLDH：dementia lacking distinctive histopathology
ni：noinclusions
BIBD：basophilic inclusion body disease

・いずれの病態も病期によって，様相が異なり，それぞれがオーバーラップしてくることに，常に留意が必要

鑑別診断

- **Alzheimer病**：記憶障害や失行などの中核症状が目立たない場合や，徘徊，抑うつなどの behavioral and psychological symptoms of dementia：BPSD）が有意の場合，FTLD との鑑別が問題となる．FTLD は AD に比べ発症年齢が低く，特に若年性 AD との鑑別が重要
- **DLB**：BPSD が前景に立つ場合，鑑別を要す．FTLD では形態的に前頭側頭葉萎縮がとらえられる場合が多く，また脳血流 SPECT では前頭葉皮質の血流低下は FTLD では広範囲の場合が多い．後頭葉血流低下，MIBG 心筋シンチでの H/M 比低下などは DLB を示唆する所見
- 統合失調，うつ病，躁病との鑑別を要す

＜参考文献＞
- Neary, D., et al.：Frontotemporal lobar degeneration：a consensus on clinical diagnostic criteria. Neurology, 51：1546-1554, 1998
- Mackenzie, I. R., et al.：Nomenclature for neuropathologic subtypes of frontotemporal lobar degeneration：consensus recommendations. Acta Neuropathol, 117：15-18, 2009
- Tsuchiya, K., et al.：Distribution fo cerebral cortical lesions in Pick's disease with Pick bodies：a clinicopathological study of six autopsy cases showing unusual clinical presentations. Acta Neuropathol, 102：553-571, 2001
- Joseph, K. A., et al.：Clinicopathological and imaging correlates of progressive aphasia and apraxia of speech. Brain, 129：1385-1398, 2006
- 大東祥孝：「アナルトリーの責任病巣」再考．神経心理，21：146-156, 2005

＜德丸阿耶＞

第5章 変性疾患と類縁疾患

1) Alzheimer病と関連疾患，その他

191 Parkinson病
(Parkinson's disease：PD)

症例 70歳代　女性

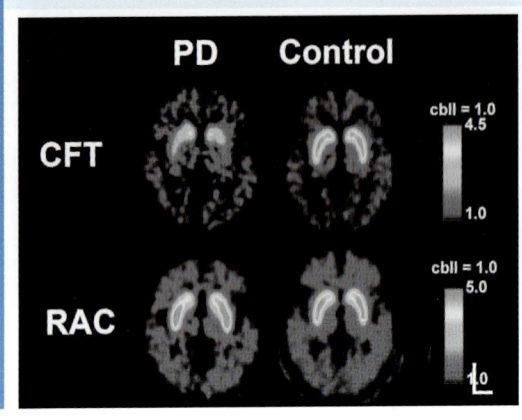

図1　早期PDのドパミンPET
PD症例は（左列）70歳代女性，Hoehn & Yahr（HY）−1度，右優位の静止時振戦，軽度の固縮を主訴とする．右列の60歳代後半男性の正常対称と比べて，基底核での［^{11}C］2-carbomethoxy-3-(4-fluoro-phenyl) tropane（CFT）取り込み低下，［^{11}C］raclopride（RAC）の集積増加が認められ，PDを示唆する
（画像は，東京都健康長寿医療センター研究所PETセンター　石井賢二先生のご厚意による）

解　説

- Parkinson病（Parkinson's disease：PD）は，臨床的に振戦，筋固縮，寡動，姿勢反射障害を主徴とする神経変性疾患．**Lewy小体型認知症（dementia with Lewy bodies：DLB）**の項（本章 189）で述べたように，認知症や自律神経障害など多彩な随伴症状を呈する．DLBとの異同について統一した見解は得られていないが，図2にPDとDLBの関係を示した
- 神経病理学的には，黒質，青斑核をはじめとして，広範囲にLewy小体が出現し，黒質緻密層のドパミン細胞の脱落が認められる
- **90%は孤発性**とされるが，**5〜10%は家族性発症**．家族性発症例の一部はLewy小体が確認されていない．本邦では，人口10万人に約100〜150人，全体で約15万人の患者数が推定されている
- 1990年代後半に，常染色体性劣性遺伝性若年性PDの原因遺伝子として**parkin**が同定されてから，メンデル遺伝性PDの遺伝子異常が15種類同定されている

画像所見

- CT，MRの最も重要な役割は，パーキンソニズムを呈する他の変性疾患，脳血管障害などを否定することにある
- 黒質緻密部の萎縮，T2強調像における被殻の低信号がみられるとの報告があるが，Oikawaら はT2強調像では黒質緻密層の描出は正確に得られないとし，また複数の病態で，画像やマクロ病理像での重複があることから，**1.5Tの通常検査では，黒質緻密部，被殻の信号強度のみでPDを示唆するのは困難**
- 他のParkinson症候群を除外して，**MIBG心筋シンチでの取り込み低下**，脳血流SPECTでの後頭葉の血流低下（必ずしも陽性とはならない），髄液バイオマーカーなどと併せて臨床診断に到ることが，日常臨床の道筋（本章「189 Lewy小体型認知症／認知症を伴うParkinson病」の図1参照）
- ［^{18}F］FDG-PETでは，後頭葉のブドウ糖代謝が低下，被殻が増加する場合がある．ドパミン・トランスポーターに親和性がある［^{11}C］CFTは，シナプス前機能を評価し，取り込みが低下する．一方［^{11}C］RACは，ドパミンD2受容体に結合し節後機能を評価する．そのため，ドパミン受容体が保たれるPDでは，取り込み低下は認められず，むしろ増加することが知られている（図1）．進行性核上性麻痺（progressive supranuclear palsy：PSP），大脳皮質基底核変性症（cortico basal degeneration：CBD），多系統萎縮症（MSA）などの疾患ではドパミン受容体低下があるため，鑑別に役立つ
- Parkinson病での**黒質，青斑核でのneuromelanin低下を可視化**する方法が，主に3T MRIで検討されている．定量性や，黒質における鉄とメラニンとの鑑別をどうするのかなど臨床応用への解決すべき課題はあるが，背景病理を反映する画像所見であり，臨床応用への期待がある

鑑別診断

- **多系統萎縮症（multiple system atrophy：MSA）**：画像所見が鑑別のきっかけになりうるため，重要である．Parkinson症状を主体とする群（MSA-P）ではT2強調像，FLAIR像で被殻外側に高信号が認められ，被殻萎縮を伴う．左右差がある場合も多く，臨床的な左右差と対応する．最終的な病理では，MSA-Pと小脳失調を主体とするMSA-Cに差がないとされるが，MSA-Cでの橋の萎縮，十字サイン，中小脳脚萎縮なども画像の鑑別点となる．

診断に役立つupdateな情報

Lewy小体型認知症（DLB）との鑑別
- DLBの項（本章189）でも記したが，Parkinson病とDLBの背景病理には共通したものがある．多系統の神経変性が生じ，黒質線条体に主病巣があればいわゆるPDが臨床病態として前景にたち，新皮質辺縁系であればLewy小体型認知症，末梢自律神経障害が交感神経節，迷走神経背側核などが主となれば自律神経不全症が臨床的にとらえられる（図2参照）．それぞれには重なりがあり，Lewy小体病として全体像を俯瞰しつつ，表出される臨床症状に着目して診断名が付与されているのが現状である

FA値の低下
- ドパミン作動性ニューロンを含む黒質－線条体のfractional anisotropy（FA）は，PDで低下するとの報告がある
- 3T MRIによるdiffusion tensor imagingでは，黒質尾側のFA値が早期PDで健常対称に比べて低下するとの報告がある

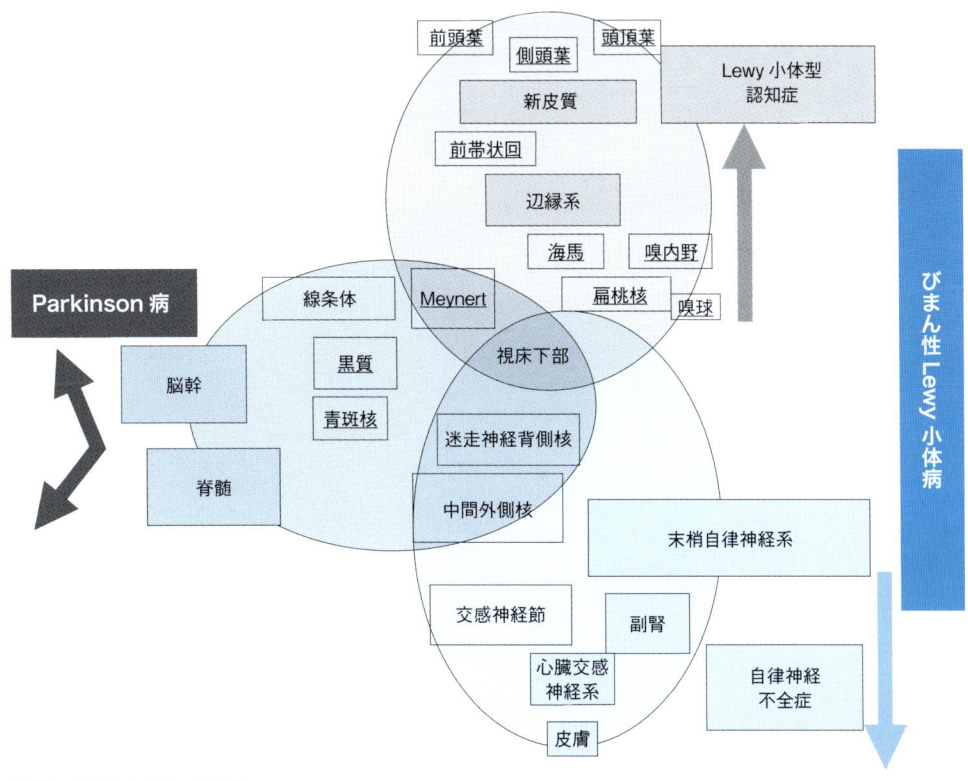

図2 DLBとPDの関連
（図2は，東京都健康長寿医療センター ブレインバンクホームページより許諾を得て転載）

- ごく初期では橋十字サインは軽微で，橋に縦に淡い高信号が認められるだけの場合がある
- PSP，CBDも，パーキンソニズムをきたす変性疾患である．MRIでの正中矢状断で中脳被蓋の高度萎縮がとらえられ，鑑別のきっかけとなりうる
- 脳血管障害性，薬剤性，一酸化炭素，マンガンを含む中毒性，代謝性，脳炎後，頭部外傷後，腫瘍，感染性などの症候性パーキンソニズムなどが病歴，各種検査データなどから鑑別される．また，MRIはこれらの病変除外に有用である

＜参考文献＞
- McKeith, I. G., et al.：Diagnosis and management of dementia with Lewy bodies：third report of the DLB Consortium, Neurology, 65：1863-1872, 2005
- Whitewell, J. L., et al.：Focal atrophy in dementia with Lewy bodies on MRI：a distinct pattern from Alzheimer's disease. Brain, 130：708-719, 2007
- Sasaki, M., et al.：Neuromelanin magnetic resonance imaging of locus ceruleus and substantia nigra in Parkinson's disease. NeuroReport, 17：1215-1218, 2006
- Vailliancourt, D. E., et al.：High-resolution diffusion tensor imaging in the substantia nigra of de novo Parkinson disease. Neurology, 72：1378-1384, 2009
- 徳丸阿耶 他：Parkinson病および関連疾患におけるMRI. 厚生省労働科学研究費補助金こころの科学研究事業「Parkinson病ブレインリゾースの構築」平成17年度総括分担研究報告書．p30-37, 2006

＜徳丸阿耶＞

第5章 変性疾患と類縁疾患

1）Alzheimer病と関連疾患，その他

192 進行性核上性麻痺
(progressive supranuclear palsy：PSP)

症例 80歳代　男性
75歳時から，易怒性，被害妄想，見当識障害，認知障害出現．80歳代になり，小刻み歩行，突進現象，易転倒性出現

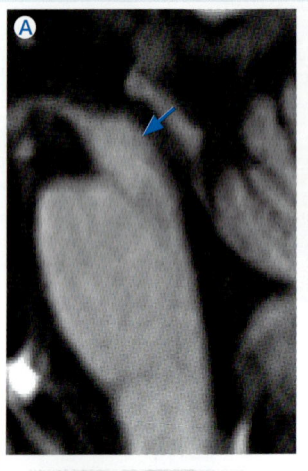

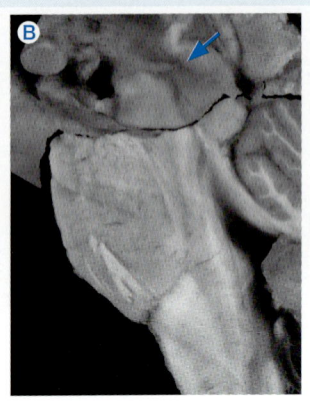

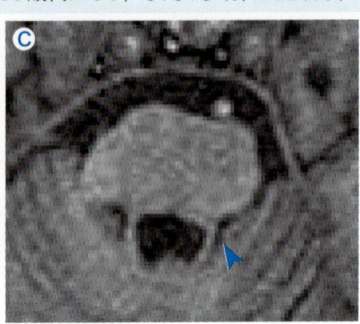

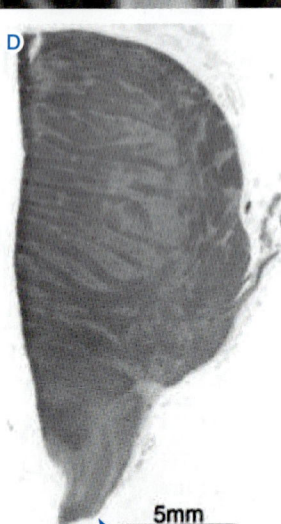

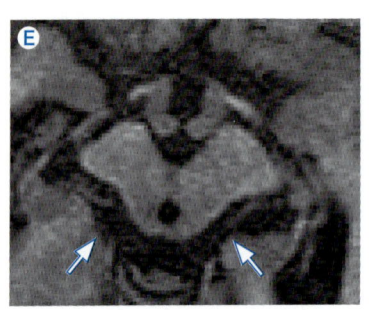

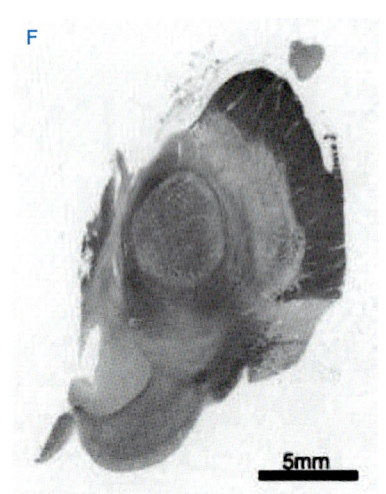

図1 T1強調矢状断像（A），マクロ病理（B），T1強調像（C），セミマクロ像（D），T1強調像（E），セミマクロ像（F）

A：正中矢状断像での中脳被蓋面積は65mm²と高度萎縮を示し（→），病理マクロ像（B）と対応する
C，D：橋レベルT1強調像では，両側上小脳脚萎縮がとらえられ（▶），セミマクロ像での上小脳脚萎縮に対応している
E，F：中脳レベルT1強調像では中脳被蓋周囲脳槽拡大があり（⇨），morning glory signを呈する
（病理は東京都健康長寿医療センター ブレインバンク 村山繁雄先生のご厚意による）

診断に役立つupdateな情報

PSPのバリエーション
- PSPの臨床病理学的検討から，上記のいわゆるPSPと，Parkinson病と鑑別が難しいPSP-Parkinsonism，akinesiaの強いpure akinesiaタイプなどの病態が報告されている．このほか，小脳症状や認知症が前景にみられる症例や進行性失語や発語失行が目立つものがあり，臨床的バリエーションが存在することが判ってきている．これらのバリエーションと，画像所見との連関については今後の課題であり，また現在の診断基準が亜型を含めたPSPにどの程度適応可能であるかについても検討課題となっている

解説

- 進行性核上性麻痺（progressive supranuclear palsy：PSP）は中年期以降に発症し，易転倒性，核上性（特に垂直性，下方視の障害が顕著）注視麻痺，パーキンソニズム，認知症などを臨床的特徴とする原因不明の変性疾患
- 神経病理学的には，淡蒼球，視床下核，小脳歯状核，赤核，黒質，脳幹被蓋の神経細胞が脱落，異常リン酸化tau蛋白が神経細胞，グリア細胞に蓄積する**タウオパチー（tauopathy）**の1つである
- 防御姿勢をとれない背側への転倒がしばしば認められ，外傷を契機に診断されることがある．外傷が生命的予後に大きく影響することもあり，適切な介護的介入のためにも早期の正確な診断が大切である

画像所見

MRI

- 正中矢状断像で，**中脳被蓋の萎縮**が著しい（図1A）．Obaらの検討では，70mm^{2}以下であれば，PSPを強く疑う必要がある．萎縮した中脳被蓋と，萎縮の比較的軽微な橋で構成される形状が，皇帝ペンギンのようにみえることから，"**penguin silhoette sign（ペンギンシルエットサイン）**"とされる．同様に"**ハチドリ様**"と称することもある．中脳レベルで位置決めした正確な正中矢状断像を得る必要がある
- 横断像では，中脳レベル，特に被蓋に強い萎縮を反映して"朝顔"様の形態を示し，"**morning glory sign**"と呼ばれる（図1E）
- T2強調像，FLAIR像で中脳被蓋がしばしば高信号
- 上小脳脚萎縮が強い（図1C）

鑑別診断

- 臨床的にはParkinson症候群を呈する疾患の鑑別を要する．正中矢状断での中脳被蓋の高度萎縮が画像で示されれば，鑑別に非常に有用．また，Parkinson病，Lewy小体病では心筋MIBGシンチグラフィーでの心筋取込み低下がある．矢状断での中脳被蓋萎縮を示し，臨床，形態ともに鑑別を要するのは皮質基底核変性症
- **皮質基底核変性症**：一側性の巧緻運動障害，Parkinson症状，認知症などを呈する．臨床的鑑別も要するが，形態的にも正中矢状断像で中脳被蓋萎縮があり，鑑別疾患として重要である．左右差のある皮質萎縮，脳梁菲薄化，皮質下白質のFLAIR像での高信号などが鑑別点
- **Machado-Joseph病（MJD）**：常染色体優性遺伝を示す脊髄小脳変性症の中で，本邦では最も多い．橋被蓋から中脳被蓋萎縮があり，上小脳脚萎縮があることから，形態的に鑑別を要することがあるが，PSPでは若年発症は稀で，早期から中脳被蓋萎縮を示し，MJDでは橋被蓋萎縮が先行
- **歯状核赤核淡蒼球ルイ体萎縮症（DRPLA）**：中脳被蓋から橋被蓋萎縮が認められ，視床，橋底部，中脳にT2強調像で高信号が認められる．病型，病期によっては大脳白質にもびまん性高信号

<参考文献>
- Oba, H., et al.：New and reliable MRI diagnosis for progressive supranuclear palsy. Neurology, 64：2050-2055, 2005
- Adachi, M., et al.：Morning glory sign：a particular MR finding in progressive palsy. Magnet Resonance Med Sci, 3：125-132, 2004
- Williams, D. R. & Lees, A. J.：Progressive supranuclear palsy：clinicopathological concepts and diagnostic challenges. Lancet Neurol, 8：270-279, 2009

<德丸阿耶>

第5章 変性疾患と類縁疾患

1）Alzheimer病と関連疾患，その他

193 皮質基底核変性症
(corticobasal degeneration：CBD)

症例① 80歳代 女性
8カ月前より右手が使いにくく，固縮と失行が進行している

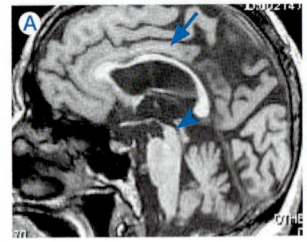

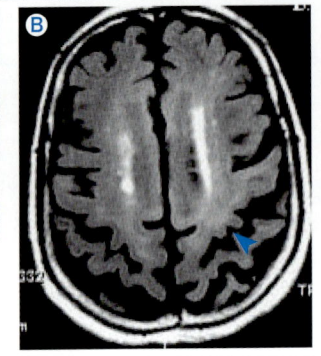

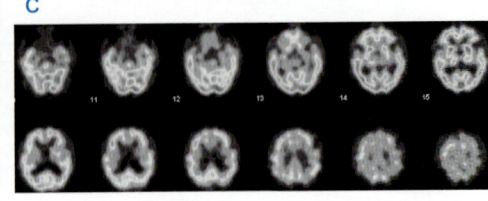

図1 T1強調正中矢状断像（A），FLAIR像（B），脳血流SPECT（C）
A：正中矢状断での中脳被蓋面積は，68mm²と高度萎縮を示す（▶）．また，脳梁菲薄化を伴っている（→）
B：FLAIR像では，中心前回皮質下に淡い高信号を認める（▶）
C：MRI検査時点では視診上，皮質萎縮の左右差や，大脳脚萎縮の左右差を特定するのは困難であったが，同時期の脳血流SPECT（ECD）では，左前頭頭頂葉優位の血流低下が認められる．この段階では，基底核の左右差は指摘できない（カラーアトラス参照）

症例② 70歳代 女性
発症9年で，右優位の固縮が著しい

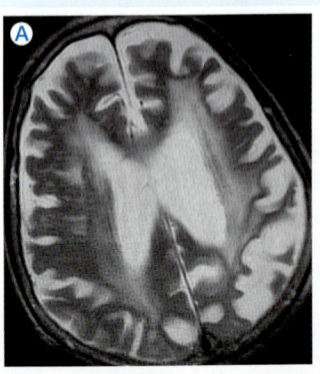

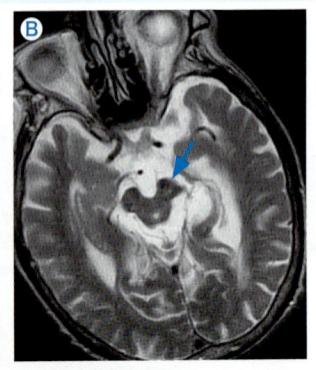

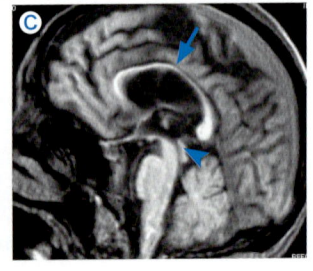

図2 T2強調像（A，B），T1強調正中矢状断像（C）
A：左優位に脳溝拡大が著しく，皮質は菲薄化している．左右差のある高度萎縮が認められる
B：迂回槽，四丘体槽の拡大があり中脳被蓋萎縮が示唆され，また大脳脚は左側で萎縮を示す（→）
C：正中矢状断像での中脳被蓋面積は，71mm²と高度萎縮を示し（▶），脳梁菲薄化も明瞭である（→）

解説

- 皮質基底核変性症（corticobasal degeneration：CBD）は，大脳皮質と皮質下神経核（黒質，淡蒼球）の神経細胞脱落，神経細胞，グリア細胞に異常リン酸化tauが蓄積するタウオパチーの1つ
- 中年期以降，緩徐進行性の神経変性疾患
- 肢節運動失行，皮質性感覚障害，alien handとよばれる一側性の巧緻運動障害，Parkinson症候，認知症を示す．臨床症状に左右差が著しいことが多い

画像所見

MRI
- 典型例では**臨床症状の対側の皮質萎縮**が認められる
- 皮質萎縮と同側の大脳脚萎縮を認め，また皮質萎縮に対応して脳梁萎縮が目立つ（図2A，C）
- **FLAIR像で，皮質萎縮の著しい半球の前頭頭頂葉皮質下白質，ローランド溝傍皮質下白質に高信号**が高率に認められる．この信号変化は二次変性も混在しているが，CBDに一義的な変性を反映している可能性がある（図1B）

193 皮質基底核変性症

診断に役立つupdateな情報

CBDの分類
- 臨床的，また画像的にも左右差がない症例，認知症を初発とする症例，進行性核上性麻痺との鑑別困難例などが剖検例でも報告され，CBDの臨床，病理像が多彩であることが明らかとなってきており，最近では，病理診断名としてCBD，臨床診断名としてはcorticobasal degeneration syndrome（CBDS）を用いる傾向がある
- 最近の神経病理に基づく前頭側頭葉変性症分類ではFTLD-tau（tau陽性の前頭側頭葉変性症）の病理学的亜型とされる

参考症例 70歳代 男性

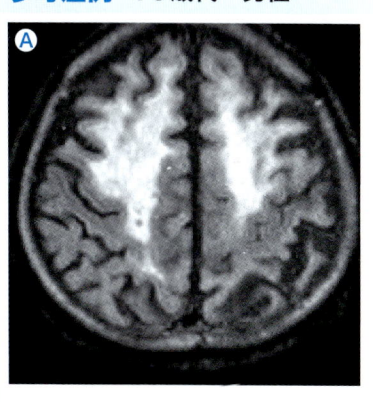

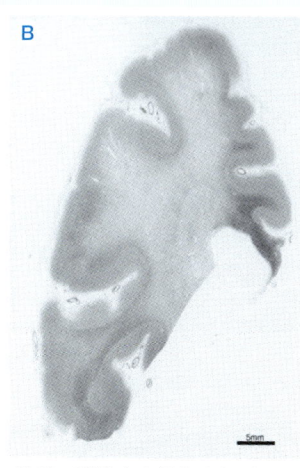

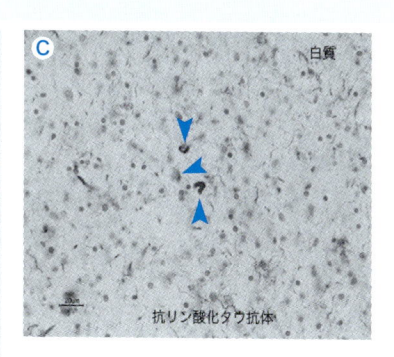

図3 FLAIR像（A），マクロ病理（B），抗リン酸化タウ抗体染色（C）
A：両側前頭葉白質にはびまん性高信号がとらえられる
B：髄鞘染色での著明な染色性低下部位に対応している（図は右前頭葉）（カラーアトラス参照）
C：前頭葉皮質下白質には，抗リン酸化tau抗体染色で同部は陽性所見が多数認められ（▶），CBDに一義的な変化が白質信号異常部位にも認められる．CBDの臨床，病理像は多彩で，白質病変部位もRoland溝近傍に限定されない場合がある（カラーアトラス参照）
（病理は東京都健康長寿医療センター ブレインバンク 村山繁雄先生のご厚意による）

- 正中矢状断像での中脳被蓋萎縮が，高度である（図1A，2C）

SPECT
- 片側優位，前頭頭頂葉優位の血流低下，基底核の血流低下が高率に認められる

鑑別診断

- **進行性核上性麻痺**：正中矢状断での中脳被蓋萎縮を伴い，臨床的にも鑑別が難しい場合がある．CBDでは，左右差のある皮質萎縮，脳梁菲薄化，また皮質下白質のFLAIR像での高信号が明瞭な場合があり，鑑別のきっかけとなりうる
- **前頭側頭葉変性症（FTLD）**：左右差のある萎縮，また皮質下白質の信号変化を伴う病態として，FTLDは，前頭側頭葉優位の萎縮を示すCBDもあり，形態的にも臨床的にも鑑別を要することがある．中脳被蓋の高度萎縮は，CBDを示唆する重要な画像所見である
- **Parkinson病**：臨床的鑑別は必須であるが，画像所見からCBDを示唆しうる可能性は高い

<参考文献>
- Kitagaki, H., et al.：Corticobasal degeneration：evaluation of cortical atrophy by means of hemispheric surface display generated with MR images. Radiology, 216：31-38, 2000
- Koyama, M., et al.：Imaging of corticobasal degeneration syndrome. Neuroradiology, 49：905-912, 2007
- Tokumaru, A. M., et al.：Imaging-pathologic correlation in corticobasal degeneration. AJNR, 30：1884-1892, 2009

<德丸阿耶>

第5章 変性疾患と類縁疾患　　脳神経外科　**神経内科**　小児科

2) 脊髄小脳変性症（非遺伝）

194 多系統萎縮症　パーキンソン型
(multiple system atrophy：MSA-P)

症例①　50歳代後半　女性
200X年夏頃より長距離の歩行困難、緩徐進行性の歩行障害、翌年1月より構音障害、4月になると自宅内でも歩行障害。6月頃より夜間頻尿、嗄声にも気づく。神経学的所見：小脳失調、左不全麻痺、構音障害。呈示画像は発症後3年の経過観察のMRI

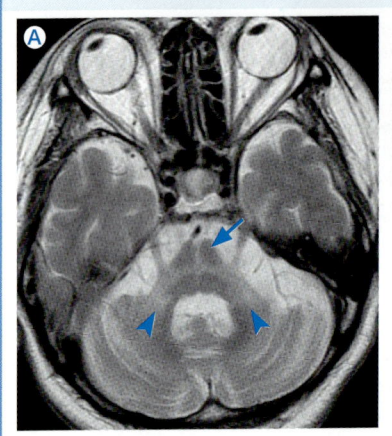

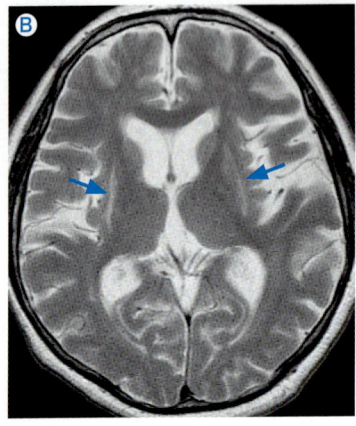

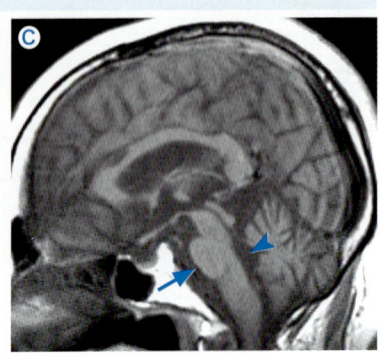

図1　T2強調像（A, B），T1強調矢状断像（C）
A：橋は萎縮し、橋底部に十時の高信号を認める（hot cross bun sign）（→）。連続して中小脳脚も萎縮し高信号を呈する（▶）
B：被殻の萎縮と外側の線状高信号を認める（→）
C：橋底部は著明な萎縮を呈する（→）、橋被蓋も陥凹し萎縮がみられる（▶）、一方で中脳は保たれる

症例②　66歳　女性
Parkinson症状は左優位に強い

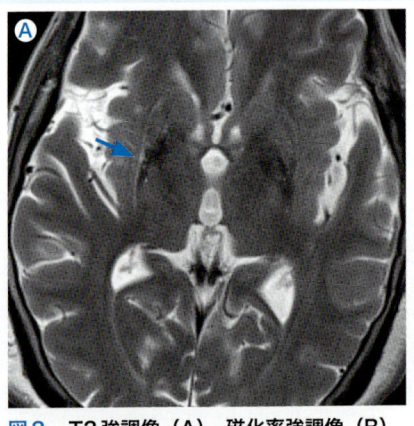

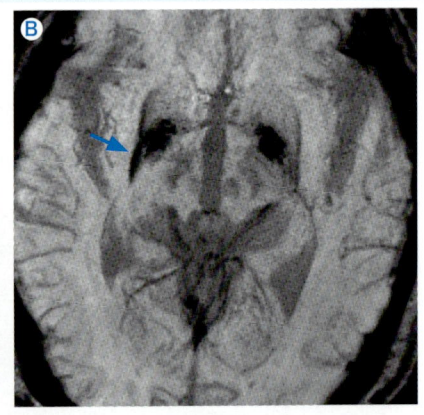

図2　T2強調像（A），磁化率強調像（B）
A：被殻は両側ともに萎縮しているが、特に右側背側で萎縮し、外縁には高信号を認める（→）
B：被殻は両側の外側に低信号を認めるが、特に右側背側で著明である
（鈴鹿回生病院神経内科松浦慶太先生のご厚意による）

解説

- 多系統萎縮症（multiple system atrophy：MSA）はオリーブ、橋、小脳系、線条体・黒質系、自律神経系という多系統にわたって障害が進行していく原因不明の非遺伝性孤発性疾患。平均の発症は57.8歳（55歳前後）
- 元来のオリーブ核小脳萎縮症（OPCA）、線状体黒質変性症（SND）、Shy-Drager症候群（SDS）の3疾患を包括
- 1998年Gilmanらが Parkinson症状を主徴とする型をMSA-P、自律神経障害に加えて小脳症状を主徴とする型をMSA-Cの2つに分類。2007年に2回目のコンセンサス会議があり、翌年にその声明がNeurologyに掲載。MSAのクライテリアは1998年時と同様にdefinite, probable, possibleに分類。defi-

診断に役立つupdateな情報

MRIでのMSA-PとPSPとの鑑別法
- T1強調像における橋/中脳領域の比，中小脳脚の幅，上小脳脚の幅を2疾患群間で比較検討した論文がRadiologyに掲載．橋脳域/中脳領域比，中小脳脚幅/上小脳脚幅比，およびこれらを掛け合わせたMR Parkinsonism Index（MRIPI）について橋/中脳比，中小脳脚幅/上小脳脚幅比はPSP例でMSA-P例や他のPD例より有意に大．MRIPIもPSPとMSA-Pでは著明な差があり．同様の追試も2010年に雑誌Mov Disord.にHussl, A.らの報告あり
- T1強調像における被殻外側の高信号が有用との報告もあり

---

niteでは，病理にてα-シヌクレインを含有するグリア細胞内の封入体の蓄積と黒質線状体あるいはオリーブ核小脳系の神経変性変化

- **病理**：MSAでは，乏突起膠細胞内にglial cytoplasmic inclusion（GCI）が特異的に出現．GCIとは，α-シヌクレインがリン酸化しユビキチン化してグリア細胞や神経細胞内に蓄積する病態（α-synucleinopathy）．α-synucleinopathyが出現するその他の疾患は，Parkinson病，Lewy小体認知症（DLB），neuronal brain iron accumulation type I，pure autonomic failure，REM sleep behavior disorder

画像診断

MRI

- MSA-Pの診断には，正中矢状断像と脳幹部，基底核レベルのT2強調像が非常に有用．MSAはMRIで病変が描出されやすい変性疾患
- MSA-CとMSA-Pに共通する所見は，**橋底部の強い萎縮と橋横走線維の十字状あるいは逆T字状高信号（hot cross bun sign）**．小脳萎縮，中小脳脚の萎縮と高信号も出現（図1A）
- MSA-PではParkinson症状での初発症状にて橋横走線維変化とともに，最も特異的な所見は被殻の萎縮と**T2強調像の被殻外側の線状高信号**（図1B，2A）．被殻外側高信号は約57〜65％．外側の線状高信号はParkinson症状とよく相関，早期には片側性も．被殻の変性を認めず，横走線維の変性がより早く描出されるMSA-Pもあり
- T2*強調像，磁化率強調像では，被殻外側の背側に鉄沈着によると考えられる低信号を認め，Parkinson病との鑑別診断に有用（図2B）

鑑別診断

Parkinson症状を呈する疾患
- Parkinson病では画像的な特徴はほとんどなし．MRIの役割は，Parkinson症状を呈する他の疾患の診断や除外．Parkinson病の診断には心筋MIBGシンチグラフィが有用
- **Parkinson病，Lewy小体認知症**：心筋MIBGシンチグラフィにて，心筋への取り込みが低下し，この2疾患に特徴的とされるが，MSAでも心筋取り込みが低下することもあり，心・縦隔比などでの評価が必要
- **進行性核上性麻痺**：中脳被蓋の萎縮が特徴．正中矢状断像におけるペンギンサイン，横断像における朝顔サイン
- **皮質基底核変性症**：中心溝周囲を主とした片側大脳半球萎縮．被殻の低信号などの報告例

被殻の線状高信号
- **Wilson病**：両側外包に強い嚢胞変性．MSA-Pに比べより顕著．外側だけでなく，内側にも信号異常をみることが多い．さらに視床，淡蒼球，中脳，橋被蓋などにも異常高信号
- **Huntington病**：被殻の強い萎縮と変性をきたし，T2強調像で被殻全体の萎縮と高信号を認めるが，MSA-Pのような外側の高信号とは異なる
- **CADASIL (cerebral autosomal dominant arteriopathy with subcortical infarcts and leukoencephalopathy)**：常染色体優性遺伝性の若年脳梗塞と認知症を呈する疾患．T2強調像，FLAIR像にて，外包が高信号

＜参考文献＞
- Gilman, S. et al.：Second consensus statement on the diagnosis of multiple systemic atrophy. Neurology, 71：670-676, 2008
- Watanabe, H., et al.：Progression and prognosis in multiple system atrophy：an analysis of 230 Japanese patients. Brain, 125：1070-1083, 2002
- Quattrone, A., et al.：MR imaging index for differentiation of progressive supranuclear palsy from Parkinson disease and the Parkinson variant of multiple system atrophy. Radiology, 246：214-221, 2008
- Ito, S., et al.：Putaminal hyperintensity on T1-weighted MR imaging in patients with the Parkinson variant of multiple system atrophy. AJNR, 30：689-692, 2009
- Sakurai, K., et al.：Usefulness of 3D-PRESTO imaging in evaluating putaminal abnormality in parkinsonian variant of multiple system atrophy. Neuroradiology, 52：809-814, 2010
（次項「多系統萎縮症 小脳型」の参考文献も併せて参照）

＜豊田圭子＞

第5章 変性疾患と類縁疾患

2）脊髄小脳変性症（非遺伝）

195 多系統萎縮症　小脳型
(multiple system atrophy：MSA-C)

症例　50歳代後半　男性
200X年1月頃より軽い下肢失調出現．7月より構語障害指摘，残尿感を自覚．10月書字困難，11月に構音障害，歩行障害進行

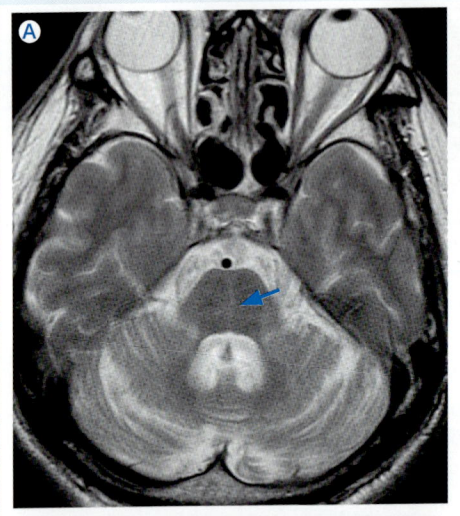

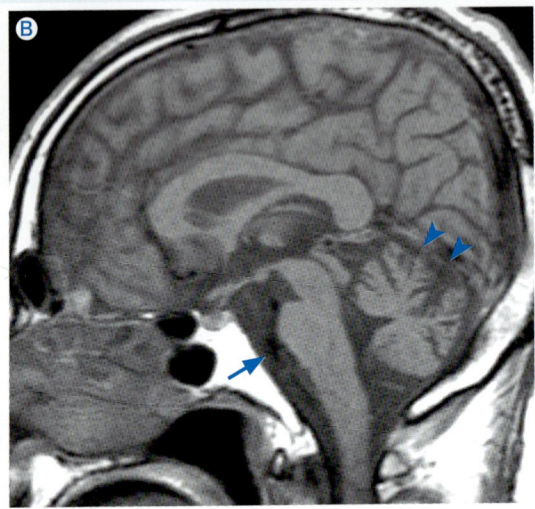

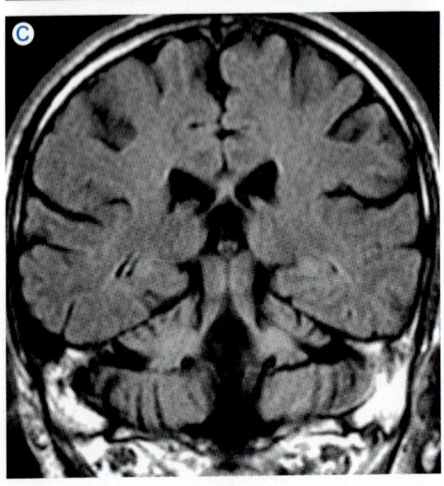

図1　発症1年後のMRI．T2強調像（A），T1強調矢状断像（B），FLAIR冠状断像（C）
A：橋底部に十字の高信号を認める（→）．中小脳脚の中心とはややずれているスライス面である
B：橋底部の萎縮（→）と小脳（虫部）の脳溝の拡大と萎縮を認める（▶）
C：小脳脳溝の拡大があるが，上小脳脚の幅は保たれている．左右の中小脳脚は萎縮し，高信号が認められる

解説

- MSAの疾患概念は前項「多系統萎縮症 パーキンソン型」も参照．MSA-Cは自律神経症状に加えて小脳症状を主徴とするタイプ．本邦においては，MSA-Cが多くMSA-Pとの頻度の比率は2：1（155例・75例）．本邦におけるMSA-PとMSA-Cの比率が欧米とかなり異なる原因については，遺伝性要因や環境因子が推察されているが，はっきりとは不明
- MSA全体としては，初発から運動・自律神経障害をきたすまでの平均は2年（1〜10年）．補助を要する歩行，車いす歩行，ベッド起座状態までにおのおのの平均3，5，8年

- MSA-P症例の方がMSA-Cより機能障害の進行が早い．MSA-Cの最も多い小脳症状は失調性歩行．失調性言語や小脳性動眼神経症状を合併．上肢失調は軽度

画像所見

- MSP-CとMSA-Pに共通する所見は，橋底部の強い萎縮と橋横走線維の十字状（hot cross bun sign）あるいは逆T字状高信号
- MSA-Cではさらに小脳の萎縮が特徴的．この萎縮の判定は，臨床における画像診断では定性的に行われ，小脳溝の開大や後頭蓋窩の体積と比して小脳体積が小さいという所見．小脳虫部/正中後頭蓋窩の面積比および橋底部/正中後頭蓋窩の面積比は，

195 多系統萎縮症　小脳型

診断に役立つupdateな情報

欧州MSA多施設共同臨床研究（EMSA-SG）によるMSAの臨床像

- 欧州多施設共同研究（10ヵ国19施設）によるMSA 437例の検討では自律神経症状は必発（99％）で尿路症状83％．ついで起立性調節障害75％，切迫性尿失禁73％，勃起障害（男性の83％），残尿感48％．起立性低血圧は59％
- 小脳症状はMSA-Cで生じるが，MSA-Pでも47％に生じる

fragile X-associated tremor/ataxia syndrome（FXTAS）

- 脆弱X症候群の関連疾患．遺伝性の失調で男性発症．原因はX染色体上のFMR1（Fragile mental retardation 1 gene）遺伝子の機能不全．進行性小脳変性症と著明な振戦，Parkinson症状，特徴的な顔貌，精神発達遅滞．脆弱X症候群は小児疾患であるが成人例もあり，特にFXTASはFMRIの成人キャリアの亜型．欧州MSA study group内の特にMSA-C症例では4％にFMR1のpremutationが認められ，何らかの関連が論じられている
- 特徴的なMR所見は，小脳歯状核の外側の高信号で，中小脳脚に進展．また大脳白質の信号変化と脳萎縮を伴うことあり

拡散テンソル

- 近年，拡散テンソルがMSA-Cにおける小脳テント上およびテント下白質の変化を反映するという報告あり．特に小脳半球，中小脳脚のfractional anisotropyの低下とmean diffusivityの上昇

MSA-P例にて比べても有意に小（MSA-C＜MSA-P＜正常）

- 矢状断，冠状断において小脳上面の萎縮の評価がしやすく，特に正中矢状断は虫部の脳溝開大の評価に有用．小脳萎縮を評価する場合には，中小脳脚や小脳白質の体積に注意して評価
- MSA-Cにおける橋の異常はMSA-Pにおけるよりも高頻度（約80％．MSA-Pでは37〜35％）．一方で被殻外側線状高信号は少なく16.9％．MRIの信号変化は初発症状，運動症状の罹病期間が長びくと高頻度．MSA-Cにおける橋の画像所見は，発症2年以内と4年以内では同じで約77％，4年以上では93％，運動障害発症から2年以内64％，4年以内87％，4年以上で100％に出現
- MSAでは横走線維のT2延長に連続して中小脳脚に高信号．ただし，中小脳脚の高信号は加齢によっても生じる

鑑別診断

小脳失調をきたす疾患

- sporadic adult-onset ataxia of unknown etiology（SAOA）
- fragile X-associated tremor/ataxia syndrome（FXTAS）
- その他のatypical Parkinsonian disorders
- **脊髄小脳変性症（SCA）**：遺伝性
- **フェニトイン（抗痙攣薬）による小脳失調症**：薬剤の既往
- **傍腫瘍性小脳失調症**：悪性腫瘍と関連

＜参考文献＞
- Watanabe, H., et al.：Progression and prognosis in multiple system atrophy：an analysis of 230 Japanese patients. Brain, 125：1070-1083, 2002
- Stefanova, N., et al.：Multiple system atrophy：an update Lancet Neurol, 12：1172-1178, 2009
- Köllensperger, M., et al.：Presentation, diagnosis, and management of multiple system atrophy in Europe：Final analysis of the European multiple system atrophy registry. Mov Disord, 25：2604-2610, 2010
- Tha, K. K., et al.：Microstructural white matter abnormalities of multiple system atrophy：In vivo topographic illustration by using diffusion-tensor MR imaging. Radiology, 255：563-569, 2010
- Ngai, S., et al.：Hyperintensity of the middle cerebellar peduncles on fluid-attenuated inversion recovery imaging：variation with age and implications for the diagnosis of multiple system atrophy. AJNR, 27：2146-2148, 2006
- Kamm, C., et al.：The fragile X tremor ataxia syndrome in the differential diagnosis of multiple system atrophy：data from the EMSA Study Group. Brain, 128：1855-1860, 2005
- Klockgether, T.：Sporadic ataxia with adult onset：classification and diagnostic criteria. Lancet Neurol, 9：94-104, 2010

＜豊田圭子＞

第5章 変性疾患と類縁疾患　脳神経外科　神経内科　小児科

2）脊髄小脳変性症（非遺伝）

196 皮質性小脳萎縮症
(cortical cerebellar atrophy：CCA)

症例　60歳代後半　女性
60歳中ほどで発症．歩行時のふらつき，書字困難，発語障害，測定障害，adiadochokinesis陽性，Romberg徴候陽性

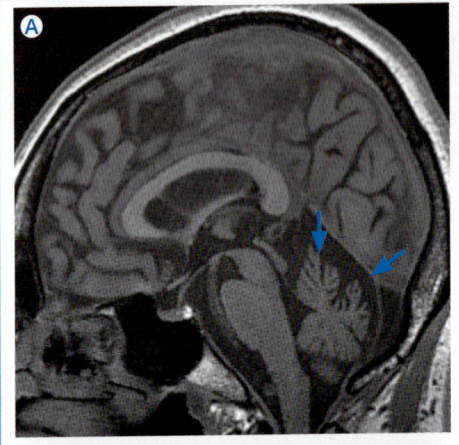

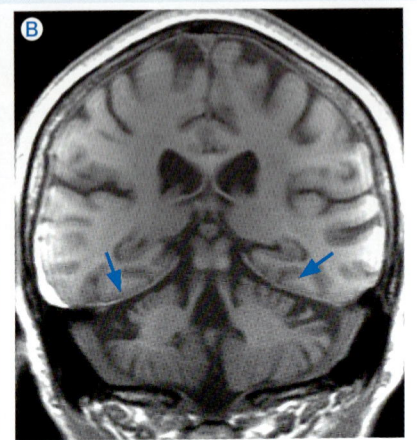

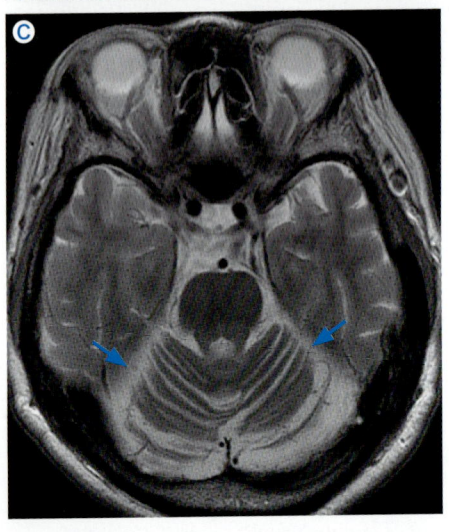

図1　T1強調矢状断像（A），T1強調冠状断像（B），T2強調像（C）
A：小脳虫部前葉，後葉上部（Ⅵ-Ⅶ）に強い萎縮を認める（→）
B：小脳半球上部に萎縮を認める（→）
C：小脳半球上部の脳溝の拡張を認める（→）．脳幹部に萎縮は認めない．脳幹および小脳に限局性の異常信号域は認めない

解説

- 皮質性小脳萎縮症（CCA）は，孤発性で遺伝性が明らかでなく，小脳系以外の他系統の変性は認めないもので，脊髄小脳変性症（SCA）の1つ．病理学的に小脳皮質と下オリーブ核に限局した病変を特徴としてMarieらが最初に報告．孤発性脊髄小脳変性症はMSAとCCAに分類．本邦ではそのうち約65％がMSA-C，35％がCCA．以前は比較的高齢発症とされ，晩発性を表すlateが病名の頭に付いていたが（LCCA），若年発症も報告されlateは削除．原因は不明であり，症状は**緩徐進行性のほぼ純粋な小脳性運動失調**
- 臨床診断としてMSA-Cや**遺伝性小脳失調（SCA6，Friedreich失調症）**などからの除外診断．CCAと確定することは必ずしも容易でない．症状から欧米ではidiopathic cerebellar ataxia（IDCA）やsporadic adult onset ataxia of unknown etiology（SAOA）としても症候的に呼称
- **病理学所見**：小脳皮質，特に前葉虫部〜後葉虫部上半の皮質のびまん性プルキンエ細胞の変性・脱落，顆粒細胞の減少．小脳虫部および半球全体のプルキンエ細胞の脱落，分子層，顆粒層は保たれているものの，下オリーブ核は異常がないという報告例もあり

＜臨床症状＞
- 50〜60歳の中年以降の発症．男性好発．初発症状は失調性歩行．下肢の失調の進行が上肢の失調よりも早い．失調，構音障害はMSA-Cと比較して軽いのが特徴的．症状の進行は緩徐で歩行補助器を使用するまでの期間は平均6〜11年で進行は遅い

診断に役立つupdateな情報

病理
- CCAは緩徐進行で予後もよいので剖検例は少ないが，下オリーブ核の変性がない例も報告されており，小脳皮質の進行による2次的な変性にしての下オリーブ核変性の可能性が論点の1つ．小脳萎縮に関しては病理的には，小脳虫部優位の型の他に，小脳半球優位である型も報告あり

MRI voxel based brain morphometry
- MRIによるvoxel-based brain morphometryでの報告では，小脳虫部前葉および上部後葉の皮質体積の低下，小脳扁桃体積の低下が認められ，さらに，これらの前者2部位の萎縮は病態のstageと相関．中小脳脚や橋辺縁の白質の容量も低下

- 錐体外路症候（パーキンソニズム）や自律神経症状の出現なし
- 除外：慢性アルコール中毒，ビタミンE，ビタミンB₁欠乏，悪性腫瘍，甲状腺機能低下症，抗てんかん薬，中毒症など二次性に生じる小脳性運動失調症あるいは小脳萎縮．初期のMSA-Cとの鑑別は臨床所見では困難

画像所見

- MRI正中矢状断像にての小脳虫部の萎縮，前葉，後葉上部の萎縮が特徴的（図1 A）．T1強調像が有用．進行例でも脳幹の萎縮なく，橋，中小脳脚に信号変化なし．第4脳室も正常．この画像所見はSCA6と同様

鑑別診断

- **SCA6**：spinocerebellar ataxia SCAの中でも，SCA6の画像所見は小脳虫部上面に強い萎縮を認め，脳幹や大脳は保たれる．常染色体優性遺伝で，CACNA1A遺伝子のCAGリピートを証明．SCA6の発症年齢は45歳（20～66歳）とCCAよりも若年．症状の進行は緩徐．眼振，振戦様の不随意運動のあることあり
- **MSA-C**：自律神経症状，Parkinson症状の合併．MRIにおける脳幹萎縮，中小脳脚および橋の信号変化
- **以下の小脳失調をきたす疾患**：これらは全身の画像と組み合わせて診断することが必要．またCCAの診断にはこれらの除外することも必要

①**慢性アルコール中毒**：慢性アルコール中毒では上前葉虫部の萎縮をきたしやすく剖検例では慢性アルコール中毒の11～27%．MRIでも同定可．要因はビタミンB₁欠乏．Wernicke脳症もビタミンB₁の欠乏で生じ，臨床的に区別は困難

②**paraneoplastic cerebellar degeneration（傍腫瘍性小脳変性症）**：腫瘍の発見に先立ち小脳症状がでることがある．自己抗体の測定．腫瘍のスクリーニング

③**抗てんかん薬フェニトイン，抗癌薬5-FU，重金属リチウム**にて小脳萎縮が知られており使用歴の確認とともにこれらもMRIが有用

④**甲状腺機能低下症**

＜参考文献＞
- 小林正樹 他：皮質性小脳変性症．Clinical Neuroscience, 27：84-87, 2009
- Tsuji, S., et al.：Sporadic ataxias in Japan-a population-baseed epidermiological study. Cerebellum, 7：189-197, 2008
- Ota, S., et al.：Distribution of cerebellar-olivery degeneration in idiopathic later cortical cerebellar atrophy. Neuropathology, 28：43-50, 2008
- Abele, M.：Sporadic adult onset ataxia of unknown etiology：a clinical, electrophysiological and imaging study. J Neurol, 254：1384-1389, 2007

＜豊田圭子＞

第5章 変性疾患と類縁疾患 | 脳神経外科 | 神経内科 | 小児科

2）脊髄小脳変性症（非遺伝）

197 傍腫瘍性小脳変性症
(paraneoplastic cerebellar degeneration：PCD)

症例　60歳代　女性
急なめまい，眼振，意識障害，巧緻運動障害，構音障害，変換運動障害にて発症．傍腫瘍症候群を含めた髄膜脳炎が疑われた．経過観察し，肺癌が発見され，抗Hu抗体陽性

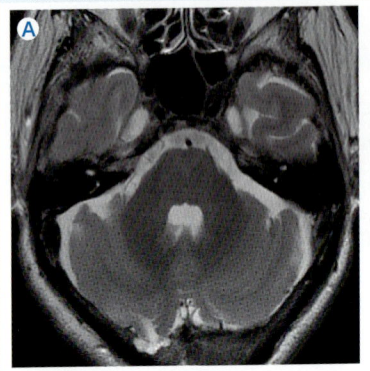

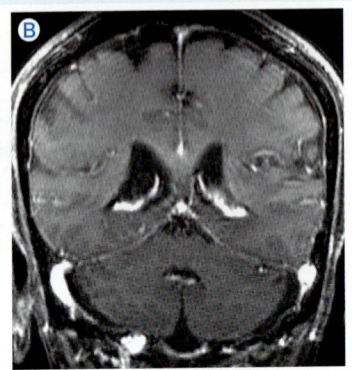

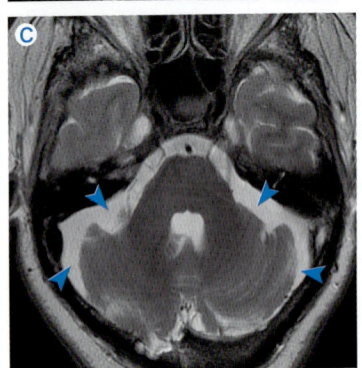

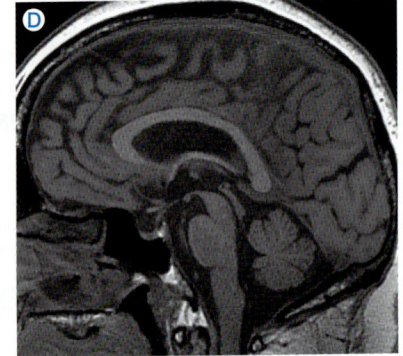

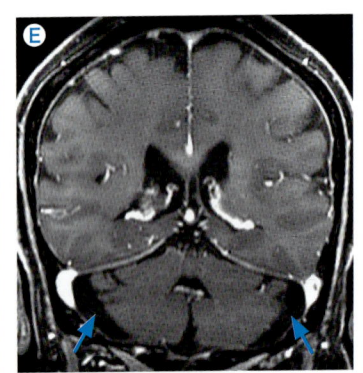

図1 初診時のMRI；T2強調像（A），造影T1強調冠状断像（B），14カ月後のMRI（C〜E）；T2強調像（C：Aと同じレベル），T1強調矢状断像（D），造影T1強調冠状断像（E：Bと同じレベル）
A，B：小脳に異常をみとめない
C〜E：初診時よりも小脳周囲の脳槽が目立ち，小脳半球が全体的に萎縮している（C：▶，E：➡）．脳溝の拡大は認めない．脳幹の萎縮や異常信号域は認めない

解説

- 傍腫瘍性神経症候群は，腫瘍の転移や直接浸潤，あるいは化学療法や放射線療法による副作用，代謝障害，日和見感染によらず，その **"遠隔効果" により神経・筋症状が出現する症候群**．これらでは，典型的傍腫瘍性神経症候群（classical syndrome）のタイプとして，脳脊髄炎，辺縁系脳炎，亜急性小脳変性症，オプソクローヌス・ミオクローヌス症候群（以上中枢神経系），亜急性感覚性ニューロノパチー，慢性仮性腸閉塞症（以上末梢神経系），Lambert-Eaton症候群，皮膚筋炎（以上神経筋接合部および筋肉）があげられる．そのうち，傍腫瘍性小脳変性症は，**四肢および体幹の小脳失調症が現れる**もので，悪性腫瘍の約0.2％の頻度．**小脳症状は亜急性に出現，数日から数週で進行**
- 原発悪性腫瘍は，小脳症状出現当初に発見されず，約1年以内に発見．原発として，肺小細胞癌，乳癌，卵巣腫瘍，Hodgkinリンパ腫など
- **抗神経抗体（自己抗体）**：小脳変性症の型では，卵巣癌，乳癌，子宮癌では抗Yo抗体，肺小細胞癌では抗Hu抗体，抗CV2/CRMP5抗体，Hodgkinリンパ腫では抗Tr抗体を認めることがある．これらは細胞内蛋白に対する抗体である．細胞表面蛋白に対する抗体では，mGluR1，VGCC抗体がある．傍腫瘍性小脳変性症にLambert-Eaton症候群を合併する例では，抗VGCC抗体が，オプソクローヌス・ミオクローヌス症候群で小脳失調を伴う型では抗Ri抗体を認めることあり
- **病理**：病理的な報告は困難であるが，プルキンエ細胞の消失，小脳皮質，小脳核，下オリーブ核の炎症性浸潤

診断に役立つupdateな情報

傍腫瘍性小脳変性症における抗神経抗体の主なもの

- Yo抗体：小脳プルキンエ細胞，小脳分子層の神経細胞の細胞質や脳幹にある神経細胞の細胞質を強く染める抗体．Yo抗体が認識する抗原は神経蛋白cdr2（pcd-17）で，転写調節にかかわり，小脳神経細胞の分化と構成に重要な役割を果たすと．子宮癌，卵巣癌，乳癌に随伴
- Hu抗体：肺細胞癌に随伴する小脳変性症で出現する抗体のうち最多．またHu抗体陽性患者の多くは，小脳変性症の他，感覚性ニューロン障害，脳脊髄炎や辺縁系脳炎を含む脳脊髄炎，自律神経障害などが組み合わさった多彩な神経症状を発現．Hu抗体が出現する傍腫瘍症候群の7～8割で肺小細胞癌，その他，前立腺癌，副腎癌などの報告あり．Hu抗体を用いた免疫組織学では，中枢神経系の大部分の神経細胞の核を強く染める．RN蛋白を抗原とし，神経の発生段階における分化に影響すると考えられている

傍腫瘍性神経症候群の診断基準［ヨーロッパ神経学会（European Federation of Neurological Societies：EFNS）とParaneoplastic Neurological Syndrome Euronetwork（PNS Euronetwork）の合同task forceにより新たに提案された診断ガイドライン 2006］

＜definite PNS＞
1. PNSに典型的な神経症状（classical syndrome）があり，腫瘍存在が神経症状発症から5年以内に確認されている場合（抗神経抗体の有無は問わない）
2. 神経症状は非典型的ではある（non-classical syndrome）が，腫瘍に対する治療が神経症状を改善させた場合（同時に行った免疫療法の効果ではなく，自然寛解ではない場合）
3. 神経症状は非典型的であるが，抗神経抗体を認め，神経症状発症から5年以内に腫瘍が診断されている場合
4. well characterized onconeural antibodies（Hu, Yo, CV2/CRMP5, Ri, Ma2, or amphiphysin*）を有するが，腫瘍をいまだに発見できていない場合（classical syndromeでもnon-classical syndromeでもかまわない）

＜possible PNS＞
1. PNSとして典型的な神経症状であるが，抗神経抗体は陰性で，腫瘍が発見されていないものの，腫瘍の危険性が高いと推察される場合．くり返す腫瘍の検索が重要で，腫瘍が発見された場合，definiteに移行する可能性がある．また神経症状発症から5年以内に腫瘍が発見されない場合，possible PNSは否定される
2. partial characterized onconeural antibodiesは陽性で，腫瘍の存在を確認できない場合（classical syndromeでもnon-classical syndromeでもかまわない）
3. PNSとしては非典型的な症状で，抗神経抗体を認めないが，神経症状発症から2年以内に腫瘍が確認された場合

画像所見

- MRIでは初期には明らかな異常を認めず（図1 A, B），しかし一過性の半球の腫脹や皮質-髄膜の増強効果が認められることもあり．この時期ではFDG-PETにての集積の増加がみられる
- 進行するにつれ小脳萎縮が出現し（図1 C～E），小脳回が目立つという報告あり．PETで代謝の低下

鑑別診断

初期には画像所見を呈さないことが多いので，以下の疾患が鑑別

- ウイルス性小脳炎
- Creutzfeldt-Jakob病：発症時に臨床症状が類似
- グルタミン酸脱炭酸酵素関連小脳変性症：傍腫瘍性小脳変性症よりも緩徐な進行で，軽度かつ対称的な小脳失調，甲状腺炎，糖尿病，悪性貧血などの内分泌疾患に関連

＜参考文献＞
- 酒井宏一郎：小脳変性症．特集 傍腫瘍性神経筋疾患update. BRAIN and NERVE, 62：357-364, 2010
- 佐治越爾 他：傍腫瘍性神経症候群の診断と治療．特集 傍腫瘍性神経筋疾患update. BRAIN and NERVE, 62：319-330, 2010
- Rutherforda, G. C., et al.：Imaging in the investigation of paraneoplastic syndromes. Clin Radiol, 62：1021-1035, 2007
- Dalmau, J., et al.：Paraneoplastic syndoromes of the CNS. Lancet Neurol, 7：327-340, 2008

＜豊田圭子＞

第5章 変性疾患と類縁疾患

脳神経外科 | **神経内科** | 小児科

3）脊髄小脳変性症（遺伝性），その他

198 Machado-Joseph病/脊髄小脳失調症3型
(Machado–Joseph disease：MJD/spinocerebellar ataxia type 3：SCA3)

症例 41歳 女性
30歳代から進行する小脳性運動失調．遺伝子検査にて MJD/SCA3 と診断

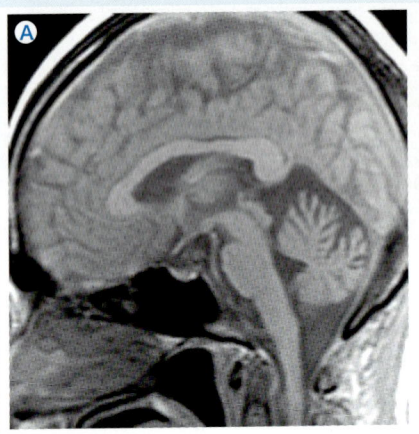

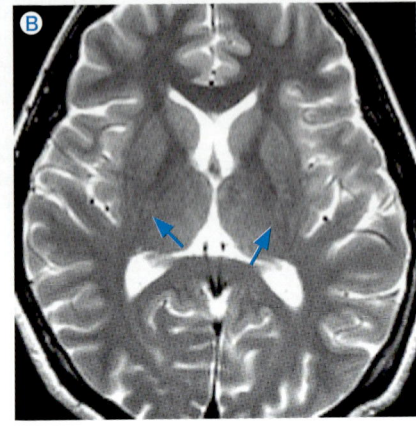

図1 T1強調矢状断像（A），T2強調像（B）
A：橋被蓋の萎縮を認める
B：淡蒼球後部に細長い高信号を認める（→）

解説

- 本邦でみられる遺伝性脊髄小脳変性症のなかで最多，東日本でより高頻度
- 常染色体優性遺伝であり，第14番染色体長腕に位置する *ataxin3* 遺伝子内でのCAGリピートの異常増幅が原因
- 主な症状は，**錐体路症状（痙性）やジストニア，小脳失調，末梢神経障害**．パーキンソニズムは稀．その他には，眼振，眼球運動障害，筋力低下・筋萎縮など．びっくり眼様の顔貌や舌・顔面筋の線維束攣縮が特徴的．20年程度をかけて緩徐に進行
- CAGリピート伸長の程度が発症時期や症状と相関し，リピート数が多いほど若年発症
- 病理学的には小脳視床皮質経路（歯状核，橋核，視床腹外側核），基底核視床皮質経路（淡蒼球内内節，視床下核，視床腹前核），黒質，外側網様体の他，薄束・楔状束，内側毛帯，上・中小脳脚，脊髄小脳路などで神経細胞や線維の脱落，変性や萎縮

画像所見

CT/MRI

- 橋（被蓋優位），上小脳脚萎縮，第4脳室拡大（図1A）
- 小脳，橋底部や中脳の萎縮は相対的に軽度で遅れて顕在化
- 淡蒼球後部（淡蒼球内節に相当）にT2強調像で線状高信号がみられる頻度が高い（図1B）が正常高齢者でもみられることあり

鑑別診断

- **多系統萎縮症**：症状進行が早い．橋底部萎縮優位．橋底部や被殻外側の異常信号
- **進行性核上性麻痺**：中脳被蓋萎縮．パーキンソニズムが主症状で転倒傾向
- **歯状核赤核淡蒼球ルイ体萎縮症**：中脳被蓋から橋被蓋の萎縮・T2強調像での高信号，視床，基底核，大脳白質にもT2強調像で高信号

診断に役立つupdateな情報

*ataxin3*遺伝子
- MJD/SCA3の原因となる*ataxin3*遺伝子の変異遺伝子産物は，核内に凝集し，神経細胞死を引き起こす．この凝集体の分解には，細胞内蛋白分解経路のひとつであるユビキチン・プロテアソーム系の関与が示されており，この系の活性を調整することで，MJD/SCA3の発症や進行を遅らせることができる可能性あり

＜参考文献＞
- Riess, O., et al.：SCA3：neurological features, pathogenesis and animal models. Cerebellum, 7：125-137, 2008
- Shirai, W., et al.：Linear T2 hyperintensity along the medial margin of the globus pallidus in patients with Machado–Joseph disease and Parkinson disease, and in healthy subjects. AJNR, 28：1993-1995, 2007

＜國松 聡＞

第5章 変性疾患と類縁疾患 | 脳神経外科 | **神経内科** | 小児科

3）脊髄小脳変性症（遺伝性），その他

199 脊髄小脳失調症1型
(spinocerebellar ataxia type 1：SCA1)

症例 50歳　女性
進行性の失調性歩行，小脳性構音障害

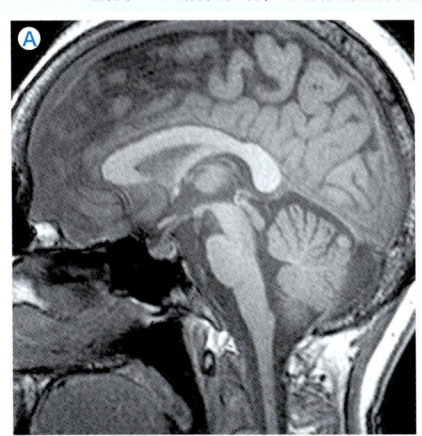

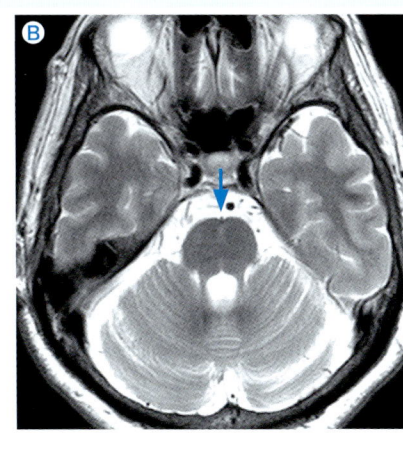

図1 T1強調矢状断像（A），T2強調像（B）
A：橋は全体に小さい
B：橋底部に縦走する淡い高信号を認める（→）

解説

- 欧米に比べて本邦では稀な遺伝性脊髄小脳変性症．東北や北海道でやや多い．20年程度をかけて緩徐に進行
- 常染色体優性遺伝であり，第6番染色体短腕にある *ataxin1* 遺伝子のCAGリピートの伸張が原因
- 主な症状は眼振，小脳失調の他，眼筋麻痺，腱反射亢進
- 脊髄小脳失調症3型（MJD/SCA3）に似るがジストニア様の不随意運動や舌・顔面筋の萎縮は稀．半数程度で**緩徐眼球運動障害（slow saccade）**がみられることあり
- 病理では下オリーブ・橋核・小脳皮質系の変性・萎縮

画像所見

CT/MRI

- **橋底部，橋被蓋の萎縮が早期にみられる**が（図1 A），進行すると，脳幹全体，中小脳脚，小脳の強い萎縮．**多系統萎縮症に似るが進行が緩徐**
- 橋底部に縦走する高信号がT2強調像でみられることあり（図1 B）

鑑別診断

- **MJD/SCA3**：橋被蓋優位の萎縮
- **脊髄小脳失調症2型（SCA2）**：画像はSCA1とほぼ同様だが萎縮が強い傾向．本邦では稀．多彩な症状．緩徐眼球運動障害はほぼ必発で特徴的
- **多系統萎縮症**：橋底部，中小脳脚，小脳萎縮，橋・被殻異常信号．SCAに比べ進行が早く平均生存期間は数年から10年程度

診断に役立つupdateな情報

脊髄小脳失調症の拡散テンソル解析
- 拡散テンソル解析では，中小脳脚と比べた上・下小脳脚のfractional anisotropy（FA）の低下が多系統萎縮症より強いとされる

＜参考文献＞
- Klockgether, T., et al.：Autosomal dominant cerebellar ataxia type I. MRI-based volumetry of posterior fossa structures and basal ganglia in spinocerebellar ataxia types 1, 2 and 3. Brain, 121：1687-1693, 1998
- Prakash, N., et al.：Patterns of fractional anisotropy changes in white matter of cerebellar peduncles distinguish spinocerebellar ataxia-1 from multiple system atrophy and other ataxia syndromes. Neuroimage, 47（Suppl 2）：T72-81, 2009

＜國松　聡＞

第5章 変性疾患と類縁疾患
脳神経外科 **神経内科** 小児科

3）脊髄小脳変性症（遺伝性），その他

200 脊髄小脳失調症6型
(spinocerebellar ataxia type 6：SCA6)

症例 63歳　男性
40歳頃より進行する失調性歩行，眼球運動障害．遺伝子検査でSCA6と診断

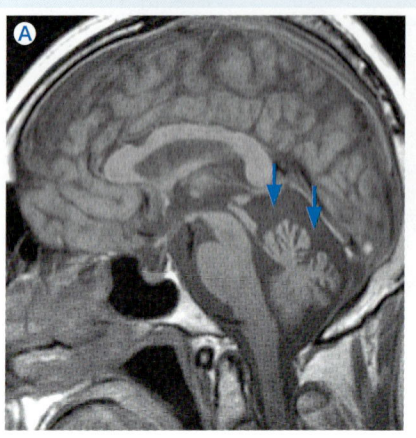

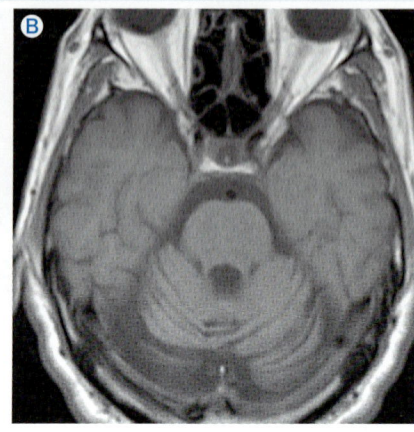

図1　T1強調矢状断像（A），T1強調像（B）
小脳半球，虫部の上面優位の萎縮を認める（→）．脳幹には明らかな萎縮はみられない

解説

- 本邦でみられる遺伝性脊髄小脳変性症のなかで2番目に多く，西日本でより高頻度
- 常染色体優性遺伝であり，第19番染色体短腕にあるP/Q型電位依存性Caチャンネルα1サブユニット遺伝子（*CACNA1A*）C末端でのCAGリピートの軽度伸張が原因
- 典型的には老年期に発症し，20年以上をかけて**緩徐に進行する小脳性運動失調，眼振**．不随意運動がみられることあり
- 病理学的には小脳皮質の変性・萎縮がみられ，特に小脳半球や虫部の上面で優位

画像所見

CT/MRI
- 小脳虫部や小脳半球の**上面を優位とする小脳萎縮**．脳幹は保たれる

鑑別診断

- **皮質小脳萎縮症（CCA）**：非遺伝性脊髄小脳変性症で，高齢発症，症状進行は非常に緩徐．小脳虫部や小脳半球の上面優位の萎縮．画像での鑑別は困難で，SCA6との鑑別には遺伝子検査が必要
- **薬剤性小脳萎縮**：慢性アルコール中毒では小脳虫部上部の萎縮．その他，抗痙攣薬，抗癌薬などでも．服用歴を確認
- **自己免疫性・代謝性小脳萎縮**：傍腫瘍神経症候群，橋本病，既往歴を確認

診断に役立つupdateな情報

関連する疾患
- SCA6と同じ遺伝子の異常で，反復発作性運動失調症2型（episodic ataxia type 2）と家族性片麻痺性片頭痛（familial hemiplegic migraine）が生じる．SCA6の一部でめまい発作を認めることあり

脊髄小脳失調症のvoxel-based morphometry
- MRIを用いたvoxel-based morphometryでは，SCA6では小脳皮質のみ有意な萎縮がみられるのに対し，MJD/SCA3では橋，小脳脚や歯状核周囲白質に萎縮がみられ，統計画像でも検証が可能

<参考文献>
- Yu-Wai-Man, P., et al.：Vertigo and vestibular abnormalities in spinocerebellar ataxia type 6. J Neurol, 256：78-82, 2009
- Alonso, I., et al.：Phenotypes of spinocerebellar ataxia type 6 and familial hemiplegic migraine caused by a unique CACNA1A missense mutation in patients from a large family. Arch Neurol, 60：610-614, 2003
- Lukas, C., et al.：Dissociation of grey and white matter reduction in spinocerebellar ataxia type 3 and 6：a voxel-based morphometry study. Neurosci Lett, 408：230-235, 2006

<國松 聡>

第5章 変性疾患と類縁疾患

3）脊髄小脳変性症（遺伝性），その他

201 歯状核赤核淡蒼球ルイ体萎縮症
(dentatorubral-pallidoluysian atrophy：DRPLA)

症例①　64歳　女性
50歳頃より進行する小脳性運動失調

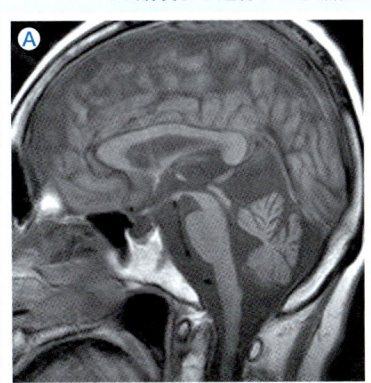

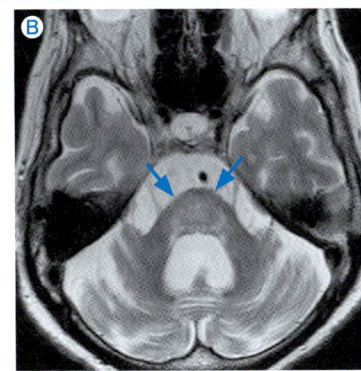

図1　T1強調矢状断像（A），T2強調像（B）
中脳・橋被蓋優位の脳幹萎縮や小脳萎縮があり，第4脳室が拡大．T2強調像では橋に高信号を認める（→）

症例②　25歳　男性
20歳頃より進行する小脳性運動失調．遺伝子検査にてDRPLAと診断

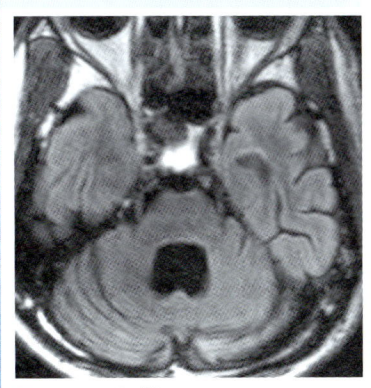

図2　FLAIR像
橋被蓋優位の脳幹萎縮や小脳萎縮があり，第4脳室が拡大．橋には明らかな異常信号を認めない

解説

- 常染色体優性遺伝．第12番染色体短腕のatrophin 1遺伝子のCAGリピート異常伸張が原因．表現促進現象あり，発症する時期により主要症候に差．乳児型は重篤．若年型（〜20歳）や早期成人型（20〜40歳）では痙攣，ミオクローヌス，精神発達遅滞，小脳性運動失調，舞踏病アテトーゼ，遅発成人型（40歳以降）では，小脳性運動失調，舞踏病アテトーゼ，認知症が主な症状
- 病理では歯状核・赤核系，淡蒼球・ルイ体（視床下核）系の変性，萎縮

画像所見

CT/MRI

- 橋被蓋，中脳被蓋優位の脳幹萎縮（図1 A）．進行すると，小脳，脳幹部，基底核や大脳半球の萎縮
- 遅発成人型では小脳歯状核周囲，橋，中脳，大脳白質にT2強調像で高信号（図1 B），橋底部にT1強調像で低信号．早期成人型や若年型ではT2強調像での高信号は少ない（図2）

鑑別診断

- **MJD/SCA3**：橋被蓋優位の萎縮
- **進行性核上性麻痺**：中脳被蓋の萎縮，パーキンソニズムが主症状，転倒傾向
- **多系統萎縮症**：橋底部，中小脳脚，小脳萎縮，橋・被殻異常信号．SCAに比べ進行が早く平均生存期間は数年〜10年程度

診断に役立つupdateな情報

white teeth
- DRPLAでは歯状核変性によりT2強調像で歯状核内部の遠心性神経線維が高信号を示すことがある（white teeth）．また，DRPLAでは上小脳脚が強く萎縮する点が，小脳皮質変性が原因の小脳遠心路障害との鑑別点

＜参考文献＞
・岩田 誠：神経変性疾患の画像診断．臨床神経，45：947-951, 2005

＜國松 聡＞

第5章 変性疾患と類縁疾患
脳神経外科　神経内科　小児科

3）脊髄小脳変性症（遺伝性），その他

202 眼球運動失行と低アルブミン血症を伴う早発性失調症
(early onset ataxia with oculomotor apraxia and hypoalbuminemia：EAOH)

症例 10歳　男児
幼少期より体幹失調，ジストニア，眼球運動障害，知能障害．遺伝子検査でEAOH/AOA1と診断

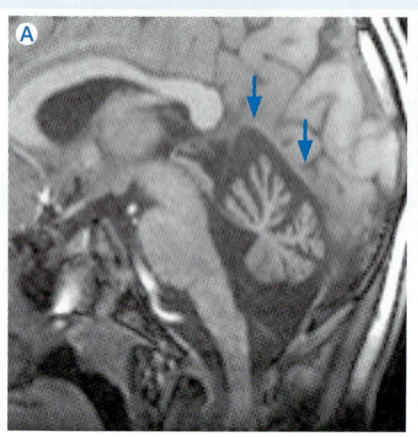

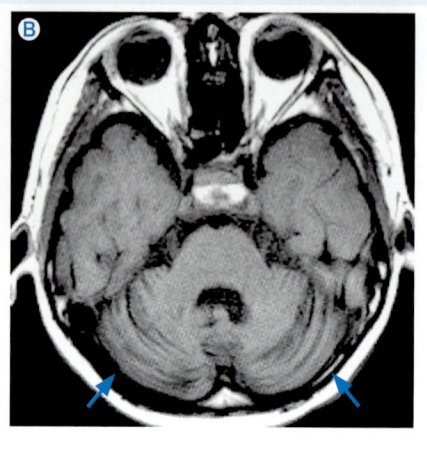

図1 T1強調矢状断像（A），T1強調像（B）
小脳に限局する萎縮，第4脳室の拡大がみられる（→）

解説

- 本邦でみられる常染色体劣性遺伝性脊髄小脳変性症のなかの約2/3を占め最多
- ataxia-oculomotor apraxia type 1（AOA1）と同一疾患
- 第9番染色体短腕にある*aprataxin*遺伝子の異常が原因
- **20歳未満で発症する緩徐進行性の小脳性運動失調**が主症状．小児期には眼球運動失調の他失調歩行や，ジストニア，舞踏病様運動，成人以降ではかわって注視方向性眼振，運動障害や感覚障害，**低アルブミン血症**（通常30歳代以降で顕在化），**高コレステロール血症**も頻度が高く精神発達遅滞や認知機能障害も随伴

画像所見

CT/MRI

- 小脳に比較的限局する緩徐進行性の萎縮，第4脳室の拡大（**図1 A，B**）
- 病理では小脳扁桃の細胞脱落が小脳の他の部位にくらべ顕著との報告もあり

鑑別診断

- 小児期に発見される小脳低形成・萎縮を示す変性疾患が鑑別の対象で多岐にわたる
- **Marinesco-Sjögren症候群**：橋，小脳萎縮，T2強調像にて小脳に高信号，白内障合併
- **遺伝性毛細血管拡張性失調症**：小脳や上小脳脚の萎縮，脳幹は保たれる
- **hypomyelination with atrophy of the basal ganglia and cerebellum（H-ABC）**：先天性髄鞘形成不全，被殻および尾状核の萎縮，虫部優位の小脳萎縮

診断に役立つupdateな情報

DNA修復遺伝子変異と神経変性疾患

- EAOH/AOA1の原因となる*aprataxin*遺伝子の正常遺伝子産物は，DNA単鎖損傷切断修復を担う．EAOH/AOA1では，DNA損傷修復障害により，神経細胞の早期老化や変性が進むことが，その発症機序の1つ．DNA損傷修復障害が原因となる遺伝子性疾患で神経症状を伴うものには，この他に，毛細血管拡張性運動失調症（ataxia-telangiectasia）や色素性乾皮症など

<参考文献>
- Le Ber, I., et al.：Cerebellar ataxia with oculomotor apraxia type 1：clinical and genetic studies. Brain, 126：2761-2772, 2003
- Sugawara, M., et al.：Purkinje cell loss in the cerebellar flocculus in patients with ataxia with ocular motor apraxia type 1/early-onset ataxia with ocular motor apraxia and hypoalbuminemia. Eur Neurol, 59：18-23, 2008
- Ramaekers, V. T., et al.：Genetic disorders and cerebellar structural abnormalities in childhood. Brain, 120：1739-1751, 1997

<國松 聡>

第5章 変性疾患と類縁疾患

3）脊髄小脳変性症（遺伝性），その他

203 遺伝性痙性対麻痺
(hereditary spastic paraplegia：HSP, spastic gate：SPG)

症例①　24歳　女性
10代前半より緩徐に進行する痙性対麻痺，下肢クローヌス

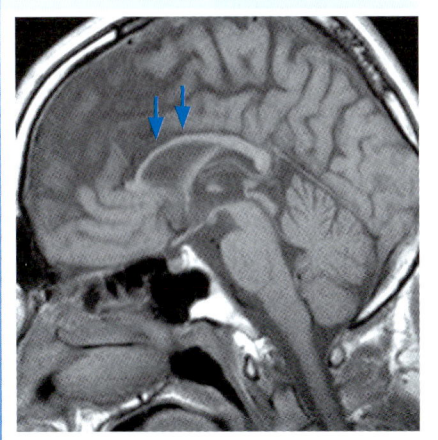

症例②　68歳　男性
60歳頃より痙性対麻痺．家族歴あり，遺伝子検査でSPG8と診断

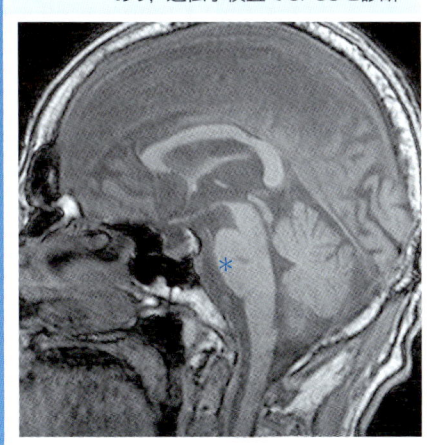

図1　T1強調矢状断像
脳梁の著明な菲薄化を認める（→）

図2　T1強調矢状断像
脳梁の菲薄化や小脳の萎縮はみられない．たまたま併存したラクナ梗塞（＊）

解　説

- 臨床的に下肢の筋力低下，腱反射亢進と痙縮を緩徐進行性にきたす疾患群．病理学的には錐体路や後索，脊髄小脳路の変性
- さまざまな遺伝子異常が原因と推定され，常染色体優性，劣性，X染色体連鎖劣性の各遺伝形式があり，すでに50以上の病型
- 痙性対麻痺を主に示す純粋型と，他の症候も示す複合型があり，複合型では加えて小脳性運動失調，精神発達遅滞，痙攣，難聴，網膜色素変性など．発症時期も乳児期～老年期とさまざま
- 本邦では*spastin*遺伝子の異常による**SPG4**が最多．SPG4は成人発症，純粋型

画像所見

CT/MRI

- 複合型では脳梁菲薄化（thin corpus callosum：TCC）（図1），小脳萎縮がみられることあり．純粋型の多くは画像での異常所見なし（図2）
- SPG8，SPG11では錐体路や後索の変性を反映して脊髄の萎縮がみられることがあるがSPG4では頻度少

鑑別診断

- **原発性側索硬化症（ALS）**：時にT2強調像で錐体路に沿った高信号，中心前回異常信号
- **遺伝性脊髄小脳変性症**：小脳・脳幹萎縮
- **変形性脊椎症**：骨棘形成，椎間板膨隆などによる脊柱管狭窄

診断に役立つupdateな情報

spastin遺伝子
- SPG4家系でDandy-Walker continuumに相当する形態異常を示すことがあり，*spastin*遺伝子は後頭蓋窩形成への関与が推測されている

<参考文献>
- Depienne, C., et al.：Hereditary spastic paraplegias：an update. Curr Opin Neurol, 20：674-680, 2007
- Hedera, P., et al.：Spinal cord magnetic resonance imaging in autosomal dominant hereditary spastic paraplegia. Neuroradiology, 47：730-734, 2005
- Scuderi, C., et al.：Posterior fossa abnormalities in hereditary spastic paraparesis with spastin mutations. J Neurol Neurosurg Psychiatry, 80：440-443, 2009

<國松 聡>

3）脊髄小脳変性症（遺伝性），その他

204 Huntington 病
(Huntington's disease：HD)

症例 30歳代　女性
数年前から舞踏運動，軽度の認知症が出現した（帝京大学症例）

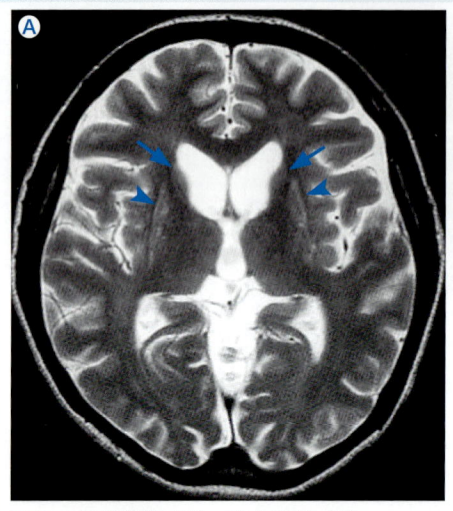

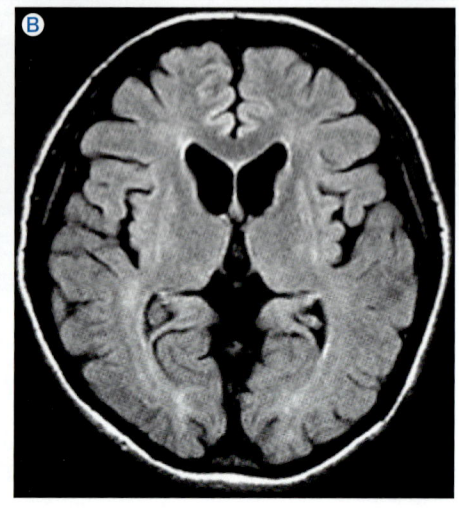

図1　T2強調像（A），FLAIR像（B）
T2強調像，FLAIR像にて，両側尾状核（→），被殻の萎縮（▶）を認める．被殻の萎縮が顕著で，T2強調像，FLAIR像ともに淡い高信号を呈する

解説

- Huntington病（Huntington's disease：HD）は，常染色体優性遺伝の神経変性疾患
- 発症年齢は，40代前後が最も多いとされるが，10代から70代と幅広い．高齢で初めて発症する場合がある．男女差は認められない
- 欧米では人口10万当たり4～7人であるが，本邦では0.1～0.4人と少ない
- 第4染色体短腕 IT15遺伝子でのシトシン，アデニン，グアニン3塩基配列の異常伸長にあり，**トリプレットリピート病**の1つである．浸透率は極めて高い．世代を経るにしたがって，リピート数が増加し，発症年齢の若年化，臨床像の重症化を示す**表現促進現象（anticipation）**が認められる
- 臨床症状は，舞踏様運動（chorea）に代表される神経症状と，知能低下，人格障害を示す精神障害に大別される．病初期では，舌打ち，しかめつら，瞬き，首ふり，貧乏ゆすりなど，単なる癖のようにみえることも多く，臨床的注意が必要

画像所見

- 脳は，全般に萎縮
- **尾状核頭部の萎縮による側脳室前角の拡大**（図1）
- **両側被殻の萎縮**も顕著で，病初期から指摘される（図1）
- 尾状核，被殻に信号異常を認めることがあり，T2強調像での低信号は鉄沈着を，高信号はグリオーシスを反映するとされる

鑑別診断

- **chorea acanthocytosis（有棘赤血球舞踏病）**：画像所見だけからの鑑別は難しいことが多い．最近，有棘赤血球舞踏病で小脳萎縮を伴うことが画像的鑑別点となる可能性が報告されているが，HDでも小脳萎縮を伴う報告がある．有棘赤血球舞踏病は稀ではあるが，本邦での報告が多い病気であり，さらに症例の積み重ねが望まれる
- **シデナム舞踏病（Sydenham's chorea）**：A群β溶連菌感染の合併症，リウマチ熱との関連が考慮されている．両側基底核にT2強調像で高信号を示し，時にT1強調像でも高信号を示す．急性発症，小児，特に女児に多く，治癒症例も多い．慢性期には基底核に萎縮が認められる
- **SCA15，SCA17**：新たに報告された脊髄小脳変性症で，小脳萎縮に加え，大脳，基底核の萎縮が報告されている
- **Huntington's disease like 2（HDL2）**：常染色体優性遺伝を示すHDと臨床的にも形態的にも非常に類似した疾患である．非常に稀な疾患で，アフリカに起源を持つ家系症例のみに報告されている
- 臨床的には，傍腫瘍症候群，代謝性脳症（高血糖症を含む），中毒などがある

診断に役立つupdateな情報

Huntington病の画像所見
- CAGリピートの程度や，病期によってHuntington病の画像所見は変化する
- volumetric studyによって，臨床発症前から縦断的な画像評価の報告が，最近相次いでいる．ある報告では，尾状核萎縮は発症前からとらえられ，病態の進行に沿って萎縮の進行を認める．また，basal ganglia-thalamocortical pathwaysに沿った灰白質萎縮，白質障害が，volumetric study，functional MRI, FA解析などによって発症前にとらえられる可能性も示唆されている

<参考文献>
- Stoffers, D., et al.：Contrasting gray and white matter changes in preclinical Huntington disease An MRI study. Neurology, 74：1208-1216, 2010
- Hobbs, N. Z., et al.：Onset and progression of pathologic atrophy in Huntington disease：a longitudinal MR imaging study. AJNR, 31：1036-1041, 2010
- Mascalchi, M., et al.：Huntington disease：volumetric, diffusion-weighted and magnetization transfer MR imaging of brain. Radiology, 232：867-873, 2004
- Rosas, H. D., et al.：Striatal volume loss in HD as measured by MRI and the influence of CAG repeat. Neurology, 57：1025-1028, 2001
- Klöppel, S., et al.：Magnetic resonance of Huntington's disease：preparing for clinical trials. Neuroscience, 164：205-219, 2009

<徳丸阿耶>

第5章 変性疾患と類縁疾患　脳神経外科　**神経内科**　小児科

3）脊髄小脳変性症（遺伝性），その他

205 有棘赤血球舞踏病
(chorea acanthocytosis：ChAc)

症例 32歳　男性
約2年前より被害妄想念慮が出現し治療を受ける．1年前より舌を噛んでしまったり，手足の不随意運動を認める．有棘赤血球を認め，有棘赤血球舞踏病と診断される（東京都立神経病院症例）

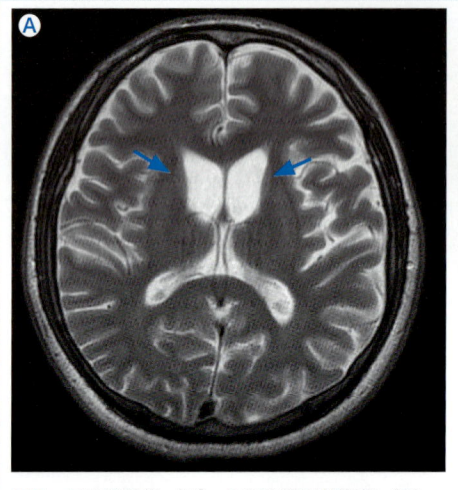

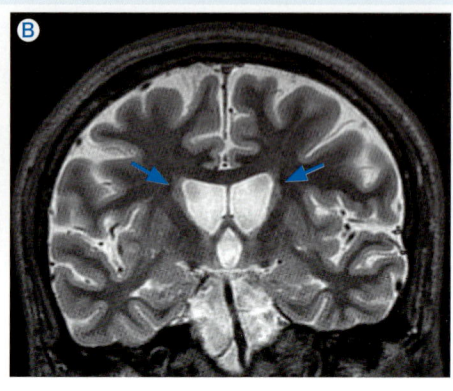

図1　T2強調像（A），T2強調冠状断像（B）
脳室，脳溝拡大があり，年齢に比較して萎縮がある．両側尾状核（→）に高度萎縮が認められ，側脳室前角の拡大を伴っている

解説

- **有棘赤血球舞踏病**は，稀な遺伝性神経変性疾患．末梢血に有棘赤血球を認め，線条体を侵す神経変性による舞踏様運動を特徴とする不随意運動を認める．**高クレアチンキナーゼ血症**を認める．てんかん合併が多い
- 全世界で200例ほどの症例報告のうち，半数は本邦からの報告であり，**本邦に多い疾患の可能性**がある．進行性で予後不良であるが，病歴の詳細は不明な点が多く，今後の課題
- 常染色体劣性遺伝を示し，9番染色体長腕の **VPS13A遺伝子**に変異を認める
- 臨床的に舞踏病を呈し，末梢血に有棘赤血球を認める神経有棘赤血球症（neuroacanthocytosis）には，このほか**伴性劣性遺伝劣性遺伝（X遺伝子短腕に原因遺伝子XK）を示すMcleod症候群（MLS）**，常染色体優性遺伝を示しHuntington病（HD）に臨床的に類似するHuntington's disease-like2（HDL2）やpantothenate kinase-associated neurodegeneration（PKAN）など

画像所見

- **両側被殻，尾状核の萎縮**が顕著（図1 A, B）
- 矢状断画像で，小脳萎縮を示すことが，HDとの鑑別点になる可能性が報告されている．一方，1980年代からのHDの報告では小脳症状，小脳萎縮を伴うものもあり，分子遺伝的診断に基づく診断と症候，画像所見との関連を積み重ねて，再検討する意義がある

鑑別診断

- **Huntington病**：画像所見は非常に類似している．分子遺伝学的診断に基づく，画像所見の積み重ねが望まれる
- **シデナム舞踏病（Sydenham's chorea）**：A群β溶連菌感染の合併症，リウマチ熱との関連が考慮されている．両側基底核にT2強調像で高信号を示し，時にT1強調像でも高信号を示す．急性発症，小児，特に女児に多く，治癒症例も多い．慢性期には基底核に萎縮が認められる
- **Mcleod症候群**：神経有棘赤血球症の1つ．尾状核と被殻の進行性萎縮があり，鑑別は難しいが，白質病変を伴う報告がある
- **SCA15，SCA17**：新たに報告された脊髄小脳変性症で，小脳萎縮に加え，大脳，基底核の萎縮が報告されている
- 臨床的には，**傍腫瘍症候群**，代謝性脳症（高血糖症を含む），中毒などがある

＜参考文献＞
- Katsube, T., et al.：Demonstration of cerebellar atrophy in neuroacanthocytosis of 2 siblings. AJNR, 30：386-388, 2009

診断に役立つupdateな情報

MRIでの評価
- MRIでのvolumetric studyで，尾状核の萎縮の定量的，客観的評価の報告がある

ChAcの症状と分類
- 有棘赤血球症と不随意運動をきたす症候群としてneuroacanthocytosis（神経有棘赤血球症）があり，近年，遺伝子研究に基づいてChAc，MLS，HDL2，PKANが分けられ，それぞれの病態が明らかになりつつある．画像的にも，臨床症候に加え，これらの遺伝子学的診断を背景にした再検討も必要となっている
- 有棘赤血球症，脊髄後索，末梢神経，網膜の症状を呈するが，不随意運動を呈さない神経有棘赤血球症があり，リポ蛋白異常を伴う

- Okamoto, K., et al.：CT and MR findings of neuroacanthocytosis. J Comput Assist Tomogr, 21：221-222, 1997
- Ichiba, M., et al.：Clinical and molecular genetic assessment of a chorea-acanthocytosis pedigree. J Neurol Sci, 263：124-132, 2007
- Nicholl, D. J., et al.：White matter abnormalities on MRI in neuroacanthocytosis. J Neurol Neurosurg Psychiatry, 75：1200-1201, 2004

<徳丸阿耶>

第5章 変性疾患と類縁疾患

3）脊髄小脳変性症（遺伝性），その他

206 筋萎縮性側索硬化症
(amyotrophic lateral sclerosis：ALS)

症例①　70歳代　男性
1年前より左下肢脱力進行，最近右下肢脱力．左優位の両下肢脱力，筋萎縮，腱反射亢進

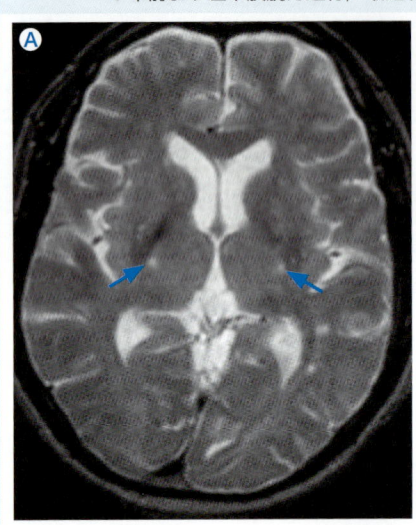

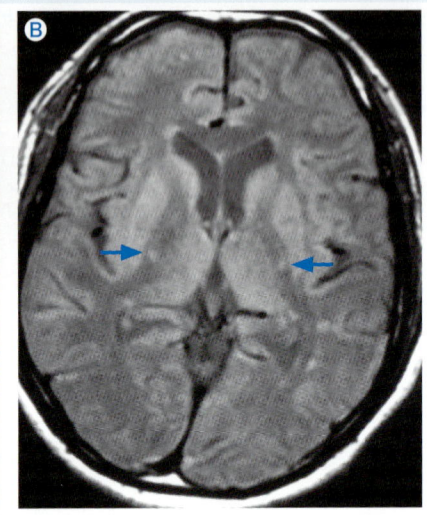

図1　T2強調像（A），プロトン密度強調像（B）
内包後脚レベルで錐体路が高信号を呈する（→）．プロトン密度強調像での高信号はASLの特徴的所見である（都立神経病院放射線科　柳下 章先生のご厚意による）

症例②　50歳代　男性
8カ月前より構音障害，嚥下障害，左下肢筋力低下，上位運動ニューロン徴候，舌萎縮，筋電図でactive denervation

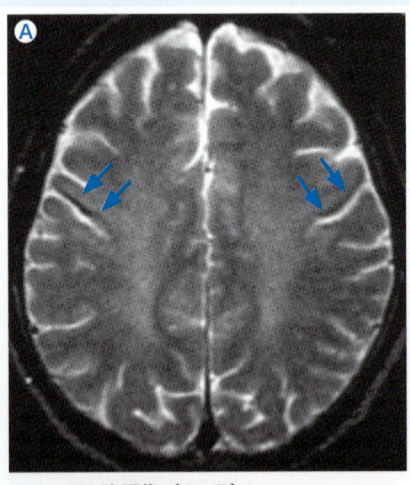

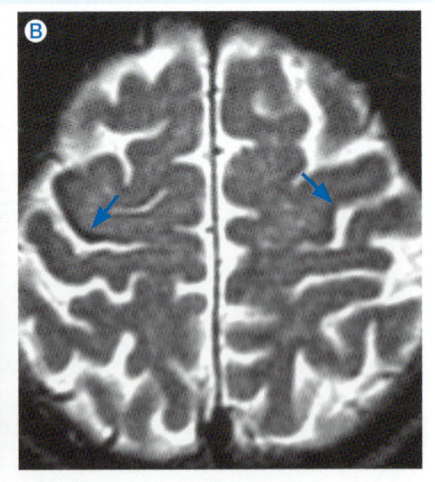

図2　T2強調像（A，B）
中心前回の運動皮質に低信号域を認め（→），皮質直下の白質は淡い高信号を呈する
（都立神経病院放射線科　柳下 章先生のご厚意による）
〔図1，2ともに大場 洋：筋萎縮性側索硬化症．「脳脊髄のMRI第二版」（細矢貴亮 他 監修），メディカルサイエンスインターナショナル，2009，p446より転載〕

解説

- 成人発症の運動神経疾患で最多
- 上および下位運動ニューロンが障害される神経変性疾患．原因不明
- グアム，日本では紀伊半島で多発
- 臨床症状：ALSの発症年齢のピークは55～65歳で，発病は10万人当たり2～3人．男女比は1.5：1．臨床経過で普通型，球麻痺型，下肢発症型（偽多発

診断に役立つupdateな情報

TDP-43
- TAR DNA結合蛋白質（TDP-43）は不均一核内リボ核酸蛋白の一種であり，前頭側頭葉変性症（FTLD），筋萎縮性側索硬化症（ALS）の変性部位に出現するユビキチン陽性封入体の構成蛋白質の本体（2006年 NeumannらとAraiら）．これがリン酸化し蓄積することにより病態機序に関与する可能性が報告．封入体は核内や神経細胞質に存在
- この同定は近年の大きなトピックスとなっており，ユビキチン/TDP-43陽性異常構造物の出現を特徴とする疾患の多くは，TDP-43プロテイノパチーという1つの疾患概念となっている

拡散テンソル
- ALSにおける皮質脊髄路におけるFA値の低下は近年広く認知されている．拡散テンソルにて皮質脊髄路の障害の重篤度と病状進行の速さに相関あり．またALS症例では鉤状束のわずかな変化があり有用との報告あり

神経炎型）に分類．典型的な場合は**一側上肢遠位部の手内筋の筋力低下が初発**，筋力低下や筋萎縮がやがて多肢および近位筋や舌にも広がり最終的には**四肢麻痺**の状態に．**線維束性攣縮**が特徴的．自立呼吸が不可能となることで死亡．球麻痺型が有意に高齢に発症．発症してから死亡するまでの経過年数は平均42カ月，球麻痺型は32カ月
- 原則として運動神経以外は障害されず，感覚障害，眼球運動障害，膀胱直腸障害はなし
- 若年性，家族性の病理報告例もあり
- **病理所見**：脊髄前角細胞，脳幹運動神経核の神経細胞の変性脱落．これらの脊髄前角や舌下神経核の神経細胞内に**Bunina小体やユビキチン陽性封入体**を形成することが神経病理学的特徴

画像所見

MRI

- **T2強調像にて，内包後脚や大脳脚の皮質脊髄路の錐体路に沿った高信号**（図1）．これが認められる頻度は14〜50％．皮質脊髄路のみに限局する異常がある場合はALSが最も考えられる．内包後脚の皮質脊髄路は内包後脚を4等分した前から3番目の位置で，正常でも他の白質と比較して高信号．ALSでは皮質脊髄路の信号強度が皮質より高信号化
- **運動野中心前回（運動皮質）において，T2強調像における低信号**は，ALSを示唆する所見（図2）．しかし，T2短縮は加齢，血管障害，多系統萎縮症でも出現
- 頸髄では，前・外側皮質脊髄路にT2強調像で高信号

鑑別診断

ALSは臨床症状から診断され，画像診断の役割は他の疾患の除外．しかし近年，グルタミン酸拮抗治療薬リルゾールが日本でも認可されその治療効果につき画像診断の有用性が期待される

- **原発性側索硬化症**：運動ニューロン疾患のうちで一次運動ニューロンのみが選択的，進行性に障害され，二次運動ニューロンは保たれる原因不明の疾患．緩徐な進行．通常50歳以降に下肢の痙性対麻痺で発症
- **副腎脊髄ニューロパチー**：成人発症型の副腎白質ジストロフィー．感覚障害を伴う痙性対麻痺で発症．脊髄路変性を伴うALD．皮質脊髄路のT2延長．これらの増強効果あり．脳幹，小脳の萎縮，内包後脚の高信号は皮質脊髄路にとどまらず広範
- **脳腱黄色腫症**：脂質代謝異常，コレスタノールが増加．アキレス腱黄色腫，白内障，認知症の進行，小脳白質，歯状核，上小脳脚に脱髄，錐体路の脱髄
- **AIDS**：内包後脚の高信号をきたすことあり
- **トルエン中毒**：内包から側脳室深部白質の高信号，中小脳脚の高信号左右対称的
- **神経Behçet病**
- **Human T-cell lymphotropic virus type I-associated myelopathy（HAM）**：HTLV-1キャリアで両側の皮質脊髄路，中小脳脚の信号上昇の報告例あり
- **神経膠腫，悪性リンパ腫**でも起こりうる．**多発性硬化症，急性散在性脳脊髄炎**においても両側皮質脊髄路に異常信号をきたすことはあるが，非特異的
- **Waller変性**

＜参考文献＞
- Oba, H., et al.：Amyotrophic lateral sclerosis：T2 shortening in motor cortex at MR imaging. Radiology, 189：843-846, 1993
- 完全攻略ちょっとハイレベルな頭部疾患のMRI診断（前原忠行，土屋一洋 編），秀潤社，2008
- Agosta, F., et al.：Assessment of white matter tract damage in patients with amyotrophic lateral sclerosis：a diffusion tensor MR imaging tractography study. AJNR, 31：1457-1461, 2010
- Neumann, M., et al.：Ubiquitinated TDP-43 in frontotemporal lobar degeneration and amyotrophic lateral slerosis. Science, 314：130-133, 2006

＜豊田圭子＞

第5章 変性疾患と類縁疾患

3）脊髄小脳変性症（遺伝性），その他

207 認知症を伴う筋萎縮性側索硬化症
（amyotrophic lateral sclerosis with dementia：ALS-D）

症例①　70歳代　男性
認知症状（東京都健康長寿医療センター症例）

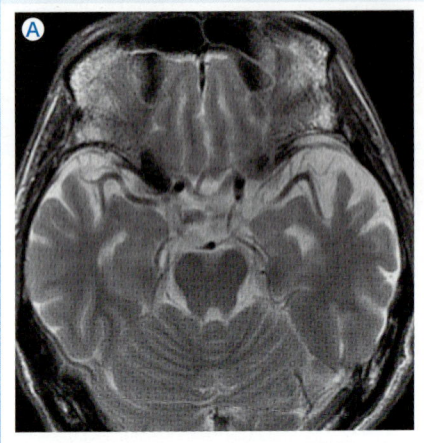

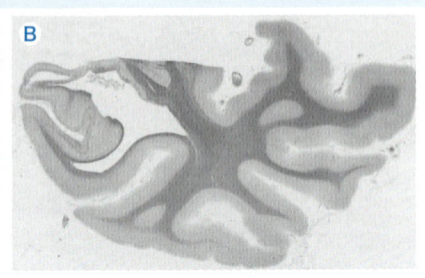

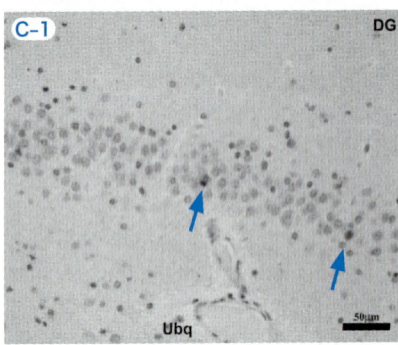

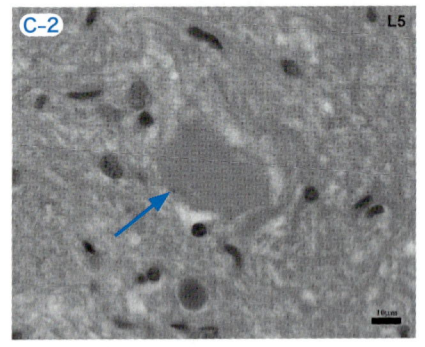

図1　T2強調像（A），側頭葉マクロ像（B），弱拡大ユビキチン染色（C-1），強拡大HE染色（C-2）
A：両側側頭極萎縮が明瞭で，皮質下白質も信号上昇が疑われる
B：側頭葉萎縮はマクロ病理によく対応している
C：TDP-43染色でユビキチン陽性封入体が認められる（→）
C-1：弱拡大ユビキチン染色（→），C-2：強拡大HE染色（→）

症例②　70歳代　男性（東京都健康長寿医療センター症例）

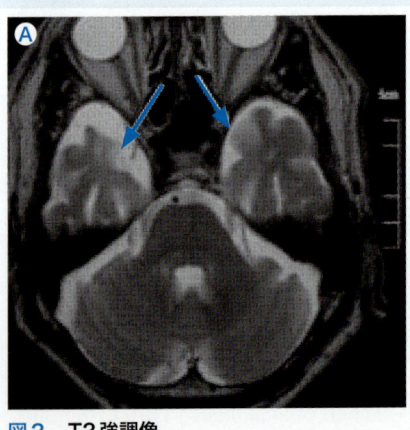

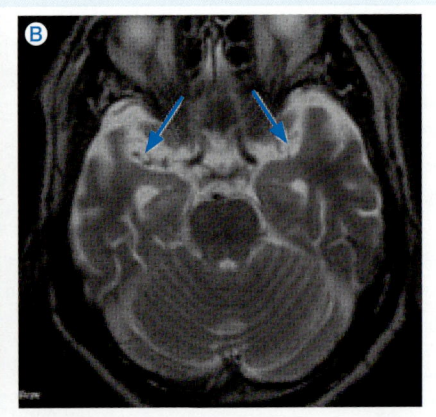

図2　T2強調像
両側側頭葉内側の萎縮と皮質下白質の信号上昇が認められる

207 認知症を伴う筋萎縮性側索硬化症

診断に役立つupdateな情報

MRIの報告
- 皮質Ⅱ〜Ⅲの変性は画像では信号変化としては捉えられないが，皮質の変性に伴う皮質下白質のミエリン，軸索の消失がT2強調像における高信号の要因

ユビキチン陽性封入体
- ユビキチンの原因蛋白であるTDP-43の同定が近年の神経病理学の大きなトピックス（ALSの項目）．ユビキチン陽性封入体を伴う前頭側頭葉変性症（FTLD-U）は初老期ではアルツハイマー型についで頻度が高い認知症．FTLDの一型としてユビキチン陽性，タウおよびαシヌクレイン陰性細胞内封入体の出現を特徴とするFTLD-Uがある．ALS-DはFTD-UのFTLD-MND．ALS-Dは病理学的には多くの神経細胞内封入体がみられる2型に主に分類．稀に封入体が少なく，陽性神経突起出現が大部分を占める1型や，神経細胞内封入体，陽性神経突起と散在する神経細胞核内封入体もみられるⅢ型でもALS-Dがみられる

解説

- 認知症をきたす，前頭葉，側頭葉の萎縮が強い型の筋萎縮性側索硬化症
- 1964年に本邦から湯浅により最初の報告がなされ，三山が多数例での臨床病理学的検討をして報告（**湯浅-三山型**）．病因不明
- frontotemporal dementia（FTD）の範疇の1つ．McKhannらのFTLD（frontotemporal lober degeneration）の診断基準で，ALS-Dは運動ニューロン障害を伴うFTLD-Uの主要な一群としてFTLD-motor neuron disease（MND）と呼称．運動ニューロン障害からはALS-Dであるが，認知症を主とみなすとFTD-MNDと解釈される
- 発症年齢は38〜75歳（平均55.4歳）．**失見当識，人格変化，情緒障害，記銘力低下などで初発**．通常は精神症状が先行し，6〜12カ月で神経症状が出現し1〜2年で明らかに．発症後2〜5年の経過で死亡（平均30.6カ月）．認知症の程度は末期まで高度でなく，軽度から中等度
- 上肢の遠位筋，肩甲部，顔面の筋肉が下肢の筋より侵されやすい
- 運動障害の程度：下位運動ニューロン＞上位運動ニューロン
- 錐体路障害や病的反射は稀
- 病理像：脊髄前角細胞，延髄運動神経脱落の変化はALSと同様．前頭葉と側頭葉の萎縮とニューロンの消失．顕微鏡的には皮質Ⅱ〜Ⅲ層の海綿状変性．グリオーシス．ユビキチン陽性封入体の出現．変性は側頭葉先端部背側内側部皮質，扁桃体・迂回回皮質，海馬C1-海馬支脚部の移行部にて．しばしば黒質の変性．皮質下白質にもfibrillaryなグリオーシス

画像所見

MRI
- 前頭葉と側頭葉内前方の萎縮．また内側側頭葉の前方部の皮質下白質に左右対称的な高信号がALS-Dに特徴的（図1A，2A，2B）．ALSで認められる皮質脊髄路の高信号は認めず，これは上位よりも下位運動ニューロン優位に侵されることが要因

脳血流シンチ
- 前頭葉，側頭葉の血流低下．FDG-PETでは糖代謝の低下

鑑別診断

- **Pick病**：FTDの1つ．病理学的にPick球の出現があるもの．前頭葉および側頭葉の萎縮が著明で，"knife-edge様"．対してALS-Dでは萎縮は軽度から中等度
- **その他のFTD**：臨床分類では，前頭側頭型認知症，進行性非流暢性失語，意味認知症に分類
- **画像における鑑別では側頭葉の信号変化**
- **筋強直性ジストロフィー（myotonic dystrophy）**：先天型，古典型（10〜40歳），マイルド型（50歳以降）に発症．緊張を伴った遠位筋の萎縮，嚥下障害，知能低下，心筋障害，側彎など多彩な症状．古典型で側頭葉先端部白質のT2延長．左右対称的
- **進行麻痺（神経梅毒）**：神経梅毒には皮質・皮質下梗塞，白質病変，髄膜肉芽腫性病変（ゴム腫），血管炎，皮質萎縮の他に，側頭葉白質の左右対称的なT2延長．進行麻痺では感染後10数年以上経過して発症．精神知能障害が前景にたち，前頭葉・側頭葉の萎縮，側頭葉白質の信号変化（T2延長），海馬，扁桃体の信号変化をきたし辺縁系脳炎様の所見を呈することもあり

＜参考文献＞
- Mitsuyama, Y.：Presenile dementia with motor neuron disease in Japan：clinico-pathological review of 26 cases. J Neurol Neurosurg Psychiatry, 47：953-959, 1984
- Mitsuyama, Y.：Clinical entity of frontotemporal dementia with motor neuron disease. Neuropathology, 29：649-654, 2009
- 譚 春鳳 他：FTD-Uと認知症を伴うALS-両者間の神経病理学的異同について．BRAIN and NERVE, 61：1319-1327, 2009
- Mori, H., et al.：Symmetric temporal abnormalities on MR imaging in amyotrophic lateral sclerosis with dementia. AJNR, 28：1511-1516, 2007
- Matsusue, E., et al.：Cerebral and white matter lesions in amyotrophic lateral sclerosis with dementia：correlation with MR and pathologic examinations. AJNR, 28：1505-1510, 2007

＜豊田圭子＞

第6章 代謝疾患と類縁疾患

1）ライソゾーム病

208 異染性白質ジストロフィー
(metachromatic leukodystrophy：MLD)

症例 2歳　女児
低緊張，精神運動発達遅延を認める

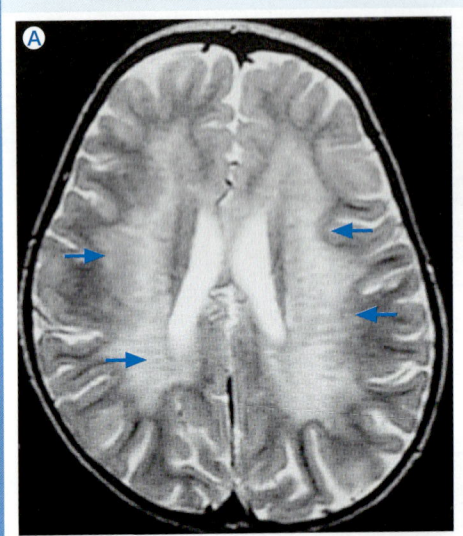

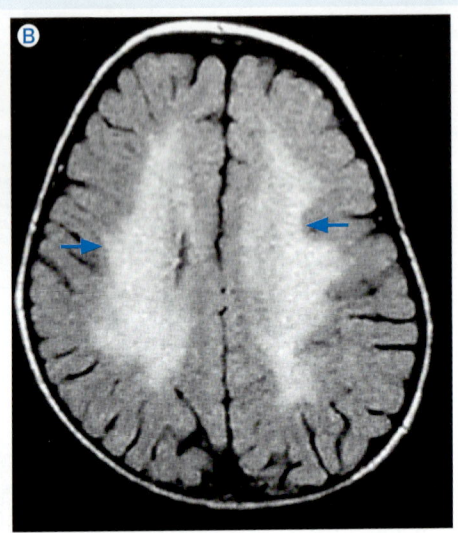

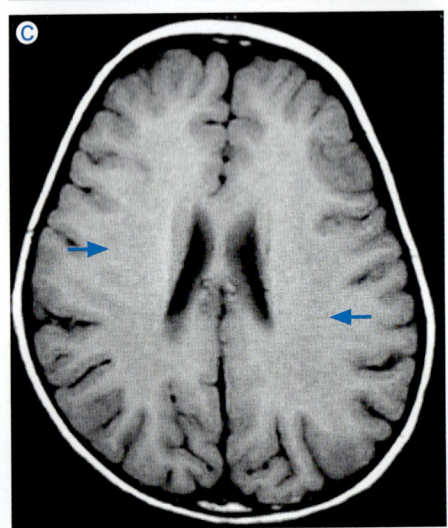

図1 T2強調像（A），FLAIR像（B），T1強調像（C）
A, B：大脳白質にびまん性左右対称性高信号を認めるが，U-fiberを含む皮質直下白質は保たれている（→）．
T2強調像では高信号の白質内部に低信号の線状構造（tiger stripe）がみられる（→）
C：大脳白質はびまん性，左右対称性に淡い低信号を示す（→）
〔A～Cは次より転載．大場 洋 他：小児神経の画像診断―脳脊髄から頭頸部・骨軟部まで（大場 洋 編），p377，秀潤社，2010〕

診断に役立つupdateな情報

異染性白質ジストロフィーの遺伝子治療とMRI 🔺1
- 異染性白質ジストロフィーの確立された治療法はなく，現在遺伝子治療，骨髄移植の研究が行われている．しかし，これまで神経症状に対する著明な改善はみられておらず，治療対象は神経症状出現前の晩期乳児型もしくは軽度の神経症状のある若年型に限られていた．副腎白質ジストロフィーに続き本疾患でも，EichlerらによりMRIで白質異常信号の程度，広がりおよび脳萎縮の程度をscoringすることで客観的な病期評価を行う方法が提唱されている

解説

- 常染色体劣性遺伝形式をとるライソゾーム病の1つ．責任遺伝子は22q13にマッピングされる．髄鞘形成不全疾患の中で最多
- スルファチドを加水分解する**アリルスルファターゼA**が欠損し，細胞毒性の強いスルファチドが蓄積して脱髄をきたす

＜分類＞
- **晩期乳児型**：生後14〜24カ月で発症．50〜60％程度を占め，最多．歩行困難で発症する筋力低下，筋強直，発達障害がみられ，終末期にはこん睡状態となり5歳前後で死亡する
- **若年型**：3〜10歳で発症．晩期乳児型の緩徐進行型
- **成人型**：16歳以降に発症．認知症や統合失調症症状で出現

- **診断**：尿中サルファターゼ高値，白血球や線維芽細胞でのアリルスルファターゼA欠損
- **病理所見**：中枢・末梢神経に脱髄がみられる．PAS陽性スルファチドがグリア細胞，神経細胞膜に蓄積
- **治療**：骨髄移植，遺伝子治療の研究が行われている（🔺1）

画像所見

- T2強調像で**大脳深部白質にびまん性対称性高信号**がみられ，初期にはU-fiberは保たれる（図1）．高信号の程度は淡いものから濃厚なものまである．**深部白質血管周囲の髄鞘が保たれる**ことからKrabbe病などでもみられる線状構造（**tiger stripe**）をみることもある（図1A）
- T1強調像では脱髄，グリオーシスなどを反映した軽度の低信号を示す．病変部白質ではADC値の低下がみられる

鑑別診断

- **マルチプルサルファターゼ欠損症，セレブロシドサルファターゼ活性因子欠損症（サポシンB欠損症），プロサポシン欠損症**：いずれもライソゾーム病に分類され，MRIではT2強調像で非特異的な白質の左右対称性びまん性高信号をきたす．表現型は異染性白質ジストロフィーやムコ多糖症などを示すものもある．それぞれの欠損酵素，活性因子の測定により鑑別
- **Krabbe病**：CTでの視床，尾状核，放線冠，小脳の高吸収値，石灰化が特徴的．MRIではT2強調像にてびまん性大脳白質の高信号化の他，両側錐体路の高信号化をみる頻度が高く，鑑別に有用

＜参考文献＞
- Sener, R. N.：Metachromatic leukodystrophy：diffusion MR imaging findings. AJNR, 23：1424-1426, 2002
- 大場 洋，高梨潤一，安達木綿子：小児神経の画像診断─脳脊髄から頭頸部・骨軟部まで（大場 洋 編），p376-378, 秀潤社，2010
- Eichler, F., et al.：Metachromatic leukodystrophy：a scoring system for brain MR imaging observations. AJNR, 30：1893-1897, 2009

＜山本麻子，大場 洋＞

第6章 代謝疾患と類縁疾患　　脳神経外科　神経内科　小児科

1) ライソゾーム病

209 Krabbe病
(Krabbe disease, globoid cell leukodystrophy)

症例①　8カ月　女児
精神運動発達遅延あり，髄液蛋白高値

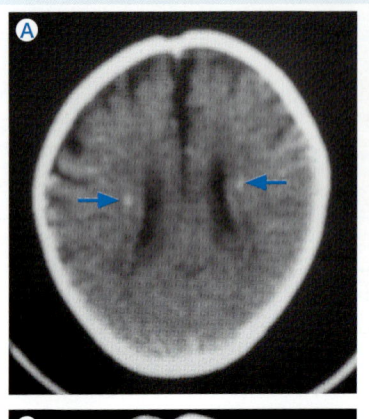

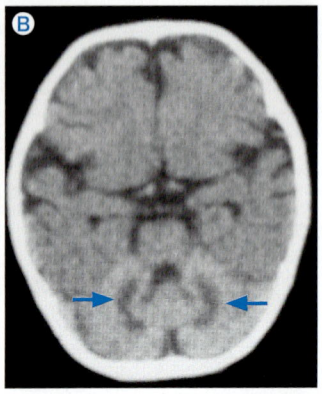

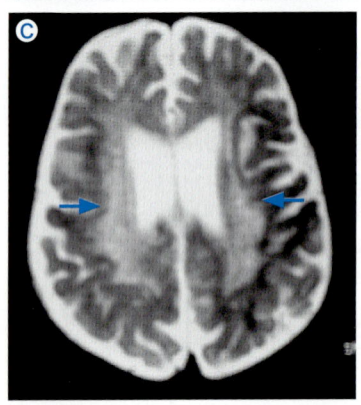

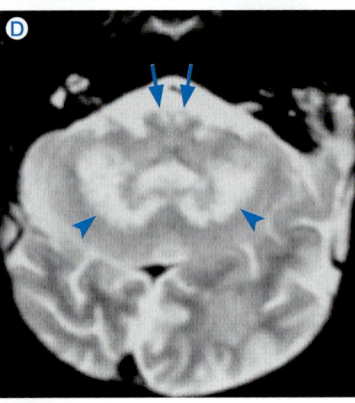

図1　単純CT（A，B），T2強調像（10ヵ月時：C，D）
（東京都立神経病院放射線科柳下 章先生のご厚意による）

A：両側放線冠に左右対称性に淡い高吸収域がみられる（→）〔大場 洋：新版よくわかる脳MRI（青木茂樹，他 編），p322，秀潤社，2004より転載〕

B：両側歯状核は対称性に低吸収を示す（→）．小脳白質はびまん性に高吸収を示す〔下野太郎：完全攻略ちょっとハイレベルな頭部疾患のMRI診断（前原忠行，土屋一洋 他 編），p293，秀潤社，2008より転載〕

C：左右対称性に大脳深部白質がびまん性高信号を示す（→）．皮質下のU-fiberは保たれている

D：小脳白質のびまん性高信号，小脳歯状核（▶）や錐体路（→）の左右対称性高信号がみられる〔C，Dは次より転載．大場 洋：新版 所見からせまる脳MRI（土屋一洋，他 編），p285，秀潤社，2008〕

症例②　10カ月　女児

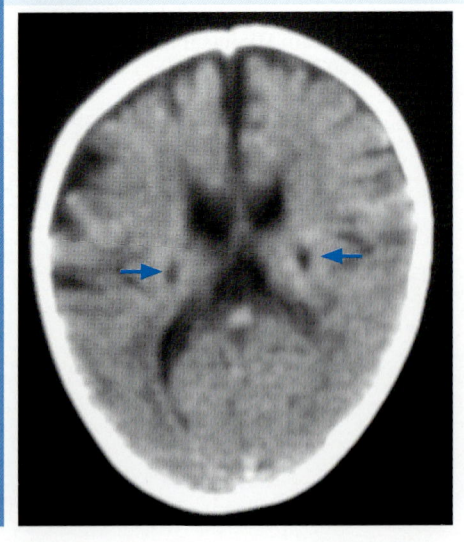

図2　単純CT
両側錐体路が壊死し，空洞状を呈する（→）
〔大場 洋：小児神経の画像診断—脳脊髄から頭頸部・骨軟部まで（大場 洋 編），p378，秀潤社，2010より転載〕

診断に役立つupdateな情報

拡散テンソル画像による発症リスク評価
- Krabbe病において白質及び基底核の異方性が健常人より低下し，検出能はT2強調像よりも鋭敏と報告された．また，新生児期のリスク患者のスクリーニングでも症状発生以前に正常対照群よりも有意な異方性の低下が認められ，予後予測評価，早期治療介入の可能性が示唆される

globoid cellはどこから来たか ⚠1
- globoid cellは通常健常人にはみられない細胞で，Krabbe病に特異的．由来や多核化のメカニズムは十分解明されていないが，近年サイコシンが細胞分裂を分裂溝形成の段階で抑制することが実験で証明され，globoid cell誘導形成への強い関与が示唆される

解説

- **ガラクトシルセラミダーゼⅠ欠損**により代謝基質のサイコシンが蓄積し，乏突起細胞を障害し脱髄を惹起する．常染色体劣性遺伝形式のライソゾーム病．遺伝子座は14q21-q31に同定
- 病理学的には血管周囲主体の**globoid cell**の出現が特徴（⚠1）
- **Krabbe病の分類**：発症年齢により**乳児型（1〜6カ月），晩期乳児型（6カ月〜3歳），若年型（4〜10歳），成人型**に分類され，乳児型が最多で比較的定型的な経過を示す．乳児型では音や光に対する易刺激性があり，数カ月後から急激かつ重篤な精神運動発達の障害，退行が出現．視神経萎縮，筋硬直や痙攣，ミオクローヌス，発熱も随伴．次第に活動性は低下し，除脳姿勢から死亡に至る
- 診断：白血球や皮膚線維芽細胞のガラクトシルセラミダーゼⅠの酵素欠損証明
- 治療：症状発症前の臍帯血移植

画像所見

CT
- 乳児型では**大脳基底核，視床，放線冠，小脳皮質，時に脳幹，歯状核，視放線の左右対称性高吸収域**が特徴的（図1A）．病理学的にはgloboid cellの密な状態とグリア細胞の増殖を反映．進行すると脱髄を反映した低吸収域を認める（図1B，2）
- 晩期乳児型では視床，大脳基底核の高吸収域，大脳白質の左右対称性高吸収/石灰化を示す．頭頂後頭葉の側脳室周囲白質に優位．晩期には高度白質萎縮，小頭症をきたしうる．若年型では異常は軽微なことが多い

MRI
- 乳児型及び晩期乳児型ではT2強調像で左右対称性の大脳深部白質，小脳白質，錐体路や脳梁の高信号を示す（図1C，D）．U-fiberは保存される．基底核は左右対称性にT2強調像で低信号，T1強調像で高信号を示す．**大脳白質のT2延長領域内部の線状低信号（"tiger stripe"）**や視神経腫大はgloboid cellの沈着を反映
- 若年型では深部灰白質や小脳白質の異常信号の頻度は低い

鑑別診断

- **異染性白質ジストロフィー**：乳児型Krabbe病とMRIの所見は似るが，前頭葉優位の分布．大脳白質のT2延長領域内部の線状低信号もみられる．CTでの視床，大脳基底核などの左右対称性高吸収はみられない
- **GM2ガングリオシドーシス**：CTでの高吸収域の分布は乳児型Krabbe病に類似．大脳白質のT2延長領域内部の線状低信号もみられる．T2強調像にて錐体路に沿った高信号は認めず，両側線状体が高信号化

<参考文献>
- Guo, A. C., et al.: Evaluation of white matter anisotropy in Krabbe disease with diffusion tensor MR imaging. Initial experience. Radiology, 218: 809-815, 2001
- Escolar, M. L., et al.: Diffusion tensor imaging detects abnormalities in the corticospinal tracts of neonates with infantile Krabbe disease. AJNR, 30: 1017-1021, 2009
- Kanazawa, T., et al.: Inhibition of cytokinesis by a lipid metabolite, psychosine. J Cell Biol, 149: 943-950, 2000

<山本麻子，大場 洋>

第6章 代謝疾患と類縁疾患

脳神経外科 | **神経内科** | 小児科

1) ライソゾーム病

210 成人型Krabbe病
(adult-onset Krabbe disease)

症例 47歳　女性
4年前ころから歩行時のふらつきと構音障害が徐々に進行した．ガラクトシルセラミダーゼの活性低下を示した

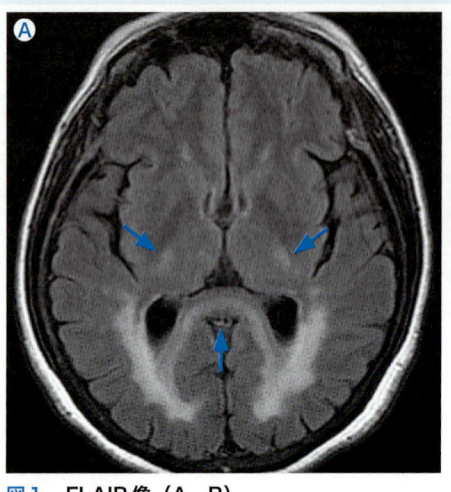

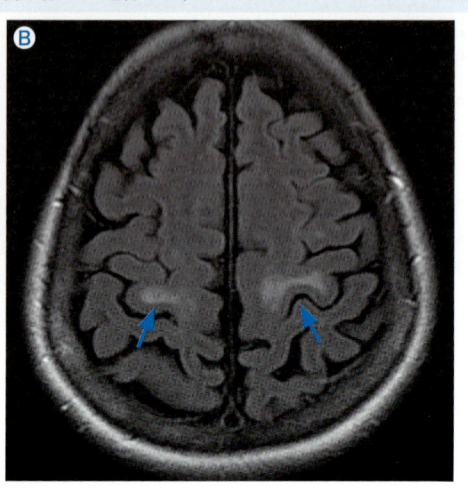

図1 FLAIR像（A, B）
両側中心前回白質，両側錐体路，脳梁膨大部に異常高信号（→）．この症例では小脳白質にも異常高信号を認めていた（非呈示）

解　説

- ガラクトシルセラミダーゼ欠損に起因したライソゾーム病
- 遺伝形式：常染色体劣性遺伝．遺伝子座は第14染色体（14q21-q31）
- 発症頻度：北欧で10万人に1.9人．日本では10万人に0.5～1人
- 臨床病型：発症年齢により，乳児型，晩期乳児型，若年型，成人型に分類．成人型（10歳以降）は稀
- 病理所見：大脳の後上方部白質が特に障害されやすく，小脳白質にも病変がみられる．広範な脱髄とgloboid cellと呼ばれる大型多核細胞の出現．ガラクトシルセラミダーゼ欠損により，細胞毒性のきわめて強いサイコシンが蓄積し，乏突起膠細胞を障害して，広範な脱髄とグリオーシスが起きる
- 臨床像：成人型では乳児型と比較して緩徐に進行．片側不全麻痺，痙性対麻痺，知能障害，視野障害，小脳性運動失調，末梢性多発神経炎症，凹足などを呈する
- 診断：白血球や皮膚線維細胞のガラクトシルセラミダーゼの活性低下
- 治療：骨髄移植などの試みはされているが，現在のところ特に有効な治療法はない

画像所見

MRI

- 中心前回白質，脳梁膨大部，後頭葉白質，錐体路，中小脳脚などにT2強調像で高信号を認める（図1）．中心前回白質の高信号は比較的特徴的
- 乳児型では小脳白質と灰白質（歯状核，視床，基底核）に異常信号が好発するのに対して，一般に成人型ではこれらの領域には異常信号を認めないとされる
- MRS：白質病変部ではcholine上昇とNAA低下を示す

鑑別診断

- **異染性白質ジストロフィー**：白血球や線維芽細胞のアリルサルファターゼA活性が診断の決め手
- **副腎白質ジストロフィー**：伴性劣性遺伝で男性に発症するが，時に女性保因者にも発症．診断には血清極長鎖脂肪酸の上昇を証明する

診断に役立つupdateな情報

成人型Krabbe病における拡散テンソル画像
- 1症例だけであるが，拡散テンソルにて皮質脊髄路と視放線のfiber density index（FDi）を正常例と比較したところ，FDiの低下を示したという報告あり

Krabbe病の遺伝子異常
- ガラクトシルセラミダーゼの遺伝子は14q31に存在し，17のエクソンから構成されている．遺伝子配列が明らかになったことから，Krabbe病患者の遺伝子解析が進み，60以上にのぼる遺伝子異常が報告されている

<参考文献>
- 雪竹基弘 他：成人型Krabbe病．Clinical Neuroscience, 19：1386-1388, 2001
- Wang, C., et al.：The earliest MR imaging and proton MR spectroscopy abnormalities in adult-onset Krabbe disease. Acta Neurol Scand, 116：268-272, 2007
- Loes, D. J., et al.：Globoid cell leukodystrophy：distinguishing early-onset from late-onset disease using a brain MR imaging scoring method. AJNR, 20：316-323, 1999
- Farina, L., et al.：MR imaging and proton MR spectroscopy in adult Krabbe disease. AJNR, 21：1478-1482, 2000

<海野真記，前田正幸>

第6章 代謝疾患と類縁疾患

脳神経外科 神経内科 小児科

1）ライソゾーム病

211 GM1 ガングリオシドーシス
(GM1 gangliosidosis)

症例①　2歳4カ月　女児
精神運動発達遅滞，痙性四肢麻痺を認める．1日数回の痙攣もみられる

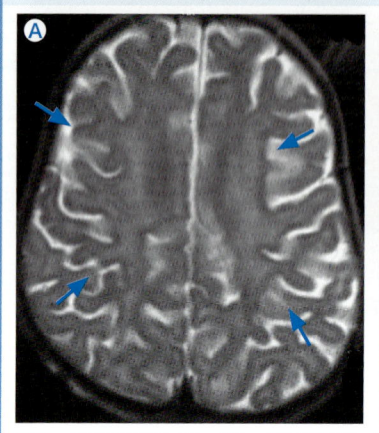

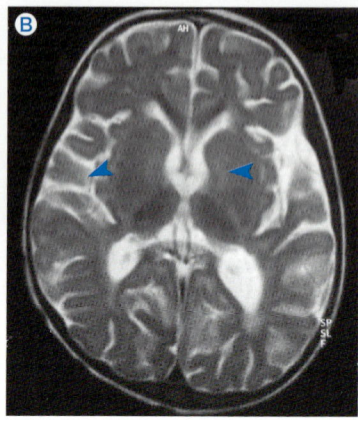

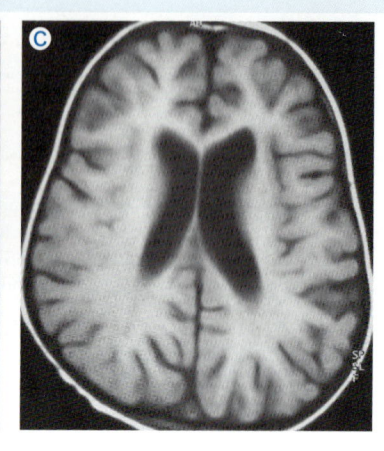

図1　T2強調像（A, B），T1強調像（C）
A，B：両側大脳白質はびまん性に淡い高信号を呈している（→）．皮質下U-fiber も高信号を呈する．両側淡蒼球が淡い高信号を呈している（▶）．両側視床はやや萎縮している
C：大脳白質に信号異常はみられない
〔大場 洋 他：11．先天代謝疾患 1 先天代謝・変性疾患．「小児神経の画像診断—脳脊髄から頭頸部・骨軟部まで」（大場 洋 編），p426, 秀潤社，2010 より転載〕

症例②　44歳　女性
子供の頃から動きが遅い．ジストニア，構音障害がみられる．1歳年長の姉も同疾患

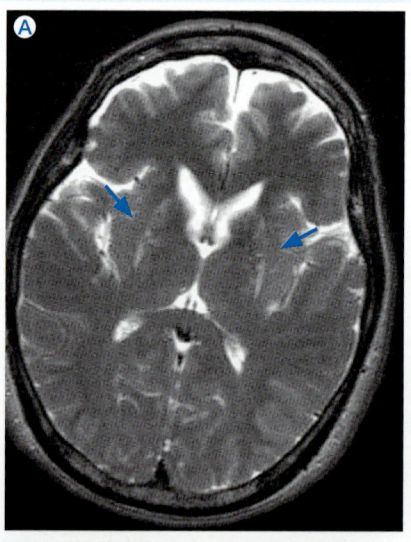

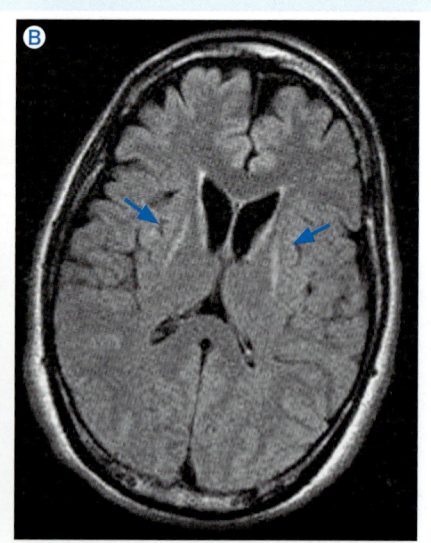

図2　T2強調像（A），FLAIR像（B）
両側尾状核，被殻は強い萎縮と高信号を認める（→）
〔大場 洋 他：11．先天代謝疾患 1 先天代謝・変性疾患．「小児神経の画像診断—脳脊髄から頭頸部・骨軟部まで」（大場 洋 編），p426, 秀潤社，2010 より転載〕

211 GM1ガングリオシドーシス

診断に役立つupdateな情報

マウスGM1ガングリオシドーシスに対する脳内細胞移植治療
- GM1ガングリオシドーシスの有効な治療法は確立されておらず、さまざまな試みがなされている。このうち良好な結果を得られた動物実験もある。正常ヒトβ-ガラクトシダーゼを過剰発現しているC57BL/6トランスジェニックマウス由来の胎仔脳細胞（FBC）を新生仔β-ガラクトシダーゼノックアウトマウス（BKO）の脳室内へ注入し、1、2、4、8週および6カ月後に治療効果判定を行った。その結果、移植細胞は全脳へ効果的に移動し、マウスは8週間以上生存したという報告があり、注目を集めている

解説

- ライソゾーム酵素の1つである、**βガラクトシダーゼが欠損**することにより、その基質であるGM1ガングリオシドやアシアロGM1ガングリオシドなどの**糖脂質が脳や内臓（肝臓、脾臓）などに、またケラタン硫酸などのムコ多糖が骨に蓄積**する疾患
- ガングリオシドとはオリゴサッカライド鎖内のシアル酸を含むスフィンゴ糖脂質のこと
- 常染色体劣性遺伝
- 発症時期と臨床経過から以下の3つのタイプに分けられる
- **Type 1**：**生直後**より、哺乳力の低下、筋緊張低下、活動性の低下で発症。顔面や四肢の浮腫、腹水、水頭症がみられることもある。生後3～6カ月の間に、発達の遅れが目立つようになる。ムコ多糖症に類似した顔貌異常（平坦で低い鼻、前額部の突出など）や肝脾腫もみられ、"pseudo Hurler病"とも称される。約半数の患者に、両側眼底のcherry red spotがみられ、全盲となる。音に対する驚愕反応もみられる。骨の異常は、生後6カ月以降明瞭になる。後側彎、椎体の低形成、靴型で浅いトルコ鞍、短指症などがみられる。多くは、生後12～24カ月の間に気管支肺炎で死亡する
- **Type 2**：**生後6カ月から2歳に発症**。発達の停止、歩行障害、進行性の認知障害、昏睡、痙攣、音に対する驚愕反応、ヒョレオアテトーシスなどの錐体外路症状がみられる。骨の異常、肝脾腫、cherry red spotともに少ない。3～10歳にくり返す気管支肺炎で死亡する
- **Type 3**：**20代で発症**し、慢性の経過を示す。歩行障害、構音障害で発症し、錐体外路症状が顕著になる。眼底のcherry red spotや肝脾腫、顔貌異常はみられない
- **診断**：白血球中あるいは皮膚培養線維芽細胞中のβガラクトシダーゼ欠損を証明する
- **治療**：晩期発症のタイプに対してのみ造血幹細胞移植が行われているが、有効な治療法はまだない

画像所見

CT
- 典型的には、**両側視床が軽度高吸収**を呈する

MRI
- **Type 1**：髄鞘化の欠如、遅延を反映し、**両側大脳白質にびまん性の異常信号**が広がる（図1A）。基底核と視床にも、両側対称性に軽度の信号異常がみられる。視床は、T1強調像で高信号、T2強調像では高信号、低信号ともにみられる。基底核はT2強調像で高信号を示す（図1B）
- **Type 2**：**進行性の大脳、小脳、脳幹萎縮**がみられる。大脳白質の信号異常は軽度
- **Type 3**：**尾状核と被殻がT2強調像にて高信号**を示す（図2A、B）。尾状核は低信号も報告されている。大脳萎縮や白質の信号異常は軽度
- **MRS**：視床でNAA/Cr比の低下、Cho/Cr比の上昇が報告されている。視床でのNAAの低下は神経細胞（neuroaxonal tissue）の消失を、Choの増加は髄鞘の崩壊を反映

鑑別診断

- **profound asphyxia**：T1強調像で両側視床が高信号を示すことから鑑別にあげられる。profound asphyxiaでは、両側視床に加え、被殻背側にもT1強調像で高信号がみられる。出生時の心停止や無酸素状態の既往からも鑑別可能
- **Krabbe病**：T1強調像で両側視床が高信号を示し、T2強調像で両側大脳白質に高信号がみられることから鑑別にあげられる。Krabbe病では両側錐体路に沿った信号異常が高頻度
- **Fabry病**：T1強調像で両側視床が高信号を示すことから鑑別にあげられる。Fabry病では両側視床枕が特徴的に高信号になる。大脳白質に多数の梗塞がみられる

<参考文献>
- Erol, I., et al. : Neuroimaging findings in infantile GM1 gangliosidosis. Eur J Pediatr Neurol, 10：245-248, 2006
- Sawada, T., et al. : Intracerebral cell transplantation therapy for murine GM1 gamgliosidosis. Brain and Dev, 31：717-724, 2009
- Magnetic resonance of Myelination and Myeline disorders, 3rd ed. (van der Knaap, M. S.) Springer-Verlag Berlin Heidelberg, Würzburg, 2005

<工富公子, 大場 洋>

第6章 代謝疾患と類縁疾患

1) ライソゾーム病

212 GM2 ガングリオシドーシス
(GM2 gangliosidosis)

症例　3歳　女児
精神運動発達遅滞を認める．音に対する易刺激性，眼底にcherry red spotを認める（神奈川県立こども医療センター症例）．

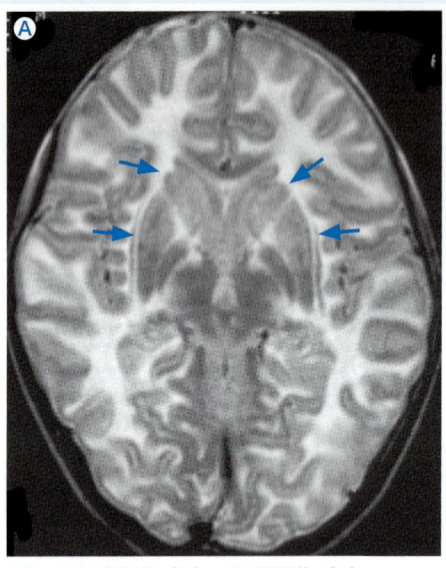

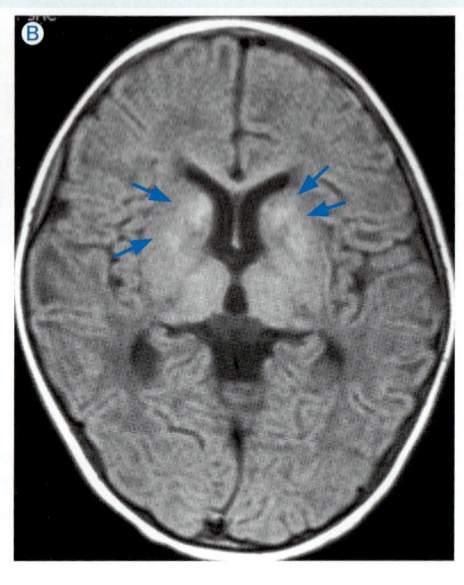

図1　T2強調像（A），T1強調像（B）
A：大脳白質はびまん性に高信号を呈する．両側尾状核，被殻も淡い高信号を呈する（→）
B：両側尾状核，被殻，視床は淡い高信号を呈する（→）．大脳白質はびまん性に淡い高信号を呈する
〔大場 洋 他：11. 先天代謝疾患 1 先天代謝・変性疾患．「小児神経の画像診断―脳脊髄から頭頸部・骨軟部まで」（大場 洋 編），p427，秀潤社，2010より転載〕

解　説

- GM2ガングリオシドーシスは，ライソゾームにおける加水分解が障害され，主として**神経細胞のライソゾーム内にGM2ガングリオシドが蓄積**する疾患
- GM2ガングリオシドーシスでは**ライソゾーム酵素であるβ-ヘキソサミニダーゼの活性低下が原因**となりこの物質が蓄積
- ヘキソサミニダーゼはα鎖とβ鎖という2つのサブユニットからなり，この組み合わせにより，異なった構造と触媒活性を有する以下の3つのアイソザイムを形成する
  1) αおよびβサブユニットの2量体（αβ）からなるβ-ヘキソサミニダーゼA（Hex A）
  2) βサブユニットの2量体（ββ）からなるβ-ヘキソサミニダーゼB（Hex B）
  3) αサブユニットの2量体（αα）からなるヘキソサミニダーゼS（Hex S）
- 病因遺伝子からは以下の3つのvariant（B，O，AB型）に分類される．いずれも常染色体劣性遺伝形式を示す
  ①Tay-Sachs病（GM2ガングリオシドーシスB異型）はβ-ヘキソサミニダーゼAの欠損
  ②Sandhoff病（O異型）はβ-ヘキソサミニダーゼAとBの欠損
  ③AB異型はGM2活性化蛋白の欠損
- 発症時期の違いからも，①infantile form，②juvenile form，③adult and chronic formに分類される
- **Tay-Sachs病（TSD）**：生下時は正常だが，**生後6カ月前後に驚愕反応で発症**する．これは突然の音や上肢の外転，挙上，伸展により誘発される．6カ月以降は視力障害と筋緊張低下を発症．1歳までに全盲となり，精神発達遅滞，運動の退行が顕著となる．1歳以降は痙攣もきたし，2歳の終わりには全身の弛緩性麻痺が進行する．さらに晩期になると痙性，固縮，ヒョレアアテトーシスもみられる．多くは気管支肺炎，衰弱をきたし，2〜3歳の間に死亡する．**症例の90%に眼底検査でcherry red spot**がみられる．また，**特徴的に巨脳症を呈する**
- **Sandhoff病**：臨床的にTay-Sachs病に似るが，**肝脾腫や骨の奇形をきたす**
- **Juvenile formとAdult form**：前者は2〜6歳くらい，後者は10〜30代に発症する．非典型的な脊髄小脳失調症，多彩な錐体外路症状，精神症状がみられる．Juvenile formは5〜15歳くらいに死亡

212 GM2ガングリオシドーシス

▶ 診断に役立つupdateな情報

Tay-Sachs病と新しいキャリアスクリーニング
- Tay-Sachs病はアシュケナジー系ユダヤ人に多く，そのキャリア率は1/30人とされる．近年，キャリアスクリーニングによりTSD児の出生率は低下しつつある．現在その方法として用いられているのは，血清中β-ヘキソサミニダーゼA酵素活性分析であるが，16.3%は結論が出せない．そこで，血小板中の酵素活性分析の可能性が提起された．血清と比較し，高い検出率と感度が得られる．しかし血小板を用いた解析は，細胞分離などの労力がかかる．そこで，まず血清中の酵素活性分析を行い，結論が出なかった症例やキャリア陽性となった症例に，再度血小板中の酵素活性分析を用いる方法が提起されている

し，Adult formは数10代で死亡する
- **病理所見**：患者の脳内にはガングリオシドが正常の100～300倍蓄積している．顕微鏡的に，大脳皮質のニューロン内にはガングリオシドを反映する脂質が蓄積，腫大する．脂質の蓄積は小脳のプルキンエ細胞や脳神経核にもみられる．大脳白質には軸索変性が生じ，肉眼的にはゼラチン様
- **確定診断**：血清中，白血球中あるいは皮膚培養線維芽細胞中にヘキソサミニダーゼA，B分析によりなされる
- **治療**：酵素補充療法や骨髄移植が行われているが，効果は不十分であり，治療法は未確立

画像所見

CT
- Infantile formでは**特徴的に，両側視床に高吸収が**みられる．尾状核や被殻，淡蒼球にも高吸収がみられることがある

MRI
- Infantile formでは**両側視床は，T1強調像では高信号，T2強調像で低あるいは低と高の混在した信号強度を示す**（図1 A, B）．尾状核，被殻，淡蒼球もT2強調像で高信号を示す（図1 A, B）．大脳白質には，病初期に髄鞘化の遅延を反映した信号強度の異常がみられ，病期とともにびまん性に障害される（図1 A, B）．しかし，脳梁は保たれる．小脳半球にも信号異常が顕著にみられる．晩期には大脳，小脳萎縮がみられる．増強効果はみられない
- Juvenile formとAdult formでは，**大脳，小脳萎縮と軽度の白質の信号変化がみられる**

鑑別診断

- **Krabbe病**：両側視床のCTにおける高吸収とT2強調像における低信号をきたす点で鑑別疾患にあげられる．Krabbe病では，CT上錐体路，小脳半球にも高吸収がみられる．基底核の信号異常は通常みられない．白質の信号異常は脳梁も障害される
- **neuronal ceroid lipofuscinosis（NCL）**：T2強調像にて両側視床が低信号を示すことと両側大脳白質にびまん性の高信号を示すこと，進行性の小脳，大脳萎縮から鑑別にあげられる．NCLはJuvenile formが最多で，4～8歳に網膜色素変性による視力障害で発症する
- **GM1ガングリオシドーシス**：画像のみからの鑑別は困難である．生化学的検査を含めて鑑別する

＜参考文献＞
- Magnetic resonance of Myelination and Myeline disorders, 3rd ed. (van der Knaap, M. S.) Springer-Verlag Berlin Heidelberg, Würzburg, 2005
- Diagnostic imaging. : Brain, 2nd ed. (Osborn, A. G.) A medical reference publishing company Inc. Salt Lake City, Utah, 2009
- Schneider, A., et al. : Population-based Tay-Sachs screening among Asckanazi Jewish young adults in the 21st century : Hexosaminidase A enzyme assay is essential for accurate testing. Am J Med Genet Part A, 149A : 2444-2447, 2009

＜工富公子，大場 洋＞

第6章 代謝疾患と類縁疾患

1）ライソゾーム病

213 Fabry病
(Fabry disease)

脳神経外科　神経内科　小児科

症例① 40歳代　男性
多発被角血管腫，発汗低下がみられる．弟もFabry病と診断されている（三重大学症例）

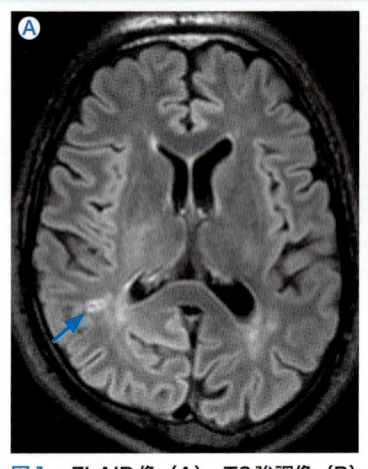

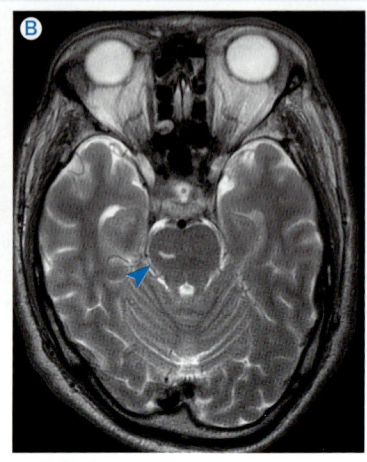

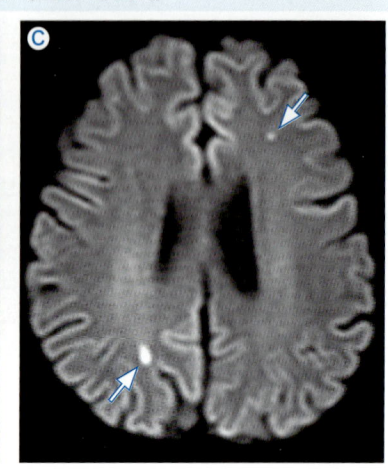

図1　FLAIR像（A），T2強調像（B），拡散強調像（C）
A：右側頭後頭葉に陳旧性梗塞を認める（→）
B：橋右側にラクナ梗塞を認める（▶）
C：多発する無症候性急性ラクナ梗塞を認める（⇨）

症例② 50歳代　男性
小児期より四肢末端の疼痛，発汗低下，被角血管腫がみられる

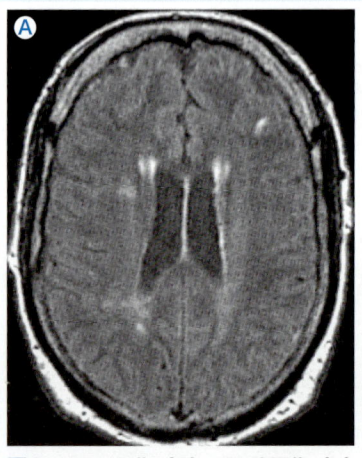

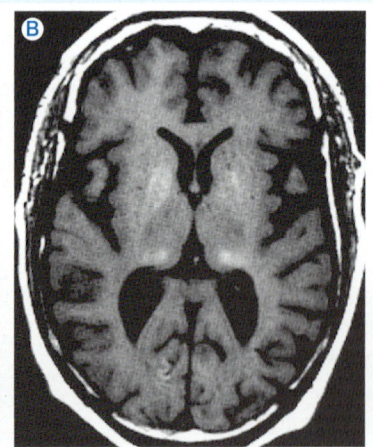

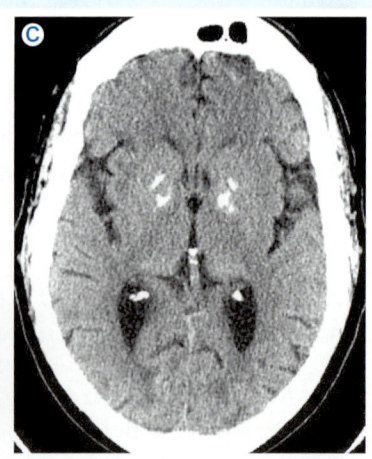

図2　FLAIR像（A），T1強調像（B），単純CT（C）
A：両側大脳白質には淡い高信号域が散在し，虚血性病変を反映している
B：両側視床枕に高信号域がみられ，Fabry病に特徴的な所見である．両側の基底核にも高信号域がみられるが，石灰化を反映する所見である
C：両側基底核に著明な石灰化がみられる
（図2-A，Bは亀田メディカルセンター小児科　高梨潤一先生のご厚意による）

213 Fabry病

診断に役立つupdateな情報

Fabry病と脳底動脈の拡張
- Willis動脈輪を形成する大血管の蛇行，拡張が以前より報告されているが，特に脳底動脈の変化は病初期よりみられ，早期の診断に有用

Fabry病と酵素補充療法
- 遺伝子組み替え技術により合成したα-ガラクトシダーゼAの酵素補充療法が心機能，腎機能，疼痛の抑制に有用と報告されており，実用化への期待が高まっている

解説

- Fabry病は，ライソゾーム異常症の1つ．ライソゾーム加水分解酵素のα-ガラクトシダーゼA活性の低下・欠損により生じる遺伝子疾患で，伴性劣性遺伝形式をとる．この酵素の欠損により**スフィンゴ糖脂質**が，中枢神経をはじめ，全身に進行性に蓄積．血管内皮細胞への蓄積により腎障害，脳血管障害，冠動脈疾患を招き，末梢神経への蓄積により四肢の疼痛を，皮膚への蓄積は被角血管腫（アンギオケラトーマ）や発汗低下を，心筋への蓄積は心筋症を，角膜への蓄積は角膜混濁を生じる
- 典型的には7〜10歳の間に被角血管腫（アンギオケラトーマ）を発症．後に四肢の疼痛，発汗減少，腹痛や嘔吐などの消化器症状，白内障などの眼症状がみられるようになる．さらには心筋症，冠動脈疾患，腎血管障害による慢性腎不全，脳血管障害をきたし，平均50歳で死亡
- 中枢神経においては，**小血管内皮にスフィンゴ糖脂質が蓄積**して内皮を肥厚させ，血管腔の狭小化を招き，小梗塞を生じる．小血管の内皮以外にも，中枢神経全域にスフィンゴ糖脂質が蓄積
- **診断**：血漿，白血球，尿あるいは培養皮膚線維芽細胞中の**α-ガラクトシダーゼA活性の低下**を証明することによりなされる

画像所見

MRI
- 皮質，白質に小梗塞が多発（図1，2）
- T2強調像にて小血管障害に伴う虚血性変化を反映し，側脳室周囲の大脳白質に，広範な高信号域が広がる
- T1強調像にて，患者の20〜30％に両側視床枕に**高信号域**が認められる．これは，視床枕へのカルシウム沈着による変化であり，Fabry病に特徴的な所見である（図2B）
- MRA：Willis動脈輪を形成する大血管の蛇行，拡張がみられる

CT
- 視床枕へのカルシウム沈着による高吸収がみられる．この他にも大脳半球と小脳半球の皮髄境界や淡蒼球にも石灰化がみられる（図2C）

鑑別診断

- **Binswanger病**：認知症，高血圧，Parkinson病様歩行，両側性白質病変を特徴とする．高齢者に好発し，画像上は脳動脈硬化による白質の信号異常や小梗塞，出血が多発する．Fabry病とは発症年齢や臨床症状から鑑別可能
- **CADASIL/CARASIL**：常染色体優性/劣性遺伝性疾患で，若年成人期より両側大脳白質にラクナ梗塞が多発する．これらの疾患では，T2強調像において，両側外包の線状高信号や両側側頭葉前部の皮質下白質の高信号がみられる

<参考文献>
- Magnetic resonance of Myelination and Myeline disorders, 3rd ed. (van der Knaap, M, S.) Springer-Verlag Berlin Heidelberg, Würzburg, 2005
- Fellgiebel, A., et al.：Diagnostic utility of different MRI and MR angiography measures in Fabry disease. Neurology, 72：63-68, 2009
- Mehta, A., et al.：Enzyme replacement therapy with agalasidase alfa in patients with Fabry disease：an analysis of registry data. Lancet, 373：1986-1996, 2009

<工富公子，大場 洋>

第6章 代謝疾患と類縁疾患

脳神経外科　神経内科　**小児科**

1）ライソゾーム病

214　ムコ多糖症
（mucopolysaccharidosis）

症例　2歳　女児
頭囲拡大，精神運動発達遅滞，全身の関節拘縮，肝腫大が認められる

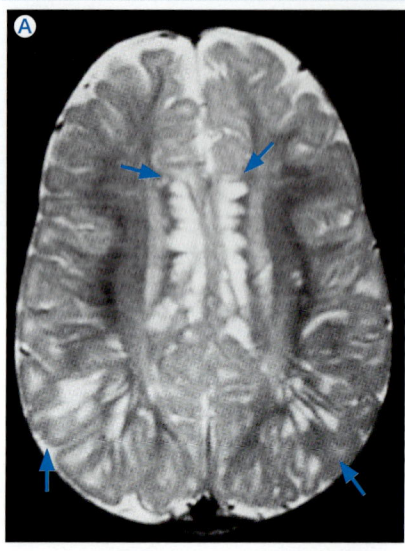

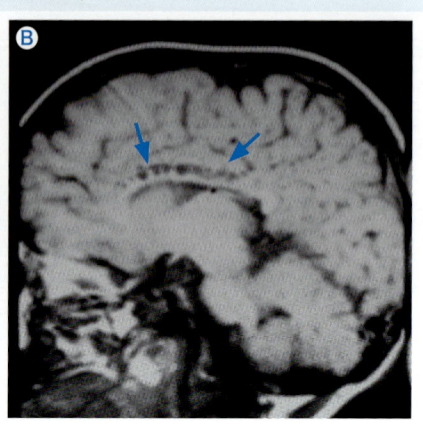

図1　T2強調像（A），T1強調矢状断像（B）
A：脳梁を含む両側大脳白質に多数の囊胞性病変が認められ，拡張した血管周囲腔と考えられる（→）．両側大脳白質は高信号を示し，髄鞘化の遅延が認められる
B：脳梁に多数の囊胞性病変が認められる（→）
〔Aは大場 洋 他：5．先天代謝疾患　5-1 ライソゾーム病　6 ムコ多糖症．「脳MRI 2. 代謝・脱髄・変性・外傷・他」（髙橋昭喜 編），p176，秀潤社，2008より転載〕

解　説

- ムコ多糖症は**ライソゾーム酵素異常症**の1つで，ライソゾーム酵素の不足・欠損により，**ムコ多糖が分解障害されず，肝，脾，骨・軟部組織，神経組織などの全身組織に蓄積**する
- 不足・欠損する酵素の種類により7型に分類される．Ⅰ型 Hurler症候群，Ⅱ型 Hunter症候群，Ⅲ型 Sanfilippo症候群，Ⅳ型 Morquio症候群，Ⅴ型 Scheie症候群，Ⅵ型 Maroteaux-Lamy症候群，Ⅶ型 Sly症候群
- Ⅱ型は伴性劣性遺伝である．その他の型はすべて常染色体劣性遺伝である．さまざまなフェノタイプが存在し，障害の程度も重篤なものから軽度のものまで多彩である．精神発達遅延はⅠ，Ⅱ，Ⅲ，Ⅶ型に多く認められ，骨の異常はⅣ，Ⅵ型に多く，環軸椎亜脱臼の頻度が高い
- **診断**：酵素分析により診断が確定される．羊水中の浮遊細胞あるいは絨毛膜細胞の培養と酵素分析により出生前診断も可能（☝1）
- **病理**：拡張した血管周囲腔にはムコ多糖や脳脊髄液が貯留しているとされる．血管周囲腔の他にも，脳実質，髄膜，頭蓋骨にムコ多糖が蓄積
- **治療**：造血幹細胞移植が有効とされる．早期の治療は，精神発達遅滞の発症や進行，全身症状の進行を防ぐ．近年，酵素補充療法も導入が開始された（☝2）

画像所見

MRI

- 脳MRIでは脳梁，半卵円中心を主体とする大脳白質に**多数の拡張した血管周囲腔がみられ，両側大脳白質には，髄鞘化の遅延を反映する白質病変**がみられる（図1 A, B）
- 脳脊髄液の吸収障害から**水頭症**が高頻度にみられる．水頭症に加え，脳，髄膜，頭蓋骨へのムコ多糖の蓄積から，**巨脳症**を呈する
- 脊髄では歯突起の低形成あるいは欠損による環軸椎亜脱臼や硬膜へのムコ多糖の蓄積による肥厚と脊髄の圧迫，胸椎の彎曲がみられる
- **MRS**：ムコ多糖症のMRSの報告は少ないが，大脳白質にNAA/Cr比の低下，mI/Cr比の低下がみられたという報告がある

診断に役立つupdateな情報

ムコ多糖症と新生児マススクリーニング ▲1
・ムコ多糖症は早期の発見，治療が有効な疾患である．尿中・濾紙血中のグリコサミノグリカンを測定し，新生児マススクリーニングを行う方法が研究されている

ムコ多糖症と酵素補充療法 ▲2
・近年，日本でもムコ多糖症Ⅰ，Ⅱ，Ⅵ型の酵素製剤が使用可能となった．しかし，これらの酵素製剤は血液脳関門を通過せず，中枢神経症状の改善は乏しい

鑑別診断

- **伊藤白斑**：多数の拡張した血管周囲腔が認められることから鑑別にあげられる．これに加えて，伊藤白斑では小多脳回や片側性巨脳症，白質の信号異常がみられる．皮膚の色素脱出斑が特徴的であり，これらの所見から鑑別可能
- **Lowe症候群**：両側大脳深部白質に髄液と等信号の小さな囊胞性病変が多発することが特徴．T2強調像にて，両側大脳白質に斑状，融合状の高信号域も認められる．先天性白内障，精神発達遅滞，尿細管性アシドーシスや顔貌異常，まばらな毛髪がみられるなどの臨床症状から鑑別可能
- **クリプトコッカスのゼラチン様偽囊胞**：基底核や中脳などの穿通枝領域に，拡張した傍血管周囲腔が多発する．この内腔には菌体やゼラチン様物質が貯留している．感染症状を示すことから鑑別可能

〈参考文献〉
- Barkovich, A. J.：Congenital malformations of the brain and skull. (Barkovich, A. J., ed.) Pediatric neuroimaging, 3rd ed. Lippincot Williams and Wilkins, Philadelphia, p298-301, 2000
- Matheus, M. G., et al.：Brain MRI findings in patients with mucopolysaccharidosis types I and II mild clinical presentation. Neuroradiology, 46：666-672, 2004
- Magnetic resonance of Myelination and Myeline disorders, 3rd ed. (van der Knaap, M. S.) Springer-Verlag Berlin Heidelberg, Würzburg, 2005
- Fuller, M., et al.：Disease-specific markers for the mucopolysaccharidoses. Pediatr Res, 56：733-738, 2004
- Alonso-Fernandez, J.R., et al.：Neonatal screening for mucopolysaccharidoses by determination of glycosaminoglycans in the eluate of urine-impregnated paper：preliminary resultes of an improved DMB-based procedure. J Clin Lab Anal, 24：149-153, 2010

〈工富公子，大場 洋〉

第6章 代謝疾患と類縁疾患

2）ペルオキシゾーム病

215 副腎白質ジストロフィー
（X-linked adrenoleukodystrophy：ALD）

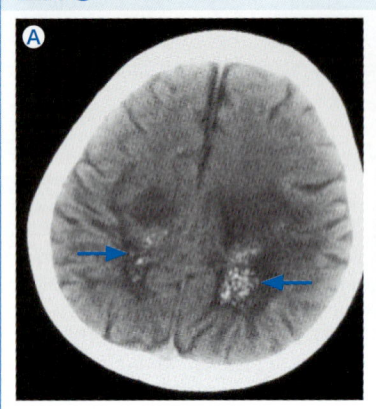

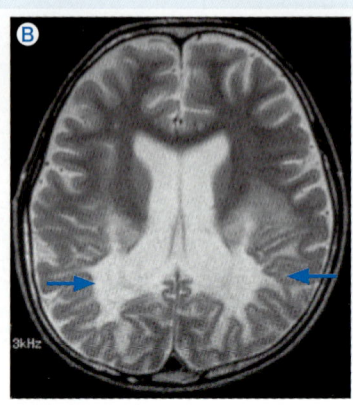

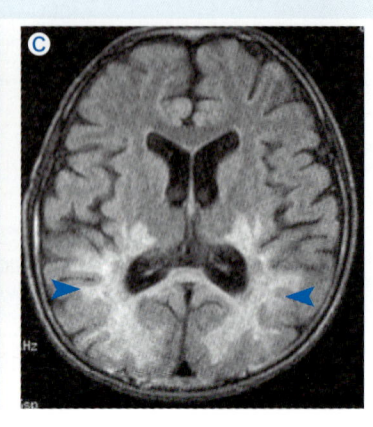

脳神経外科　神経内科　小児科

症例① 12歳　男児

図1 単純CT（A），T2強調像（B），FLAIR像（C）
A：側脳室三角部周囲の後頭葉深部白質に左右対称性低吸収域が認められ，点状石灰化を伴う（→）
B，C：側脳室三角部周囲の後頭葉深部白質に左右対称性高信号を認める（→）．脳梁膨大部も高信号を呈し，両側半球病変が融合している（▶）．〔A，Cは次より転載．大場洋：新版 所見からせまる脳MRI（土屋一洋，他 編）．p286，秀潤社，2008〕

症例② 10歳　男児

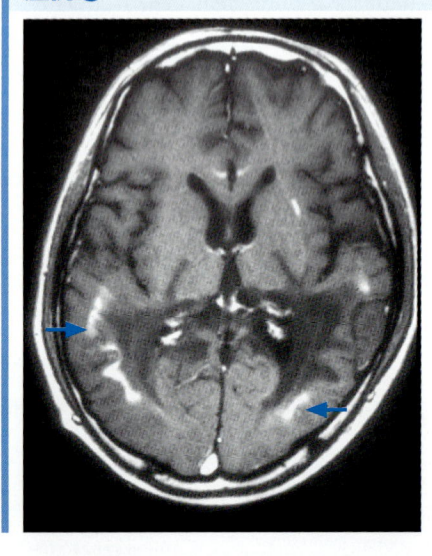

図2 造影T1強調像
炎症性脱髄巣を反映した層状の増強効果が認められる（→）

解　説

- 副腎白質ジストロフィー（ALD）は**ABCD1遺伝子**の変異に伴うペルオキシゾーム病で多くは伴性劣性遺伝形式をとる．ABCD1遺伝子はXq28にマッピングされ，この遺伝子がコードするALD蛋白がペルオキシゾーム膜蛋白質であり，ペルオキシゾームで行われる極長鎖脂肪酸β酸化が障害されることで中枢・末梢神経の髄鞘破壊や副腎機能障害を発症
- **分類**：古典的小児大脳型（classical childhood cerebral X-ALD：**CCALD**），adrenomyeloneuropathy（**AMN**），思春期大脳型，成人型，アジソン単独型，女性保因者の有症状型，無症状遺伝子異常型に分けられる

＜症状，経過＞
- **CCALD**：4〜10歳の男児に発症．学習障害，知覚障害，注意欠陥，記憶障害，視野障害，歩行障害，人格変化などをきたし，植物状態に移行．副腎機能異常により皮膚色素沈着をみる．2〜5年で死亡
- **AMN**：思春期から成人男性に発症．軽症型で副腎障害，進行性痙性まひ，排尿障害，時に認知障害，うつ病が出現，緩徐に進行
- **女性保因者の有症状型**：女性保因者の20〜50％にみられ，加齢とともに進行性下肢不全麻痺，感覚障害，末梢神経異常が出現．副腎機能障害はない

診断に役立つupdateな情報

副腎白質ジストロフィーの遺伝子治療
- これまで神経症状の進行前に骨髄幹細胞移植を施行することが唯一の治療法であったが，ドナー不足から治療が制限されてきた．遺伝子・造血幹細胞治療を組み合わせた治療法が新たに提唱され，研究中である．無力化されたHIVウイルスをlentiviral vectorとして使用し，患者のCD34$^+$細胞に野生型ABCD1遺伝子を植え込み，脱髄の進行を抑制，もしくは再髄鞘化を促す試み

MRIでのscoring system
- Loesらにより，MRI所見（部位，進展範囲，萎縮）による予後と相関する5つのパターン分類が提唱された
  1. 頭頂後頭葉白質パターン（増強効果があり，若年であれば進行が速い）
  2. 前頭葉白質パターン（増強効果があり，若年であれば進行が速い）
  3. 皮質脊髄路パターン（成人型，緩徐進行）
  4. 皮質脊髄路＋小脳白質パターン（思春期，緩徐進行）
  5. 頭頂後頭葉白質＋前頭葉白質パターン（小児，非常に急速進行）

- **神経病理**：側脳室三角部周囲白質に始まり，脳梁膨大部，外側〜前方大脳白質に拡大する左右対称性の脱髄疾患．組織学的には3層構造を示す．①outer zone：炎症所見を伴わない活動性脱髄巣．軸索は保たれる．②middle zone：炎症細胞浸潤を伴う活動性脱髄巣．髄鞘はほぼ消失．軸索は保たれる．③large central area：壊死，グリオーシス部．軸索，髄鞘ともに消失

画像所見

- CCALDではT2強調像で側脳室三角部周囲の後頭葉深部白質に左右対称性高信号を呈し，脳梁膨大部で両側半球病変が融合（図1 B, C）．しばしば錐体路，脳弓，交連線維，視覚・聴覚路に進展．U-fiberは末期まで保たれる
- CTでは大脳白質に石灰化を伴うことがある（図1 A）
- 炎症性活動性脱髄巣（middle zone）を反映して，病変の辺縁部に増強効果がみられ，病変の進行の予後と強く相関（図2）
- MRSでは異常信号を認めない部位でもNAAの低下がみられ，予後と相関．Cho，myo-inositol，lactateの上昇がみられる．0.9〜2.4 ppmにピークが認められ，極長鎖脂肪酸の巨大分子を反映
- AMNでは脳幹，小脳白質病変の検出頻度が高く，錐体路に沿った病変もみられる．大脳病変は軽度のことが多い

鑑別診断

- **periventricular leukomalacia（PVL）**：出生前低酸素状態による側脳室周囲のグリオーシス，体積減少．異常信号域の増強効果はない
- **異染性白質ジストロフィー**：髄鞘形成不全疾患で最も多い．T2強調像で左右対称性びまん性の大脳白質高信号を認める．脳梁にも進展する．異常信号域の増強効果はない
- **Alexander病**：大脳白質，脳梁に左右対称性のT2延長をきたし，増強効果を認める．前頭葉主体の分布であること，増強効果が病変辺縁ではないことで鑑別

<参考文献>
- Melhem, E. R., et al.：X-linked adrenoleukodystrophy：the role of contrast-enhanced MR imaging in predicting disease progression. AJNR, 21：839-844, 2000
- Eichler, F. S., et al.：Proton MR spectroscopic and diffusion tensor brain MR imaging in X-linked adrenoleukodystrophy：initial experience. Radiology, 225：245-252, 2002
- Mo, Y. H., et al.：Adrenomyeloneuropathy, a dynamic progressive disorder：brain magnetic resonance imaging of two cases. Neuroradiology, 46：296-300, 2004
- Cartier, N., et al.：Hematopoietic stem cell gene therapy with a lentiviral vector in X-linked adrenoleukodystrophy. Science, 326：818-823, 2009
- Loes, D. J., et al.：Analysis of MRI patterns aids prediction of progression in X-linked adrenoleukodystrophy. Neurology, 61：369-374, 2003

<山本麻子，大場 洋>

第6章 代謝疾患と類縁疾患

2）ペルオキシゾーム病

216 Zellweger症候群
(Zellweger syndrome)

症例 生後14日　満期産児
生下時より筋緊張の低下，哺乳障害，顔貌異常がみられる

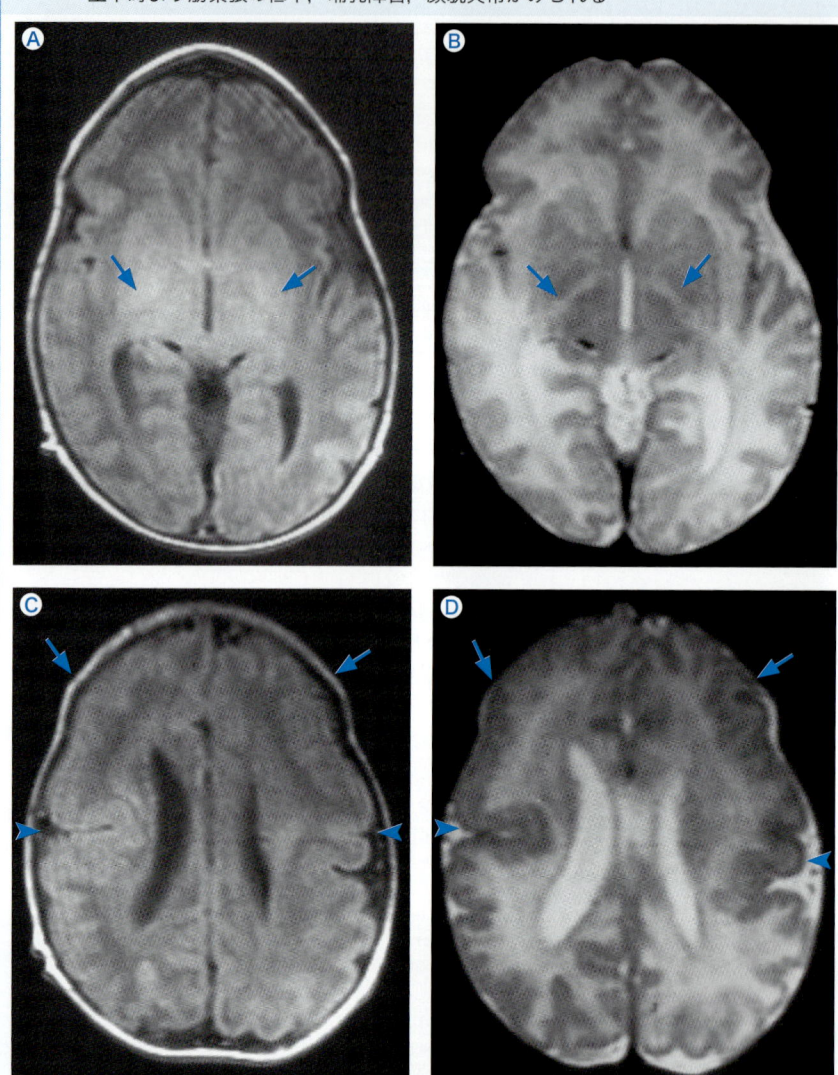

図1 T1強調像（A），T2強調像（B），T1強調像（C），T2強調像（D）
A，B：基底核レベルでは，内包後脚に髄鞘化が認められない（→）
C，D：全体に脳溝は浅い．前頭葉では肥厚脳回が認められる（→）．右ローランド領では皮質の嵌入と形成異常が認められる（▶）

〔大場 洋 他：5先天代謝疾患「脳MRI 2」（高橋昭喜 編），p167-228，秀潤社，2008より転載〕

216 Zellweger症候群

診断に役立つupdateな情報

Zellweger症候群スペクトラム
- ペルオキシゾーム異常症のうち，Zellweger病，新生児副腎白質ジストロフィー（neonatal adrenoleukodystrophy），乳児型Refsum病（infantile Refsum病）はペルオキシゾームの生合成異常が原因であり，同じスペクトラムに分類される．これらは臨床的に類似点が多いが，疾患の重篤度が異なる．最重症型がZellweger病，最軽症型が乳児型Refsum病，この間が新生児副腎白質ジストロフィーである
- 新生児副腎白質ジストロフィーは生下時より筋緊張低下や深部腱反射の消失，顔貌異常がみられるが，Zellweger病より軽度である．Zellweger病と同様にSylvius裂周囲の多小脳回がみられる．脱髄は小脳白質と歯状核よりはじまる．また，錐体路に沿った異常がみられる
- 乳児型Refsum病は最軽症で，生後6カ月より精神発達遅滞，筋緊張低下，軽度の顔貌異常，網膜色素変性などがみられる．画像上，神経細胞遊送障害による皮質の異常はみられず，小脳歯状核や小脳白質の信号異常，大脳白質の斑状の信号異常がみられる

解説

- Zellweger症候群はペルオキシゾーム病の1つで，その合成異常が原因で生じる．13種類のPEX遺伝子の異常が報告されており，**ペルオキシゾームの完全欠損**が原因となる．常染色体劣性遺伝
- 患者は生直後より重篤な低緊張と筋力低下，重度の精神運動発達遅滞，モンゴロイド様顔貌という特異的な顔貌（前額部突出，鼻根扁平，眼間開離，内眼角贅皮，小顎症など），四肢の奇形（外反肘，屈指など）痙攣，肝機能障害を伴う肝腫大を示す．網膜色素変性や心奇形，副腎不全などを合併し，90％が1歳以下で死亡
- 生化学所見では，全身のペルオキシゾーム機能の低下がみられる．白血球，血小板中にもdihydroxyacetone phosphate acyltransferaseの活性低下がみられる．血漿中では極長鎖脂肪酸がC26：C22とC24：C22脂肪鎖比の上昇を伴って上昇
- **確定診断**：肝生検や直腸粘膜生検でペルオキシゾームの欠損と複数の酵素異常を証明する
- **病理**：神経細胞の遊送障害による多小脳回や肥厚脳回が，前頭葉や頭頂葉，側頭葉の島回皮質にみられる．白質には髄鞘化の欠如，脳室周囲の上衣下囊胞germinolytic cystsがみられる．小脳は低形成で小脳回にも多小脳回がみられる
- **治療**：エーテルリピッドと胆汁酸塩の補充．極長鎖脂肪酸とphytanic acidの制限が行われる

画像所見

MRI
- 多小脳回と肥厚脳回が前頭葉と頭頂葉にみられる．一方，大脳半球間裂周囲の皮質や後頭葉皮質は比較的保たれる（図1 C, D）
- 皮質下や上衣下異所性灰白質も認められる
- 最も特徴的な所見は，**Sylvius裂周囲の多小脳回**である．Sylvius裂は水平に走行する（図1 C, D）
- 脳室周囲の上衣下囊胞 **germinolytic cysts** も特徴的で，病初期には尾状核と視床の境界にみられる
- **大脳白質には髄鞘化の遅延あるいは欠如がみられる**．白質体積は減少し，脳梁は菲薄化する（図1 A, B）

鑑別診断

- **cobble stone lissencephalyスペクトラム（福山型先天性筋ジストロフィー，Muscle-Eye-Brain disease，Walker-Warburg症候群）**：滑脳症や多小脳回などの皮質形成異常と髄鞘化の遅延から，鑑別にあげられる．福山型先天性筋ジストロフィーでは小脳に小囊胞がみられる
- **先天性サイトメガロウィルス感染症**：多小脳回や異所性灰白質などの皮質形成異常と髄鞘化の遅延がみられることから鑑別にあげられる．脳室壁に沿った石灰化が高頻度にみられる

＜参考文献＞
- Magnetic resonance of Myelination and Myeline disorders, 3rd ed（van der Knaap, M. S.），Springer-Verlag Berlin Heidelberg, Würzburg, 2005
- Pediatric neuroimaging, 4th ed（Barkovich, A. J.），Lippincot Williams and Wilkins, Philadelphia, 2005
- 大場 洋，高橋昭喜：5 先天代謝疾患，「脳MRI 2．代謝・脱髄・変性・外傷・他」（高橋昭喜 編），p167-228，秀潤社，2008

＜工富公子，大場 洋＞

第6章 代謝疾患と類縁疾患

脳神経外科　神経内科　小児科

3）ミトコンドリア病

217 MELAS
(mitochondrial encephalopathy with lactic acidosis and stroke-like episodes)

症例①　14歳　男子
頭痛，嘔気にて救急搬送．同様の発作をくり返している．低身長あり，後述の3243変異（A→G）が確認されており，MELASと診断されている

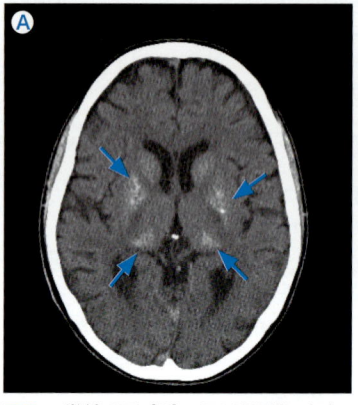

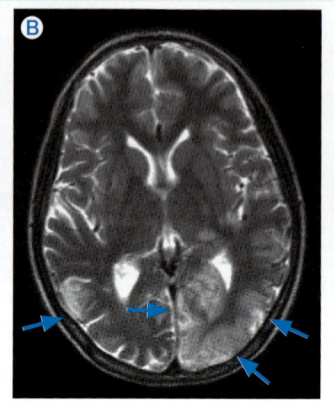

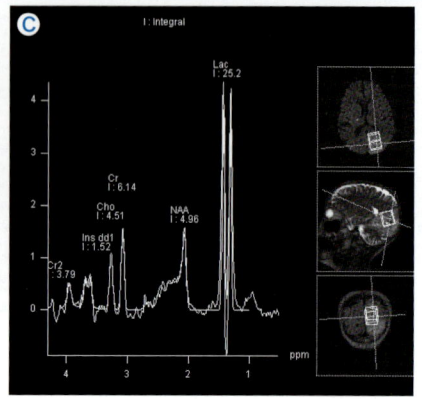

図1　単純CT（A），T2強調像（B），MRS（C）
A：両側レンズ核，視床に石灰化を認める
B，C：左後頭葉，右側頭後頭葉の皮質～皮質下白質の腫脹を認める．T2強調像・拡散強調像（非呈示）で高信号を示し，梗塞様病変の急性期と考えられる．MRSでは病変部位でのlactate peakが上昇

症例②　13歳　女子
頭痛，嘔気，嘔吐にて発症．低身長，易疲労性あり．症例①と同様に3243変異（A→G）が確認されており，MELASと診断されている

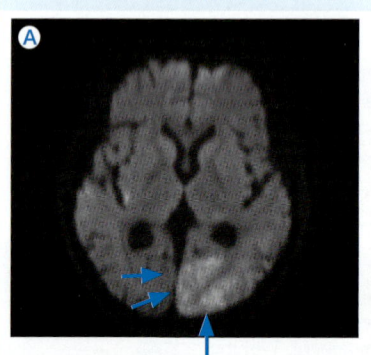

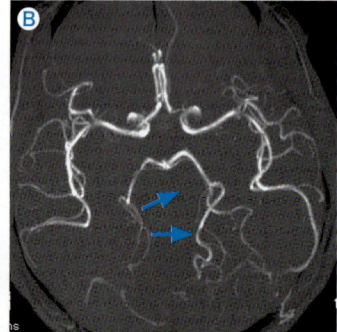

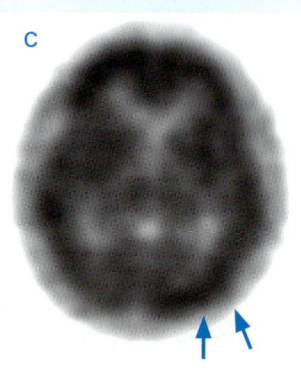

図2　拡散強調像（A），MRA（B），脳血流SPECT（C）
A，B：拡散強調像で左後頭葉に高信号域を認め，急性期病変と考えられる．MRAでは左PCAが右側に比して拡張しており，急性期病変に伴う血流増加を反映している
C：左後頭葉皮質に一致した集積増加を認める

解説

- 脳卒中様症状と高乳酸血症を特徴とするミトコンドリア病の一臨床病型
- 小児，若年成人に発症し，15歳未満の発症が70%を占める
- 脳卒中様症状が初発症状であることが多い
- 母系遺伝のため母も同じ変異をもつことがほとんどだが，症状はないか軽いことが多い

<症状>
- **中枢神経症状**：くり返す脳卒中様症状が特徴的．ほとんどの例で痙攣や意識障害を伴う．後頭葉や頭頂葉を侵される頻度が高く，そのため視野，視力障害や片麻痺を示す例が多い．頭痛，嘔吐を伴う例も多い．発作をくり返すごとに進行する知能障害，精神症状も合併しうる
- **中枢神経以外の症状**：感音性難聴，糖尿病の合併が多い．その他，骨格筋症状（筋力低下，高CK血症など），内分泌症状（低身長など），心筋症状（心筋症，伝導障害など）の合併．心筋症状は死亡原因として重要

診断に役立つupdateな情報

MELASの治療
- MELASは反復する脳卒中発作により知的退行をきたすため，発作を予防あるいはすみやかに改善させることが予後を左右するうえで重要である．今まで特効薬的治療法はなく対症療法が主体であったが，血管内皮機能を改善するL-アルギニン療法の開発が報告されている（古賀靖敏：臨床神経，48：1010-1012，2008）
- それによるとMELASでは血管内皮機能低下が観察されているがL-アルギニンはこれを正常化し，脳内血流の不均衡分布を改善することで脳卒中様発作急性期の症状を改善させ，また，発作予防薬としても有効な治療法として期待されている

MELASの診断基準
- 厚生労働省古賀班によるMELASの診断基準が公開されている．それによると，
 A）卒中様の臨床所見（①頭痛／嘔吐，②痙攣，③片麻痺，④同名半盲または皮質盲，⑤脳画像上脳の急性局所異常所見）
 B）ミトコンドリア異常の根拠（①血中または髄液の乳酸値がくり返し高いか，またはミトコンドリア関連酵素の欠損．②筋生検でミトコンドリアの形態異常．③MELAS関連の既知の遺伝子変異）
 を定め，
 Aを2項目，かつBを2項目満たすものを確実例
 Aを1項目，かつBを2項目満たすものを疑い例
 としている
〔ミトコンドリア病パンフレット厚生労働科学研究費小児疾患臨床研究事業（web）より〕

<診断>
- 臨床所見と分子遺伝学的検査による
- 約80％にミトコンドリアDNA内のtRNA内の点変異である3243変異（AがGに置換）を認める
- **血中乳酸値，ピルビン酸値の高値**．中枢神経症状がある場合は髄液中乳酸値も上昇
- 筋生検にて**ragged-red fibers**が確認される

<治療>
- 特異的な治療法はない

画像所見

CT
- 基底核の石灰化（約20％）（図1A）
- 小脳を主とした脳萎縮

MRI
- **血管支配域に一致しない梗塞様所見**が頭頂後頭葉，側頭葉後部に好発（図1B，2A）．視床，基底核，脳幹も侵されうる
- 病変の大きさ，個数はさまざまで，通常非対称．時間的，空間的に多発
- 通常の梗塞と異なり，**病変は可逆性変化を呈しうる**
- 急性期には障害部位の腫脹とT1，T2延長（図1B），血流亢進，増強効果を認める．MRAで病変側の血管拡張が描出されうる（図2B）．MRSでは**障害部位の乳酸peakの著明な上昇**．NAA低値（図1C）
- 急性期の拡散強調像の所見およびADC値については文献により解離があり，現時点ではMELASとその他の皮質障害との鑑別に用いられるべきではない
- 亜急性期以降T1強調像で脳回の表面に皮質の層状壊死を示唆するような線状高信号を認めることがある
- 慢性期には信号異常が不明瞭となり，隣接する脳室や脳溝の拡大など局所脳萎縮を残す
- 脳血流SPECT：急性期に病変部の集積は増加（図2C）．この変化は可逆的だが，病変が梗塞に陥る慢性期に集積は低下

鑑別診断

- 若年者に，血管支配域に一致しない梗塞様病変をみたときはMELASを考える
- **もやもや病**：若年者の梗塞病変で，病巣の分布がMELASと同様になりうる．MRAにて異常血管が描出される
- **ヘルペス脳炎**：側頭葉優位の急性期病変がMELASと同様の所見を呈しうる

<参考文献>
- van der Knapp, M. S.：Magnetic Resonance of Myelination and Myelin Disorders 3rd Edition, 204-211, Springer, 2005
- 後藤雄一：MELAS．「ミトコンドリア病」（埜中征哉，後藤雄一 編），p84-98，医学書院，1997
- Saneto, R. P., et al.：Neuroimaging of mitochondrial disease. Mitochondrion, 8：396-413, 2008
- Kim, I. O., et al.：Mitochondrial myopathy-encephalopathy-lactic acidosis-and strokelike episodes (MELAS) syndrome：CT and MR findings in seven children. AJR, 166：641-645, 1996
- 古賀靖敏：MELASに対するL-アルギニン療法．臨床神経，48：1010-1012, 2008

<渡邉玲子，相田典子>

第6章 代謝疾患と類縁疾患 | 脳神経外科 | 神経内科 | 小児科

3）ミトコンドリア病

218 Kearns-Sayre症候群
（Kearns-Sayre syndrome：KSS）

症例① 43歳　女性
字がうまく書けない，軽度の外眼筋麻痺がみられる

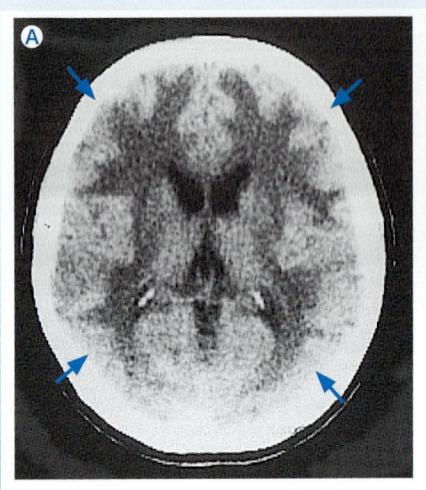

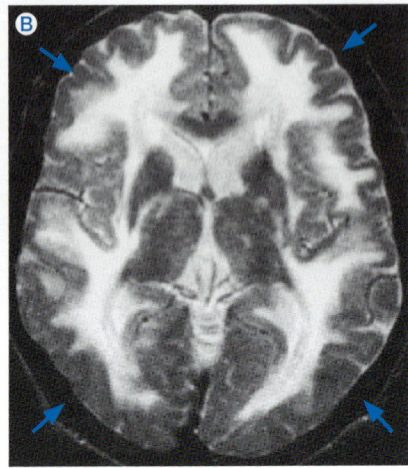

図1　単純CT（A），T2強調像（B）
A：大脳白質にびまん性の低吸収域を認める（→）
B：大脳白質にびまん性の高信号を認める（→）．内包，外包も高信号を呈するが，基底核は保たれている

症例② 17歳　女子
外眼筋麻痺と歩行障害がみられる

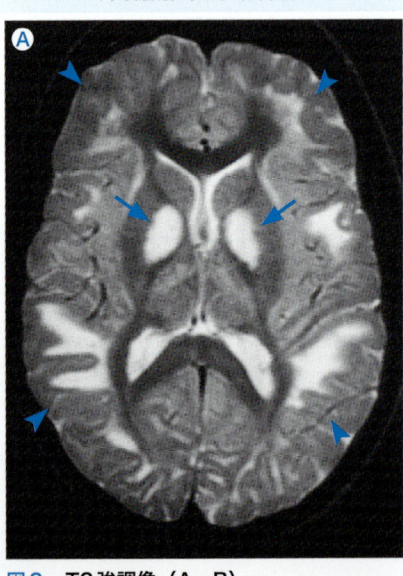

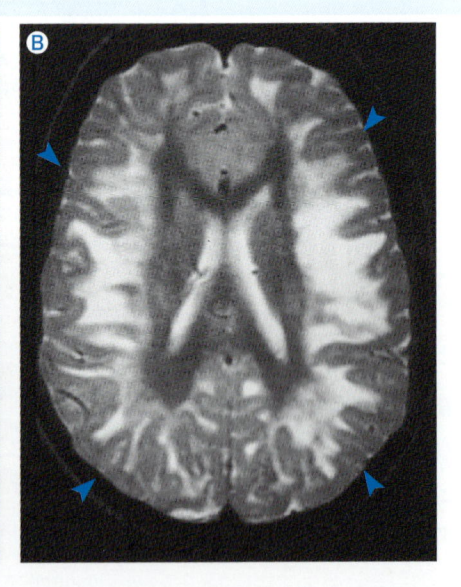

図2　T2強調像（A，B）
T2強調像で淡蒼球は左右対称性に高信号を示している（→）．皮質下白質を主体に両側大脳白質は高信号を示している（▶）．一方，深部白質は保たれている
〔大場 洋 他：11.先天代謝疾患　1先天代謝・変性疾患．「小児神経の画像診断―脳脊髄から頭頸部・骨軟部まで」（大場 洋 編）．p383，秀潤社，2010より転載〕

218 Kearns-Sayre症候群

診断に役立つupdateな情報

脳脊髄液中の5-methyltetrahydrofolate (5-MTHF)

・近年，KSSの患者の脳脊髄液（CSF）中の5-MTHF濃度が高度に低下していることが証明された．この物質の低下の程度は，白質障害の重症度と関連している．診断の一助となることが期待される

解説

・外眼筋麻痺，網膜色素変性症，心伝導ブロックを古典的三徴とするミトコンドリア病の1つ．原因はミトコンドリアDNAの単一欠損が日本では最多である．部分重複もみられる．ほとんどが弧発例であるが遺伝例も報告

・眼症状を中心とする不全型は慢性進行性外眼筋麻痺症（chronic progressive external ophthalmoplegia：CPEO）と呼ばれ，本質的には同一の疾患

・発症年齢は20歳未満で，眼瞼下垂や慢性的な外眼筋麻痺を初発症状として発症する．KSSでみられる網膜色素変性はsalt and pepper typeと称され，比較的予後は良好である．心伝導ブロックは，完全房室ブロック，脚ブロック，線維束ブロックである．他の症状には低身長，精神運動発達遅滞，難聴，小脳失調，感覚神経障害，錐体路症状，認知症，内分泌障害がしばしば認められる

・典型的には髄液中の蛋白と血中・髄液中の乳酸・ピルビン酸値が高値を示すが，血液検査では正常範囲内のこともある

・確定診断：筋病理のragged red fiberやチトクロームC酸化酵素（COX）部分欠損の所見と筋生検によりミトコンドリアDNA欠失・重複の確認

・KSSとPearson症候群：乳児期に鉄芽球性貧血と膵外分泌不全で発症するPearson症候群が軽快した後にKSSを発症する症例が報告されている．いずれもミトコンドリアDNA内の複数の蛋白サブユニット，転移RNAを含んだ領域が欠失しており，電子伝達系酵素欠損を引き起こす

画像所見

CT

・大脳萎縮，小脳萎縮が認められる
・大脳白質，小脳白質には低吸収がみられる
・カルシウム沈着を反映した淡蒼球と尾状核の石灰化が，特徴的

MRI

・T2強調像では大脳半球の皮質下白質に高信号域が認められることが特徴である（図2 A，B）．白質の障害は皮質下に強く，脳梁や側脳室周囲の深部白質は保たれる（図1 A，B）
・両側淡蒼球と視床，小脳白質，脳幹被蓋にも左右対称性の異常信号域（図2 A，B）
・尾状核，黒質，赤核などの中心灰白質もしばしば障害
・MRS：Lactateピークが上昇し，診断の一助となる

鑑別診断

● **Canavan病**：両側大脳白質に皮質下白質優位のT2延長病変がみられることから鑑別にあげられる．淡蒼球もT2強調像にて高信号を示す．しかし，稀な疾患で日本ではまずみない．巨脳症を呈し，NAA（N-acetyl aspartate）が蓄積することからMRSでNAAのピークが上昇する

● **L-2-hydroxyglutaric aciduria**：両側大脳皮質下白質優位にT2延長病変がみられることから鑑別にあげられる．淡蒼球，被殻，歯状核にもT2延長を示すことがある．KSSでは網膜色素変性や心伝導障害，外眼筋麻痺などの特徴的な臨床所見がみられることから鑑別可能である

<参考文献>
・Magnetic resonance of Myelination and Myeline disorders, 3rd ed. (van der Knaap, M. S.), Springer-Verlag Berlin Heidelberg, Würzburg, 2005
・Chu, B. C., et al.：MRI of the brain in the Kearns-Sayre syndrome：report of four cases and a review. Neuroradiology, 41：759-764, 1999
・Serrano, M., et al.：Kearns-Sayre syndrome：Cerebral folate deficiency, MRI findings and new cerebrospinal fluid biochemical features. Mitochondrion, 10：429-432, 2010

<工富公子，大場 洋>

第6章 代謝疾患と類縁疾患　　脳神経外科　神経内科　小児科

3）ミトコンドリア病

219 Leber遺伝性視神経症
(Leber hereditary optic neuropathy：LHON)

症例①　8歳　男児
視線が合わなくなった．寛解，増悪をくり返しながら視力障害が進行（荏原病院症例）

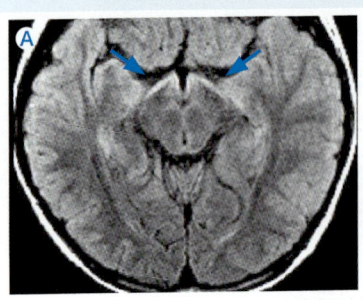

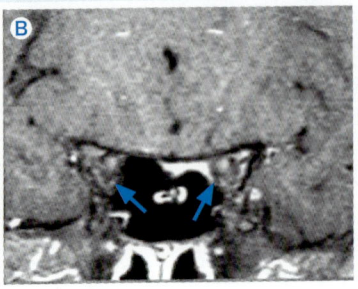

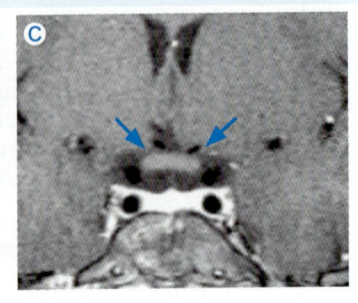

図1　FLAIR像（A），造影T1強調冠状断像（B，C）
A：両側外側膝状体，視交叉に高信号がみられる（→）
B，C：両側視交叉，視神経は腫大し，増強効果を示す（→）

症例②　20歳代　男性
視力低下，眼瞼下垂，複視，耳鳴り，聴力低下，筋力低下を認める

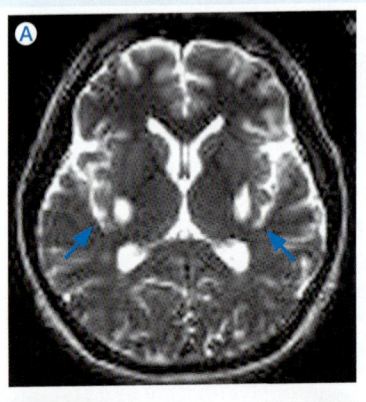

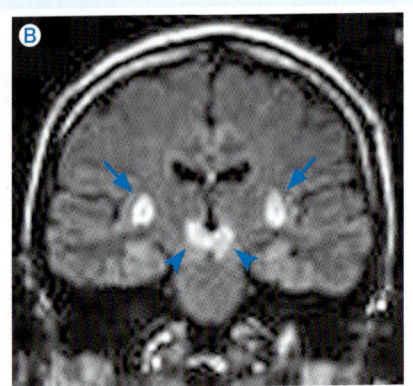

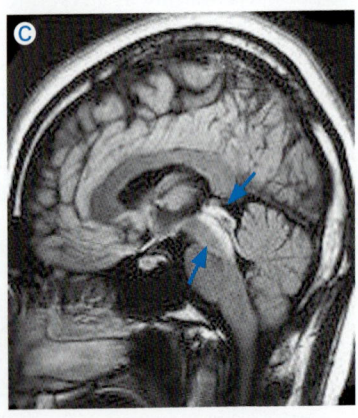

図2　T2強調像（A），FLAIR冠状断像（B），FLAIR矢状断像（C）
A，B：両側被殻（→）と中脳被蓋（▶）に左右対称性の高信号がみられる
C：中脳被蓋から中脳蓋に腫脹と高信号域がみられる（→）
（瀬川小児神経学クリニック　瀬川昌也先生のご厚意による）
〔大場　洋 他：11．先天代謝疾患 1 先天代謝・変性疾患．「小児神経の画像診断―脳脊髄から頭頸部・骨軟部まで」（大場　洋 編），p385, 秀潤社, 2010より転載〕

診断に役立つupdateな情報

Leber遺伝性視神経症と多発性硬化症 ⚠1
- LHONの患者でMSに類似した白質病変を呈する症例の報告が相次いでいる．これらはミトコンドリア遺伝子の11,778，14,484塩基対変異を有する女性のLHON患者に多くみられる．臨床経過や画像所見からは，しばしばMSとの鑑別は困難なことが多い．病理学的にも視神経，大脳白質に脱髄，空胞化，嚢胞状壊死，炎症細胞浸が報告されており，ミトコンドリア遺伝子変異が神経系の代謝に作用し，自己免疫的機序を惹起させることが原因ではないかと推測されている

解説

- Leber遺伝性視神経症（LHON）は，**急性あるいは亜急性に視力障害が進行するミトコンドリア病の1つである**
- 母系遺伝を呈し，男性に多い
- ミトコンドリアDNAの点変異が原因である．酸化的リン酸化酵素複合体Ⅰの情報をエンコードするミトコンドリア遺伝子内の11,778，14,484，3,460番塩基対のいずれかにミスセンス変異が生じている．日本では11,778番塩基対変異が最多
- **典型的には15〜35歳の間に，一側の中心視力の低下で発症**．数カ月以内にもう一側も障害され，数カ月の間に症状が進行する．特に病初期より色覚が重篤に障害される．他にも頭痛，眼の不快感，閃光などの症状
- 画像上，**多発性硬化症（MS）に類似した白質病変**を伴う症例の報告が相次いでいる．痙性，小脳失調，感覚障害，めまい，複視，眼筋麻痺，頻尿がみられる
- 画像上，**脳幹と基底核の異常を伴い，Leigh様症候群を呈し，"Leber plus"** という亜型も報告されている
- 心伝導異常を合併した症例も報告されており，"Wolff-Parkinson-White症候群"として知られている
- 眼底検査では急性期に視神経乳頭の腫脹，乳頭近傍の網膜血管の拡張や蛇行
- **フルオレセイン蛍光眼底造影において，LHONでは蛍光色素の漏出が一切みられないことが特徴的**であり，診断の一助となる
- **確定診断**：ミトコンドリアDNAの点変異を証明することが確定診断

画像所見

MRI
- T2強調像，FLAIR像，STIR像で，**両側外側膝状体や視交叉両側視神経に高信号**がみられる（**図1A〜C**）．特に眼窩内視神経の変化が強い
- LHONの多くの症例で頭部MRIは正常であるが，Leigh様症候群を呈するLeber plusでは両側基底核と脳幹部に左右対称性のT2延長域が認められる（**図2A〜C**）
- MSに類似した白質病変も報告され，これらは大脳半球深部白質，脳幹部，小脳にみられる
- 小脳萎縮も報告されている
- **MRS**：乳酸ピークの上昇がみられる

鑑別診断

- **多発性硬化症（MS）**：女性のLHON患者にMS類似の白質病変の報告が相次いでいる．病理学的にも脱髄であることが証明されており，臨床経過，画像所見ともにMSとの鑑別は困難なことが多い．フルオレセイン蛍光眼底造影所見やミトコンドリア遺伝子変異の証明により鑑別を行う（⚠1）
- **Kearns-Sayre症候群（KSS），Leigh症候群**：同じミトコンドリア病の1つであり，Leber plusでは類似した画像を示すことがあり，鑑別にあげられる．KSSでは網膜色素変性，外眼筋麻痺，心伝導障害などの特徴的な臨床状から鑑別可能．Leigh症候群とも発症年齢や臨床症状から鑑別可能である

<参考文献>
- Palace, J.: Multiple sclerosis associated with Leber's hereditary optic neuropathy. J Neurol Sci, 286: 24-27, 2009
- Gabor, G., et al.: Neuropathology of white matter disease in Leber's hereditary optic neuropathy. Brain, 128: 35-41, 2005
- Magnetic resonance of Myelination and Myeline disorders, 3rd ed. (van der Knaap, M. S.), Springer-Verlag Berlin Heidelberg, Würzburg, 2005

<工富公子，大場 洋>

第6章 代謝疾患と類縁疾患

3）ミトコンドリア病

220 Leigh脳症
(subacute necrotizing encephalomyelopathy, Leigh disease)

脳神経外科　神経内科　**小児科**

症例① 1歳1カ月　男児
左半身の不全麻痺，失調様症状が出現．血中，髄液中の乳酸，ピルビン酸が高値であった．筋生検ではチトクロームC酸化酵素（複合体Ⅳ）の活性低下がみられた．DNA変異は不明

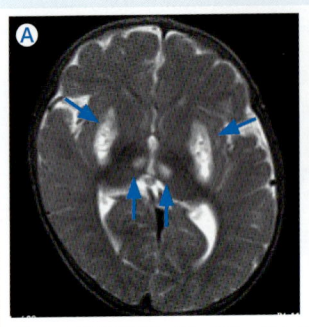

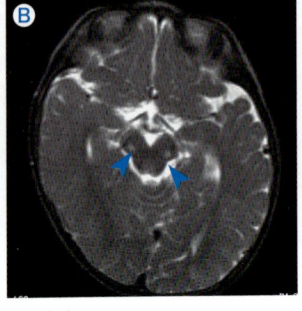

図1　T2強調像（A，B），¹H-MRS（C）
両側レンズ核，視床内側，大脳脚部に対称性の高信号域を認める．右レンズ核での¹H-MRSでは乳酸（Lac）のピークを認める

症例② 1歳　男児
発達遅滞があり経過観察されていたが，上気道炎発症後3日目に呼吸不全と意識障害を発症．血中乳酸，ピルビン酸が高値．筋生検ではチトクロームC酸化酵素（複合体Ⅳ）の活性低下がみられた

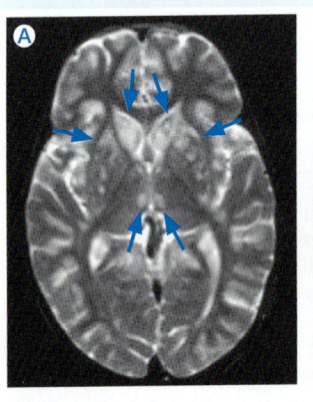

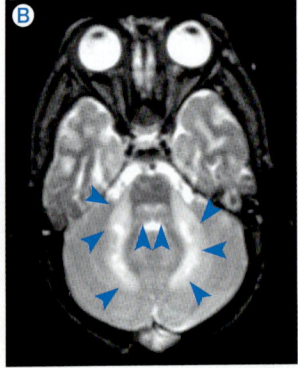

図2　T2強調像（A，B）
両側線条体，視床内側に高信号域を認める．両側中小脳脚から小脳白質にかけての対称性高信号領域と，橋被蓋部の高信号変化も認める
〔相田典子：Leigh脳症．「よくわかる脳MRI」（青木茂樹，他編）秀潤社，p346-347, 2004より転載〕

解説

- 1951年にLeighが原因不明の退行性神経症状を呈して，亜急性の経過で死亡し，特徴的な病理学的所見（大脳基底核，視床，脳幹に左右対称性の海綿状病変）を認めた7歳男児例を亜急性壊死性脳症として報告したことに始まる
- 病変は，病理学的には神経細胞の脱落，グリア細胞の増加，壊死性あるいは軟化性病変
- ピルビン酸脱水素酵素複合体（pyruvate dehydrogenase complex：PDHC）異常症，ミトコンドリア電子伝達系異常症（複合体Ⅰ，Ⅱ，Ⅳ，Ⅴ欠損症），有機酸代謝異常症などさまざまな酵素欠損が原因となる症候群
- 一部はミトコンドリアDNAの異常により発症して母性遺伝をとるが，核DNAの異常による常染色体劣性遺伝を示すものが多い
- 発症はほとんどが2歳以下，成人発症はごく稀
- 非特異的な筋力／筋緊張低下，哺乳障害，嘔吐，眼球運動障害，精神運動発達遅滞などで発症し，亜急性に進行して意識障害，痙攣，呼吸障害をきたす
- 大部分の症例で**血中，髄液中の乳酸，ピルビン酸が増加，代謝性アシドーシスを示す**
- 他のミトコンドリア病と異なり，筋生検でragged-red fiberは通常みられない
- 治療は代謝性アシドーシスに対する対症療法の他，ビタミンB₁やジクロロ酢酸（dichloroacetate：DCA）投与など

画像所見

MRI
- 典型的には**淡蒼球，被殻，尾状核，中脳水道周囲と大脳脚**で，T1強調像で低信号，T2強調像で高信号

診断に役立つupdateな情報

診断基準
- 厚生労働科学研究：古賀班でLeigh脳症の臨床的な診断基準が作成された（表）

遺伝子変異の報告
- Leigh脳症のうち，ミトコンドリアDNA変異が検出される割合は約20％．T8993G，T8993C変異で15％，T9176Cで5％とされ，ミトコンドリアDNA変異の大部分を占める．他に，T9176G，A8344G，C1624T，T10158C，G14459Aなどの変異が報告されている
- 核DNA変異では，NDUFV1，NDUFS3, 4, 7, 8，SDHA，BCS1L，COX10，COX15，SURF-1遺伝子変異などが報告されている
- 実際の臨床では，半数以上の症例で遺伝子変異が同定できない

表 Leigh脳症の診断基準

確実例	疑い例
・下記の「A. 臨床所見」の3項目すべてを満たし，かつ，「B. ミトコンドリア異常の根拠」の1項目を満たすもの（計4項目以上必要） ・下記の「A. 臨床所見」のうち3を含む2項目を満たし，かつ，「B. ミトコンドリア異常の根拠」の2項目を満たすもの（計4項目以上必要） ・剖検，脳神経病理所見で特徴的な壊死性病変を認めたもの	・下記の「A. 臨床所見の2項目」を満たし，かつ，「B. ミトコンドリア異常の根拠」の1項目を満たすもの（計3項目以上必要）

A. 臨床所見
1. 幼児期以前に発症する進行性の知的または運動発達の障害
2. 不随意運動，哺乳嚥下障害，呼吸障害，眼球運動障害，失調などの大脳基底核，脳幹の障害に起因する中枢神経症状を認める
3. 大脳基底核，脳幹に頭部CTで低吸収域・MRIのT2およびFLAIR画像検査で高信号域を両側対称性に認める

B. ミトコンドリア異常の根拠
1. 血中または髄液の乳酸値がくり返し高いか，またはミトコンドリア関連酵素の欠損
2. 筋生検でミトコンドリアの形態異常
3. （Leigh脳症関連の）既知の遺伝子変異

古賀班：小児期発症のミトコンドリア脳筋症に対するL-アルギニンおよびジクロロ酢酸療法の効果判定と分子病態を踏まえた新しい治療法開発に関する臨床研究．厚生労働科学研究費・小児疾患臨床研究事業，2005より一部引用

域（図1A，1B，2A）．これに続いて皮質，視床下核，上下小脳脚と小脳白質の病変がある（図2B）
- 視床は低年齢児で侵される割合が高く，橋被蓋部は複合体Ⅳ欠損症で侵される割合が高いといわれる（図2B）
- 大脳半球にびまん性に高信号を認め，Kearns-Sayre症候群（KSS）と類似した画像を示すことがある．頻度は低い
- 病変部は急性期には腫脹を伴う．拡散強調像で高信号，見かけ上の拡散係数（ADC値）の低下を示し，細胞性浮腫を反映
- 病変部の^{1}H-MRSではN-acetylaspartate（NAA）の低下，乳酸の上昇（図1C）

CT
- MRIと同部位に左右対称性の低吸収域

鑑別診断

- **Kearns-Sayre症候群**：ミトコンドリア病の1つ．20歳以下の発症が多い．眼瞼下垂を伴う進行性外眼筋麻痺，網膜色素変性症，心伝導障害が3主徴．MRIでは大脳半球白質，基底核，視床に左右対称性のT2強調像高信号．白質の異常信号は皮質下白質に出現し，深部白質は比較的保たれる．CT上，基底核や視床に石灰化の報告あり

- **乳児Wernicke脳症**：乳児例では，嘔吐や眼振，四肢脱力，痙攣など非特異的症状での発症が多い．MRI所見では成人型で典型的な第3脳室周囲，中脳水道周囲，第四脳室底，乳頭体の左右対称の異常信号に加え，乳児では線条体の異常信号が特徴．小児のWernicke脳症のうち，乳頭体の異常信号がみられたのは約半数との報告もあり，乳頭体の異常信号の有無での鑑別は難しい．ビタミンB$_1$投与により異常信号が消失．臨床的にはビタミンB$_1$測定が重要

＜参考文献＞
- 相田典子：Leigh脳症．「新版 よくわかる脳MRI」（青木茂樹，他編）．秀潤社，p346-347，2004
- 埜中征哉：ミトコンドリア病を疑う臨床症候．Clinical Neuroscience，24：650-652，2006
- Barkovich, A. J.：Toxic and Metabolic Brain Disorders. Pediatric Neuroimaging. 4th ed. p146-149, Lippincott Williams & Wilkins, Philadelphia, 2005

＜天野大介，相田典子＞

第6章 代謝疾患と類縁疾患

4）糖質代謝異常

221 ガラクトース血症
(galactosemia)

症例 3歳　男児

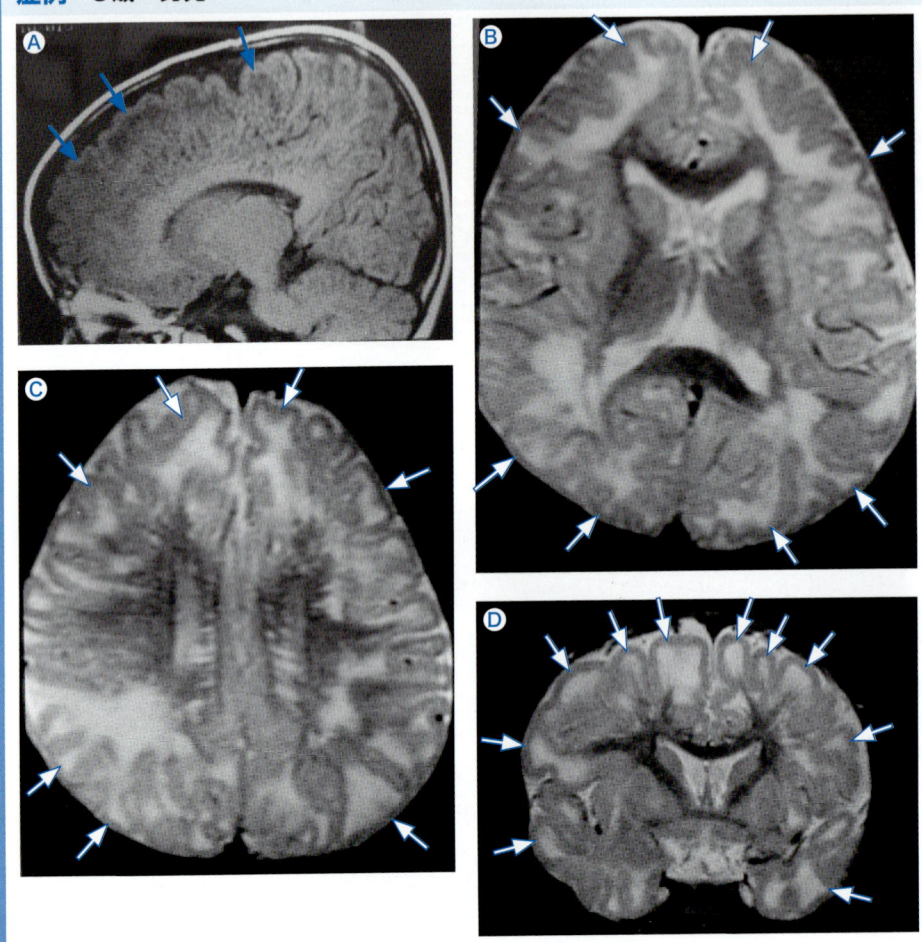

図1 T1強調矢状断像（A），T2強調像（B～C），T2強調冠状断像（D）
A：大脳皮質下白質に低信号域を認める（→）．
B～D：大脳皮質下白質を中心に広範に高信号域を認める（⇒）．基底核，視床は保たれている．（大場 洋 他：ガラクトース血症．「小児神経の画像診断—脳脊髄から頭頸部・骨軟部まで」（大場 洋 編），p386，秀潤社，2010より転載）

221 ガラクトース血症

診断に役立つupdateな情報

ガラクトース血症の病態生理
- ガラクトース血症の病態生理に関しては不明な点も多い

ガラクトース血症の治療 ▲1
- 異常代謝産物を減らすため酵素活性を調整する治療も考案されている

解説

- **先天性ガラクトース代謝障害**のある患者がガラクトースを摂取することによりひき起こされた一群の毒性症状
- ガラクトースをグルコースに代謝する過程に必要な3つの酵素（ガラクトキナーゼ、ガラクトース-1-リン酸ウリジリルトランスフェラーゼ、ウリジン2リン酸ガラクトース-4-エピメラーゼ）のうちいずれかの異常にて発症
- 主にガラクトースの代謝産物であるガラクチトール、もしくはガラクトース-1-リン酸の蓄積により障害をきたすと考えられている。中枢神経系では蓄積物による浸透圧上昇、髄鞘化遅延などの異常をきたす
- 常染色体劣性遺伝のガラクトース-1-リン酸ウリジリルトランスフェラーゼ欠損によるものが多い（古典的ガラクトース血症）。この場合、新生児期に嘔吐、下痢、体重増加不良、低血糖症、黄疸、肝機能障害、脳障害（びまん性脳浮腫）などの急性期症状と白内障が認められる。長期的には精神発達遅滞、言語障害、運動障害、高ゴナドトロピン性性腺機能低下症などをきたす
- ガラクトキナーゼ欠損症では急性期症状はなく、白内障とガラクトース尿症が認められる
- ウリジン2リン酸ガラクトース-4-エピメラーゼ欠損のほとんどは無症状
- 新生児期にマススクリーニングが施行されるため、ほとんどの症例はこの時期に診断される
- **治療**：生涯を通してガラクトースの摂取制限をするのが原則である（▲1）

画像所見

- 出生後の**急性期にはびまん性の脳浮腫**が認められる
- 慢性期、年齢の進んだ児では、**皮質下白質の髄鞘化遅延、白質**（典型的には両側側脳室前角、後角周囲）に**T2強調像にて高信号域**が認められる（図1）。また、大脳、小脳の**萎縮**がみられる。CTでは白質に低吸収域が認められる
- 拡散強調像では白質のADC値上昇が認められる。ガラクチトールの沈着・浸透圧上昇による浮腫と考えられている
- MRS：未治療時には3.67、3.74ppmに強いピークが認められ、ガラクチトールによるものと考えられている。ミオイノシトールは低下する
- 治療により白質の異常信号、MRSの異常は改善する

鑑別診断

- 高ガラクトース血症は、前述の酵素異常のほか、門脈-体循環短絡、肝疾患などでも起こりうる。門脈-体循環短絡、肝疾患の場合は、淡蒼球にT1強調像で高信号が認められ、これはマンガンの蓄積によるものと考えられている

<参考文献>
- 大場 洋 他：ガラクトース血症.「小児神経の画像診断—脳脊髄から頭頸部・骨軟部まで」（大場 洋 編）、p384-385、秀潤社、2010
- 周山逸人：ガラクトース血症、臨床栄養、91：346-349、1997
- Bosch, A. M.：Classical galactosaemia revisited. J Inherit Metab Dis, 29：516-525, 2006
- Magnetic resonance of myelination and myelin disorders, 3rd Edition, (van der Knaap, M. S. & Valk, J.), Springer, Germany, 2005

<丹羽 徹、相田典子>

第6章 代謝疾患と類縁疾患　　脳神経外科　神経内科　小児科

5）アミノ酸代謝異常

222　フェニルケトン尿症
(phenylketonuria：PKU)

症例　19歳　男性
生後すぐよりPKUの診断で治療開始．その後順調に経過したが，食事療法が不完全になり血中フェニルアラニン値が上昇．抑うつ気分，不安，幻聴，妄想が出現．食事療法の強化と薬物療法で症状は消失した（熊本大学症例）

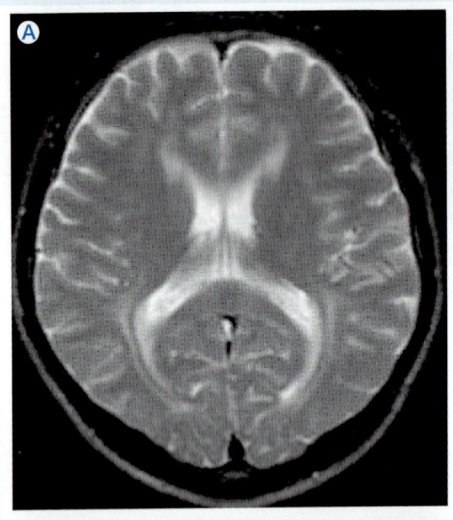

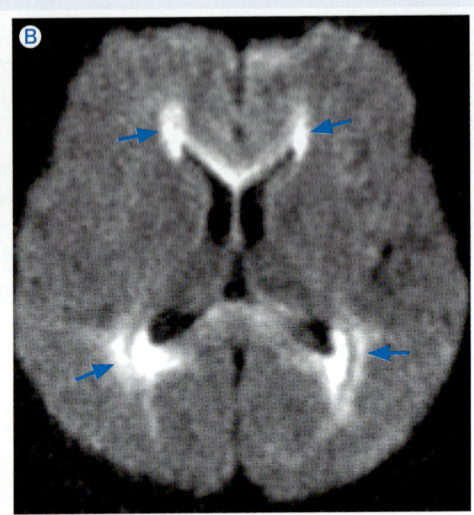

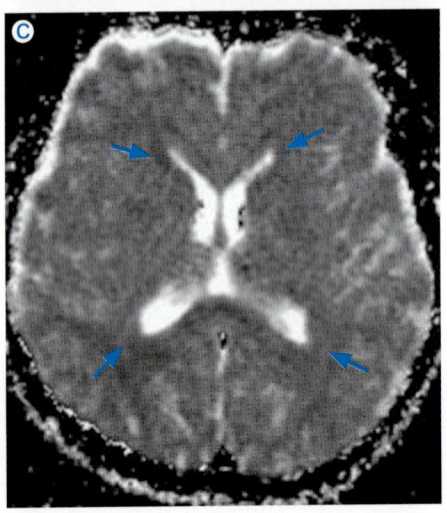

図1　T2強調像（A），拡散強調像（B），ADC map（C）
A：大脳白質にびまん性の淡いT2延長域を認める
B：脳室周囲に高信号域あり
C：拡散強調像高信号領域はADC値では低下

222 フェニルケトン尿症

診断に役立つupdateな情報

拡散強調像による所見 🔍1
- 拡散強調像の変化は病勢を反映するといわれている．これは治療期間や発症時期によらず，血清フェニルアラニンが8.5mL/dLを超えると拡散低下（拡散強調像高信号，ADC値低下）をきたすといわれる．この段階では病変は可逆的であり，食事療法の効果を反映して画像上も改善を認める．正確な機序は判明していないが，脱髄に至る前の髄鞘内浮腫を反映した変化と推察されている

解説

- 先天性アミノ酸代謝異常症の中で最多
- 発生頻度：約8～10万人に1人，常染色体劣性遺伝
- 大多数はフェニルアラニンを分解するフェニルアラニン水酸化酵素の遺伝的欠損により，体内に多量のフェニルアラニンが蓄積する classical severe type. 臨床症状が軽度である mild variant of classical PKU や治療を要しない hyperphenylalaninemia などのサブタイプが存在．またPKUの2％はテトラハイドロビオプテリンの欠損（dihydropteridin reductase deficiency など）により，食事療法では改善しない
- 臨床症状：運動精神発達遅滞，痙攣，嘔吐，湿疹，茶色で薄い頭髪，薄い色の目，カビ臭い（ネズミのような）尿臭，小頭症など
- 新生児マススクリーニング検査により，わが国ではすべて出生直後より診断
- 食事療法により予後はよい

病理組織学的変化

- 髄鞘内浮腫，髄鞘内空胞化→脱髄，グリオーシス
- これらを反映した画像所見を呈する．初期には intramyelinic cleft のみに浮腫が存在するため，部分的または完全な可逆性を呈する

画像所見

MRI

- 食事療法をされている場合でも軽度の白質信号変化を認めることがある
- 初期はT2強調像にて**大脳白質に左右対称性に淡い高信号域**．T1強調像での信号変化は初期では目立たない．進行すると spotty な T2, T1 延長を呈する
- 分布は**頭頂葉〜後頭葉優位，脳室周囲優位**
- 脳梁や内包，脳幹や小脳は比較的保たれる
- 拡散強調像では高信号を呈する（図2 B）．ADC値は**初期では低下**（図3 C）→不可逆性になると上昇（🔍1）
- 拡散テンソル画像：FA値の低下
- テトラハイドロビオプテリン欠損症の画像所見は上記と異なり，脳幹背側（中心被蓋路）の信号変化や基底核，半球優位の白質変化や萎縮など

鑑別診断

- **intramyelinic edema をきたす疾患**：メープルシロップ尿症や高メチオニン血症があがるが，脳幹や小脳，内包後脚が侵される点がPKUと異なり，鑑別は可能と考えられる

＜参考文献＞
- Magnetic resonance of myelination and myelin disorders. 3rd ed. (van der Knaap, M. S. & Valk, J.) Springer, Berlin Heidelberg New York, 2005
- Philips, M. D., et al.：Diffusion-weighted imaging of white matter abnormalities in patients with phenylketonuria. AJNR, 22：1583-1586, 2001
- Kono, K., et al.：Diffusion-weighted MR imaging in patients with phenylketonuria：relationship between serum phenylalanine levels and ADC values in cerebral white matter. Radiology, 236：630-636, 2005
- Takanashi, J., et al.：Central tegmental tract involvement in an infant with 6-pyruvoyltetrahydropterin synthetase deficiency. AJNR, 27：584-585, 2006

＜吉田昌子＞

第6章 代謝疾患と類縁疾患　脳神経外科　神経内科　小児科

5）アミノ酸代謝異常

223 メープルシロップ尿症
(maple syrup urine disease：MSUD)

症例　11歳　女児
MSUDと診断，食事療法によりコントロールされていた．増悪時のMRI（神奈川県立こども医療センター症例）

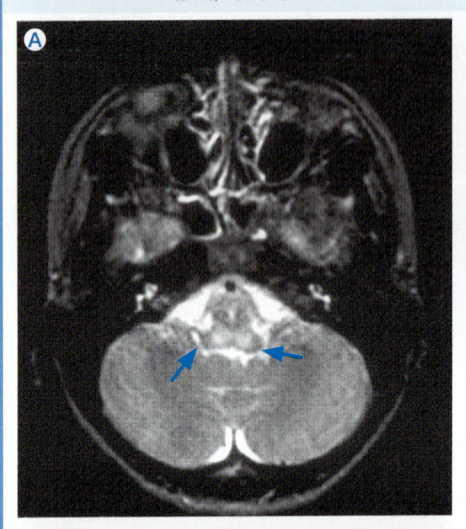

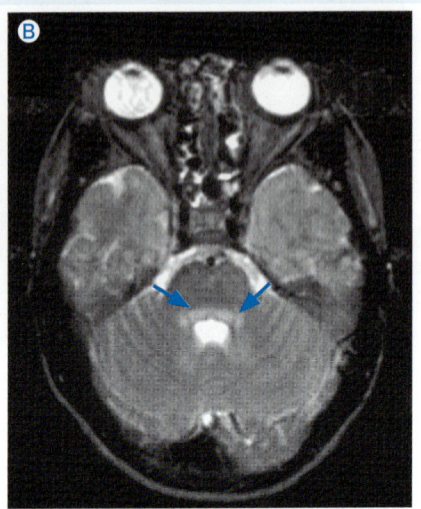

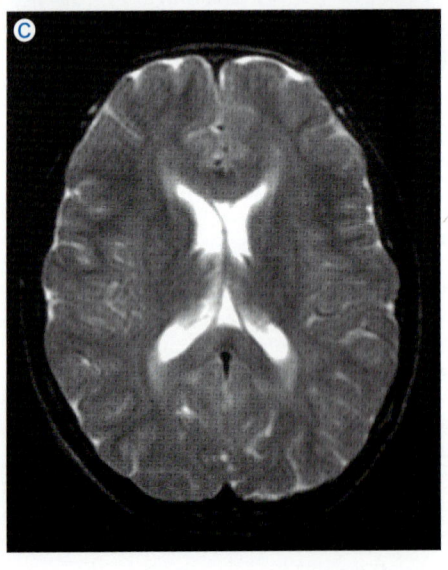

図1　T2強調像（A, B, C）
延髄，橋の背側に連続する両側対称性のT2延長域を認める．大脳白質にも淡いT2延長域あり

診断に役立つupdateな情報

変異型の鑑別
- Late-onsetの変異型はデヒドロゲナーゼの活性を3～40％有しているといわれ，乳児期から幼児期に哺乳低下や嘔吐などで発症する．これらは新生児マススクリーニングで異常を示さないことがある．画像上も大脳白質の広範な異常信号を呈することから，血液検査やMRSなどによる他の白質異常症との鑑別が必要である

解説

- 常染色体劣性遺伝，分枝鎖アミノ酸（バリン，ロイシン，イソロイシン）の代謝異常症（branched-chain α-keto acid dehydrogenase complex，E1，E2，E3いずれかの欠損）
- **臨床症状と予後により5型に分類される疾患群**：classical type（最も多く，重篤なタイプ），intermediate type, intermittent type, thiamine-responsive type and dyhydrolipol dehydrogenase (E3) deficient-forms of MSUD
- 新生児マススクリーニング疾患の1つであり，診断と同時にすみやかな治療開始が重要
- 日本での頻度は少ない（約40～50万人に1人）
- 治療が遅れると意識障害，致死的脳症をきたす
- 食事療法により予後は比較的良好だが，**感染などを契機とした増悪**に注意が必要

画像所見

MRI

- 新生児期には**髄鞘内浮腫**を反映したT2強調像高信号変化が，**脳幹背側，小脳，内包後脚，視床，淡蒼球，放線冠**などに認められる（図1）．これらの所見は治療とともに軽減
- late onsetの軽症型では2歳頃より大脳白質に広範なT2強調像高信号変化をきたす．部分的に血管周囲腔の拡大やmyelin depositがみられる（stripe-like appearance）．視床・淡蒼球も侵されるが尾状核・被殻は保たれる
- **拡散強調像高信号，ADC値低下**：髄鞘内浮腫，髄鞘内空胞化を反映
- 拡散テンソル画像ではFA値の低下を認める
- ^{1}H-MRSでは0.9～1.0ppmにbranched amino acid, keto acidを反映したピークを認める．lactateピークの上昇もあり

鑑別診断

- **Canavan病**：軽症型で広範な大脳白質病変をきたすことから鑑別にあがるが，検査所見やMRSの所見から鑑別は可能

<参考文献>
- Magnetic resonance of myelination and myelin disorders. 3rd ed. (van der Knaap, M. S. & Valk, J.) Springer, Berlin Heidelberg New York, 2005
- Jan, W., et al.：MR diffusion and MR spectroscopy of maple syrup urine disease during acute metabolic decompensation. Neuroradiology, 45：393-399, 2003
- Puckett, R. L., et al.：Maple syrup urine disease：further evidence that newborn screening may fail to identify variand forms. Mol Fenet Metab, 100：136-142, 2010

<吉田昌子>

第6章 代謝疾患と類縁疾患

5）アミノ酸代謝異常

224 オルニチントランスカルバミラーゼ欠損症
(ornithine transcarbamylase deficiency：OTCD)

症例 1歳4カ月　女児
　　　血中アンモニア値1,000μg/dL，意識障害（三重大学症例）

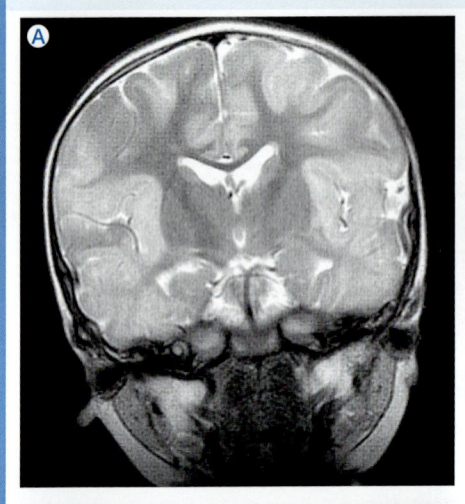

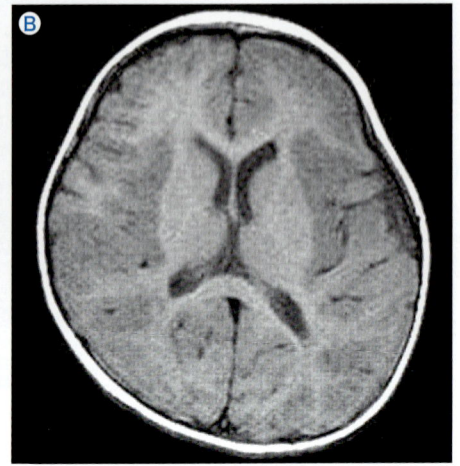

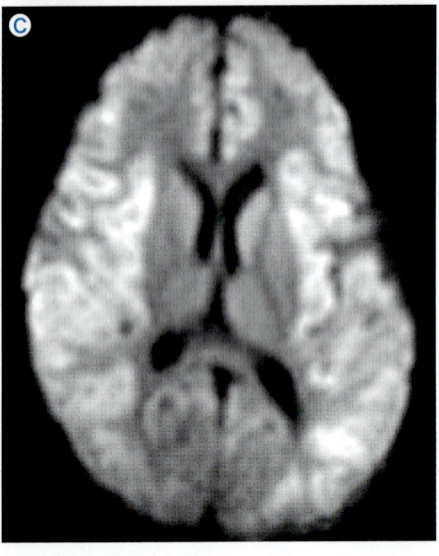

図1 T2強調冠状断像（A），T1強調像（B），拡散強調像（C）
A：皮質〜皮質下白質にかけての強い脳浮腫を認める
B：左右はやや非対称性で不均一な分布を呈する
C：病変は著明な高信号を呈する．基底核にも信号変化あり

診断に役立つupdateな情報

MRS所見
- MRSでは前頭葉〜頭頂葉白質，後帯状回皮質などにおけるミオイノシトールの低下とglnの上昇が知られている．ミオイノシトールの低下はastrocyteにglnが蓄積することによりミオイノシトールを放出するためと考えられている．これらの変化は症状のない患者にもみられるが，症状との相関も反映して変化するといわれる

解説

- 尿素回路異常症の1つでオルニチントランスカルバミラーゼ（ornithine transcarbamylase：OTC）の欠損による高アンモニア血症
- *OTC*遺伝子の欠損による伴性劣性遺伝（女性にも発症）
- 新生児期に発症するタイプと感染や蛋白負荷などを契機とするlate onset type（遅発型）
- 酵素欠損の程度により臨床像は異なる．5歳以降発症の男児に致死率が高いといわれる

画像所見

MRI

次のa）〜d）のパターンが報告されている
a) 急性期には著明な脳浮腫，**皮質・皮質下白質と基底核**を中心としたT2強調像高信号の浮腫性変化，**Reye様症候群**（図1）→慢性期は萎縮（新生児期から乳児期）
b) **梗塞様の変化**，片側性のことも（乳児期から幼児期）
c) 分水嶺領域の虚血様変化（乳児期から幼児期）
d) 対称性の可逆性の皮質信号変化，帯状回や側頭葉，島回など（成人発症）

鑑別診断

- **Reye症候群およびReye様症候群**：本症を始め先天性代謝異常症の急性増悪期にみられ，著明な脳浮腫を呈するものが多い．病歴や検査所見などからの鑑別が重要
- **感染性その他脳炎・脳症**：急性期には皮質〜皮質下白質の浮腫性変化をきたす．痙攣重積型脳症では前頭葉優位の分布．ヘルペスでは側頭葉優位．マイコプラズマでは線状体が侵されるが髄膜は増強効果をもつ
- **MELAS**：血管支配に合わない多発梗塞様所見．基底核が侵されることもある．慢性期には石灰化
- **脳血管障害**：多発梗塞様の所見を呈することから血管炎や膠原病，もやもや病などが鑑別にあがるが，血管支配に合わない点，MRA所見が乏しい点が異なる

<参考文献>
- Matsuda, I., et al.：Phenotypic variability in male patients carrying the mutant ornithine transcarbamylase (OTC) allele, Arg40His, ranging from a child with an unfavorable prognosis to an asymptomatic older adult. J Med Genet, 33：645-648, 1996
- Takanashi, J., et al.：Brain MR imaging in neonatal hyperammonemic encephalopathy resulting from proximal urea cycle disorders. AJNR, 24：1184-1187, 2003
- Gropman, A. L., et al.：1H MRS identifies symptomatic and asymptomatic subjects with partial ornithine transcarbamylase deficiency. Mol Genet Metab, 95：21-30, 2008

<吉田昌子>

第6章 代謝疾患と類縁疾患

5) アミノ酸代謝異常

225 シトルリン血症
(citrullinemia, argininosuccinate synthetase deficiency)

症例 30歳代　女性（成人発症Ⅱ型）
意識障害，易疲労性，血中アンモニア高値

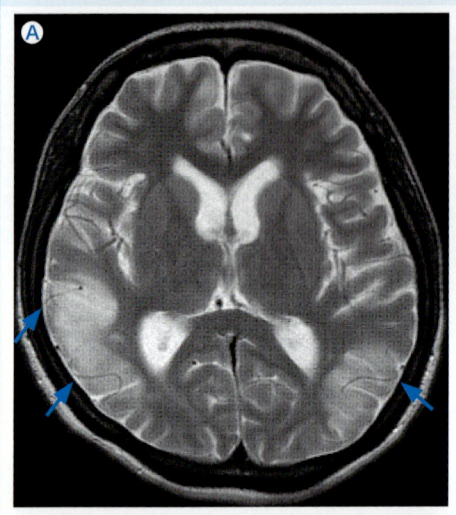

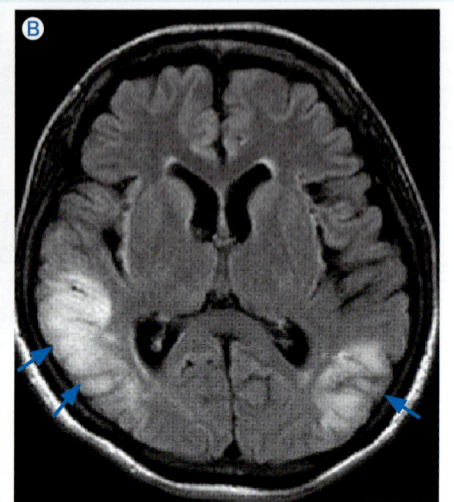

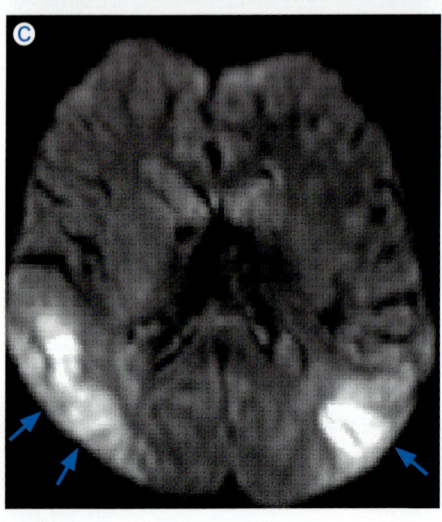

図1 T2強調像（A），FLAIR像（B），拡散強調像（C）
A：両側側頭葉〜後頭葉の皮質〜皮質下白質に浮腫を伴う高信号変化を認める
B，C：病変は拡散強調像にて高信号を示す．ADC map（非呈示）では低下
（北海道大学　財津有里先生のご厚意による）

診断に役立つupdateな情報

成人発症Ⅱ型とNICCD
- 成人発症Ⅱ型の場合，*SLC25A13*遺伝子の変異によるホモ接合体の頻度は1/17,000といわれる．NICCDは生後数カ月で発症し，多くは1年以内に自然寛解するが，一部は成人発症型のⅡ型シトルリン血症に移行する（1/100,000～230,000）．根本的治療は肝移植であるが，ドナーや費用の問題があるため，実際は食事療法，薬物療法（アルギニンやピルビン酸ナトリウムなど）が基本となることが多い

解説

- 尿素回路の律速酵素であるアルギニノコハク酸合成酵素（argininosuccinate synthetase：ASS）の欠損によりシトルリンが血中・尿中に蓄積
- *ASS*遺伝子の欠損による全身のASS欠損を示す古典型（Ⅰ型）と，肝特異的にASS蛋白が低下するが遺伝子には異常を認めない成人発症Ⅱ型，および新生児で胆汁うっ滞をきたすneonatal intrahepatic cholestasis caused by citrin deficiency（NICCD）がある．日本人の大部分は後2者であり，NICCDの一部はⅡ型へ移行
- 成人発症Ⅱ型では**幼少期から大豆，ピーナッツ，卵などの食品を異常に好む**．糖質類（米飯や甘い物）を嫌い，蛋白質や脂質を多く含む食品を好む嗜好傾向

画像所見

Ⅱ型シトルリン血症
- **新生児発症Ⅰ型では広範な浮腫性変化**をきたすが，**成人発症Ⅱ型の場合は頭頂葉・側頭葉～後頭葉の梗塞様変化**となることが多い（図1）
- **大脳皮質～皮質下白質に斑状のT2延長域，急性増悪期は浮腫**をきたす
- 基底核や脳幹も侵される
- 急性期では病変部の拡散は低下
- 慢性期には嚢胞形成を認めることも

鑑別診断

- **OTCD**：高アンモニア血症，ストレスや蛋白負荷による増悪など．急性増悪時の脳浮腫もみられる
- **Reye様症候群をきたす他の疾患**：Reye様症候群で発症した場合は特にミトコンドリア病を始め他の先天性代謝性疾患との鑑別が必要となる
- **脳血管障害**：血管支配に合わない点が否定的．静脈洞血栓症は鑑別にあがる
- **PRES（posterior reversible encephalopathy syndrome）**：後頭葉優位の分布，血管原性浮腫による変化，高血圧などから鑑別可能
- **低血糖脳症（新生児発症Ⅰ型の場合）**：頭頂葉～後頭葉の病変分布

＜参考文献＞
- Majoie, C. B., et al.：Neonatal citrullinemia：comparison of conventional MR, diffusion-weighted and diffusion tensor findings. AJNR, 52：32-35, 2004
- Chen, Y., et al.：MRI in case of adult-onset citrullinemia. Neuroradiology, 43：845-847, 2001
- 小林圭子 他：総説 シトリン血症．日本小児科学会雑誌，110：1047-1059, 2006
- Saheki, T., et al.：Citrin deficiency and current treatment concepts. Mol Genet Metab, 100 Suppl1：S59-64, 2010

＜吉田昌子＞

第6章 代謝疾患と類縁疾患

脳神経外科　神経内科　**小児科**

5）アミノ酸代謝異常

226 leukoencephalopathy with vanishing white matter（VWM），childhood ataxia with central nervous system hypomyelination（CACH）

症例① 1歳　男児（運動発達遅延）

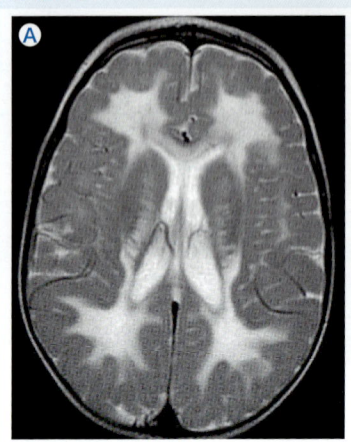

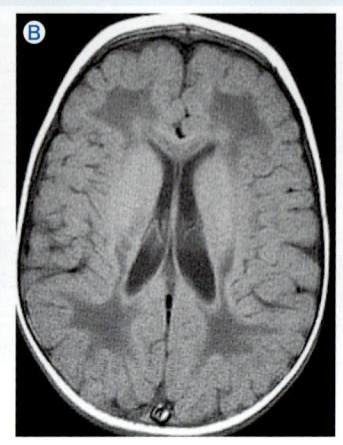

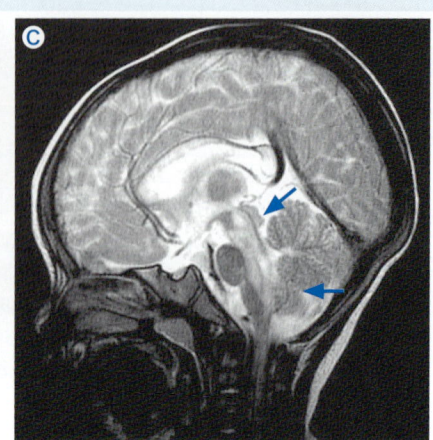

図1　T2強調像（A），T1強調像（B），T2強調矢状断像（C）
A：白質の著明なびまん性T2延長域を認める．内包後脚や基底核，視床にも信号変化を認める
B：病変は明らかなT1延長を呈する
C：脳幹背側にも信号変化が及ぶ
（千葉大学　藤井克則先生のご厚意による）

症例② 40歳代　女性（緩徐進行性の歩行障害，小脳失調，痙性対麻痺）
京都大学症例

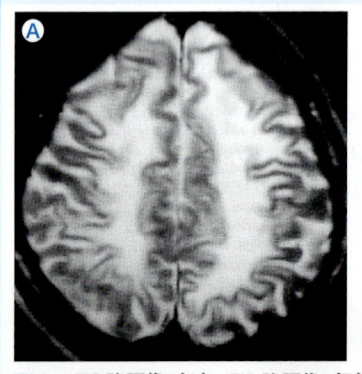

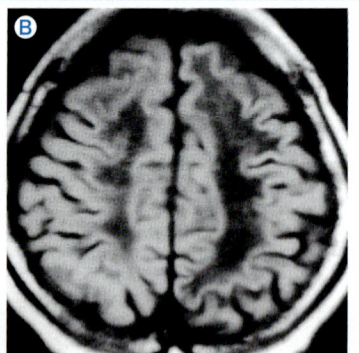

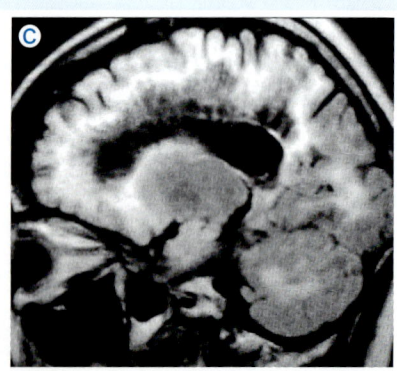

図2　T2強調像（A），T1強調像（B），FLAIR矢状断像（C）
A：白質の著明なT2延長を認める．U-fiberにも及ぶ
B：同病変はT1延長を呈する
C：深部白質では脳脊髄液に近い信号強度を呈する

診断に役立つupdateな情報

VWMのサブタイプ
- VWMの責任遺伝子として，蛋白合成に必要なeIF2Bの5つのサブユニットをエンコードする遺伝子（EIF2B1, EIF2B2, EIF2B3, EIF2B4 and EIF2B5）のうちのいずれかの変異によることが知られている．このうちEIF2B5における点変異が最多．臨床的には発症は新生児から成人まで，急速進行性で死に至るものから緩徐進行性の経過など**非常に多様である**ことを知っておくべきである

解説

- 常染色体劣性遺伝，欧米では約1/40,000で先天性白質脳症では比較的頻度の高い疾患
- eIF2B遺伝子欠損による
- 2〜6歳で発症するlate-infantile typeが最多，**軽微な外傷や熱性痙攣を契機**とする．緩徐進行性の小脳失調や軽度の痙性，軽度の精神発達遅滞，てんかん
- 乳児期早期発症のCree leukoencephalopathyはその重症亜型．さらに重症の"non-Cree" variantや，成人発症型，およびそれに無月経や卵巣機能不全を合併するovarioleukodystrophyなどの臨床亜型を含む疾患群

画像所見

MRI
- 著明なびまん性の大脳白質T1，T2延長
- 経時的に進行するとFLAIR像で低信号の水に近い信号となる
- 内包後脚や脳幹も侵される
- 内方前脚や小脳は比較的保たれる
- 乳児期早期発症型では，白質のT2延長に続く囊胞性変化と萎縮が強く，小脳，脳幹にも囊胞性変化がみられる

病理学的所見
- 髄鞘の菲薄化，消失，空胞化，グリオーシス，「泡沫状の（"foamy"）」oligodendrocyteの増加

鑑別診断

びまん性の白質病変を呈することから，さまざまな白質脳症の終末像が鑑別にあがる．FLAIR像での信号強度や経時変化が鑑別に有用

- **急性脱髄性脳炎脳脊髄炎（acute demyelinating encephalitis, encephalomyelitis）**：病変の分布はVWMよりも不均一で，急性期には拡散低下や増強効果をもつことが多い
- **Megalencephalic leukoencephalopathy with subcortical cysts**：囊胞変性の部位が異なり，前側頭葉にみられる．大頭症が特徴

<参考文献>
- van der Knaap, M. S., et al.：A new leukoencephalopathy with vanishing white matter. Neurology, 48：845-855, 1997
- Hanefeld, F., et al.：Diffuse white matter disease in three children：an encephalopathy with unique features on magnetic resonance imaging and proton magnetic resonance spectroscopy. Neuropediatrics, 24：244-248, 1993
- van der Knaap, M. S., et al.：Vanishing white matter disease. Lancet Neurol, 5：413-423, 2006
- Labauge, P., et al.：Natural history of adult-onset eIF2B-related disorders：a multi-centric survey of 16 cases. Brain, 132：2161-2169, 2009

<吉田昌子>

第6章 代謝疾患と類縁疾患　｜　脳神経外科　神経内科　小児科

5）アミノ酸代謝異常

227 高メチオニン血症
〔methionine adenosyltransferase（MAT）Ⅰ/Ⅲ deficiency〕

症例　4歳　男児
傾眠傾向，食思不振

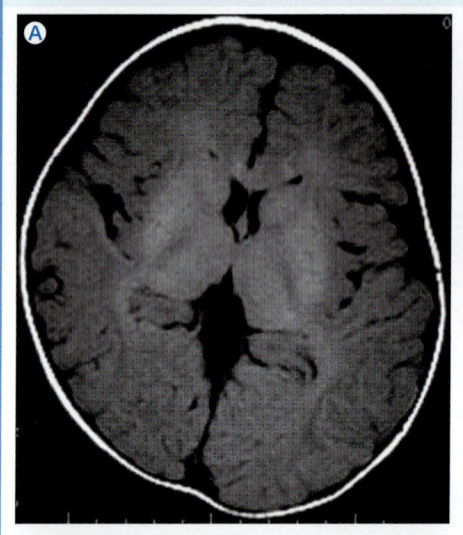

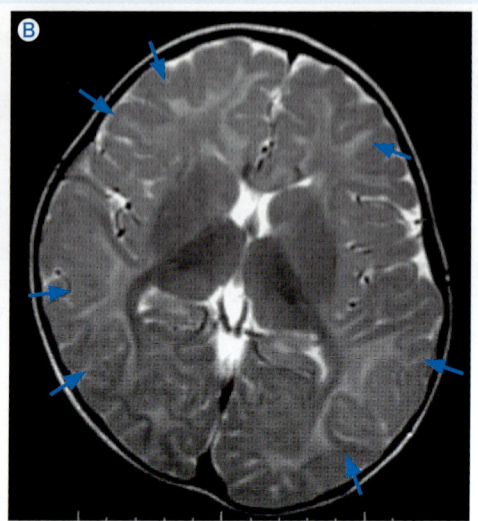

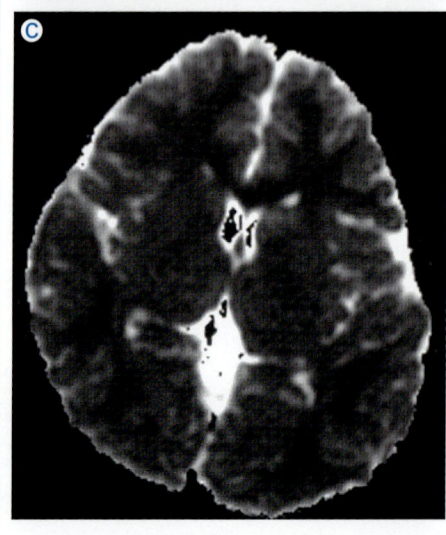

図1　T1強調像（A），T2強調像（B），ADC map（C）
A，B：白質にびまん性のT1，T2延長域を認める
C：同部位に拡散低下を認める．治療によりこれらの変化は改善した
（亀田メディカルセンター　高梨潤一先生のご厚意による）

227 高メチオニン血症

診断に役立つupdateな情報

高メチオニン血症の鑑別
- 高メチオニン血症の原因としては，本項で示したMAT I / III deficiency以外に，S-adenosylmethionine (SAM) より後の経路が阻害されるglycine N-methyltransferase deficiency (GNMT)，およびS-adenosylhomocystine hydrolase deficiencyが知られている．臨床上の特徴として，大脳白質病変や神経学的症状をきたすのがMAT I / III deficiencyであり，肝障害と肝腫大が主体であるのはGNMTである．S-adenosylhomocystine hydrolase deficiencyではミオパチーやcreatine kinaseの上昇で発症することが多い．頻度は低いが症状に応じてこれらの疾患の可能性も念頭に置くことが肝要である

解説

- *MAT1A*遺伝子の変異により，肝のMAT I / III活性が欠損・低下し，メチオニンからS-アデノシルメチオニン (S-adenosylmethionine：SAM) への変換が阻害
- 新生児マススクリーニング疾患の1つ
- 活性低下が軽度の例では臨床症状を呈さない
- 活性低下が強い例では頭痛，眼振，拮抗運動反復不全やジストニア，学習障害などを呈する

画像所見

MRI
- 大脳白質にびまん性の淡いT2延長域：S-アデノシルメチオニンの欠乏による
- 拡散は低下を示す→治療により可逆性，髄鞘内浮腫を反映
- 脳幹背側（中心被蓋路）にも対称性のT2延長域

鑑別診断

- **フェニルケトン尿症**：髄鞘内浮腫をきたす疾患として画像上の鑑別にあがるが，フェニルケトン尿症では脳幹は保たれる
- **ホモシスチン尿症**：メチオニンの上昇に伴い血中のhomocysteineが上昇するため臨床的にホモシスチン尿症と診断されることがある．治療が異なるため両者の鑑別は重要．ホモシスチン尿症では静脈性梗塞などが知られており，画像上の鑑別は可能

<参考文献>
- Tada, H., et al.：Reversible white matter lesion in methionine adenosyltransferase I / III deficiency. AJNR, 25：1843-1845, 2004
- Surtees, R., et al.：Association of demyelination with deficiency of cerebrospinal-fluid S-adenosylmethionine in inborn errors of methyl-transfer pathway. Lancet, 338：1550-1554, 1991
- Stabler, S. P., et al.：Elevated plasma total homocysteine in severe methionine adenosyltransferase I / III deficiency. Metabolism, 51：981-988, 2002
- Baric, I.：Interited disorders in the conversion of methionine to homocysteine. J inherit Metab Dis, 32：459-471, 2009

<吉田昌子>

第6章 代謝疾患と類縁疾患

6）有機酸代謝異常

228 Canavan病
(Canavan disease, spongiform leukodystrophy)

症例　1歳7カ月　女児
頭囲拡大，低緊張，精神発達遅滞（帝京大学症例）

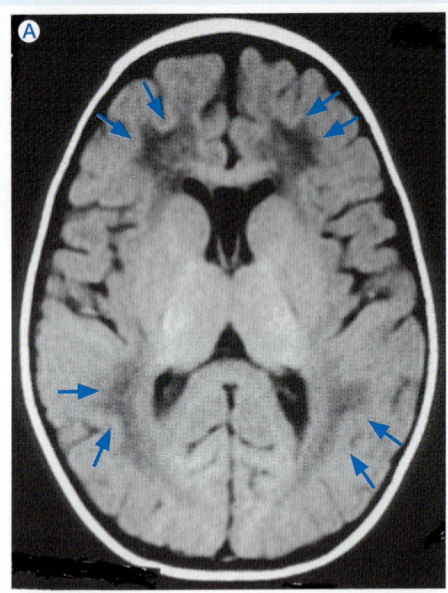

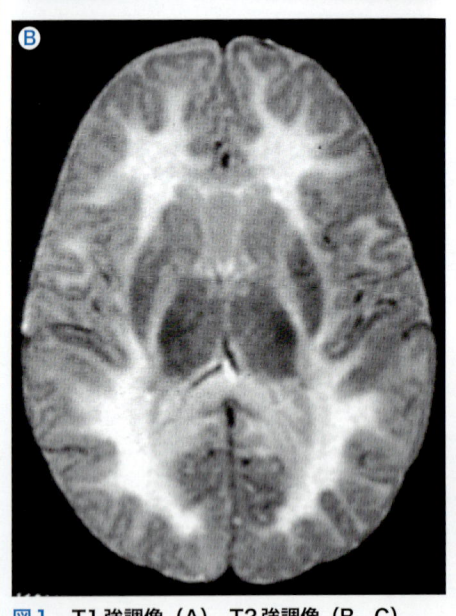

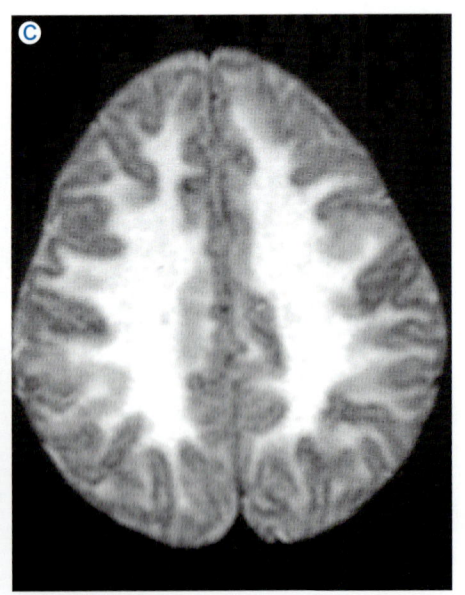

図1　T1強調像（A），T2強調像（B, C）
A：白質にびまん性のT1延長を認める．深部は相対的に若干保たれる
B, C：びまん性の白質T2延長域が著明である．皮質下のみならず深部にも及ぶ

228 Canavan病

診断に役立つupdateな情報

Canavan病の病態 ◉1
- NAAはoligodendrocyteにおいてAPSAによりacetateとL-aspに分解される．acetateはmyelinを構成する脂質の産生に必要であるため，これが阻害されることにより広範なmyelinの障害をきたす．本疾患の根本的な治療法は確立されていないが，acetateの補充による症状改善を期待して，動物モデルではglyceryl triacetate（GTA; Triacetin）の投与が模索されている．他，NAAの上昇を抑える目的でlithium citrate（クエン酸リチウム）の投与などが試みられている

解説

- NAA（N-acetylaspartate）代謝経路の酵素であるaspartoacylase（ASPA）の欠損により**NAAが蓄積**，尿中，血中濃度が上昇
- NAAは浸透圧の維持の他，oligodendrocyteに豊富に存在してmyelinの合成に関与するなど複数の役割を担うため，それが異常に蓄積することでさまざまな障害をきたす（◉1）
- 常染色体劣性遺伝（*ASPA* geneの変異による）
- ユダヤ人に最も多く，日本人ではきわめて稀
- infantile form（最多）およびそのvariantとjuvenile formに分類
- infantile formでは6カ月前後より発症，低緊張，痙攣，視力障害，大頭症，痙性やアテトーゼ様運動など．4歳までに死亡することが多い
- infantile formのvariantでは生後数日で発症，数週間で死亡，juvenile formでは幼児期までは歩行獲得などの発達を示す
- 脳に代謝できない大量のNAAが蓄積，容積，重量ともに増加
- 白質の脱髄と海綿状変性をきたす

画像所見

MRI
- 当初は**皮質下白質優位**の対称性T1，T2延長域．小脳および淡蒼球や視床も侵されるが**内包後脚，脳梁は相対的に保たれる**
- 進行に伴い白質病変は深部を含むびまん性，著明な**T1，T2延長**を呈する
- 尾状核，被殻は比較的保たれる
- 拡散は当初低下，その後進行に伴い上昇
- ¹H-MRSでは**NAAの上昇**が特徴的

鑑別診断

- **大頭症をきたす白質病変**として，Alexander病，congenital muscular dystrophy（merosin deficient type），megalencephalic leukodystrophy with subcortical cystsなどがあがる．病変が増強効果をもたないこと，淡蒼球・視床が侵される点や被殻・尾状核が保たれる点，¹H-MRSにおけるNAA上昇などから大部分は鑑別可能である
- **late onset variant typeのメープルシロップ尿症**：びまん性白質病変や淡蒼球・視床の変化をきたす点が類似する．¹H-MRSの所見や血液検査所見からは鑑別可能
- **Pelizaeus-Merzbacher病**：びまん性のT1，T2延長のパターンは似るが，淡蒼球，視床が侵される点や白質の信号変化がPMDよりも強い点や病変が進行性である点から鑑別される

<参考文献>
- Magnetic resonance of myelination and myelin disorders. 3rd ed. (van der Knaap, M. S. & Valk, J.) Springer, Berlin Heidelberg New York, 2005
- Janson, C. G., et al.: Natural history of Canavan disease revealed by proton magnetic resonance spectroscopy (¹H-MRS) and diffusion weighted MRI. Neuropediatrics, 37 : 209-211, 2006
- Peethambaran, A., et al.: Metabolic acetate therapy improved phenotype in the tremor rat model of Canavan disease. J inherit Metab Dis, 33 : 195-210, 2010
- Assadi, M., et al.: Lithium citrate reduces excessive intra-cerebral N-acetyl aspartate in Canavan disease. Eur J Pediatr Neurol, 14 : 354-359, 2010

<吉田昌子>

第6章 代謝疾患と類縁疾患

6）有機酸代謝異常

229　L-2-hydroxyglutaric aciduria（acidemia）

症例①　47歳　女性
軽度の知的障害と進行性の歩行障害，失調錐体外路症状など

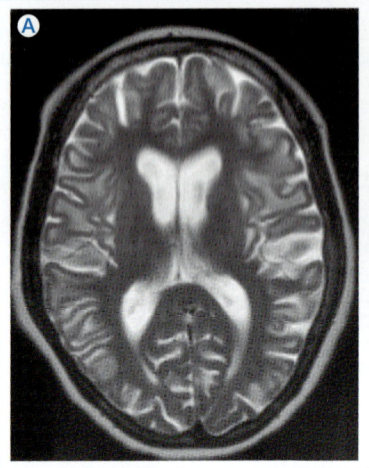

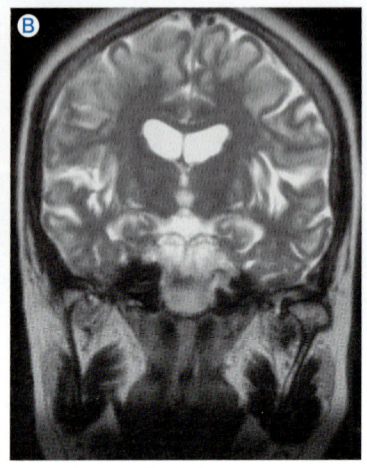

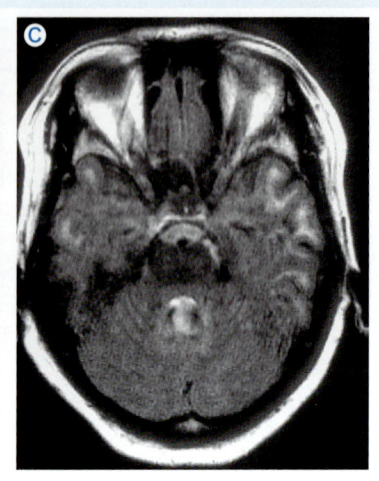

図1　T2強調像（A），T2強調冠状断像（B），FLAIR像（C）
A，B：皮質下白質優位のT2延長域を認める
C：歯状核にも軽度の信号変化あり，脳幹は比較的保たれる

症例②　54歳　女性（症例1の姉）
精神運動発達遅滞，痙攣，25歳より歩行不能

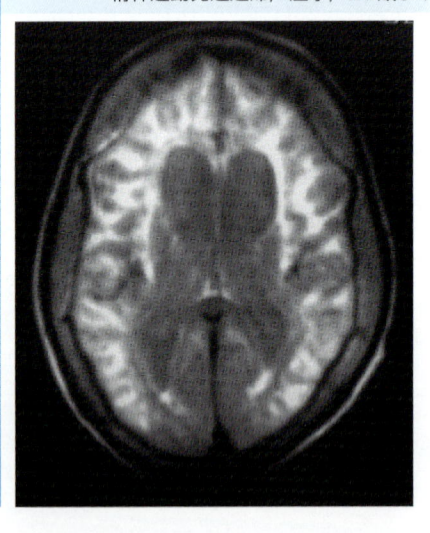

図2　FLAIR像
皮質下白質優位の信号変化に加え，脳実質の萎縮と脳室拡大，板間層の著明な肥厚を認める

229 L-2-hydroxyglutaric aciduria（acidemia）

診断に役立つupdateな情報

疾患の進行に伴うMRI所見の推移 ◎1
- MRIにおける皮質下白質優位の分布は本疾患の特徴であるが、早期は前頭葉優位の分布である．10年以上経過した晩期の病変の場合は、深部白質のびまん性信号変化や被殻の信号変化，白質の萎縮，小脳半球の萎縮が強くなる．歯状核の異常信号や皮質下白質のFLAIR像高信号は比較的早期からみられる

解説

- 常染色体劣性遺伝，小児期に発症する稀な疾患
- 歩行障害，言語の遅れ，痙攣などで発症，進行性の小脳失調，眼振，構音障害，振戦，知的障害，錐体外路症状を呈する
- 頭囲拡大がみられることもあり
- 尿中，血中，髄液中のL-2-hydroxyglutaric acidが増加，Lysineも増加する
- 白質では脱髄，海綿状変性や囊胞性変化，歯状核や淡蒼球では細胞体消失や海綿状変化

画像所見

MRI
- 皮質下白質優位のT2，T1延長をきたす病変分布が特徴的（◎1）
- 皮質下白質病変は約半数でFLAIR像低信号をきたす
- 淡蒼球，被殻，尾状核，歯状核にもT2延長や萎縮がみられる
- 小脳は虫部を主体とした萎縮
- **脳幹や脳梁は比較的保たれる**が，晩期には脳室拡大や脳実質の著明な萎縮をきたすこともある
- 拡散は上昇

鑑別診断

- **Kearns-Sayre病**：皮質下白質優位の病変分布が似るが，L-2-hydroxyglutaric aciduriaでは早期から脳幹萎縮をきたすことは少ない．Kearns-Sayre病では被殻は割合に保たれる
- **Canavan病**：同様に皮質下白質の病変分布，大頭症を呈する．前頭葉優位の分布は示さない．進行に伴いびまん性の白質のT2延長や脳幹萎縮がみられる．¹H-MRSではNAA上昇が特徴的
- **D-2-hydroxyglutaric aciduria**：発達遅延，てんかん，血中2-hydroxyglutaric acidの上昇などの臨床像は似ているが，MRI上ではmyelination，gyrationの遅延や上衣下囊胞，髄液腔の拡大などがみられ，画像での鑑別は可能

<参考文献>
- Seijo-Martinez, M., et al.：L-2-hydroxyglutaric aciduria：clinical, neuroimaging and neuropathological findings. Arch Neurol, 62：666-670, 2005
- Fujitake, J., et al.：L-2-hydroxyglutaric aciduria：two Japanese adult cases in one family. J Neurol, 246：378-382, 1999
- Steenweg, M. E., et al.：L-2-hydroxyglutaric aciduria：pattern of MR imaging abnormalities in 56 patients. Radiology, 251：856-865, 2009

<吉田昌子>

第6章 代謝疾患と類縁疾患　脳神経外科　神経内科　小児科

6）有機酸代謝異常

230 メチルマロン酸血症
(methylmalonic academia)

症例　1歳　男児
低緊張，食欲不振，嘔吐，体重減少あり．MRIで左右尾状核やレンズ核に異常信号あり．代謝異常が疑われ，尿の有機酸分析にてメチルマロン酸の上昇有り

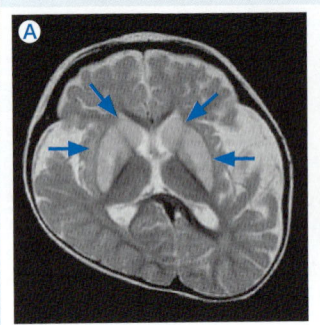

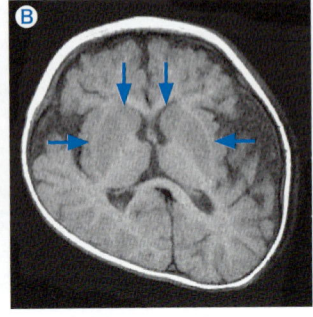

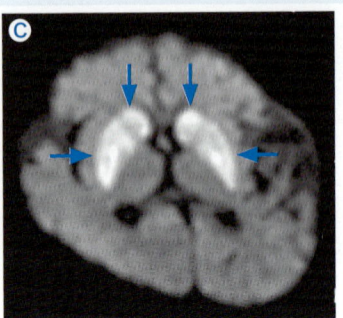

図1 T2強調像（A），T1強調像（B），拡散強調像（C）
左右淡蒼球や尾状核に左右対称性の異常信号を認める

解　説

- メチルマロン酸血症は，メチルマロン-CoA転位酵素の欠損かその補酵素であるビタミンB_{12}の欠損でメチルマロン酸が集積する有機酸障害の1つである
- 原因遺伝子もいくつか同定されており，常染色体劣性遺伝
- 臨床所見としては，てんかん，精神運動発達障害，摂食障害，呼吸障害，筋緊張低下，意識障害などが認められるが非特異的．通常神経症状を呈するために頭部検査が施行され，その異常所見から疾患が疑われて，確定診断の契機となることがある
- 治療としてはL-カルニチンとコバラミンを加えた蛋白制限食の投与により症状の改善を図ることが可能（▲1）

画像所見

- MRIおよびCTでは左右淡蒼球や尾状核に**左右対称性の異常**を認めることが多い
- CTでは低吸収，MRIのT2強調像やFLAIR像では高信号を呈する．また，拡散強調像では**細胞性浮腫**を反映して高信号を呈し，ADC値は低下することがある（▲1）
- 時には基底核を越えて異常所見が認められる
- 時に脳幹や小脳に小出血が認められることも報告している
- その他脳室の拡大，皮質萎縮，脳室周囲白質の異常，脳梁の萎縮，髄鞘化の遅延なども，これらの所見は治療の進展により改善される

鑑別診断

- 基底核に異常を認める小児神経疾患は多いが，代表的なものとしてLeigh脳症，MELAS，グルタル酸尿症，プロピオン酸尿症，メープルシロップ尿症などの代謝疾患の他，低酸素虚血性脳症やCO中毒でも基底核に異常が認められ，鑑別する必要がある
- プロピオン酸血症はメチルマロン酸血症と同様の有機酸代謝障害であり，画像のみでの鑑別は困難である

診断に役立つupdateな情報

メチルマロン酸血症の治療 ▲1
- 食餌療法を中心とした治療により，異常信号は改善する傾向が認められる
- 拡散強調像では，ADC値の低下を反映して高信号を呈するが，治療により信号低下が認められる

MRSによる所見
- MRSでは異常信号領域に乳酸の信号が認められることがあるが，コリン含有物質の上昇はほとんどみられない

＜参考文献＞
- Radmanesh, A., et al.: Methylmalonic academia: brain imaging findings in 52 children and a review of the literature. Pediatr Radiol, 38: 1054-1061, 2008
- Takeuchi, M., et al.: Magnetic resonance imaging and spectroscopy in a patient with treated methylmalonic academia. J Comput Assist Tomogr, 27: 547-551, 2003
- Trinh, B. C., et al.: Multi-slice proton MR spectroscopy and diffusion-weighted imaging in methylmalonic academia: report of two cases and review of the literature. AJNR, 22: 831-833, 2001

＜原田雅史＞

第6章 代謝疾患と類縁疾患　｜脳神経外科｜**神経内科**｜小児科｜

7）ポルフィリン代謝異常症

231 急性間欠性ポルフィリア
(acute intermittent porphyria：AIP)

症例　30歳代　女性
腹痛，四肢麻痺を認めた

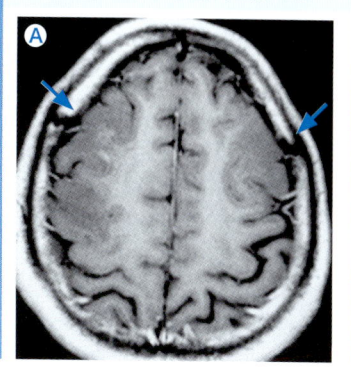

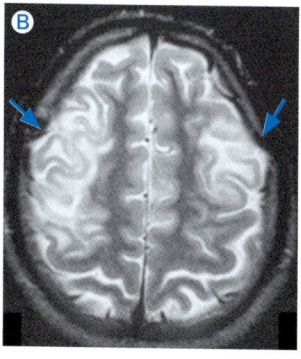

図1　T1強調像（A），T2強調像（B）
A：両側前頭葉の皮質下白質に低信号域がみられる（→）
B：両側前頭葉の皮質下白質に高信号域がみられる（→）
（東京都立神経病院神経放射線科　柳下 章先生のご厚意による）
〔大場 洋 他：11. 先天代謝疾患　1. 先天代謝・変性疾患．「小児神経の画像診断―脳脊髄から頭頸部・骨軟部まで」（大場 洋 編），p389，秀潤社，2010より転載〕

解説

- 急性間欠性ポルフィリア（AIP）は，ヘム生合成に必要なポルフォビリノーゲンデアミナーゼ酵素欠損が原因で生じる常染色体優性遺伝疾患
- 遺伝性素因のある患者に，ストレス，疲労，月経，手術や薬物投与が誘因となり，急性に腹痛や嘔気・嘔吐などの消化器症状，赤色尿，四肢痛，筋力低下，痙攣，自律神経失調症状，精神症状などを発症する．女性に多い
- 発作時には，ヘム前駆物質であるアミノレブリン酸とポルフォビリノーゲンが過剰に産生され，血中，尿中に放出される．これらの物質が消化管や中枢神経，末梢神経に蓄積し，症状を生じる
- **診断**：尿中のアミノレブリン酸とポルフォビリノーゲン濃度の上昇を証明
- **治療**：発作時にブドウ糖輸液，ヘマチンの経静脈的投与

画像所見

MRI
- **posterior reversible encephalopathy syndrome（PRES）様の画像所見**が報告されている．両側頭頂後頭葉の皮質，皮質下白質や基底核，視床などにT2延長域がみられる（図1 A, B）
- 拡散強調像では，**血管性浮腫**を反映しADC値は上昇する
- これらの病変に増強効果がみられることもある
- MRSは正常である
- 画像所見も症状と同様に多くは可逆性だが，非可逆性のこともある

鑑別診断

- **急性播種性脳脊髄炎（ADEM）**：感染を契機に発症し，皮質下白質にT2延長域が多発することから鑑別

にあげられる．AIPでは赤色尿や腹部症状などの特徴的な臨床所見から鑑別可能．また，AIPのMRSは正常であることからも，脱髄疾患と区別される
- **central nervous vasculitis**：非常に多彩な画像所見を示す．同様にAIPの特徴的な臨床所見から鑑別可能

🔍 診断に役立つupdateな情報

AIPのCNS病変
- PRES様の画像所見の報告が最も多い．発生機序は解明されていないが，アミノレブリン酸による神経毒性の関与が疑われている．この物質はGABAに類似した構造で，BBBを容易に通過し，神経組織内に蓄積．トリプトファン代謝に影響することが知られている
- 他には橋中心性脱髄，層状壊死，MS様の白質病変も報告されている

＜参考文献＞
- Kang, S. Y., et al.：Posterior reversible lencephalopathy syndrome in a patient with acute intermittent porhyria. J Neurol, 257：663-664, 2010
- Maramattom, B. V., et al.：Acute intermittent porphyria presenting as a diffuse encephalopathy. Ann Neurol, 57：581-584, 2005
- Susa, S., et al.：Acute intermittent porphyria with central pontine myelinolysis and cortical laminar necrosis. Neuroradiology, 41：835-839, 1999
- Bylesjo, I., et al.：Brain magnetic resonance imaging with white-matter lesions and cerebrospinal fluid findings in patients with acute intermittent porphyria. Eur Neurol, 51：1-5, 2004
- Meyer, U. A., et al.：Acute porphyrias：pathogenesis of neurological manifestraions. Semin Liver Dis, 18：43-52, 1998

＜工富公子，大場 洋＞

第6章 代謝疾患と類縁疾患

8）リポタンパク・脂質代謝異常

232 脳腱黄色腫症
(cerebrotendinous xanthomatosis：CTX)

症例①　40歳代　女性
5年前よりアキレス腱肥厚，白内障，知能低下，錐体路症状が出現

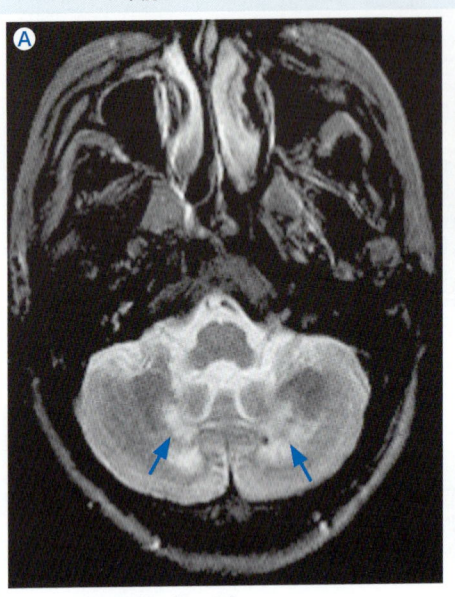

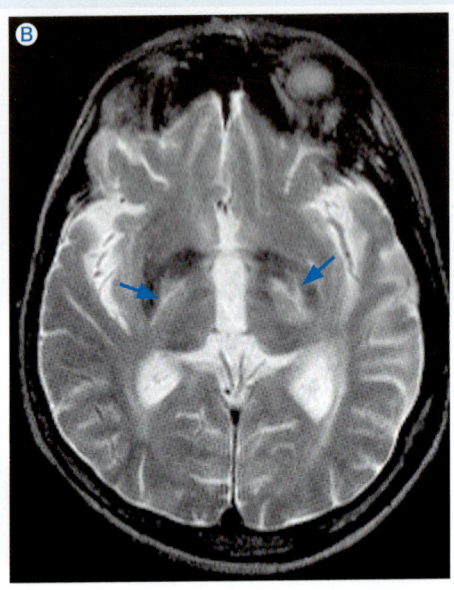

図1　T2強調像（A, B）
A：小脳歯状核に左右対称性の高信号域を認める
B：両側内包後脚に左右対称性の高信号，大脳白質にも広範な高信号を認める

症例②　30歳代　男性（アキレス腱黄色腫）

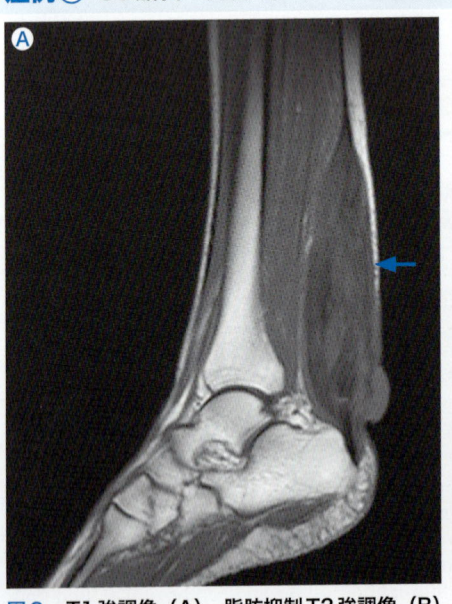

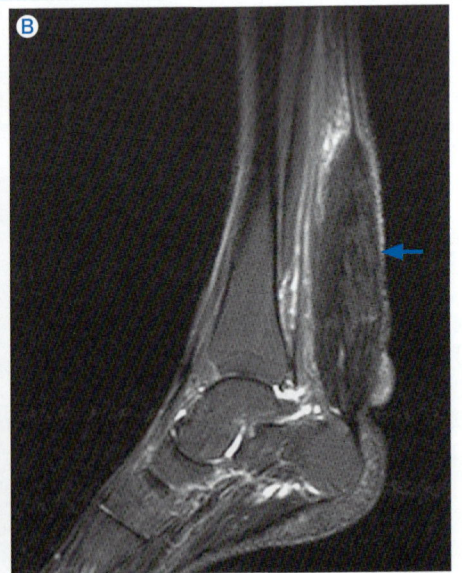

図2　T1強調像（A），脂肪抑制T2強調像（B）
アキレス腱の著明な肥厚，内部はT1，T2低信号を呈している

診断に役立つupdateな情報

chenodeoxycholic acid：CDCA（ケノデオキシコール酸）療法 ▲1
- コレステロール系胆石の溶解療法に用いられているケノデオキシコール酸の長期経口投与が，脳腱黄色腫症患者の胆汁生合成や血中・脳脊髄液中のコレスタノール濃度を正常化させ，精神神経症状を改善させるとの報告がある．またHMG-CoA（ヒドロキシメチルグルタリルCoA）還元酵素阻害薬との併用がコレスタノール濃度を低下させ，臨床症状の改善に貢献するとの報告がある
- 脳腱黄色腫症は神経症状が重篤化する前に診断できれば症状の改善が期待できる"治療可能な"精神神経疾患である

解 説

- ミトコンドリア酵素（sterol 27-hydroxylase）の欠損により，胆汁アルコールから胆汁酸が合成されずにコレスタノールとなって腱や神経組織に蓄積する（コレスタノール蓄積症）
- 常染色体劣性遺伝
- 原因遺伝子：CYP27A1（遺伝子座 2q33-qter）
- 臨床症状：乳幼児期からの下痢，小児期発症の白内障，若年性の腱黄色腫（図2 A, B）（特にアキレス腱），成人発症の神経症状（認知症，精神障害，錐体路障害・小脳症状，痙攣など）
- アキレス腱の黄色腫：膠原線維の間にコレステロールやその代謝産物の混合物を含む結合織が増生して腱が腫大
- 患者は幼少期から軽度の知的欠陥を呈するが，他の特徴的症状（白内障，腱黄色腫，小脳失調，痙直など）は，思春期〜青年期まで顕在化せず，**幼少期には診断困難**なことが多い
- 検査所見：血中コレスタノール高値（コレステロールは正常），尿中胆汁アルコール高値，脳脊髄液中コレスタノール・β-リポ蛋白の上昇
- リポ蛋白質代謝異常による若年性動脈硬化を効率に合併し，予後に大きく影響する
- 治療：ケノデオキシコール酸，HMG-CoA（ヒドロキシメチルグルタリルCoA）還元酵素阻害薬（▲1）

画像所見

MRI
- びまん性の大脳および小脳萎縮，T2強調像での脱髄による白質の高信号を認める（図1 B）
- T2強調像での小脳歯状核に高信号を認める（図1 A）
- 脳幹や脊髄が侵されることもある
- CNS病変の機序としてはコレスタノール蓄積による直接障害と二次的な脱髄が考えられている
- MRS：NAA（n-acetylaspartate）ピークの低下，乳酸ピークの上昇
- MTI（magnetization transfer imaging）：脳実質損傷を定量評価可能との報告あり

RI（脳血流シンチ）
- 小脳でRI集積低下

単純X線写真
- 骨粗鬆症性変化：ビタミンD活性化障害が考えられている

鑑別診断

- **トルエン中毒**：脂溶性シンナーの長期吸入による，性格変化，小脳失調，錐体路徴候，脳萎縮，T2強調像で皮質髄路・中小脳脚などの高信号，基底核域の低信号
- **Wilson病**：低セルロプラスミン血症，白質病変を伴う．T2強調像で浮腫を示唆する高信号と赤核・黒質の低信号（face of the giant panda sign）
- **Krabbe病**：T2強調像で皮質脊髄路・大脳白質の高信号．CTでは高吸収を呈する
- **副腎白質ジストロフィー**：側脳室三角部近傍の白質病変が特徴的．T2強調像で2次性Waller変性による皮質脊髄路に沿った高信号

＜参考文献＞
- De Stefano, N., et al.：Magnetic resonance imaging and spectroscopic changes in brains of patients with cerebrotendinous xanthomatosis. Brain, 124：121-131, 2001
- Berginer, V. M., et al.：Magnetic resonance imaging in cerebrotendinous xanthomatosis：a prospective clinical and neuroradiological study. J Neurol Sci, 122：102-108, 1994
- Berginer, V. M., et al.：Long-term treatment of cerebrotendinous xanthomatosis with chenodeoxycholic acid. N Engl J Med, 311：1649-1652, 1984
- Gallus, G. N., et al.：Clinical and molecular diagnosis of cerebrotendinous xanthomatosis with a review of the mutations in the CYP27A1 gene. Neurol Sci, 27：143-149, 2006

＜和田昭彦＞

第6章 代謝疾患と類縁疾患

8) リポタンパク・脂質代謝異常

233 Sjögren-Larsson症候群
(Sjögren-Larsson syndrome)

脳神経外科　神経内科　小児科

症例 16歳　男子
魚鱗癬様紅皮症，精神発達遅滞，両側性痙性対麻痺，網膜色素変性がみられる

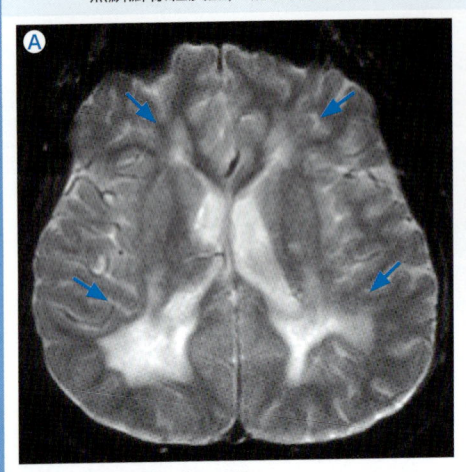

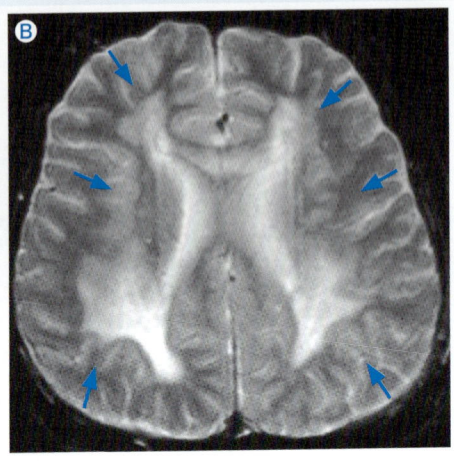

図1 T2強調像（A，B）
両側側脳室周囲から半卵円中心にかけてびまん性の高信号を認める（→）．皮質下U-fiberは保たれている
〔大場 洋 他：II. 先天代謝疾患 1 先天代謝・変性疾患．「小児神経の画像診断—脳脊髄から頭頸部・骨軟部まで」（大場 洋 編），p380，秀潤社，2010より転載〕

解説

- **先天性魚鱗癬様紅皮症，精神発達遅滞，下肢優位の痙性対麻痺，網膜色素変性**を4徴候とする常染色体劣性遺伝疾患
- Fatty alcohol：NAD⁺ oxidoreductase（FAO）の構成要素の1つであるfatty aldehyde dehydrogenase（FALDH）活性低下により，代謝前駆物質であるlong-chain fatty alcoholが，皮膚や中枢神経に蓄積することが原因
- FALDH遺伝子はALDH10とも呼ばれ，さまざまな組織で発現している．その遺伝子変異は50以上報告されている
- 生後4カ月〜2歳までに痙性対麻痺を発症する．30％近くに網膜色素変性，40％にてんかん，他にも低身長や脊柱後彎が認められる．進行性の疾患だが予後は良好で，成人まで生存．皮疹は全身の魚鱗癬が特徴
- **病理**：側脳室周囲の深部白質を中心にミエリンの消失と脂質を貪食したマクロファージと組織球が認められる
- **診断**：患者の培養皮膚線維芽細胞や白血球，血清においてFALDHとFAO酵素活性の低下を証明することによりなされる．生前診断も絨毛細胞の酵素活性の測定を行うことによって可能
- **治療**：食事療法と皮疹に対して行われる．食事療法は長鎖脂肪酸を中鎖脂肪酸に置き換える療法がなされる．ビタミンA誘導体の経口投与と局所療法

233 Sjögren-Larsson症候群

診断に役立つupdateな情報

Sjögren-Larsson症候群とMRS
- 大脳白質には1.3ppmと0.9ppmのlipidのピークがみられる．一方choline, creatine, NAAのピークは保たれる．特徴的なlipidのピークは蓄積したfatty alcoholとfatty aldehydesを反映する変化と考えられている

Sjögren-Larsson症候群とdiffusion tensor imaging
- 大脳白質において，fractional anisotropy (FA) 値の低下が報告されている．これは大脳白質において水分を含む脳組織の消失を反映した変化と考えられている

画像所見

MRI
- 大脳白質の信号異常のパターンから以下の3つに分類される
  1. 髄鞘化の緩徐な遅延がみられるタイプ．皮質直下のU-fiberや側頭葉前方の白質など，正常でも最も遅く髄鞘化が完成する部位の髄鞘化が完成しない．これらの部位が，T2強調像で淡い高信号を示す
  2. 前頭葉，頭頂葉優位に両側側脳室周囲の深部白質がT2強調像で強い高信号を示す（図1 A, B）
  3. 後頭葉優位に両側側脳室周囲の深部白質がT2強調像で淡い高信号を示す

  これらの白質の信号異常は髄鞘化の進行とともに明瞭化するが，病変の拡大や進行は示さない
- 典型的には，脳梁と小脳白質は保たれる．一方，脳幹部の錐体路は障害される

CT
- 両側大脳白質，特に前方優位に，びまん性あるいは斑状の低吸収域がみられる．増強効果はみられない

鑑別診断

- MLD, Krabbe病, フェニルケトン尿症, D-2hydroxyglutaric aciduriaなど，深部白質優位のびまん性白質異常を示す，多くの髄鞘形成不全が鑑別にあげられ，臨床情報を考慮した鑑別が重要である

〈参考文献〉
- Sijens, P. E., et al. : MR spectroscopy and diffusion tensor imaging of the brain in Sjögren-Larsson syndrome. Mol Genet Metab, 98 : 367-371, 2009
- Magnetic resonance of Myelination and Myeline disorders, 3rd ed. (van der Knaap, M. S.), Springer-Verlag Berlin Heidelberg, Würzburg, 2005
- Pediatric neuroimaging, 4th ed. (Barkovich, A. J.), Lippincot Williams and Wilkins, Philadelphia, 2005
- Ganemo, A., et al. : Sjögren-Larsson syndrome : a study of clinical symptoms and dermatological treatment in 34 Swedish patients. Acta Derm Venerol, 89 : 68-73, 2009

〈工富公子，大場 洋〉

第6章 代謝疾患と類縁疾患　｜脳神経外科｜**神経内科**｜小児科｜

8）リポタンパク・脂質代謝異常

234 膜形成性脂質異栄養症 / 那須・Hakola 病
(polycystic lipomembranous osteodysplasia with sclerosing leukoencephalopathy：PLOSL, membranous lipodystrophy, Nasu-Hakola disease)

症例 20歳代　女性
右足関節打撲の際に撮影された単純X線写真で足関節部に異常指摘

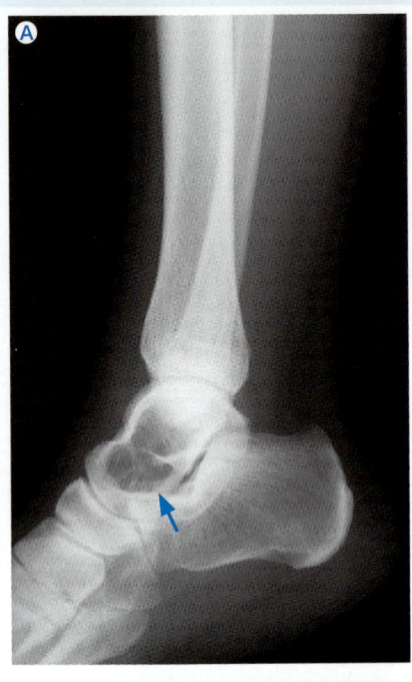

図1　右足関節部単純X線（A），T2強調像（B，C）
A：距骨内に境界明瞭な透瞭域を認める（→）
B：両側淡蒼球，被殻は低信号を呈している（▶）．軽度の脳萎縮と大脳白質にびまん性の高信号を認める（⇨）

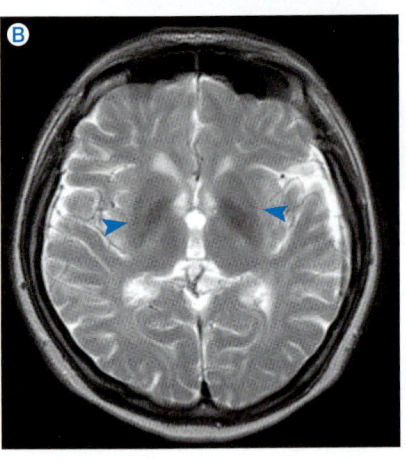

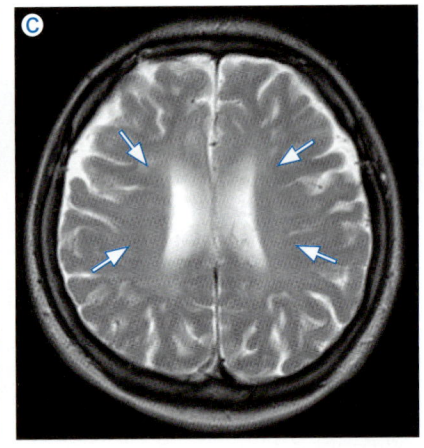

解　説

- 常染色体遺伝の予後不良な認知機能障害疾患
- 1970年代に日本（那須ら）およびフィンランド（Hakolaら）から報告された
- 遺伝子異常：DAP12（TYROBP：tyrosine kinase binding proteinをエンコード），TREM2遺伝子の機能異常・変異

＜主症状＞
①無症候期（〜20歳代），②骨症状期（20歳代以降）：長管骨骨端部に好発する多発性骨嚢胞と病的骨折，③早期精神神経症状期（30歳代〜）：脱抑制・多幸症・人格障害・言語障害などの前頭葉症候・てんかん発作，④晩期精神神経症状期（40歳代以降）：進行性認知症，晩期には誤嚥性肺炎を頻発する

- 血液検査：特異的所見なし

＜病理学的特徴＞
- 骨髄・脂肪組織の膜嚢胞性構造（membranocystic structure）：骨髄腔に黄色ないし黄褐色のゼリー状の脂肪組織が充満し，骨皮質は内側から圧迫され菲薄化し，骨梁も疎になる．また，心外膜下，

診断に役立つupdateな情報

平成21年度厚生労働科学難治性疾患克服研究事業「那須ハコラ病の臨床病理遺伝学的研究」班による診断基準案

- 平成21年度厚生労働科学難治性疾患克服研究事業「那須ハコラ病の臨床病理遺伝学的研究」班による全国アンケート調査では本疾患の国内患者数は約200人と推定されている
- 同研究班により診断基準案が提唱されており，1．骨症状・所見：骨嚢胞（bone cysts），2．精神神経症状・所見：前頭葉症状を主徴とする進行性認知機能障害（frontal lobe syndrome and progressive dementia），3．遺伝子変異：DAP12（TYROBP）遺伝子またはTREM2遺伝子の機能喪失型変異（loss of function mutation of DAP12 gene or TREM2 gene）のうち，臨床2項目（1と2）を満たす，あるいは臨床1項目と遺伝子検査にて本疾患と診断できるとされている（http://www.my-pharm.ac.jp/~satoj/diagnosis.pdf）

胸腺，腸間膜，腎周囲，皮下などの脂肪組織にも唐草模様の膜状構造が認められる

- **大脳白質**：髄鞘の崩壊，ズダン好性脂肪顆粒細胞，グリオーシス，白質内軸索腫脹（spheroid body formation）

<治療>

- 原疾患に対する有効な治療法はなく，対症療法が主体：骨折に対する整形外科的治療，てんかん発作に対する抗てんかん薬投与など

画像所見

MRI

- 大脳萎縮（脳室・脳溝の開大）（図1C）
- 両側大脳白質のびまん性T2強調像での高信号（脱髄を反映）
- 大脳半球の萎縮が主体で白質の異常信号に乏しい場合もある
- 基底核，視床がT2強調像で低信号を呈することあり（図1B）

CT

- 前頭葉あるいは前頭側頭葉型の脳萎縮，両側基底核の対称性の石灰化，大脳白質のびまん性低吸収
- 基底核石灰化の機序としては骨病変に伴う二次的なカルシウム移動や循環障害の関与が考えられている

単純X線写真

- 長幹骨骨端部に多発する嚢腫様陰影（骨透亮像）
- 頭蓋骨や脊椎は侵されない

RI

- 脳血流SPECT：大脳白質の不均一な血流低下（特に頭頂葉）
- 骨シンチ：単純X線での骨の嚢腫様病変部に集積亢進

鑑別診断

- T2強調像で大脳白質に左右対称性びまん性高信号を呈する（先天性・代謝）疾患は多数存在する
- 本疾患は，本例のように外傷でのX線撮影や，くり返す病的骨折での骨病変発見を契機に診断されることが多い
- CTにて両側基底核の石灰化を呈する疾患の鑑別としては，Hallervorden-Spatz病，Cockayne症候群，Fahr病，ミトコンドリア脳筋症，副甲状腺機能低下症，放射線治療後，CO中毒などがあげられる

<参考文献>

- Paloneva, J., et al.：CNS manifestations of Nasu-Hakola disease：a frontal dementia with bone cysts. Neurology, 56：1552-1558, 2001
- Klünemann, H. H., et al.：The genetic causes of basal ganglia calcification, dementia, and bone cysts：DAP12 and TREM2. Neurology, 64：1502-1507, 2005
- Kondo, T., et al.：Heterogeneity of presenile dementia with bone cysts（Nasu-Hakola disease）：three genetic forms. Neurology, 59：1105-1107, 2002
- Kuroda, R., et al.：A novel compound heterozygous mutation in the DAP12 gene in a patient with Nasu-Hakola disease. J Neurol Sci, 252：88-91, 2007

<和田昭彦>

第6章 代謝疾患と類縁疾患

9）金属代謝異常

235 Wilson病
(Wilson's disease)

脳神経外科 | 神経内科 | 小児科

症例　36歳　男性
軽度の振戦，構音障害を呈する．虚言，性格変化など，精神症状が強い．血清銅34μg/dL，セルロプラスミン 4 mg/dLと低値，Kayser-Fleischer角膜輪を認めた

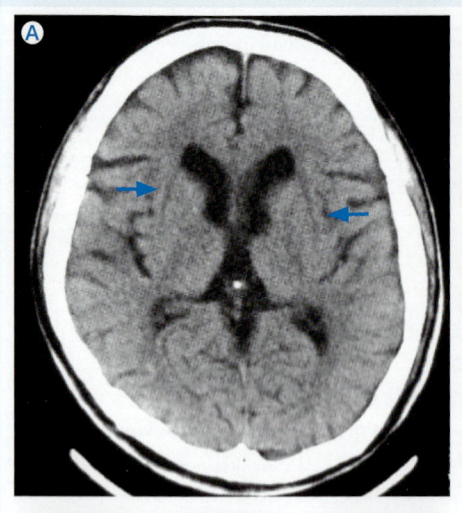

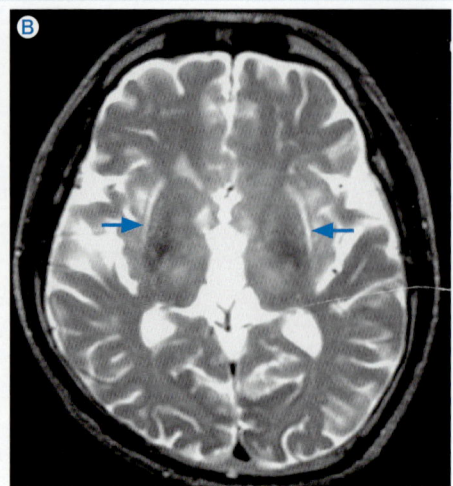

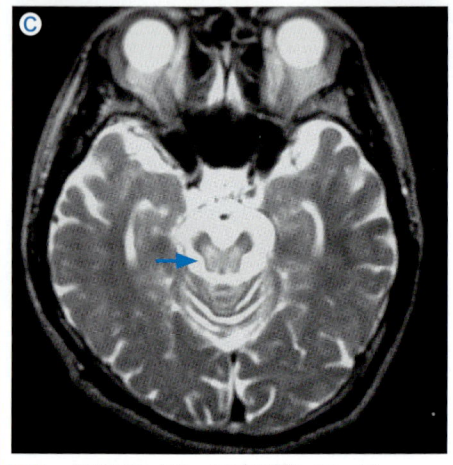

図1　単純CT（A），T2強調像（B, C）
A：左右外包に線状低吸収域を認める（→）
B：左右対称性に外包に円弧状の明瞭な線状高信号を認める（→），左右視床にも淡い高信号域を認める
C：中脳萎縮が強く，全体に淡い高信号を呈する（→）
〔B，Cは次より転載．大場 洋 他：小児神経の画像診断—脳脊髄から頭頸部・骨軟部まで（大場 洋 編），p424，秀潤社，2010〕

診断に役立つupdateな情報

ATP-7B遺伝子異常 ①
- Wilson病のATP-7B遺伝子変異部位は300以上報告されているが、日本人を含むアジア人ではArg778Leu変異が最も多く（25%）、欧米人ではHis1069Glnが多い（約38%）が、遺伝子変異部位と臨床症状に明らかな関係はないとされる

Wilson病におけるMRIでの治療効果判定 ②
- Wilson病は早期治療を行うと、神経学的予後が良好であることが知られている。D-ペニシラミンによるキレート治療を行う前後でMRIを撮像すると、所見の改善が神経症状の改善の程度と有意な相関があり、治療効果判定への有用性が高い

解説

- Wilson病は細胞内銅輸送蛋白（ATP-7B）をコードする**ATP-7B遺伝子**の異常により発症する常染色体劣性遺伝病（①）。銅は消化管から吸収され、門脈から肝臓に入り、ATP-7Bにより胆汁中へ排泄されるとともに銅輸送蛋白である**セルロプラスミン**を合成。ATP-7Bの異常により過剰な銅蓄積が起こり、血中銅輸送が障害され、大脳基底核、角膜（Keyser-Fleischer輪）、腎臓など全身に銅が蓄積
- **症状**：多彩で初期診断が困難なことも多い。パーキンソニズムや姿勢反射異常、振戦などの錐体外路症状、発語障害、性格変化や抑うつ、多幸、知能低下などの精神症状
- **検査所見**：血清銅、血清セルロプラスミン値低下、尿中銅排泄増加、肝機能障害
- **病理学的所見**：基底核、視床、中脳、橋被蓋などのグリオーシス、壊死、空胞形成
- **治療**：低銅食、D-ペニシラミンや塩酸トリエンチン投与による銅排泄促進、肝移植。治療時期と後遺症の重篤度は相関（②）

画像所見

- MRIでは基底核、視床、中脳、橋被蓋などに病理所見を反映して左右対称性T2延長、T1延長域をみる（図1 B, C）。T2強調像での両側外包の円弧状高信号域、視床腹外側の高信号域が特徴的。CTでは病変部は低吸収を示す（図1 A）。ただし、進行例ではCT、MRIともに基底核への著明な銅沈着を反映し、非典型的所見を示しうる
- 拡散強調像では神経症状出現時にはADC値低下、慢性期には上昇
- "face of the giant panda" sign：中脳の赤核、黒質網様部外側、上丘がT2強調像で低信号として残存し、他の部位が高信号を示す所見
- 進行例では大脳、小脳萎縮が出現
- 成人例では被殻の病変は目立たず、典型的所見を欠くことがある

鑑別診断

- **MSA-P、CADASIL、PRES**：両側基底核外側がT2強調像で高信号を示す疾患。MSA-Pは被殻外側部に異常高信号をみる。いずれも中脳の所見や肝障害の有無、経過などが鑑別のポイント

〈参考文献〉
- Sener, R. N.：Diffusion MR imaging changes associated with Wilson disease. AJNR, 24：965-967, 2003
- Diagnostic imaging Brain (Osborn, A. G. ed.), p I-9-70-73, Amirsys, Salt Lake City, Utah, 2006
- Lorincz, M. T.：Neurologic Wilson's disease. Ann NY Acad Sci, 1184：173-187, 2010
- Kim, T. J., et al.：MR imaging of the brain in Wilson disease of childhood：findings before and after treatment with clinical correlation. AJNR, 27：1373-1378, 2006

〈山本麻子、大場 洋〉

第6章 代謝疾患と類縁疾患

9）金属代謝異常

236 Menkes病
(Menkes disease, trichopolyodystrophy)

脳神経外科　神経内科　**小児科**

症例 9歳　男児
精神運動発達遅延あり．出血傾向あり．頭血腫および右眼球突出を主訴に来院

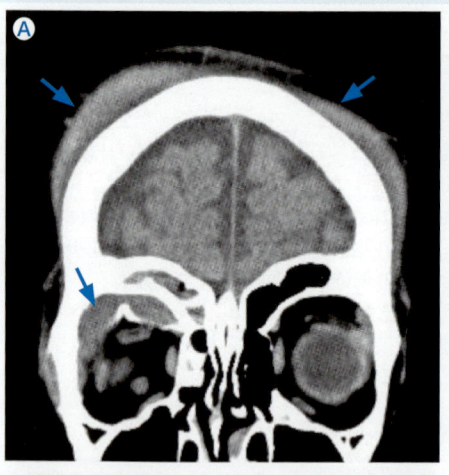

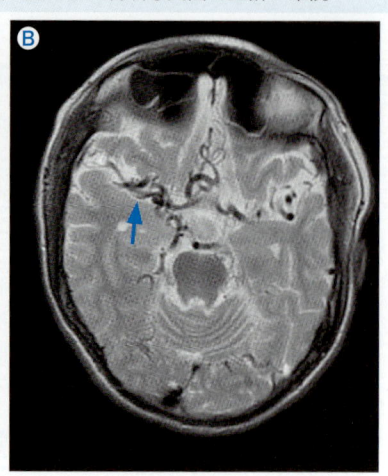

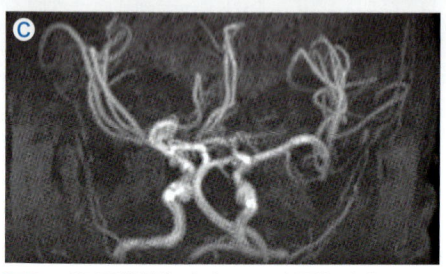

図1 CT冠状断像（A），T2強調像（B），MRA（C）
A：右眼窩内骨膜下出血，頭血腫を認める
B：右中大脳動脈を始め脳血管の著明な延長，蛇行を認める
C：脳血管の多発する延長，蛇行を認める

解　説

- Menkes病は***ATP-7A*遺伝子**（Xq12-q13）を責任遺伝子とする伴性劣性遺伝性の銅代謝異常疾患．腸管からの銅吸収障害のため，血清銅，セルロプラスミン低値を示す
- **症状**：生後2〜3カ月から出現する精神運動発達遅延，筋緊張低下，傾眠傾向，低体温，痙攣，低血糖．**kinky hair**と呼ばれる縮れたもろい毛髪が特徴的だが，早期にみられることは少ない．生後約3年で死亡に至る
- **身体所見**：二重顎の特徴的顔貌，漏斗胸，皮膚緊張低下，臍ヘルニア，骨粗鬆症，長管骨端のspurring，肋骨遠位端のflaring，頭蓋骨のwormian bone．軽症型として**occipital horn症候群**があり，これらの身体的特徴は共通
- **神経病理所見**：大脳皮質の神経細胞脱落，軸索変性，髄鞘減少，プルキンエ細胞消失

画像所見

- 大脳，小脳萎縮がみられ，上小脳脚から中脳被蓋萎縮が強い．乳児期には白質髄鞘化遅延を反映し，MRIで初期にT1/T2強調像でのびまん性高信号がみられる．初期には大脳は軽度浮腫状となり，その後萎縮する．一過性に両側側頭葉白質のT2延長をみることがある
- **脳萎縮，血管脆弱化のため硬膜下水腫/血腫が高頻度**にみられ，乳幼児虐待を疑われることがある（図1 A）
- MRAでは**脳血管の左右対称性の極端な蛇行，延長**が認められ，内膜過形成，内膜内の異常弾性線維形成を反映する（図1 A, C）

診断に役立つupdateな情報

ATP-7遺伝子
- Menkes病とWilson病はともに責任遺伝子名に*ATP-7*とつく．先にMenkes病でカチオン輸送ATPaseとして7番目に発見された*ATP-7*が責任遺伝子として同定され，これを契機にWilson病遺伝子が同定された．両者は構造，機能が非常に類似していることから，発見された順番にMenkes病で*ATP-7A*，Wilson病で*ATP-7B*の名前がつけられた

鑑別診断

- **shaken baby syndrome**：乳幼児の硬膜下水腫/血腫，多発骨折であり，臨床所見からまず疑われることが多い．MRAでの脳血管の蛇行拡張，皮膚や毛髪の異常が鑑別に役立つ

<参考文献>
- Adams, P. C., et al.：Kinky hair syndrome：serial study of radiological findings with emphasis on the similarity to the battered child syndrome. Radiology, 112：401-407, 1974
- Takahashi, S., et al.：Cranial MRI and MR angiography in Menkes' syndrome. Neuroradiology, 35：556-558, 1993

<山本麻子，大場 洋>

第6章 代謝疾患と類縁疾患

9）金属代謝異常

237 無セルロプラスミン血症
(aceruloplasminemia)

症例 58歳 男性
4年前より徐々に構音障害が出現．小脳症状あり．糖尿病，糖尿病性腎症，網膜色素変性症を認める

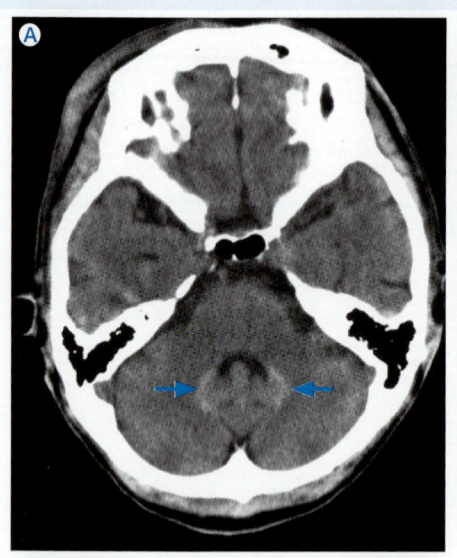

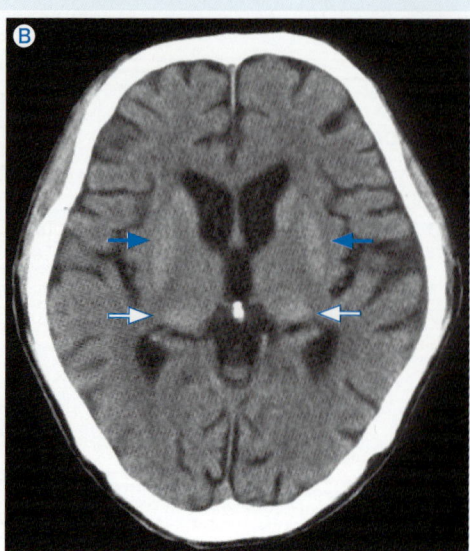

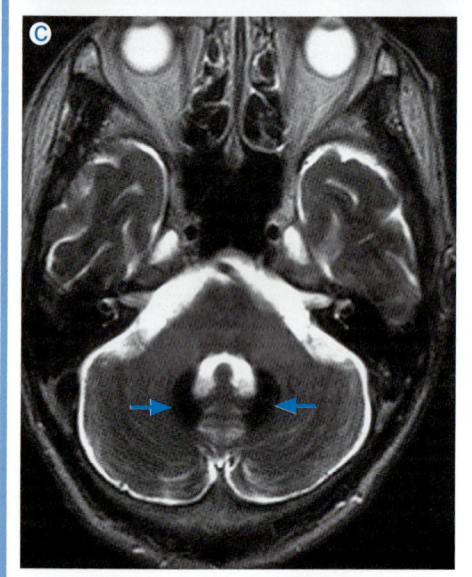

図1 単純CT（A，B），T2強調像（C）
A：両側歯状核に左右対称性高吸収域が認められる（→）
B：両側基底核（→），視床（⇒）に左右対称性高吸収域が認められる
C：両側歯状核に左右対称性低信号域が認められる（→）
〔大場 洋 他：小児神経の画像診断─脳脊髄から頭頸部・骨軟部まで（大場 洋 編），p430，秀潤社，2010より転載〕
（自治医科大学神経内科 中野今治先生のご厚意による）

237 無セルロプラスミン血症

> **診断に役立つupdateな情報**
>
> **無セルロプラスミン血症の症状の出現時期** 〇1
> - 本疾患が最初に報告されたのは日本であり，他国に先駆けて日本での発症頻度や症状出現時期の検討がなされている．神経学的所見は9割以上が40〜50代に出現するのに対し，貧血は約8割が30歳以前，糖尿病は6割が40歳以前に出現．網膜色素変性症の自覚症状は乏しく，神経所見出現後も臨床診断は困難なことが多く，治療開始が遅れることが多い

解説

- 無セルロプラスミン血症は1987年に宮嶋らにより最初に報告された常染色体劣性遺伝で，日本では20万人に1人程度の頻度で出現．**セルロプラスミン(Cp)遺伝子**の変異によりセルロプラスミン(フェロキシダーゼ)活性の消失が起こり，鉄の酸化障害をきたし脳や全身臓器に鉄が沈着する．**neurodegeneration with brain iron accumulation**(NBIA)に含まれる疾患
- **臨床症状**：糖尿病，神経症状，網膜変性．25〜60歳に痙攣，口周囲のスパズム，小脳失調などの神経症状が出現する（〇1）．貧血が糖尿病や神経症状に先行することが多い
- **診断**：血中セルロプラスミンの著明な低下〜消失，血清銅，鉄低下，フェリチン上昇．MRIでの特徴的な所見が診断に大きく寄与

画像所見

- CTでは鉄沈着を反映して尾状核，被殻，視床，歯状核に左右対称性の高吸収域（図1 A, B）
- MRIでは上記部位がT1/T2強調像，FLAIR像にて低信号を呈する（図1 C）．赤核，淡蒼球，黒質，大脳皮質，小脳皮質が低信号をきたすこともある．進行すると大脳基底核は壊死をきたし，CTで低吸収，T1強調像で低信号，T2強調像で高信号をきたすことがあり，囊胞化した神経フェリチン症に類似した所見

鑑別診断

- **パントテン酸キナーゼ関連変性疾患症（Hallervorden-Spatz病），神経フェリチン症，乳児神経軸索ジストロフィー**：いずれもneurodegeneration with brain iron accumulation（NBIA）に分類され，両側基底核，視床のT2短縮が共通．ただし，"eye-of-the-tiger"所見がないこと，異常信号の分布が比較的広範なことや糖尿病，網膜色素変性症などの症状から推測が可能
- **Wilson病**：進行例では基底核への銅，鉄の沈着によりT2/T1強調像にて低信号が目立つことがある

<参考文献>
- Miyajima, H., et al.：Estimation of the gene frequency of aceruloplasminemia in Japan. Neurology, 53：617-619, 1999
- Grisoli, M., et al.：MR imaging of cerebral cortical involvement in aceruloplasminemia. AJNR, 26：657-661, 2005
- Miyajima, H.：Aceruloplasminemia, an iron metabolic disorder. Neuropathology, 23：345-350, 2003

<山本麻子，大場 洋>

第6章 代謝疾患と類縁疾患

9）金属代謝異常

238 神経フェリチン症
(neuroferritinopathy)

症例 43歳 男性
16歳時より振戦を自覚．32歳時より失調性歩行出現．最近嚥下障害が出現，構音障害，歩行障害が増悪

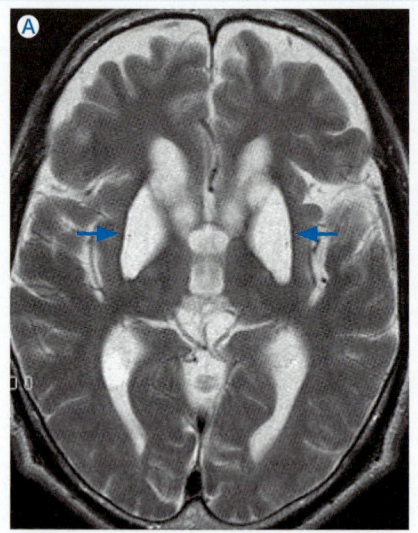

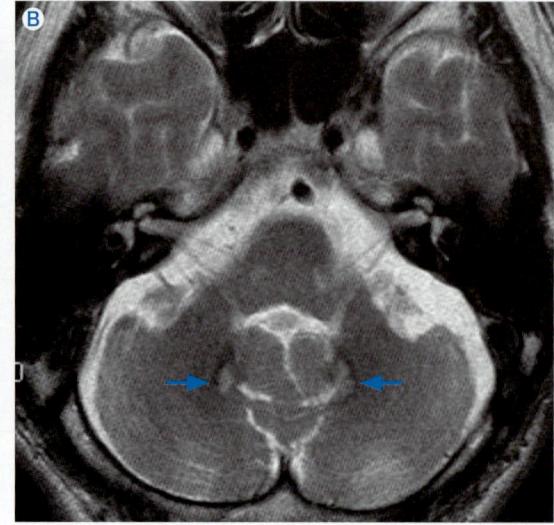

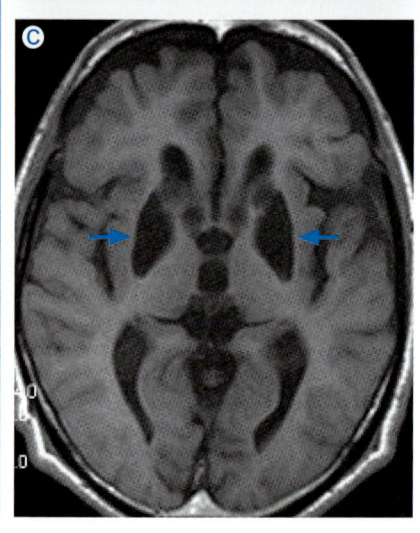

図1 T2強調像（A，B），T1強調像（C）
A：両側大脳基底核は囊胞変性を反映して高信号を示す（→）
B：両側歯状核に高信号が認められ，周囲は鉄沈着を反映した低信号を示す（→）
C：両側大脳基底核は囊胞変性を反映して低信号を示す（→）

解説

- 神経フェリチン症は常染色体優性遺伝形式で ferritin light polypeptide（FTL）遺伝子変異により平均40歳で発症
- 鉄代謝障害により大脳基底核，歯状核などにフェリチンが異常に蓄積，神経変性をきたす
- **症状**：進行性成人発症性舞踏病，発生時の口腔顔面ジストニア，左右非対称性の四肢体幹のジストニア，認知障害
- **診断**：臨床症状，血清フェリチン低下およびCT，MRIで脳内の異常鉄貯留，囊胞状変性を同定
- **病理所見**：基底核，歯状核の囊胞形成が特徴的．神経細胞内外にフェリチン，鉄が沈着
- **治療**：レボドパ，ジアゼパムなどの投与のほか，口腔顔面ジストニアに対してはボツリヌス毒素注入

画像所見

- 両側大脳基底核，歯状核の囊胞性変化を反映してCTでは低吸収域，MRIではT2強調像で高信号，T1強調像で低信号領域を示すのが特異的な所見（図1）
- 初期には鉄沈着が目立ち，基底核および歯状核はT2強調像で低信号（図1 B）

診断に役立つupdateな情報

neurodegeneration with brain iron accumulation（NBIA）疾患群の画像的鑑別

- NBIAには神経フェリチン症の他，無セルロプラスミン血症，乳児神経軸索ジストロフィー，パントテン酸キナーゼ関連神経変性症（PKAN）が含まれ，画像的にはいずれも淡蒼球のT2短縮をみる．これらの鑑別には臨床症状，血清学的その他の検索が重要．しかし，多くはT2強調像およびT2*強調像での病変分布で推測が可能

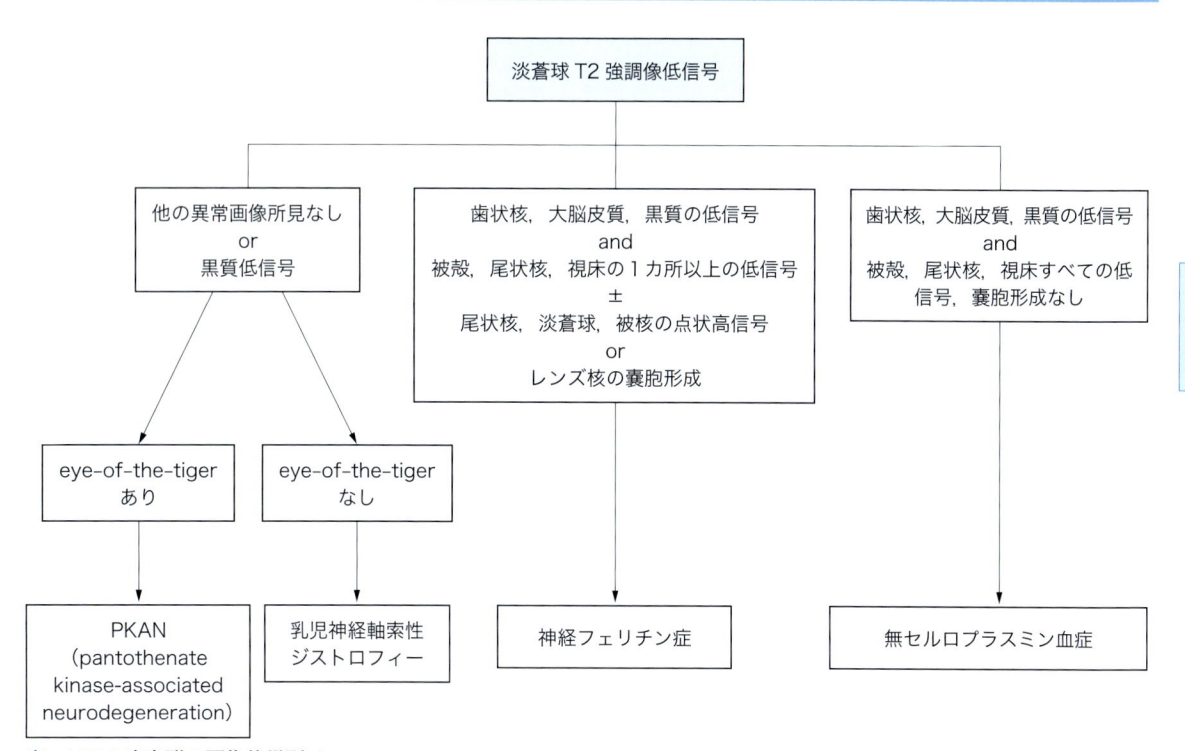

```
                    淡蒼球 T2 強調像低信号
        ┌──────────────┬──────────────────────┬──────────────────┐
   他の異常画像所見なし      歯状核，大脳皮質，黒質の低信号        歯状核，大脳皮質，黒質の低信号
         or                    and                           and
      黒質低信号         被殻，尾状核，視床の1カ所以上の低信号   被殻，尾状核，視床すべての低信号，
                              ±                              嚢胞形成なし
                     尾状核，淡蒼球，被殻の点状高信号
                              or
                         レンズ核の嚢胞形成
   ┌────┴────┐
eye-of-the-tiger  eye-of-the-tiger
    あり            なし
    │               │               │                      │
   PKAN         乳児神経軸索性      神経フェリチン症         無セルロプラスミン血症
(pantothenate  ジストロフィー
kinase-associated
neurodegeneration)
```

表 NBIA疾患群の画像的鑑別（McNeill, A., et al.：Neurology, 70：1614-1619, 2008 より）

鑑別診断

基底核，歯状核の鉄沈着，嚢胞化が特徴的であり，他の鉄沈着により神経障害をきたす疾患群が鑑別の対象

- **無セルロプラスミン血症**：嚢胞形成後では画像上類似．血清フェリチン値や糖尿病，網膜変性症の有無など，他の検査所見をあわせれば診断可能
- **乳児神経軸索ジストロフィー，パントテン酸キナーゼ関連神経変性症（Hallervorden-Spatz症候群）**：嚢胞形成前では画像が類似．前者は発症年齢が異なること，後者では錐体外路症状が出現するが，本疾患で特徴的な口腔顔面ジスキネジアなどがみられないことから総合的に鑑別

<参考文献>
- Chinnery, P. F., et al.：Clinical features and natural history of neuroferritinopathy caused by the FTL1 460InsA mutation. Brain, 130：110-119, 2007
- 小児神経の画像診断—脳脊髄から頭頸部・骨軟部まで（大場 洋 編），p427, 秀潤社, 2010
- McNeill, A., et al.：T2* and FSE MRI distinguishes four subtypes of neurodegeneration with brain iron accumulation. Neurology, 70：1614-1619, 2008

<山本麻子，大場 洋>

9）金属代謝異常

239 パントテン酸キナーゼ関連神経変性症（Hallervorden-Spatz症候群）
(pantothenate kinase-associated neurodegeneration：PKAN / Hallervorden-Spatz syndrome：HSS)

症例 21歳 男性
中学生の頃から動作緩慢，歩行障害，ジストニアが出現

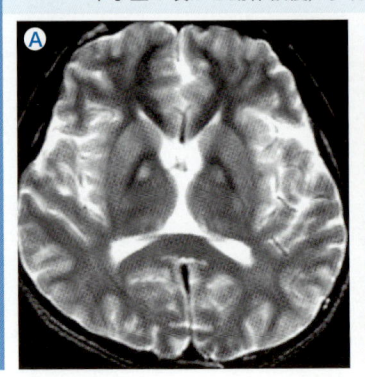

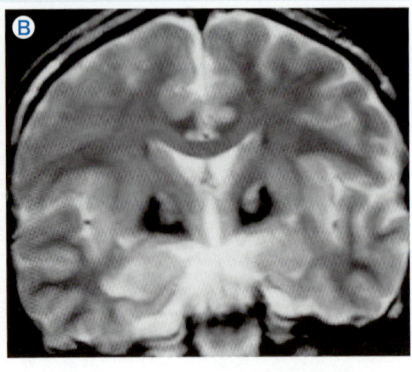

図1 T2強調像（A），T2強調冠状断像（B）
両側淡蒼球の著明低信号および内部の斑状高信号域を認める．いわゆる"eye-of-the-tiger"の所見
〔Bは大場 洋 他：小児神経の画像診断―脳脊髄から頭頸部・骨軟部まで（大場 洋 編），p431，秀潤社，2010より転載〕

解説

- パントテン酸キナーゼ関連神経変性症（PKAN）は20p13にコードされる**パントテン酸キナーゼ2（PANK2）**の変異により発症する稀な進行性神経変性疾患．淡蒼球，黒質網様部に鉄キレート作用の強いシステインが沈着し，鉄沈着をきたし，神経細胞を障害
- 半数は家族発生で常染色体劣性遺伝形式，半数は孤発性
- 現在では発症時期および臨床症状により大きく2つに分類
- **classical type**：小児〜思春期に発生し，比較的急速進行性にジストニアや進行性歩行障害，舞踏病様アテトーゼ，四肢硬直，自発運動・精神発達遅延などを示す
- **atypical type**：青年期以降の発症で錐体外路症状がより緩徐に進行し，多様な所見を呈するグループ
- **病理所見**：淡蒼球，黒質網様部のニューロンやグリア，血管周囲への異常鉄含有色素沈着，グリオーシス，空胞形成，軸索の球状腫大（axonal spheroid）

画像所見

- 過剰鉄沈着を反映し，左右対称性に淡蒼球のT2短縮を認める．**その前内側部にグリオーシスや空胞形成を反映したT2延長域を呈する**のが特徴的（eye-of-the-tiger sign）．**PANK2遺伝子変異の診断根拠になりうる**（図1）．T2*強調像では低信号がさらに明瞭化
- T1強調像では高信号から軽度低信号を示すものまでさまざま
- CTでは淡蒼球の石灰化をきたす場合は高吸収
- PANK2遺伝子異常をもたないグループでは淡蒼球，黒質はT2強調像で均一な低信号

鑑別診断

- 典型的な"eye-of-the-tiger" signがみられる場合には画像および臨床所見から診断は容易
- 典型的な所見がみられない場合は多くが臨床症状の合致する，変異を伴わないNBIAに分類され，画像上は那須-Hakola病や18q-症候群が鑑別にあがるが，臨床症状にて鑑別は可能．乳児神経軸索性ジストロフィーは同様に病理学的にaxonal spheroidを認め，類縁疾患と推測される

診断に役立つupdateな情報

"パントテン酸キナーゼ関連神経変性症"とPANK2遺伝子変異

- 臨床症状からPKANを疑う症例のうち，MRIにて特徴的な所見がみられないものがあることは知られていた．PANK2遺伝子が責任遺伝子として同定されたことで，classical typeは全例変異がみられるのに対し，atypical typeの患者群の約2/3ではこの変異をもたないことが判明．またMRIの検討では変異をもつ患者では全例で早期から淡蒼球の特徴的な信号がみられたのに対し，変異をもたない患者ではこれらの所見がみられず，大脳/小脳萎縮がより高度にみられ，PANK2遺伝子変異と1対1対応した

＜参考文献＞
- Swaiman, K. F.：Hallervorden-Spatz syndrome. Pediatr Neurol, 25：102-108, 2001
- Hayflick, S. J., et al.：Brain MRI in neurodegeneration with brain iron accumulation with and without PANK2 mutations. AJNR, 27：1230-1233, 2006
- Hayflick, S. J., et al.：Genetic, clinical, and radiographic delineation of Halloervorden-Spatz syndrome. N Engl J Med, 348：33-40, 2003

＜山本麻子，大場 洋＞

第6章 代謝疾患と類縁疾患 　脳神経外科　神経内科　小児科

10）膜輸送異常

240 Lowe症候群
(Lowe syndrome/oculocerebrorenal syndrome of Lowe)

症例 16歳　男子
生下時に筋緊張低下，水頭症，両側白内障を指摘．汎アミノ酸尿，ジカルボン酸尿，血清カルニチン低下あり．精神発達遅滞を認めていた．前額部突出あり．強直性間代性痙攣の精査のため画像検査施行（東京大学症例）

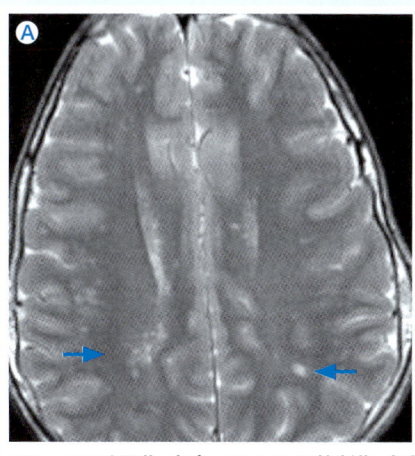

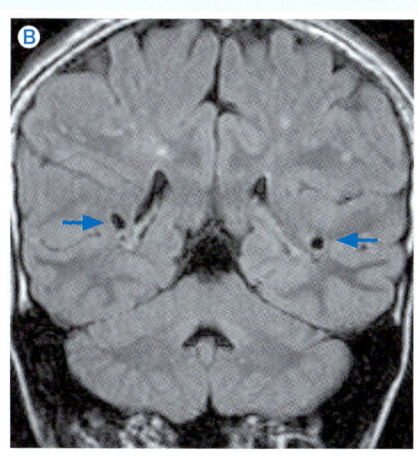

図1　T2強調像（A），FLAIR冠状断像（B）
A：両側大脳白質に多発斑状高信号を認める（→）
B：左右側脳室三角部近傍の白質に囊胞形成あり（→），左右大脳白質に斑状高信号が散在
〔森 墾：完全攻略ちょっとハイレベルな頭部疾患のMRI診断（前原忠行，土屋一洋 編），p298，秀潤社，2008より転載〕

解説

- Xq24-26上に同定される**OCRL1遺伝子**が責任遺伝子．遺伝子産物であるホスファチジル・イノシトールリン酸系酵素の異常に起因するため，先天性代謝異常症の1つに分類される伴性劣性遺伝病
- **症状**：oculocerebrorenal syndromeの別名の通り，先天性白内障，精神発達遅滞，自傷行為，暴力行為，尿細管性アシドーシスなどが認められる．骨の強い脱灰，くる病のため多発骨折をきたし，低身長となる．顔貌は前額突出，落ちくぼんだ目，まばらな毛髪などが特徴
- **病理学的所見**：グリオーシスや炎症細胞浸潤を伴わない脱髄，大脳白質の海綿状変化が代表的
- **診断**：遺伝子診断，培養線維芽細胞内の遺伝代謝産物の酵素活性測定

画像所見

MRIでは髄鞘形成開始後より**両側側脳室周囲や半卵円中心主体に左右対称性のT2延長領域**が出現（図1 A）．U-fiberや脳梁，内包，脳幹および小脳は保たれる．異常信号内部には多発する小囊胞構造を認め特徴的（図1 B）

鑑別診断

- **Fabry病**：多発ラクナ梗塞を認め，両側大脳白質に小囊胞構造を伴う斑状高信号域が分布．画像所見は類似するが，臨床症状や発症年齢が異なる
- **ムコ多糖症**：幼児期から知的退行をきたすI（Hurler症候群），II（Hunter症候群）では大脳白質にT2延長領域を認め，血管周囲腔の囊胞状拡張を認める（perivascular pit）

診断に役立つupdateな情報

Lowe症候群とDent's病
- Dent's病は近位尿細管障害により低分子量蛋白尿，高カルシウム血症，腎結石/石灰化をきたし，腎不全を呈する．小児期の男性のみに発症し，Lowe病と同じ*OCRL1*遺伝子の異常が同定されている．Dent's病の患者においても軽度の知能低下，筋緊張低下，白内障を伴う症例があり，今後両者が表現型の異なる共通の疾患となる可能性がある

＜参考文献＞
- Nussbaum, R. L., et al.：Physical mapping and genomic structure of the Lowe syndrome gene OCRL1. Hum Genet, 99：145-150, 1997
- Magnetic Resonance of Myelination and Myelin Disorders. 3rd ed (van der Knaap, M. S.), Springer, Berlin Heidelberg New York, p387-391, 2005
- Devuyst, O. & Thakker, R. V.：Dent's disease. Orphanet J Rare Dis, 14：28, 2010

＜山本麻子，大場 洋＞

第6章 代謝疾患と類縁疾患
脳神経外科　神経内科　小児科

11）DNA損傷修復障害

241 Cockayne症候群
(Cockayne syndrome：CS)

症例① 10歳 男児
41週，2,960gにて出生．出生時仮死なし．低身長，高度聴力障害，視力障害あり．運動発達障害あり．MRI検査より後に光線過敏症も顕在化（京都市立病院症例）

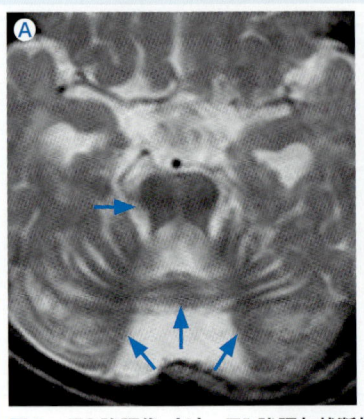

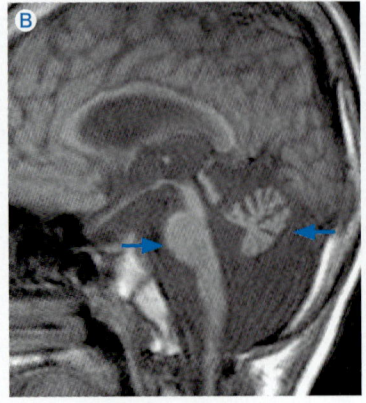

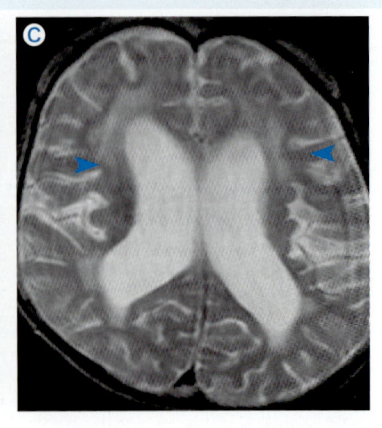

図1 T2強調像（A），T1強調矢状断像（B），T2強調像（C）
A, B：小脳，脳幹に強い萎縮を認める（→）
C：大脳萎縮が認められ，脳溝，脳室拡大が強い．両側大脳白質にびまん性の淡い高信号がみられる（▷）

症例② 22歳 男性
精神発達遅滞のためグループホーム入所中．精神発達障害，小頭症，感音性難聴，白内障を認める（自治医科大学症例）

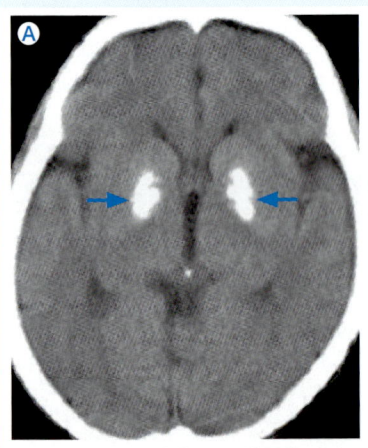

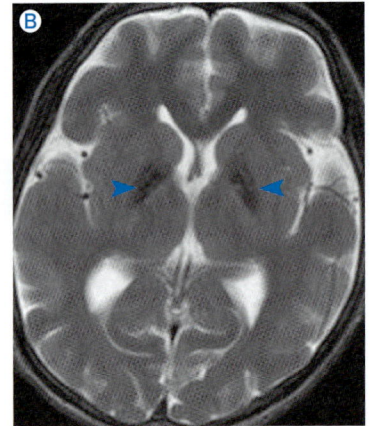

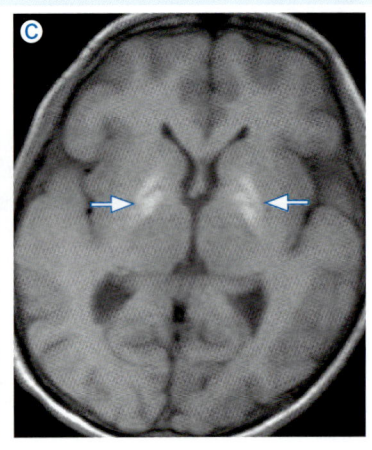

図2 単純CT（A），T2強調像（B），T1強調像（C）
A：両側淡蒼球に強い石灰化が認められる（→）
B：両側淡蒼球の石灰化を反映して低信号が認められる（▷）．両側前頭葉の脳回の数が減少し，皮質の厚さは正常であり，単純脳回型小頭症を呈している
C：両側淡蒼球の石灰化を反映して高信号が認められる（⇨）

解説
- DNA損傷修復遺伝子（ERCC 6,8）の変異により発症する（⚠1）．常染色体劣性遺伝形式
- **Cockayne症候群の分類**：さまざまな速度で進行する成長障害と全身性の変性疾患で，**早老症**が特徴．臨床的にCS I（古典型），CS II（先天型），CS III（遅発型）の3つに分類

- CS I：出生後の成長障害，身体的知的退行，画像的な脳内石灰化および白質萎縮が特徴的であり，日光過敏症，末梢性脱髄性神経障害，**網膜色素変性症，感音性難聴**や特徴的顔貌を呈する
- CS II：先天型，重症型であり，神経学的発達がほとんどない．関節拘縮，出生直後からの脊柱変形が認められ，多くは7歳頃までに死亡
- CS III：先天性，遅発性発症の稀な軽症型であり，光

診断に役立つupdateな情報

Cockayne症候群の責任遺伝子 1
- ERCC6, 8が責任遺伝子（変異）であることが同定され，遺伝子診断が可能となった．その後の遺伝子解析によりこれらが色素性乾皮症の一部やUV感受性症候群と共通であることが判明，現在では類縁疾患と考えられている．また，Pena-Shokeir症候群Ⅱ型はcerebro-oculo-facial-skeletal syndrome (COFS) とも呼ばれ，多発性関節拘縮，眼症状（白内障，小眼球症），小頭症，特異顔貌などを特徴とする疾患で，同様に共通の責任遺伝子であり，現在ではCSⅡとオーバーラップすると推測される

症例③ 16歳 男子
幼少期より精神発達遅延，小頭症，日光過敏，運動失調，四肢腱反射亢進，点状白内障などを認め，難聴，歩行障害を認めるようになった（神奈川県立こども医療センター症例）

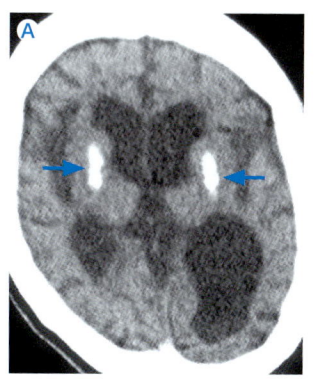

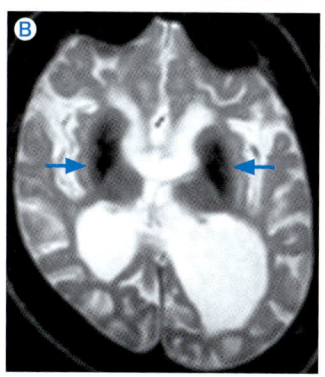

図3 単純CT（A），T2強調像（B）
A：両側レンズ核に強い石灰化が認められる（→）
B：両側淡蒼球の石灰化を反映して低信号が認められる（→）．脳溝，脳室の拡大が強い
〔丹羽 徹，相田典子：新版よくわかる脳MRI（青木茂樹，他編），p330，秀潤社，2004より転載〕

線過敏症，低身長，網膜色素変性症，老人様容貌が特徴
- 病理学的には島状の髄鞘欠損が特徴で，軸索は比較的保たれる．大脳白質，小脳白質，脳幹を含む広範な分布でU-fiberは保たれない．高度の脳萎縮を示す
- 診断：遺伝子診断

画像所見

CT
- 左右対称性の**大脳基底核，小脳歯状核，大脳および小脳皮質，白質に石灰化を反映して淡い〜著明な高吸収**を認める．小脳，脳幹優位の萎縮を示し，脳溝，脳室の拡大が強い

MRI
- 石灰化の描出がCTより劣るため，特徴を強く表す所見ではない．病変分布の評価に適する．大脳白質には左右対称性T2延長領域が認められるが，内部には点状の正常白質信号が介在して認められることがあり，病理学的な島状の髄鞘欠損を反映．病変はU-fiberから深部白質，内包にも及ぶ

鑑別診断
- **小児に左右対称性の基底核の石灰化をきたす疾患**：ミトコンドリア脳筋症やAicardi-Goutieres症候群，パントテン酸キナーゼ関連神経変性症，炭酸脱水素酵素Ⅱ欠損症などがあるが，画像的に加えて臨床所見，経過により通常診断は可能

<参考文献>
- Henning, K. A., et al.：Cockayne syndrome group A gene encodes a WD repeat protein that interacts with CSB protein and a subunit of RNA polymerase IITFIIH. Cell, 555-564, 1995
- Trolestra, C., et al.：ERCC6, a member of a subfamily of putative helicases, is involved in Cockayne's syndrome and preferential repair of active genes. Cell, 939-953, 1992
- Rapin, I., et al.：Cockayne's syndrome and xeroderma pigmentosum. Neurology, 1442-1449, 2000
- Meira, L. B., et al.：Manitoba aboriginal kindred with original cerebro-oculo-facio-skeletal syndrome has a mutation in the Cockayne syndrome group B (CSB) gene. Am J Hum Genet, 1221-1228, 2000

<山本麻子，大場 洋>

第6章 代謝疾患と類縁疾患　　脳神経外科　神経内科　**小児科**

12）糖鎖形成異常

242 福山型先天性筋ジストロフィー
(Fukuyama congenital muscular dystrophy：FCMD)

症例①　6カ月　男児
定頸の遅れを主訴に受診，精査施行．*fukutin* 遺伝子異常あり

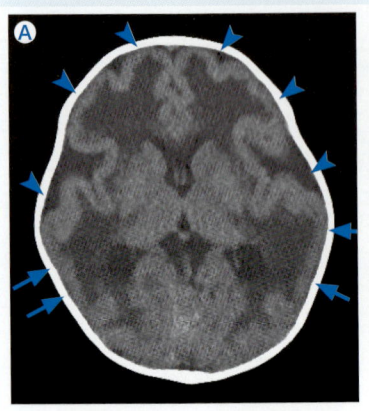

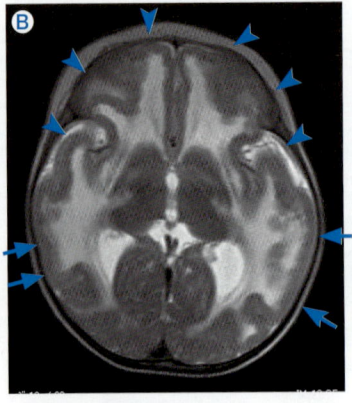

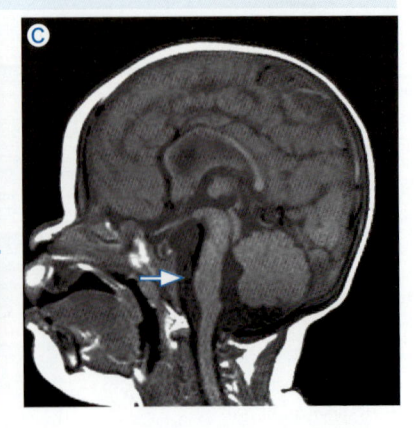

図1　単純CT（A），T2強調像（B），T1強調矢状断像（C）
CT，MRIともに前頭葉，側頭葉皮質はやや厚く，脳溝は浅い（▶）．側頭葉ではほとんど表面が平滑な異常皮質（→）を認め，皮質白質境界は不整である．大脳白質は広汎にCTで低吸収値，T2強調像で高信号を示す．脳幹では橋底部のふくらみがほとんど認められない（⇨）

症例②　14カ月　女児
発達の遅れにて施行したCTで異常を指摘，17カ月時に精査のためMRI施行．筋力低下クレアチンキナーゼ上昇あり

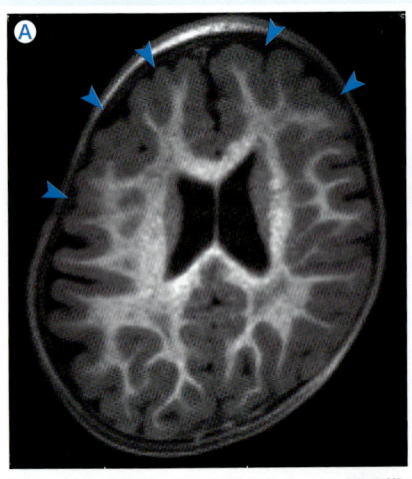

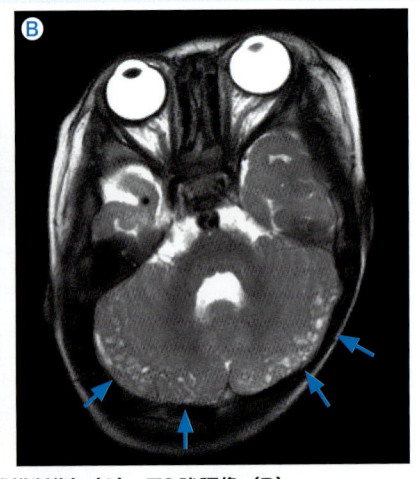

図2　T1強調像（MPRAGE 2 mm厚再構成横断像）（A），T2強調像（B）
前頭葉皮質は全体に厚く，皮質白質境界がやや不整である（▶）．小脳半球辺縁ではfolia走行の乱れと多数の小嚢胞を認める（→）

解　説

- 福山型先天性筋ジストロフィー（Fukuyama congenital muscular dystrophy：FCMD）は，皮質脳回形成異常を伴う**先天性筋ジストロフィー**の1つ
- 先天性筋ジストロフィーには他にWalker-Wurbug症候群（WWS），muscle-eye-brain病（MEBD）が主に知られている．この群の疾患は**cobblestone complex** あるいはcobblestone lissencephalyとも呼ばれる
- WWS，MEBD，FCMDは病理学的にも画像所見もかなりの類似性と重なりがあるが，臨床所見，脳所見ともに最も重症なのがWWSで先天性水頭症と眼球異常を伴う．続いて重症のMEBDでも眼球異常の合併があり，水頭症も伴うことがある．FCMDは最も軽い病型であり，これらを欠く．FCMDは常染色体劣性遺伝を示し，遺伝子集積により世界の中で日本に圧倒的に多い

242 福山型先天性筋ジストロフィー

診断に役立つupdateな情報

fukutin遺伝子 ◉1
- fukutin遺伝子の働きは完全には解明されていないが，膜蛋白のαジストログリカンの糖鎖修飾に関わっていることが示唆されており，α-dystrogycanopahyに分類されている．WWS，MEBDも同様機序で起こると考えており，各々複数の原因遺伝子が知られているが，FCMDの原因となるのはfukutin遺伝子のみである．fukutin遺伝子の変異で稀ではあるがWWSが起こることがある

- 原因遺伝子は9q31の**fukutin遺伝子**である（◉1）．本疾患群は，神経細胞が本来越えることのない脳表の基底膜を越えて過剰遊走しそこで異常増殖することが本態である．agyria/pachygyriaを示す古典的滑脳症に対し，**cobblestone complexは病理学的にagyria/polymicrogyriaとも表され，FCMDにおいては病理学的にも画像的にも，polymicrogyriaと無脳回様の部分が混在して認められる．軽症例ではpolymicrogyriaのみがみられる**．
- 臨床症状としては，低緊張のfloppy infantで運動発達，知的発達の遅れがある．てんかんの合併も高率

画像所見

MRI

- 前頭葉優位の**polymicrogyria，やや厚い皮質と浅めの脳溝，皮質白質境界がスムースでない**（図1，2：▶）．**よく観察すれば全例にみられる**．わかりにくいときは矢状断が有用．皮質白質コントラストの良好なthin sliceの3Dがあればもっとよい
- 滑脳症様の異常皮質は側頭葉優位に認められる．皮質白質境界は不整である（図1：➡）．polymicrogyria部分より皮質が厚いが，LIS1やDCX異常の古典型滑脳症よりは異常皮質は薄い．異常皮質の白質側にcell sparse layer様の白質信号を示す細い帯状領域を認めることがある（図1：➡）．異常皮質の外側にcell sparse layerを認める古典型滑脳症と対照的
- 幼少期には白質に広範なT2強調像での高信号領域を認める（図1B）．髄鞘化の順序を経ずに年齢とともに徐々に縮小
- 小脳**polymicrogyria**（図2B）．**小脳folia配列の乱れと小嚢胞の存在を特徴とする**．上半月小葉に最も多い．MRIでは最もわかりやすい所見で自験例では9割以上，軽症例でも認められるので，これをみたら大脳の皮質脳回形成異常を注意深く探す
- 脳幹では橋底部の平坦化が認められる（図1C）

CT

- MRIの所見を反映して，やや厚い皮質と浅い脳溝のpolymicrogyriaと表面が平滑な滑脳症様異常皮質が指摘できることがある
- 白質低吸収値が広汎または部分的に認められる．石灰化は認めない
- 小脳異常はCTでは難しいことが多い．脳幹異常は重症例では指摘できる

鑑別診断

- **先天感染症**：CMVなどによる先天感染ではpolymicrogyriaと白質異常の組み合わせを起こしうる．通常小脳polymicrogyriaは認めない．CTで石灰化を認めることがある
- **WWS/MEBD**：日本人でも滑脳症様異常皮質，白質異常に水頭症，眼球異常の合併があればWWS/MEBDを考える．WWSでは小脳異形成も強いので嚢胞形成などの所見は明らかでないことが多い．MEBDではFCMDと同様の小脳所見を認める

＜参考文献＞
- Aida, N., et al. : Brain MR in Fukuyama congenital muscular dystrophy. AJNR, 17 : 605-613, 1996
- Aida, N. : Fukuyama congenital muscular dystrophy : a neuroradiologic review. J Magn Reson Imaging, 8 : 317-326, 1998
- Aida, N., et al. : Cerebellar MR in Fukuyama congenital muscular dystrophy : polymicrogyria with cystic lesions. AJNR, 15 : 1755-1759, 1994

＜相田典子＞

第6章 代謝疾患と類縁疾患

12）糖鎖形成異常

243 筋強直性ジストロフィー
(myotonic dystrophy)

症例①　1歳3カ月　男児
出生時より筋緊張低下強く人工呼吸．母方祖父に成人発症で同症の既往．サザンブロット法で2,300回程度のCTGリピートが検出され筋強直性ジストロフィー1型と診断

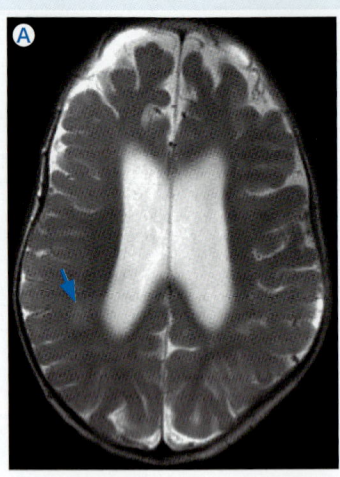

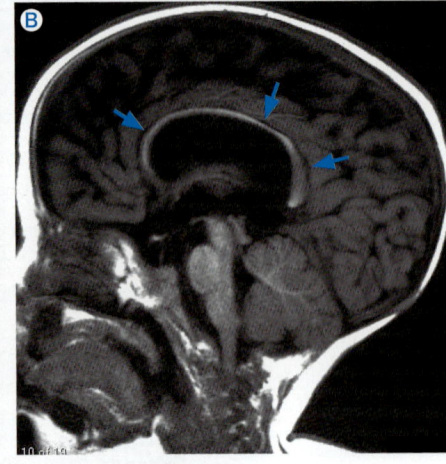

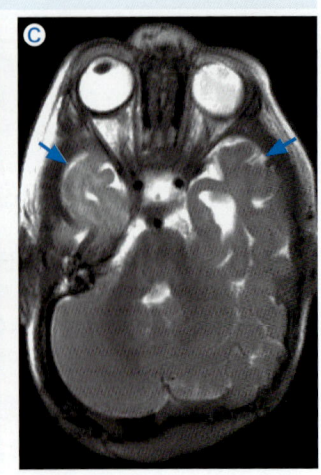

図1 T2強調像（A），T1強調矢状断像（B），T2強調像（C）
A：両側側脳室拡大，脳表くも膜下腔拡大．右側脳室体部外側に淡い高信号域（→）
B：脳梁が菲薄化（→）
C：側頭葉尖部の皮質下白質が高信号域を示すが（→），未髄鞘化領域と区別しにくい

症例②　在胎37週，修正48週　女児
出生時より筋緊張低下強い．サザンブロット法で1,900回程度のCTGリピートが検出され筋強直性ジストロフィー1型と診断

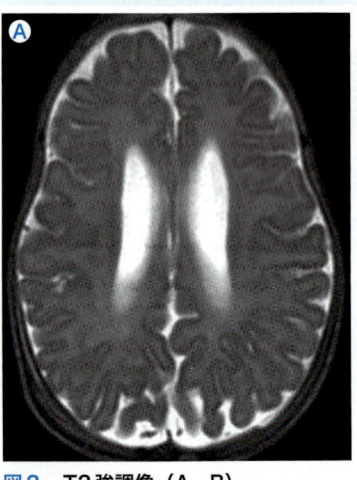

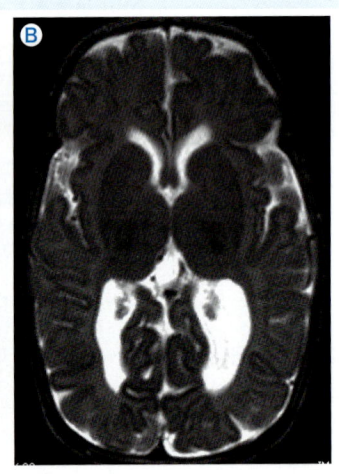

図2 T2強調像（A，B）
両側側脳室周囲白質の容量低下．二次的に両側側脳室は後部優位に拡大している．壁はやや不整だが，実質内に異常信号域は認められずPVLらしくはない

243 筋強直性ジストロフィー

診断に役立つupdateな情報

スプライシング異常 ⚠1
- イントロンの遺伝子異常が病態を惹起する機序をスプライシング異常とする説が有力．DM1は異常な*DMPK*遺伝子の転写により生じるmRNAそのものが，特定のスプライシング制御因子（蛋白質）に結合してこれを抑制する．結果的にDMPKとは必ずしも関係のないさまざまなmRNAのスプライシングに異常が生じ，多様な病態を発症すると考えられている（クロライドチャネルの異常による筋収縮の異常，インスリンレセプターの異常による糖尿病など）．DMPK自体の機能障害や発現障害は関係しない

分子標的療法 ⚠2
- 近年，分子学的な背景の解明が進み，分子標的療法への期待が高まっている．*in vitro*や動物実験では変異DMPKを発現させない，あるいは抑制を受けたスプライシング制御因子の遺伝子を過剰発現させる手法などで，表現形質の可逆的な改善が認められた

解説

- **常染色体優性遺伝**形式を示す遺伝病で，臨床的，分子的に筋強直性ジストロフィー1型（DM1）と2型（DM2）に分類．DM1は19番染色体長腕にある*DMPK*遺伝子イントロンのCTG**トリプレットリピート病**（⚠1）．DM2は3番染色体長腕にあるZNF9遺伝子イントロンのCCTGくり返し配列が延長
- DM1とDM2は多くの特徴が類似．臨床的にはDM2はDM1より軽症型
- **確定診断は遺伝子検査**
- **臨床像**：筋緊張，筋力低下，筋萎縮．握った手を開きにくいgrip myotoniaや，母指球筋の叩打で手のmyotoniaが誘発されるpercussion myotoniaが有名．DM1は遠位筋，DM2は近位筋に優位．その他，精神発達遅滞，心筋障害，不整脈，糖尿病など内分泌異常，腸管運動障害，頭蓋骨肥厚などの骨病変など．筋力低下に関連した呼吸障害，嚥下障害や心筋異常が関連する不整脈が臨床予後に重要
- DM1はCTGリピート数が多いほど若年発症，かつ重症化する傾向がある．正常でも30程度までのリピートがみられるが，本症患者では50～数千までリピート数が増加しており，1,000リピート程度から先天型となりやすい．主に母系遺伝で，世代を経るごとにリピート数が延長し，すなわち若年発症・重症化する"anticipation"が特徴
- DM2ではanticipationはDM1より軽度で先天型の報告なし．また，リピート数と重症度は相関しない
- **治療**：根治療法なし．DM1患者では死亡の70％が心・呼吸器疾患によるため，臨床経過をフォローする必要がある．分子標的療法が期待される（⚠2）

画像所見

MRI

- 画像所見は多様で，DM1，DM2ともMRIで異常所見を認めない場合もある（特にDM2）．画像所見と病理の関連には明快なコンセンサスが得られていない．大まかに次のような特徴を持つ

脳萎縮（脳室拡大）
- 大部分の症例で認められる．DM1の方がDM2よりも萎縮が強い傾向（図1A，1B，2A，2B）
- DM2よりDM1，DM1では成人型よりも先天型の方が萎縮が強く，脳室拡大や脳梁の薄さが目立つ（図1A，1B，2A，2B）

白質病変（側頭葉尖部）
- 典型的にはDM1でT2強調像・FLAIR像高信号域を呈する（図1C）．両側性が多い．知的障害と相関

白質病変（その他の部位）
- DM1では大半の症例で大脳白質領域にT2強調像・FLAIR像高信号域が認められ，多くは皮質下や脳室周囲白質優位に分布．一部に融合傾向をもつ不整な斑状の形態を呈することが多いが，より広範でびまん性の場合もある．両側性が多い．局所的な萎縮やmass effectは示さない
- 経過中に増強し，所見の強さと罹患期間が相関
- DM2ではU-fiberがspairされやすい

鑑別診断

- 画像所見は非特異的．臨床症状や遺伝子検査による鑑別診断が重要

<参考文献>
- Magnetic Resonance of Myelination and Myelin Disorders 3rd Ed. (van der Knapp, M. S. & Valk, J.), Springer-Verlag, Berlin Heidelberg New York, 2005
- Turner, C. & Hilton-Jones, D. : The myotonic dystrophies : diagnosis and management. J Neurol Neurosurg Psychiatry, 81 : 358-367, 2010
- Kornblum, C., et al. : Cranial magnetic resonance imaging in genetically proven myotonic dystrophy type 1 and 2. J Neurol, 251 : 710-714, 2004
- Di Costanzo, A., et al. : Pattern and significance of white matter abnormalities in myotonic dystrophy type 1 : an MRI study. J Neurol, 249 : 1175-1182, 2002

<立花泰彦，相田典子>

第6章 代謝疾患と類縁疾患 脳神経外科 神経内科 小児科

13）その他

244 Alexander病
(Alexander's disease)

症例 1歳 女児
精神運動発達遅延，大頭症，痙性麻痺があり，頭部MRIを施行した

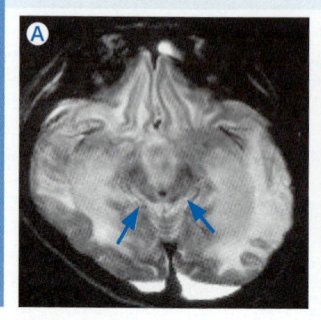

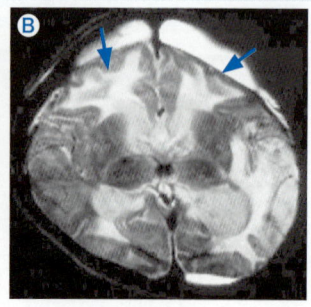

図1 T2強調像（A，B）
T2強調像で前頭葉白質に優位な異常信号を認め，尾状核にも淡い信号上昇を認める．中脳レベルでは，萎縮と不均一な淡い信号上昇を認めた．また，本症例ではAlexander病とは別に硬膜下水腫の合併も認める
Aでは中脳レベルで萎縮と淡い信号上昇を認める．Bで前頭葉白質に高信号を認める

解説

- Alexander病は病理学的にグリア線維酸性蛋白（GFAP）などから構成される**ローゼンタル線維**を星状膠細胞に認めることを特徴とし，近年原因遺伝子として*GFAP*遺伝子が注目
- 発症の時期によって3型に分類されており，乳児型は最も頻度が高く，生下時から2歳頃までに発症し，学童期以前に死亡することが多い．精神運動発達遅滞や大頭症を呈し，痙攣も生じる．若年型は2歳から10歳代に発症し，乳児型と成人型の中間型の生じることがある．成人型は10代以降の発症で，緩徐進行性の錐体路症状，運動失調，口蓋ミオクローヌス，球麻痺，自律神経障害など延髄，頸髄の症候をきたす
- 治療は甲状腺刺激ホルモン放出ホルモン（thyrotropin-releasing hormone：TRH）投与により改善が認められたとする報告があるが，現時点では根治療法はなく，対症療法

画像所見

- **両側前頭葉優位**な白質病変を認め，CTでは低吸収域，T2強調像では高信号，T1強調像では低信号を呈し，病変は皮質下U-fiberを含む．またT2強調像で低信号，T1強調像で高信号を示す脳室周囲の縁取りが認められ，ローゼンタル線維の蓄積を反映
- 基底核，視床の異常も伴うことがあり，脳幹の異常特に中脳や延髄に異常が認められることが多い
- 造影検査では，脳室周囲や前頭葉白質，脳弓，基底核，視床，脳幹などのいずれかに増強効果

鑑別診断

- MLC（megalencephalic leukoencephalopathy with subcortical cysts）：大脳症を呈し，皮質下白質に囊胞を形成するが，基底核病変はみられず増強効果も認めない
- **副腎白質ジストロフィー**：多くは頭頂・後頭葉型であるが前頭葉型で発症するものが稀にあり鑑別の必要がある
- その他の白質変性症として異染性白質ジストロフィー，Canavan病などとの鑑別が必要である

診断に役立つupdateな情報

Alexander病のMRI所見

- van der Knaapらは2001年にAlexander病のMRI所見として5項目（前頭葉優位の白質異常，T2強調像で低信号な脳室周囲の縁取り，基底核と視床の異常，脳幹の異常，増強効果）を提唱したが，さらに最近の分子遺伝学的な確定例から以下のようにMRI所見は拡大されている．
  - 後頭葉窩構造優位な異常
  - 多巣性の脳幹異常と脳幹萎縮
  - 基底核と視床の軽度びまん性信号異常
  - 脳室壁に沿った花弁様の病変
- また，非典型的なMRI所見を呈するものもあり，若年型，成人型でみられることが多い

＜参考文献＞
- van der Knaap, M. S., et al.：Alexander disease：diagnosis with MR imaging. AJNR, 22：541-552, 2001
- van der Knaap, M. S., et al.：Alexander disease：ventricular garlands and abnormalities of the medulla and spinal cord. Neurology, 66：494-498, 2006

＜原田雅史＞

第6章 代謝疾患と類縁疾患　脳神経外科　神経内科　小児科

13) その他

245 皮質下嚢胞を伴う巨脳白質脳症
(megalencephalic leukoencephalopathy with subcortical cysts：MLC)

症例 30歳 男性
小児期より頭囲拡大あり，精神発達遅滞，痙性歩行，痙攣あり．原因不明の水頭症として診断されたが，その後継続的な診療は受けていない．頭部MRIを施行した（三重大学症例）

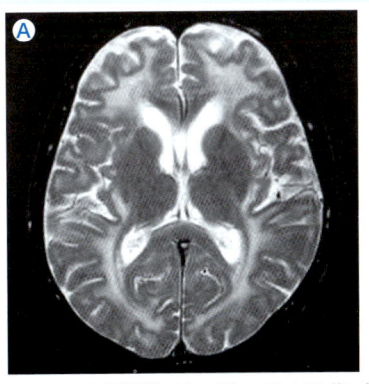

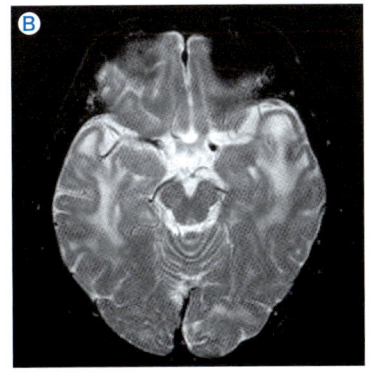

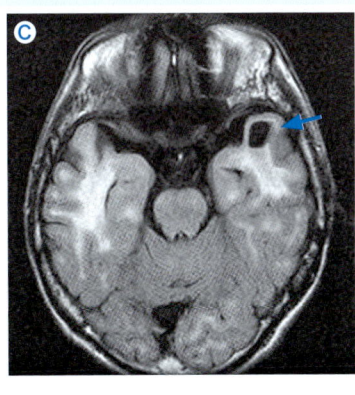

図1 T2強調像（A，B），FLAIR像（C）
左側頭葉皮質下には嚢胞を認める（→）

解説

- MLCは，膜蛋白をコードする*MLC1*遺伝子の異常とされ，常染色体劣性遺伝の形式をとるとされているが，*MLC1*遺伝子の変異がみられない症例も報告されている（⚠1）
- 本疾患は乳児期や生下時に発症し緩徐な進行を伴う白質脳症であり，後期では認知障害や運動障害を伴うが，生命予後は比較的良い
- 病理所見では髄鞘の最外層に空胞変性がみられ，これが大きくなると嚢胞を形成．その他脱髄，グリオーシス
- 最近報告された*MLC1*遺伝子変異を伴わないMLCでは，運動機能低下がみられない症例や認知障害を伴わないものも

画像所見

- van der Knaapの最初の報告では，巨脳症とびまん性の白質信号異常と軽度の浮腫を伴い，脳梁や内包，脳幹などの中心白質構造および灰白質には異常を認めず，前部側頭葉の皮質下嚢胞が特徴的とされた（図1 C）
- MRIによる経過観察で緩徐な進行性の脳萎縮が認められるが，*MLC1*遺伝子変異を伴わない症例ではMRI異常所見の改善や正常化が認められる

鑑別診断

- 巨脳症と白質脳症を呈する疾患としてはAlexander病とCanavan病があげられるが，Canavan病はユダヤ人に多く本邦では非常に稀であることやproton MRSでNAAが上昇する特徴的所見があるため，この所見がなければ否定することができる
- Alexander病とは基底核や視床および脳幹の異常を伴う点や特徴的な増強効果から鑑別可能である

診断に役立つupdateな情報

MLC1遺伝子の異変 ⚠1

- *MLC1*遺伝子の変異を伴うものは80％とされ，残りの20％では遺伝子変異が認められない．遺伝子変異が認められないMLC症例のうち半数は遺伝子変異を伴う症例と同様の所見と臨床経過を有する．しかし，遺伝子変異を伴わないMLC症例の半数にはMRIの異常所見の改善や正常化が認められ，症状も改善することがあることが報告されている

＜参考文献＞

- van der Knaap, M. S., et al.：Megalencephalic leukoencephalopathy with cysts without MLC1 defect two phenotypes. Ann Neurol, 67：834-837, 2010
- Itoh, N., et al.：An adult case of megalencephalic leukoencephlopathy with subcortical cysts with S93L mutation in MLC1 gene：A case report and diffusion MRI. Eur Neurol, 56：243-245, 2006
- van der Knaap, M. S., et al.：Leukoencephalopathy with swelling in children and adolescents：MRI patterns and differential diagnosis. Neuroradiology, 37：679-686, 1995

＜原田雅史＞

第6章 代謝疾患と類縁疾患

13) その他

246 Pelizaeus-Merzbacher病
(Pelizaeus-Merzbacher disease：PMD)

症例　1歳　男児
精神運動発達遅滞があり，小脳失調や眼振も認められたため，頭部MRIを施行

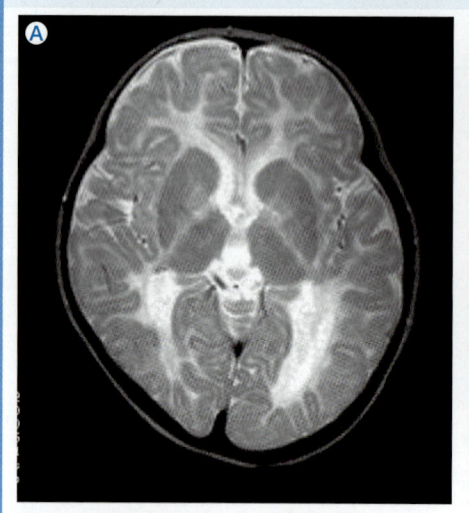

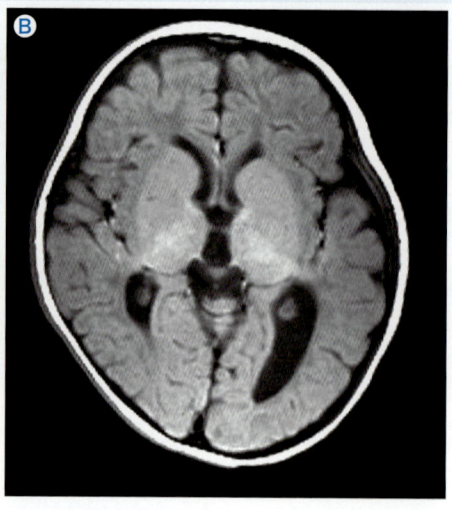

図1　T2強調像（A），T1強調像（B）
T2強調像で皮質下白質を含めて高信号を認め，T1強調像では白質は低信号に認められる．MRSでは，代謝物のパターンは正常範囲である

解説

- Pelizaeus-Merzbacher病（PMD）はX連鎖白質ジストロフィーであり，髄鞘形成の先天的な異常を伴っている
- 古典型の臨床所見は男性に発症し，新生児期から運動発達障害や眼振を認め，経過により運動失調やジストニア，構音障害，進行性痙性麻痺などを生じる
- 中枢神経の髄鞘に必要な脂質蛋白の合成を司るPLP1遺伝子の異常により，髄鞘化の異常を呈するとされているが，異なる遺伝子の異常も報告されている
- MRIで新生児様の髄鞘化の遅延が認められることが多く，特徴的とされるが，最近では同様のMRI所見を呈し，PLP1以外の遺伝子異常が認められる症例が報告され，PM like disease（PMLD）と呼ばれることがある（⚠1）
- PMDは，病型からclassical form，connatal formおよびtransitional formに分類され，connatal formが比較的急速に症状が進行し，小児期の早期に死亡する症例が多いのに対してclassical formは比較的進行が緩徐である．transitional formの臨床型はconnatal formに近いが，症状の進行がゆるやか

画像所見

- connatal formの症例ではほとんど完全な髄鞘化の欠如を認め，U-fiberも含めてT2強調像で高信号
- classical formでは内包後脚や深部白質に髄鞘化がみられ，いわゆる新生児パターンを呈することが特徴である．淡蒼球はT2強調像で比較的高信号
- MRSでは，NAAの低下を認める報告もあるが，多くはスペクトルパターンとしては正常範囲内であり（図2），定量化により正常より増加しているとする報告がみられる

診断に役立つupdateな情報

PMLDの遺伝子異常 ☝1
- いわゆるPMLDでは，gap junction α 12（GJA12）遺伝子の変異が多いとされているが，その他monocarboxylate transporter 8（*MCT8*）遺伝子などの報告もある．PMDにくらべて軽微な型は男性，女性ともに認められ，Allan-Herndon-Dudley症候群（AHDS）と称されることがある．*MCT8*遺伝子異常では甲状腺ホルモンの異常（free T3の増加，T4の低下）が認められる

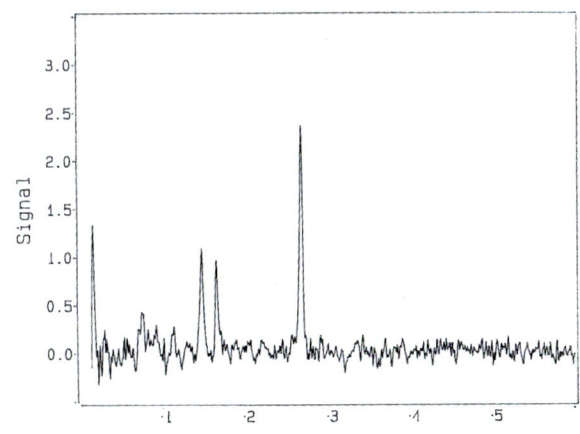

図2　Proton MRS
NAAの低下はみられずほぼ正常範囲の代謝物パターンである

鑑別診断

- 新生児様の髄鞘化異常を呈する疾患として，18q-症候群，Salla病，hypomyelination with atrophy of the basal ganglia and cerebellum（H-ABC），4H症候群（hypomyelination, hypogonadotropic hypogonadism, hypodontia），高メチオニン血症などがあげられる
- Salla病では脳梁，小脳の萎縮を認めることが多く，H-ABCでも虫部に強い小脳萎縮を認め，尾状核や被殻の萎縮も認める
- 4H症候群でも小脳萎縮を呈する
- 高メチオニン血症では基底核や視床に強い萎縮を認めることがある

<参考文献>
- Vaurs-Barriere, C., et al.：Pelizaeus-Merzbacher-like disease presentation of MCT8 mutated male subjects. Ann Neurol, 65：114-118, 2009
- Hnaefeld, F. A., et al.：Quantitative proton MRS of Pelizaeus-Merzbacher disease. Evidence of dys- and hypomyelination. Neurology, 65：701-706, 2005
- Pizzini, F., et al.：Proton MR spectroscopic imaging in Pelizaeus-Merzbacher disease. AJNR, 24：1683-1689, 2003

<原田雅史>

247 18q-症候群
(18q-syndrome)

症例 4歳 女児
筋緊張低下，精神運動発達遅滞あり．有意語なし．食事は可能だが丸飲み（心身障害児総合医療療育センター症例）

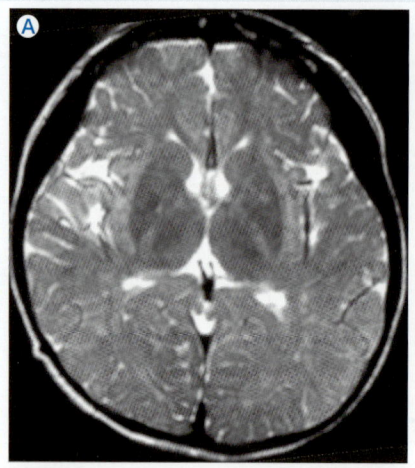

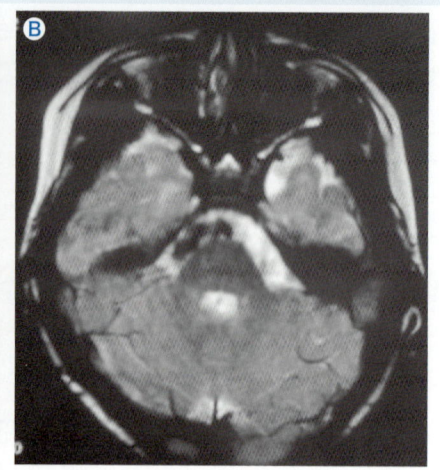

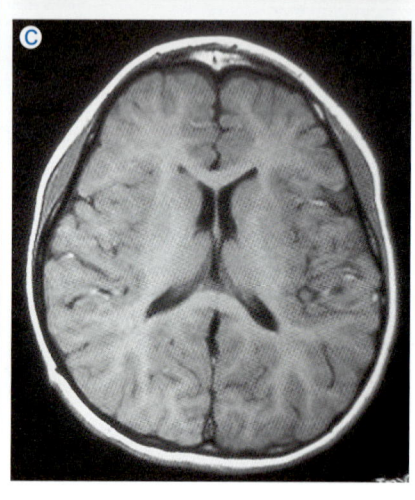

図1 T2強調像（A，B），T1強調像（C）
T2強調像でびまん性に白質の高信号を認めるが，T1強調像では白質の信号に明らかな異常はみられない

解説

- 18q-症候群はその名の通り18番染色体の遠位長腕の部分的な欠損による疾患であり，1964年にDe Grouchyらにより報告された
- 遺伝子異常にはいくつかのバリエーションがみられるが，臨床所見としては精神運動発達遅滞，成長障害，頭蓋顔面形成不全，四肢奇形，眼球運動障害，性器発達不全など
- 18番染色体には髄鞘関連蛋白に関連する遺伝子の1つがあるため，その欠損により髄鞘化の異常が認められる
- 経過は，多くの症例で成長が遅く，免疫能の異常がみられる場合があり感染や湿疹を合併しやすい．多くは合併症で死亡

画像所見

- Loevnerらは16名の本疾患の患者のMRI画像を評価し，T2強調像での特徴的な所見を報告している．びまん性あるいは巣状の高信号を白質に認め，特に脳室周囲に多くみられ，対称的な場合が多い．時には皮質下白質を含み，非対称的に認められる場合がある
- 小脳，脳幹，脳梁には異常信号は認めない．さらに脳室拡大が認められる場合や基底核や視床にT2強調像で低信号が認められることがある
- 所見の程度や広がりはさまざまであり，遺伝子異常のバリエーションと関連があると考えられる

診断に役立つupdateな情報

18q-症候群の所見

- 最近のMRSの報告では，病勢により脳内白質でのコリン含有物質の上昇がみられることからdysmyelination（髄鞘発育不全）よりdemyelination（脱髄，髄鞘脱落）の変化が強いと考察されている．また，染色体欠損部位とMRI所見との比較では髄鞘関連蛋白遺伝子部位に異常が認められない症例では，正常のMRI所見を呈し，異常が認められる症例では皮質白質のコントラスト分解能低下が最も共通して認められる所見としている

鑑別診断

- 新生児様の髄鞘化異常を呈する疾患として，Pelizaeus-Merzbacher病，Salla病，hypomyelination with atrophy of the basal ganglia and cerebellum (H-ABC)，4H症候群 (hypomyelination, hypogonadotropic hypogonadism, hypodontia)，高メチオニン血症などがあげられる
- これらの疾患との鑑別には18q-症候群では小脳や脳幹，脳梁には異常信号を呈しない点と基底核や視床のT2強調像で低信号である点が利用できる
- またT1強調像で白質の信号異常に乏しく，Pelizaeus-Merzbacher病のような髄鞘化の欠如による低信号を呈する症例と区別できる

<参考文献>
- Loevner, L. A., et al.：White matter changes associated with deletions of the long arm of chromosome 18 (18q- syndrome)：A dysmyelinating disorder？ AJNR, 17：1843-1848, 2006
- Hausler, M., et al.：White matter disease in 18q deletion (18q) syndrome：magnetic resonance spectroscopy indicates demyelination or increased myelin turnover rather than dysmyelination. Neuroradiology, 47：83-86, 2005
- Linnankivi, T. T., et al.：18q- syndrome：Brain MRI shows poor differentiation of gray and white matter on T2-weighted images. J Magn Reson Imaging, 18：414-419, 2003

<原田雅史>

第7章 脳奇形と周産期疾患

1）奇形

248 脳瘤 (cephalocele)

症例① 1カ月　男児（後頭-頸椎移行部脳瘤/Chiari Ⅲ型奇形）
在胎31週，羊水過多の胎児，超音波検査にて後頭部正中に腫瘤を認めた

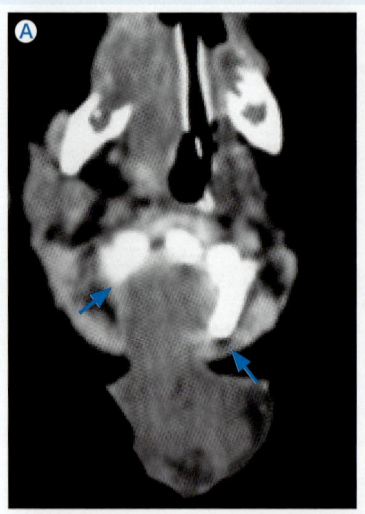

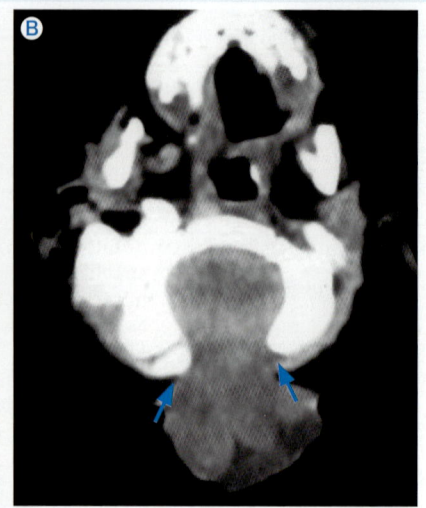

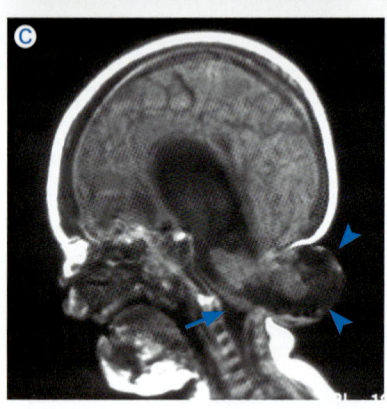

図1　単純CT（A，B），T1強調正中矢状断像（C）
A：環椎後弓の欠損（→）を認める．同部位から脳組織の脱出が認められ，脳瘤を示す
B：大後頭孔の拡大が認められる．後頭骨（後頭上骨）の一部が欠損（→）し，脳組織が脱出している
C：後頭下部（外後頭隆起より下部）に脳瘤を認める（▶）．また，延髄は脳瘤側に引き込まれ屈曲している（→）

症例② 1カ月　女児（後頭部閉鎖性脳瘤：結節型）
生下時より頭頂部の小泉門部に腫瘤を認めた

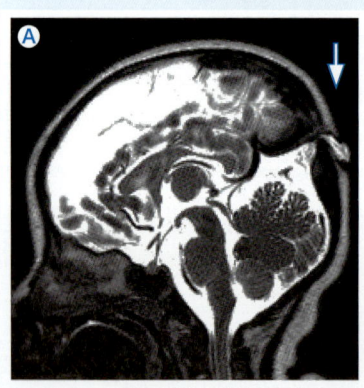

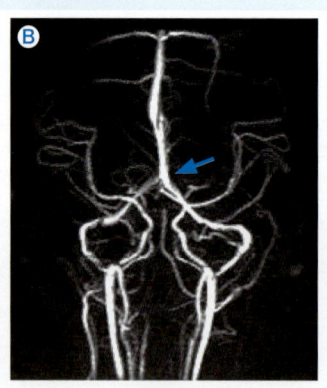

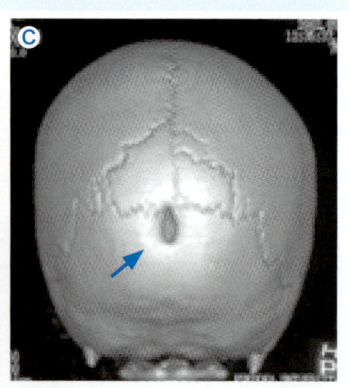

図2　T2強調正中矢状断像（A），MRA（3D-PC）冠状断像（B），3D-CT（C）
A：後頭部に頭蓋内に交通する結節状の腫瘤を認める（⇨）．内部は髄液信号を呈している
B：上矢状洞は下部で右脚と左脚に別れ，静脈洞交会（→）は高位に位置している
C：後頭骨（頭頂間骨）正中部に骨欠損（頭蓋披裂）を認める（→）．その上方には尖頂骨（インカ骨）の副縫合がみられる

診断に役立つupdateな情報

脳瘤の予後
- IQ75以上を予後良好，75未満を予後不良とすれば，全体では60％が予後良好，40％が不良
- 中枢神経合併奇形の有無が予後にもっとも影響する．また，一般的に大きな脳瘤（2cm以上）で内容物に脳が含まれる場合は予後が悪い

閉鎖性（遺残性）脳瘤
- 脳瘤が胎生期に退縮したものと考えられている．頭頂部に発生するものと後頭部に発生するものがあり，後者の方がやや多い
- 通常頭頂部に発生するものは脳瘤の外観が平坦で同部位の頭皮が無毛（alopetic type）を示すのに対し，後頭部のものは結節状の隆起（nodular type）を示す
- 頭頂部閉鎖性脳瘤は，重篤な中枢神経奇形を伴うことが多く，一般的に予後不良である．一方，結節型の場合は予後良好

解説

- 脳瘤（cephalocele）は胎生期における神経管の閉鎖過程の障害に基づく癒合不全（dysraphism）に由来する先天奇形．脳瘤の脱出部位には骨の欠損とともに硬膜静脈洞の形成不全や変異を認めることが多く，間葉系組織の形成不全も脳瘤の発生に密接に関連
- 脳瘤の発生部位は**後頭上部（外後頭隆起より上部），頭頂部がもっとも多く，全体の75％を占める**．後頭下部（外後頭隆起より下部）や前頭部は少ない．後頭下部‐頸椎移行部の脳瘤で全小脳，脳幹が脱出するものはChiari Ⅲ型奇形として報告されることもある．その他，稀な発生部位として前頭蓋底部がある
- 脳瘤は通常概観から診断可能であるが，前頭蓋底部に発生するものや，**腫瘤が頭皮下に存在する閉鎖性（遺残性）脳瘤**は外観からの診断が困難な場合があり，画像診断の果たす役割は大きい
- 脳瘤の内容から，脳組織を含まない髄膜瘤（meningocele），脳組織を含む髄膜脳瘤（meningoencephalocele），脳室を含んだ脳組織を含む脳囊瘤（encephalocystocele）に分類

画像診断

頭蓋単純X線写真
- 約80％で頭蓋正中に骨欠損像を認める

CT
- 骨欠損の部位とサイズの評価（図2C）
- 水頭症の有無：髄膜瘤で25％，髄膜脳瘤で65％に合併

MRI/MRV
- 脳瘤の内部構造の評価（図1C）
- 硬膜静脈洞の形成不全，変異の評価（図2B）
- 合併奇形（小脳虫部欠損，脳梁欠損，異所性灰白質など）の診断

鑑別診断

- 脳瘤の部位，型の評価および合併奇形の評価が患者の転帰を予測するうえでもっとも重要
- 頭血腫，頭皮腫瘍（血管腫，奇形腫，類皮腫，類上皮腫，nasal gliomaなど），頭蓋骨膜洞（sinuspericranii）などの鑑別が必要．造影MRIや拡散強調像が鑑別に役立つことがある

＜参考文献＞
- Simpson, D. A., et al.：Cephaloceles：treatment, outcome, and antenatal diagnosis. Neurosurgery, 15：14-21, 1984
- Castillo, M., et al.：Chiari Ⅲ malformation：imaging features. AJNR, 13：107-113, 1992
- Patterson, R. J., et al.：Atretic parietal cephaloceles revisited：an enlarging clinical and imaging spectrum? AJNR, 19：791-795, 1998
- Yokota, A., et al.：Parietal cephalocele：clinical importance of its atretic form and associated malformations. J Neurosurg, 69：545-551, 1988

＜宇都宮英綱＞

第7章 脳奇形と周産期疾患

1) 奇形

249 Chiari Ⅱ型奇形
(Chiari malformation type Ⅱ)

脳神経外科　神経内科　**小児科**

症例① 5歳 女児
41週で頭位経腟分娩にて出生．出生時，腰仙部に脊髄髄膜瘤を認める

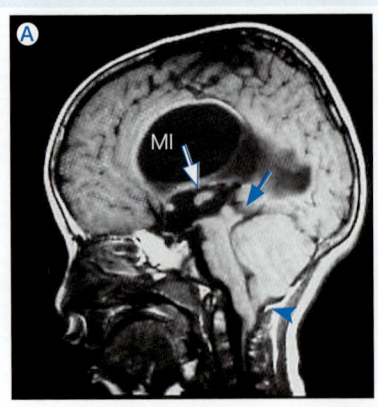

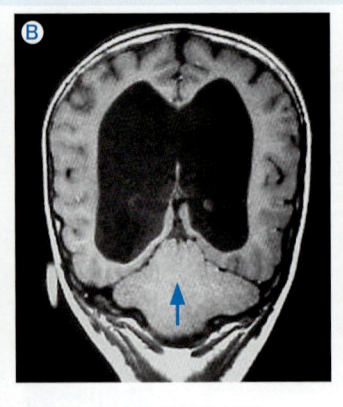

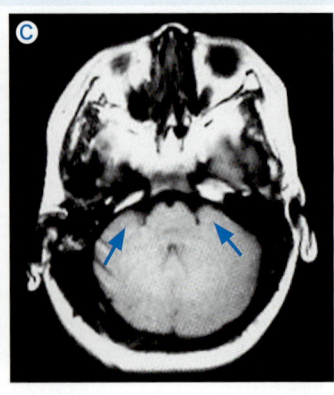

図1 T1強調矢状断像（A），T1強調冠状断像（B），T1強調像（C）
A：小脳虫部下部の下垂と釘状の変形（▶）がみられる．また，中脳蓋の嘴状変形が認められる（→）．視床間橋（MI）の肥厚を認める（⇨）
B：小脳上部のテント上への膨隆がみられる（→）
C：小脳半球前部が橋の外側に突出している（→）

症例② 妊娠33週の胎児MRI
胎児エコーで脳室拡大を指摘される

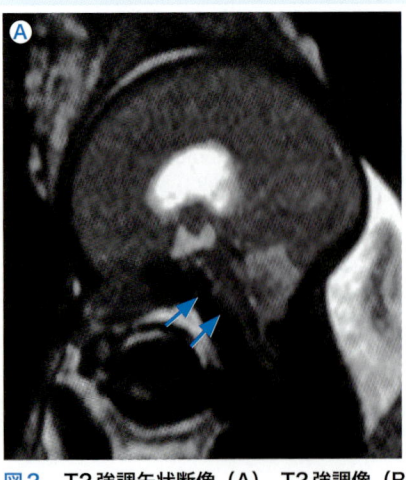

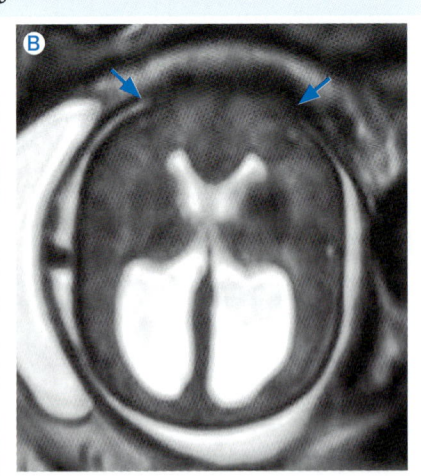

図2 T2強調矢状断像（A），T2強調像（B）
A：後頭蓋窩は小さく脳幹は前方に圧排され，伸長している（→）
B：側脳室の後角に顕著な拡張を認める．頭蓋の前方部分に対称性の陥凹がみられ（→），頭蓋はレモン状である

診断に役立つupdateな情報

Chiari II奇形の成因（McLoneの統一仮説）
- 胎生早期に脊髄髄膜瘤が存在すれば，胎児の髄液は中心管から脊髄髄膜瘤を介して羊膜腔に流出する．髄液が流出することで頭蓋内圧が減少し，頭蓋の膨張が抑制される．特に中心管からの髄液の漏出は，第4脳室の膨らみを障害し，後頭蓋窩を狭くする．このような状態が続くと次第に後頭蓋窩の頭蓋内容が大後頭孔から脊柱管の方に下垂し，Chiari II型奇形が発生する
- 最近，妊娠25週までの早期に子宮内で髄膜瘤を修復すると，出生後の水頭症やChiari II型奇形の発生率を低下させることが明らかになり，この仮説が支持されている

葉酸と神経管閉鎖不全
- 神経管閉鎖不全（無脳症や脊髄髄膜瘤）発生の危険因子として，母体の葉酸欠乏が注目されている．葉酸を適度に補うとこれらの発生頻度を70％低下させることが判明している

解説

<Chiari奇形の分類>
- 1883年にCleland，1984年にArnold，1989年にChiariらによって報告された後脳（小脳，脳幹）の発生異常を基盤とする奇形で4型に分類される．一般的に用いられる**Arnord-Chiari奇形とはChiari II型奇形のみを指す**
- II型とIII型は髄膜瘤（閉鎖不全）を伴う点で共通しているが，III型は脳瘤として取り扱われることが多い
- II型は脊髄髄膜瘤を伴う．I型は閉鎖不全を伴わず，II型，III型とは別の機序で発生すると考えられている．また，IV型は小脳形成不全として報告されることが多い
- Chiari II型奇形は，小脳虫部，延髄，第4脳室の大孔からの逸脱を特徴とする先天奇形で，一次神経管閉鎖不全としての脊髄髄膜瘤を伴う．また，水頭症を90％以上に認め，多くは新生児期に発症する

画像所見

MRI（基本的形態異常）（図1）
- 小脳虫部下部の下垂，変形（vermial peg）
- 延髄屈曲（medullary kink）
- 中脳蓋の嘴状変形（tectal beak）
- 視床間橋の肥厚（thickened massa intermedia）

MRI（付随する形態異常）
- 中脳水道狭窄などによる水頭症
- 脳梁形成不全（水頭症による二次的形成不全）
- 狭脳回（stenogyria）：細く延長した脳回で皮質の厚さ，層構造は正常
- 大脳内側面脳回（狭脳回）の交錯（interdigitation）

頭蓋単純X線写真
- 側頭骨錐体背側および斜台のscalloping（pressure erosion）
- 大後頭孔の拡大
- 外後頭隆起（inion）の低位
- 泡状頭蓋（craniolacunia）：出生児にみられる頭蓋冠の複数の菲薄化，閉鎖不全症にしばしば認められ，数ヵ月で自然消失する

胎児エコー・胎児MRI
- 側脳室後角の対称性拡張を特徴とする水頭症（図2B）
- 頭蓋概観のレモン型の変形（図2B）

鑑別診断

Chiari I型奇形
- 小脳扁桃の下垂（9歳以降で小脳扁桃下端が大孔より5mm以上下方に位置しているもの）を特徴とする先天奇形で，成人期に脳幹あるいは上位頸髄の圧迫症状や中心性脊髄障害で発症することが多い
- 約50％の例に水髄症（脊髄中心管の拡張：hydromyelia）を合併する．水髄症の発生機序として頸椎移行部の髄液循環障害が想定されており，外科的に大後頭孔拡大術（foramen magnum decompression：FMD）を行うと水髄症が縮小，消失することがある

<参考文献>
- Miller, E., et al.：The old and the new：supratentorial MR findings in Chiari II malformation. Childs Nerv Syst, 24：563-575, 2007
- McLone, D. G., et al.：The cause of Chiari II malformation：a unified theory. Pediatr Neurosci, 15：1-12, 1989
- Berry, R. J., et al.：Prevention of neural-tube defects with folic acid in China. China-U. S. Collaborative Project for Neural Tube Defect Prevention. N Engl J Med, 341：1485-1490, 1999

<宇都宮英綱>

第7章 脳奇形と周産期疾患

1）奇形

250 全前脳胞症
(holoprosencephaly)

脳神経外科　神経内科　**小児科**

症例① 2歳　女児（semilobar型全前脳胞症）
重度精神運動発達遅滞（DQ：30）と両下肢筋トーヌスの亢進．出生時に先天性牛眼，虹彩欠損，角膜白斑と診断される

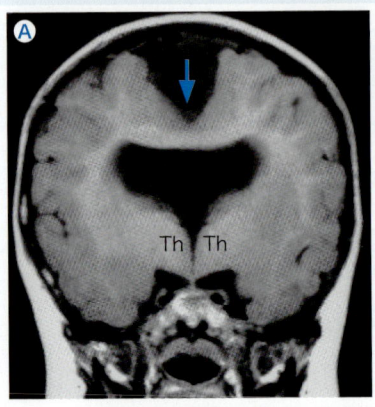

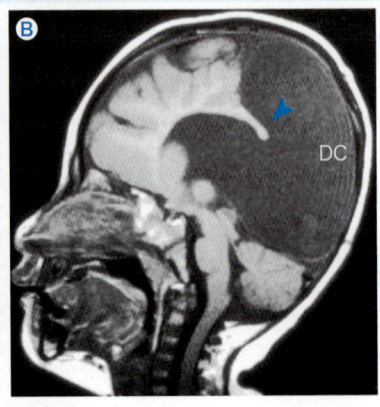

図1　T1強調冠状断像（A），T1強調矢状断像（B）
A：大脳の背側正中部において，大脳皮質の左右の連続性が認められる（→）．側脳室と第3脳室は一体化するとともに透明中隔も欠損している．視床（Th）は分離している
B：脳室の背側に脳室と連続する嚢胞腔（DC）を認める．大脳背側正中に偽脳梁（▶）を示す白質構造を認める．脳幹，小脳の形態異常は認められない

症例② 5カ月　女児（lobar型全前脳胞症）
13トリソミー．唇裂，口蓋裂を認める

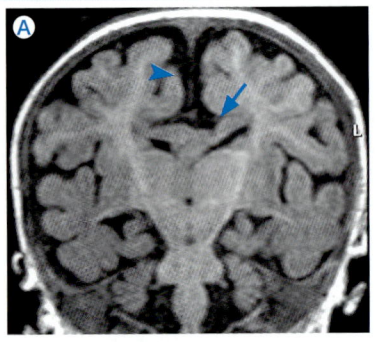

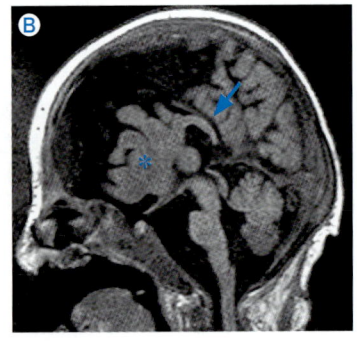

図2　T1強調冠状断像（A），T1強調矢状断像（B）
A：偽大脳半球間裂はよく形成され，大脳鎌（▶）の形成も認められるが，大脳皮質の左右連続性が明瞭である（→）
B：前頭部で大脳構造の一体化がみられる（*）．この尾側に偽脳梁（→）を認める

解説

- 全前脳胞症（holoprosencephaly）は腹側誘導（ventral induction）の障害により発生する奇形．腹側誘導は，脊索の頭側への伸展により前脳腹側に存在する前脊索中胚葉（prechordal mesoderm）が活性化されることで始まる．腹側誘導に異常が生じると正常な前脳の分割は障害され，脳は一次脳胞の時期の前脳形態を留めたまま成長する．同時に顔面の形成にあずかる前脊索中胚葉の分化も障害
- 全前脳胞症の原型であるalobar型では，終脳と間脳は直列的配列を留め，神経節丘（線条体）と視床隆起（視床）の分離は不明瞭で合一化した形態を示す
- 終脳（大脳皮質）も左右合一しており，半球間裂は形成されない．このような終脳（大脳）は**全球脳（holospheric brain）**と呼ばれ，全前脳胞症に共通する特徴
- 中間型のsemilobar型や分化型のlobar型では，大脳正中部に半球間裂様の深い脳溝が形成されることがあり，偽半球間裂と呼ばれる
- 全球脳では間脳蓋板の翻転が不完全となる．翻転が障害された間脳蓋板（dorsal sac）は，終脳と間脳（視床上部：epiphysis）をつなぐ膜である．**dorsal sacが嚢胞状に膨らんだものを背側嚢胞（dorsal**

診断に役立つupdateな情報

全前脳胞症のProbst分類（1979）
- 背側嚢胞を伴うdorsal sac category，背側嚢胞を伴わないintermediate category，背側嚢胞を伴わず，深い偽半球間裂を認めるpseudo-hemispheric categoryの3型に分けられる．pseudo-hemispheric categoryは後にBarkovichが報告したmiddle interhemispheric variant of holoprosencephaly (syntelencephaly)に相応する．なお，亜型として間脳（視床）のみが非分離で終脳は半球脳を示すものをpartial prosencephalyとして加えている

拡散テンソル画像
- Albayramらは全前脳胞症患者9例に脳幹部の拡散テンソル解析を行い，皮質橋脊髄路と中小脳脚の発達が未熟型ほど不良で，臨床像（神経発達スコア）と相関があったと報告している

遺伝子
- 腹側誘導にはsonic hedgehog (Shh) 遺伝子が関連しており，何らかの原因でShhの発現が低下した場合には正常な前脳の分割が障害される．また，前脳の背側誘導にあずかるZic2遺伝子もこの奇形の脳形態に関係していることが明らかにされている．その他，SIX3遺伝子異常がalobar型全前脳胞症で認められている

表　全前脳胞症のDeMyer分類と形態的特徴

	大脳皮質の正中非分離（holosphere）	偽半球間裂	背側嚢胞（dorsal cyst）	偽脳梁
alobar型	++	−〜±	++	−
semilobar型	++	±〜+	+〜++	−〜±
lobar型	+〜++	++	±〜−	+〜++

++：明瞭に認められる　　+：認められる　　±：認められるが目立たない　　−：認められない

cyst）と呼ぶ．背側嚢胞はalobarやsemilobarなど未分化型の全前脳胞症で認めることが多い
- lobar型のような分化型全前脳胞症の終脳尾側端には**偽脳梁（pseudo-callosum）**と呼ばれる発達した白質線維束が認められる．この神経線維束は，全球脳における新皮質からの連合線維が海馬交連などとともに終脳の背尾側を通過し発達したもの

画像所見（表）

MRI
- 全前脳胞症は臨床病理学的視点からもっとも未熟な形態を留めたalobar型，もっとも分化の進んだlobar型，およびその中間型のsemilobar型（図1）に分類
- alobar型では半球間裂はほとんど形成されないが，semilobarやlobar型（図2）では程度の差こそあるが，大脳の正中に偽半球間裂と呼ばれる深い脳溝が出現
- **背側嚢胞（dorsal cyst）**と呼ばれる単脳室と交通した嚢胞腔はalobar型で明瞭であるが，lobar型や一部のsemilobar型では不明瞭なことがある
- semilobar型やlobar型では偽脳梁と呼ばれる脳梁に類似した白質束が認められる

MRA/MRV
- 奇前大脳動脈（azygos ACA）を認めることが多い
- 背側嚢胞を伴う型には深部静脈の形成不全を認める

鑑別診断

脳梁欠損を伴う交通性半球間裂嚢胞
- 原発性と続発性があるがいずれも脳梁欠損（形成不全）を伴って，第3脳室天蓋が上方に挙上した状態を指す．原発性の場合，胎生早期からの水頭症病態によって発生すると考えられ，大脳鎌や小脳テントは低形成を示す．一見，alobar型やsemilobar型全前脳胞症と類似するが，半球分割が終了した後に発生する点で全前脳胞症とは全く異なる疾患である

〈参考文献〉
- DeMyer, W., et al.：Alobar holoprosencephaly (arhinencephaly) with median cleft lip and palate：clinical, electroencephalographic and nosologic considerations. Confin Neurol, 23：1-36, 1963
- The prosencephalies：morphology, neuroradiological appearances, and differential diagnosis (Probst, F. P.). Splinger-Verlag, Berline, 1979
- Yakovlev, P. I.：Pathoarchitectonic studies of cerebral malformations. III. Arrhinencephalies (holotelencephalies). J Neuropathol Exp Neurol, 18：22-55, 1959
- 宇都宮英綱：全前脳胞症における全球脳の形態発生とMRI所見．脳神経外科ジャーナル，13：454-464, 2004
- Albayram, S., et al.：Holoprosencephaly in children：diffusion tensor MR imaging of white matter tracts of the brainstem—initial experience. Radiology, 223：645-651, 2002
- 山崎麻美：大脳の先天奇形．「小児脳神経外科学」（横田 晃 監修，山崎麻美，坂本博昭 編集），p 342-360, 金芳堂，2009

〈宇都宮英綱〉

第7章 脳奇形と周産期疾患　　脳神経外科　神経内科　小児科

1）奇形

251 嗅球無形成
(olfactory aplasia)

症例① 36歳　女性
今まで一度も臭いを感じたことがない（三重大学症例）

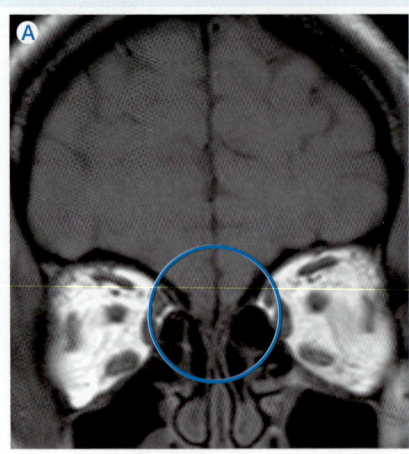

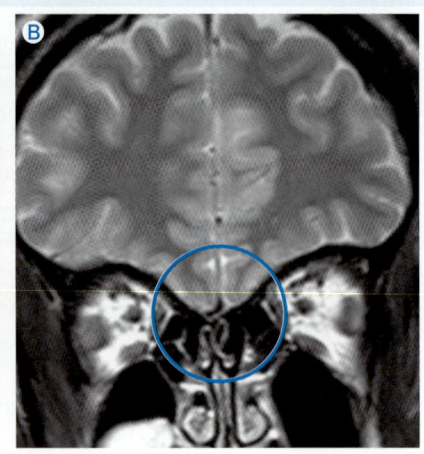

図1 T1強調冠状断像（A），T2強調冠状断像（B）
両側とも嗅球，嗅索は認められない．嗅溝は低形成である（○）

症例② 8歳　女児
先天的心疾患，口唇口蓋裂，コロボーマ，難聴あり．食道閉鎖（C型）に対して根治術を施行後

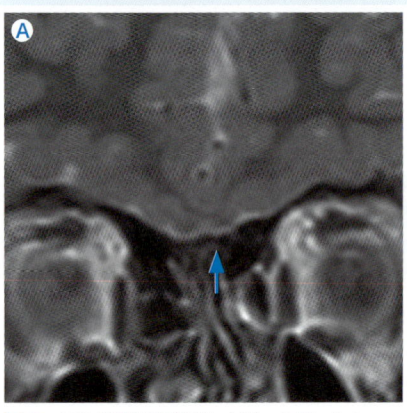

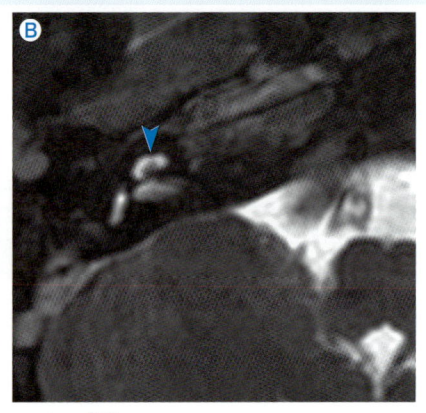

図2 T2強調冠状断像（A），MR cisternography（B）
左嗅球は低形成を示す（→）．MR cisternographyでは三半規管，蝸牛が低形成であった（▶）

解 説

- 先天的な無嗅覚症では，少数の例外を除いて**嗅球の無形成（olfactory aplasia）か低形成**，または嗅索に無形成／低形成があり，これらが症状の原因となる．
- 先天的な無嗅覚症で最も多い（50％以上）のは無嗅覚症単独での出現であり，性腺機能低下症を示さない．ついでKallmann症候群，CHARGE症候群の順（●1）

＜Kallmann症候群＞
- **無嗅覚を伴う低ゴナドトロピン性性腺機能低下症**．原因遺伝子は多様であり，6つの原因遺伝子が同定

されているが，全症例の3割以下で認められるのみ．KAL1はX染色体連鎖性，FGFR1，CHD7などは常染色体優性をとる．常染色体劣性をとるものもある
- KAL1はAnosmin-1（細胞外マトリックスに存在する糖蛋白）をコードしており，胎生期の器官形成期に，嗅球，前脳，腎臓などで発現する．FGFR1は細胞内でチロシンキナーゼ伝達に関わる膜蛋白質をコードしており，細胞増殖，分化などに広く関わる
- KAL1の遺伝子異常では，**共同運動（80％），片側の腎無形成（30％）**，感音性の聴覚障害，高アーチ型口蓋を認めることがある
- 性腺刺激ホルモン放出ホルモンの欠乏は，胎生期に

診断に役立つupdateな情報

Kallmann症候群とCHARGE症候群の類似性 🔍1

- Pintoらの報告では，CHARGE症候群の多くの症例でKallmann症候群と同じように嗅球・嗅索の低形成と低ゴナドトロピン性性腺機能低下症を伴うとされる．口蓋裂，外耳の低形成/欠損といった症状は，常染色体優性のKallmann症候群とCHARGE症候群の両方で認められる．また，*CHD7*の変異は，CHARGE症候群で高頻度に認められると同時に，Kallmann症候群の原因となる
- このように，常染色体優性型のKallmann症候群とCHARGE症候群には類似性がある．この類似性は，*CHD7*のハプロ不全（相同染色体の一方の遺伝子の不活性化で起こる表現型の変異）により，*FGFR1*やその伝達経路に関わる遺伝子の機能が低下するためと推測されている

性腺刺激ホルモン分泌細胞が嗅上皮から前脳へ遊走できず，また分化・生長が障害されることによる．嗅球・嗅索と球溝の無形成/低形成は，嗅板の神経細胞遊走異常が原因
- 頻度は男児で8,000人に1人とされ，女児では男児の5分の1以下．症状としては，乳幼児期に男児で**マイクロペニス**や停留精巣を認めることがあり，青年期では**思春期遅発**が出現
- 治療：第二次性徴の発現，妊孕性の獲得を目標としてホルモン補充療法を行う

＜CHARGE症候群＞
- コロボーマ（**C**oloboma），先天性心疾患（**H**eart malformation），後鼻孔閉鎖（choanal **A**tresia），成長障害・知的障害（**R**etardation of growth and/or development），外陰部の異常（**G**enital anomalies），耳の奇形（**E**ar anomalies）の合併頻度が高い先天性の形態異常症候群
- 大多数は孤発性で，遺伝形式は常染色体優性．頻度は1万人に1人
- 症状の組み合わせやその程度は多彩．上記の疾患名の頭文字の症状にくわえて，典型的な身体形態異常，菱脳の機能異常（**脳幹機能障害**，第Ⅶ・Ⅻ脳神経麻痺，感音性難聴），**三半規管の低形成**（abnormal semicircular **C**anals），無嗅脳症症状といった症状を頻繁に認める
- Verloseらの診断基準では**コロボーマ，後鼻孔閉鎖，三半規管の低形成**の**3C徴候**が重視されている
- 神経堤の発達の障害が原因とされる．*CHD7*（8q12）が原因遺伝子とされており，3分の2の症例で遺伝子異常を認める．*CHD7*はクロマチン構築に関わる因子であり，多数の発達段階で制御因子として働き，多様な症状の原因となっている
- 予後は先天性心疾患の重症度，誤嚥といった合併症による

画像所見

MRI
- 嗅球，嗅索の無形成，低形成がみられる（図1）．片側のみの無形成，低形成もある．評価には高分解能の冠状断像（3mm以下）で前頭葉底を十分に腹側まで含めた撮影が必要．T2強調像，T1強調像ともに撮像する
- 前頭葉下部の嗅溝の低形成もみられる．冠状断像での評価が望ましいが，横断像でも前頭葉底の傍正中部で嗅溝の欠如を認める
- Kallmann症候群の場合はT1強調矢状断像で下垂体前葉の低形成を認める

CT
- 嗅球，嗅索の低形成の評価は困難
- CHARGE症候群の場合は，三半規管の低形成などの内耳の奇形を評価するために，側頭骨の評価が必要

鑑別診断

- **続発性無嗅覚症**：ポリープなどによる鼻腔の解剖学的閉塞はCTの冠状断像の再構成像で評価する．外傷，ウイルス感染に伴う場合，慢性期には嗅球に萎縮を認めるが，欠損することはない．臨床情報とあわせて検討する
- **Treacher Collins症候群**：生殖器の低形成，口蓋裂，心疾患といった多発奇形を起こす．CHARGE症候群との鑑別点は，内耳・外耳の奇形とコロボーマの有無

＜参考文献＞
- Hardelin, J. P., et al.：The complex genetics of Kallmann syndrome：KAL1, FGFR1, FGF8, PROKR2, PROK2, et al. Sex Dev, 2：181-193, 2008
- Pallais, J. C., et al.：Kallmann Syndrome. GeneReviews, University of Washington, Seattle：1993-2007 May 23 [updated 2010 Apr 08].
- Lalani, S. R., et al.：CHARGE Syndrome. GeneReviews, University of Washington, Seattle：1993-2006 Oct 02 [updated 2009 Sep 22]
- Septo-Optic Dysplasia. Pediatric Neuroimaging (Tortori-Donati, P.) 1st ed. Springer-Verlag, New York, 2005

＜宮坂俊輝＞

第7章 脳奇形と周産期疾患　脳神経外科　神経内科　小児科

1）奇形

252 中隔視神経異形成症
(septo-optic dysplasia)

症例① 0歳 男児
満期で出生後，無呼吸発作，低血糖，痙攣発作ありNICU入院．汎下垂体機能低下あり

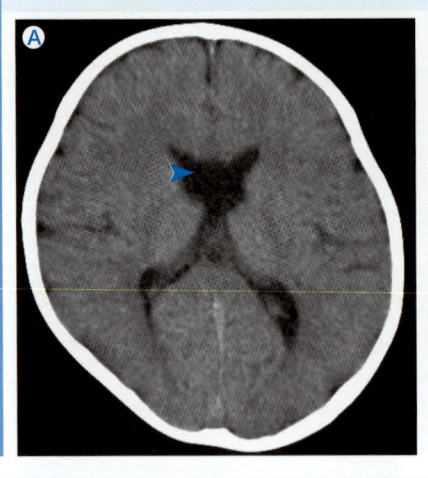

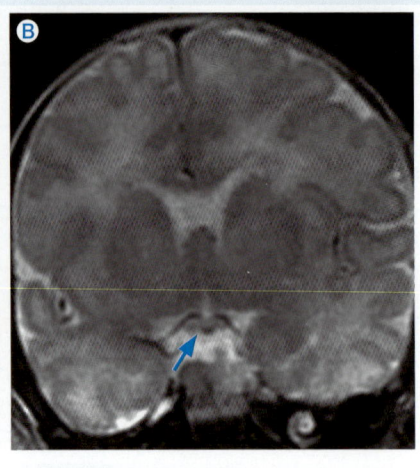

図1　単純CT（A），T2強調冠状断像（B）
CT（1歳4カ月時）で透明中隔の欠損をみとめる（▶）．T2強調像では，視交叉の低形成を認める（→）．下垂体柄も描出されていない

症例② 4歳 男児
低身長を主訴に受診．汎下垂体機能低下あり．眼振，斜視を認め，両視神経乳頭の萎縮あり

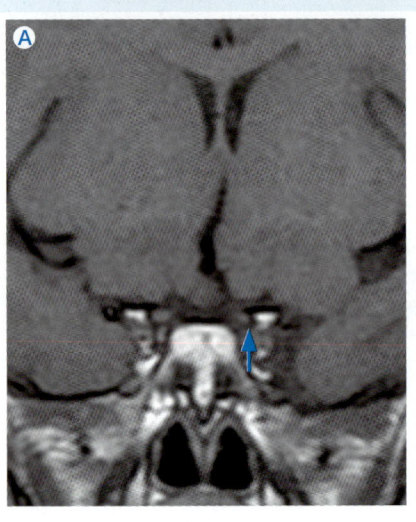

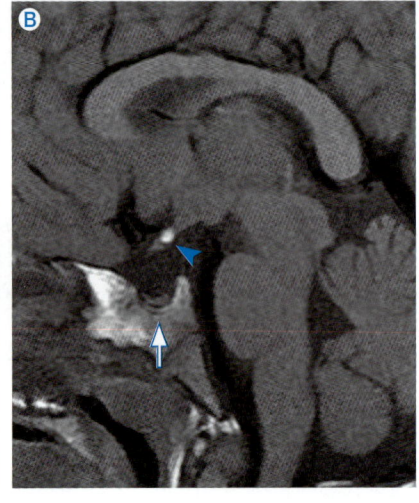

図2　T1強調冠状断像（A），T1強調矢状断像（B）
左視神経に萎縮性変化を認める（→）．下垂体は低形成（⇨），下垂体柄は欠損しており，異所性後葉を認める（▶）．透明中隔に明らかな欠損なし

解　説

- 中隔視神経異形成症（septo-optic dysplasia：SOD）は視神経の異常と関連する透明中隔の欠損として，1941年にReevesによってはじめて記載された．ついで下垂体機能の異常との関連がみつかり，これらがSODの三徴候とされた
- 前脳の形態発生の時期の障害により，前脳とそれに関連する構造の発達が障害された結果起こると考えられている
- **下垂体機能低下，視神経の形成不全，裂脳症や皮質形成異常や脳梁の形成不全のような形態異常など，さまざまな表現形を示す**

- 古典的な三徴候がすべてそろうのは30％より少なく，下垂体機能低下を起こすものが62％，透明中隔欠損を起こすものが60％とされる．単一の疾患であるか，多種の疾患を含む疾患群であるかは不明
- 発生頻度は1万出生に対して1人．男女差なし．孤発性のものが大部分であるが，家族性の発症もある．家族性の発症は頻度は稀であるが，HESX1（後述）が原因遺伝子の1つ（Q1）
- 低年齢の母体で発生率が高い．その他，初妊婦に多いとされる．妊娠中のバルプロ酸の摂取との関連も疑われている（Q2）
- **分類**：Millerらは裂脳症をはじめ皮質の形成異常を伴うものをSOD-plus，それ以外のものをiso-

252 中隔視神経異形成症

診断に役立つupdateな情報

遺伝的因子 🔼1
- 原因遺伝子の1つとして同定されている*HESX1*は、転写抑制因子として機能するpaired-like homeobox遺伝子であり、腹側間脳やRathke's pouchを生じる口側外胚葉などに限局して発現しており、前脳正中部の誘導の責任遺伝子の1つと考えられる。その他に、*SOX2*、*SOX3*の変異が同定されており、それぞれ、重度の両眼の消失と神経下垂体漏斗部や脳梁の異常と関連する
- いままで分かっている遺伝的因子をすべてあわせても、全体の1％未満である

病因 🔼2
- 大多数の症例では病因は不明である。多遺伝子の関与、まだみつかっていない原因遺伝子の存在が示唆されている
- 環境的因子としては、SODは若年の妊娠との関連があり、母体の3分の1は10歳代とされる。SODでは妊娠中の喫煙、習慣性のある薬物の摂取、アルコールの摂取との関連を指摘する報告はあるが、結論はでていない

---

lated-SODと分類した。SOD-plusは痙攣、発達の遅延などの重症症状を呈しやすい。isolated-SODでは下垂体機能の低下が多いとされる

- **下垂体機能低下**：新生児期をすぎてから**下垂体機能低下を初発症状**としてみつかることもある。下垂体機能低下は成長ホルモン単独の場合から汎下垂体機能低下を示す場合までさまざま。欠損するホルモンとして、成長ホルモン、甲状腺刺激ホルモン、副腎皮質刺激ホルモンの順に頻度が高い。性腺刺激ホルモンの分泌は、はじめはよく保たれることが多いが、やがて低下し、性腺の異常をきたす。尿崩症が起こることもある。また**75％で新生児期に持続性の低血糖を認めるとされ**、臨床的に重要
- **眼症状**：眼振、斜視、視機能の発達の遅延、視覚障害がある。稀ではあるが、小眼球症や無眼球症を呈することがある
- **神経症状**：てんかんや片麻痺などの巣症状、筋緊張の異常
- **その他の病態**：症状とその重症度はさまざまである。発育遅延を通常は認める。透明中隔腔、小脳低形成、裂脳症、脳弓の形成不全を伴うこともある。その他、睡眠障害、肥満、無嗅覚、感音性難聴、心奇形を起こすこともある
- **診断基準**：視神経の低形成、下垂体機能低下、そして透明中隔や脳梁の低/無形成といった脳正中構造の異常の三徴候のうち**いずれか2つ以上**を満たす場合に診断される
- **治療**：成長ホルモン、甲状腺刺激ホルモン、副腎皮質刺激ホルモンなどの下垂体機能低下に対して、ホルモン補充療法

画像所見

MRI

- 透明中隔の欠損がはじめに気付きやすい所見であり、横断像、冠状断像でみられる（図1）。冠状断像では側脳室前角は箱形を呈する。間接所見としては、矢状断像で脳弓の下垂を認め、脳弓前部が正中で癒合することもある。SOD-plusの場合、透明中隔の残存を認める場合がある
- 視神経の萎縮は75〜80％で認められ、薄いスライスのMRIで評価できる（図2）。MRIで明らかな萎縮がなくても、検眼鏡所見で萎縮を認めることもある。大多数（80％）が両側性
- isolated-SODで下垂体前葉の低形成、後葉の消失や異所性後葉、下垂体柄の低形成や消失をみることが多い（図2）。また、海馬の異常や白質の低形成による脳室拡大を認めることがある
- 裂脳症、多小脳回など他の皮質形成異常の有無が重症度に大きく関係するため、常に念頭に置く

CT

- 透明中隔欠損がある場合に本症を鑑別にあげる

鑑別診断

- **全前脳胞症、脳梁無形成、裂脳症、頭蓋底脳ヘルニア、水頭症**：透明中隔の欠損の鑑別としてあげられる。随伴する異常所見の有無で鑑別ができる

<参考文献>
- Barkovich, A. J., et al.：Septo-optic dysplasia：MR imaging. Radiology, 171：189-192, 1989
- Kelberman, D., et al.：Septo-optic dysplasia-novel insights into the aetiology. Horm Res, 69：257-265, 2008
- Miller, S. P., et al.：Septo-optic dysplasia plus：a spectrum of malformations of cortical development. Neurology, 54：1701-1703, 2000
- Septo-Optic Dysplasia. Pediatric Neuroimaging (Tortori-Donati, P.) 1th ed. Springer-Verlag, New York, 2005

<宮坂俊輝>

第7章 脳奇形と周産期疾患

1）奇形

253 Dandy-Walker 奇形
(Dandy-Walker malformation)

症例 生後2日　男児
妊娠28週より胎児エコーで後頭蓋窩の嚢胞を指摘される

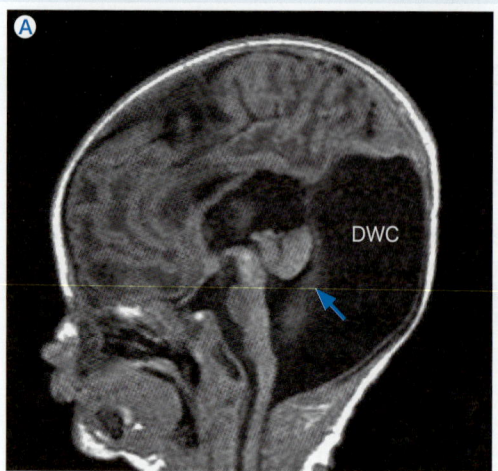

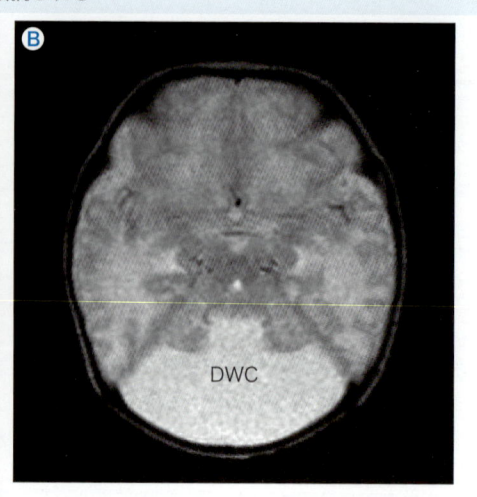

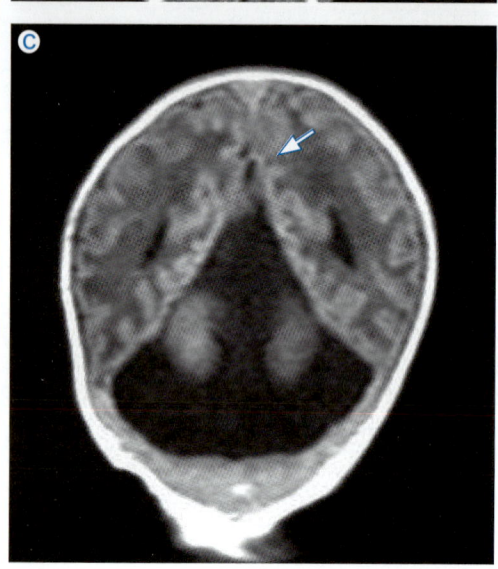

図1 T1強調矢状断像（A），T2強調像（B），T1強調冠状断像（C）
第4脳室（Ⅳ）から連続する嚢胞腔を認め，Dandy-Walker嚢胞（DWC）を示す．小脳虫部上部（→）は形成されているが，虫部下部は欠損もしくは低形成を示す．小脳テントの挙上および静脈洞交会の高位がみられる（⇨）．

診断に役立つupdateな情報

危険因子
- 母体の糖尿病，ワーファリン服用，風疹の感染など
- 染色体異常：3q-，5p-，6p-，9 trisomy，13q-，13 trisomy，18 trisomy
- 遺伝子異常：ZIC3，ZIC4

予後
- 死亡は心疾患などの全身合併奇形によるものが多い
- 機能予後はIQ＞80と良好な予後を示すものが12〜65％と報告されている．中枢神経合併症や染色体異常などを含む全身合併症が予後不良因子で，これらを伴わないものは正常発達を示すことが多い

解説

- Dandy-Walker囊胞（Dandy-Walker cyst：DWC）の成因として，小脳虫部の形成不全があり，本来であれば発生過程の中で消失する菱脳蓋板上膜性部（area membranacea superior：AMS）が遺残し，将来第4脳室となる菱脳室とくも膜下腔との間に髄液圧勾配の圧較差が生じるため，もっとも抵抗の弱いAMSが拡張して生じるとする説が有力
- 大きな後頭蓋窩と静脈洞交会，横静脈洞の高位はDWCのため小脳テントの下降が二次的に障害されたため生じると考えられている
- 水頭症の合併は出生時に15％，生後3カ月までに75％とされる．一方，水頭症児の1〜4％がDandy-Walker奇形（Dandy-Walker malformation）といわれている．年長児，成人で発症することもある
- 中枢神経の合併奇形として脳梁欠損を高頻度に合併するとされる．その他，後頭部脳瘤，Klippel-Feil症候群，二分脊椎など

画像所見

超音波
- 後頭蓋窩囊胞
- 小脳虫部欠損あるいは低形成
- 小脳半球の前方への偏位

MRI
- **小脳虫部下部の欠損もしくは低形成**：回旋挙上し，小脳テントに近接する小さな小脳虫部（図1 A）
- 第4脳室と連続する後頭蓋窩正中囊胞（Dandy-Walker cyst：DWC）（図1 A，B）
- 後頭部の後方突出による後頭蓋窩の拡大
- 小脳半球の前側方への偏位

MRI/MRV
- 小脳テントと横静脈洞の上方偏位，静脈洞交会の高位

鑑別診断

その他の後頭蓋窩囊胞性奇形

- **後頭蓋窩くも膜囊胞**：囊胞膜の組成がくも膜由来で，小脳虫部の欠損や低形成は認められない．囊胞による圧効果が強く，内水頭症を伴うことがある．胎生期より大きな囊胞が存在すれば，小脳テントの癒合が障害され，静脈洞交会の高位や形成異常を伴うことがある

- **Blake pouch cyst**：菱脳蓋板下膜性部（area membranacea inferior：AMI）由来の囊胞腔で，胎生期に一過性に生じるBlake pouchが遺残し拡張したものと考えられている．小脳虫部は形成される点でDandy-Walker囊胞とは区別される．Dandy-Walker variantと呼ばれた奇形はBlake pouch cystを捉えたものと考えられている

脳幹形成異常を伴う小脳虫部欠損症（molar tooth anomalies）

- 小脳虫部欠損もしくは著明な低形成および太く前後に長い上小脳脚，低形成を示す橋・中脳および深い脚間窩で特徴づけられる．これらが横断像で大臼歯のようにみえることからmolar tooth anomalyと呼ばれる．定型的なDandy-Walker囊胞は認めない．Joubert症候群，有馬症候群，Dekaban症候群，COACH症候群などがこの奇形に含まれる

＜参考文献＞
- Barkovich, A. J., et al.：A developmental classification of malformations of the brainstem. Ann Neurol, 62：625-639, 2007
- Nelson, M. D., et al.：A different approach to cysts of the posterior fossa. Pediatr Radiol, 34：720-732, 2004
- Utsunomiya, H., et al.：Midline cystic malformations of the brain：imaging diagnosis and classification based on embryologic analysis. Radiat Med, 24：471-481, 2006

＜宇都宮英綱＞

第7章 脳奇形と周産期疾患

1) 奇形

254 Joubert症候群
(Joubert syndrome)

症例 4歳　女児
呼吸障害と下肢に強い痙性麻痺を認める

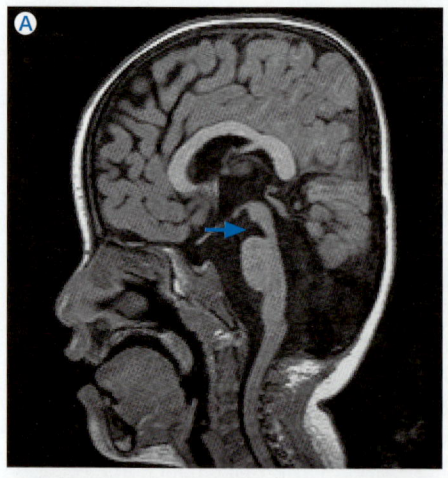

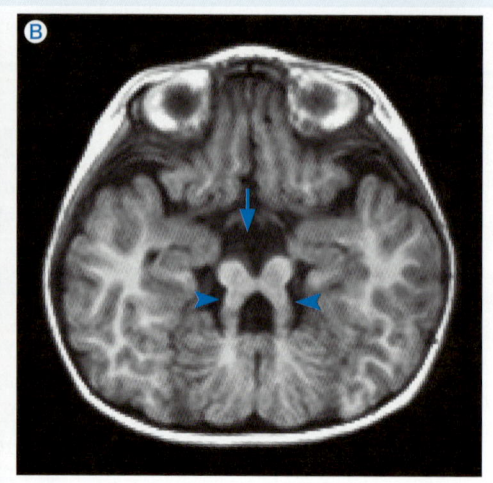

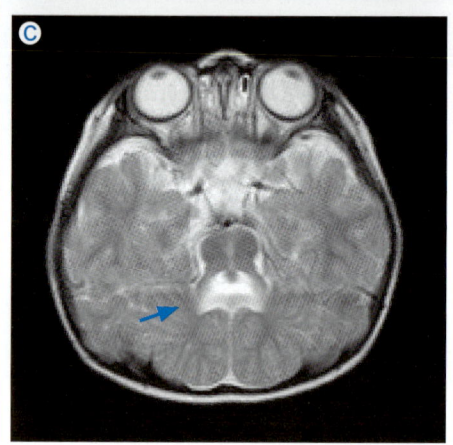

図1　T1強調矢状断像（A），T1強調像（B），T2強調像（C）
A：中脳下部腹側の低形成（脚間窩の陥凹：→）が明瞭である
B：脚間窩の陥凹（→）と太く長い上小脳脚（▶）のため中脳は大臼歯（molar tooth）のようにみえる．小脳虫部は欠損している
C：第4脳室は拡張し，コウモリが羽を広げたような形状を示す（→）

診断に役立つupdateな情報

菱脳峡と小脳の発生
- 菱脳峡は中脳・後脳境界の背側にある特殊な領域で，Fgf8と呼ばれるシグナル分子を分泌し，小脳の原基である菱脳第1分節（rhombomere 1）および中脳腹側下部の発生を誘導するとされる．また，発生初期に菱脳峡から尾側に移動する前駆細胞群が小脳虫部の原基になるとされる

拡散テンソル画像
- 上小脳脚交叉の欠損，錐体路の走行異常，上小脳脚を介する小脳と大脳（運動野/感覚野）間の線維連絡異常が報告されている

Joubert症候群の予後
- 重度の精神発達障害を後遺し，嚥下障害，呼吸障害のため5年生存率は50%といわれる

解説

- 間欠的呼吸障害，眼球運動異常，精神発達遅滞，小脳失調を4主徴とする常染色体劣性遺伝を示す疾患
- 小脳虫部の低形成あるいは無形成，上小脳脚の肥厚，中脳腹側下部の欠損あるいは低形成がみられ，横断像で脳幹の形状が大臼歯のように見える（**molar tooth sign**）
- 病理組織学的に上小脳脚交叉の欠損，錐体交叉の欠損，錐体路が脳幹腹側にみられないなどの脳幹白質線維走行異常を認める．また，小脳核や脳幹神経核の欠損も認められる
- 成因は不明であるが，中脳–後脳境界〔菱脳峡（rhombencephalic isthmus）〕の形成異常に起因する小脳・脳幹の誘導障害（分節化異常）が想定されている
- molar tooth signを呈する疾患群として，Joubert症候群，Dekaban症候群，有馬症候群，COACH症候群，Senior–Löken症候群，Varadi症候群などがあり，Joubert症候群関連疾患と呼ばれる

画像所見

MRI

- 小脳虫部の無形成/低形成：横断像で第4脳室上部が拡張し，コウモリが羽を広げた形に似る（bat-wing dilatation of 4th ventricle）（図1C）
- 上小脳脚の肥厚と平行な走行
- 中脳下部腹側（中脳–橋移行部）正中の深い切れ込み（図1A）
- 脳幹の左右差

鑑別診断

Dandy-Walker奇形

- Dandy-Walker奇形は中脳下部腹側（中脳–橋移行部）正中の深い切れ込みが認められない点でJoubert症候群とは異なる．一方，Joubert症候群でも小脳テントの挙上や静脈洞の高位を認めることがある．Joubert症候群では内水頭症（第3脳室，側脳室の進行性拡張）をきたすことは少ない

<参考文献>
- Yachnis, A. T., et al.：Neuropathology of Joubert syndrome. J Child Neurol, 14：655-659, 1999
- Maria, B. L., et al.：Molar tooth sign in Joubert syndrome：clinical, radiologic, and pathologic significance. J Child Neurol, 14：368-376, 1999
- Ando, K., et al.：Diffusion tensor imaging of the brain stem white matter tract anomaly in a case of COAH syndrome. Eur J Radiol Extra, 51：1-4, 2004
- Lee, S. K., et al.：Diffusion-tensor MR imaging and fiber tractography：a new method of describing aberrant fiber connections in developmental CNS anomalies. Radiographics, 25：53-65, 2005
- Louvi, A., et al.：The isthmic neuroepithelium is essential for cerebellar midline fusion. Development, 130：531-539, 2003

<宇都宮英綱>

第7章 脳奇形と周産期疾患 　　脳神経外科　神経内科　小児科

1）奇形

255 裂脳症
(schizencephaly)

症例① 52歳　男性
open-lip型裂脳症

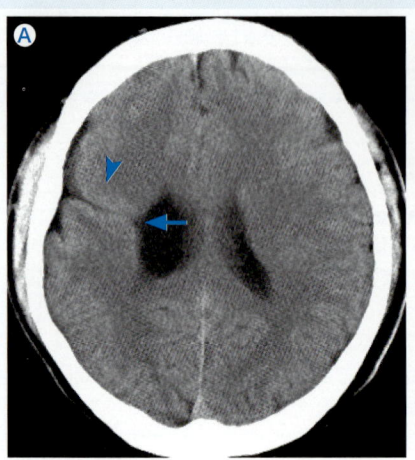

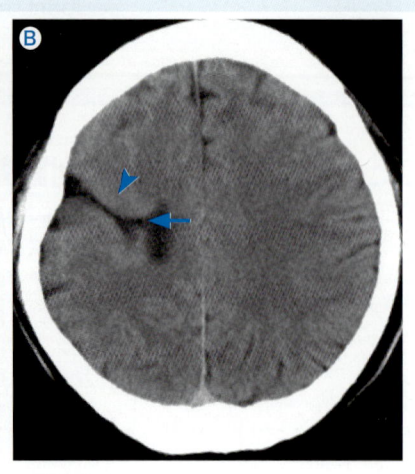

図1　単純CT
右大脳半球に側脳室まで連続する裂隙を認める．裂隙周囲に皮質と同程度の高吸収域を認める（▶）．
右側脳室に拡大があり，開口部にくぼみを認める（→）
（東大阪市立総合病院　岩崎聖先生のご厚意による）

症例② 45歳　男性
頭痛の精査

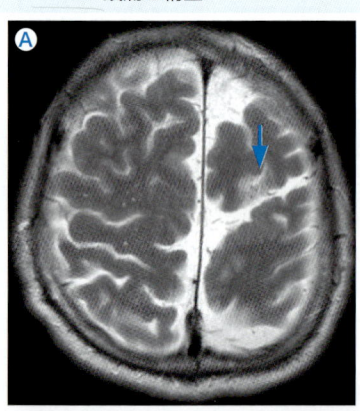

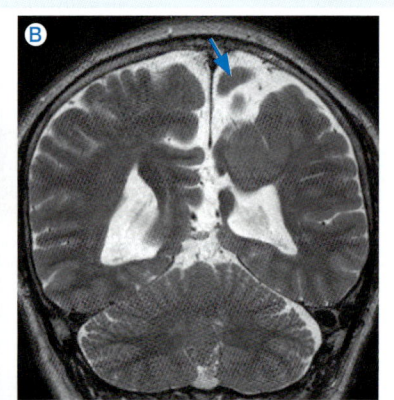

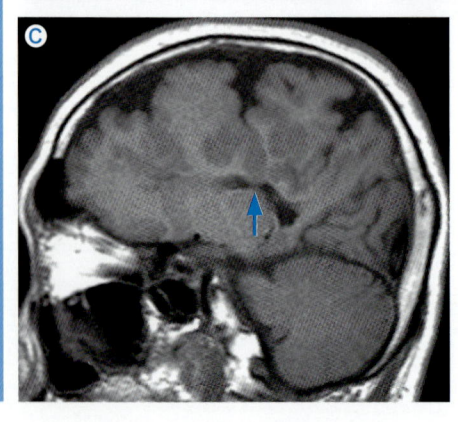

図2　T2強調像（A），T2強調冠状断像（B），T1強調矢状断像（C）
左大脳半球に裂隙を認め，異常灰白質が側脳室まで連続する像を認める（→）．
closed-lip型の裂脳症で，脳梁欠損を合併していた
（東大阪市立総合病院　岩崎聖先生のご厚意による）

診断に役立つupdateな情報

胎児期の診断
- open-lip型では胎児超音波でほぼすべての症例が診断されるが，片側性の小さな病変では，診断が難しいこともある
- Half Fourier single-shot turbo spin echo（HASTE）法を用いた胎児MRIでは，皮質と白質のコントラストが良好に撮像できる．病変の範囲を含めた診断が可能であり，機能予後の推測に役立つとされる

解説

- 裂脳症は側脳室側壁の上衣下から大脳皮質まで，**異常灰白質で縁どられた裂隙**を認める疾患．神経細胞遊走の後期から皮質形成の段階での，形成異常による
- 多小脳回と密接な関連がある．裂脳症の裂隙は必ず多小脳回を伴っており，両側対称性に裂脳症の裂隙と多小脳回を認める症例の頻度も高い．また家族発症の場合に，裂脳症と多小脳回単独の発症例を同一家系に認めた報告もある．こうした点から，2005年にBarkovichらにより提案された皮質脳回形成異常の分類では，皮質増殖の異常の項目に「多小脳回と裂脳症」として分類された
- **分類**：裂隙を形成する両側の灰白質が互いに接するものを**closed-lip型**，内部に脳脊髄液を認めるものを**open-lip型**と呼ぶ
- 神経細胞の遊走の異常に続発して皮質の形成異常が起こっていると推測されている．家族性の発症ではEMX2（中枢神経の発生に関連するホメオボックス遺伝子）の異常が知られる．その他に薬物や腹部への外傷による胎生早期の障害やサイトメガロウイルスの感染が原因とされる
- **症状**：発達障害，運動麻痺，てんかんを認める．open-lip型では症状は強く，中等度から高度の発達遅延，痙攣発作があり，筋緊張の低下，痙性，視力障害がみられる．症状の程度は裂隙の大きさ，部位，両側性かどうかに関連する．closed-lip型に比べて，痙攣は難治性である．closed-lip型では，痙攣発作や，痙性をみることもあるが，ほとんど症状を認めないこともある
- 片側性のopen-lip型では巨頭症と片麻痺がみられる
- 裂脳症の**3分の1で視神経の萎縮**を認める．視神経の萎縮に加えて，透明中隔の欠損を認める場合は中隔視神経異形成症（septo-optic dysplasia）と診断

画像所見

MRI
- 内部に脳脊髄液で満たされた，灰白質で縁どられた裂隙が脳表から側脳室まで連続する像をとる（図2）
- 片側性と両側性の場合がある．両側性の場合は左右同じ位置に認めることが多いが，裂隙の大きさは必ずしも同じではない
- 裂隙を複数認めるのは稀
- open-lip型では，裂隙に接する頭蓋骨に菲薄化，膨隆を認めることがある
- closed-lip型は診断が困難なことがあるが，裂隙の側脳室側にしばしば認める**くぼみ（dimple）**があり，そこを頂点として側脳室がテント型の形状をとるのがポイント
- 側脳室上衣下に異所性灰白質の合併を高頻度で認める
- 左右対称に病変を認めることも多い．また片側性の裂脳症で，対側に多小脳回を認めることもある
- 透明中隔欠損を伴うことが多い．前頭葉に裂隙がある場合に透明中隔の欠損が合併しやすい（図2）

CT
- open-lip型の場合は診断が可能である（図1）
- closed-lip型の場合は診断はやや困難．側脳室壁のくぼみがポイント

鑑別診断

- **孔脳症**：脳表と脳室が交通するような組織欠損であり，胎生期あるいは脳の未熟な時期の虚血，出血，あるいは手術などによる二次性の形態異常．欠損部の周囲に異常灰白質がみられない点で鑑別できる

＜参考文献＞
- Heterotopia. Pediatric Neuroimaging（Barkovich, A. J.）4th ed. 334-337, Lippincott Williams & Wilkins, Philadelphia, 2005
- Barkovich, A. J., et al.：A developmental and genetic classification for malformations of cortical development. Neurology, 65：1873-1887, 2005
- Oh, K. Y., et al.：Fetal schizencephaly：pre-and postnatal imaging with a review of the clinical manifestations. Radiographics, 25：647-657, 2005

＜宮坂俊輝＞

第7章 脳奇形と周産期疾患

脳神経外科　神経内科　小児科

1）奇形

256 多小脳回
(polymicrogyria)

症例①　9歳　女児
てんかん発作の精査

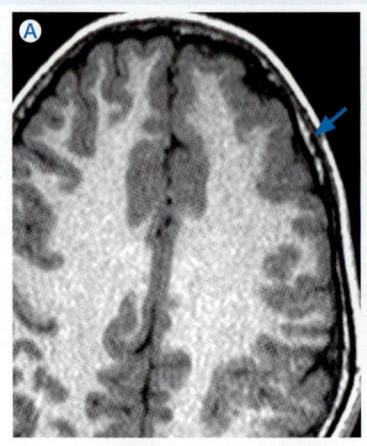

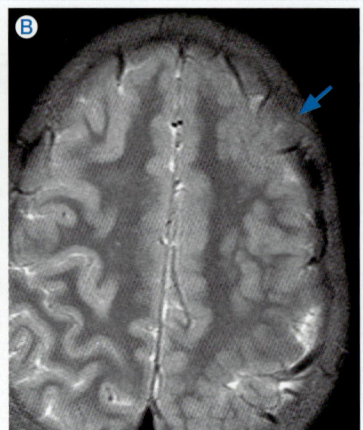

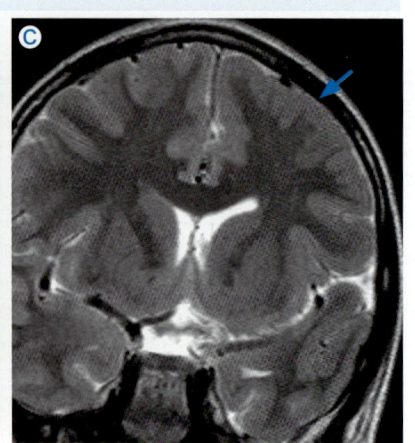

図1　T1強調像（A），T2強調像（B），T2強調冠状断像（C）
左前頭葉に多小脳回を認める（→）

症例②　43歳　男性
一過性黒内障があり，頭部MRIでの精査が行われた

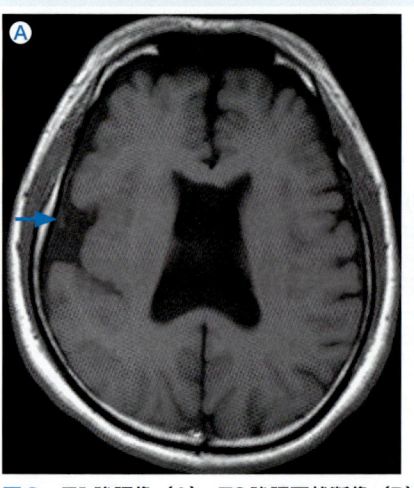

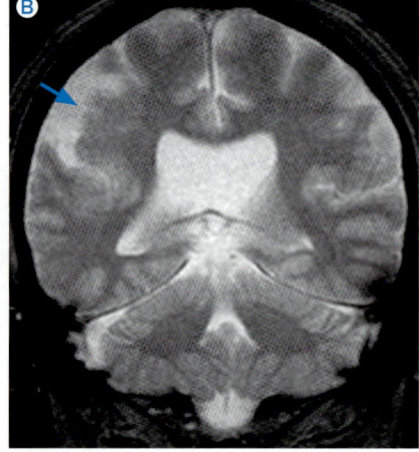

図2　T1強調像（A），T2強調冠状断像（B）
右前頭葉から側頭葉に多小脳回を認める（→）．透明中隔欠損を合併

解　説

- 多小脳回は皮質脳回形成異常の1つであり，脳溝が介在しない小さく不整にたたまれた多数の皮質という特徴的パターンを示す．神経芽細胞遊走の後期から皮質形成の段階での形成異常によって起こる．原因としては遺伝的因子と環境的因子がある
- 組織学的に皮質は薄く，異常な層構造を示す．典型的には**層構造をなしていない場合**と**4層構造を認める場合**がある
- 層構造をなしていない多小脳回は，10〜18週程度の時期に遺伝的因子または環境的因子によって障害が引き起こされる．層構造を認める多小脳回は，13〜24週程度の時期に虚血による層壊死によって第5層が破壊されたために起こると考えられている
- 主な環境因子としては，サイトメガロウイルス感染症，トキソプラズマ感染症，梅毒，水痘・帯状疱疹ヘルペスなどの先天的な感染や双胎間輸血症候群による子宮内還流低下とされる
- 多小脳回を伴う症候群として，22q11.2欠失症候群，Aicardi症候群がよく知られている．22q11.2欠失症候群では両側性の多小脳回などの発達異常と

診断に役立つupdateな情報

多小脳回の拡散テンソル画像によるトラクトグラフィーと機能的磁気共鳴画像法
- 片側性の多小脳回では，長い縦走線維に著明な減少がみられるのに対して，長い横走線維は保たれる傾向にあった．長い縦走線維の減少した部位に関連して，多小脳回での機能性の低下を認めたという少数例の報告がある

GPR56に関連する両側性前頭頭頂多小脳回（BFPP）と敷石滑脳症 1
- BFPPは他の多小脳回とは異なり，側脳室周囲から前頭葉白質に斑状の白質病変を認めることが多い．GPR56は放射状グリア細胞の終足で発現するG蛋白質共役受容体で，脳軟膜形成，放射状グリア細胞による神経細胞の移動に関連する．GPR56の変異ではBFPP，嚢胞を伴う小脳の形成異常，ミエリンの異常を認める．敷石滑脳症でも小脳病変，白質病変が共通に認められ，GPR56に関連するBFPPと敷石滑脳症は連続的な疾患の可能性がある

ともに特異的な顔貌，胸腺・副甲状腺の低形成，先天性心疾患などを伴う．Aicardi症候群では多小脳回とともに，脳梁欠損，上衣下異所性灰白質，脳弓の欠損のような異常が認められることがある
- ピルビン酸脱水素酵素欠損症，Zellweger症候群，グルタル酸血症Ⅱ型，新生児副腎白質ジストロフィーなどの代謝性疾患に，多小脳回を合併することがある
- **症状**：症状は多彩で，精神発達遅滞，てんかん，脳性麻痺などを認める．重症度と病変の分布に相関がある．軽症では，片側性に小さな病変を認めるだけであり，神経学的な異常は軽微．重症では，病変の局在により運動，感覚，視覚，認知などに障害が出現する．最重症では両側に多小脳回を認め，精神発達障害，脳性麻痺，抵抗性のてんかんを認める
- 両側対称性に分布する多小脳回では，強く遺伝性の病因が示唆される．症状，画像所見に特徴があり，病変の分布により次のように分類されている．孤発性の発症と家族性の発症がある
  - 両側性前頭多小脳回（bilateral frontal polymicrogyria）
  - 両側性前頭頭頂多小脳回（bilateral frontoparietal polymicrogyria）
  - 両側性傍シルビウス裂多小脳回（bilateral perisylvian polymicrogyria）
  - 両側性傍矢状頭頂後頭多小脳回（bilateral parasagital parieto-occipital polymicrogyria）
  - 両側性全般多小脳回（bilateral generalized polymicrogyria）
- 両側性傍シルビウス裂多小脳回では，軽度の認知症，仮性球麻痺とLennox-gastaut症候群を伴う．シルビウス裂（sylvian fissure）近傍に両側性に多小脳回を認める

画像所見

MRI
- 多数の小さな折り畳みによってできる不整な脳皮質や，波状の皮質白質境界を認める（図1）．皮質白質境界の異常所見の方が検出が容易．皮質は癒合して厚い皮質を示すことがあり，それが折りたたまれ，癒合することで塊状になり，上衣下まで達することもある．内部に細かな白質線維が入り込むのがみられる
- 片側性，両側性の発生がある．片側性の病変の場合，病側の大脳半球は小さく，脳室拡大を伴う
- 異所性灰白質，脳梁欠損などが合併することもある（図2）
- 異常皮質の厚さが正常脳回とほぼ同じであったり，病変の範囲が狭い場合，検出困難．可能なら皮質白質コントラストのボリューム撮像が有用

CT
- 病変に関連した石灰化があれば，先天性サイトメガロウイルス感染も考える

鑑別診断

- **脳回肥厚症**：低解像度の画像では，多小脳回と区別が難しい．高解像度の画像で認められる皮質白質境界の不整が鑑別点になる
- **滑脳症**：滑脳症では脳溝がほとんど認められず，厚い脳皮質を認め，皮質白質境界の不整がないことから区別できる
- **敷石滑脳症**：Walker-Warburg症候群，筋・眼・脳病，福山型先天性筋ジストロフィーでは脳表は敷石状を示す．神経細胞が通常の脳表を越えて，くも膜下層まで過剰に移動してしまったのが原因．画像的に多小脳回に似ることがある．眼球の異常，側脳室の拡大，筋ジストロフィー，小脳の形成異常などが鑑別の参考になる（ 1）

<参考文献>
- Chang, B., et al.：Polymicrogyria Overview. GeneReviews, University of Washington, Seattle：1993-2005 Apr 18［updated 2007 Aug 06］
- Polymicrogyria. Pediatric Neuroimaging（Barkovich, A. J.）4th ed. 358-362, Lippincott Williams & Wilkins, Philadelphia, 2005
- Polymicrogyria. Pediatric Neuroimaging（Tortori-Donati, P.）1st ed. 130-133, Springer-Verlag New York, 2005

<宮坂俊輝>

第7章 脳奇形と周産期疾患

脳神経外科　神経内科　小児科

1）奇形

257 異所性灰白質
(ectopic gray matter, heterotopia)

症例① 65歳 男性
左眼瞼痙攣の精査のため，頭部MRIが撮像された

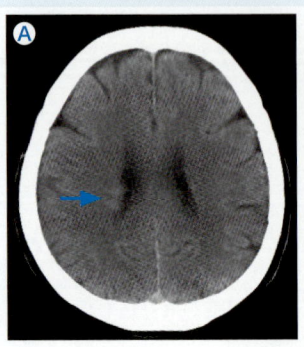

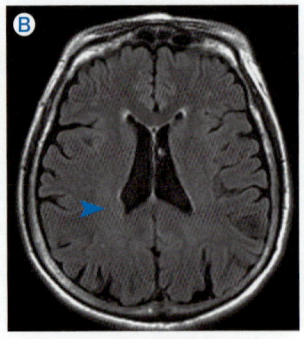

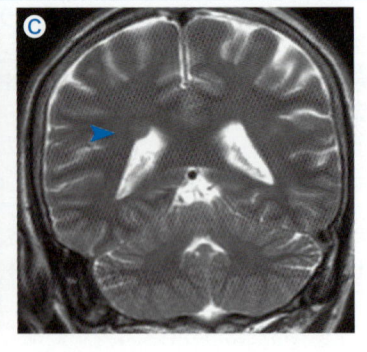

図1 単純CT像（A），FLAIR像（B），T2強調冠状断像（C）
右側脳室側壁に高吸収を示す腫瘤を認める（→）．FLAIR像，T2強調像で脳皮質と等信号を示す（▶）．明らかな増強効果は認めなかった（非呈示）

症例② 3歳 男児
発達遅延の精査のためにMRIが撮像された

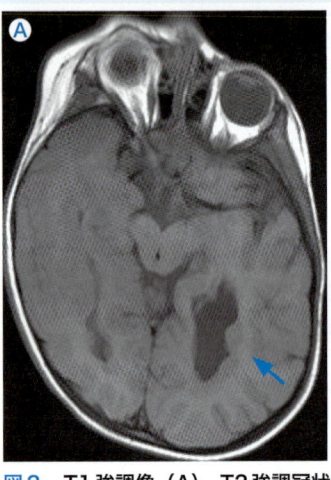

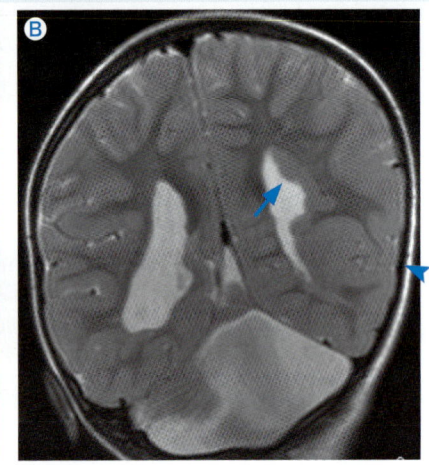

図2 T1強調像（A），T2強調冠状断像（B）
両側に上衣下異所性灰白質を認める（→）．多小脳回の合併を認める（▶）

解　説

- 異所性灰白質は，神経細胞の遊走障害により，大脳白質内に**灰白質の塊を異所性に認める**状態である
- 脳の発生では，7〜10週頃から神経芽細胞の皮質方向への移動がはじまる．19〜23週に神経芽細胞の増殖により脳室上衣下胚層の体積が上昇する．この脳表へ向かう神経細胞の遊走が障害されることが原因となる（17〜25週頃）．細胞遊走に関連する遺伝的障害といった内的な要因と，外的な要因（感染，催奇形物質，循環障害など）がある
- **症状**：小児から成人のてんかん，神経発達の異常，無症候で偶然発見されるなど，臨床症状は幅広い
- **分類**：臨床評価，予後に基づきBarkovichらは次の3つのグループに分類した
  ①上衣下異所性灰白質（subependymal heterotopia）
  ②皮質下異所性灰白質（subcortical heterotopia）
  ③皮質下帯状異所性灰白質（band heterotopia）
- 皮質下帯状異所性灰白質は，滑脳症の一部として現在は分類されている
- **上衣下異所性灰白質**：もっとも頻度が高く，発達は正常．てんかん発作の発症が遅い軽症例が多いが，実際には症状は多様．海馬の形成異常，小脳の低形成，両側性の多小脳回，水頭症，小頭症といった形成異常を伴うこともある．Xq28にある*FLNA*（細胞骨格と細胞の接着に関与）が原因遺伝子としてよく知られており，X連鎖性と孤発例の原因となる．こ

診断に役立つupdateな情報

上衣下異所性灰白質を伴う疾患 ▲1
- Ehlers-Danlos症候群，frontonasal dysplasia，四肢異常症（limb abnormalitie），外性器異常，脆弱X症候群との合併例が報告されている．frontonasal dysplasiaを伴う場合，脳梁の無形成を伴うことがある．四肢異常症としては指節骨，中足骨・中指骨の低形成/欠損の場合と合指症の場合があり，精神発達障害を高率に伴う

拡散テンソル画像での異所性灰白質
- 拡散テンソル画像では，皮質下異所性灰白質や皮質下帯状異所性灰白質での異所灰白質は正常皮質と比較すると高い異方性を示し，異所性灰白質が白質線維に巻き込まれて存在しているためと推測されている．組織学的検討でも，異所性灰白質に円形細胞，錘体細胞とその間を走行する小さな白質線維を認められ，この事実に対応する．上衣下異所性灰白質の上衣下に認める灰白質では，正常の皮質と比べてほぼ同様の異方性を示す

の場合，両側性に多発し連続する結節性病変を示すことが多い（▲1）
- **皮質下異所性灰白質**：発達障害，運動麻痺の程度は，病変の範囲と程度，隣接する皮質への影響の程度によりさまざま．10歳代から20歳代が多いが，ほぼすべての症例で痙攣を発症する．てんかん外科の対象となることがある
- **皮質下帯状異所性灰白質**：大多数（90％以上）で痙攣発作を認める．皮質下帯状異所性灰白質のみの場合は，顔貌は正常で精神発達障害を認める．女性に発生頻度が高い．病変の分布にも男女差があり，女性では病変は大脳前方に限局したり，びまん性に分布するのに対して，男性では大脳後方に限局することが多い．家族性の発症例では男女とも前方に限局するのに対して，孤発例では後方に限局する傾向がある

画像所見

MRI
- MRIのすべての撮像シークエンスで，**異所性灰白質は正常の皮質と等信号**を示す（図1）．石灰化はなく，造影効果は認めない．側脳室に拡大を認めることが多く，病変周囲の脳実質には浮腫は認められない
- **上衣下異所性灰白質**：側脳室壁に隣接する部位に脳室内に突出する結節状の異所性の灰白質を認める．典型的には両側性に結節が多発する像をみる．多発結節や帯状の形態を示すこともあり，片側性，両側性のどちらもあり得る
- **皮質下異所性灰白質**：皮質下に存在する大きな結節として認められる．結節は不整な辺縁を有し，皮質と等信号であるが，やや不均一な信号を示すこともある．異所性灰白質があると，それを覆う皮質は菲薄化し，脳溝が浅くなる
- **皮質下帯状異所性灰白質**：皮質下白質にすぐ真下に数mm程度の白質で隔てられた皮質と同等の信号強度を示す帯状の層を認める．皮質とは連続することはない．左右対称な場合が多いが，非対称である場合もある．あたかも皮質が二重に存在するようにみえる（double cortex）．大脳皮質は正常で厚くはないが，脳溝は浅い

CT
- 異所性の灰白質はCTでも認められる．異所性灰白質では石灰化は認めない

鑑別診断

- **結節性硬化症**：脳室上衣下結節は脳室壁に突出して認められる．MRIでは，皮質と等信号ではなく，しばしば造影剤で増強効果がある．石灰化の有無，皮質と等信号であるかどうか，増強効果の有無が鑑別点となる
- **腫瘍**：異所性灰白質はすべての撮像シークエンスで皮質と同等の信号であり，増強効果，周囲の浮腫性変化がなく，mass effectを示さない．皮質下異所性灰白質の場合は関連する皮質の菲薄化，脳溝が浅くなることが鑑別点になる

<参考文献>
- Parrini, E., et al.: Periventricular heterotopia: phenotypic heterogeneity and correlation with Filamin A mutations. Brain, 129: 1892-1906, 2006
- Heterotopia. Pediatric Neuroimaging (Barkovich, A. J.) 4th ed. 325-358, Lippincott Williams & Wilkins, Philadelphia, 2005
- Dobyns, W. B., et al.: LIS1-Associated Lissencephaly/Subcortical Band Heterotopia. GeneReviews. University of Washington, Seattle: 1993-2009 Mar 03
- Lee, S. K., et al.: Diffusion tensor imaging of heterotopia: changes of fractional anisotropy during radial migration of neurons. Yonsei Med J, 51: 590-593, 2010

<宮坂俊輝>

第7章 脳奇形と周産期疾患　脳神経外科　神経内科　**小児科**

1）奇形

258 脳梁形成不全
(dysgenesis of the corpus callosum)

症例① 6歳　男児（脳梁完全欠損）
1歳4カ月頃より運動発達，3歳頃より言語発達不良が指摘される

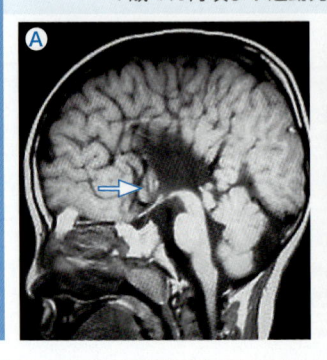

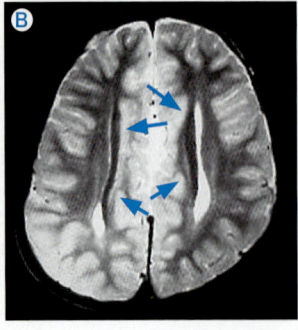

図1　T1強調矢状断像（A），T2強調像（B）
A：脳梁構造は全くみられず完全欠損を示す．大脳半球内側面の脳回は放射状に配列している（radial arrangement）．前交連は形成されている（⇨）
B：両側側脳室後角に顕著な拡張がみられる．また，両側側脳室内側壁に沿って帯状の低信号を認め，Probst bundleを示す（→）

症例② 28歳　男性（脳梁部分欠損）
意識消失発作の精査でMRI施行

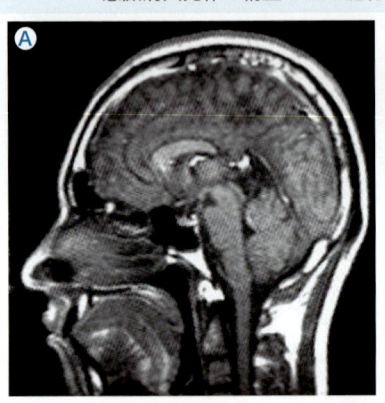

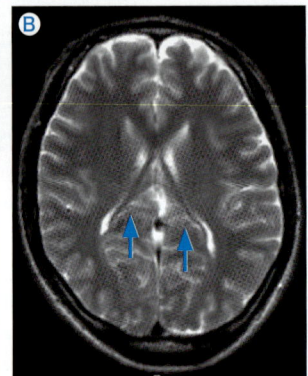

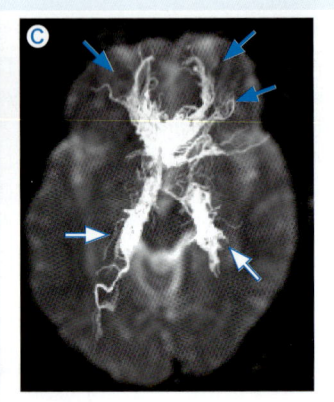

図2　T1強調矢状断像（A），T2強調像（B），拡散テンソルトラクトグラフィー（C）
A：脳梁の前半部は形成されているが，膨大部の形成が不良である
B：脳梁膝部の形成が明瞭である．膝部より後方に左右側脳室の内側壁に沿った白質構造（→）を認める
C：拡散テンソルトラクトグラフィー（東京大学放射線科で開発されたvolume oneとdTVにて作成）．脳梁膝部の脳梁線維（→）は明瞭である．Bで示した側脳室内側壁の白質構造は正中で交叉せずに分離しており，Probst bundleであることがわかる（⇨）（カラーアトラス参照）

症例③ 1歳　女児（厚脳回を伴う脳梁低形成）
発達遅滞と痙攣発作を認める

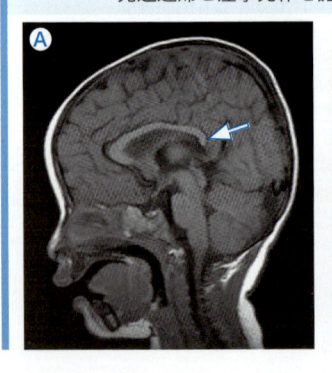

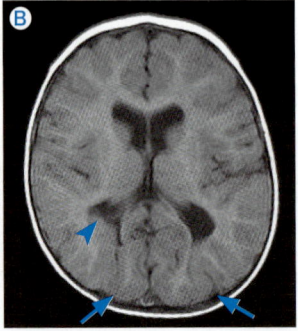

図3　T1強調矢状断像（A），T1強調像（B）
A：脳梁膨大部（⇨）の容積減少が明瞭である
B：両側後頭葉脳回の肥厚（→）がみられ，厚脳回症を示す．また，右側側脳室後角に上衣下異所性灰白質（▶）を認める

診断に役立つupdateな情報

臨床所見
- 脳梁形成不全の66％にてんかんがあり，50％で精神発達遅延を伴うという報告がある一方で，合併奇形を伴わない脳梁欠損では運動発達は正常，81～100％で精神発達も正常と報告されている

Probst bundle
- Probst bundleの形成は脳梁欠損症における神経線維（本来ならば脳梁になるべき線維）の発達状態を反映する

XLAG (X-linked lissencephaly with abnormal genitalia)
- 男児の後頭優位の滑脳症と脳梁欠損，外生殖器形成異常を特徴とする奇形で，ARX遺伝子異常に起因する．ARXはGABAを産生する介在ニューロンの発生と移動（接線方向の移動）に関与しており，これと脳梁形成との関連性が注目される

解説

- 脳梁形成不全は脳梁欠損と低形成に大別される
- 脳梁欠損症は脳梁原基（massa commissuralis）の形成が何らかの原因で障害された場合に発生する．原基が形成されなかった場合には完全あるいは部分欠損が生じ，低形成は原基を通過する脳梁線維の発達に障害があり，脳梁容積が減少する病態である
- 脳梁欠損では脳梁原基を通過できなかった神経線維は同側大脳半球内側面を頭側から尾側に走行しProbst bundleと呼ばれる特殊な白質線維束を形成する．一方，脳梁低形成ではProbst bundleは形成されない．したがって，両者の鑑別はProbst bundleの形成を評価することで可能
- 各種脱髄性疾患，代謝性疾患あるいは周産期の低酸素性，虚血性脳症などで生じた神経線維の二次的な破壊，脱落，変性による脳梁の容積減少は脳梁萎縮とされる
- 脳梁原基の形成不全に伴う脳梁欠損よりも，神経線維の発達に問題のある低形成や脳梁萎縮の方が一般的に予後不良

画像所見

CT/MRI
- 完全欠損では，横断像で側脳室前角の相互解離と先端が尖った形状（bull's-horn appearance）
- 側脳室後角から三角部の対称性拡張（胎生期側脳室形態の遺残：colpocephaly）
- 部分欠損で脂肪腫の合併

MRI
- 脳梁欠損では，矢状断像で欠損部に相応する帯状回の形成不全と大脳半球内側面の脳回の放射状配列（radial arrangement）（図1A）
- 冠状断像で帯状回の外反（everted cingulated gyri）
- 脳梁欠損では側脳室内側面に形成されるProbst bundle（図1B，2C）
- 第3脳室天蓋の挙上：水頭症を合併した場合は交通性半球間裂嚢胞となる
- 脳梁低形成では脳梁容積減少部に相応する大脳皮質の異常（脳回形成不全など）を認めることがある

鑑別診断

- 脳梁欠損と低形成を鑑別することが重要で，Probst bundleの形成の有無が鑑別のpointとなる
- 分化型全前脳胞症に時に認める偽脳梁（pseudo-callosum）は全球脳に発達する特異的神経線維束であり，半球脳に発達する脳梁とは形態発生学的に異質のものである

<参考文献>
- Utsunomiya, H.: Dysgenesis of the corpus callosum and associated telencephalic anomalies: MRI. Neuroradiology, 39: 302-310, 1997
- Utsunomiya, H., et al.: Arrangement of fiber tracts forming Probst bundle in complete callosal agenesis: report of two cases with an evaluation by diffusion tensor tractography. Acta Radiol, 47: 1063-1066, 2006
- Taylor, M., et al.: Agenesis of the corpus callosum: a United Kingdom series of 56 cases. J Neurol Neurosurg Psychiatry, 64: 131-134, 1998

<宇都宮英綱>

第7章 脳奇形と周産期疾患　脳神経外科　神経内科　小児科

2）周産期

259 孔脳症
(porencephaly)

症例 在胎29週　出生時体重1,300g
28週時の胎児超音波検査で右側頭葉の破壊性変化が指摘されていた

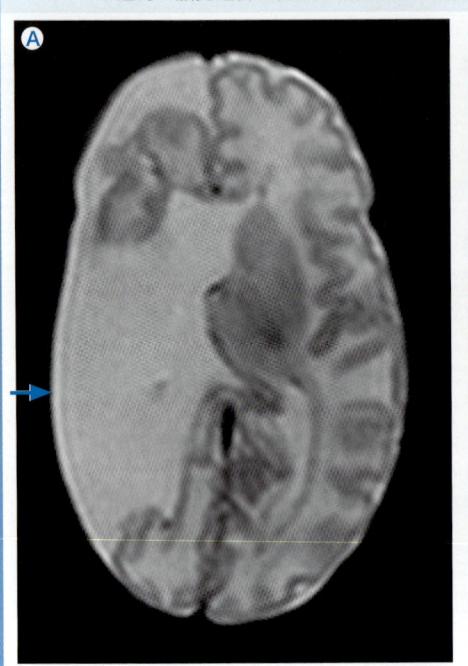

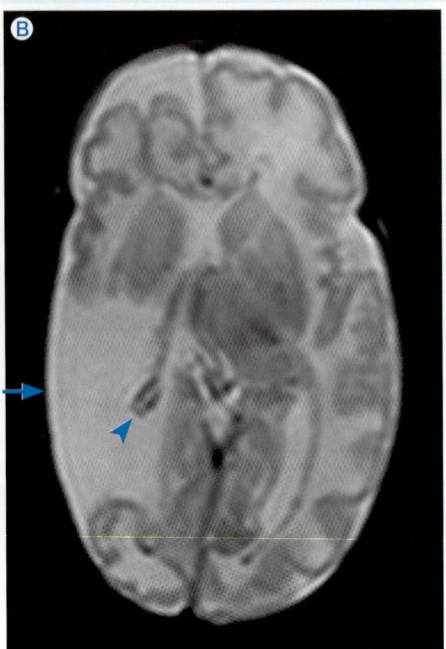

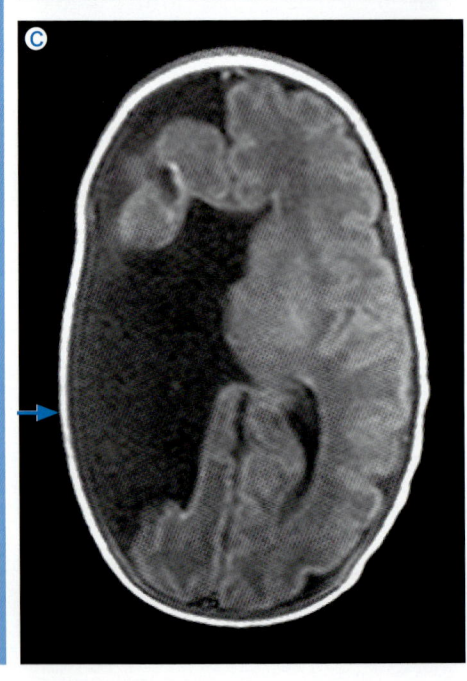

図1　T2強調像（A, B），T1強調像（C）
右側頭葉の大部分が液状化し，内部に隔壁はみられず，脳実質外腔と側脳室が連続しているようにみえる（→）．脈絡叢にはヘモジデリンを示唆するT2強調像での低信号（▶）がみられることから，胎生26週以前の上衣下出血に伴った脳実質性変化（Grade IV）が液状化したものと推測される
（国立成育医療研究センター放射線診療部　堤　義之先生のご厚意による）

診断に役立つupdateな情報

孔脳症の頻度
- 何らかの原因により出生前に脳障害が生じた場合，その2.5%に孔脳症が起きるという報告がある

解　説

- 未熟な胎児脳（胎生約26週まで）においては星状膠細胞（astrocyte）の対処能力が不十分なために，障害後の壊死組織は完全に吸収されて液化し（liquefaction necrosis），壁が平滑な囊胞腔を形成する（porencephalic cyst）
- 一般的には上記状態を孔脳症（porencephaly）といい，この極型でテント上構造の大部分が液化した場合を**水無脳症（hydranencephaly）**という
- 病理組織学的には，しばしば異形成な皮質や多小脳回（polymicrogyria）を伴っており，この意味では裂脳症（schizencephaly）と同義
- 障害時期を考慮し，encephaloclastic porencephalies（通常の孔脳症），agenetic porencephalies（裂脳症）およびcystic encephalomalaciaの3つの分類もある

画像所見

- 平滑な壁を有する囊胞で，隔壁はなく，内容液は脳脊髄液と等信号（図1）
- 周囲脳実質に異常信号はみられない
- 多くは側脳室と連続しているようにみえる

鑑別診断

- **裂脳症（特にopen lip schizencephaly）**：囊胞腔は灰白質で覆われる
- **くも膜囊胞**：脳実質は正常だが，病変が大きいために強く圧排されると，孔脳症と紛らわしい場合もある
- **多囊胞性脳軟化症**：約26週以降の脳破壊性変化では，内部に隔壁がみられる（図2）

参考症例 在胎32週 出生時体重1,700g（多囊胞性脳軟化症，修正7カ月，Apgarスコア1点/3点）

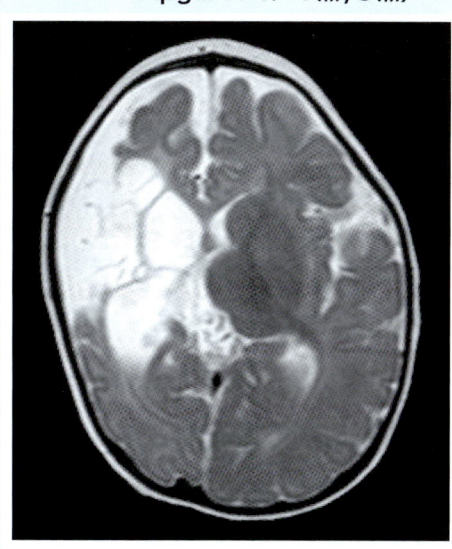

図2　T2強調像
7章「261 上衣下出血」症例2と同一症例

<参考文献>
- Aida, N., et al.：MR imaging of perinatal brain damage：comparison of clinical outcome with initial and follow-up MRI findings. AJNR, 19：1909-1921, 1998
- 藤田和俊，相田典子：脳の破壊性疾患．「臨床指南 小児神経放射線診断」（土屋一洋 編），p88-103，メジカルビュー社，2004
- Barkovich, A. J.：Brain and spine injuries in infancy and childhood. Pediatric neuroimaging 4th ed（Barkovich, A. J.），p190-290, Lippincott & Wilkins, Philadelphia, 2000
- Epelman, M., et al.：Differential diagnosis of intracranial cystic lesions at head US：correlation with CT and MR imaging. Radiographics, 26：173-196, 2006

<佐藤宏朗>

第7章 脳奇形と周産期疾患

2）周産期

260 瘢痕脳回
(ulegyria)

症例 10歳代　男性

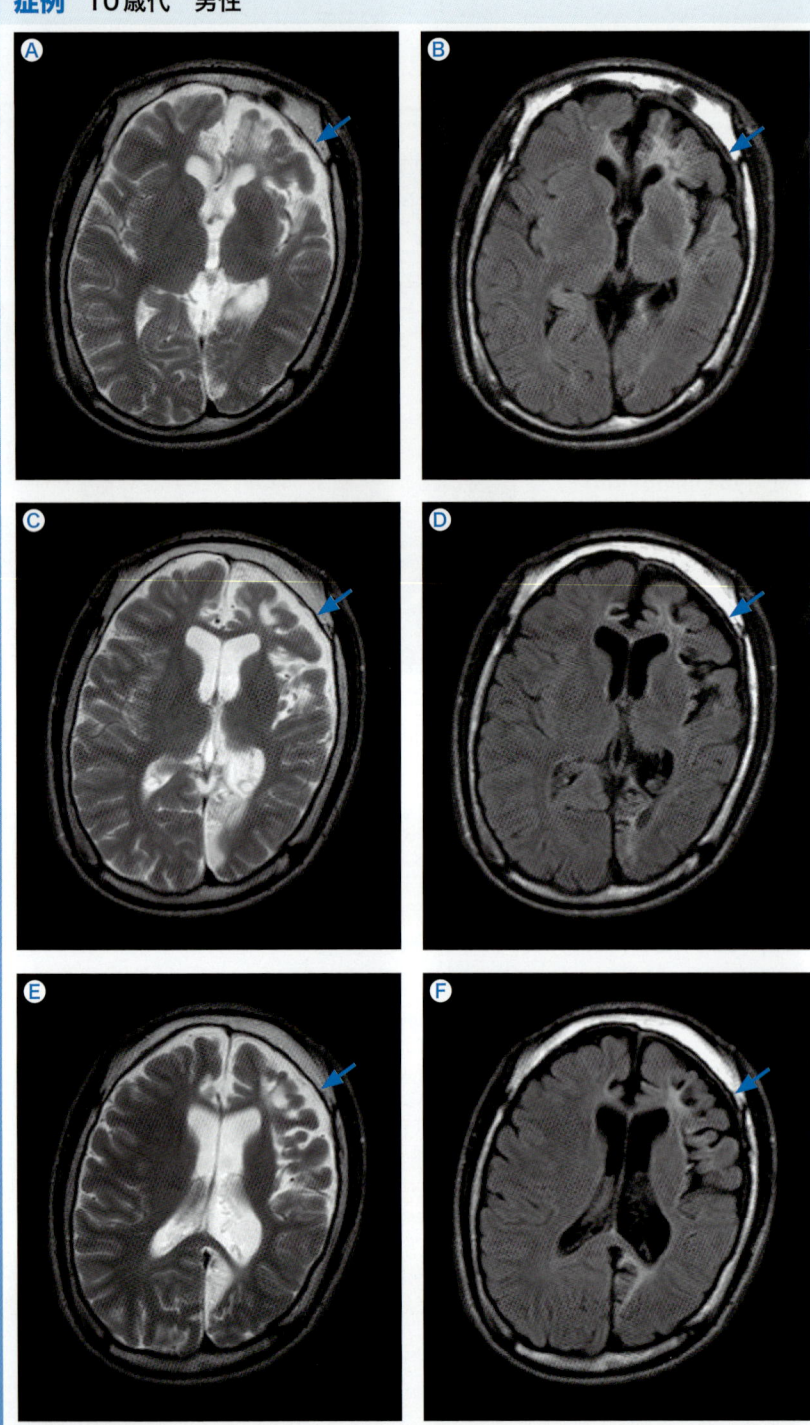

図1　T2強調像（A, C, E），FLAIR像（B, D, F）
左前頭葉から側頭葉にかけて特徴的なマッシュルーム型の萎縮がみられる（→）．左後頭葉にも軽度ながら類似した変化がある．左大脳半球の容積は低下し，頭蓋骨にも左右差がみられる．抗痙攣薬の長期服用のためか，頭蓋骨が全体的に肥厚

診断に役立つupdateな情報

瘢痕脳回と内側側頭葉硬化症
- 瘢痕脳回25例（発作初発年齢1〜18歳，平均4.2歳）のうち，12例に内側側頭葉硬化症を合併していた報告がある

瘢痕脳回と手術療法
- 最近の本邦からの報告で，瘢痕脳回による後部皮質てんかんに対し手術療法を行った10例（手術時年齢17〜39歳）の長期予後は良好であった

解説

- 周産期から早期乳児期には，脳血管分布が脳回頂部より深部において不十分のため，低灌流が起こると脳回深部がより強い障害を受け，容量低下とgliosisをきたす
- 原因によらず生じる非特異的所見

画像所見

- 局所的な脳実質萎縮，その程度は深部側でより強く，隣接する脳室は拡大（図1）
- 病変部の白質はT1強調像で低信号，T2強調像で高信号を呈する
- 独特な脳回の形状からマッシュルーム様と形容される

鑑別診断

- **多小脳回（polymicrogyria）**：瘢痕脳回と異なり周産期のbrain injuryとは無関係．皮質が厚く見え，皮髄境界は不整だが脳表側は平滑

＜参考文献＞
- Aida, N., et al：MR imaging of perinatal brain damage：comparison of clinical outcome with initial and follow-up MRI findings. AJNR, 19：1909-1921, 1998
- Barkovich, A. J.：Brain and spine injuries in infancy and childhood. Pediatric neuroimaging 4th ed（Barkovich, A. J.），p190-290, Lippincott & Wilkins, Philadelphia, 2000
- Kuchukhidze, G., et al．：Electroclinical and imaging findings in ulegyria and epilepsy：a study on 25 patients. J Neurol Neurosurg Psychiatry, 79：547-552, 2008
- Usui, N., et al．：Posterior cortex epilepsy secondary to ulegyria：is it a surgically remediable syndrome？ Epilepsia, 49：1998-2007, 2008

＜佐藤宏朗＞

第7章 脳奇形と周産期疾患　脳神経外科　神経内科　**小児科**

2）周産期

261 上衣下出血
(subependymal hemorrhage：SEH，germinal matrix hemorrhage)

症例① 在胎34週で出生した双胎第1子
修正12カ月時には臨床的に異常を認めない

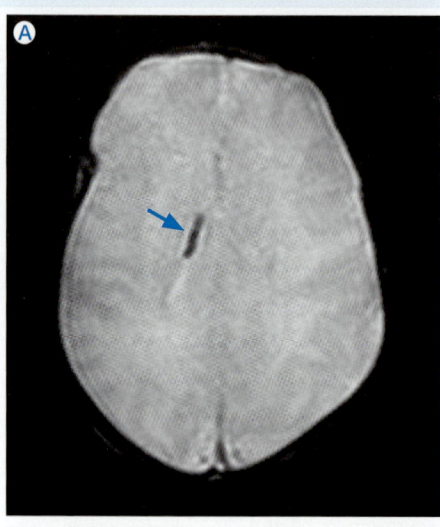

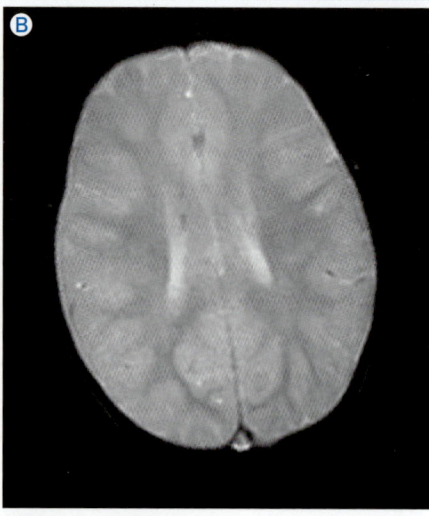

図1 修正38週時のT2*強調像（A），修正12カ月時のT2*強調像（B）
右側脳室体部の脳室壁に沿ってヘモジデリンを示唆する低信号域がみられるが（→），修正12カ月時にはほぼ消失している

症例② 在胎32週で出生，出生時体重1,700g（Apgarスコア1点/3点）

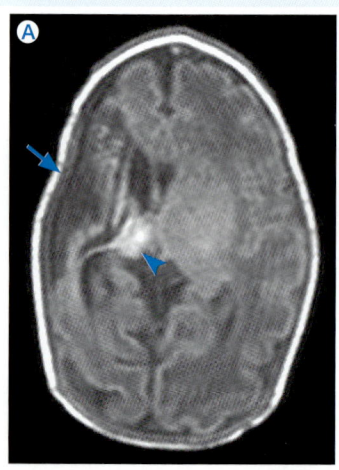

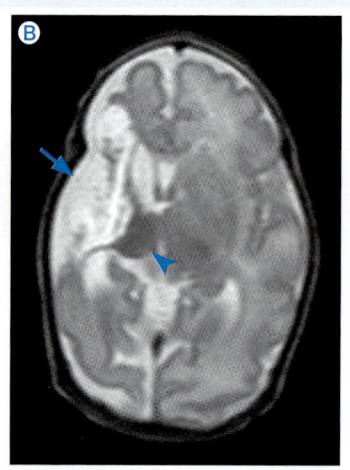

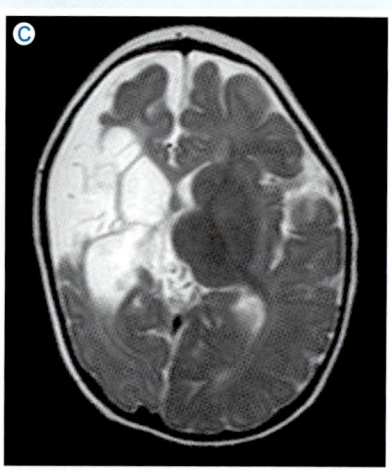

図2 修正36週時のT1強調像（A），T2強調像（B），修正7カ月時のT2強調像（C）
右側脳室壁あるいは基底核および視床にT1強調像での高信号，T2強調像での軽度低信号がみられる（▶）．右側頭葉には破壊性変化がみられる（→）．おそらく脳実質内出血を伴う上衣下出血（Grade Ⅳ）後の変化と思われる．修正7カ月時には右側脳室の拡大が進行し，破壊された脳実質は多嚢胞性脳軟化症（multicystic encephalomalacia）の状態となっている

診断に役立つupdateな情報

出生前診断において上衣下出血と鑑別になる疾患
- 情報量が限定される胎児超音波検査/MRI時には，上衣下結節（結節性硬化症），異所性灰白質，TORCH症候群が鑑別疾患となりうる．他の画像所見，合併奇形，遺伝性疾患，母体感染症の有無や出生後の画像検査所見を併せて診断を進める

解説

- 未熟児のびまん性低酸素性虚血性病変は軽度〜中等度の低酸素/低灌流（いわゆるpartial asphyxia）に曝露された場合に生じる**上衣下出血**と**脳室周囲白質軟化症（periventricular leukomalacia：PVL）**
- **胚芽細胞層（germinal matrix）**内の毛細血管は他部位よりも脆弱で，通常の動静脈と異なり1枚の内皮細胞によって覆われているのみのため，低灌流後の再灌流により容易に破綻し出血しやすい
- 胚芽細胞層の活動は8〜28週に最も活発なため，上衣下出血は1,500g以下の極小未熟児に多い
- 胚芽細胞層は側脳室周囲に広く分布するが，尾状核頭部近傍に多く存在しているため，上衣下出血も同部に好発
- 脳室や脳実質への進展状況と脳室拡大の有無によるgrade分類
    - Grade I：上衣下出血のみ
    - Grade II：上衣下出血＋脳室内出血
    - Grade III：上衣下出血＋水頭症を伴う脳室内出血
    - Grade IV：上衣下出血＋脳室内出血＋脳実質内出血
- 脳実質内出血（Grade IV）は上衣下出血の実質内進展ではなく，静脈還流障害による静脈性梗塞内への出血とも推察

画像所見

- 上衣下出血の診断は通常超音波検査でなされ，急性期病変は高輝度に描出
- CTで高吸収値だが，修正32週までは正常な胚芽細胞層も高吸収値のため，読影時には注意
- 慢性期の上衣下出血はT2強調像やT2*強調像で低信号（ヘモジデリン）（図1）
- 修正満期前後に行ったMRIにおいて陳旧性上衣下出血としてのヘモジデリン沈着だけでは予後不良因子にはならないが，小さいものでも破壊性脳実質障害を伴えば，痙性片麻痺（下肢優位）を1歳以降に残す可能性が高いとの報告あり
- 胎生期に超音波検査やMRIで発見されることも

鑑別診断

- **既存の血管性病変や腫瘍内への出血**：臨床経過，背景疾患や病変部位により鑑別

<参考文献>
- Aida, N., et al.：MR imaging of perinatal brain damage：comparison of clinical outcome with initial and follow-up MRI findings. AJNR, 19：1909-1921, 1998
- 藤田和俊，相田典子：脳の破壊性疾患，「臨床指南 小児神経放射線診断」（土屋一洋 編）p88-103, メジカルビュー社, 2004
- Barkovich, A. J.：Brain and spine injuries in infancy and childhood. Pediatric neuroimaging 4th ed（Barkovich, A. J.），p190-290, Lippincott & Wilkins, Philadelphia, 2000
- Mitchell, L. A., et al.：Antenatal diagnosis of subependymal heterotopia. AJNR, 21：296-300, 2000

<佐藤宏朗>

第7章 脳奇形と周産期疾患

2）周産期

262 脳室周囲白質軟化症
(periventricular leukomalacia：PVL)

脳神経外科　神経内科　**小児科**

症例① 在胎30週，出生時体重1,500g

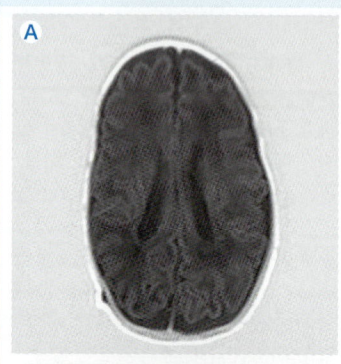

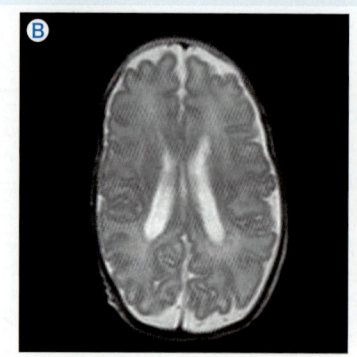

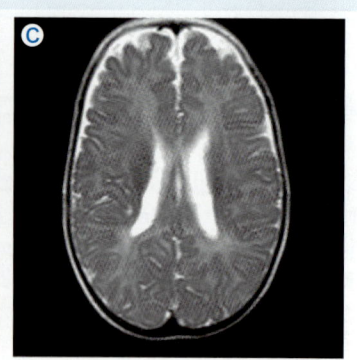

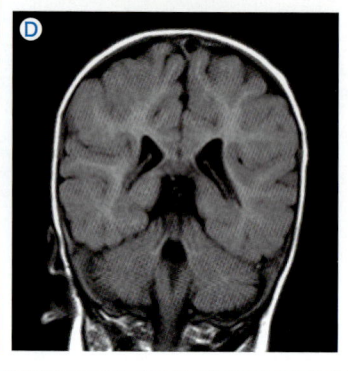

図1 修正37週時のphase-sensitive T1IR像（A），T2強調像（B），修正3カ月時のT2強調像（C），FLAIR冠状断像（D）

修正37週時では，一見正常にもみえるが，側脳室三角部周囲白質の容量低下があり，大脳皮質は脳室壁に近接している．側脳室のサイズは月齢に比して軽度拡大している．修正3カ月時には，側脳室三角部にて脳室壁の不整がみられ，冠状断像においても白質容量低下が認識しやすい．なお修正4カ月の時点で発達はほぼ正常

症例② 在胎31週，出生時体重1,800g（Apgarスコア7点/9点）

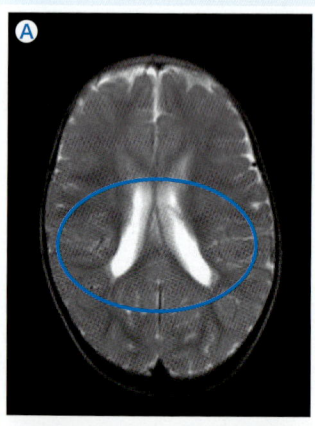

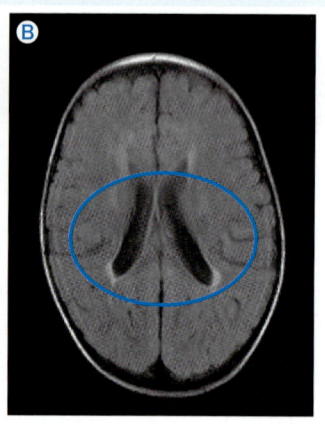

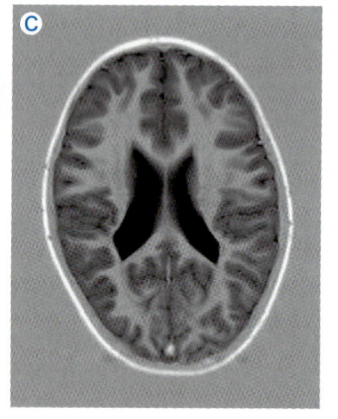

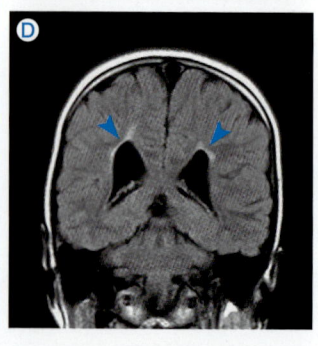

図2 修正13カ月時のT2強調像（A），FLAIR像（B），10歳時のphase-sensitive T1IR像（C），FLAIR冠状断像（D）

修正13カ月時では，脳室壁の不整と脳室拡大および脳室周囲深部白質の高信号域がみられる（○）．10歳時には相対的に脳室拡大が進行し，右側にやや強い．白質異常信号域も小範囲ながら残存している（▶）．なお臨床的には左下肢痙性麻痺がある

診断に役立つupdateな情報

脳室周囲白質軟化症とdiffusion tensor imaging (DTI)
- DTIにより脳室周囲白質軟化症患児の白質を評価したところ，その障害の程度はさまざまであり，局在としては内包レンズ核後部，後視床放線，放線冠上部および交連線維に高頻度であったという報告がある

参考症例① 4歳 男児

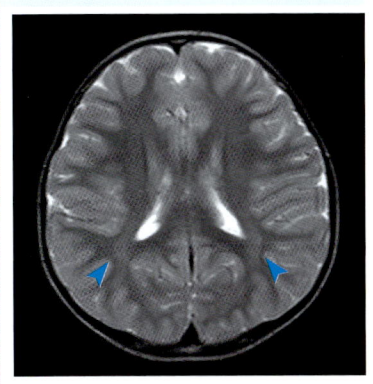

図3 T2強調像
terminal zone (▶)

参考症例② 11カ月児（Sotos症候群）
周産期に異常なし（在胎37週，2,600gで出生）．発達遅滞と頭位拡大あり

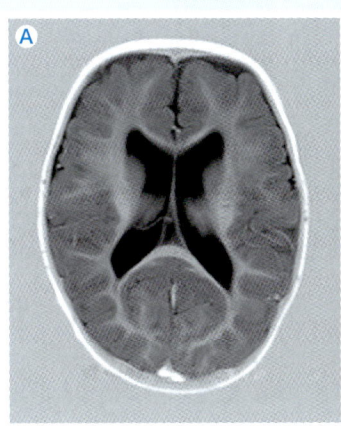

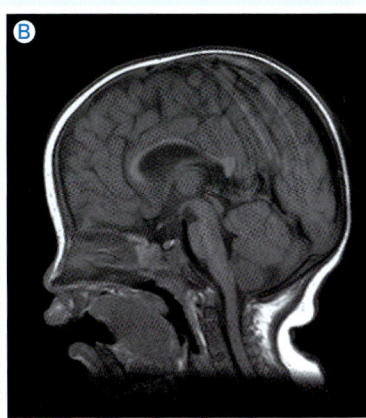

図4 phase-sensitive T1IR像（A），T1強調矢状断像（B）

解説

- 1st trimester（妊娠0〜13週）と2nd trimester（同14〜27週）では遠脳室性動脈（venticulofugal artery）の発達が不良なため，向脳室性動脈（venticulopetal artery）との灌流境界領域（watershed area）である脳室周囲白質が循環不全になりやすい
- 病理組織所見は凝固壊死

画像所見

- 超音波検査では急性期には側脳室周囲白質の高輝度域としてみられ，その後に空洞形成や嚢胞化
- MRIではT1強調像で高信号，T2強調像で低信号を示す点状病変の散在・集簇が，数週間〜数カ月の経過で嚢胞を形成しながら脳室周囲白質の脱落を起こし，側脳室と一体化
- 最終的に側脳室拡大と壁不整がみられ，脳室周囲白質の容量低下から脳溝が脳室壁に近接（**end-stage PVL**）（図2）
- 好発部位は側脳室三角部近傍とMonro孔近傍の白質
- 多くは両側性だが，片側性のことも

鑑別診断

- **上衣下出血**：片側性で尾状核頭部近傍に多い，急性期PVLと要鑑別のことも
- **terminal zone**〔図3（参考症例①）〕：髄鞘化の最終領域，脳室壁との間に髄鞘化した白質が確認できる（冠状断像が有用），白質容量低下はない
- **非特異的な脳室周囲信号変化**：代謝性疾患，水頭症，脳室炎などさまざまな病態がPVL様の画像所見を呈しうるため，病歴との照合が重要．Sotos症候群もPVL様の所見を呈し，その他に頭位拡大，脳梁低形成，正中余剰腔などがみられる〔図4（参考症例②）〕

<参考文献>
- Aida, N., et al.: MR imaging of perinatal brain damage: comparison of clinical outcome with initial and follow-up MRI findings. AJNR, 19: 1909-1921, 1998
- 藤田和俊，相田典子：脳の破壊性疾患，「臨床指南 小児神経放射線診断」（土屋一洋 編），p88-103，メジカルビュー社，2004
- Barkovich, A. J.: Brain and spine injuries in infancy and childhood. Pediatric neuroimaging 4th ed (Barkovich, A. J.), p190-290, Lippincott & Wilkins, Philadelphia, 2000
- Nagae, L. M., et al.: Diffusion tensor imaging in children with periventricular leukomalacia: variability of injuries to white matter tracts. AJNR, 28: 1213-1222, 2007

<佐藤宏朗>

第7章 脳奇形と周産期疾患　脳神経外科　神経内科　**小児科**

2）周産期

263 基底核壊死
(hypoxic-ischemic damage of the basal ganglia)

症例① 在胎40週で胎児心音低下のため緊急帝王切開で出生（Apgarスコア3点/5点）

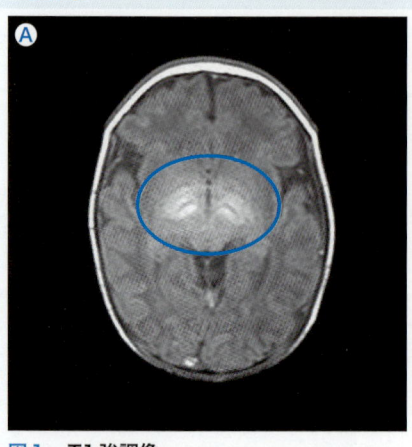

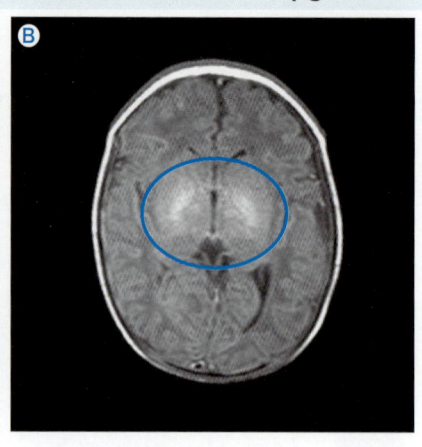

図1　T1強調像
生後1週で淡蒼球に左右対称性の高信号域がみられる（○）．T2強調像や拡散強調像では異常信号を認めなかった（非呈示）．1カ月健診では正常に発達している

症例② 在胎35週，出生時体重2,400g．胎盤早期剥離のため緊急帝王切開（Apgarスコア0点/1点）

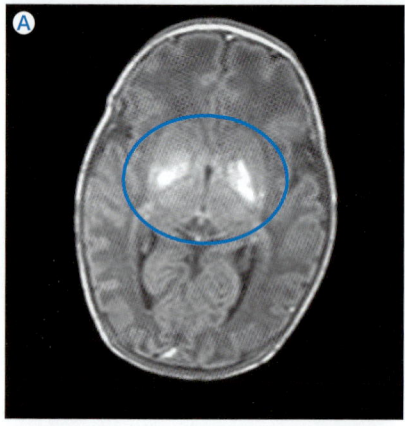

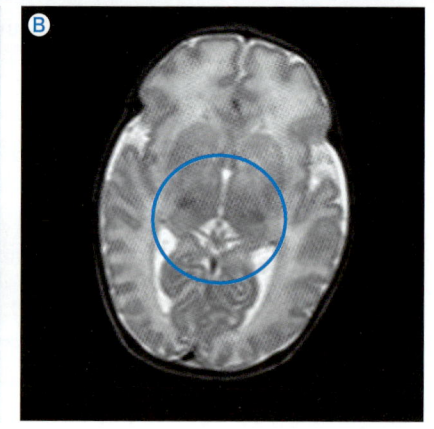

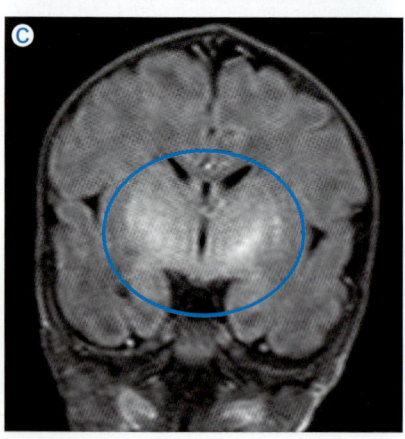

図2　T1強調像（A），T2強調像（B），FLAIR冠状断像（C）
日齢9のMRI T1強調像にて，両側淡蒼球に強い高信号域がみられる（○）．T2強調像では視床に低信号域がみられ，FLAIR像では淡蒼球と被殻に淡い高信号がみられる

診断に役立つupdateな情報

"absent posterior limb sign"
- 37週以降に正常な髄鞘化としてみられる内包後脚のT1強調像での高信号，T2強調像での低信号が低酸素に曝露されると消失するというMRI所見

正常な髄鞘化との鑑別
- 脳構造の各領域におけるT1信号値を計測して検討したところ，内包後脚，視床後外側，中心溝周囲の皮質および放線冠の4カ所を用いて評価することにより鑑別できうるという報告がある

解説

- 心停止や完全な無酸素状態に曝露されると（profound asphyxia），軽度～中等度の低酸素低灌流状態（partial asphyxia）と異なり，未熟児・成熟児にかかわらず深部灰白質が障害される（基底核壊死）
- 脳幹の障害が強い場合は生存できず，画像検査に至らない
- 時期によって障害部位はやや異なり，胎生8～9カ月前半では脳幹と視床，9カ月ではさらにレンズ核，10カ月には視床外側部，レンズ核，海馬および皮質脊髄路が侵される
- profound asphyxiaが遷延すると基底核壊死に加え大脳半球にも障害が及び，多嚢胞性脳軟化（multicystic encephalomalacia）の状態になる

画像所見

- 左右対称性の深部灰白質異常は認識しがたいことがあり注意が必要
- 発症後2～3日では超音波検査で高輝度，CTで低吸収値，MRIでT1・T2強調像ともに高信号
- 仮死出生満期産児の出生後72時間前後の頭部CTにおける深部灰白質あるいは頭蓋内構造全体のCT値と長期予後との間に強い相関があるとの報告あり
- T1強調像での高信号は，経過とともに顕著となり数カ月持続（図1，2）
- 障害が軽度の場合，T2強調像での変化が乏しいことがあり，正常髄鞘化と判断に悩むことも（ただし，予後良好の傾向あり）

鑑別診断

- 正常な髄鞘化
- 核黄疸：急性期には基底核がT1・T2強調像ともに高信号を呈する．慢性期には尾状核頭部，視床下核および海馬が萎縮

<参考文献>
- Aida, N., et al.：MR imaging of perinatal brain damage：comparison of clinical outcome with initial and follow-up MRI findings. AJNR, 19：1909-1921, 1998
- Barkovich, A. J.：Brain and spine injuries in infancy and childhood. Pediatric neuroimaging 4th ed (Barkovich, A. J.), p190-290, Lippincott & Wilkins, Philadelphia, 2000
- Heinz, E. R., et al.：Imaging findings in neonatal hypoxia：a practical review. AJR, 192：41-47, 2009
- Liauw, L., et al.：Differentiating normal myelination from hypoxic-ischemic encephalopathy on T1-weighted MR images：a new approach. AJNR, 28：660-665, 2007

<佐藤宏朗>

第8章 神経皮膚症候群　脳神経外科　神経内科　小児科

264 神経線維腫症1型
(von Recklinghausen disease, neurofibromatosis type 1：NF1)

症例① 11歳　男児（過誤腫様病変と血管病変を伴うNF1）

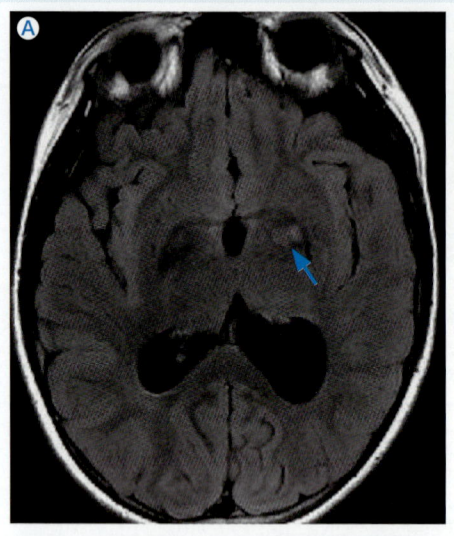

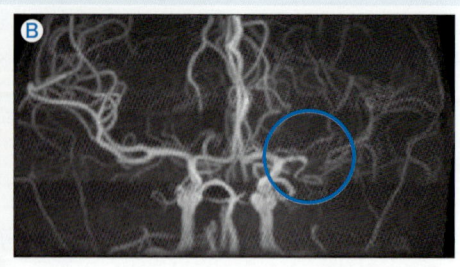

図1　FLAIR像（A），MRA（B）
左淡蒼球に過誤腫様病変を認める（→）．左中大脳動脈が描出不良である（○）

症例② 41歳　女性（叢状神経線維腫と骨形成不全を伴うNF1）

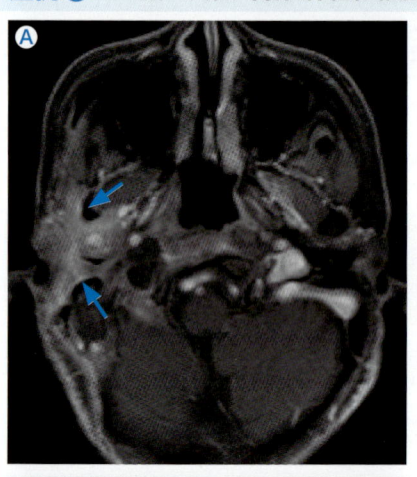

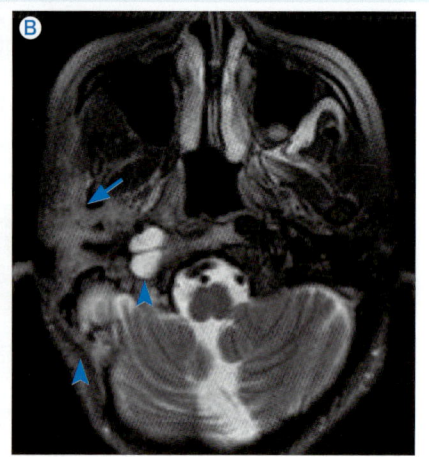

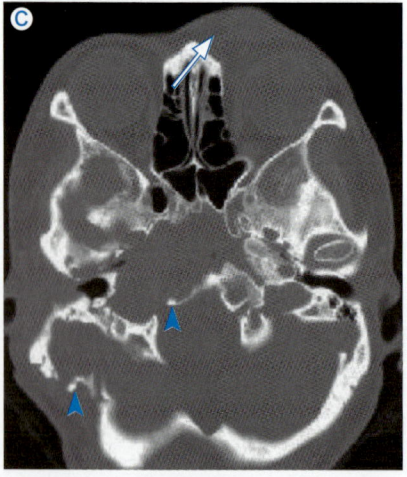

図2　造影T1強調像（A），T2強調像（B），骨条件CT（C）
右側頭部皮下に増強効果を示し，T2強調像で高信号を示す叢状神経線維腫を認める（→）．蝶形骨大翼と後頭骨の形成異常あり（▶）．左眼瞼皮下にも叢状神経線維腫あり（⇒）

診断に役立つupdateな情報

神経線維腫症1型の症状と診断
- 妊娠中に神経線維腫の急激な増大や高血圧症の出現や増悪を認めることがある
- 痛みを含めたpolyneuropathy症状の出現や腫瘍の急速増大は悪性末梢神経鞘腫瘍を疑う．悪性末梢神経鞘腫瘍の診断にFDG PETが有用と報告されている
- 遺伝子診断も可能だが，NF1では70％程度の精度であり日常的ではない

解説

- 遺伝性腫瘍性母斑症．皮膚所見は色素沈着．WHOのfamilial tumor syndromes involving the nervous system．常染色体優性遺伝．50％が突然変異発症．男女差なし．発生頻度は約3,000人に1人．17番染色体の長腕に存在する腫瘍抑制遺伝子NF1の変異によるneurofibromin蛋白の阻害によるさまざまな腫瘍の発生が特徴．皮膚のカフェオーレ斑の代表疾患
- NIHの国際臨床診断基準が存在
- 神経線維腫（dermal, nodular, plexiform）：脊髄神経の多発神経線維腫は成人に多い
- グリオーマ：視神経から脳内の視路に沿った毛様星細胞腫，脳幹星細胞腫，稀に膠芽腫
- 肉腫：悪性末梢神経鞘腫瘍，横紋筋肉腫，malignant triton tumor（悪性末梢神経鞘腫瘍が横紋筋肉腫様変化をきたした腫瘍），gastrointestinal stromal tumor（GIST）
- 神経内分泌腫瘍：褐色細胞腫，カルチノイド，甲状腺髄様癌，C-cell hyperplasia
- 血液造血器腫瘍：若年性慢性骨髄性白血病，若年性黄色肉芽腫
- その他：脳の過誤腫様病変，骨病変（側弯，低身長，大頭症，蝶形骨形成異常など），精神発達遅滞，てんかん，vascular lesions．NF1の症例の脳は通常大きい

画像所見

MRI

- 脳の過誤腫様病変はさまざまな部位に信号異常として描出されるが年齢とともに消退することが多い（図1 A）
- 白質容積の増量による大頭症，脳梁の過形成，片側巨脳症，中脳水道狭窄症による水頭症
- 視神経膠腫や実質内の星細胞腫は年余にわたって安定していることが多い
- 皮下に多発する結節状の神経線維腫は臨床情報の少ない読影の際に有用な所見となる
- 叢状神経線維腫は境界不明瞭な皮下浸潤性腫瘍として描出（図2）
- 脊椎ではdural ectasiaと髄膜瘤．脊髄神経の多発神経線維腫．稀だが脊髄の星細胞腫
- vascular lesions（もやもや病類似血管，動静脈奇形，動静脈瘻，vascular ectasia，動脈瘤，大動脈縮窄，腎動脈狭窄）はNF1の9％に認める（頭蓋内ではもやもや症候群，腎に起これば腎血管性高血圧を発症）（図1 B）

CT，単純X線写真

- 蝶形骨大翼，後頭骨の形成不全（図2 C）．視神経管の拡大．脊椎側弯

鑑別診断

- **Proteus症候群**：post-zygotic（受精卵形成後）の体細胞染色体モザイク変異による孤発性の稀な母斑症．左右非対称でアンバランスな過誤腫瘍の軟部組織の過形成が特徴．片側足底，手掌などの脳回状の過形成はcerebriform connective tissue nevusと呼ばれる．茶褐色の母斑が片側の背部に認められる．知能は正常のことが多いが，大頭症や片側巨脳症，異所性灰白質，脳室拡大，水頭症，Dandy-Walker奇形，脳梁形成異常などの他髄膜瘤，星細胞腫などの報告がある．遺伝性はない．映画「エレファントマン」の主人公はこの疾患
- **McCune-Albright症候群**：多発性片側性のfibrous dysplasiaにカフェオーレ斑と内分泌異常（思春期早発症，低身長，甲状腺機能亢進症，巨人症，Cushing症候群など）を伴う疾患．Gs α蛋白をエンコードしているGNAS遺伝子変異がpost-zygoticに起こることによる後天性体細胞変異が原因とされる
- **脳の過誤腫様信号異常の鑑別として**：急性散在性脳脊髄炎，focal encephalitis，ミトコンドリア脳筋症，結節性硬化症，gliomatosis cerebriなど
- **Krabbe病**：常染色体劣性遺伝のライソゾーム病だが視神経腫大をきたす

<参考文献>
- Ferner, R. E.：Neurofibromataosis 1 and neurofibromatosis 2：a twenty first century perspective. Lancet Neurol, 6：340-351, 2007
- Beert, H. B., et al.：Mechanisms in the pathogenesis of malignant tumours in neurofibromatosis type 1. Lancet Oncol, 10：508-515, 2009
- 吉田雄一 他：神経線維腫症1型の診断基準および治療ガイドライン．日皮会誌，118：1657-1666, 2008
- Hottinger, A. F., et al.：Neurooncology of familial cancer syndromes. J Child Neurol, 24：1526-1535, 2009

<植田文明>

第8章 神経皮膚症候群　脳神経外科　神経内科　小児科

265 神経線維腫症2型
(neurofibromatosis type 2：NF2)

症例①　43歳　男性（髄膜腫，両側聴神経鞘腫，両側三叉神経鞘腫を認めるNF2）
両側難聴と両側視力障害．12歳時に視力，視野障害の検索で見つかった髄膜腫が初発

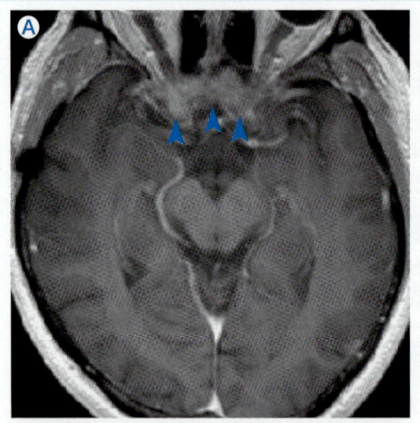

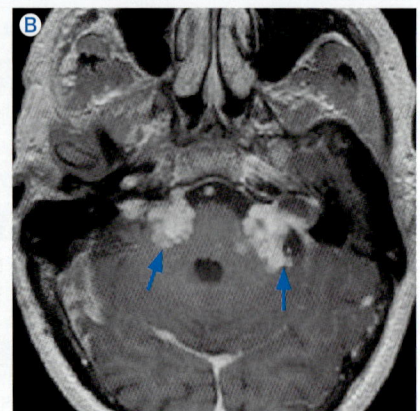

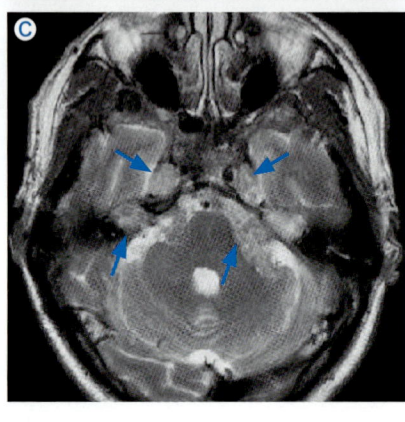

図1　造影T1強調像（A，B），T2強調像（C）
鞍結節から視神経管にかけて髄膜腫を認める（▶）．両側聴神経鞘腫，両側三叉神経鞘腫を認める（→）

解説

- 遺伝性腫瘍性母斑症．皮膚所見は色素沈着．WHOのfamilial tumor syndromes involving the nervous system．常染色体優性遺伝．50%が突然変異発症．男女差なし．発生頻度は約50,000人に1人．22番染色体長腕に存在する腫瘍抑制遺伝子NF2の変異によるMerlin蛋白の機能異常が原因．カフェオーレ斑はNF1に比べて低頻度で25%に認められるのみ，色も薄く，数も少ない
- **診断基準**：①両側聴神経鞘腫が存在，②第一度近親（両親，兄弟姉妹，子供）にNF2の患者がいて，さらに一側性の聴神経鞘腫が存在するか神経鞘腫，髄膜腫，若年性白内障，神経膠腫のうち2つ以上を認める場合．①または②でNF2と確定診断
- **Merlin蛋白**：シュワン細胞，髄膜細胞，末梢神経細胞，水晶体の細胞に広く分布．Merlin蛋白の機能異常の表現型は神経鞘腫，髄膜腫，髄膜血管腫症，脊髄上衣腫もしくは星細胞腫（上衣腫に比べて頻度は圧倒的に低い），glial hamartoma，脳実質の石灰化，網膜過誤腫，白内障など．いずれも小児，若年発症が特徴．NF2には若年性白内障（水晶体後部混濁）が高率（80%）
- **若年者に一側性の聴神経腫瘍が認められた場合**：NF2を疑って経時的に対側に聴神経腫瘍が発生する可能性を疑うことが必要
- 病理学的には皮膚に神経鞘腫と神経線維腫とその混在が報告されているが神経線維腫は認められないことが多い
- **診断基準と治療と予後**：聴神経腫瘍では聴力温存のために早期発見が重要．治療は手術が第一選択で，ガンマナイフによるコントロールは一般の聴神経腫瘍より不良．現在の診断基準では家族歴のない一側性の聴神経鞘腫の症例に関して，NF2であることの早期発見にはつながらない．実際，小児期にNF2と確定診断されるのは20%に満たない．NF2では確立された唯一の予後決定因子は診断時年齢であり，若いほど予後不良．若年で発症するタイプはWishart typeと呼ばれ，若年性の白内障と皮膚，神経系腫瘍の多発が顕著

診断に役立つupdateな情報

モザイク染色体について

- モザイク染色体異常個体で変異を有する細胞集団がどこに存在するかは3つに分類される．変異が体細胞系列に存在するが，生殖細胞系列には存在しない場合を体細胞系列モザイク，生殖細胞系列のみに変異が限定される場合を生殖細胞系列モザイク，もう1つは体細胞，生殖細胞系列の両方に変異が存在するタイプである．体細胞系列モザイクの場合，多くは分節型となり，NF1でもNF2でも表現型は軽症で身体の一部に斑状に病変の分布を示すが遺伝性はない
- モザイクタイプNF2：比較的高頻度に認められる．患者の体細胞には遺伝子変異を認める細胞と遺伝子変異を認めない細胞が混在する．孤発例のおよそ30％がこのような軽症のモザイク症例である
- 健康人の体細胞の一部も多くの場合は完全な染色体ではなく，何らかの染色体損傷があることがあり，何らかの遺伝子変異のモザイク個体ともいえる
- NF2の遺伝子診断は65％程度の精度．本邦では原則として遺伝子診断は行っていない

画像所見

MRI

- 両側聴神経鞘腫とその他の神経に多発する神経鞘腫（三叉神経鞘腫が多い）（図1）．いずれの神経鞘腫もNF2では囊胞性ではなく充実性のことが多い．多発髄膜腫，脊髄上衣腫，脊髄神経根の多発神経鞘腫

CT

- 両側内耳道拡大．脈絡叢，小脳や大脳の脳実質の石灰化

鑑別診断

- **Schwannomatosis**：A）30歳以上であること．少なくとも1つが病理学的に証明された2つ以上の神経鞘腫（intradermal schwannomaを除く）を認めること．高性能MRIで聴神経鞘腫がないこと．NF2の遺伝子変異が認められないこと．B）1つの病理学的に証明された聴神経以外の神経鞘腫を認め，一親等にAの診断基準を満たすschwannomatosisの症例が存在すること．AまたはBを満たすことが診断基準．皮膚色素沈着や髄膜腫は認めない．NF2への診断の移行が経過中に起きることもある
- 多発髄膜腫，悪性腫瘍の髄液播種による脳神経の腫大，サルコイドーシス，結核腫

＜参考文献＞

- Stemmer-Rachamimov, A. O., et al.：Neurofibromatosis type 2. WHO classification of tumours of the central nervous system, p210-214, WHO, LYON, 2007
- Asthagiri, A. R., et al.：Neurofibromatosis type 2. Lancet, 373：1974-1986, 2009
- Hottinger, A. F., et al.：Neurooncology of familial cancer syndromes. J Child Neurol, 24：1526-1535, 2009
- Acoustic neuroma. NIH Consensus Development Program, Dec 11-13；9：1-24, 1991

＜植田文明＞

第8章 神経皮膚症候群

266 結節性硬化症
(tuberous sclerosis：TS)

症例① 17歳 男子
てんかん，精神発達遅滞を認める

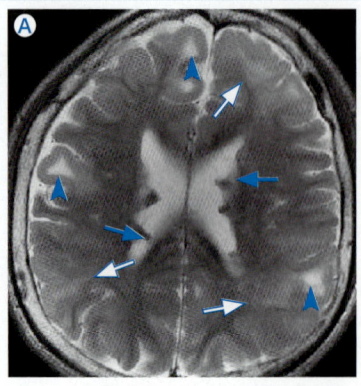

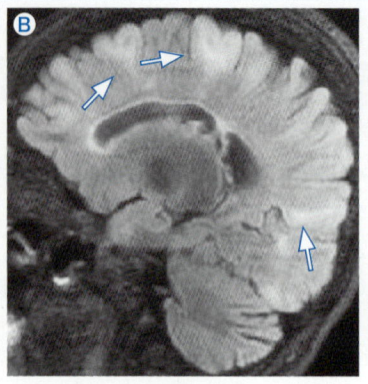

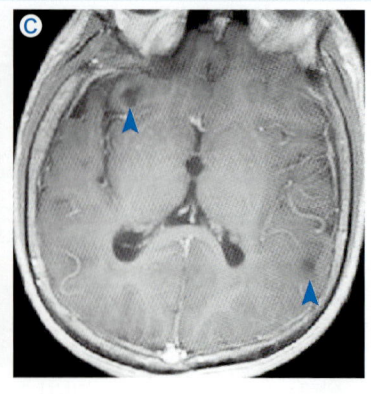

図1 T2強調像（A），FLAIR矢状断像（B），造影T1強調像（C）
脳室上衣下結節（→），皮質結節，白質病変（⇒）を認める．脳実質の囊胞様変化を認める（▶）．白質病変は皮質結節に連続して側脳室から放射状に認められる

症例② 23歳 女性（腎血管筋脂肪腫を認めるTS）
てんかん，精神発達遅滞を認める

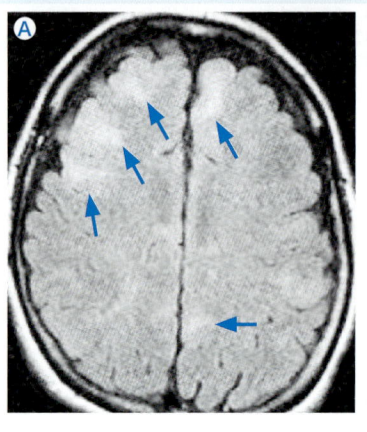

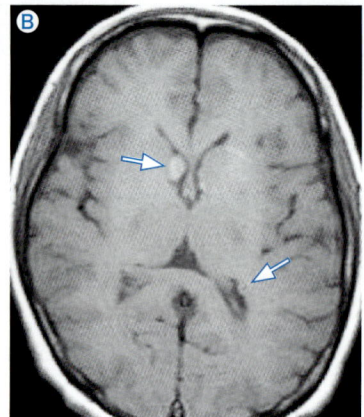

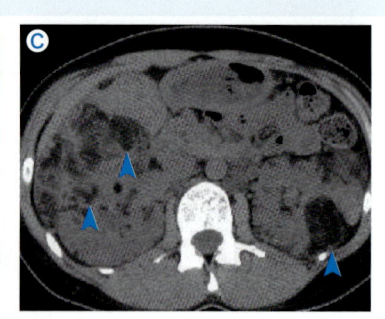

図2 FLAIR像（A），T1強調像（B），腎臓レベルの単純CT（C）
皮質結節，白質病変（→），脳室上衣下結節を認める（⇒）．両腎に脂肪の吸収値を示す血管筋脂肪腫を認める（▶）

解　説

- 遺伝性過誤腫性母斑症．皮膚所見は色素脱失．WHOのfamilial tumor syndromes involving the nervous system．常染色体優性遺伝だが孤発例がかなり多い（70%）．男女差なし．発生頻度は約6,000人に1人．腫瘍抑制遺伝子TSC1は第8染色体長腕に存在しhamartin蛋白をエンコードする．腫瘍抑制遺伝子TSC2は第16染色体長腕に存在しtuberin蛋白をエンコードしている．これらのいずれかに機能喪失変異が起こり発症．頻度的にはTSC2遺伝子変異が多い．遺伝学的にはどちらの遺伝子の異常かで1型と2型に分類

- 全身に過誤組織（先天的発生異常で非進行性）と過誤腫（後天性良性腫瘍で進行性）が発生．古典的には精神発達遅滞，てんかん，顔面の血管線維腫が3徴候．3徴候がそろわない不全型も多く，実際は1/3の症例は正常知能

- 脳には皮質結節，白質病変，脳室上衣下結節，巨細胞性星細胞腫が生じる．皮質結節は組織学的には正常の6層構造を失った異形な神経細胞の集簇で胎生20週には既に認められ，石灰化や囊胞変性を伴う

- 心臓横紋筋腫（50%に認められる）は胎生期に出現し，出生時に最も顕著になり、その後縮小することが多い．早期診断には胎児心エコーが有用．多発することも多い．腎に血管筋脂肪腫を50%，肝に過誤

診断に役立つupdateな情報

結節性硬化症の診断基準について
- 診断基準に合致する患者の15〜20%は遺伝子の変異が検出されない．これらの患者はTSC1やTSC2変異が明らかな症例より臨床症状が軽症．モザイク変異が体細胞，生殖細胞系列分離後に発生し，脳や腎などの重要器官に分化する細胞には変異が起こらなかったと推測される
- TSC1やTSC2は単独ではなく，複合体を形成し，細胞増殖や細胞分化に関与する特定経路に働く．このため臨床的にはどちらの異常による表現型なのかの特定は難しい
- 遺伝子診断の検出率はTSでは60〜80%であり，遺伝型と表現型は必ずしも一致しないため，診断は臨床診断に頼らざるを得ない
- 生殖細胞系列モザイクの診断基準：両親ともに表現型が正常で2人以上の子供が結節性硬化症に罹患している場合を指す
- 欧米では出生前，着床前遺伝子検査が徐々に広まりつつあるが，本邦では遺伝子診断はルーチン検査として行われていない

結節性硬化症の症状
- 皮質結節はてんかん原性を必ずしも有さないが，個数が7つを超えるとinfantile spasmsなど治療抵抗性の早期のてんかんの確率が高く，精神発達遅滞の程度も強い
- 心臓横紋筋腫の80%は結節性硬化症に発症する

腫を40%，腎癌を1.2%，多嚢胞腎を2%，骨嚢胞を40%に認める．画像所見と臨床徴候を合わせた診断基準があり，皮質結節または白質病変，脳室上衣下結節，巨細胞性星細胞腫，心臓横紋筋腫，肺リンパ脈管平滑筋腫症（lymphangioleiomyomatosis：LAM），腎血管筋脂肪腫は大項目に入っており，このうち2つが認められれば確定診断される

- **予後因子**：新生児期の心臓横紋筋腫，若年性の腎癌（発生率は一般と大きな差はないが圧倒的に若年で組織が多様），中枢神経の巨細胞性星細胞腫による水頭症や頭蓋内圧亢進症，40歳以上の結節性硬化症の女性患者にのみ発症する肺のLAMが生命予後決定因子

画像所見

MRI
- 過誤組織として，皮質結節，白質病変，上衣下結節（図1，2）．脳実質の嚢胞様変化（cystoid brain degeneration）（図1 C），時に片側巨脳症や限局性脳萎縮
- 良性腫瘍性病変として巨細胞性星細胞腫
- 上衣下結節は未熟児では上衣下出血と区別が難しいことがある．乳児では白質の髄鞘化が未熟なためT1強調像で高信号を示す．成長に伴って等信号に描出される．好発部位はMonro孔近傍（図2）
- いずれの病変も増強効果は認められることもあれば，認められないこともある．増強効果が認められても必ずしも悪性ということはない

CT
- 巨細胞性星細胞腫や脳室上衣下結節，皮質結節が石灰化を有する腫瘤として描出される．全身CTでLAM，腎，肝腫瘍を認める（図2）

鑑別診断
- **focal cortical dysplasia（Taylor type）**：不全型結節性硬化症との画像のみでの鑑別は困難
- **subependymal heterotopia**：灰白質と等信号である点で鑑別可能．癒合した結節状に認められるが形状や大きさが揃っている点が特徴
- **TORCH症候群**：脳室周囲白質軟化症を伴うことが多い．石灰化は脳室周囲に認められる

<参考文献>
- Potter, C. J., et al.：Drosophila Tsc1 functions with Tsc2 to antagonize insulin signaling in regulating cell growth, cell proliferation, and organ size. Cell, 105：357-368, 2001
- 金田眞理 他：結節性硬化症の診断基準および治療ガイドライン．日皮会誌，118：1667-1676, 2008
- Roach, E. S., et al.：Tuberous sclerosis complex consensus conference：revised clinical diagnostic criteria. J Child Neurol, 13：624-628, 1998
- Crino, P. B., et al.：The tuberous sclerosis complex. N Engl J Med, 355：1345-1356, 2006

<植田文明>

267 Sturge-Weber症候群
(Sturge-Weber syndrome：SWS, encephalotrigeminal angiomatosis, meningofacial angiomatosis)

症例① 6カ月 女児
生後直後から右顔面，頭頸部，前胸部に広がるポートワイン母斑（神奈川県立こども医療センター症例）

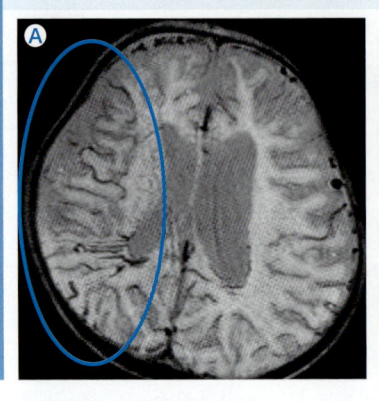

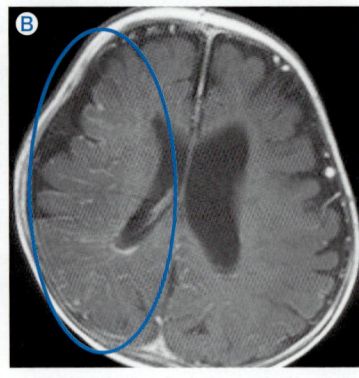

図1 磁化率強調像（A），造影T1強調像（B）
右側で深部髄質静脈から脳室周囲の静脈の描出と皮質静脈の拡張，脳萎縮が認められる（○）

症例② 27歳 女性
（筑波大学症例）

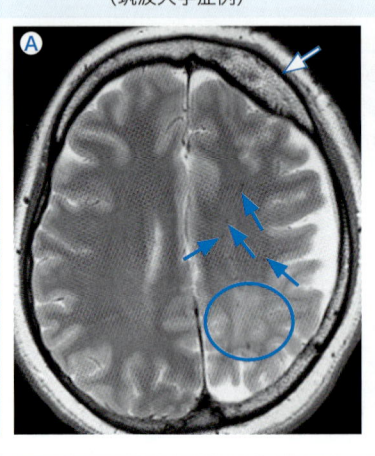

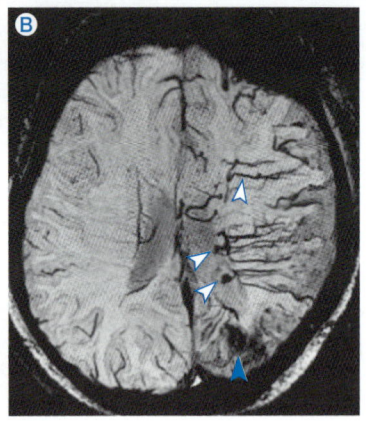

図2 T2強調像（A），磁化率強調像（B）
左大脳の萎縮と皮質下白質の高信号域を認める（○）．深部髄質静脈の拡張を示すflow voidがT2強調像で散見される（→）．左大脳半球の発達不良に伴う左頭蓋冠の肥厚が認められる（⇨）．磁化率強調像では著明に拡張した深部髄質静脈と傍脳室静脈が明瞭に描出されている（▷）．左後頭葉の皮質から皮質下にヘモジデリン沈着もしくは石灰化による低信号域を認める（▶）

症例③ 49歳 女性（脳実質異常を認めないSWS）
右顔面の赤色母斑の治療を希望し皮膚科受診．神経学的異常なし

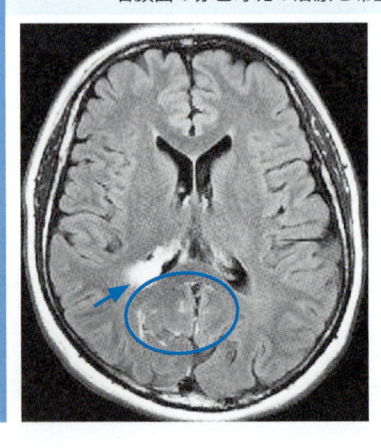

図3 造影FLAIR像
造影FLAIR像で右脈絡叢の腫大（→）と軟膜血管腫（○）が描出されたが，造影T1強調像では軟膜血管腫は認識できなかった（非呈示）

267 Sturge-Weber症候群

診断に役立つupdateな情報

検査法の選択
- 新生児期にはMRIでも脳萎縮が目立たず，脳実質の信号異常の検出も難しい．そのため造影剤を使用することが必須とされてきた．造影FLAIR像が最も軟膜血管腫の検出に鋭敏とされてきたが，3D BOLD venographyや磁化率強調像（susceptibility weighted image：SWI）の登場により，軟膜血管腫の描出と深部静脈の描出が造影なしでも早期に可能になった．ただし脈絡叢の腫大の検出は造影T1強調像や造影FLAIR像の方が優れる

SWSの治療
- 顔面の血管性母斑は生下時より存在し経時的に薄いピンク色から暗赤色，紫色に変化．皮膚も厚くなり，結節状の隆起も認められるようになる．自然消退はない．皮膚の肥厚と結節化を防ぐためにレーザー治療は早い方がよい

解　説

- 非遺伝性血管形成異常性母斑症．皮膚所見は火焰状血管性母斑．胎生期の頭部における皮膚外胚葉と神経管の前端部分の血管叢の遺残が病因．男女差なし．発生頻度は約30,000人に1人
- 三叉神経第1枝，第2枝領域の血管性母斑と同側の軟膜の静脈性血管腫が特徴．軟膜血管腫は周囲の皮質静脈還流を阻害し，皮質，白質のうっ血から脳損傷をきたす．側副路として深部静脈や脈絡叢が発達
- SWSの血管性母斑はdeoxygenated bloodの流速遅延による皮膚血管の多血症でvenous ectasiaが本態
- **診断分類**：タイプ1は古典的SWSで顔面の血管性母斑と軟膜血管腫と緑内障を認めるもの．タイプ2は顔面の血管性母斑と緑内障は認めるが軟膜血管腫は認めないもの．タイプ3は顔面の血管性母斑や緑内障は認めず，軟膜血管腫のみを認めるもの
- 症状はてんかん，脳卒中様発作，片麻痺，精神発達遅滞（2/3の症例），頭痛，眼球強膜や脈絡膜の血管腫を原因とする緑内障，牛眼など．実際には図3のような軽症例も潜在的に多数存在

画像所見

MRI
- 造影T1強調像や造影FLAIR像で軟膜血管腫と側副血行路，脈絡叢の腫大の描出（図1, 3）
- 進行例では脳萎縮やグリオーシスによる脳実質の信号異常がT2強調像，FLAIR像で描出（図2）
- 磁化率強調像は深部静脈の描出に優れる（図1, 2）
- 軟膜血管腫は出生直後には目立たず，数カ月から1年程かけて発達．片側性が80%，両側性が20%で存在

CT
- 脳回に沿った石灰化（tram-track calcification）は虚血によりdystrophic calcificationをきたした皮質．新生児期には認められることは少ない

鑑別診断

- **Wyburn-Mason症候群**：小児期，新生児発症の網膜，視神経，視床下部，側頭後頭葉などの視覚路に沿って後頭葉まで及ぶ広範な動静脈奇形と片側三叉神経領域の皮膚の赤色，青色母斑を認める母斑症．皮膚所見は50%以下にしか認めないため眼底検査と脳の画像診断が重要．遺伝性はない
- **PHACE症候群**：乳児の顔面の巨大血管腫で皮膚所見はSWSと似ている．Dandy-Walker奇形と小脳半球低形成など後頭蓋窩奇形（posterior fossa brain malformation），大きなプラーク状の限局性顔面血管腫（hemangioma），動脈奇形（arterial anomalies），大動脈縮窄（coarctation of the aorta），小眼球症，視神経萎縮，白内障（eye abnormalities）の頭文字が病名．女性に圧倒的に多いためX染色体異常が推測されているが家族性発生はなく病因は不明．頭蓋内外の動脈に椎骨動脈欠損，内頸動脈欠損や低形成，遺残三叉神経動脈，紡錘状動脈拡張などを認めるが，P・H・A・C・Eのすべてが揃うとは限らず，程度もさまざま
- **Blue rubber bleb nevus症候群**：皮膚や内臓の多発性静脈性血管奇形，頭蓋内では硬膜動静脈瘻，Galen静脈奇形，sinus pericraniなどを認める孤発性の母斑症
- **Klippel-Trenaunay-Weber症候群**：一側下肢に生じ骨軟部組織の過形成を認める毛細血管，静脈，リンパ管の奇形．SWSと重複あり

＜参考文献＞
- Mentzel, H. J., et al.：Early diagnosis of cerebral involvement in Sturge-Weber syndrome using high resolution BOLD MR venography. Pediatric Radiol, 35：85-90, 2005
- Fischbein, N. J., et al.：Sturge-Weber syndrome with no leptomeningeal enhancement on MRI. Neuroradiology, 40：177-180, 1998
- Tong, K. A., et al.：Susceptibility-weighted MR imaging：a review of clinical applications in children. AJNR, 29：9-17, 2008
- Hu, J., et al.：MR susceptibility weighted imaging (SWI) complements conventional contrast enhanced T1 weighted MRI in characterizing brain abnormalities of Sturge-Weber syndrome. J Magn Reson Imaging, 28：300-307, 2008

＜植田文明＞

第8章 神経皮膚症候群　脳神経外科／神経内科／小児科

268　von Hippel-Lindau病：VHL病

症例① 25歳　男性

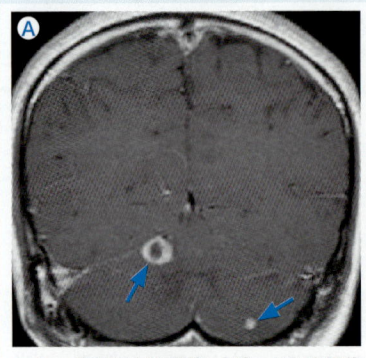

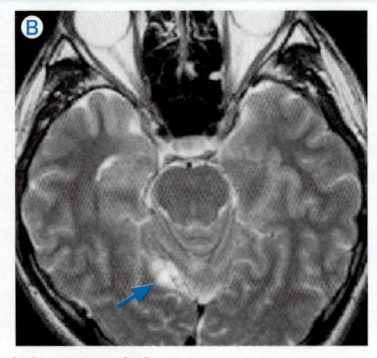

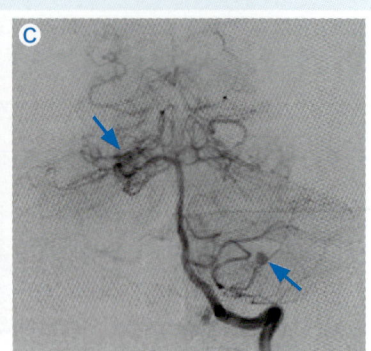

図1　造影T1強調像（A），T2強調像（B），DSA（C）
小脳半球の血管芽腫はT2強調像では高信号，造影検査で濃染を示す（→）

症例② 35歳　女性（腎癌，膵嚢胞を認めるVHL病）

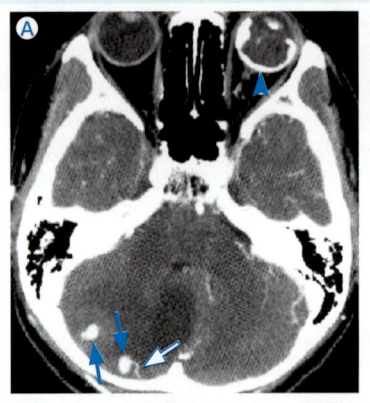

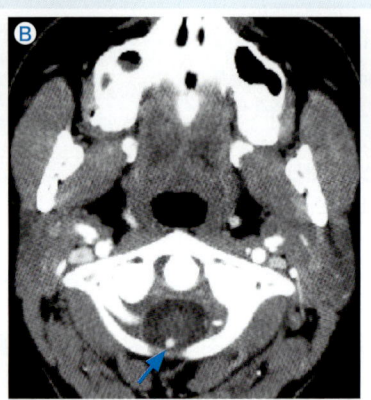

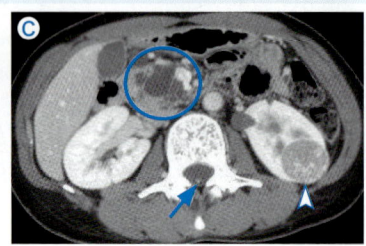

図2　CTAの元画像（A，B），造影CT（C）
血管芽腫（→）が流入動脈（⇒）とともに描出される．嚢胞と実質の浮腫も認める．左眼球に網膜血管腫からの出血後の変化である石灰化を認める（▶）．血管芽腫は動脈相で強く増強し，軟膜に付着する特徴を示している．膵に多房性嚢胞（○），左腎癌（▷）が描出．脊髄の血管芽腫も描出

解説

- 遺伝性腫瘍性疾患．皮膚所見は認めず．WHOのfamilial tumor syndromes involving the nervous system．常染色体優性遺伝．3番染色体の短腕に存在するVHL腫瘍抑制遺伝子の変異が原因．男女差なし．発生頻度は約40,000人に1人．患者の80％以上は罹患した親からの遺伝．10〜20％が突然変異．浸透率が高く，遺伝子変異例のほぼ全員が65歳までにVHL病を発症．遺伝子検査の重要性がいわれているが，臨床的な重症度の予測は遺伝子レベルでは不可能
- 網膜血管腫（組織学的には血管芽腫），中枢神経系血管芽腫，褐色細胞腫，endolymphatic sac tumor，明細胞腎癌，膵島腫瘍が起こりえる腫瘍性病変の代表．いずれも20〜30歳での発症がVHL病の特徴
- endolymphatic sac tumorはVHL病のおよそ10％に発生する前庭水管由来のpapillary cystadenomaで症状は難聴，めまい，耳鳴りなど

＜診断基準＞
a：2つ以上の網膜または中枢神経系血管芽腫
b：1つの網膜または中枢神経系血管芽腫とVHL関連内臓病変
c：なんらかのVHL病変を1つと家族歴
　a〜cのいずれかで確定診断．褐色細胞腫の有無でさらに分類
　Type 1は褐色細胞腫を認めない
　Type 2Aは褐色細胞腫と腎癌を認める
　Type 2Bは褐色細胞腫のみで腎癌を認めない

- 網膜を含めた中枢神経の血管芽腫はVHL病の60％，中枢神経血管芽腫の30％はVHL病．血管芽腫は大

268 von Hippel-Lindau病：VHL病

診断に役立つupdateな情報

腎細胞癌の転移との鑑別 ◎1
- VHL病で血管芽腫に腎細胞癌が転移した報告がある．血管芽腫と腎細胞癌の組織は光学顕微鏡の所見がよく似ているため免疫染色を行わないと鑑別は難しい

遺伝子検査の有用性
- 浸透率：遺伝性疾患では原因となる遺伝子変異を保有していても発症するとは限らない．遺伝子変異を有している人が実際に発症する確率が浸透率であり，all-or-noneの概念である．遺伝形式が同じ常染色体優性遺伝形式でも発症率は同じではなく，男女差も認められることがある
- 患者または家族の静脈血中のリンパ球から遺伝子検査が可能であるが，体細胞系列モザイクの可能性もあるためVHL病では70〜80％の検出率となる
- VHL病は浸透率の高さから遺伝カウンセリングの重要性が最も強調されてきている神経皮膚症候群である．欧米では，特に若年発症の多発血管芽腫例には積極的に遺伝子検査を勧めるべきといわれている

脳半球，視神経，下垂体などにも発生．VHL病の発症は網膜血管腫が原因の網膜剥離や硝子体出血での眼症状での発症が多い．脊髄の血管芽腫では脊髄空洞症が高頻度

- **VHL関連内臓病変**：endolymphatic sac tumor, 腎細胞癌（◎1），腎嚢胞，膵嚢胞，膵microcystic adenoma，膵島細胞腫瘍，副腎褐色細胞腫，子宮広間膜嚢胞腺腫，精巣上体嚢胞腺腫

画像所見

MRI

- 脳の血管芽腫はT1強調像では低信号で嚢胞と壁在結節からなるものが典型的だが，充実部分のみのものも多い．血流に富み（図1, 2），T2強調像では大きな血管芽腫であればflow voidを伴う高信号が特徴．流入動脈が目立たなくても流出静脈の拡張が目立つこともある
- endolymphatic sac tumorは側頭骨錐体背面の前庭水管部に骨破壊を伴う腫瘍．T1強調像では不均一な高信号と低信号の入り混じった病変として描出される．T2強調像では高信号となる．増強効果も認められるが不均一である

CT

- 脳脊髄の血管芽腫は造影早期相で強く染まる腫瘍として描出（図2）．網膜血管腫は50％以上に認められ，多発，両側性も多いが小さなものは画像で捉えられることは稀．網膜血管腫からの出血後の変化が石灰化として描出される（図2）
- endolymphatic sac tumorは錐体骨後方の前庭水管部にまばらな石灰化を有する破壊性病変として描出される
- 全身造影CTではVHL関連内臓病変を検索（図2）

鑑別診断

- **血管芽腫の鑑別として**：hemangiopericytoma, paraganglioma, 動静脈奇形，腎細胞癌の転移（組織でも血管芽腫に似る），pilocytic astrocytomaなど．VHL病の網膜血管腫は出血を起こした場合やその後の石灰化病変では網膜芽腫が鑑別にあがってくるが，網膜血管腫の発症年齢は90％以上が10歳以降，網膜芽種は90％以上が5歳未満での発症

＜参考文献＞
- http://www.ncbi.nlm.nih.gov/books/NBK1463/
- Torreggiani, W. C., et al.：von Hippel-Lindau disease：a radiological essay. Clinical Radiol, 57：670-680, 2002
- Hamazaki, S., et al.：Metastasis of renal cell carcinoma to central nervous system hemangioblastoma in two patients with von Hippel-Lindau disease. Pathology International, 51：948-953, 2001
- Ong, K. R., et al.：Genotype-phenotype correlations in von Hippel-Lindau disease. Hum Mutat, 28：143-149, 2007

＜植田文明＞

第8章 神経皮膚症候群　脳神経外科　神経内科　小児科

269 髄膜血管腫症
(meningioangiomatosis：MA)

症例① 7歳 男児（皮質と軟膜所見が主体のMA）
痙攣にて発症

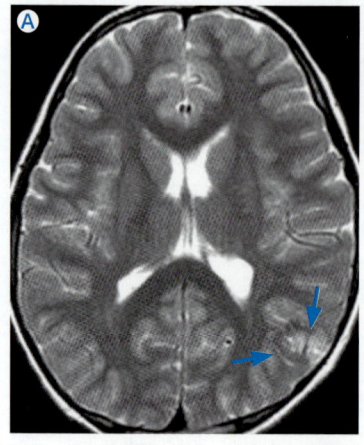

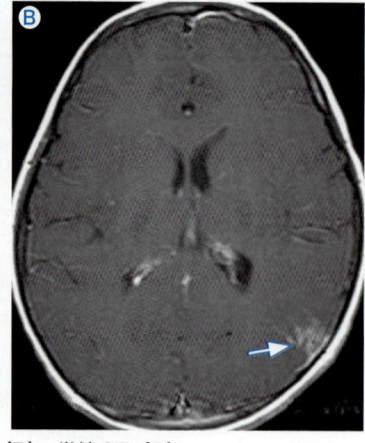

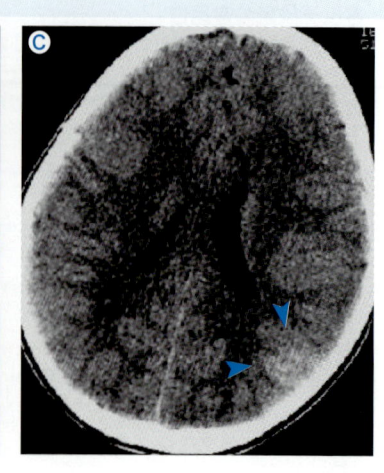

図1 T2強調像（A），造影T1強調像（B），単純CT（C）
T2強調像で高信号と低信号の混在した腫瘤を認める（→）．腫瘤は脳実質から髄膜まで連続して不均一な増強効果を示す（⇨）．CTでは淡い高吸収を示す（▶）．

症例② 25歳 男性（石灰化した脳回腫大状のMA）
短時間の意識消失を伴う異常行動

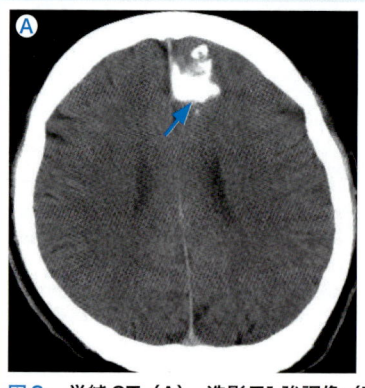

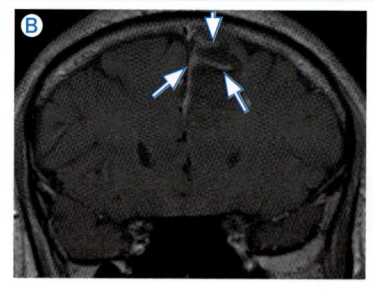

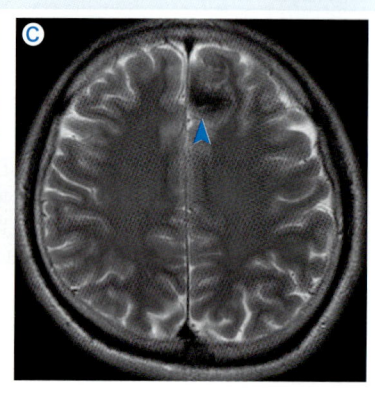

図2 単純CT（A），造影T1強調像（B），T2強調像（C）
左前頭葉に大脳鎌に接する粗大な石灰化腫瘤を認める（→）．腫瘍は髄膜の増強効果を伴い（⇨），T2強調像では不均一な低信号と高信号を示す（▶）．
（福井県立病院症例　現 石川県済生会金沢病院放射線科 米田憲秀先生のご厚意による）

解 説

- 過誤腫様皮質軟髄膜疾患．皮膚所見は認めず．病因は不明．脳皮質の小血管に沿って増殖する腫瘍性病変．発生母地としては脳軟膜，脳皮質のいずれとも考えられ，過誤腫性，発育異常性，反応性，腫瘍性，血管奇形の区別も不可能．線維芽細胞，筋線維芽細胞，髄膜皮細胞，平滑筋細胞もしくは，そのいずれにも分化しうる多能性細胞から発生した病変とされる．皮膚所見のみならず他の外胚葉系の異常も認められない．稀な疾患で100例ほどの報告．男性に多い
- 現在のところ神経線維腫症2型（NF2）に合併するものがあること以外に明らかな遺伝性はわかっていない．WHOやGreenfield's NeuropathologyでもNF2の中の1つの病理所見項目として記載されている
- 発症年齢は生後数カ月から30代までの若年層．コントロールの難しいてんかんでの発症が多い．外科手術で治療可能なてんかんの原因の1つ．悪性の報告なし
- **病理診断基準**：結節状，渦巻き状またはバンド状のmeningothelial cellの増生，すなわち軟髄膜の石灰化，線維軟骨化，骨形成などの強い変性反応と脳皮

診断に役立つupdateな情報

発症部位
- MAは大脳皮質（80％以上）発生が最も多いが，第3脳室，脳梁，三叉神経節，視床，大脳脚，脳幹，小脳などさまざまな部位に発生しうる．画像的にも脳表の皮質の小血管を巻き込んで軟膜に肥厚をきたしていることが多いが，中大脳動脈のM1を巻き込んだ報告もある

合併症に関して ●1
- 20％ほどのMAはNF2に合併する：NF2に合併するものは組織学的には孤発例と共通だが無症状で多発する傾向がある
- 髄膜腫，動静脈奇形，乏突起膠腫，hemangiopericytomaなどの合併の報告がある
- 髄膜腫を合併する場合：年齢がきわめて若年である点が特徴的である．この場合，軟膜所見と脳実質所見が認められることに加えて，若年男性であることから悪性髄膜腫と術前に診断されることがある
- 腫瘤に接して囊胞を認めることもあるが囊胞性髄膜腫のball-valve mechanismと同じ機序である

疾患概念に関して
- 欧米の神経皮膚症候群を網羅的に扱った教科書にMAは載っていない．神経皮膚症候群すなわち母斑症という疾患分類は現在では皮膚，神経などの外胚葉異常をきたす先天性，遺伝性疾患とすることが多いため，VHL病のように皮膚所見の出現しない疾患も含まれる．MAは皮膚所見が認められないだけではなく，疾患自体が先天性とも遺伝性とも考えにくく過誤腫様もしくは分類の難しい病理を呈する皮質・軟膜腫瘤性疾患である
- 病変の局在の主体が皮質と軟膜にまたがることが診断のポイントである

質内の境界明瞭な腫瘤で血管周囲の紡錘状線維芽細胞様の細胞増生と小血管増生とからなるプラークとが連続した病変

画像所見

MRI
- 脳実質の腫瘤は脳回の腫大状にT2強調像やFLAIR像での信号異常が認められる（gyriform hyperintensity）．腫瘤に連続した軟膜に厚く異常増強効果が認められる（図1，2）
- 皮質の腫瘤は増強効果を示すものと示さないものあり
- 軟膜の増強効果はほとんどのケースで認められるが全く増強効果を示さないMAの報告もある
- 腫瘤内外に囊胞が認められることがある ●1

CT
- 石灰化を含む皮質腫瘤として認められる．石灰化の程度は淡い高吸収程度のものから粗大なものまでさまざま（図1，2）

鑑別診断
- 浸潤性髄膜腫，乏突起膠腫，low grade glioma，多形黄色星細胞腫（pleomorphic xanthoastrocytoma：PXA），ganglioglioma，intracerebral schwannoma，Sturge-Weber症候群，dysembryoplastic neuroepithelial tumor（DNT），肉芽腫（サルコイドーシス，結核腫，寄生虫疾患），海綿状血管腫，石灰化動静脈奇形など

＜参考文献＞
- Yao, Z., et al.：Computed tomography and magnetic resonance appearance of sporadic meningioangiomatosis correlated with pathological findings. J Comput Assist Tomogr, 33：799-804, 2009
- Paulus, W., et al.：Meningio-angiomatosis. Pathol Res Pract, 184：446-452, 1989
- Omeis, I., et al.：Meningioangiomatosis associated with neurofibromatosis：report of 2 cases in a single family and review of the literature. Surg Neurol, 65：595-603, 2006
- Jallo, G., et al.：Meningioangiomatosis without neurofibromatosis：a clinical analysis. J Neurosurg, 103：319-324, 2005

＜植田文明＞

第8章 神経皮膚症候群　脳神経外科　神経内科　小児科

270 神経皮膚黒色症
(neurocutaneous melanosis：NCM)

症例①　新生児　男児（Dandy-Walker 奇形と髄膜瘤を伴う NCM）
出生前の超音波検査で後頭部嚢胞性病変として発見．生下時，膨隆する後頭部の皮膚に 10cm を超える巨大黒色母斑を認めた

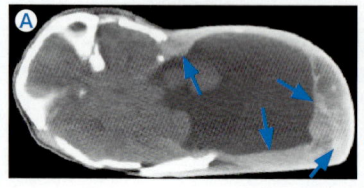

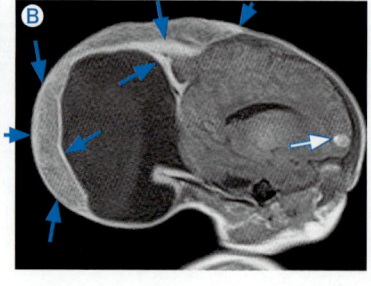

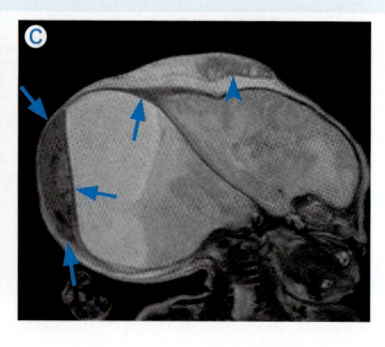

図1　単純CT（A），T1強調像（B），T2強調像（C）
第4脳室の嚢状拡大と髄膜瘤，小脳形成不全を認める．皮膚の黒色母斑は骨，硬膜の欠損部から小脳テント，くも膜まで連続する．単純CT では不均一な高吸収，T1強調像でも不均一高信号，T2強調像では低信号と高信号の混在（➡）．皮膚の板状黒色母斑も T2強調像で低信号と高信号の混在（➡）．前頭葉に T1強調像でメラニンの高信号が描出される（⇨）．組織学的に良性であった
（福井県立病院放射線科　吉田耕太郎先生のご厚意による）

症例②　8歳　男児（悪性軟膜病変の NCM）
生下時より7cm 大の有毛性黒色母斑．頭痛，嘔吐，痙攣，視力視野障害，髄膜刺激症状（三重大学症例）

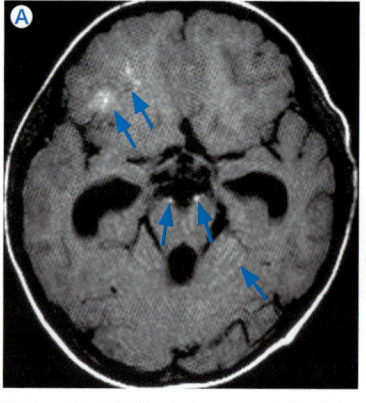

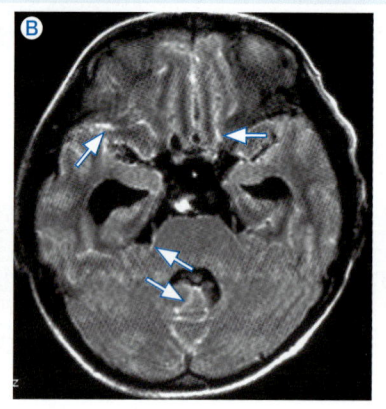

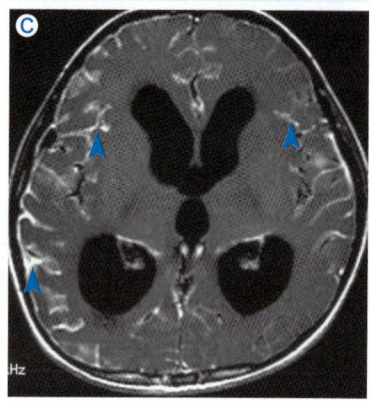

図2　T1強調像（A），FLAIR像（B），3週間後の経過観察の造影 T1強調像（C）
T1強調像にて右前頭葉実質と脳表軟膜にメラニン沈着による高信号が認められる（➡）．水頭症も認める．FLAIR像では軟膜のメラニンによる高信号が顕著である（⇨）．経過観察後の造影 T1強調像で軟膜の肥厚と増強効果を認める（▶）．皮膚の黒色母斑は組織学的に良性．びまん性軟膜黒色色素沈着は悪性黒色腫と確認された

解説

- 胎生期神経外胚葉の分化異常によるメラノブラストの異常増殖により，皮膚と中枢神経系の主に脳，軟膜にメラニン産生細胞の過増殖をきたすことが病因．非遺伝性疾患．男女差なし．皮膚の巨大メラニン沈着性黒色母斑は約20,000人に1人の頻度，そのうち30% が無症候性 NCM であり，症候性 NCM が3%
- 診断基準：a：体幹部で20cm以上，頭部で8cm以上の単発性の黒色母斑 and/or 多発する黒色母斑．b：皮膚の母斑に悪性黒色腫がない．c：中枢神経系に黒色色素沈着（悪性でも良性でもよい）が存在する．a，b，c を満たすことが診断の条件．皮膚の母斑が悪性黒色腫でも中枢神経系の病変が良性であることの組織学的証明があれば NCM
- 臨床症状：生下時より頭部，頸部，背部に大きな多発する多毛性黒色母斑．黒色母斑は網膜や粘膜にも認められることあり．2歳までにてんかんや精神運動発達障害，頭蓋内圧亢進症状などの中枢神経症状で発症
- 神経症状は軟膜メラニン沈着による軟膜肥厚，脳内メラノーマ，脳内出血やくも膜下出血が原因．症候性の NCM の場合は悪性黒色腫を続発せずとも予後

> ### 診断に役立つupdateな情報
>
> **NCMの特徴**
> - 10％にDandy-Walker奇形を伴うが，メラノサイトの脳軟膜への浸潤は正常の小脳の発育を阻害すると考察されている．NCMと特にDandy-Walker奇形の合併例は特に予後不良
> - 皮膚の母斑のサイズが大きいほど，また部位が頭部または背部正中である場合，大型母斑の周囲の小型母斑の数が多いほど中枢神経のメラニン沈着の頻度が高い

不良で通常3年以内に死亡．皮膚の巨大メラニン沈着性黒色母斑の悪性転化も生涯のうちに10％程度
- 頭蓋内病変は軟膜，脳実質のメラニン細胞増生．軟膜病変の悪性転化は40〜64％と報告されているが実質のメラノーシスは比較的安定していることが多い

画像所見

MRI
- T1強調像で脳軟膜，脳実質にメラニンによるT1短縮効果のための高信号（図1，2）．実質のメラノーシスは小脳，橋，延髄，扁桃体に好発．T2強調像ではメラニンによるT2短縮効果のため低信号（図1）．FLAIR像で軟膜病変が明瞭な高信号を呈すると報告（図2B）
- 軟膜病変は良悪性にかかわらず増強効果を示すことが多いが示さないこともある．脳実質のメラニン沈着は増強効果を示さず，増強効果の出現や軟膜肥厚の進行は悪性転化を疑う（図2C）
- くも膜嚢胞，小脳低形成，Dandy-Walker奇形が多い．髄膜瘤，Chiari 1型奇形，二分脊椎，係留脊髄なども合併

CT
- メラニンはCTでも高吸収に描出（図1A）

鑑別診断

- **太田母斑**：無毛性のメラニン過多の母斑が片側性に三叉神経領域に認められる母斑症．5：1で女性に多い．遺伝子異常は見つかっていない．硬膜，脳実質，メッケル腔，視交叉，松果体，頭蓋骨にメラノーシスをきたすことがある．メッケル腔のメラノサイトーマは太田母斑に特徴的ともいわれる．頭蓋内悪性黒色腫の報告あり（ほとんどが白色人種）．NCMとの違いは皮膚所見がNCMほどの黒色ではなく，眼球強膜にも青色母斑が認められることが多い点
- **melanotic neuroectodermal tumor of infancy**：小児の頭部の骨から発生し，頭蓋内進展もきたしうるメラニン含有腫瘍．切除後の予後は良好
- **T1強調像での高信号から**：亜急性期血腫，dermoid，lipoma，Fabry病（両側視床枕），神経線維腫症1型の過誤腫様病変，結節性硬化症の皮質結節など
- **軟髄膜のT1強調像やFLAIR像での高信号や軟膜増強効果から**：くも膜下出血，もやもや病，静脈洞血栓症，酸素吸入による脳脊髄液のT1短縮，感染性髄膜炎，悪性腫瘍の髄液播種，サルコイドーシス，ANCA関連肉芽腫性血管炎（Wegener肉芽腫症）など

<参考文献>
- Arai, M.,et al.：Neurocutaneous melanosis associated with Dandy-Walker malformation and a meningohydroencephalocele. J Neurosurg (Pediatrics 5), 100：501-505, 2004
- Hayashi, M., et al.：Diffuse leptomenigeal hyperintensity on fluid attenuated inversion recovery MR images in neurocutaneous melanosis. AJNR, 25：138-141, 2004
- Krengel, S., et al.：Melanoma risk in congenital melanocytic naevi：a systematic reviews. Br J Dermatol, 155：1-8, 2006
- Caceres, A., et al.：Neurocutaneous melanosis with associated Dandy-Walker complex. Childs Nerv Syst, 22：67-72, 2006

<植田文明>

271 基底細胞母斑症候群，Gorlin症候群
(basal cell nevus syndrome, nevoid basal cell carcinoma syndrome)

脳神経外科　神経内科　小児科

症例① 13歳　男児（下顎嚢胞を認めるGorlin症候群）

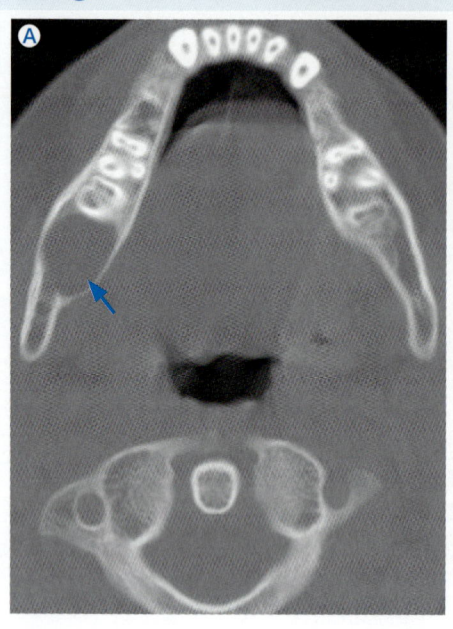

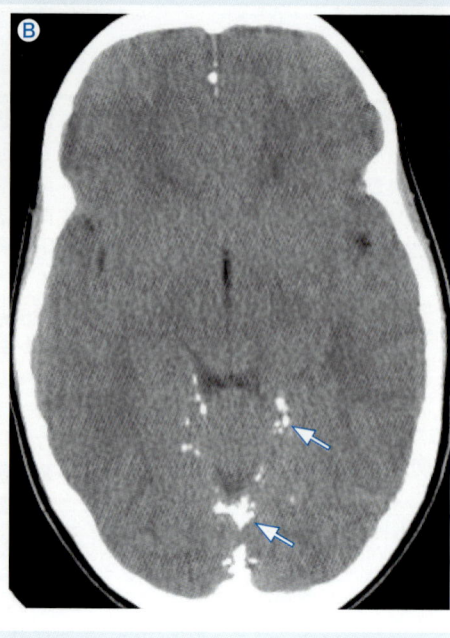

図1　単純CT
下顎骨に嚢胞を認める（→）．小脳テントに不整な石灰化を認める（⇒）
（富山県立中央病院放射線科　阿保 斉先生のご厚意による）

症例② 30歳代　女性（症例1の母親で髄膜腫の既往を有するGorlin症候群）

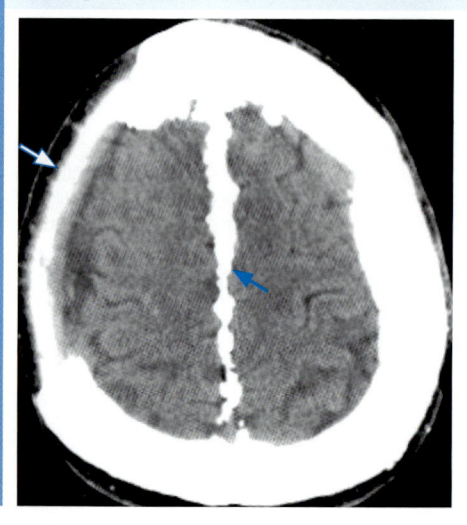

図2　単純CT
大脳鎌に不整な石灰化を認める（→）．右頭蓋冠は髄膜腫の術後変化（⇒）
（富山県立中央病院放射線科　阿保 斉先生のご厚意による）

解　説

・遺伝性腫瘍性母斑症．皮膚所見は基底細胞母斑，基底細胞癌，手掌足底小陥凹．WHOのfamilial tumor syndromes involving the nervous system．第9染色体長腕に存在するPTCH腫瘍抑制遺伝子の機能異常が原因．先天奇形と高発癌性が特徴．浸透率の高い常染色体優性遺伝疾患．80%は親から，20%はde novo発生．男女差なし．発生頻度は約100,000人に1人

＜診断基準＞
大項目
1. 2つ以上の基底細胞癌，20歳以下の患者の場合は1つ以上の基底細胞癌
2. 顎の歯原性角化嚢胞（80%）
3. 3つ以上の手掌または足底の小陥凹（60%）
4. 硬膜の石灰化（60%）
5. 二分，癒合，扁平肋骨
6. 第一度近親（両親，兄弟姉妹，子供）にGorlin症候群の患者

診断に役立つupdateな情報

早期診断の重要性
- 2歳までに発症する髄芽腫の場合はGorlin症候群を考慮すべきとされ，積極的にPTCH遺伝子検査を行うべきといわれている．ただし常染色体優性形式の他の神経皮膚症候群疾患と同様に検出精度は50〜80％である．基底細胞癌も2歳までに発症することがあるが，多くは思春期から35歳ぐらいまでの発症が多い．早期に診断し日光紫外線照射を避けることで基底細胞癌の発生を抑えるべきとされる

放射線治療について
- Gorlin症候群は放射線治療に対してhypersensitiveで，髄芽腫の術後の照射野の皮膚に基底細胞癌を発生しやすい．この二次性の基底細胞癌は浸潤性が高く，神経周囲伸展をきたす．脳にも放射線誘発性の2次腫瘍（髄膜腫やさらなる髄芽腫）の発生の可能性があり，ataxia teleangiectasiaと並んでできるだけCTの撮像を避けて画像検査はMRIで代替すべき疾患である

本邦での発生率
- 本邦のGorlin症候群は髄芽腫，基底細胞癌ともに発生率は低いとの報告がある

小項目
1. 大頭症（50％）
2. 先天奇形（口唇口蓋裂，前頭突出，粗野顔貌，両眼離開）
3. 骨格奇形（先天性肩甲骨高位症，胸郭変形，合指趾症）
4. 画像診断的異常（鞍隔膜の石灰化と架橋，椎体変形，手足の変形）
5. 卵巣線維腫
6. 髄芽腫

のうち，2つ以上の大項目または1つの大項目と2つ以上の小項目を満たすこと

- **臨床症状**：診断基準に示す症候の他に，顔面左右非対称，濃い眉毛，鼻根平坦化，下顎突出，精神発達遅滞，先天性盲，白内障，緑内障，斜視，亀背，側彎，停留睾丸，精巣線維腫，マルファン様高身長など多彩な症状

- **腫瘍性病変**：髄芽腫は5％ぐらいに発症する．孤発例より若年の2歳ぐらいまでに発症する．若年発症の髄芽腫はこの疾患が背景に存在する可能性を疑う必要あり．髄芽腫のサブタイプとしてほぼdesmoplastic/nodular variantに限られ，孤発例より長期予後がよいのが特徴．診断基準には入っていないが，図2のような若年性の髄膜腫の頻度が高い．その他に頭蓋咽頭腫，リンパ管腫，平滑筋腫，横紋筋腫，横紋筋肉腫など

画像所見

MRI
- 髄芽腫，髄膜腫，脳梁形成不全，先天性水頭症，巨脳症など．脊髄の異常はきたさない

CT
- 頭蓋内所見として硬膜のでこぼこした石灰化が大脳鎌（65〜90％），小脳テント（20〜40％），鞍隔膜（60〜80％）に起こる（図1, 2）
- 上顎，下顎の歯原性嚢胞（80％）（図1）．埋伏歯，副鼻腔の過含気化
- 鳩胸，漏斗胸，卵巣線維腫，副腎腺腫，馬蹄腎，片側腎形成不全，セミノーマなど

単純X線写真
- 二分肋骨，二分脊椎（50〜60％），亀背，側彎

鑑別診断

- **cherubism**：上下顎に左右対称性に多房性の線維性骨異形成症様（線維性骨異形成とは異なり，giant cell granulomaやbrown tumorと光学顕微鏡での組織所見は同一）の組織増殖をきたす疾患．第4染色体短腕に責任遺伝子を有する常染色体優性遺伝疾患．浸透率は男性で100％，女性は50〜75％．上下顎が大きく膨隆し，時に眼球突出した特有の顔貌を呈する．他の遺伝性疾患との合併も報告あり

- **その他の顎嚢胞として認められる疾患**：ameloblastoma, aneurysmal bone cyst, giant reparative granuloma, odontogenic myxomaなど

<参考文献>
- 田辺 良 他：Gorlin症候群における臨床的検討—主要症状を中心とした多様な症候スペクトラム—．脳と発達，41：253-257, 2009
- Ellison, D. W., et al.：Hereditary tumour syndromes. Greenfield's Neuropathology, 2119-2133, Hodder Arnold, London, 2008
- Amlashi, S. F. A., et al.：Nevoid basal cell carcinoma syndrome：relation with desmoplastic medulloblastoma in infancy. Cancer, 98：618-624, 2003
- Eberhart, C. G., et al.：Naevoid basal cell carcinoma syndrome. WHO classification of tumours of the central nervous system, p232-233, WHO, Lyon, 2007

<植田文明>

第8章 神経皮膚症候群　　脳神経外科　神経内科　小児科

272 伊藤白斑
(hypomelanosis of Ito：HI, pigmentary mosaicism)

症例① 3歳 男児
体幹の皮膚脱色素斑，てんかん，頭囲拡大

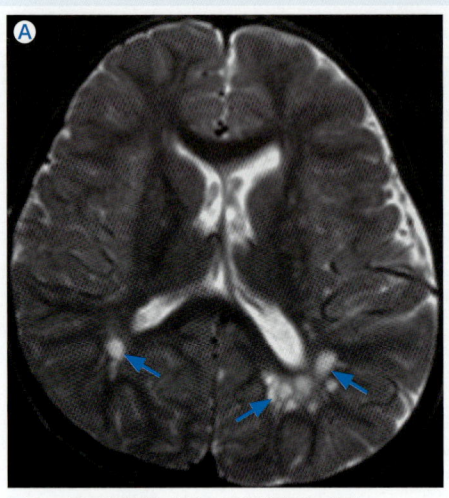

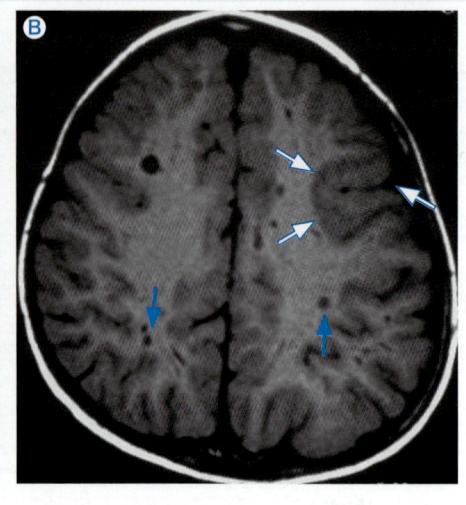

図1 T2強調像（A），T1強調像（B）
白質に境界明瞭な髄液と等信号の小嚢胞病変の多発が認められ，血管周囲腔の拡大と考えられる（➡）．左前頭葉に多少脳回と考えられる部分的な脳回形成異状を認める（⇨）
〔相田典子：「新版 よくわかる脳MRI」（青木茂樹，他 編），p310-311，秀潤社，2004より転載〕

症例② 7歳 女児
2歳時から出現した白斑，耳介変形，小顎足趾変形が認められる

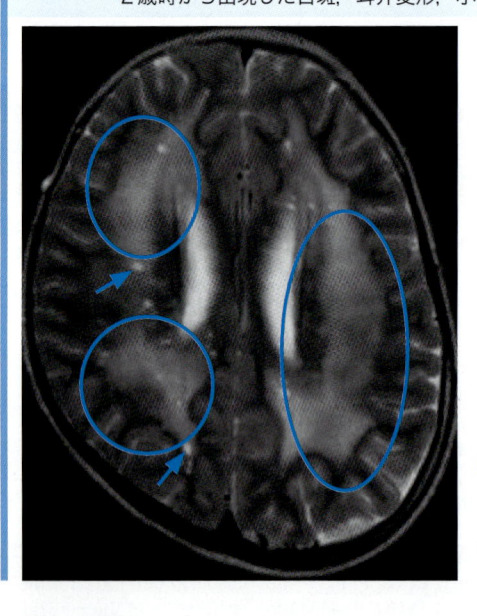

図2 T2強調像
白質のびまん性の高信号（◯）と血管周囲腔の拡大（➡）がみられる
〔寺田一志 他：「小児神経の画像診断―脳脊髄から頭頸部・骨軟部まで」（大場洋 編），p500，秀潤社，2010より転載．東邦大学佐倉病院　寺田一志先生のご厚意による〕

解説

・染色体モザイク変異による多系統疾患．皮膚所見は**色素脱失**．男女差なしとも女性に多いとも報告．常染色体優性遺伝，常染色体劣性遺伝，X染色体優性遺伝形式の報告もあるが，それ以上にさまざまな染色体のモザイク異常の報告があり大多数は孤発例．

発生頻度は約50,000人に1人

・皮膚所見：出生時または生後早期より認める頭部，体幹，四肢の両側または半側の線状，渦状の白斑が**最大の特徴**．白斑は色素失調症（◯1）と異なり経時的変化を示さず，年長になっても消退しない．その他にもカフェオーレ斑，血管性母斑，太田母斑，

診断に役立つupdateな情報

伊藤白斑の疾患概念 🔎1
- 伊藤白斑はもともと色素失調症（incontinentia pigmenti）の色素沈着を白に反転した皮膚像を呈する疾患（incontinentia pigmenti achromians）として報告された疾患である．色素失調症は経時的に皮膚所見が変化しやがて消失するが，伊藤白斑では皮膚所見は生下時からほとんど変化しない
- さまざまな染色体のモザイクの報告がなされており，独立した単一疾患ではなくさまざまなモザイク染色体異常によって引き起こされる1つの表現型という考え方が主流．最近の教科書では**pigmentary mosaicism**と病名併記がなされているものもある

蒙古斑，脱毛，多毛症，魚鱗癬，変形爪など多彩．伊藤白斑の頭部MRI所見は特異的所見ではないので皮膚所見が重要

- **75%以上に皮膚以外の異常あり，症状は多種多様**
- **中枢神経異常：50〜70%と高率**．てんかん，精神発達遅滞（85以上のIQの患者は伊藤白斑の20%のみ），片麻痺，hypotonicity，hypertonicity，感覚失調，感音性難聴，運動失調，反射の左右差，水頭症，大頭症，小頭症，脳波異常など
- **筋骨格異常**：低身長，大泉門閉鎖遅延，両眼離開，顔面非対称，粗野顔貌，前頭部突出，大上顎症，椎骨異常（側彎，後彎，前彎），漏斗胸，多指症，短頸など
- **眼の異常も多い**：眼球強膜メラノーシス，視神経萎縮，斜視，眼振，近視，斜視，角膜左右非対称，白内障，虹彩萎縮，網膜剥離など
- **その他の症状**：口腔内構造の異常，性器や内臓の異常，血管の異常，停留睾丸，毛髪異常，鞍鼻，耳介形成異常，高口蓋，口蓋裂，口唇裂，巨舌，歯牙形成異常（歯牙の配置が不整），先天性心疾患など
- **診断基準**：診断の絶対条件として先天性もしくは生後まもなく生じた2分節以上の非遺伝性線状・斑状白斑の存在．さらに大項目として1つ以上の神経系異常または筋骨格異常，小項目として2つ以上の筋骨格異常以外の先天異常や何らかの染色体異常が定められている．確定診断は皮膚所見に加えて大項目を1つ以上満たすこと，または小項目を2つ以上満たすことでなされる．疑診として白斑のみ，もしくは白斑と小項目を1つ満たすものと定める
- **治療**：皮膚の白斑に対するレーザー治療の有効性は低い．合併症に対して対症療法を行うが基本的には保存的経過観察のみ．腫瘍性病変の合併は少ない

画像所見

MRI

- 画像異常の50%以上は血管周囲腔の拡張と白質信号異常である（図1, 2）．画像所見は年齢を追っても進行することはない．その他の所見として小脳の低形成，多小脳回，異所性灰白質，片側巨脳症，片側脳萎縮，脳梁の左右非対称と脳室の左右非対称，孔脳症，滑脳症，脳梁形成不全，大頭症，水頭症，もやもや症候群など．疾患特異的なものはないが画像的には異常所見の左右非対称な症例が多い（図1, 2）

鑑別診断

- **先天性代謝変性疾患**：臨床症状から鑑別
- **大脳皮質形成異常**：伊藤白斑に合併する所見に含まれる．伊藤白斑の診断の必須項目は脳の画像所見ではなく皮膚所見である

＜参考文献＞
- 相田典子：神経皮膚黒色腫症 伊藤白斑．「新版 よくわかる脳MRI」（青木茂樹，他 編），p310-311，秀潤社，2004
- 寺田一志，安藤久美子：伊藤白斑．「小児神経の画像診断―脳脊髄から頭頸部・骨軟部まで」（大場 洋 編），p500，秀潤社，2010
- Ruiz-Maldonado, R., et al.：Hypomelanosis of Ito：diagnostic criteria and report of 41 cases. Pediatri Dermatol, 9：1-10, 1992
- Pascual-Castroviejo, I., et al.：Hypomelanosis of Ito and related disorders (pigmentary mosaicism)．Neurocutaneous Disorders：Phacomatosis and hamartoneoplastic Syndromes (Ruggieri, M., et al.), p363-385, Springer Wien NewYork, 2008

＜植田文明＞

第9章 外傷

脳神経外科

273 脳挫傷
(brain contusion)

症例① 72歳 男性
転落外傷

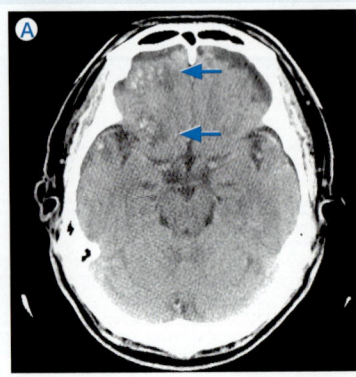

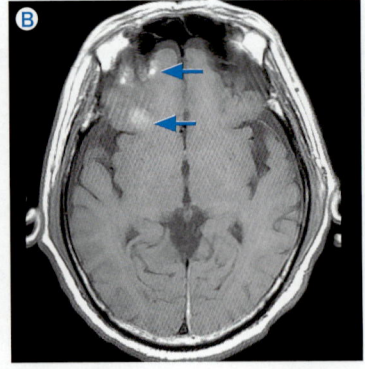

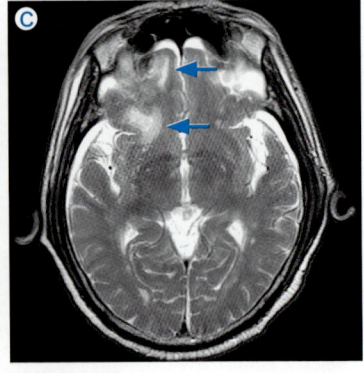

図1 単純CT（受傷2日後：A），T1強調像（受傷9日後：B），T2強調像（受傷9日後：C）
A：右前頭葉底部に低吸収（浮腫）と高吸収（出血）が混在した病変が認められる（→）．右側頭葉極にも同様の病変あり
B：病変部は淡い低信号（浮腫）の内部に高信号（出血）を伴う
C：病変部は高信号（浮腫）を示す．出血は不明瞭

症例② 23歳 男性
交通外傷による多発脳挫傷（受傷12日後）．麻痺はなし（三重大学症例）

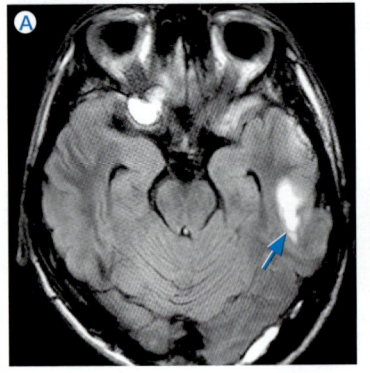

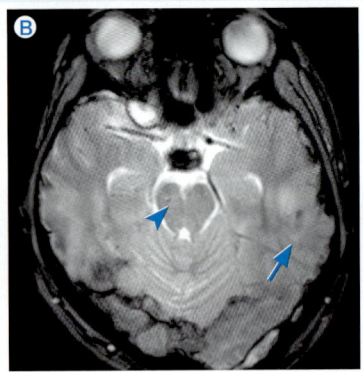

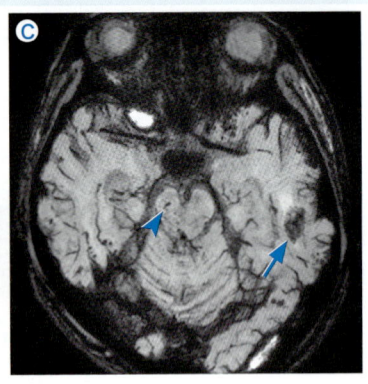

図2 FLAIR像（A），T2*強調像（B），磁化率強調像（C）
A：左側頭葉底部の病変部の浮腫が高信号を示す（→）．他に右前頭蓋底と左後頭部に硬膜下血腫がある．脳幹の微小出血は同定困難．他に硬膜下血腫あり
B：左側頭葉底部の高信号の病変部の内部に低信号あり（→），挫傷性出血と考えられる．脳幹の微小出血（▶）も認められるが，磁化率強調像よりわかりづらい
C：左側頭葉底部の挫傷性出血がT2*強調像よりも大きな低信号として描出されている（→）．脳幹の微小出血（▶）も明瞭な低信号である

診断に役立つupdateな情報

磁化率強調像（susceptibility-weighted imaging：SWI）⚠1
- T2*強調像（強度画像）に，磁化率変化による位相変化（位相画像）を掛け合わせた3D撮像法で，T2*強調像よりもさらに磁化率変化に鋭敏，微小出血の検出感度も高

手術が考慮される脳挫傷のCT所見（重症頭部外傷・管理のガイドライン第2版）
- 以下のいずれかの所見が認められる場合：「血腫の直径が3cm以上」「広範囲の挫傷性浮腫」「脳底槽，中脳周囲槽の消失」

解説

- 脳挫傷とは，直接的な外力による脳実質の損傷と出血，続発する浮腫
- 局所性脳損傷の1つ（他に急性硬膜外血腫，急性硬膜下血腫，脳内血腫）
- **外傷性脳内血腫**：挫傷による出血がある程度の大きさの血腫を形成したもの
- **直撃損傷（coup injury）**：外力を受けた側の直下の損傷
- **反衝損傷（contrecoup injury）**：外力を受けた側と反対側の頭蓋骨との衝突により生じた損傷
- **好発部位**：前頭葉前面・底面，側頭葉前面・底面，その他半球間裂面，脳梁など
- **神経症状**：混迷，痙攣，その他受傷部位により異なる神経巣症状など，意識障害はびまん性軸索損傷（diffuse axonal injury：DAI）より少ない
- **治療**：挫傷性出血の有無によって異なり，頭蓋内圧亢進など合併症がある場合は外減圧術などの対症療法

画像所見

CT
- 急性期には出血しか検出できないが，経時的に低吸収の病変が顕在化
- 脳回腫脹や脳溝不明瞭化
- 辺縁不整・境界不明瞭な低吸収域（浮腫）に，複数の点状高吸収域（出血）が入り交じった像
- 亜急性期には血液脳関門や毛細血管床破綻のため，造影剤により増強
- 慢性期（2〜3週間後）には等吸収から低吸収に変化，局所の萎縮も顕在化
- 出血や浮腫は経時的に増悪することあり，CTによる経過観察が必要

MRI
- 小さな病変はCTより検出感度高
- **急性期**：T2強調像で高信号域（浮腫）に囲まれた低信号域（急性期出血のデオキシヘモグロビン）
- **亜急性期**：T1強調像・T2強調像で高信号（メトヘモグロビン）（図1B）
- **慢性期**：T2強調像で高信号（グリオーシス）と低信号（ヘモジデリン），T2*強調像や磁化率強調像（⚠1）により小さな病変を低信号として検出可能（図2C）

鑑別診断

- **陳旧性梗塞**：外傷の既往なし，急性発症の神経症状（麻痺など）の既往あり．小さな陳旧性挫傷は梗塞と鑑別困難な場合も多い
- **脳炎**：外傷の既往なし，ヘルペス脳炎は側頭葉内側部の病変が典型的
- **脳腫瘍**：外傷の既往なし，病変が単発

＜参考文献＞
- Katzman, G. L.：Cerebral Contusion. Diagnostic imaging：Brain（Osborn, A. G., et al.）. Amirsys, Salt Lake City, 2004
- Mittal, S., et al.：Susceptibility-weighted imaging：technical aspects and clinical applications, part 2. AJNR, 30：232-252, 2009
- 「重症頭部外傷治療・管理のガイドライン 第2版」（日本神経外傷学会 編），医学書院，2007
- 頭部外傷分類（日本外傷学会臓器損傷分類委員会）：http://www.jast-hp.org/bobulist.pdf

＜山田晴耕，大久保敏之＞

第9章 外傷

274 びまん性軸索損傷
(diffuse axonal injury：DAI)

症例① 59歳 男性
交通外傷．意識消失あり，事故前後の記憶がない

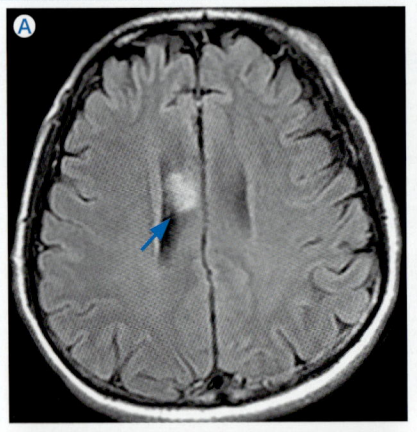

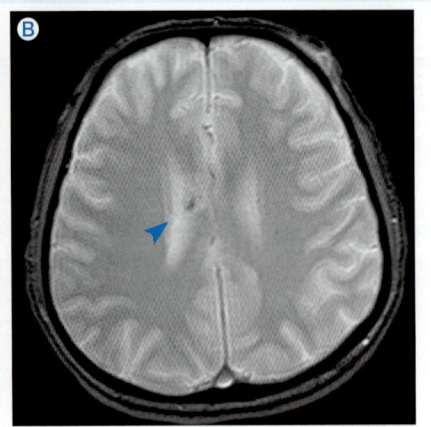

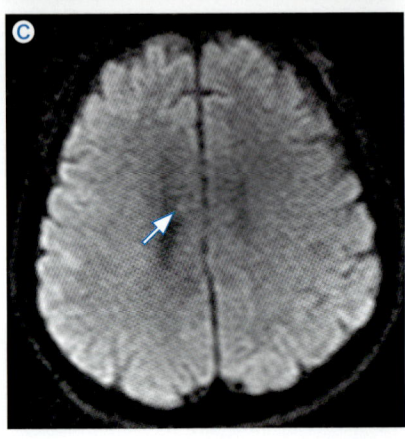

図1 FLAIR像（A），T2*強調像（B），拡散強調像（C）
脳梁体部右側に FLAIR 像で高信号域（→）あり，T2*強調像では内部に微小出血を示唆する低信号（▶）あり，拡散強調像ではほぼ等信号で，一部わずかに高信号にもみえるが不明瞭（⇨）

症例② 18歳 女性
交通外傷．当初より高度の意識障害あり．急性硬膜下血腫の外減圧術後（山形大学症例）

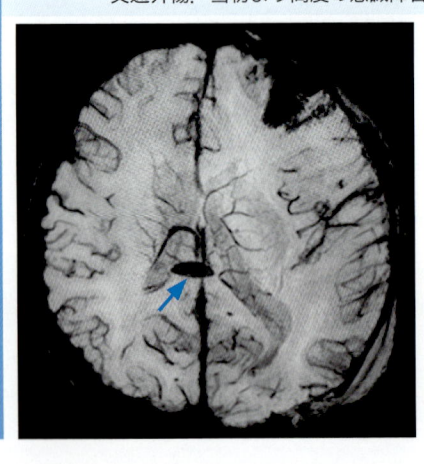

図2 磁化率強調像
脳梁に DAI を示唆する低信号域（→）を認める．左前頭葉にも挫傷性出血による低信号域あり

診断に役立つupdateな情報

磁化率強調像 (susceptibility-weighted imaging : SWI)
- DAIにおける出血巣の大きさ，数，体積，分布の検出において，T2*強調像よりも磁化率強調像が3〜6倍も高感度
- 他のシーケンスでは同定できない脳幹病変も磁化率強調像で検出可能．脳幹病変の有無は長期予後の指標として重要
- 脳室内血腫やくも膜下出血がCTより検出しやすい

DAIの重症度分類
- 軽度DAI：昏睡6〜24時間で，長期にわたる神経障害または認知障害のないもの
- 中等度DAI：昏睡24時間以上で，脳幹損傷の所見がないか，ほとんどないもの
- 重度DAI：昏睡24時間以上で脳幹損傷の症状があるもの

解説

- びまん性軸索損傷（diffuse axonal injury：DAI）は，外傷（交通外傷が多い）時の回転性外力や加速度による軸索や穿通血管の損傷，白質の神経軸索方向に沿った広がり
- 「びまん性」損傷とは，脳挫傷・脳内血腫などの「局所性」損傷でなく，**多発性の広範な損傷の意（DAIは重症のびまん性脳損傷）**
- 多くの病変は病理組織学的にのみ同定され，画像で捉えられる病変は限定的
- 病変の多くは小さく，非出血性
- **好発部位**：大脳皮髄境界（特に前頭葉の傍矢状部，側頭葉の傍脳室部），脳梁（特に膨大部から体部後部），脳幹（特に中脳背外側・橋上部），大脳基底核領域
- **症状**：外傷時の意識消失，典型的にはそのまま昏睡，軽傷の場合は昏睡に至らないことも．脳挫傷，脳内出血などよりも重い症状
- **予後**：程度によりさまざまで，病変の数が多いと予後不良．脳幹病変は早期の死亡に直結
- **治療**：合併症がある場合は対症療法

画像所見

CT
- 軽微な非出血性病変は検出困難，大きくなれば限局性の低吸収域（浮腫）
- 点状出血を伴えば高吸収
- 感度は高くないので，所見の割に意識障害が強いなどの場合はMRIを検討

MRI
- CTよりも鋭敏
- 非出血性病変：T2強調像・FLAIR像で高信号（図1 A），T1強調像では軽度低信号〜等信号，拡散強調像（図1 C）で高信号（ADC値低下），好発部位に多発すれば特徴的
- 出血性病変：T2*強調像（図1 B）・磁化率強調像で低信号（図2）（長期間残存），T1強調像では亜急性期に高信号．T2強調像では検出困難なことが多い
- FLAIR像は脳表に近い病巣の検索に特に有用
- 横断像のみでなく，冠状断像・矢状断像などを適宜追加して検索

鑑別診断

非出血性病変
- 加齢性変化：外傷の既往なし
- 多発性硬化症：卵円形，増強効果
- 非出血性転移：増強効果あり

出血性病変
- アミロイドアンギオパチー：高齢者，しばしば認知症を合併
- 高血圧性出血：高血圧の既往
- 海綿状血管奇形：時相の異なる出血が混在
- 出血性転移：増強効果あり

<参考文献>
- Katzman, G. L. : Diffuse axonal injury. Diagnostic imaging : Brain (Osborn, A. G., et al.). Amirsys, Salt Lake City, 2004
- Mittal, S., et al. : Susceptibility-weighted imaging : technical aspects and clinical applications, part 2. AJNR, 30 : 232-252, 2009

<山田晴耕，大久保敏之>

第9章 外傷

脳神経外科　神経内科　小児科

275 びまん性脳腫脹
(diffuse brain swelling：DBS)

症例① 32歳　男性（1次性DBS）
交通外傷

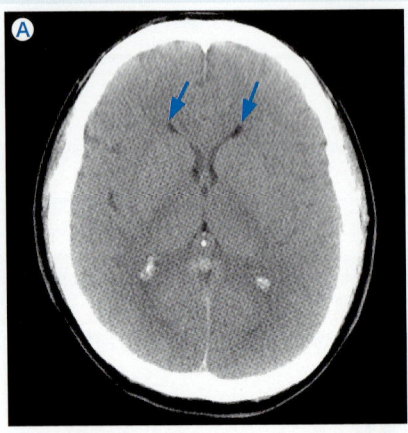

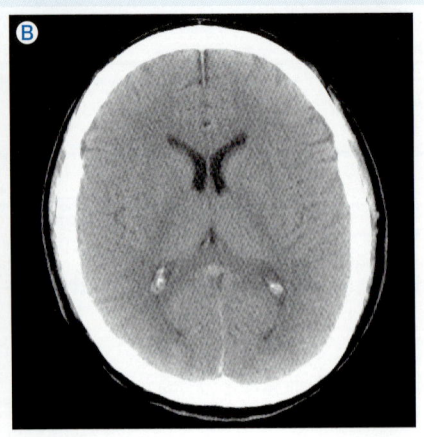

図1　単純CT（受傷当日：A），CT（受傷1週間後：B）
A：脳腫脹により脳溝・脳室は全体的に狭小化（→）し，皮髄境界もやや不鮮明であるが，単独でみると必ずしも異常とはいえない可能性あり
B：脳腫脹は消失し，正常化している

症例② 27歳　男性（2次性DBS）
外傷による窒息，心肺停止後に蘇生

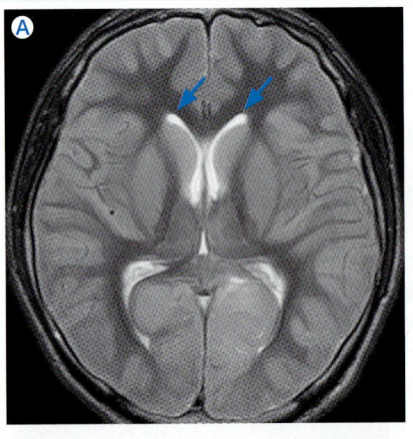

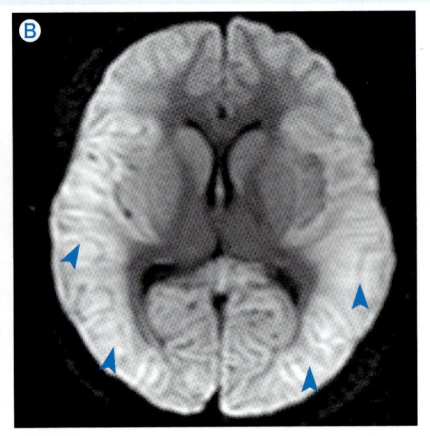

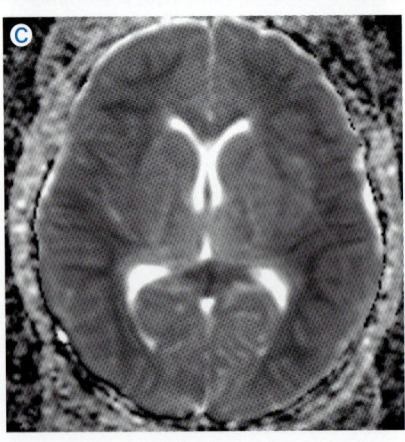

図2　T2強調像（A），拡散強調像（B），ADC map（C）（受傷1週間後）
びまん性の大脳腫脹あり，脳室・脳溝は狭小化（→）している．大脳皮質・皮質下白質（▶）や基底核はT2強調像で高信号，拡散強調像でも高信号を示す．ADC（apparent diffusion coefficient，見かけの拡散係数）mapでは白質を優位とした全体的なADC値低下をみる

275 びまん性脳腫脹

診断に役立つupdateな情報

びまん性脳腫脹に関する画像上のピットフォール
- CTで脳底槽の吸収値が上昇してみえることがあるが，くも膜下出血を合併しているわけではない（"偽性くも膜下血腫"）
- 真のくも膜下出血よりもCT値が低く，造影剤による増強効果あり
- 低吸収の脳脊髄液の移動，脳表血管の拡張，隣接する大脳皮質の浮腫などの複合的要因によると考えられている

軽症頭部外傷における白質整合性の変化
- 拡散テンソル画像法を用いた軽症頭部外傷22例の前向き研究で，脳梁や左大脳半球のいくつかの白質路において，垂直方向の拡散が低下する結果，軽症頭部外傷群のFA（fractional anisotropy）値が健常群に対して有意に上昇
- 亜急性期の軽症頭部外傷では，一時的な細胞障害性浮腫が存在する可能性が示唆

頭部外傷における視床の整合性
- 24例の閉鎖性頭部外傷と12例の健常群との拡散テンソル画像法を用いた群間比較で，放線冠，内包，視床などのFA値が低下．特に視床のFA値が注意，実行機能，記銘力と相関

解説

- **同義**：外傷性脳浮腫（traumatic cerebral edema）
- びまん性脳損傷の1つ（他にくも膜下出血，びまん性軸索損傷．軽症は脳震盪）
- 頭蓋内の水分は，血液・髄液・細胞内液・細胞外液に存在．DBSは，これらのうちの細胞内液・細胞外液に水分の異常貯留が生じ，全体的に脳腫脹（脳容積が増加）をきたした状態．脳の含水量が増加し，細胞は膨化
- **血管原性浮腫**：血液脳関門が血管内膜の障害や透過性亢進により破綻することで，血管内から細胞外腔に漏出して浮腫となったもの
- **細胞障害性浮腫**：虚血などでグリア細胞や神経細胞の細胞膜が障害され，細胞内に浮腫を生じたもの
- DBSではしばしば両者が同時に生じている
- **1次性DBS（狭義のDBS）**：頭部外傷に伴う大脳の腫脹で，他の局所的脳損傷を伴わないもの．主として小児や若年者の外傷で生じ，血流が増加することで脳が全体的に腫脹し，頭蓋内圧が亢進するもので，予後良好．成人では脳挫傷やびまん性軸索損傷を合併していることが多く，脳損傷の程度によるが多くは予後不良
- **2次性DBS**：ショックや低酸素脳症を原因とし，予後不良
- **症状**：1次性は意識障害．2次性は原因疾患に依存
- **治療**：脳灌流圧の維持

画像所見

CT
- 脳室，脳溝，脳槽の狭小化（図1A）
- 皮髄境界の不明瞭化
- 軽度の場合は正常にみえ，以前の画像との比較や経過観察でのみわかる場合あり

MRI
- 脳室，脳溝，脳槽の狭小化
- T1強調像で低信号，T2強調像で高信号（図2A）
- 拡散強調像では等信号〜高信号（図2B），ただし血管原性浮腫ではADC値上昇，細胞傷害性浮腫ではADC値低下（図2C）
- 血液脳関門が破綻すると造影により斑状増強効果あり

鑑別診断

狭義のDBSに対して
- **低酸素脳症**：低酸素・虚血，溺水，心肺停止などの既往
- **代謝性脳症**：尿毒症，ミトコンドリア脳筋症（MELASなど）
- **PRES（posterior reversible encephalopathy syndrome）**：血管原性浮腫．高血圧，肝・腎障害，子癇，薬剤（シクロスポリン，タクロリムスなど）の既往

<参考文献>
- Blaser, S. I.：Traumatic cerebral edema. Diagnostic imaging：Brain（Osborn, A. G., et al.）. Amirsys, Salt Lake City, 2004
- 頭部外傷分類（日本外傷学会臓器損傷分類委員会）：http://www.jast-hp.org/bobulist.pdf
- Given, C. A., et al.：Pseudo-subarachnoid hemorrhage：a potential imaging pitfall associated with diffuse cerebral edema. AJNR, 24：254-256, 2003
- Mayer, A. R., et al.：A prospective diffusion tensor imaging study in mild traumatic brain injury. Neurology, 74：643-650, 2010
- Little, D. M., et al.：Thalamic integrity underlies executive dysfunction in traumatic brain injury. Neurology, 74：558-564, 2010

<山田晴耕，大久保敏之>

第9章 外傷

276 急性硬膜外血腫
(acute epidural hematoma：AEDH)

症例① 60歳 女性（交通外傷）

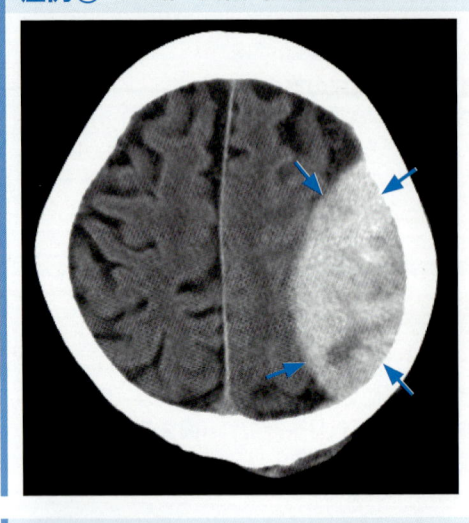

図1 単純CT
左大脳半球周囲に凸レンズ状の血腫を認める（→）．血腫により左大脳半球は圧排され，浮腫を生じている

症例② 29歳 男性（交通外傷）

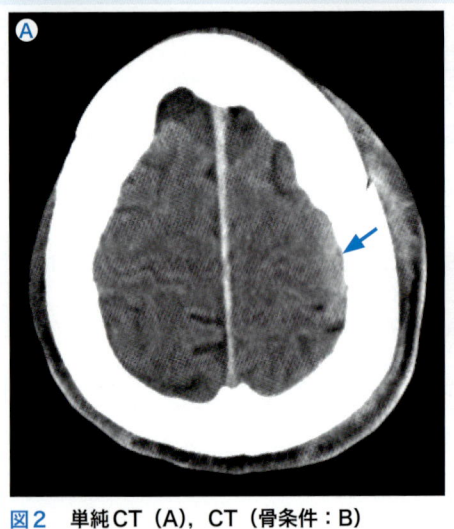

図2 単純CT（A），CT（骨条件：B）
A：左大脳半球に薄い硬膜外血腫を認める（→）
B：近傍に前頭骨骨折を伴う（→）

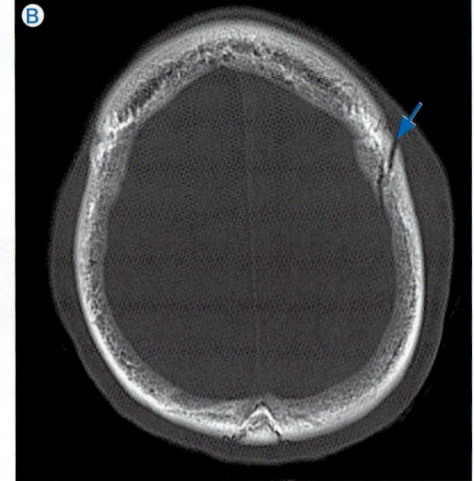

解 説

- 頭蓋骨と硬膜との間に生じた血腫
- 機序：通常直撃損傷による，①側頭頭頂部の頭蓋骨骨折に伴う中硬膜動脈の損傷→骨内板から硬膜が剥離，②骨内板と硬膜との間の離開
- 出血源：中硬膜動脈，中硬膜静脈，板間静脈，静脈洞など
- 症状：教科書的症状は，①短時間の外傷後意識消失，②数時間の意識清明期，③その後意識障害，実際には10〜27％のみ，その他，頭痛，嘔吐，痙攣，片側反射亢進＋Babinski徴候，髄圧上昇
- 骨折の合併は80％以上
- 治療：症状のあるもの，厚さが1〜2cm以上の病変は開頭・血腫除去術

画像所見

CT

- 典型的には**骨に接した凸レンズ状の高吸収域**（85％），10％は硬膜側が直線状，5％は三日月状
- 血腫の吸収値はヘマトクリット値に左右される．内

診断に役立つupdateな情報

硬膜外血腫の血管内治療
- 硬膜外血腫の治療としては開頭術がgold standardであるが，近年経動脈性塞栓術の有用性も報告あり
- 適応：開頭術が必要のない大きさ，症状の硬膜外血腫のうち，増大傾向のあるものや造影CTにて造影剤の血管外漏出が認められるもの
- 手技：大腿動脈などにシースを留置，ガイディングカテーテルによって外頸動脈を選択，造影にて血管外漏出の部位を同定，中硬膜動脈の責任動脈をマイクロカテーテルによって選択，塞栓物質にて塞栓
- 成績：塞栓術後すみやかに血管外漏出は消失し，報告例では全例で血腫の増大はなかった

参考症例　6歳　女児

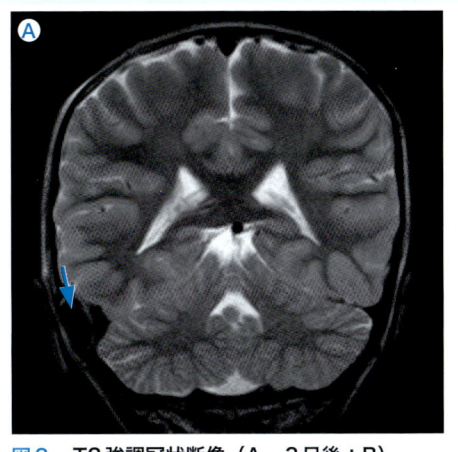

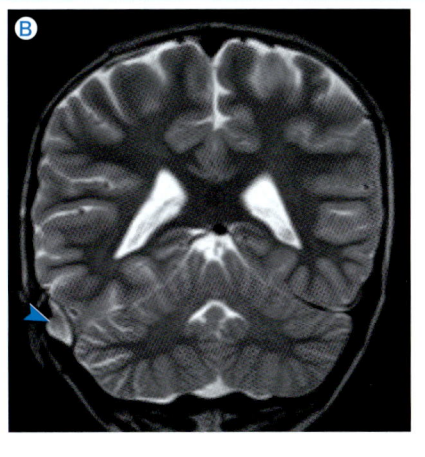

図3　T2強調冠状断像（A，3日後：B）
A：右横静脈洞の外側にT2強調像で強い低信号を呈する病変があり，急性期の血腫の信号（→）
B：3日後の経過観察では血腫の信号はT2強調像で上昇する（▶）．横静脈洞のflow voidも消失し血流の低下が考えられる

- 部は不均一になりうる
- 大半は円蓋部（中硬膜動脈の領域）に生じる
- 病変が大きくなるとmass effectや近傍の実質の浮腫を伴う
- 頭蓋骨骨折を伴う
- 硬膜下血腫の合併は20％

MRI
- 急性期の頭部外傷患者においてはまずCTが第一選択，血腫そのものの診断よりも，合併する挫傷やびまん性軸索損傷などの診断に有用
- 硬膜外腔に分布する血腫の信号，すなわち超急性期ではT2強調像で軽度高信号，T1強調像で軽度低信号，急性期（12〜72時間後程度）ではT2強調像で低信号，T1強調像で軽度高信号
- T2強調像で低信号を呈する時期では，静脈洞と区別が難しいこともあり，矢状断像や冠状断像が有用（図3）

鑑別診断

- **急性硬膜下血腫**：三日月状の形態であれば硬膜下血腫と診断するが，少量の場合は鑑別が難しい場合もあり，**頭蓋縫合を越える**，硬膜の分布に沿う
- **腫瘍**：脳実質外腫瘍のうち，髄膜腫や髄膜転移，白血病，リンパ腫，サルコイドーシス，histiocytosisなどは類似しうる．経過から区別できることも多い．発症時期に応じた血腫の信号と一致しない．増強効果がある．骨や軟部組織に浸潤する場合あり
- **感染**：骨髄炎に伴う硬膜外膿瘍など，感染徴候の有無，拡散強調像にて高信号

＜参考文献＞
- Suzuki, S., et al. : Efficacy of endovascular surgery for the treatment of acute epidural hematomas. AJNR, 25 : 1177-1180, 2004
- Ian, B., et al. : Embolization of the middle meningeal artery for the treatment of epidural hematoma. J Neurosurg, 110 : 1247-1249, 2009

＜伊藤大輔，大久保敏之＞

第9章 外傷　脳神経外科

277 急性硬膜下血腫
(acute subdural hematoma：ASDH)

症例 50歳　男性

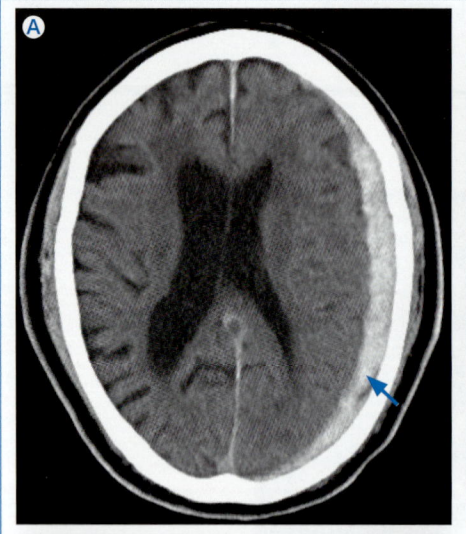

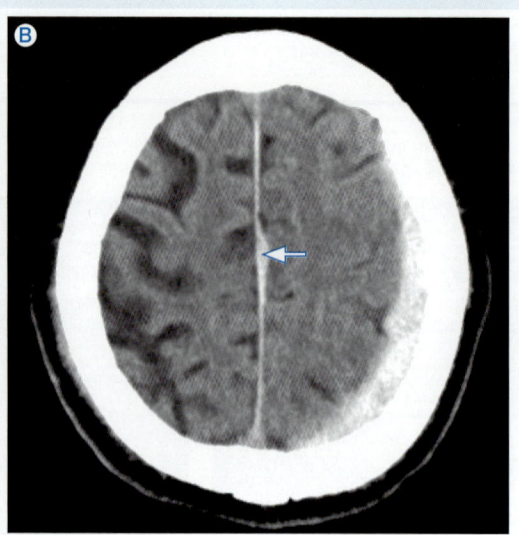

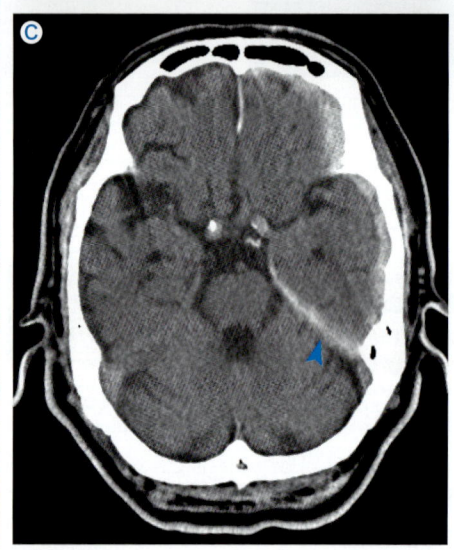

図1　単純CT（A，C），造影CT（B）
左大脳半球周囲に，骨内板に沿うような三日月状の高吸収域を認める（→）．脳実質は圧排され，脳溝は狭小化している．脳実質に若干の浮腫性変化を伴う．大脳鎌に沿うような硬膜下血腫（⇒）や，小脳天幕に沿うような硬膜下血腫（▶）も認められる

解　説

- 硬膜とくも膜との間に生じた血腫
- 機序：①架橋静脈の損傷，②脳表の挫傷による小皮質動脈の破綻→対側損傷で発生することが多い
- 出血源：皮質の小動脈，静脈性，脳挫傷からの出血
- 症状：意識障害（受傷直後より意識障害があることが多い），瞳孔不同（通常血腫と同側），片麻痺，痙攣
- 治療：血腫除去術
- 予後不良因子：オートバイ事故（ヘルメットをかぶっていない場合で急性硬膜下血腫を合併するときの死亡率が100％），65歳以上，入院時のGCS（Glasgow Coma Scale）3〜4（脳挫傷や脳浮腫が広範にある場合），術後の頭蓋内圧45mmHg以上
- 硬膜外血腫との合併は6％

画像所見

CT

- 急性期の第一選択はCT
- 骨内板に沿って広がる三日月状の高吸収域
- 典型的には円蓋部の病変，大脳間裂や小脳天幕に沿って広がることもよくみられる
- くも膜の部分的な破綻に伴うとされる髄液の混入があるとすると，急性期でも低吸収成分が混在するこ

診断に役立つupdateな情報

小児の硬膜下血腫
- 小児において，硬膜下血腫は虐待を疑う重要なサインとされるが，非虐待児でも頭部外傷に伴い硬膜下血腫は当然生じうる．2歳未満児の頭部外傷症例において，虐待例と非虐待例とでCT所見を比較した検討では，硬膜下血腫の出現率は虐待例82.2％，非虐待例43.6％と有意に高い，虐待例では脳虚血/脳浮腫の出現率が26.7％と高いのに対し，非虐待例では3.2％と低く，鑑別のポイントになりうる，骨折は非虐待児にてむしろ多い，中等度以上の網膜出血は，眼球の直接損傷のない非虐待例ではほぼ認められない

重症頭部外傷治療・管理のガイドライン　急性硬膜下血腫の手術

＜適応基準＞
（1）血腫の厚さが1cm以上のもの
（2）明らかなmass effectがあるもの，血腫による神経症状を呈するもの
（3）脳幹機能が完全に停止し長時間経過したものは通常適応とならない

＜時期＞
適応基準（1）（2）を満たすものは可及的すみやかに行うのが望ましい

＜方法＞
大開頭による血腫除去術が原則である．局所麻酔下に穿頭し小開頭にて減圧を試みる場合もある．外減圧術については，効果ありなしの双方の報告があるが，結論はでていない

- とがありうる
- ヘマトクリット値が低いと血腫の吸収値が低い
- mass effectは合併する実質損傷（脳挫傷や脳浮腫）に伴って増大する

MRI
- 合併する挫傷や浮腫およびその程度の評価に有用，その意味において拡散強調像やT2*強調像/磁化率強調像は必須
- T1強調像にて不均一な高信号，FLAIR像では高信号

鑑別診断

- **急性硬膜外血腫**：凸レンズ状の形態が典型だが少量の場合鑑別が難しいことがある．しばしば骨折を伴う．**頭蓋縫合を越えて進展しない**．大脳鎌や小脳天幕を越えて広がりうる，血腫は静脈洞の外側にある（前項「急性硬膜外血腫」参照）
- **慢性硬膜下血腫**：経過や受傷機転から区別できることがほとんど．急性硬膜下血腫の方が吸収値が高い
- **硬膜下水腫**：水信号ないし水吸収値，増強効果を認めない
- **硬膜下蓄膿**：急性期に鑑別が問題となることはあまりない．典型的には辺縁に増強効果，FLAIR像で高信号，拡散強調像にて高信号
- **髄膜増殖疾患**：慢性髄膜炎，サルコイドーシス，術後性の硬膜肥厚など，鑑別困難なこともありえる
- **腫瘍**：脳実質外腫瘍のうち，髄膜腫や髄膜転移，白血病，リンパ腫など，経過から区別できることが多い．発症時期に応じた血腫の信号と一致しない．増強効果がある．骨や軟部組織に浸潤する場合あり

＜参考文献＞
- Matthieu, V., et al.：Confessed abuse versus witnessed accidents in infants：comparison of clinical, radiological, and opthalmological data in corroborated cases. Childs Nerv Syst 2010：637-645, 2010
- http://square.umin.ac.jp/neuroinf/medical/305.html　脳神経外科疾患情報ページ

＜伊藤大輔，大久保敏之＞

278 慢性硬膜下血腫
(chronic subdural hematoma：CSDH)

症例① 70歳　女性（頭部打撲後の経過観察にCT施行）

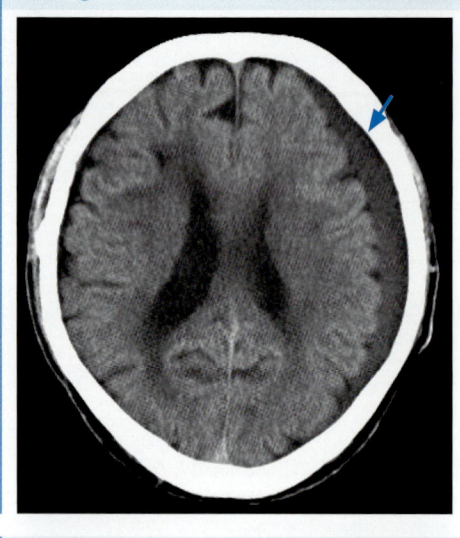

図1　単純CT
左前頭側頭円蓋部に，骨内板に沿うような三日月状の低吸収値域（→）．脳脊髄液よりは高吸収を呈する

症例② 80歳　男性（左片麻痺にてCT施行）

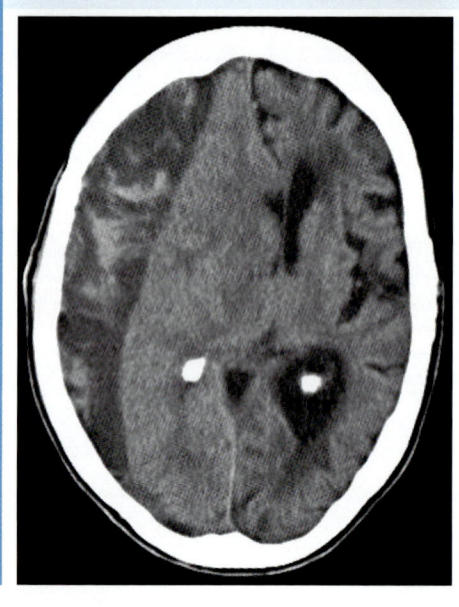

図2　単純CT
右前頭側頭円蓋部に，骨内板に沿うような三日月状の病変を認める．内部は不均一で，高吸収域と低吸収域とが混在し，くり返す出血の既往が示唆される．血腫により右大脳半球は圧迫され，左方へのmidline shiftを呈している

解説

- 外傷に伴う硬膜とくも膜との間の血液貯留
- 被膜を伴う
- 一般的には高齢者の疾患．平均年齢は63歳
- 外傷例では受傷より3週間以上経過したもの
- 頭部外傷が明らかなのは50％以下
- **症状**：軽度のものであれば頭痛，錯乱，言語障害，TIA様症状，重度であれば昏睡，麻痺，痙攣など
- **治療**：外科的手術，穿頭やtwist-drillによる閉鎖式血腫ドレナージあるいは穿頭（1〜2カ所）に加えて血腫排液・血腫腔内洗浄術（以下，穿頭血腫洗浄術）を行うのが主流．小病変かつ症状がない場合には保存的に対応することもある

278 慢性硬膜下血腫

診断に役立つupdateな情報

慢性硬膜下血腫術後の再発危険因子
- 血腫量の多い症例，高齢，術後の気脳症残存，低吸収値の血腫，血腫中のIL-6およびIL-8の増大，来院時のGlasgow Coma Scale不良，退院時のGlasgow Outcome Scale不良，術後早期の坐位許可などが報告（未だ議論の多いものもあり）

- 両側性の慢性硬膜下血腫は再発の独立した危険因子．最近の文献では，337例の連続した慢性硬膜下血腫手術例のうち，61例（18.1%）が再発，69例の両側慢性硬膜下血腫のうち，18例（29.5%）が再発

参考症例 70歳 男性（慢性硬膜下血腫と鑑別の難しい硬膜下蓄膿）

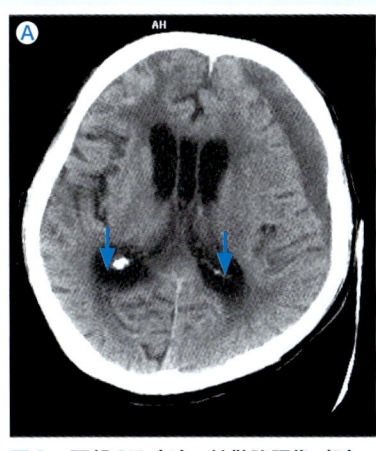

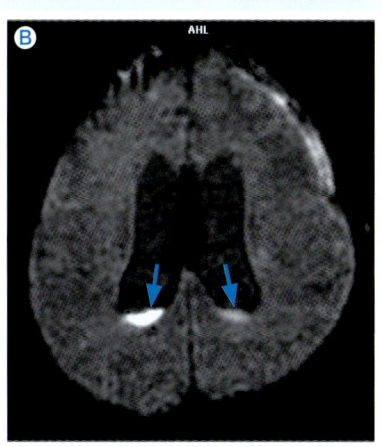

図3 頭部CT（A），拡散強調像（B）
A：左前頭葉表面に三日月状の高吸収域を認める．手術によって硬膜下蓄膿が確認された．分かりにくいが，側脳室内には液面形成がある（→）
B：脳室炎によると思われる高信号域が明瞭である（→）
（都立墨東病院放射線科 高橋正道先生のご厚意による）

画像所見

CT
- 骨内板に接した三日月状の異常吸収域，内部は比較的低吸収だが，脳脊髄液よりは高吸収
- **ヘマトクリット値が低いと内部の吸収値は低くなりうる**
- 液面形成や隔壁様構造を伴うことあり．隔壁がある場合，層ごとに内部の吸収値は異なることが多い
- 大きくなるとmass effectを呈する

MRI
- 骨内板に接した三日月状の血液信号
- 血腫の時期に応じて，信号は多彩だが**脳脊髄液とは異なる信号**を呈することが重要

鑑別診断

- **硬膜下水腫**：内部は水吸収値（CT）ないし水信号（MRI），造影効果は認められない（次項「硬膜下水腫」も参照のこと）
- **硬膜下蓄膿**：硬膜下血腫から移行，合併することがある．鑑別が難しいこともある（図3）．典型的には辺縁に増強効果，FLAIR像にて高信号，拡散強調像にて高信号．発熱や炎症反応高値などがあれば，疑う必要あり．脳室炎の合併を疑う脳室内の液面形成があれば，強く疑うべき
- **髄膜腫**：増強効果がある．MRIにて灰白質と同程度の信号

<参考文献>
- Kouichi, T., et al. : Independent predictors for recurrence of chornic subdural hematoma : a review of 343 consecutive surgical cases. Neurosurgery, 63：1125-1129, 2008
- http：//square.umin.ac.jp/neuroinf/medical/307.html 脳神経外科疾患情報ページ

<伊藤大輔，大久保敏之>

第9章 外傷

279 硬膜下水腫
(subdural hygroma)

症例 79歳 男性（頭部外傷後）

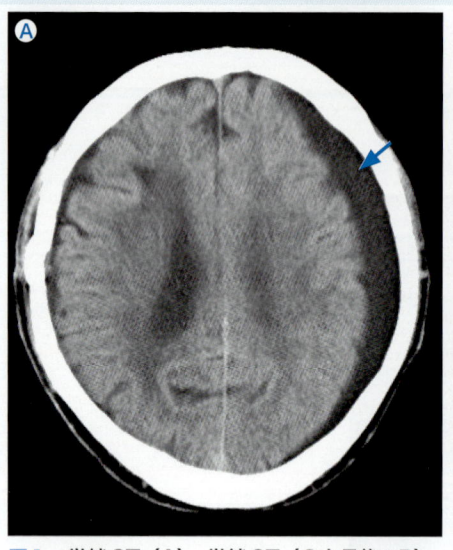

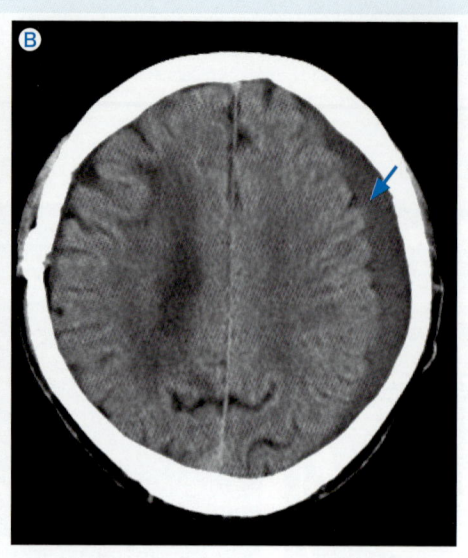

図1 単純CT（A），単純CT（2カ月後：B）
A：左前頭頭頂円蓋部に骨内板に沿うような三日月状の水吸収域を認める（→）
B：2カ月後のCTにて，内部の吸収値は上昇しており（→），硬膜下血腫に移行したものと思われる

解説

- 硬膜下腔の過剰な液体貯留
- 液の色は透明，血液混入，もしくは黄色調
- くも膜下腔の液体貯留と鑑別が難しい場合もあり，その際には脳実質外液体貯留（extra-axial fluid collection）と表現する方が適切
- ほとんどが外傷に関連して生じる
- 非開放性頭部外傷の6〜21.6％で生じる
- 頭蓋骨骨折の合併は39％
- 16.7〜32.8％が慢性硬膜下血腫に移行すると報告される
- **機序**：おそらくくも膜の破損に伴い，脳脊髄液が貯留する，もしくは髄膜炎後に滲出液貯留と推測される
- 硬膜下血腫と異なり，被膜を伴わない
- **治療**：無症状であれば治療の必要はない．外科的に治療する場合は，穿頭ドレナージを施行する．必要に応じて硬膜下ドレーン留置も施行する

画像所見

CT
- 骨内板に沿うような三日月状の水吸収値域，**被膜なし**
- ほとんどは円蓋部に存在
- 量が多いとmass effectを呈することもあり
- 造影後，増強効果は認められない

MRI
- 骨内板に沿うような三日月状の水信号域，**被膜なし**
- 内容液は均一な脳脊髄液信号を呈する．すなわちT2強調像で高信号，T1強調像で低信号，FLAIR像で低信号，拡散強調像で低信号

診断に役立つupdateな情報

開頭減圧術後の硬膜下水腫発生頻度
- 最近の報告では，頭部外傷に対して開頭減圧術を施行し，1カ月以上生存した65例のうち39例（57％）が硬膜下水腫発症，92％が受傷部位と同側に発症．交通外傷例では，硬膜下水腫発症の頻度が多く，転落では頻度が少ない．硬膜下水腫は術後3〜4週で最大になり，14〜17週で縮小する

鑑別診断

- **硬膜下血腫**：臨床上，硬膜下に三日月状の構造を認めた場合にはCTにて脳脊髄液と等吸収であれば硬膜下水腫，高吸収であれば硬膜下血腫と診断することが多い．ただしヘマトクリット値が低いと，血腫も低吸収を呈しうる点は注意が必要．CTにて水腫と思われるような場合でもMRIでは血液成分の存在が示唆されることは，しばしば経験される．硬膜下水腫が硬膜下血腫に移行する頻度は高く，CTでの吸収値にかかわらず経過観察が必要
- **硬膜下蓄膿**：厚い被膜を有する，隔壁様構造の存在，内容液が水よりも高吸収，MRIの拡散強調像で高信号，FLAIR像で高信号，症状から疑われる場合にはMRIで評価するべき
- **脳萎縮**：萎縮が強いと脳実質外の脳脊髄液吸収値が目立ち，硬膜下水腫と疑われる場合あり．MRIにて皮質動静脈のflow voidと脳実質との間に水信号域の増大があればくも膜下腔の開大

＜参考文献＞
- Bizhan, A., et al.：Dynamics of subdural hygroma following decompressive craniectomy：a comparative study. Neurosurg Focus：26, 2009
- Jun-Feng, F., et al.：Traumatic subdural effusion evolves into chronic subdural hematoma：Two stages of the same inflammatory reaction？Med Hypotheses, 70：1147-1149, 2008

＜伊藤大輔，大久保敏之＞

第9章 外傷

脳神経外科

280 脳ヘルニア
(cerebral herniation)

症例① 79歳 女性
意識消失．自宅で嘔吐して倒れていたとのことだが，急性硬膜下血腫あり，外傷が疑われた

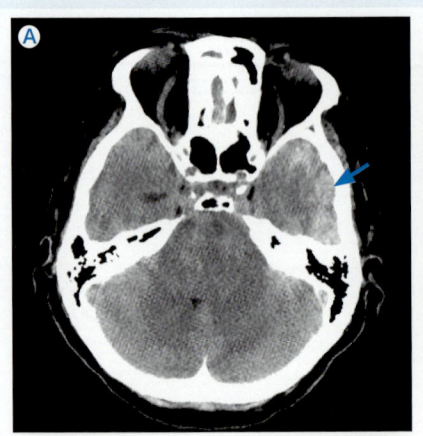

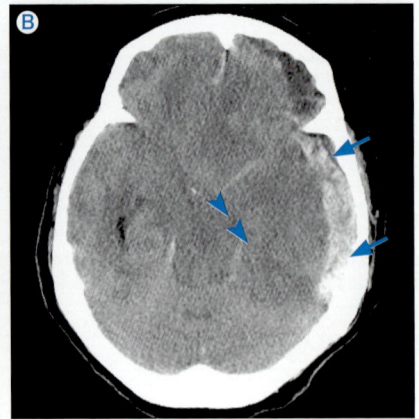

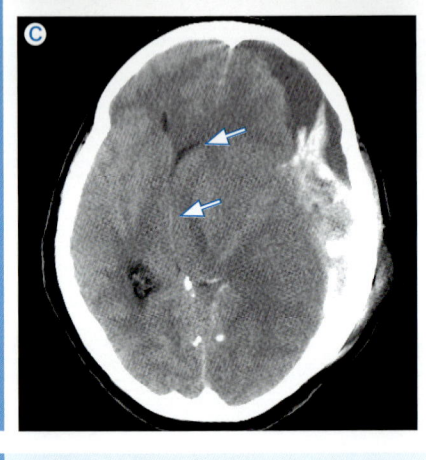

図1 単純CT（A〜C）
左硬膜下腔に低吸収〜高吸収が混在する急性硬膜下血腫あり（→），脳実質を強く圧排している．著しい右側への正中構造偏位を伴い，側脳室や第3脳室も強く右方に圧排され狭小化（⇒）している．脳底槽は右優位に不明瞭化（▶）しており，中心性テント切痕ヘルニアと考えられる

症例② 54歳 男性
仕事中に急に突然悪心嘔吐を生じた．ものがゆがんで見え，めまい，頭痛もあった

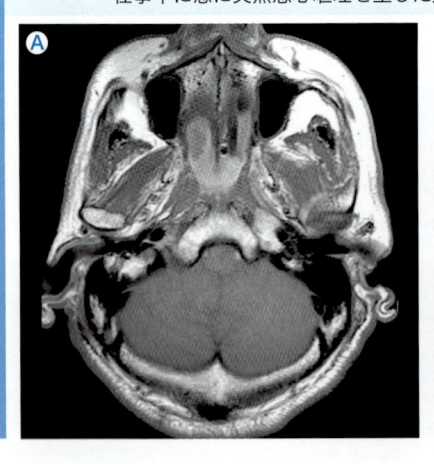

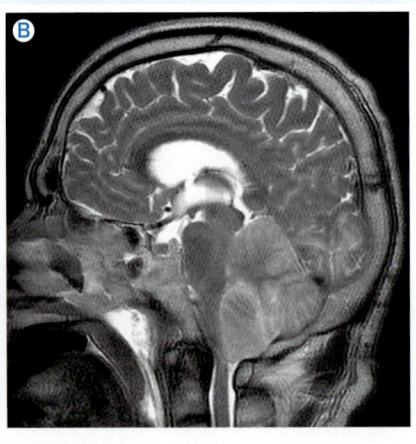

図2 T1強調像（A），T2強調矢状断像（B）
椎骨動脈解離による閉塞に伴う小脳・脳幹梗塞と判明した．小脳および脳幹の腫脹があり，後頭蓋窩の狭小化があり，小脳扁桃ヘルニアと考えられる

280 脳ヘルニア

診断に役立つupdateな情報

くも膜下出血があり神経学的異常のない患者におけるCT上の脳ヘルニアの有病率

- 頭痛のため救急外来を訪れた患者のうち，頭部CTでくも膜下出血が診断された172例の患者において，78例には神経学的異常なし．CTを参照できた73例のうち4例（5％）で脳ヘルニアあるいは正中構造偏位が存在
- 意識清明な患者においても脳ヘルニアを生じていることがあるため，くも膜下出血が疑われている患者全例において，腰椎穿刺を行う前に，省略することなく頭部CTを撮像すべき

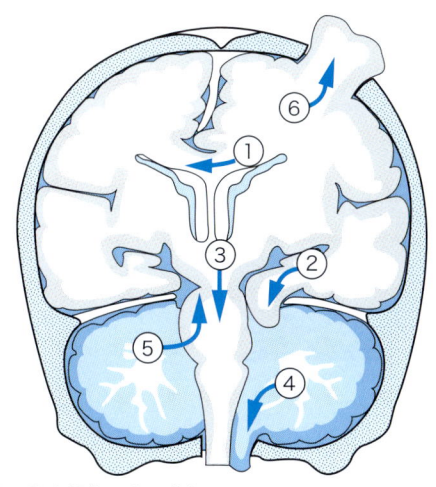

図3　発生部位による分類
「頭部画像診断のここが鑑別ポイント改訂版」（土屋一洋，大久保敏之 編），p265，羊土社，2011より改変

解説

- 脳実質が，頭蓋骨や硬膜により隔てられた本来の部位から他の部位へ脱出すること
- 外傷では，脳腫脹や脳内血腫・硬膜外血腫・硬膜下血腫などによる圧迫により生じ，もちろん腫瘍などその他の占拠性病変でも生じる
- **発生部位による分類**（図3）：①大脳鎌下ヘルニア（帯状回ヘルニア），②鉤ヘルニア（片側性下行性テント切痕ヘルニア），③中心性テント切痕ヘルニア，④小脳扁桃ヘルニア，⑤上行性テント切痕ヘルニア，⑥外ヘルニア
- **Kernohan切痕（Kernohan's notch）**：病変により偏位した大脳脚が対側テント切痕により圧排されることにより生じる圧痕．病変と同側の片麻痺
- **Duret出血**：側頭葉ヘルニアに伴い脳幹の外側に生じた出血
- **症状**：発生部位により異なるが，脳幹や脳神経の圧迫により，動眼神経麻痺による瞳孔症状，意識障害，呼吸障害，除脳硬直など
- **治療**：減圧開頭術，可能であれば原因である血腫や腫瘍の除去

画像所見

CT

- ①**大脳鎌下ヘルニア**：大脳内側面の帯状回が大脳鎌の下に偏位，側脳室の対側への偏位
- ②**鉤ヘルニア**：側頭葉内側部（鉤，海馬傍回）がテント切痕を越えて内側下方に偏位，重症では鞍上槽の消失，脳幹の偏位（Kernohan切痕を形成）
- ③**中心性テント切痕ヘルニア**：両側大脳半球，大脳基底核が下方に偏位（図1）
- ④**小脳扁桃ヘルニア**：小脳扁桃が下方に偏位し，大後頭孔に嵌入，第4脳室閉塞による水頭症（図2）
- ⑤**上行性テント切痕ヘルニア**：脳幹，小脳がテント切痕から上方に偏位，中脳水道閉塞による水頭症
- ⑥**外ヘルニア**：損傷した硬膜や頭蓋骨を介した脳実質の脱出
- 水頭症，血管閉塞による梗塞，Duret出血などヘルニアによる2次性変化の描出

MRI

- CTと本質的に同様だが，矢状断・冠状断像により偏位をとらえやすい
- 梗塞・浮腫はT1強調像で低信号，T2強調像で高信号
- 合併する出血巣（Duret出血など）はT2*強調像で低信号
- 血管閉塞により生じた急性期梗塞は，拡散強調像で高信号

鑑別診断

- **脳脊髄液減少症（低髄液圧症候群）**：脳の下方偏位（前頭部・頭頂部の硬膜下腔拡大，硬膜下血腫，小脳扁桃下垂，側脳室狭小化など），びまん性硬膜肥厚や増強効果，頭蓋内静脈拡張，下垂体腫大

<参考文献>
- Hamilton, B. E.：Intracranial herniation syndrome. Diagnostic imaging：Brain（Osborn, A. G., et al.）Amirsys, Salt Lake City, 2004
- Baraff, L. J., et al.：Prevalence of herniation and intracranial shift on cranial tomography in patients with subarachnoid hemorrhage and a normal neurologic examination. Acad Emerg Med, 17：423-428, 2010

<山田晴耕，大久保敏之>

281 小児虐待
(child abuse)

症例　3カ月　女児
引きつけ・嘔吐で発症．健診で頭囲拡大も指摘されていた．その後，父親が児をあやす際に落としたり揺さぶったりしたなどの虐待が判明

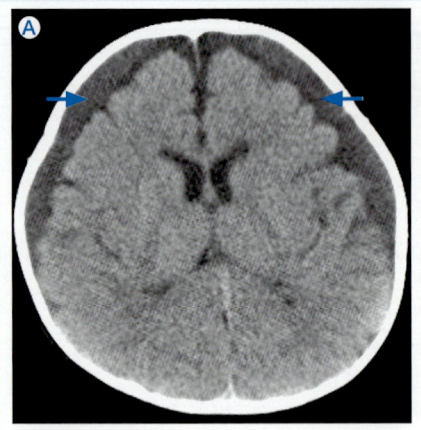

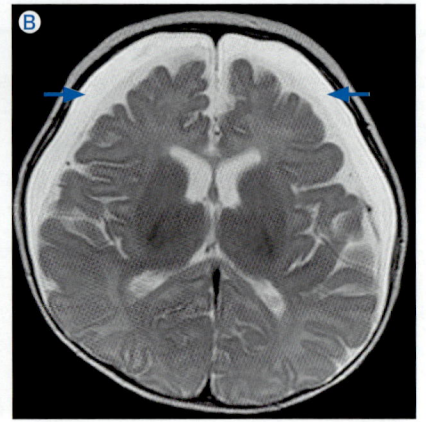

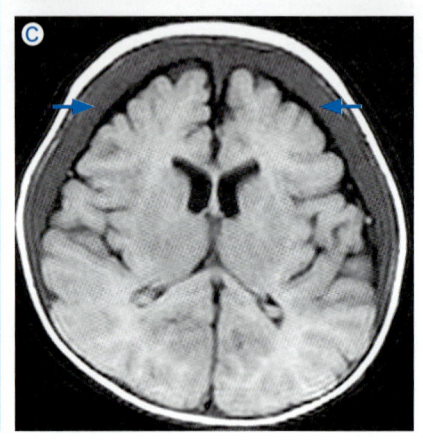

図1　単純CT（A），T2強調像（B），T1強調像（C）
両側硬膜下腔の拡大あり（→），液体貯留が疑われるが，CTでは血腫か水腫か区別困難．MRIでは硬膜下の液体貯留は，T2強調像では脳脊髄液と等信号だが，T1強調像では脳脊髄液より軽度高信号を示し，血液成分を有する硬膜下血腫が示唆された

解説

- 虐待により生じる頭部外傷は，患児の生命および神経学的予後に与える影響が大
- 事故による頭部外傷（accidental brain injury）に対し，文献ではnonaccidental head injury（NAHI），inflicted brain injuryなどと表現
- 頭蓋骨折，頭蓋内出血（硬膜下血腫，くも膜下出血，脳室内血腫），脳挫傷，びまん性脳損傷（びまん性脳腫瘍，びまん性軸索損傷）などが生じうる
- **身体的虐待がくり返されると，時相の異なる頭部外傷が多発**
- 病歴と所見の不一致（親の説明との矛盾），医療機関受診の遅れは虐待の存在を示唆
- **縫合を超えない単純な線状骨折**：事故によるものであることが多い
- **硬膜外出血**：偶発的事故でも生じやすく，虐待とは限らない
- **硬膜下出血**：交通外傷以外の事故での発症は少なく，虐待が圧倒的に多い
- 乳児には，通常の家庭内での転落などの事故で致死的な頭部外傷が起きるのは稀であり，虐待の存在を考えるべき
- **症状**：嘔吐，摂食不良，無気力，痙攣，昏睡など
- **乳幼児揺さぶり症候群（shaken baby syndrome：SBS）**：乳幼児の体を過度に揺することで発生する頭蓋内出血などの外傷．頭部が相対的に大きく，頸部筋力が弱いため，回転性の加速度が加わることで，架橋静脈が破綻．特に半球間裂に沿った硬膜下血腫は特徴的．びまん性軸索損傷や，揺さぶり時に呼吸を制限されることでの低酸素性虚血性脳症も生じる
- **治療**：頭蓋内出血への治療．福祉事務所や児童相談所への通告

診断に役立つupdateな情報

事故による頭部外傷と虐待による頭部外傷のCT所見の比較
- 均一で高吸収の硬膜下血腫は事故に多い
- 不均一な硬膜下血腫は虐待に多いが，48時間以内の事故ではみられることあり
- 半球間の硬膜下血腫は虐待に特異的ではない

乳児における硬膜下血腫の成因
- 硬膜下血腫は，重症低酸素症，脳腫瘍，中心静脈圧の上昇が相まって，頭蓋内静脈から硬膜下腔へ血液が漏出した結果として起こるものであり，架橋静脈の外傷的な剪断によるものではないという仮説（"unified hypothesis"）が既知
- 最近の乳児剖検715例の解析の報告では，硬膜下血腫の存在は50症例（7％）に限られ，硬膜下血腫の第一の原因は外傷によるもので（15症例，30％），そのほとんどが虐待による頭部外傷
- 他はいずれも何らかの基礎疾患や周産期の異常があり，原因不明のものは稀（4症例，8％）であることから，さまざまな疾患の結果で生じる低酸素症や脳腫脹が，硬膜下血腫を引き起こすことは否定的と主張

乳幼児揺さぶり症候群（shaken baby syndrome：SBS）について（子ども虐待診療手引きより一部引用）
- 乳児に多いが，幼児にもみられるとの報告あり
- 重篤例ではほとんど直後からの意識障害が出現し，しばしば痙攣や呼吸停止．非重篤例では，苛立ち，ミルクが飲めない，嘔吐，無気力などで，ウイルス感染と誤診される程度のこともあるので要注意
- 揺さぶられることで頭蓋内出血が発生．架橋静脈の破綻による硬膜下血腫が圧倒的に多く，大脳鎌に沿った出血や後頭蓋窩の出血が特徴的
- 揺さぶられると重篤な網膜出血を発生するが，ぶつけられるだけでは網膜出血はほとんど生じず，眼底所見を診ることが重要
- 広範で重篤な脳全体に及ぶ障害が生じる．1次性脳損傷として脳挫傷，剪断外傷，びまん性軸索損傷など，2次性脳損傷としてびまん性脳浮腫が多く，脳浮腫とそれに伴う神経学的症状は揺さぶられてから短時間で発生
- 骨折（強く握られたりぶつけられたりすることによる肋骨骨折，長管骨骨折），皮膚外傷（指の跡の内出血など）も時にあり
- 致死率は15％，後遺症発症率は50％以上

画像所見

CT
- 頭蓋骨折
- 急性硬膜下出血，半球間裂やテント面に好発
- 時相の異なる出血巣の混在，出血巣は受傷1週間未満で高吸収，1〜3週間で等吸収，3週間超で低吸収
- 限局性もしくはびまん性脳浮腫
- 低酸素性虚血性脳症による皮髄境界の不明瞭化
- **慢性硬膜下血腫あるいは硬膜下水腫**（図1）

MRI
- 骨折以外はCTより検出しやすい
- T2＊強調像は，出血巣を低信号として鋭敏に描出
- 拡散強調像は，髄鞘化していない脳実質において，他のシーケンスでは検出困難な異常（皮質梗塞，低酸素虚血性脳症，白質損傷）を高信号として検出可能

鑑別診断

- **事故による頭部外傷**：受傷の程度に合致する外傷の既往．急性硬膜下血腫は少ない．陳旧性外傷，脳萎縮，慢性硬膜下血腫あるいは水腫がない
- **血友病や白血病などによる頭蓋内出血**：出血傾向の存在

＜参考文献＞
- Tung, G. A., et al.：Comparison of accidental and nonaccidental traumatic head injury in children on noncontrast computed tomography. Pediatrics, 118：626-633, 2006
- Matschke, J., et al.：Nonaccidental head injury is the most common cause of subdural bleeding in infants <1 year of age. Pediatrics, 124：1587-1594, 2009
- Kemp, A. M., et al.：What neuroimaging should be performed in children in whom inflicted brain injury (iBI) is suspected？ A systematic review. Clinical Radiology, 64：473-483, 2009
- 相原敏則：小児虐待．「画像診断ガイドライン―2003」，p290-296, 2003
- 子ども虐待診療手引き（日本小児科学会日本小児科学会子ども虐待問題プロジェクト）：http://www.jpeds.or.jp/guide/pdf/4_gyakutai.pdf

＜山田晴耕，大久保敏之＞

第9章 外傷　　脳神経外科　神経内科　小児科

282 頭蓋骨折
(skull fracture)

症例①　87歳　男性
転倒し柱の角に後頭部を打ち，10秒ほど意識消失した

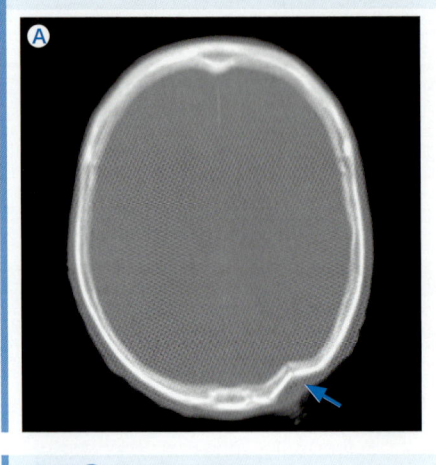

図1　CT骨条件
左後頭部の陥没骨折（→）である．頭蓋内の損傷は伴わなかった（非呈示）

症例②　71歳　男性
転倒後，意識障害あり

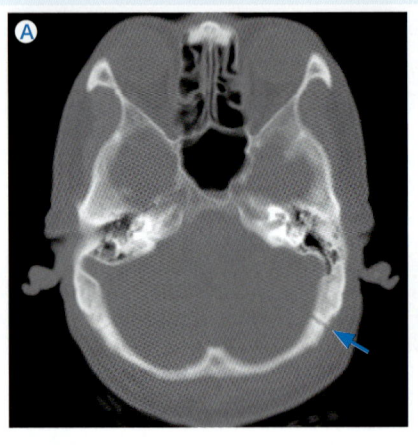

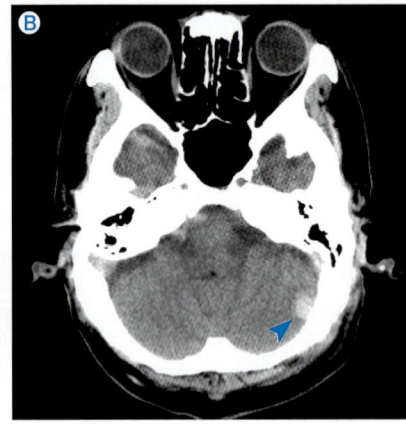

図2　CT骨条件（A），CT脳条件（B）
左ラムダ縫合の幅は対側に比して拡大しており（→），縫合離開と考えられる．左小脳半球には挫傷性出血（▶）もあり

症例③　21歳　男性
交通外傷．左耳痛あり

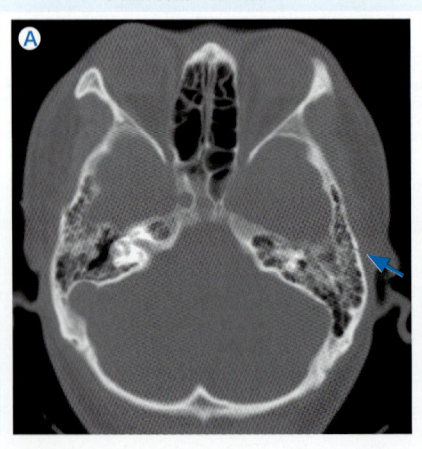

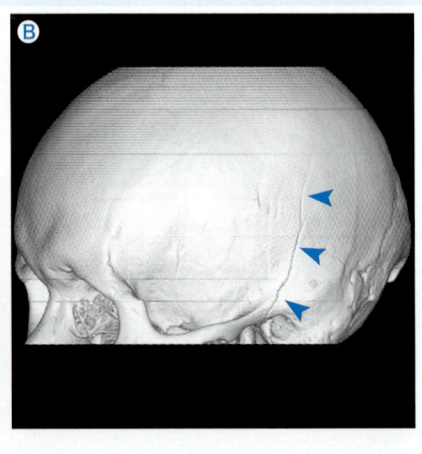

図3　CT骨条件（A），3次元CTボリュームレンダリング像（B）
左側頭骨に骨折があるが（→），骨片の偏位に乏しく注意しないと見落としそうである．3次元CTでは骨折を容易に同定できる（▶）

564　決定版　頭部画像診断パーフェクト

診断に役立つupdateな情報

頭蓋骨折の重症度分類（日本外傷学会より引用）

〔線状骨折〕
- 軽症：「骨折線が血管溝と交差しない」かつ「静脈洞部を超えない」
- 中等症：「骨折線が血管溝と交差する」または「静脈洞部を超える」

〔陥没骨折〕
- 軽症：「1cm以下の陥没」かつ「非開放性」
- 中等症：「1cm以下の陥没」かつ「陥没部が外界と交通しているもの（髄液の漏出はない）」
- 重症：「1cmを超える陥没」または「開放性（髄液の漏出を認める）」または「静脈洞圧迫に起因する静脈還流障害」

〔頭蓋底骨折〕
- 中等症：髄液漏の有無を問わない
- 重症：大量の耳出血あるいは鼻出血を伴う

解説

- **部位による分類**：頭蓋円蓋部（頭蓋冠）骨折，頭蓋底骨折
- **頭蓋円蓋部骨折の分類（形状による分類）**：線状骨折，陥没骨折
- **線状骨折**：最多．広範囲への鈍的な力により頭蓋にたわみが生じることでできる線状の明瞭な骨折．近接する軟部組織の腫脹
- **陥没骨折**：小範囲に限局した鈍的な力により生じる，頭蓋骨が内側に陥没した骨折（図1）
- **縫合離開（離開骨折）**：縫合線の離解．線状骨折が合併することもあり．冠状縫合とラムダ縫合に多く発生（図2）
- **頭蓋底骨折**：硬膜，血管，脳神経損傷を生じやすい．側頭骨骨折は，錐体部長軸に平行な縦骨折と，長軸に垂直な横骨折に分類．**前頭蓋底骨折は眼窩・顔面骨折の合併の可能性**
- **3次元CT**：マルチスライスCTの普及により，**薄いスライスを3次元再構成することで，通常のCT横断像では見つけにくい走行の骨折線や縫合線を容易に同定可能**（図3）
- **軟膜嚢胞（leptomeningeal cyst）**：小児の頭蓋骨折に稀に合併．骨折部の硬膜の損傷部位を介して，軟膜・くも膜がヘルニアを生じて嚢胞を形成したもの．脳脊髄液の拍動により骨折部のびらんが進行し，**骨折が拡大する場合あり（進行性頭蓋骨折growing fracture）**
- **症状**：線状骨折ではしばしば無症状．陥没骨折では短時間の意識消失．頭蓋底骨折では部位により耳出血，鼻出血，髄液耳漏，髄液鼻漏，脳神経麻痺，気脳症など．Battle徴候（耳介後部の斑状出血）および耳出血は，側頭骨骨折を示唆．側頭骨骨折のうち，縦骨折では鼓膜損傷や耳小骨離断による伝音性難聴が，横骨折では蝸牛や顔面神経管の損傷による感音性難聴や顔面神経麻痺が多い
- **治療**：骨折自体の多くは手術の必要なく，合併症への治療．陥没骨折の一部（1cm以上の陥没する場合，前額部など美容上問題の場合，静脈洞を圧迫する場合など），気脳症や血腫などを伴い髄膜が損傷して頭蓋内への感染がある場合，髄液漏が持続する場合などが手術による整復の対象

画像所見

CT

- 第1選択の検査（単純X線写真はスクリーニングとしては不要）
- 骨条件（WW2,000～4,000，WL200～500）での観察が必須
- **線状骨折**：直線状の透瞭像（図2，3）
- **陥没骨折**：骨片が頭蓋内部に向かって陥没（図1）
- **頭蓋底骨折**：鼻腔や外耳道への液体貯留，乳突蜂巣内の液面形成，気脳症
- 外傷のはっきりしない**小児での多発骨折，陥没骨折は，小児虐待の可能性を考慮**

MRI

- 合併する頭蓋内損傷の評価にはよいが，骨折自体の評価には不向き

鑑別診断

- **縫合線**：正常の縫合線の位置を知ることが重要．鋸歯状で硬化縁あり（急性骨折は直線的で硬化縁なし）
- **血管溝**：硬化縁あり，中硬膜動脈の走行に一致
- **静脈湖**：硬化縁あり，傍矢状部など
- **くも膜顆粒**：硬化縁あり，傍矢状部や横静脈洞周囲など

<参考文献>
- Katzman, G. L. : Calvarium fracture. Diagnostic imaging : Brain (Osborn, A. G., et al.) Amirsys, Salt Lake City, 2004
- 安陪等思：頭部外傷．画像診断ガイドライン-2003, p19-23, 2003
- 頭部外傷分類（日本外傷学会臓器損傷分類委員会）：http://www.jast-hp.org/bobulist.pdf

<山田晴耕，大久保敏之>

第10章 機能的疾患，その他　脳神経外科　神経内科　小児科

283 片側顔面痙攣
(hemifacial spasm)

症例 70歳代　女性（右顔面痙攣）

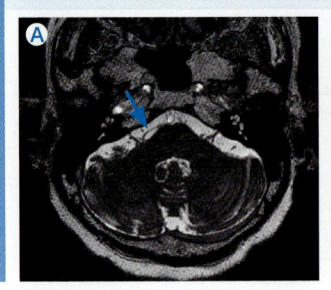

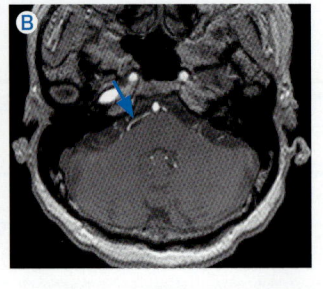

図1 MR cisternography（FIESTA：A），TOF-MRA原画像（B）
右小脳橋角部で顔面神経の近位部に血管（前下小脳動脈）が接触している

解説
- 顔面神経の被刺激性亢進により顔面筋の発作性，反復性かつ不随意収縮を生じる
- 延長・蛇行した血管による顔面神経根部領域の圧迫が多い．その他，髄膜腫・顔面神経鞘腫・類上皮腫などの小脳橋角部腫瘍でも生じうる
- 圧排された顔面神経根部には脱髄を生じ，この部分からの異所性神経興奮（ectopic impulse generation）の波及が顔面筋の不随意収縮を生じる

＜臨床的特徴＞
1. 中年以降，女性に多い
2. 眼瞼周囲の攣縮から始まり，次第に増強し口角周辺まで進展
3. 痙攣は随意運動や精神的緊張で誘発
4. 罹患筋の共同運動を認める
5. 軽度の顔面神経麻痺を伴うこともある

＜治療＞
- 筋弛緩剤，精神安定剤
- **血管減圧術**，microvascular decompression，後頭開頭により顔面神経を圧迫する血管（AICA，PICAなど）を剥離圧排し，顔面神経の減圧をする
- ボツリヌス治療（▲1）

画像所見
MR
- 3D撮像法（SPGR，CISS，FIESTA，true-FISP，balanced-FFEなど）やTOF-MRAの原画像が神経圧迫の確認に有用．明らかな症状を有さなくても神経と血管の接触や圧迫を認めるとの報告があり，神経血管圧迫所見はすべて病的と断定すべきでない．撮像シーケンス（MR機種）にもよるが，MR cisternographyでは脳脊髄液流に伴うアーチファクトを生じることがある．この場合TOF-MRAとの照合が有用

鑑別診断
- 顔面神経鞘腫
- **Bell麻痺（特発性顔面神経麻痺）**：末梢性顔面神経麻痺の約60％を占める．原因不明あるいはウイルス感染を先行症状として，片側性の末梢性顔面神経麻痺を生じる．突然発症し，通常4〜6カ月で治癒する．造影MRIにて側頭骨内で顔面神経の増強効果を認めることがある

診断に役立つupdateな情報

ボツリヌス療法 ▲1
- ボツリヌス菌が作り出すA型毒素（ボツリヌストキシン）の局所注射で痙攣の原因となる神経の働きを抑えて，筋肉の緊張を緩和し，症状を改善する．ボツリヌス毒素は神経筋接合部でアセチルコリンの放出を阻害し顔面筋の不随意収縮を抑制する．現在，眼瞼痙攣，片側顔面痙攣，痙性斜頸が保険適応となっている．効果の持続は3〜6カ月とされるので，定期的な再治療が必要となる．ボツリヌス毒素による筋肉収縮抑制効果は美容整形（しわ治療）などにも利用されている（保険適応外）．

＜参考文献＞
- Yamakami, I., et al.: Preoperative assessment of trigeminal neuralgia and hemifacial spasm using constructive interference in steady state-three-dimensional Fourier transformation magnetic resonance imaging. Neurol Med Chir, 40：545-555, 2000
- Evidente, V. G.: An update on the neurologic applications of botulinum toxins. Curr Neurol Neurosci Rep, 10：338-344, 2010
- Gálvez-Jiménez, N., et al.: Unusual causes of hemifacial spasm. Semin Neurol, 21：75-83, 2001
- Botox. jp医療関係者専用サイト：http://botox.jp/botulinus/index.html

＜和田昭彦＞

284 三叉神経痛
(trigeminal neuralgia)

症例①　60歳代　女性
1カ月前より右三叉神経第1枝領域の知覚障害出現

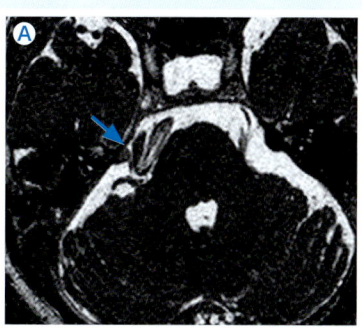

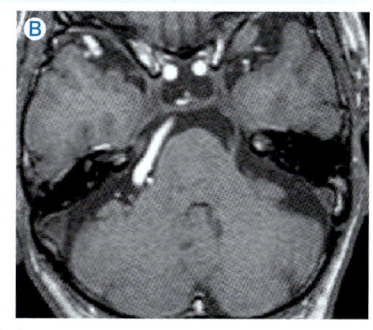

図1　heavily T2強調像（FIESTA）（A），TOF-MRA原画像（B）
著明に拡張・蛇行した椎骨動脈によって右三叉神経は内側から圧排されている（→）

症例②　50歳代　女性
8カ月前より右三叉神経第2，3枝領域の知覚障害，疼痛出現

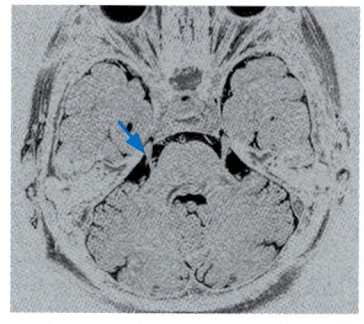

図2　heavily T2強調像（FIESTA（反転画像））
右三叉神経のやや外側領域に接して走行する3本の血管が同定される

解説

- 三叉神経領域の間歇的電撃痛を生じる
- 疼痛発現の機序としては血管圧迫部位での三叉神経の脱髄と，隣接する神経線維同士の異常興奮が原因とされている

＜臨床的特徴＞
- 一側顔面に激痛を生じ，持続時間は数秒から数分と短いが反復する
- 三叉神経第2枝領域に最も多い（＞第3枝領域＞第1枝領域）
- 洗顔，歯磨き，ひげ剃り，食事や会話で誘発される
- 疼痛を誘発する領域（trigger zone）を有することがある
- 自然寛解症例もあるが，発作性の再発をくり返す

＜責任病巣＞
- 圧迫血管の75〜80％は上小脳動脈で，頭側からの圧排が多い
- 静脈による圧排や，複数の血管が関与することもある

画像所見

- 高空間分解能のheavily T2強調像（CISS，true-FISP，FIESTAなど）で三叉神経の走行と血管による圧迫を同定する
- MRA原画像や造影T1強調像（SPGR法）なども有用である

鑑別診断

- **三叉神経由来の腫瘍　その他の小脳橋角部腫瘍，三叉神経炎など**：造影MRIにて腫瘍性病変，活動性炎症病巣が明瞭に描出される

診断に役立つupdateな情報

三叉神経痛の治療
- 薬物療法：カルバマゼピンの漸増投与により65〜75％は症状改善するが，約半数は2年以内に再発する．カルバマゼピン無効例では，フェニトイン，クロナゼパム，バルプロ酸，三環系抗うつ薬なども試みられている
- 外科的治療：Jannettaによって確立された神経血管減圧術microvascular decompression（MVD）が広く行われており，奏功率70〜83％，再発率6.5〜30％と報告されている
- 放射線治療（ガンマナイフ）：非侵襲的治療法として有用性が確立されつつあり，奏功率44〜70％，3年後までの症状改善継続は70％と報告されている

＜参考文献＞
- Jannetta, P. J. : Outcome after microvascular decompression for typical trigeminal neuralgia, hemifacial spasm, tinnitus, disabling positional vertigo, and glossopharyngeal neuralgia. Clin Neurosurg, 44 : 331-383, 1997
- Tatli, M., et al. : Various surgical modalities for trigeminal neuralgia : literature study of respective long-term outcomes. Acta Neurochir (Wien), 150 : 243-255, 2008
- Sheehan, J., et al. : Gamma knife surgery for trigeminal neuralgia : outcomes and prognostic factors. J Neurosurg, 102 : 434-441, 2005

＜和田昭彦＞

第10章 機能的疾患，その他　　脳神経外科　神経内科　小児科

285 特発性正常圧水頭症
(idiopathic normal pressure hydrocephalus：iNPH)

症例 60歳代　女性（進行性の認知機能障害）

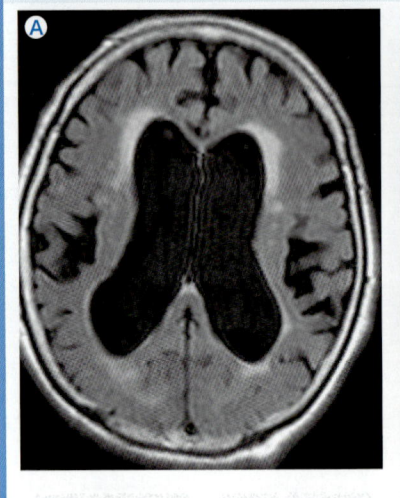

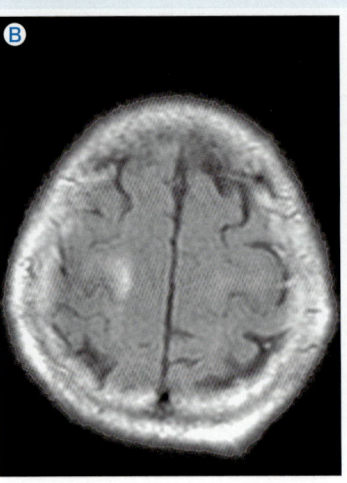

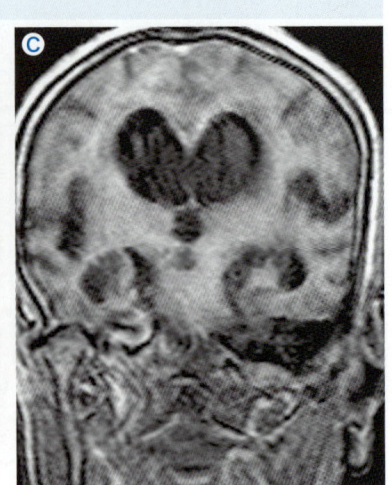

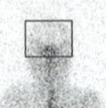

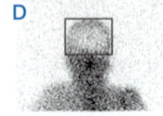

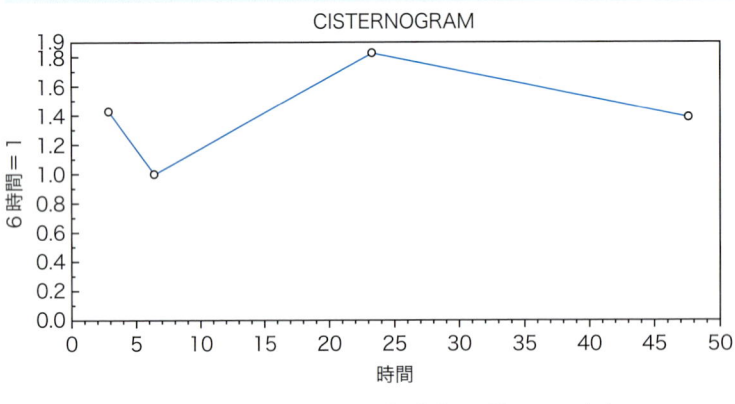

図1 FLAIR像（A，B），T1強調冠状断像（C），脳槽シンチ（D）
側脳室の拡大（A）と高位円蓋部での脳溝狭小化（B，C），Sylvius裂の開大（C）を認める．脳槽シンチ（D）では24時間後にSylvius裂，半球間裂でのRI停滞がみられ，頭部放射線計数のピークも遅延している

285 特発性正常圧水頭症

診断に役立つupdateな情報

SINPHONI (Study of iNPH on Neurological Improvement)
- 2004年に行われた特発性正常圧水頭症（iNPH）に対する多施設共同，前向き臨床試験で，iNPH診断におけるMRI所見の有用性と脳室腹腔シャント術の有用性が確認された．より低侵襲のLP-シャントの有用性・安全性の検討を目的としたSINPHONI-2が現在進行中で2012年の研究結果報告が予定されている

解説

- 明らかな先行疾患が不明で，歩行障害を主体として認知症，尿失禁をきたし，髄液循環障害に起因する脳室拡大を伴う病態

＜特発性正常圧水頭症ガイドライン＞

[Possible iNPH]

必須項目
1. 60歳代以降の発症
2. 3徴候：歩行障害，認知障害および尿失禁，の1つ以上を認める
3. 脳室拡大（Evans index＞0.3）
   Evans index：両側側脳室前角間最大幅/その部位における頭蓋内腔幅
4. 髄液圧200 mmH$_2$O以下，髄液性状は正常
5. 他の神経学的あるいは非神経学的疾患によって上記臨床症状のすべてを説明しえない
6. 脳室拡大をきたす先行疾患（くも膜下出血，髄膜炎，頭部外傷，先天性水頭症，中脳水道狭窄症など）を欠く

上記Possible iNPHの必須項目を満たし，髄液排除試験（CSFタップテスト）・持続ドレナージテスト試験での症状改善あるいは髄液流出抵抗値（Ro）測定やICPモニタリング（頭蓋内圧持続測定）での異常が確認されれば，Probable iNPHと診断しシャント術が考慮される

＜治療＞
- 脳脊髄液シャント術：シャント術の有効性は25～80％と報告によりさまざま．現時点では術前にシャント術の有効性を予測できる手段は確立されていないが，3徴候がすべて揃っている症例より，歩行障害のみが認められる病初期の方が手術の有効率が高いとされる

画像所見

CT/MR
- 脳室拡大：Evans index（側脳室前角幅/頭蓋内腔幅比）＞0.3
- 高位円蓋部での脳溝・くも膜下腔の狭小化
- Sylvius裂・脳底槽の拡大
- PVL（periventricular lucency），PVH（periventricular hyperintensity）は認められないこともある

脳血流シンチ
- 特異的所見には乏しいが，特徴的所見を呈する他の認知症疾患との鑑別に役立つ

脳槽シンチ
- 正常例ではRIは24時間後には傍矢状域に到達するが，NPHではSylvius裂，半球間裂前方に停滞する
- クリアランス低下により頭部放射線計数のピークの遅延（24時間後）がみられる（正常ピークは4～6時間後）．クリアランス遅延例では脳脊髄液短絡路術の効果が期待できる

鑑別診断

- 加齢性変化による脳溝・脳室開大との鑑別が問題となる
- MRIの冠状断像での脳室拡大，Sylvius裂拡大，高位円蓋部・内側部くも膜下腔の狭小化などの所見が鑑別点となりうる

＜参考文献＞
- 特発性正常圧水頭症　診療ガイドライン：http://minds.jcqhc.or.jp/stc/0038/1/0038_G0000109_GL.html
- Relkin, N., et al.：Diagnosing idiopathic normal-pressure hydrocephalus. Neurosurgery, 57：4-16, 2005

＜和田昭彦＞

第10章 機能的疾患，その他　　脳神経外科　神経内科　小児科

286 特発性頭蓋内圧亢進症
(idiopathic intracranial hypertension)

症例 11歳　男児
頭痛，視力障害にて救急外来受診．眼底所見にて乳頭浮腫を指摘（三重大学症例）

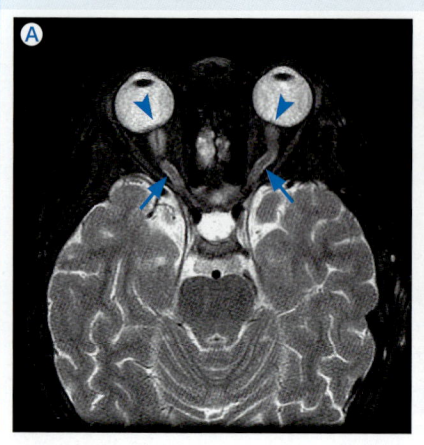

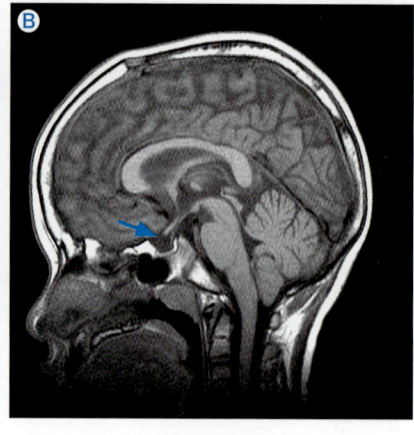

図1 T2強調像（A），T1強調矢状断像（B）
A：眼球後極の平坦化（▶）と視神経鞘内の脳脊髄液の顕在化（→），内部での視神経の蛇行
B：トルコ鞍の空洞化と下垂体のトルコ鞍底部での扁平化

解　説

- 1896年Quinckeらが"meningitis serosa"として最初に記載
- **偽性脳腫瘍（pseudotumor cerebri）**：あたかも脳腫瘍が存在するような頭蓋内圧亢進症状を呈することから，偽性脳腫瘍と呼ばれることもある
- **診断基準（modified Dandy criteria）**：うっ血乳頭を含む頭蓋内圧亢進症状が認められるが，頭部MRI検査などで頭蓋内占拠性病変を認めず，髄液性状が正常で，外転神経障害（複視）以外の神経学的異常を認めない病態
- 米国では稀ではなく，若年から中年の肥満女性に多い（0.9/10万人，M：F＝1：4〜8）．日本では稀（0.03/10万人）
- 男性では女性に比較して視力障害をきたしやすく，厳重な経過観察が必要とされている
- 小児例は男女差なく，また肥満例は少ない

画像所見

頭蓋内圧亢進・乳頭浮腫を反映した所見が特徴
＜眼窩内＞
- 視神経の蛇行と延長
- 視神経周囲のくも膜下腔の拡大
- 眼球後極の平坦化

＜頭蓋内＞
- **トルコ鞍の空洞化，下垂体の圧排・扁平化**は頭蓋内圧亢進のトルコ鞍内への波及による
- 頭蓋内くも膜下腔の拡大
- 皮質静脈・硬膜静脈洞の狭小化・不明瞭化
- 治療/症状改善に伴い，画像所見も改善する

鑑別診断

頭蓋内圧亢進をきたしうる疾患
- 腫瘍性病変
- 炎症・感染（脳炎・髄膜炎）

診断に役立つupdateな情報

硬膜静脈洞のステント治療
- Unilateral Transverse Sinus Stenting：MR Venographyにて片側あるいは両側性の横静脈洞狭窄が確認された特発性頭蓋内圧亢進症13症例に対し横静脈洞へのステント留置にて症状改善を認めたとの報告がある

＜参考文献＞
- Suzuki, H., et al.：MR imaging of idiopathic intracranial hypertension. AJNR, 22：196-199, 2001
- Agid, R., et al.：Idiopathic intracranial hypertension：the validity of cross-sectional neuroimaging signs. Neuroradiology, 48：521-527, 2006
- Higgins, J. N., et al.：Idiopathic intracranial hypertension：12 cases treated by venous sinus stenting. J Neurol Neurosurg Psychiatry, 74：1662-1666, 2003
- Bussière, M., et al.：Unilateral transverse sinus stenting of patients with idiopathic intracranial hypertension. AJNR, 31：645-650, 2010

＜和田昭彦＞

287 遠隔小脳出血
(remote cerebellar hemorrhage)

症例　70歳代　男性
右中大脳動脈の未破裂動脈瘤にて開頭クリッピング術施行．術後の覚醒遅延と軽度の不穏出現

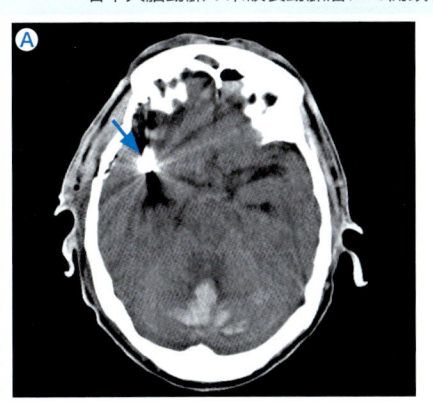

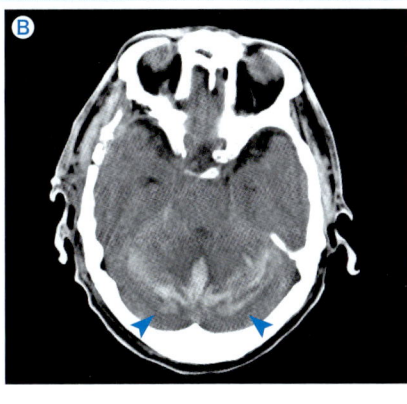

図1　単純CT（A，B）
A：右前頭側頭部開頭による中大脳動脈の動脈瘤クリッピング術が施行されている（→）．
B：小脳半球の上面に沿う出血（高吸収）（▶）．脳溝内出血によって小脳実質が縞模様を形成している（▶）

解説
- テント上での開頭術後に，手術部位とは離れた小脳半球に出血を合併することがあり，遠隔小脳出血と呼ばれている
- 前頭部あるいは前頭側頭部の開頭術後に生じうるが，手術内容や術式とは無関係である
- 好発年齢は30～60歳．小児，高齢者での報告例もある

＜症状＞
- 意識レベル低下
- 運動障害，歩行障害
- 麻酔からの覚醒遅延
- 無症状で術後のCTやMRIで偶然見つかることもある
- 予後は比較的良好

＜機序・危険因子＞
- 正確な機序は不明
- 仰臥位（supine position）での脳槽や脳室開放術により脳脊髄液減少状態が発生し，小脳の下垂（cerebellar sagging）により一過性の静脈閉塞と出血性梗塞を生じると推測
- その他，術後の脳室ドレナージ過剰，アスピリン投与，術中の血圧上昇，血液凝固異常などとの関連が検討されている
- 男性患者，周術期の高血圧状態，術前の抗凝固薬使用は本疾患のリスクファクターと考えられている

画像所見

CT
- 小脳半球の上部に好発
- 片側性，両側性ともにみられる
- 小脳出血と脳溝（脳脊髄液）からなる縞模様"zebra sign"が特徴的所見

鑑別診断
- 出血性梗塞：両側小脳半球に同時に出血を伴うことは少ない
- 外傷性損傷

診断に役立つupdateな情報

脊椎手術後の遠隔小脳出血
- 本疾患は従来テント上の手術操作に伴う小脳出血として報告されていたが，最近，頸椎や腰椎の脊椎手術での合併例も報告されている．この場合，小脳出血の機序としてはテント上領域の手術と同様に脳脊髄液漏出による小脳下垂が考えられている

＜参考文献＞
- Konig, A., et al.：Cerebellar hemorrhage as a complication after supratentorial craniotomy. Acta Neurochir, 88：104-108, 1987
- Brockmann, M. A., et al.：Remote cerebellar hemorrhage：a review. Cerebellum, 5：64-8, 2006
- Amini, A., et al.：Remote cerebellar hemorrhage. AJNR, 27：387-390, 2006
- Friedman, J. A., et al.：Remote cerebellar hemorrhage after supratentorial surgery. Neurosurgery, 49：1327-1340, 2001

＜和田昭彦＞

第10章 機能的疾患，その他　　脳神経外科　神経内科　小児科

288　（特発性）低髄液圧症候群／脳脊髄液減少症
(spontaneous intracranial hypotension syndrome/cerebrospinal fluid hypovolemia)

症例　20歳代　女性（起立性頭痛）

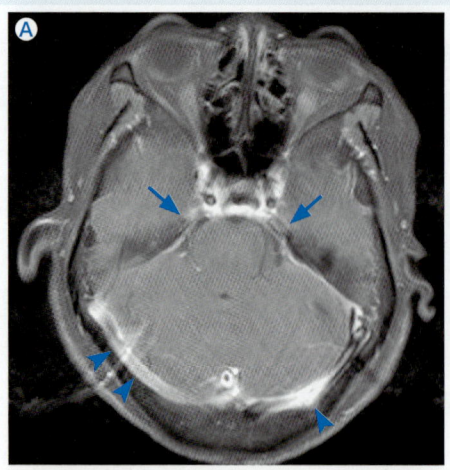

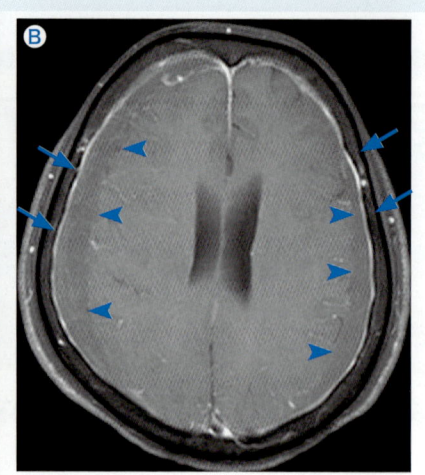

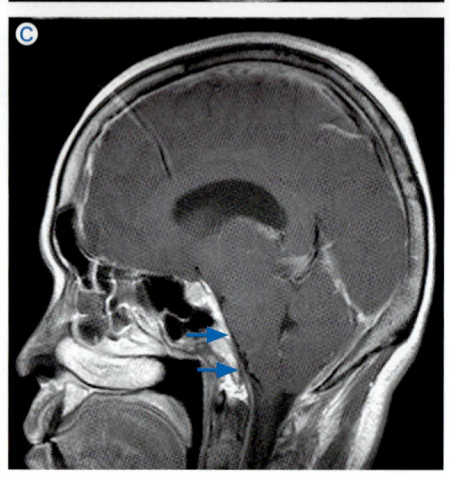

図1　造影T1強調像（A，B），造影T1強調矢状断像（C）
A：脳底槽の狭小化（→）と横静脈洞の拡張（▶）がみられる
B：硬膜の増強効果（→），脳実質よりもやや低信号を呈する硬膜下血腫（▶）の合併がみられる
C：後頭蓋窩にて脳幹の下方偏位（→）と脳脊髄液腔減少がみられる

解　説

- 持続的あるいは断続的な脳脊髄液の漏出によって脳脊髄液が減少し，頭痛，頸部痛，めまい，耳鳴り，視機能障害，倦怠などさまざまな症状を呈する疾患である
- 腰椎穿刺後の頭痛が有名
- その他の原因に，頭部・脊椎外傷やperineural cyst，くも膜嚢胞，髄膜瘤などからの髄液漏の他，原因不明（特発性）のこともある
- 近年，鞭打ち症を含む外傷性頸部症候群との関連性に注目が集まっている
- 髄液圧が正常な症例でも典型的な低髄液圧症候群の症状を呈することがあり，最近では「脳脊髄液減少症」という用語が使われる傾向にある

＜治療＞
- **保存的治療**：安静臥床（2週間程度），十分な水分摂取（1〜2l/日）
- **硬膜外自家血注入（ブラッドパッチ，EBP：epidural blood patch）**：保存的治療で症状改善が得られない場合に推奨

診断に役立つupdateな情報

脳脊髄液減少症への保険適応
- 本疾患の診療を保険適応とするかの判断は自治体によってまちまちで全額自己負担となる事例もあったが，2010年4月に本疾患に関わる検査は保険適応となることを厚生労働省から各自治体に通知する旨が報道され，また治療（ブラッドパッチ）に関しても2年後の診療報酬収載を目指して検討していくことが示されている．
- 現在，平成22年度厚生労働科学研究費補助金障害者対策総合研究事業「脳脊髄液減少症の診断・治療の確立に関する研究班」により，診断基準の確立，総合診療ガイドライン作成を目指した研究が継続されている（最終報告：平成25年3月予定．http://www.id.yamagata-u.ac.jp/NeuroSurge/nosekizui/index.html）

画像所見

- 『脳脊髄液減少症ガイドライン2007』：最も信頼性の高い画像診断法として，脳槽・脊髄液腔シンチグラムが推奨されており，MRIは特に慢性期には特異的所見を示さないこともあり，参考所見に留めるべきとされている

RI（脳槽・脊髄液腔シンチグラム）
ガイドラインでは下記の1項目以上を認めれば髄液漏出と診断
(1) **早期膀胱内RI集積**：3時間以内で頭蓋円蓋部にRI到達せず膀胱が描出
(2) **脳脊髄液漏出像**：くも膜下腔外のRI描出
(3) **RIクリアランス亢進**：24時間後の脳脊髄液腔RI残存率が30％以下

MRI
(1) **脳の下方偏位**：前頭部・頭頂部の硬膜下腔開大，硬膜下血腫，小脳扁桃下垂，脳幹扁平化，側脳室狭小化
(2) **静脈性うっ血**：びまん性硬膜肥厚，頭蓋内静脈拡張，脳下垂体腫大

MRミエログラフィー
(1) **明らかな漏出像**：腰椎筋層間における髄液貯留像
(2) **漏出を疑わせる所見**：硬膜外への髄液貯留像，神経根での髄液貯留像，腰部くも膜下腔外でのT2強調像での高信号

その他
- **腰椎穿刺**：髄液初圧が6cm水柱以下なら脳脊髄液減少症の可能性がある（正常圧でも脳脊髄液減少症を否定できない）．脳脊髄液の性状については一定の傾向はみられない
- **硬膜外生理食塩水注入試験**：生理食塩水（20～40mL）の硬膜外腔への注入後1時間以内に症状改善あれば脳脊髄液減少症の可能性が高いとされる

鑑別診断

- **硬膜の増強効果を呈する疾患・病態**
  髄膜炎：化膿性髄膜炎
  悪性腫瘍の硬膜浸潤
  肥厚性硬膜炎
  開頭術後

- **臨床的に鑑別診断の対象となる疾患**
  ① 機能性頭痛（緊張型頭痛，後頭神経痛，片頭痛，群発頭痛など）
  ② 頸椎捻挫（椎間板症，椎間関節症，神経根症，筋筋膜性疼痛など）
  ③ 頸椎変性疾患（頸椎症，頸椎椎間板ヘルニアなど）
  ④ 中枢神経脱髄および変性疾患（多発性硬化症，脊髄小脳変性症，パーキンソン症候群など）
  ⑤ 脳梗塞，良性頭蓋内圧亢進症，正常圧水頭症，脳・脊髄腫瘍，甲状腺疾患，副腎疾患，膠原病，結核，うつ病，メニエール病，関節リウマチなど

〈参考文献〉
- Bakir, B., et al.：Cranial magnetic resonance imaging in spontaneous intracranial hypotension after epidural blood patch. Pain Pract, 8：206-209, 2008
- Schievink, W. I., et al.：Spontaneous spinal cerebrospinal fluid leaks：a review. Neurosurg Focus, 15；9：e8, 2000
- Schievink, W. I.：Spontaneous spinal cerebrospinal fluid leaks and intracranial hypotension. JAMA, 17；295：2286-2296, 2006
- 脳脊髄液減少症ガイドライン2007：http://www.npo-aswp.org/2007-0330.pdf

〈和田昭彦〉

第11章 てんかんおよび痙攣に関連した脳症　脳神経外科　神経内科　小児科

289 内側側頭葉硬化症
(mesial temporal sclerosis)

症例 36歳 女性（左側頭葉てんかん）

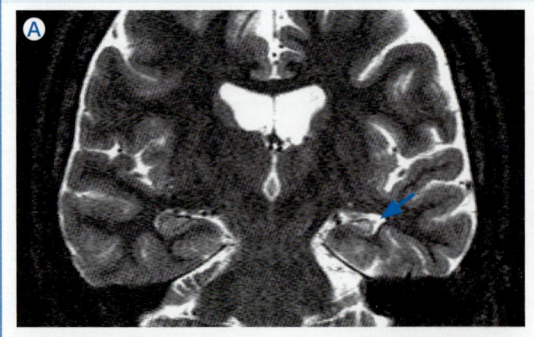

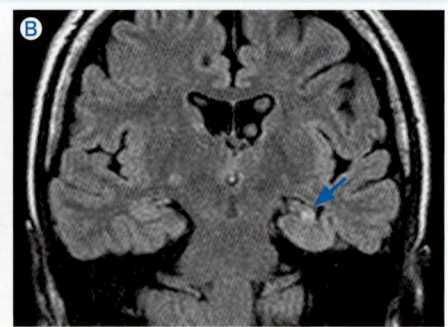

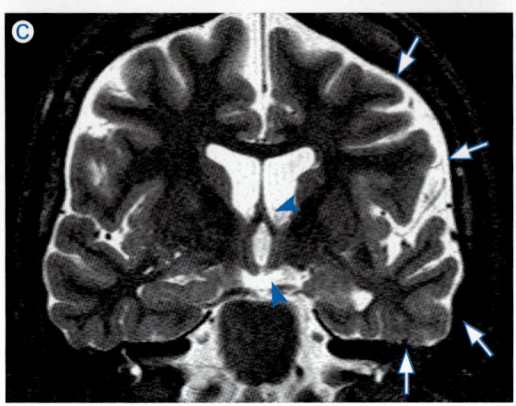

図1 STIR冠状断像（A, C），FLAIR冠状断像（B）
左海馬に萎縮とFLAIR像での高信号を認め，内側側頭葉硬化症と診断できる（→）．患側の乳頭体，脳弓の萎縮を認める（▶）．患側の大脳半球の萎縮を認める（⇨）

解説

- 側頭葉てんかんの原因として，最も頻度の高い疾患
- 海馬硬化症という名称が一般的ではあるが，病理学的変化は海馬のみならず扁桃体などにも及ぶため，内側側頭葉硬化症が適切
- **解剖**：海馬とは一般的にアンモン角（固有海馬）と歯状回の複合体を指し，海馬体とは海馬に海馬采，海馬台で構成される．アンモン角はCA1～4に分けられる（CA：cornu ammonis）
- **病理**：最も障害されやすいのはCA1領域の錐体神経細胞層で，ついでCA3，CA4，歯状回顆粒細胞層であり，神経細胞脱落やグリオーシス，錐体細胞層の菲薄化を認める．CA2は比較的保たれる
- 内側側頭葉硬化症が，乳幼児期に熱性痙攣の既往患者に多くみられることから，危険因子の1つと考えられている．内側側頭葉硬化症は側頭葉てんかんの原因でもあり，結果でもあるといえる
- 側頭葉てんかん患者の読影に際し，海馬を注意深く観察する必要あり

画像所見

MRI

- **同側の脳弓や乳頭体に萎縮**を認めることあり，Papez回路に沿った二次性変性と考えられ，診断の参考になる（図1C）．さらに，同側の視床前角にT2強調像で高信号域を認め，視床全体に萎縮を伴うこともある
- 側頭葉先端部病変と呼ばれる**同側の側頭葉前部の皮質白質境界の不明瞭化**を示すことがある（図1C）
- 多小脳回，異所性灰白質などの局所的な病変を合併することがあり，dual pathologyと呼ばれる
- 側頭葉にてんかんの原因となりうる病変がある場合，常に内側側頭葉硬化症の有無を確認することが望ましい
- 冠状断像の読影にあたって，スライス面が左右対称になっているかどうか常に確認する必要がある．例えば，筆者らは内耳道が1つのスライスで対称に撮影されているかで確認している

診断に役立つupdateな情報

側頭葉てんかんの外科手術について
- 側頭葉てんかんの手術の代表は側頭葉切除術であるが，特に言語優位側の側頭葉切除による記銘力障害のリスクを減らすため，清水らにより開発された軟膜下皮質多切術を海馬に応用した海馬多切術がある．海馬を切除する代わりに海馬表層に複数の切開を加え，横方向の連絡を断ち切る方法である．清水らの報告では，通常の切除術に匹敵する成績と，記銘力温存が証明されている

鑑別疾患

- **痙攣重積**：急性期には海馬は腫大することが多い．両側性のことがある．海馬以外の部位に異常を認めることがある．慢性期には萎縮し，内側側頭葉硬化症に移行することがある
- **腫瘍性病変**：海馬の腫大を伴う．海馬や扁桃体を超えて進展していれば，鑑別は容易．てんかんに関連の深く頻度の高い腫瘍として神経節膠腫（ganglioglioma）では，囊胞や石灰化を伴うことが多く，増強効果を伴うことがある．胚芽異形成性神経上皮腫瘍（dysembryoplastic neuroepithelial tumor：DNT）では，皮質を底辺とした三角形の形態や，内部に隔壁を伴う囊胞様構造を認めることが多い．しかし，上記のdual pathologyとして腫瘍の併存もありうる
- **海馬溝遺残**：海馬内の血管周囲腔であり，髄液と同様の信号変化を認めるため，鑑別は容易
- **脈絡裂囊胞**：脈絡裂は側頭葉内側部において，海馬采と間脳の間に始まり脈絡叢に至る髄液腔である．同部位に形成される囊胞で，髄液と同様の信号変化を認めるため，鑑別は可能

<参考文献>
- 難治性てんかんの画像と病理（柳下 章，新井信隆 編），秀潤社，2007
- 清水弘之 他：記憶機能温存を可能にした側頭葉てんかんの新手術．神経研究の進歩，49：799-808，2005
- 症例から学ぶ 神経疾患の画像と病理（柳下 章，林 雅晴 著），医学書院，2008
- Adachi, Y., et al.：White matter abnormalities in the anterior temporal lobe suggest the side of the seizure foci in temporal lobe epilepsy. Neuroradiology, 48：460-464, 2006

<木村有喜男，佐藤典子>

第11章 てんかんおよび痙攣に関連した脳症　脳神経外科　神経内科　小児科

290 側頭葉先端部病変
(white matter abnormalities in the anterior temporal lobe)

症例 47歳　男性（右側頭葉てんかん（右内側側頭葉硬化症））

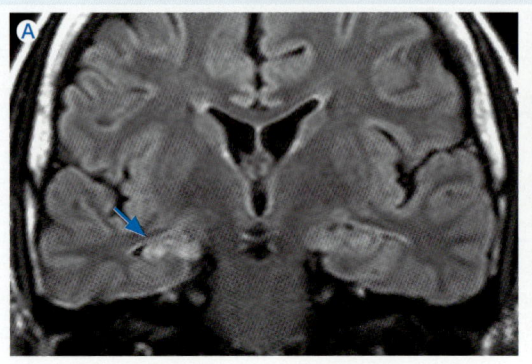

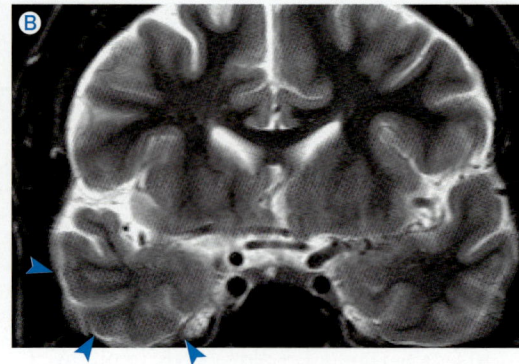

図1 FLAIR冠状断像（A），STIR冠状断像（B）
右海馬に萎縮と高信号域を認め，内側側頭葉硬化症と診断できる（→）．右側頭葉先端部に皮質白質境界の不鮮明，白質信号上昇，白質容積減少を認める（▶）

解説
- 側頭葉てんかん患者のMRIにて（冠状断像が有用），側頭葉先端部に**皮質白質境界の不明瞭，白質の信号強度上昇，白質容積の減少**を認めることがあり，この変化を側頭葉先端部病変と呼ぶ
- 内側側頭葉硬化症に伴うことが多いが，血管奇形や腫瘍などに伴うこともある
- 病理：痙攣による髄鞘または髄鞘化の異常などの白質の未成熟が原因であるとする説が有力であるが，未だ結論は出ていない

画像所見

MRI
- 側頭葉先端部にSTIR像にて①皮質白質の不明瞭，②白質の信号強度上昇，③白質容積の減少を認める（図1B）
- STIRが最も有用だが，FLAIR像が役立つこともある

鑑別疾患
- **限局性皮質形成異常（focal cortical dysplasia：FCD）**：先端部病変では，皮質自体に異常を認めないのに対し，FCDでは皮質の肥厚や信号異常を認めることがある．側頭葉の腫瘍や内側側頭葉硬化症にFCDが共存することがあるため，画像からの鑑別は難しいことが多い
- **孤発性皮質結節**：皮質の肥厚，石灰化を認めることが多い．皮質下のT2強調像での高信号が強いのが鑑別の鍵

診断に役立つupdateな情報

側頭葉先端部病変と焦点側
- 安達，柳下らの報告では皮質白質境界の不鮮明と白質信号強度の上昇を3スライス以上に認めた症例を陽性とし，連続した手術症例112例のうち，54例（48.2%）に白質病変を認め，全例においててんかんの焦点側と白質病変側は一致した．この画像所見の原因については髄鞘化の未成熟や異常が最も有力であるが未だ定説はない．ただいえることは，この白質病変は焦点側を示しているということである

<参考文献>
- Adachi, Y., et al.：White matter abnormalities in the anterior temporal lobe suggest the side of the seizure foci in temporal lobe epilepsy. Neuroradiology, 48：460-464, 2006
- 難治性てんかんの画像と病理（柳下章，新井信隆 編），秀潤社，2007
- Mitchell, L. A., et al.：Anterior temporal abnormality in temporal epilepsy：A quantitative MRI and histopathologic study. Neurology, 52：327-336, 1999
- Mitchell, L. A., et al.：Anterior temporal changes on MR imaging of children with hipocampal sclerosis：an effect of seizures on the immature brain？ AJNR, 24：1670-1677, 2003

<木村有喜男，佐藤典子>

第11章 てんかんおよび痙攣に関連した脳症　脳神経外科　神経内科　小児科

291 孤発性皮質結節
(solitary cortical tuber)

症例 4歳 男児（前頭葉てんかん）

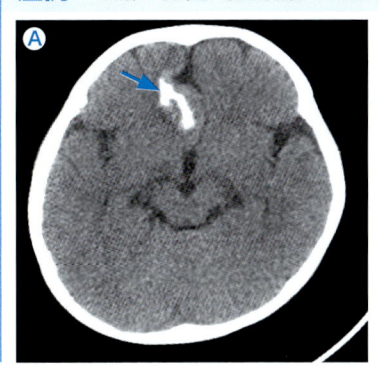

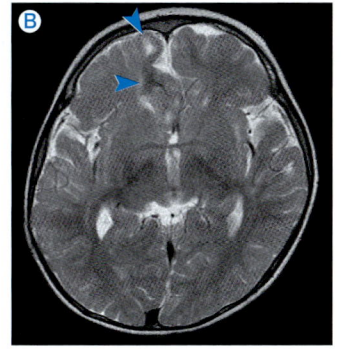

図1 単純CT（A），T2強調像（B）
右前頭葉の皮質下に粗大な石灰化を認める（→）．T2強調像にて皮質下白質に石灰化を反映した低信号域の他に，高信号域を認める（▶）

解説

- 臨床および画像所見にて結節性硬化症を示唆する他の所見がなく，単発性の皮質結節のみを有する病態．結節性硬化症不全型（forme fruste）とも呼ばれる
- 基本的には結節性硬化症に伴う皮質結節と同様
- 難治性てんかんの原因となり，手術切除対象となる
- **病理**：軟膜下のグリオーシスが顕著で，細胞構築の異常が強い．異常な神経細胞数は限局性皮質形成異常（focal cortical dysplasia：FCD）と比べると少ない．石灰化を認めることがある．米国では，本症とFCDを同一とする傾向があるが，遺伝子検査にて異なった疾患と考えられている

画像所見

MRI
- 腫脹した脳回，表面の陥凹
- 前頭葉にみられることが多い
- 皮質下に強い信号異常を認め，**T2強調像で高信号，T1強調像で低信号を示す**．石灰化が強い場合には低信号を示す
- 周囲脳回の皮質白質境界の不明瞭化
- 病変から側脳室に向かう線状構造（**radially oriented white matter band**）が特徴的
- 増強効果を稀に伴うことがあり，腫瘍との鑑別点にならない

CT
- 脳回の腫脹を伴った皮質/皮質下の低吸収化
- 石灰化は約半数にみられる

鑑別診断

- **FCD**：脳回の肥厚は伴わない．石灰化は伴わない．しかし，鑑別が難しいことが多い
- **腫瘍性病変**：てんかんに関連の深く頻度の高い腫瘍として神経節膠腫（ganglioglioma）では，囊胞や石灰化を伴うことが多く，増強効果を伴うことがある．胚芽異形成性神経上皮腫瘍（dysembryoplastic neuroepithelial tumor：DNT）では，皮質を底辺とした三角形の形態や，内部に隔壁を伴う囊胞様構造を認めることが多い．皮質下直下のT2高信号は皮質結節に特徴的な所見で，他の疾患との鑑別の一助となる

診断に役立つupdateな情報

囊胞様皮質結節（cyst-like tubers）
- 結節性硬化症で多発する皮質結節はFLAIR像で高信号を呈するのが一般的であるが，一部の病変内にFLAIR像にて低信号を伴うことがある．これは囊胞様皮質結節（cyst-like tubers）と呼ばれ，結節性硬化症の原因遺伝子であるTSC1およびTSC2のうちTSC2陽性例に多くみられ，かつ，痙攣発作などの症状も強い例が多かったという報告がある．結節性硬化症での記載ではあるが，孤発性皮質結節にもあてはまるものと思われる．提示症例は，囊胞様変化は認めず，いずれの遺伝子も陰性であった

＜参考文献＞
- DiPaolo, D., et al.：Solitary cortical tubers. AJNR, 16：1360-1364, 1995
- Yagishita, A., et al.：Cortical tubers without other stigmata of tuberous sclerosis：imaging and pathological findings. Neuroradiology, 41：428-432, 1999
- 難治性てんかんの画像と病理（柳下 章，新井信隆 編），秀潤社，2007
- 症例から学ぶ 神経疾患の画像と病理（柳下 章，林 雅晴 著），医学書院，2008
- Chu-Shore, C. J., et al.：Cyst-like tubers are associated with TSC2 and epilepsy in tuberous sclerosis complex. Neurology, 72：1165-1169, 2009

＜木村有喜男，佐藤典子＞

第11章 てんかんおよび痙攣に関連した脳症　脳神経外科　神経内科　小児科

292 限局性皮質形成異常
(focal cortical dysplasia：FCD)

症例① 3歳　女児　前頭葉てんかん（FCD type ⅡA）

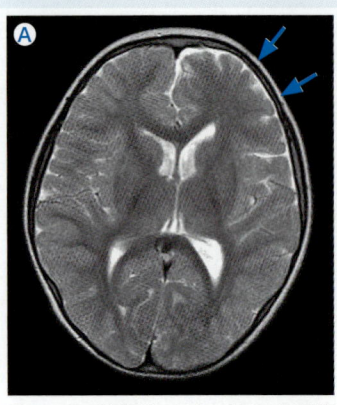

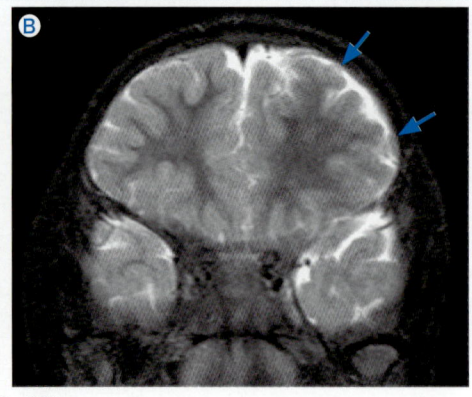

図1　T2強調像（A），STIR冠状断像（B）
左前頭葉の萎縮と皮質白質境界の不鮮明を認める（→）．type Ⅰに多くみられるパターンではあるが，病理結果はtype ⅡAであった

症例② 8歳　男児　てんかん（FCD type ⅡB）

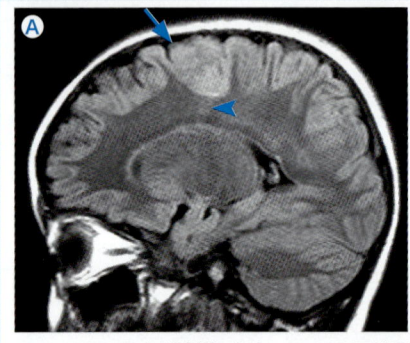

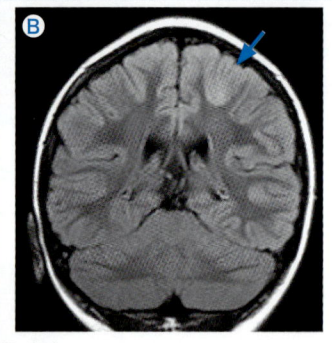

図2　FLAIR矢状断像（A），FLAIR冠状断像（B）
左前頭葉に限局した皮質の肥厚との高信号があり（→），皮質下から脳室に向かう高信号（transmantle sign）が矢状断像にて確認できる（▶）

症例③ 3カ月　男児　てんかん（FCD type ⅡA）

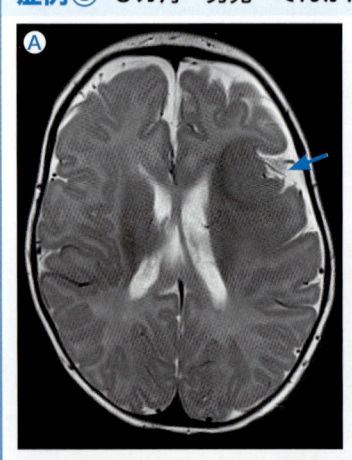

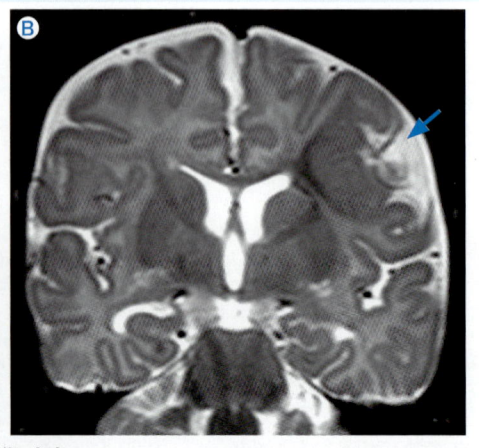

図3　FLAIR像（A），FLAIR冠状断像（B）
左前頭葉に異常な脳回と皮質から皮質下にかけて低信号を認める（→）．左前頭葉は萎縮している

診断に役立つupdateな情報

側頭葉てんかんの原因疾患
- Tassiらの報告では，243例の側頭葉てんかんの手術例のうち，皮質形成異常は110例（45％）でそのうちFCDは72例（30％）であった．残りは内側側頭葉硬化症が117例（48％）でそのうち孤発性の内側側頭葉硬化症が34例（14％）（つまり83例がdual pathology），腫瘍性病変が79例（33％），病変なしが13例（5％），その他が7例（3％）であった

解説

- 難治性てんかんをきたし，てんかん外科の対象となることが多い疾患
- Taylorらが1971年，focal dysplasia of the cerebral cortex in epilepsyとして報告したものが原型
- 単に局所的な皮質形成異常を意味するのではなく，独立した疾患概念
- 病理：皮質の正常な層構造は消失し，大きく奇怪な神経細胞やグリア細胞由来と考えられる異型細胞が皮質以外に近接する白質にもみられる．時に脳回が広く，皮質白質境界が不鮮明になるが，大きな脳回の異常はない
- 分類：2004年にPalminiらは，FCDをⅠとⅡの2つのtypeに分け，さらにそれぞれA，Bのsubtypeに分類した．type ⅠAは皮質の層構造の異常のみ，type ⅠBは皮質の層構造の異常に加え，giant neuronまたはimmature neuronsを伴うもので，これらは画像診断での評価は困難である．type Ⅱはいわゆるtaylor typeと呼ばれるもので，type ⅡAは皮質の層構造の異常の他にdysmorphic neuron（大型異型神経細胞）を伴うもの，type ⅡBはdysmorphic neuronに加え，さらにballoon cellを伴うものに分類した．しかし，この分類ではTaylorのFCD以外に片側巨脳症，結節性硬化症，微小形成不全（microdysgenesis）を含む他の形成異常をも含んでしまう可能性があり，妥当ではないとする意見もある
- 治療効果：type Ⅰはtype Ⅱに比べ，外科切除による発作消失の効果が得にくい

画像所見

MRI
- Palmini分類type Ⅰは前頭葉や側頭葉に多くみられるが，MRIで特定できない例も多い．**皮質白質境界の不鮮明や脳葉の萎縮**のみが所見であることがある（図1）
- type Ⅱは前頭葉に多くみられ，皮質の肥厚，皮質および皮質下白質のT2強調像やFLAIR像での高信号がみられることが多い．**皮質下から脳室に向かって細くなる高信号帯（transmantle signと呼ばれる）は，特にtype ⅡBで多い**（図2）
- 髄鞘化完成前（生後18カ月以前）では，T2強調像にて病変が低信号にみえることがある（図3）．髄鞘化の過程で病変が不明瞭になることがあるので，くり返しの撮影が必要

CT
- 石灰化を認めない（石灰化を有する報告はあるが非常に稀）
- 広範囲に及ぶものでは皮質白質境界の不鮮明が確認できる場合もあるが，基本的にはCTでの識別は困難で診断能は低い

鑑別診断

- **cortical tuber**：石灰化を伴うことが多い．gliosisが強く，T2強調像での高信号が目立つ．皮質から側脳室に向かう線状構造（radially oriented white matter band）を認めることがあるが，FCDにおけるtransmantle signも同様の所見であり，鑑別は困難
- **ganglioglioma**：腫瘍としては比較的弱いが，mass effectを伴う．皮質にT2強調像にて高信号を伴う．嚢胞や石灰化を伴う．増強効果を認めることがある
- **多小脳回（polymicrogyria）**：多数の小さな脳回形成，皮質白質境界の不整や凹凸を認める
- **限局性の巨脳症（localized megalencephaly）**：比較的広範囲におよびFCDでは鑑別が難しいことがある．原則として病変の腫大の有無が鑑別の鍵で，FCDは腫大を伴わない．巨脳症では脳室の拡大などその他の構造の異常を伴うことが多い．Satoらの報告では患側の嗅索の腫大，血管の拡張，小脳の構築の異常などがあれば，鑑別が可能であると述べている

<参考文献>
- Palmini, A., et al.: Terminology and classification of the cortical dysplasias. Neurology, 62: S2-S8, 2004
- 難治性てんかんの画像と病理（柳下 章，新井信隆 編），秀潤社，2007
- Krsek, P., et al.: Different features of histopathological subtypes of pediatric focal cortical dysplasia. Ann Neurol, 63: 758-769, 2008
- Nakahashi, M., et al.: Clinical and imaging characteristics of localized megalencephaly: a retrospective comparison of diffuse hemimegalencephaly and multilobar cortical dysplasia. Neuroradiology, 51: 821-830, 2009
- Tassi, L., et al.: Temporal lobe epilepsy: neuropathologycal and clinical correlations in 243 surgically treated patients. Epileptic Disord, 11: 281-292, 2009
- Sato, N., et al.: Hemimegalencephaly: a study of abnormalities occurring outside the involved hemisphere. AJNR, 28: 678-682, 2007

<木村有喜男，佐藤典子>

第11章 てんかんおよび痙攣に関連した脳症 　脳神経外科　神経内科　小児科

293 片側巨脳症
(hemimegalencephaly)

症例① 5カ月 男児（左片側巨脳症）

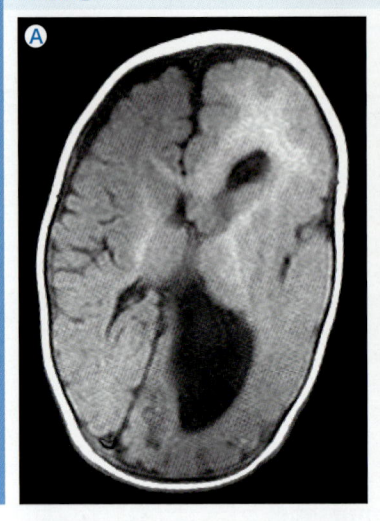

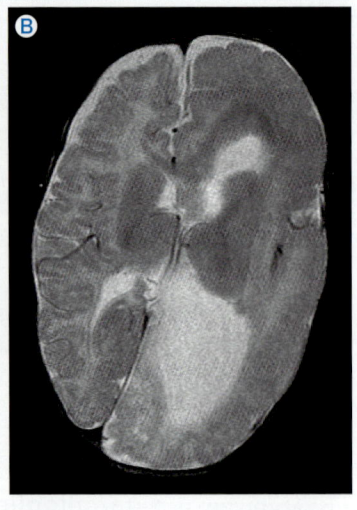

図1　T1強調像（A），T2強調像（B）
左大脳半球の腫大があり，異常な肥厚した脳回とびまん性のT2強調像での低信号，さらに側脳室の拡大を認める

症例② 3カ月 男児（右片側巨脳症）

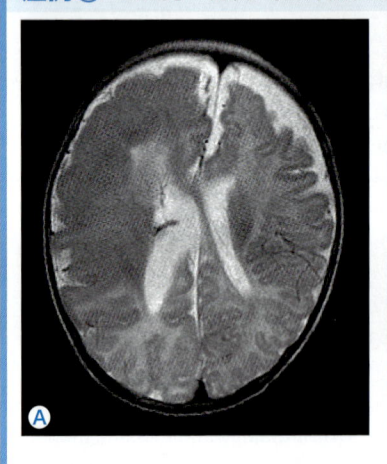

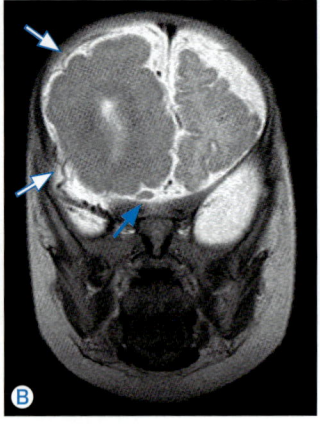

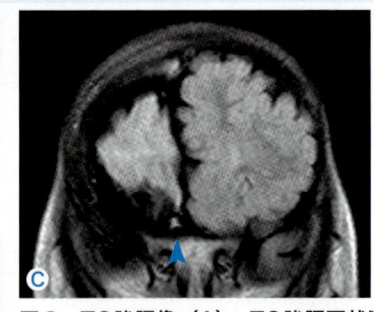

図2　T2強調像（A），T2強調冠状断像（B），FLAIR冠状断像（術後2年：C）
右前頭葉から側頭葉優位の腫大を認める．患側の嗅索の腫大（→）や脳表の血管の拡張を認める（⇨）．半球離断術後，患側大脳半球は萎縮しているが，嗅索の腫大は変化を認めない（▶）

症例③ 8歳 男児（左片側巨脳症）

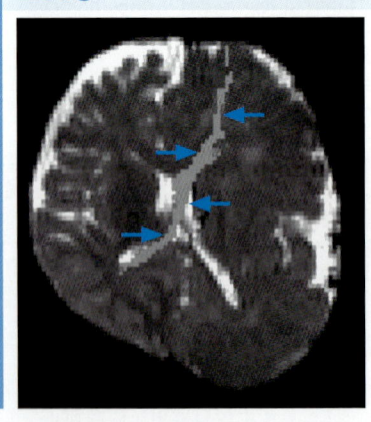

図3　拡散テンソルトラクトグラフィー
側脳室間の白質に異常な線維束（midsagittal bandlike structures）が確認できる（カラーアトラス参照）

診断に役立つupdateな情報

片側巨脳症での拡散テンソルトラクトグラフィー
- Satoらは，拡散テンソルトラクトグラフィー（diffusion tensor tractography）を用いると，正常ではみられない両側側脳室の間を走る異常な白質線維束（midsagittal bandlike structures）が描出されると報告している（図3参照）

解説

- 一側大脳半球の，全体または一部分の腫大と皮質形成異常を伴う疾患
- 出生後早期に発見され，難治性てんかんを示し，機能的半球離断術などの外科手術の対象となる
- **合併**：神経皮膚症候群を合併することがある．線状母斑症候群や脂腺母斑症候群などの表皮母斑症候群，伊藤白斑，Klippel-Trenaunay-Weber症候群，Proteus症候群，結節性硬化症，神経線維腫症1型など
- 家族性の報告はない
- 大脳半球全体ではなく，一部のみの腫大でlocalized megalencephalyと呼ばれる病態がある．この場合，限局性皮質形成異常（focal cortical dysplasia：FCD）と鑑別が難しいことがある
- **病理**：厚脳回，多小脳回，異所性灰白質，皮質層構造の異常，大型の神経細胞，さらにFCDなどでみられるballoon cellを認めることがある

画像所見

MRI

- 片側大脳半球の腫大，皮質の肥厚，脳回の異常
- 脳回はほぼ正常なものから無脳回や多小脳回に近い状態などさまざま
- 大脳白質も腫大することが多い
- 患側の側脳室は拡大することが多い
- 白質がT2強調像にて高信号を呈することが多いが，グリオーシスや石灰化，異所性灰白質などの病変と考えられる
- Satoらの報告では30例の片側巨脳症において，**患側の嗅索の腫大**が8例，患側視神経の腫大が1例，患側脳幹の腫大が2例，患側小脳の腫大が14例，患側小脳のfolia（小葉）の異常が6例，患側脳表の血管系の拡大が11例に認められ，診断に有用（図2B）
- 髄鞘化完成前（生後18カ月以前）では，T2強調像にて病変が正常の白質よりも低信号にみえることがあり，髄鞘化の過形成をみていると考えられている
- **時間経過とともに患側半球の萎縮が進行し，健側より小さくなることがある**．患側嗅索の腫大や血管の拡張，小脳の腫大や構築の異常など上記の大脳半球以外の構造物の腫大や異常は残存することがあるため，患側の特定にも有用（図2C）

鑑別疾患

- **FCD**：比較的広範囲におよぶFCDの場合，限局性巨脳症（localized megalencephaly）と鑑別が困難になりうる．上記随伴所見があれば，鑑別が可能である
- **片側大脳萎縮**：Rasmussen脳炎などの片側の大脳萎縮を示す疾患．進行により萎縮をきたした片側巨脳症では鑑別が困難になりうる

＜参考文献＞
- Nakahashi, M., et al.：Clinical and imaging characteristics of localized megalencephaly：a retrospective comparison of diffuse hemimegalencephaly and multilobar cortical dysplasia. Neuroradiology, 51：821-830, 2009
- Broumandi, D. D., et al.：Best cases from the AFIP：Hemimegalencephaly, Ragiographics, 24：843-848, 2004
- Sato, N., et al.：Aberrant midsagittal fiber tracts in patients with hemimegalencephaly. AJNR, 29：823-827, 2008
- Takahashi, T., et al.：Asymmetrical intermispheric fiber tracts in patient with hemimegalencephaly on diffusion tensor magnetic resonace imaging. J Neuroradiol, 36：249-254, 2009
- Sato, N., et al.：Hemimegalencephaly：a study of abnormalities occurring outside the involved hemisphere. AJNR, 28：678-682, 2007

＜木村有喜男，佐藤典子＞

第11章 てんかんおよび痙攣に関連した脳症　脳神経外科　神経内科　小児科

294 Parry-Romberg症候群
(Parry-Romberg syndrome：PRS)

症例　29歳　男性
乳児期早期から発達遅滞を指摘．15歳頃から左右差のない痙攣が出現し，難治に経過した．小学生頃から右顔面の萎縮が出現し，成人になる頃までに萎縮は固定した

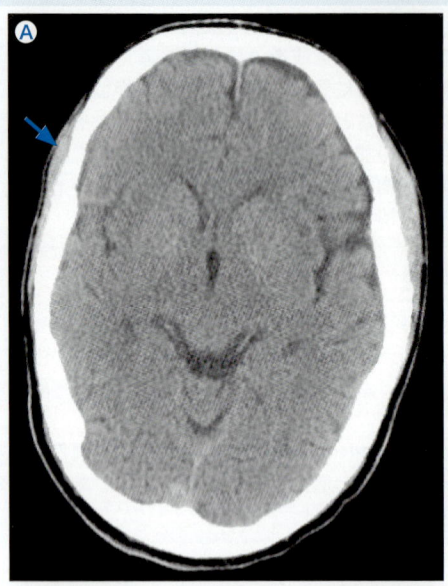

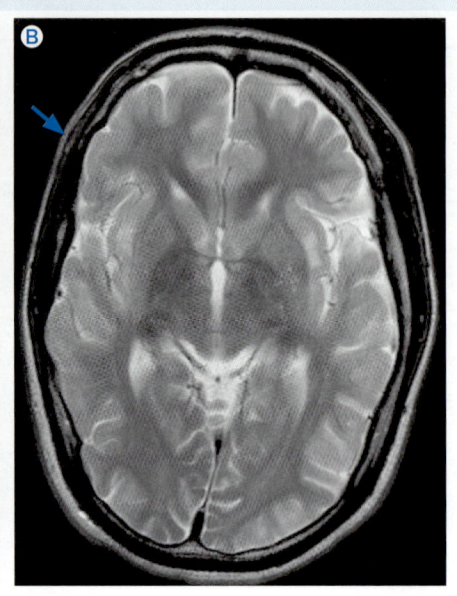

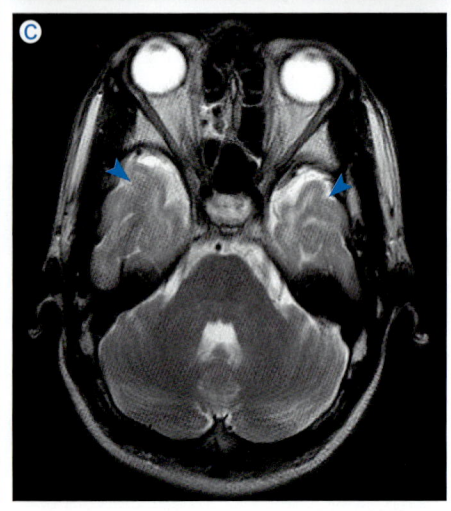

図1　単純CT（A），T1強調像（B），T2強調像（C）
右側の大脳半球，側頭筋，頭蓋骨の萎縮を認める（→）．皮質に石灰化は認めなかった．両側側頭葉皮質下白質に高信号を認めた（▶）

診断に役立つupdateな情報

Parry-Romberg症候群における拡散テンソル画像
- 両側性のPRSは2〜7.4％に認められるという報告がある．Moonら（2008年）は症状が両側性に出現したPRSの患者では，MRIで障害の左右差を検出するのは困難であり，3D fiber tractographyの方が，錐体路や感覚路の障害を描出するのに優れていると報告した

解説

- 顔面半側の皮膚や軟部組織，骨が緩徐に萎縮変性，色素沈着するのが特徴的な稀な疾患．**10歳代（多くは30歳までに発症）から顔面の萎縮で発症し，進行は3〜10年で停止**
- 好発は女性，左側
- 約15％に神経症状（痙攣，頭痛，片麻痺，知覚障害，三叉神経痛など）が出現．眼球運動障害，瞳孔異常などの眼科的合併症は約16％
- **発症機序**：現在まで不明．微小血管障害説や，後天的な髄膜脳炎説，神経皮膚症候群に含まれるとする説，自己免疫（抗DNA抗体が検出されることもある）説など仮説はさまざま．近年は慢性炎症説が有力とされ，Rasmussen脳炎との関係も推察

画像所見

CT
- 顔面萎縮と同側に発生する大脳萎縮とそれに伴う脳室の拡大，皮質の石灰化．脳病変は稀に顔面萎縮の対側あるいは両側に出現（**図1A**）

MRI
- これまでにT2強調像で大脳深部や皮質下白質のびまん性高信号，皮質の異常（皮質の肥厚，皮質・白質境界の不鮮明，脳回の異常など）が報告されているが，脳実質には異常を伴わないこともある（**図1C**）
- 軟膜の増強効果や内側側頭葉硬化症，稀に深部灰白質や脳梁に小嚢胞が散在したという報告もある

鑑別診断

- **線状強皮症（linear scleroderma）**：限局性の皮膚硬化病変が，片側または両側性に線状ないし帯状に生じるもの．前頭に出現したものは剣創状強皮症（scleroderma en coup de sabre）と呼ばれ，頭皮に脱毛を生じる．顔面片側萎縮症や，臨床的には痙攣などの神経症状，脳実質の病変を伴う例の報告もあり，疾患概念のオーバーラップもあるため鑑別は困難
- **Rasmussen脳炎**：進行性に片側半球の萎縮をきたす疾患であるが，それだけでは顔面の萎縮は伴わない．上記のscleroderma en coup de sabreにRasmussen脳炎を合併した場合には鑑別は非常に困難
- **Dyke-Davidoff-Masson症候群**：片側大脳半球の萎縮，頭蓋骨肥厚，片麻痺，痙攣をきたす疾患の総称．Parry-Romberg症候群と異なり，萎縮と同側の頭蓋骨が肥厚し，副鼻腔・乳突蜂巣の拡大がみられる
- **Sturge-Weber症候群**：片側顔面の血管腫，同側脳軟膜の血管腫，痙攣などが主症状の神経皮膚症候群．経過とともに患側の脳萎縮，脳皮質石灰化が認められるなど，類似点が多いが，病気の主体である脳軟膜の血管腫が造影されるので，診断は容易

＜参考文献＞
- PEDIATRIC NEUROIMAGING（Barkovich, A.），Lippincott Williams & Wilkins, 2005
- 小児神経の画像診断—脳脊髄から頭頸部・骨軟部まで（大場 洋 編），秀潤社，2010
- Cory, R., et al.：Clinical and radiologic findings in progressive facial hemiatrophy (Parry-Romberg syndrome). AJNR, 18：751-757, 1997
- Moon, W. J., et al.：Diffusion tensor imaging and fiber tractography in Parry-Romberg syndrome. AJNR, 29：714-715, 2008

＜石田 悠，佐藤典子＞

第11章 てんかんおよび痙攣に関連した脳症

295 痙攣後脳症

症例① 1歳3カ月 女児

発熱，感冒症状出現し，同日夜間に全身性の強直-間代性痙攣が約1時間持続．その後も意識障害は遷延し，人工呼吸器管理下にバルビツレート持続投与を要した．髄液からPCR法でエンテロウイルスが検出され，エンテロウイルス脳炎/脳症と診断された．意識回復後は頸定，坐位不可となり，発語も消失した

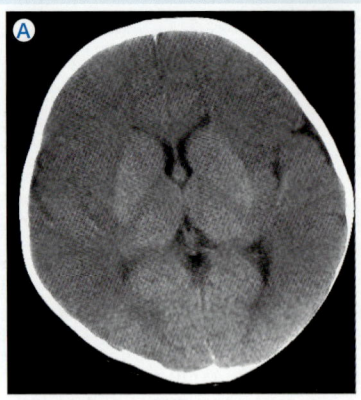

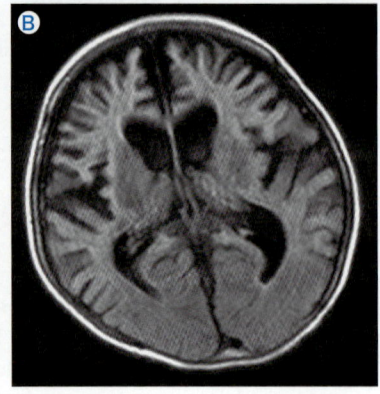

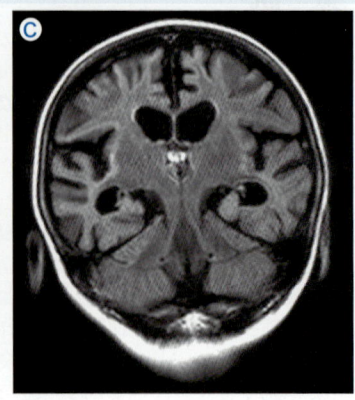

図1 単純CT（第5病日：A），FLAIR像（5カ月後：B），FLAIR冠状断像（5カ月後：C）
A：びまん性の前頭葉から側頭葉優位の腫脹と低吸収域を認める
B：両側前頭葉の萎縮を認め，脳実質はやや高信号を呈している
C：両側海馬の萎縮を認める
（東京医科大学病院小児科 山中 岳先生，河島尚志先生，宮島 祐先生のご厚意による）

症例② 6歳 男児

白血病にて化学療法7日後，痙攣．血圧は140/100mg/mmHg（三重大学症例）

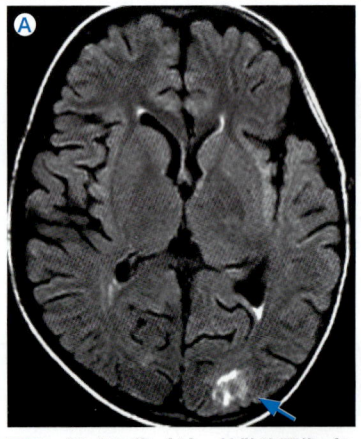

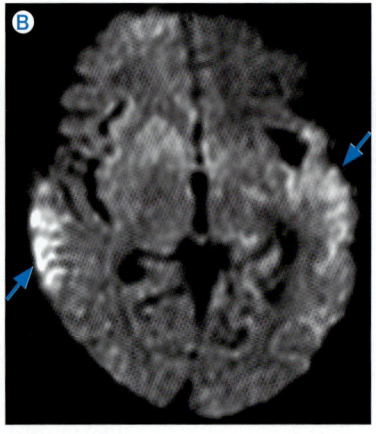

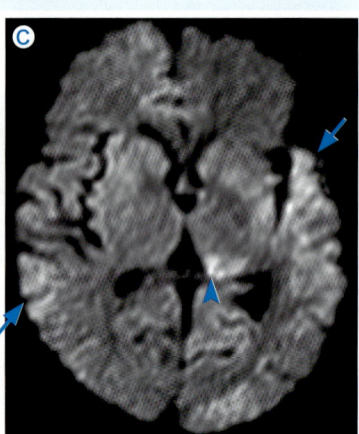

図2 FLAIR像（A），拡散強調像（B，C）
A：左後頭葉皮質，皮質下（→），両側頭頂葉（非呈示）に高信号を認める．PRESを反映した所見と考えられた
B，C：拡散強調像では両側側頭葉皮質に広範な高信号病変を認める（→）．左視床枕にも異常高信号を認めている（▶）．これらの病変ではADC値の低下を認めた．一方，左後頭葉の病変はADC値が上昇していた．PRESに伴う痙攣後脳症と考えられた

診断に役立つupdateな情報

痙攣重積急性脳症 ●1
- 痙攣後脳症の中には本文中でも述べているように痙攣重積に伴う興奮毒性により、選択的神経細胞死が生じたものもあると考えられている。この病態は痙攣重積型急性脳症と同じであり、痙攣後脳症といわれてきたものの中には、痙攣重積型急性脳症の症例があるものと推定される

解説

- 痙攣重積は、古典的な定義では小児で30分以上、成人で60分以上の痙攣持続状態を指すが、現在は3（〜5）分間以上痙攣が持続すれば積極的な治療の対象
- 痙攣後脳症は、てんかん発作のみならずPRES（posterior reversible encephalopathy syndrome）に伴う痙攣、テオフィリンの副作用での痙攣など、痙攣全般による脳実質の障害。日本でのみ使用されている用語
- 痙攣重積状態では脳組織での酸素や糖の需要増加に対し、相対的に酸素や糖が不足。また中には痙攣重積に伴う興奮毒性により、選択的神経細胞死が生じたものもあるとの考えもある（●1）。これらにより起きる脳実質の損傷を病理学的にepileptic brain damageという
- **好発部位は部分/全般発作にかかわらず、最も多いのは海馬、次に小脳、扁桃体、視床など**。部分発作の重積状態では**発作焦点の大脳皮質**にも好発
- 障害は永続的に残存する場合と、臨床症状的にも画像的にも後遺症なく改善する場合が報告されている

画像所見

MRI
- 急性期には皮質から皮質下にかけて、**血管支配に一致しない領域にT2強調像/FLAIR像で高信号**（図2）。ADC値は低下することもあるが多くは正常範囲。同側の海馬、扁桃体、視床枕と、反対側の小脳を侵すことが多い。早期に高信号領域が消失
- 急性期には病変部位の動脈の拡張がMRAで確認できることがあり、有用

SPECT
- 急性期には病変部位の動脈の拡張を反映してhyperperfusionとなりうる

鑑別診断

- **痙攣重積型急性脳症（AEFCSE）（●1）**
- **脳梗塞急性期**：拡散強調像では発症早期（約30分前後）から拡散強調像で高信号、ADC値の低下を呈しうるが、症例により出現時間はさまざま。血管支配に一致した領域に異常信号が出現する点で鑑別
- **MELAS（mitochondrial myopathy, encephalopathy, lactic acidosis, and stroke-like episodes）**：ミトコンドリアの代謝障害によるミトコンドリア病の一種で、全身痙攣とくり返す脳卒中様発作を特徴とする。MRIでは血管支配に一致しない脳梗塞様病変が出現する点で類似する。乳酸アシドーシス、筋生検でragged-red fiber、MRSで障害部位の乳酸の上昇とNAAの低下を認める点が鑑別となる。痙攣後脳症でも、梗塞を伴っている箇所ではMRSで乳酸の上昇を認めることがある

<参考文献>
- Greenfield Neuropathology (Graham, D. & Lantos, P.), Arnold, London, 2002
- 難治性てんかんの画像と病理（柳下 章, 新井信隆 編）, 秀潤社, 2007
- Milligan, T. A., et al.：Selective neuronal necrosis associated with status epilepticus：MR Findings. AJNR, 21：1837-1840, 2000
- 小児神経の画像診断―脳脊髄から頭頸部・骨軟部まで（大場 洋 編）, 秀潤社, 2010

<石田 悠, 佐藤典子>

第11章 てんかんおよび痙攣に関連した脳症

脳神経外科　神経内科　**小児科**

296　HHE症候群
(hemiconvulsion-hemiplegia-epilepsy syndrome：HHES)

症例　1歳　女児
生後12カ月ごろから前頭葉てんかんで加療中であった．生後17カ月時に発熱に伴い右半身の強直性痙攣が重積．右半身の片麻痺が残存した

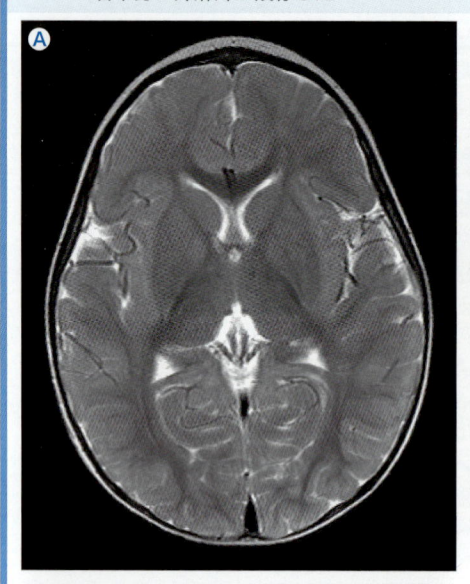

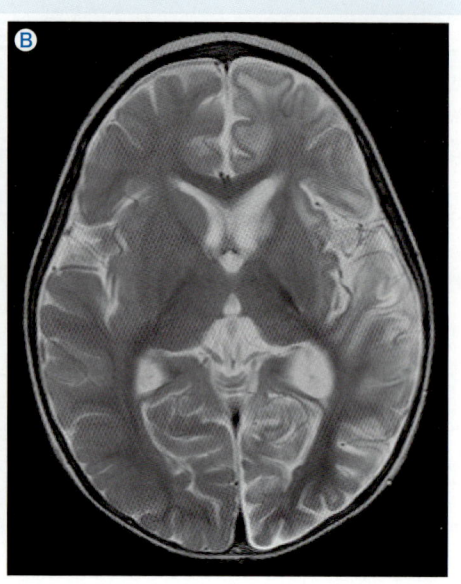

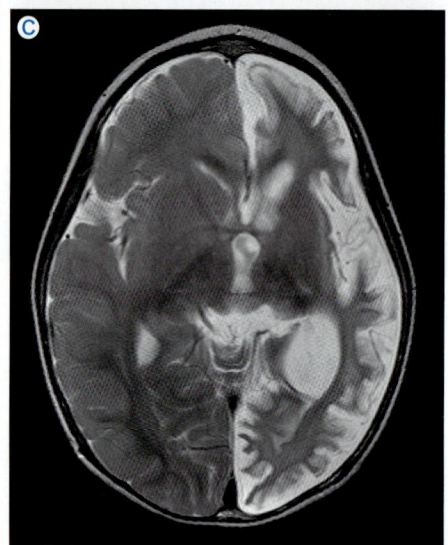

図1　T2強調像（生後14カ月：A），T2強調像（生後17カ月：B），T2強調像（生後21カ月：C）
A：痙攣重積前．明らかな異常を認めず，髄鞘化も年齢相応であった
B：発作後．左大脳半球にびまん性の萎縮と皮質の高信号を認めた
C：発作4カ月後．左大脳半球の萎縮はさらに進行し，皮質高信号も残存していた．右小脳半球の萎縮を認めた．これ以降の経過では画像上は大きな変化はなかった

診断に役立つupdateな情報

痙攣重積型急性脳症との相互関係（図2）
- 近年ではHHE症候群は，痙攣重積型急性脳症（AEFCSE）のうち，解剖学的に片側半球に障害を受けたものと考えられている．AEFCSEでは発症から2週間ごろに障害を受けた脳実質の萎縮が生じるとされており，HHE症候群で報告されているものとほぼ一致する
- ただし，かつて報告されたHHE症候群が，AEFCSEの診断基準にすべて当てはまるか否かは，現在となっては証明が困難である

痙攣重積型急性脳症（AEFCSE）
痙攣重積で発症し遅発性の拡散低下を呈する急性脳症（AESD）
二相性臨床経過を呈する急性脳症
前頭葉を主として障害する乳幼児急性脳症※1
HH症候群，HHE症候群（Gastaut）

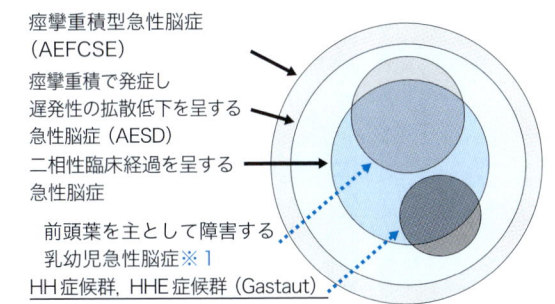

図2 痙攣重積型急性脳症と類似疾患の相互関係
※1 山内秀雄：前頭葉を主として障害する乳幼児急性脳症．脳と発達，40：135-140，2008
（水口 雅：脳と発達，40：117-121，2008より改変）

解説

- 主に4歳以下の乳幼児に発症する．①片側半身の長時間持続する痙攣，②その直後からの痙攣と同じ側の弛緩性麻痺，③初回痙攣の数カ月から数年後に発症する焦点依存性てんかん（多くは側頭葉由来）をきたす臨床概念
- 初回の痙攣の持続時間が5時間以上で片麻痺をきたす可能性が高くなるといわれており，痙攣に対して迅速な治療が行われる先進国では年々減少中
- 発症機序：エネルギー代謝の不全，低酸素，低血糖，興奮性アミノ酸やサイトカインの関与も指摘されているが，片側が選択的に障害を受ける理由などは依然として不明
- 近年は，痙攣重積型急性脳症のサブカテゴリーと考えられている

画像所見

1970年代以降，発症頻度が減少しているため，CTやMRIの所見に関するまとまった報告は少ない

CT
- 急性期には片側の浮腫がみられ，進行性に（多くは1週間以内に）片側の萎縮へ移行

MRI
- 急性期には片側の皮質下白質にT2強調像，拡散強調像で高信号，ADC値の低下を呈し，この異常信号は約1カ月間継続．数カ月後のMRIでは信号異常は消失し，患側の大脳は萎縮（図1 C）

鑑別診断

- **痙攣重積型急性脳症（AEFCSE）**：次項参照
- **Rasmussen脳炎**：先行感染後の局所性脳炎による難治性てんかんで，病態は自己免疫抗体による神経細胞障害．臨床症状，画像所見ともに数年かけて進行性に増悪する点で，HHE症候群とは異なる
- **Dyke-Davidoff-Masson症候群**：片側大脳半球の萎縮と頭蓋骨肥厚，片麻痺，痙攣を呈する疾患の総称．HHE症候群がこの症候群に含まれるとする考えもある
- **Sturge-Weber症候群**：片側顔面の血管腫，同側脳軟膜の血管腫，痙攣などが主症状の神経皮膚症候群．脳萎縮，脳皮質石灰化が認められる
- **片側巨脳症**：半球性の異常だが，皮質異形成と肥厚脳回や小脳回を呈して患側が腫大する点で異なる．片側巨脳症でコントロール不良の場合には患側が進行性に萎縮しうるとの報告もあり，鑑別は困難となりうる

<参考文献>
- てんかん症候群 乳幼児・小児・青年期のてんかん学（Roger, J., et al.：井上有史 監訳），中山書店，2008
- Gastaut, H., et al.：H.H.E. syndrome；hemiconvulsions, hemiplegia, epilepsy. Epilepsia, 1：418-447, 1960
- 水口 雅：急性脳症の分類とけいれん重積型．脳と発達，40：117-121, 2008
- Nakahashi, M., et al.：Clinical and imaging characteristics of localized megalencephaly：a retrospective comparison of diffuse hemimegalencephaly and multilobar cortical dysplasia. Neuroradiology, 51：821-830, 2009

<石田 悠，佐藤典子>

第11章 てんかんおよび痙攣に関連した脳症　脳神経外科　神経内科　小児科

297 痙攣重積型急性脳症
(acute encephalopathy with febrile convulsive status epilepticus：AEFCSE)

症例　1歳　男児
喘息の診断でテオフィリン継続内服中に発熱，感冒症状出現．同日夜間に数分間の全身強直性痙攣出現．抗痙攣薬投与により痙攣は頓挫した．その後は意識回復し，食事摂取できていたが，第5病日に二次性全般化を伴う部分発作を反復し，意識障害が再度出現した

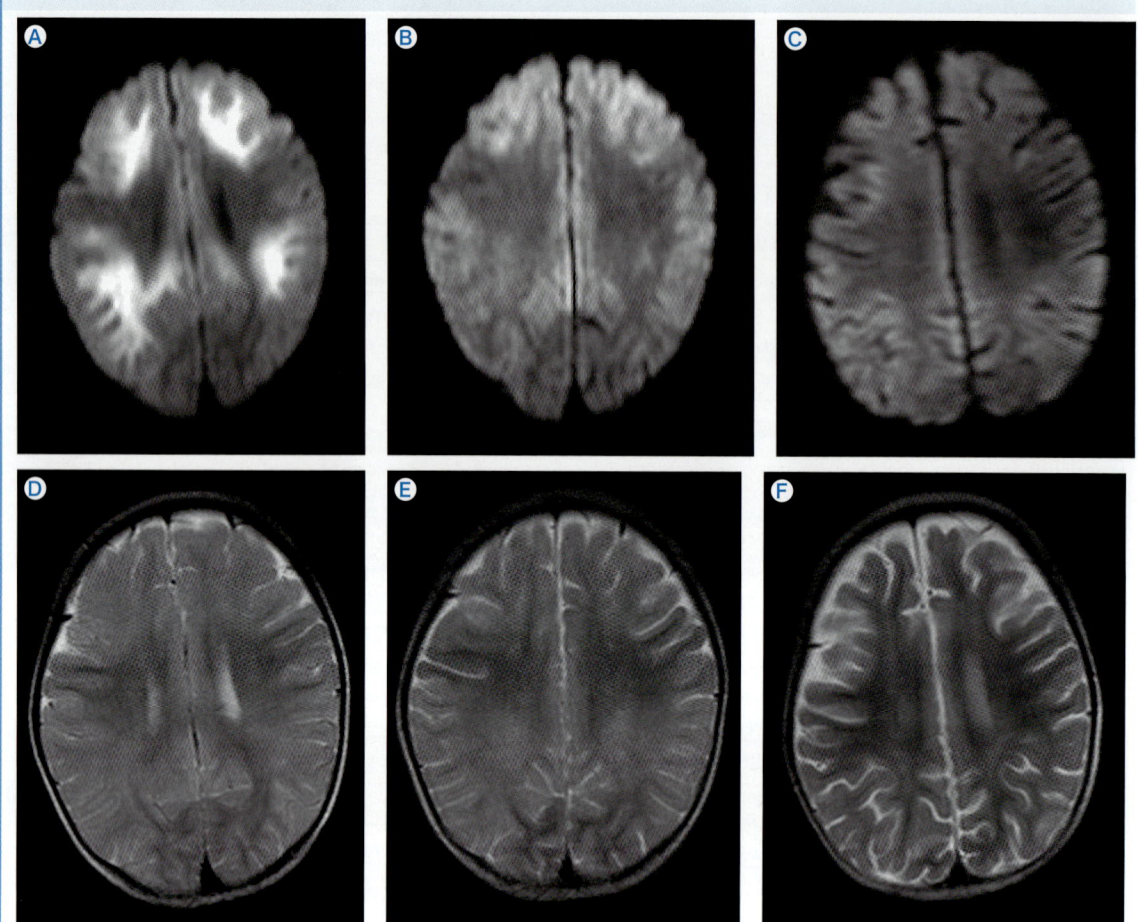

図1　拡散強調像（第5病日：A），拡散強調像（第11病日：B），拡散強調像（第20病日：C），T2強調像（第5病日：D），T2強調像（第11病日：E），T2強調像（第20病日：F）
A：中心回前後をspareするような前頭葉優位の皮質下白質の高信号
B：高信号が皮質に移行
C：皮質の高信号は頭頂部にわずかに残存
D：中心溝周囲を除いた大脳に，U-fiberに沿った高信号
E：高信号が皮質下白質に拡大
F：びまん性の萎縮
（東京医科大学病院小児科 山中 岳先生，河島尚志先生，宮島 祐先生のご厚意による）

解　説

＜急性脳症の分類（塩見 2000, 2004）＞
①急性壊死性脳症（acute necrotizing encephalopathy：ANE）
②HSE症候群（hemorrhagic shock and encephalopathy syndrome：HSES）
③急性脳腫脹型急性脳症（acute brain swelling：ABS）
④痙攣重積型急性脳症（acute encephalopathy with febrile convulsive status epilepticus：AEFCSE）

＜臨床経過＞
・痙攣重積型急性脳症の典型例は二相性の経過をたどるが，単相性のこともあり，発熱時痙攣重積症（febrile convulsive status）の後，一過性回復期

診断に役立つupdateな情報

インフルエンザ脳症ガイドライン（改訂版）

急性脳症に対する治療は，原因ウイルスにかかわらず，厚生労働省インフルエンザ脳症研究班から発行されたガイドライン（2009年改訂版）に基づいて行われるのが一般的である．ただし，特殊治療に関しては経験や環境を要するため，一律に推奨できるものではない

＜インフルエンザ脳症の治療指針＞
1. 支持療法：呼吸，循環，頭蓋内圧，体温の安定．痙攣のコントロール
2. 特異的療法
   A. 抗ウイルス薬（オセルタミビル，ザナミビル）
   B. メチルプレドニゾロン・パルス療法
   C. ガンマグロブリン大量療法
3. 特殊治療
   A. 脳低体温療法
   B. 血漿交換療法
   C. シクロスポリン療法
   D. アンチトロンビンⅢ大量療法
   E. エダラボン療法
   F. その他

（1〜数日間の意識清明，髄液検査の異常なし）を経て痙攣反復期に移行．意識状態の悪化，数分間の部分発作型痙攣を反復（数日間）．意識障害からの回復後に知能優位の後遺症を残して回復（14日以降）
- AEFCSEのうち，痙攣反復期に拡散強調像で皮質下白質に高信号を認めるものを『二相性痙攣と遅発性拡散能低下を呈する急性脳症acute encephalopathy with biphasic seizures and late reduced diffusion (AESD)』といいAEFCSEとほぼ同義．AESDの中でも臨床経過が典型的な二相性をたどるものは『二相性臨床経過を呈する急性脳症acute encephalopathy with a biphasic clinical course (AEBC)』という
- AEFCSEの中で，前頭葉が優位に障害されたものを『前頭葉を主として障害する乳幼児急性脳症acute infantile encephalopathy predominantly affecting the frontal lobes』と呼び，近年はHH(E)症候群hemiconvulsion-hemiplegia (-epilepsy) syndromeは片側半球が選択的に障害されたAEFCSEであると推定

＜病因＞
- インフルエンザウイルスやヒトヘルペスウイルス（HHV）6/7型が高頻度
- テオフィリン服用が発症のリスク
- 病態の解明に，血液・髄液中のサイトカインの解析や，分子遺伝学的にCPT II遺伝子多型，RANBP2変異，ADORA2a多型などの関与が研究中

画像所見

MRI
- 第1〜2病日に撮影されたMRIは正常
- 第3〜9病日に拡散強調像で皮質下白質高信号を認める．T2強調像，FLAIR像ではU-fiberに沿った高信号（図1 A, D）（bright tree appearance）を認める．脳葉単位の広がり（両側前頭葉，一側半球など）を持つ大脳皮質の遅発性・限局性の浮腫病変がみられる．病変部は前頭部優位に出現し，中心前・後回は障害されにくい．異常信号は約1カ月間残存
- 発症2週以降，脳萎縮が残存する（図1 C, F）

MRS
- 拡散強調像で皮質下白質の高信号域を認める時期にN-acetyl aspartate (NAA) 低下，glutamate (Glu) /glutamine (Gln) complex (Glx) の上昇が報告されている．皮質下白質の異常信号消失期にはGlxは正常化し，NAAのみ低値が持続する

鑑別診断

- **熱性痙攣（複雑型）**：初回痙攣時は画像所見では判別不可能．特徴的な臨床経過で鑑別
- **急性壊死性脳症**：急性期からCT，MRIで両側対称性の視床病変が出現
- **HSE症候群**：発症1〜4日後に大脳皮質全体の浮腫性変化，頭蓋内出血
- **ABS型脳症**：発症から48時間以内に著明な浮腫性変化
- **代謝異常**：先天代謝異常症（脂肪酸，有機酸，糖，尿素サイクル），古典的Reye症候群（ミトコンドリア異常）などとは臨床症状や肝機能障害，髄液所見，尿中有機酸分析，アシルカルニチン分析などから鑑別

＜参考文献＞
- 水口 雅：急性脳症の分類とけいれん重積型．脳と発達，40：117-121, 2008
- 塩見正司：インフルエンザ脳症―病型別にみたCT・MRI画像と脳波の変化―．臨床脳波，46：380-391, 2004
- Takanashi, J., et al.：Diffusion MRI abnormalities after prolonged febrile seizures with encephalopathy. Neurology, 66：1304-1309, 2006
- インフルエンザ脳症ガイドライン【改訂版】（厚生労働省インフルエンザ脳症研究班），2009
  (http//:www.mhlw.go.jp/kinkyu/kenkou/influenza/hourei/2009/09/dl/info0925-01.pdf)

＜石田 悠，佐藤典子＞

第12章 正常破格，その他　　脳神経外科　神経内科　小児科

298 血管周囲腔の拡大
〔dilated perivascular (Virchow-Robin) space〕

症例① 57歳 男性（脳ドック）
脳ドック受診者で，3T装置を用いてMRIとMRAを施行した．神経症状はない

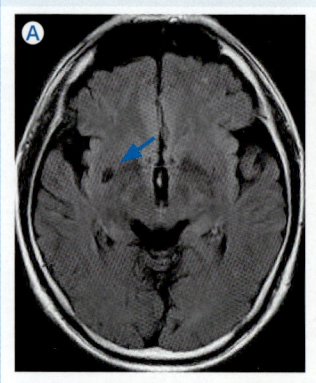

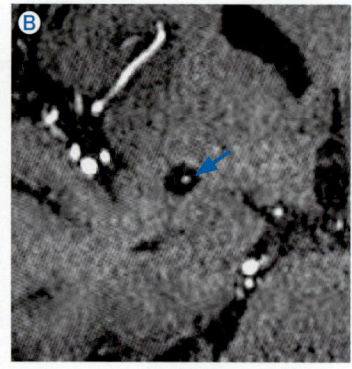

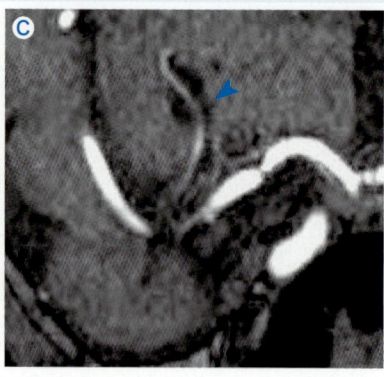

図1　FLAIR像（A），MRA元画像（B），MRA元画像のMPR画像（C）
右基底核下部に小囊胞があり，その周囲にグリオーシスを示す異常信号はない（→）．中心部を外側レンズ核線条体動脈が走行している（▶）．
（鈴木脳神経外科　鈴木千尋先生のご厚意による）

症例② 59歳 男性（肺癌）
脳転移検索のために造影MRIを施行した．神経症状はない

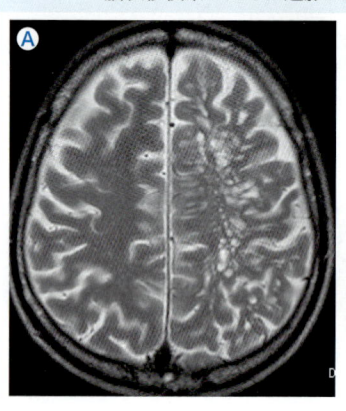

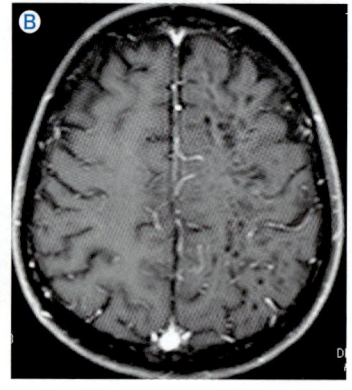

図2　T2強調像（A），造影T1強調像（B）
左大脳半球皮質下に増強されない小囊胞が多数みられる

解　説
- 拡大した血管周囲腔とは脳実質に進入する小動脈の周囲に液体を貯留する小囊胞が形成された状態
- **くも膜下腔から連続したものではない**
- **基底核下部の前交連の線維束周囲に，楕円形の小囊胞として認められることが最多（図1）**
- 時にかなり大きくなる
- 加齢とともに目立ってくる傾向あり
- **中脳の大脳脚にも比較的多い**
- 前頭頭頂葉皮質下にしばしば点状，線状の構造が多数みられるのも血管周囲腔で，稀に片側大脳半球に多数の拡大した血管周囲腔あり，その場合にも関連する神経症状なし（図2）
- 稀に著明に拡大した血管周囲腔が圧迫症状を呈した症例報告あり

画像所見
- 上記の好発部位に小囊胞を認めて，FLAIR像で辺縁部に高信号がなければ診断可能
- 3T装置や最新の1.5T装置では，貫通する小動脈を確認できる場合もあり，診断は確定

鑑別診断
- 陳旧性ラクナ梗塞との鑑別が問題になるが，梗塞では辺縁部にグリオーシスを示す高信号がFLAIR像でみられるのが重要．よって，CTやFLAIR像が撮像されていないMRIでは，厳密な鑑別は困難な場合もあると考えて可

＜参考文献＞
- Ogawa, T., et al.: Unusual widening of Virchow-Robin spaces: MR appearance. AJNR, 16: 1238-1242, 1995

＜内野　晃＞

第12章 正常破格，その他

299 透明中隔腔とヴェルガ腔，中間帆槽
(cavum septum pellucidum & cavum Vergae, cisterna velum interpositum)

脳神経外科　神経内科　小児科

症例① 18歳　女子（右側頭葉嚢胞性腫瘍疑い）
他院で右側頭葉に嚢胞性脳腫瘍を疑われて紹介された．神経症状はない

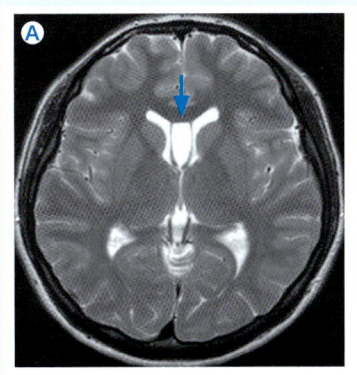

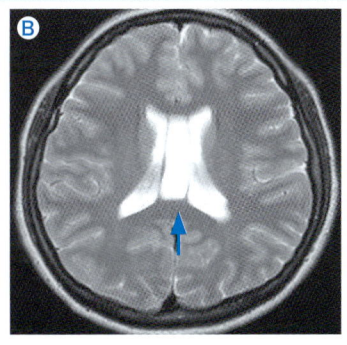

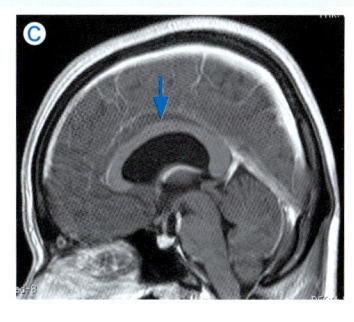

図1 T2強調像（A，B），造影T1強調正中矢状断像（C）
側脳室前角から体部の間に脳室様構造がみられる（→）．脳梁体部は通常よりも上方へ円弧状の形態である（→）

症例② 55歳　男性（肺癌）
脳転移検索のために造影MRIを施行した．神経症状はない

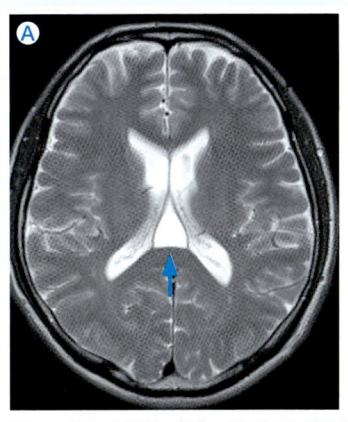

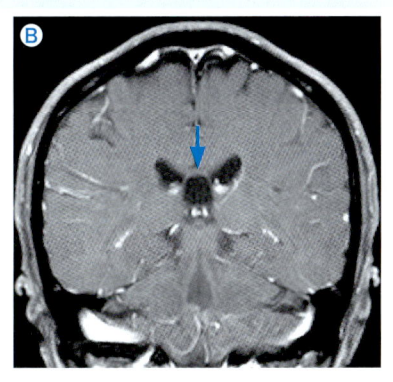

図2 T2強調像（A），造影T1強調冠状断像（B）
側脳室体部後半の間に三角形の脳室様構造がみられる（→）

解　説

- 透明中隔腔とヴェルガ腔は，胎生期に存在する腔が出生後も遺残したもので，**側脳室前角の間に存在する部分が透明中隔腔，Monro孔より後方がヴェルガ腔**と呼ばれ，両者は連続性があって，多くは共存
- 成人では2～4％の頻度（図1）
- かつて，統合失調症に多くみられるという報告もあったが，臨床的意義はほとんどない
- 一方，**中間帆槽とは，四丘体槽が前方へ嚢胞状に及んだ状態**であり，側脳室体部後半の間に三角形をした脳槽がみられる（図2）

画像所見と鑑別診断

- 特徴的画像所見で両者の鑑別は容易であり，他に鑑別を要する病変や変異はない．透明中隔腔を伴わないヴェルガ腔はほとんど存在しないために，透明中隔腔が確認できない場合は中間帆槽と考えて可

〈参考文献〉
- Degreef, G., et al.：Abnormalities of the septum pellucidum on MR scans in first-episode schizophrenic patients. AJNR, 13：835-840, 1992

〈内野　晃〉

第12章 正常破格，その他　　脳神経外科　神経内科　小児科

300 遺残海馬溝，脈絡裂囊胞
(hippocampal sulcus remnant, choroidal fissure cyst)

症例①　57歳　女性（硬膜動静脈瘻で治療後）
右横〜S状静脈洞の硬膜動静脈瘻で塞栓術後の経過観察症例である．認知症を含めて神経症状はない

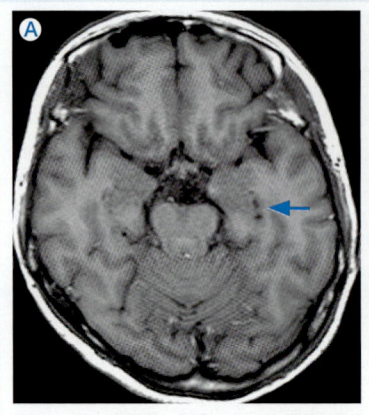

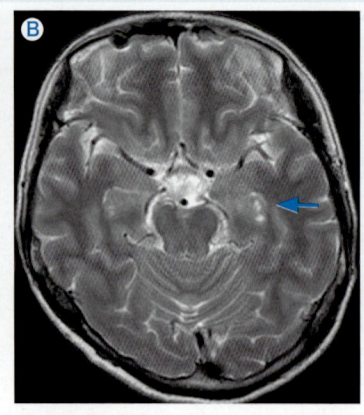

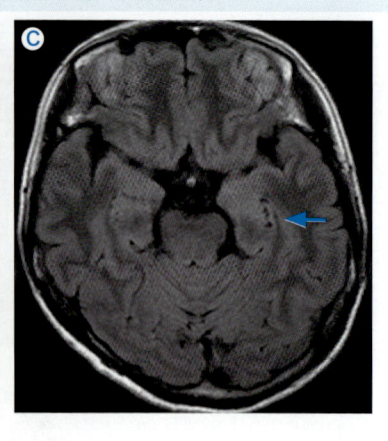

図1　T1強調像（A），T2強調像（B），FLAIR像（C）
左海馬領域に複数の小囊胞があり，その周囲にグリオーシスを示す異常信号はない．内容液は髄液と等信号である（→）

症例②　18歳　女子（右側頭葉囊胞性腫瘍疑い，前項の症例①と同一）
他院で右側頭葉に囊胞性脳腫瘍を疑われて紹介された．神経症状はない

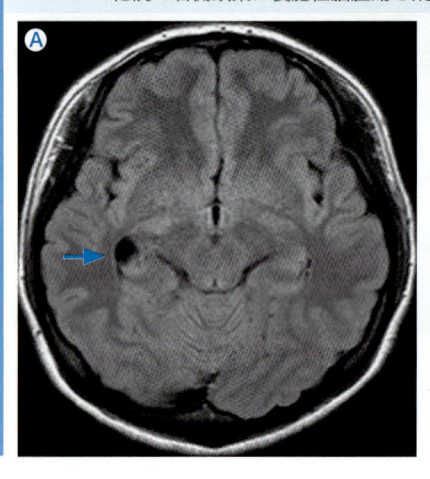

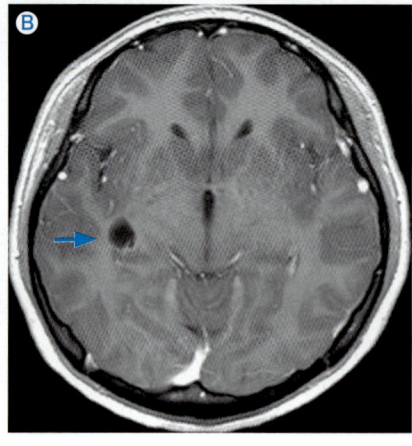

図2　FLAIR像（A），造影T1強調像（B）
右側頭葉の側脳室下角の内側に接して増強されない小囊胞がみられる．内容液は髄液と等信号である（→）

解　説

- 遺残海馬溝とは，アンモン角と歯状回が形成される際に，両者間に生じる溝が，消退せずに成人まで遺残した小さな囊胞様構造で，微小なものも含めると成人の40％ほどにみられる（図1）．なお，加齢とともに目立ってくる傾向
- 一方，脈絡裂囊胞とは，神経上皮性囊胞の一種で，側頭葉内側の脈絡裂に長円形の小囊胞．緊満感があって，囊胞性腫瘍と誤診される可能性あり（図2）

画像所見と鑑別診断

- 遺残海馬溝は，上記の特徴的部位に小囊胞を認めて，FLAIR像で辺縁部に高信号がなければ診断可能．海馬に信号異常を伴っていると，内側側頭葉硬化症の除外が必要．最も鑑別すべきは拡大した血管周囲腔であるが，存在部位から問題になることはほとんどなし
- 脈絡裂囊胞も知識があれば診断は容易であり，症例②のような無駄な追加検査（造影MRIなど）は避けるべき

<参考文献>
- Sasaki, M., et al.：Hippocampal sulcus remnant：potential cause of changes in signal intensity in the hippocampus. Radiology, 188：743-746, 1993
- Morioka, T., et al.：Choroidal fissure cyst in the temporal horn associated with complex partial seizure. Clin Neurol Neurosurg, 96：164-167, 1994

<内野 晃>

第12章 正常破格，その他

脳神経外科　神経内科　小児科

301 脈絡叢嚢胞，脈絡叢黄色肉芽腫
(choroid plexus cyst, choroid plexus xanthogranuloma)

症例① 72歳　男性（失神発作）
失神発作で検査を行った．特に既往はなく，神経症状はない

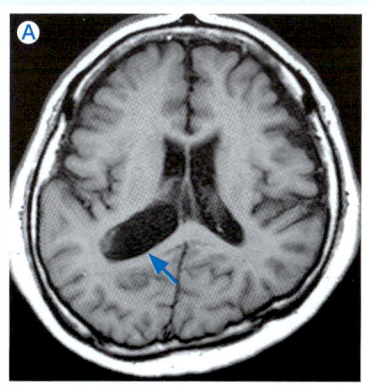

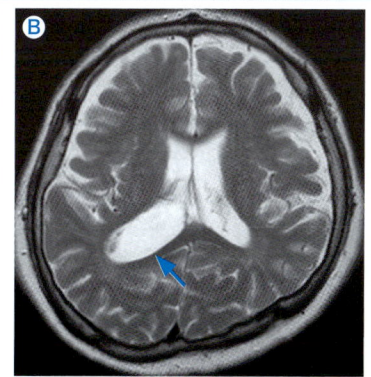

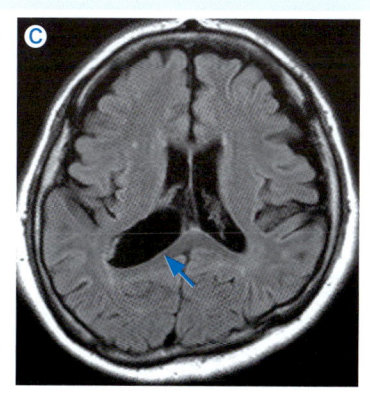

図1　T1強調像（A），T2強調像（B），FLAIR像（C）
右側脳室内に脈絡叢を圧排する嚢胞がある．内容液の信号は髄液と同一である（→）

症例② 69歳　女性（しびれ）
しびれを主訴にMRIを施行した．特に既往も神経症状もない

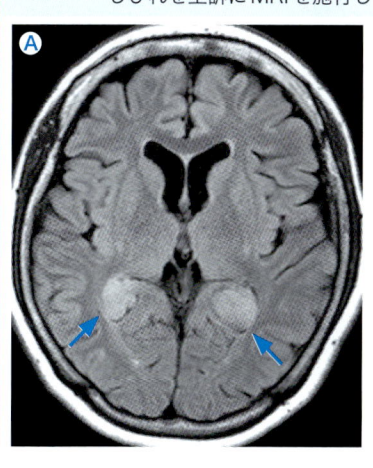

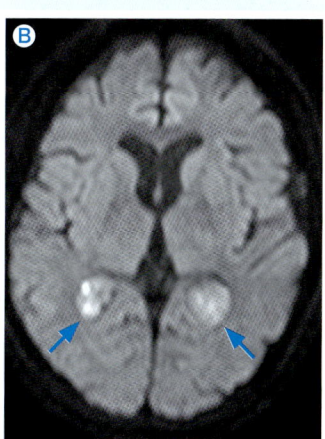

図2　FLAIR像（A），拡散強調像（B）
両側の側脳室脈絡叢に一致して，FLAIR像で均一なやや高信号の小病変がみられる．拡散強調像では不均一な高信号である（→）

解説，画像所見

- 脈絡叢嚢胞とは，神経上皮性嚢胞の一種であり，側脳室三角部の脈絡叢に好発し，髄液と等信号の液体を貯留した小嚢胞で，しばしば両側性．図1ほどの大きさの嚢胞は稀
- 一方，脈絡叢黄色肉芽腫は脈絡叢嚢胞と同じ部位に生じるが，脈絡叢の黄色肉芽腫様変性である．拡散強調像で高信号であり，その他のシーケンスでも髄液よりも信号が高く，多くは両側性（図2）．造影剤で増強なし．加齢とともに増加・増大の傾向があるが，通常は無症状
- ただし，この両者は現状，やや混乱した概念，病態である

鑑別診断

- 鑑別すべきは，脈絡叢脂肪腫があるが稀で，特徴的な脂肪の信号パターンであり，鑑別容易．脳室内髄膜腫も側脳室三角部に生じるが，髄膜腫は造影剤で増強され，鑑別容易

＜参考文献＞
- Binning, M. J., et al.：Choroid plexus cyst development and growth following ventricular shunting. J Clin. Neurosci, 15：79-81, 2008
- Brück, W., et al.：Symptomatic xanthogranuloma of choroid plexus with unilateral hydrocephalus. Case report. J Neurosurg, 75：324-327. 1991
- Uchino, A., et al.：Solitary choroid plexus lipomas：CT and MR appearance. AJNR, 14：116-118, 1993

＜内野 晃＞

第12章 正常破格，その他 　　　　脳神経外科　神経内科　小児科

302 副後頭室，前角癒合
(accessory occipital ventricle, coaptation of anterior horn)

症例① 69歳　女性
脳動脈瘤で経過観察中．特に神経疾患の既往も神経症状もない

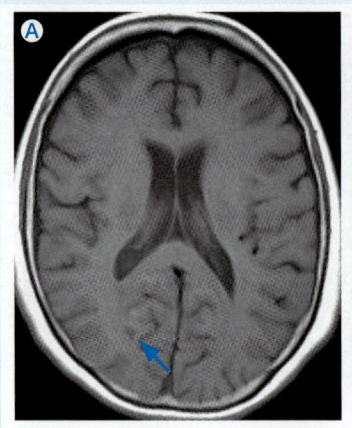

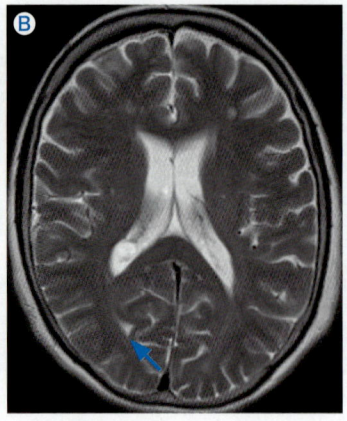

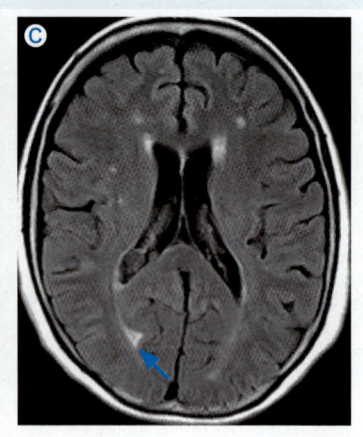

図1　T1強調像（A），T2強調像（B），FLAIR像（C）
右後頭葉に三角形の嚢胞様構造がある（→）．右側脳室三角部へ連続する索状構造を認める

症例② 76歳　男性（肺癌）
脳転移検索目的に造影MRIを施行した．特に神経疾患の既往も神経症状もない

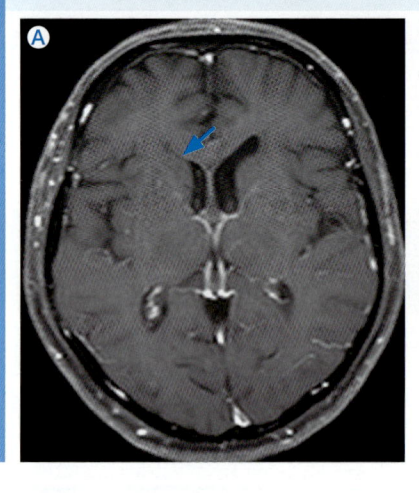

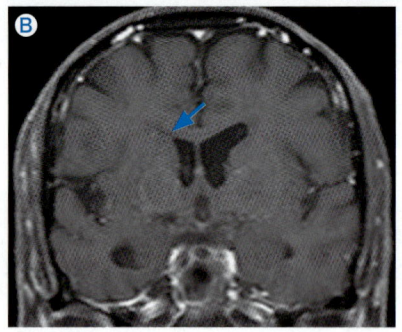

図2　造影脂肪抑制T1強調像（A），同冠状断像（B）
右側脳室前角上部が不自然に狭小化して，内腔が消失している（→）

解説，画像所見

- 副後頭室とは，**側脳室後角が分離した状態**で，きわめて高頻度．通常撮像の5mmほどのスライスでは，内腔が確認できないことも多い（図1）．側脳室後角には左右差がみられることが多いが，それには頭蓋の非対称も関与している可能性あり
- 一方，前角癒合とは，**側脳室前角の上壁が癒合して狭小化～消失した状態**（図2）．先端に小腔を伴うと，副脳室を形成．ただし，副脳室の多くは膜様構造で側脳室と境

鑑別診断

- 鑑別すべきは特にないが，副後頭室は後頭葉の小嚢胞性病変と混同してはならない．前角癒合では，前角周囲に浸潤した腫瘍による前角の狭小化と鑑別が必要であるが，腫瘍の場合には信号異常を伴うので，鑑別可能

＜参考文献＞
・「脳MRI 1. 正常解剖（第2版）」（高橋昭喜 編），p137-138，秀潤社，2005

＜内野 晃＞

第12章 正常破格，その他

脳神経外科　神経内科　小児科

303 松果体嚢胞，empty sella，くも膜嚢胞
(pineal cyst, empty sella, arachnoid cyst)

症例① 56歳　女性
頭痛を主訴に単純MRIを施行した．特に神経疾患の既往も神経症状もない

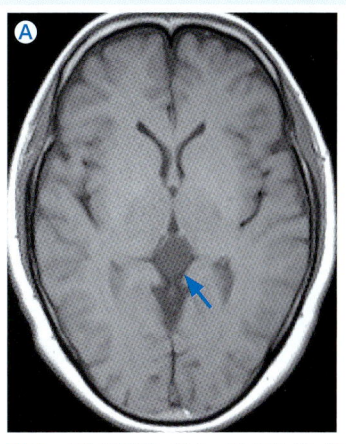

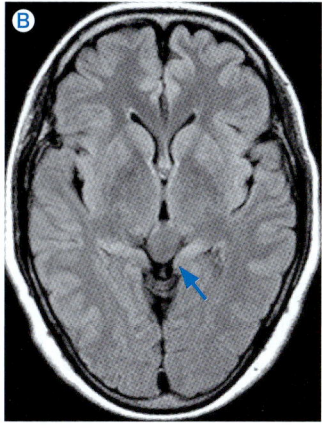

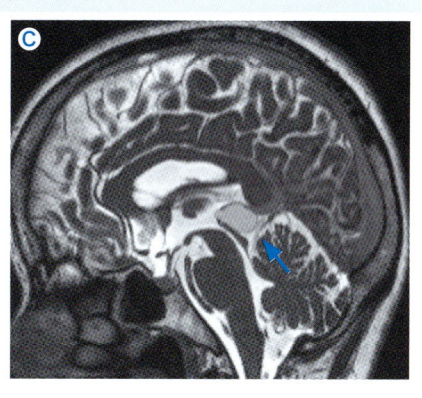

図1　T1強調像（A），FLAIR像（B），T2強調矢状断（CISS）像（C）
松果体部に小嚢胞を認める．壁は薄く，均一である．内容液の信号強度は髄液とはやや異なる（➡）．中脳水道の通過障害はみられない

症例② 37歳　男性
大脳鎌髄膜腫で造影MRIを施行した．今回の痙攣発症以外には神経疾患の既往も神経症状もない

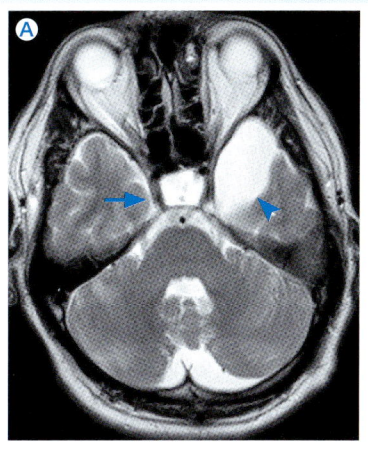

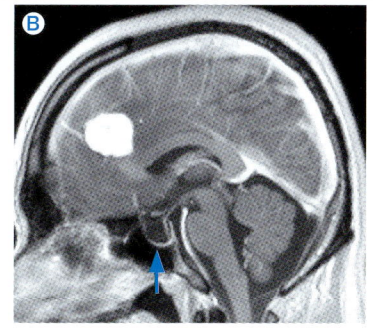

図2　T2強調像（A），造影T1強調矢状断像（B）
トルコ鞍はやや拡大し，内部は髄液で満たされている．鞍底には下垂体組織が薄く認められ，partial empty sella の状態である（➡）．左中頭蓋窩にはくも膜嚢胞がみられる（▶）

解説，画像所見，鑑別診断

・松果体嚢胞は，松果体部に高頻度にみられる嚢胞で，腫瘍性ではない（図1）．しかし，1回の検査で嚢胞性腫瘍との厳密な鑑別は難しい．**造影剤投与から撮像までの時間が少し経過していると，内容液が増強される**ことがあり，充実性腫瘍と混同しないように注意が必要

・一方，empty sella とは，**鞍隔膜を超えて脳槽がトルコ鞍内へ脱出した状態**で，intrasellar cisternal herniation である（図2）．鞍底に下垂体組織が確認できる場合は，partial empty sella と表現．下垂体機能不全とは必ずしも相関なし

・くも膜嚢胞は，くも膜下腔に存在する髄液貯留嚢胞で，中頭蓋窩前部に最も好発し，側頭葉の低形成を伴う（図2）．軽度の鈍的外傷で硬膜下血腫を生じやすいことが知られており，くも膜嚢胞があるとボクサーにはなれない

＜参考文献＞
・Casta, F., et al.：Syuptomatic pineal cyst：case report and review of the literature. Minim Invasive Neurosurg, 51：231-233, 2008
・Domenicucci, M., et al.：Relationship between supratentorial arachnoid cyst and chronic subdural hematoma：neuroradiological evidence and surgical treatment. J Neurosurg, 110：1250-1255, 2009

＜内野 晃＞

第12章 正常破格，その他　　脳神経外科　神経内科　小児科

304 脂肪腫
(lipoma)

症例① 49歳　女性
原因不明のくも膜下出血の既往がある．特に神経症状はない

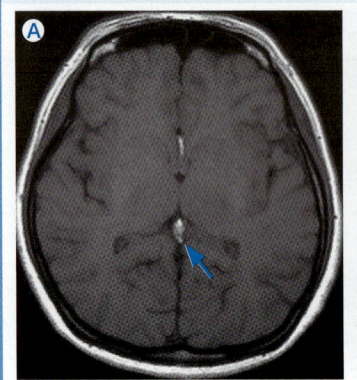

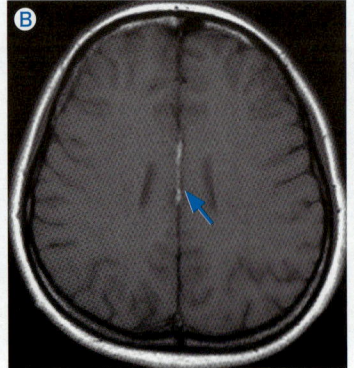

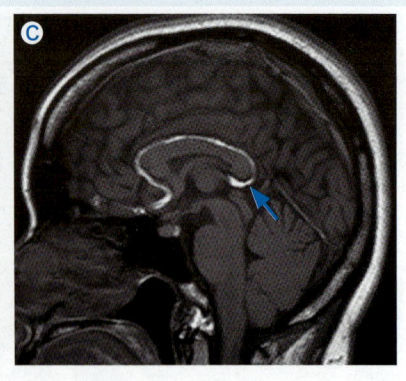

図1　T1強調像（A，B），T1強調矢状断像（C）
前頭蓋底から脳梁周囲を取り囲むように帯状の高信号病変がみられる（→）．脳梁に形成異常はみられない

症例② 48歳　女性
以前から病変の存在は知られていたが，神経疾患の既往も神経症状もない

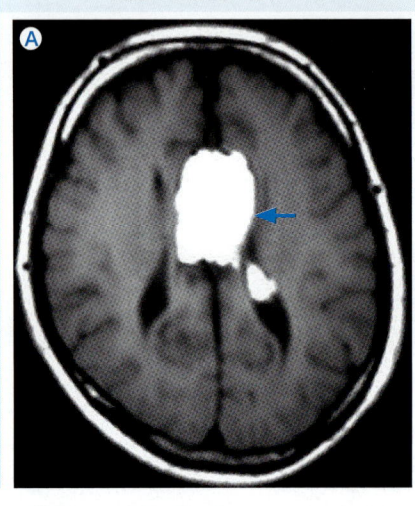

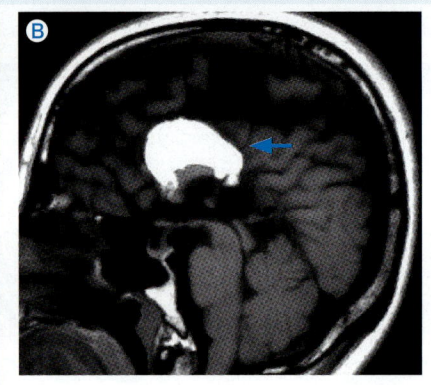

図2　T1強調像（A），T1強調矢状断像（B）
脳梁は一部のみ形成され，塊状の高信号病変が正中部にみられる（→）

解説，画像所見

- 頭蓋内脂肪腫は**真の腫瘍ではなく，胎生期の遺残組織塊**．脳梁周囲に最も多く，図1のようなcurvi-linear typeが多い．図2はtubulonodular typeで，脳梁の形成異常を伴うが，多くは無症状．次に多いのは中脳周囲，特に背側．稀に正中から離れて小脳橋角槽，Sylvius裂内，側脳室脈絡叢などにもみられる
- 小脳橋角槽の病変は脳神経症状の原因になり得る

鑑別診断

- 脂肪の信号パターンであり，類皮腫（dermoid cyst），大脳鎌骨化，油性造影剤残留などが鑑別にあがるが，診断は容易

<参考文献>
- 内野 晃：脳梁脂肪腫のMR imaging．日本医放会誌，52：1642-1646，1992．
- Uchino, A., et al.：MRI of dorsal mesencephalic lipomas. Clin Imaging, 17：12-16, 1993
- Uchino, A., et al.：Solitary choroid plexus lipomas：CT and MR appearance. AJNR, 14：116-118, 1993

<内野 晃>

第12章 正常破格，その他

305 大脳鎌骨化，くも膜顆粒
(ossification of the falx, arachnoid granulation)

症例① 70歳 男性
脳梗塞症例

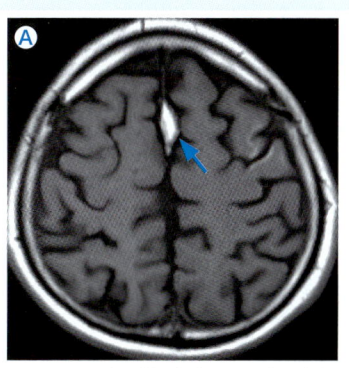

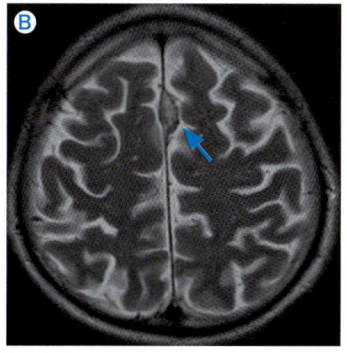

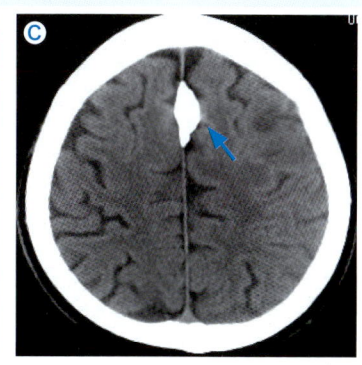

図1 T1強調像（A），T2強調矢状断像（B），単純CT（C）
前部大脳鎌に脂肪の信号パターンを示す紡錘形の病変がみられる．単純CTでは石灰化の吸収値である（→）．黄色骨髄を有する骨化巣と診断できる

症例② 83歳 女性
脳梗塞症例

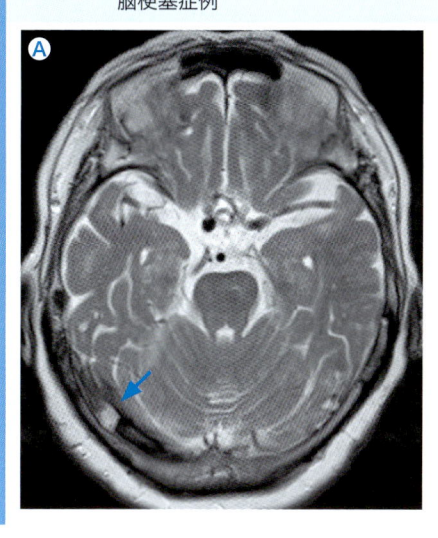

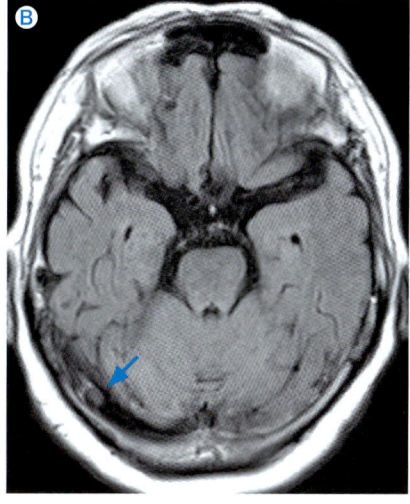

図2 T2強調像（A），FLAIR像（B）
右横静脈洞内にT2強調像で高信号，FLAIR像で等信号の小構造がみられる（→）．T1強調像では不明瞭であった．証明はなされていないが，くも膜顆粒の所見である

解説，画像所見

- 大脳鎌は異所性骨化が生じる頭蓋内の代表的な構造で，多くは前部に存在（図1）．紡錘形が多いが，偏在性に半球状のもの，上矢状洞に接して三角形のものなどあり．CTでは強い石灰化腫瘤であるが，MRIで脂肪の存在を指摘できれば，確定診断可能
- 診断名は「石灰化」ではなく「骨化」が正しい
- くも膜顆粒は髄液が静脈洞へ流出する正常構造であるが，静脈洞内に腫瘤様にみえることがある（図2）．これを腫瘍と誤診してはならない．横静脈洞に多くみられ，造影MRIでは横静脈洞内の陰影欠損

鑑別診断

- 鑑別すべきは石灰化髄膜腫，脂肪腫などであるが，CTとMRIの組合せで診断は容易

＜参考文献＞
- Debnath, J., et al.：Computed tomographic demonstration of unusual ossification of the falx cerebri：a case report. Surg Radiol Anat, 31：211-213, 2009
- Choi, H. J., et al.：Giant arachnoid granulation misdiagnosed as transverse sinus thrombosis. J Korean Neurosurg Soc, 43：48-50, 2008

＜内野 晃＞

第12章 正常破格，その他

脳神経外科　神経内科　小児科

306 頸動脈−椎骨脳底動脈吻合
(carotid-vertebrobasilar anastomosis)

症例① 43歳　女性
CNS lupus症例

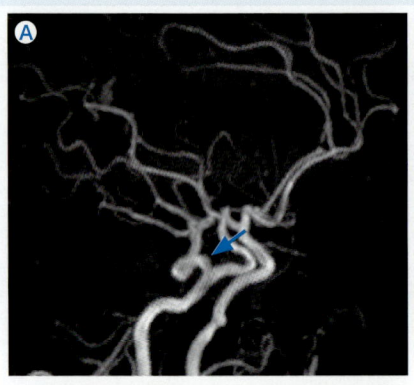

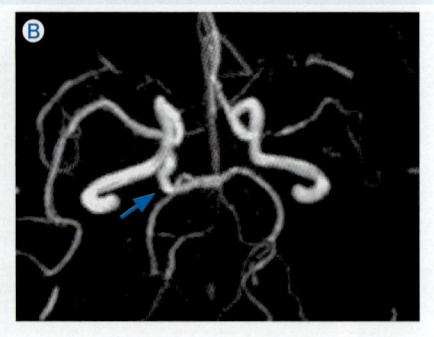

図1　MRA側面像（A），MRA軸位像（B）
右内頸動脈の海綿静脈洞部から分岐する「脳底動脈」がみられる．軸位像で外側を走行しているのが確認できる（→）．外側型の遺残三叉動脈である．両側の椎骨動脈〜脳底動脈近位部は低形成である

症例② 61歳　女性
脳ドック症例

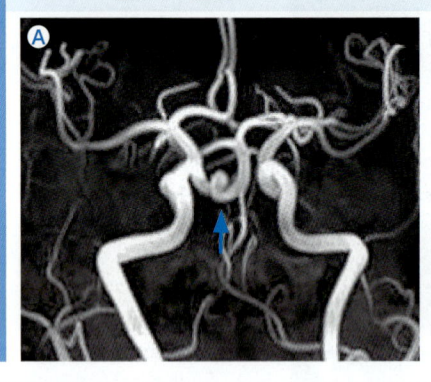

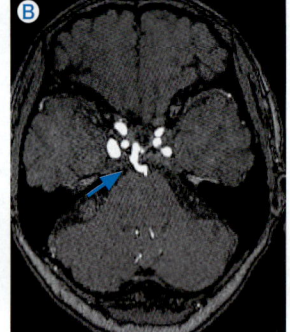

図2　MRA正面像（A），MRA元画像（B）
右内頸動脈の海綿静脈洞部から脳底動脈へ大きな吻合がみられる．元画像では内側を走行してトルコ鞍内から鞍背を貫いているのが確認できる（→）．内側型の遺残三叉動脈である．両側の椎骨動脈から脳底動脈近位部は低形成である（3T）
（鈴木脳神経外科　鈴木千尋先生のご厚意による）

症例③ 52歳　女性
脳ドック症例

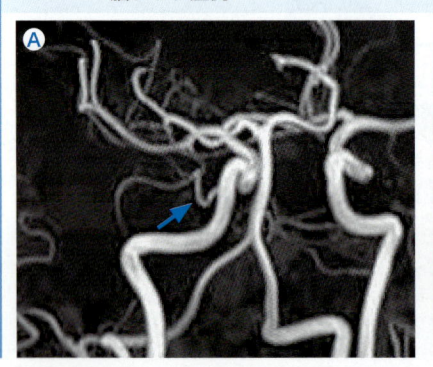

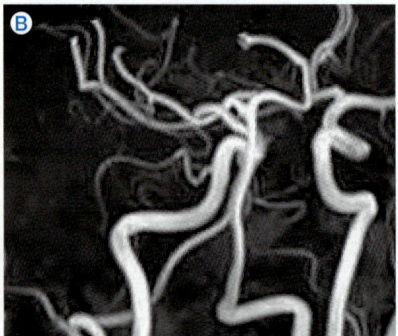

図3　MRA右前斜位立体像（A，B）
右内頸動脈の海綿静脈洞部から前下小脳動脈が分岐している（→）．脳底動脈との吻合はみられない．遺残三叉動脈亜型である（3T）
（鈴木脳神経外科　鈴木千尋先生のご厚意による）

306 頸動脈−椎骨脳底動脈吻合

症例④　60歳　男性
　　　　くも膜下出血症例

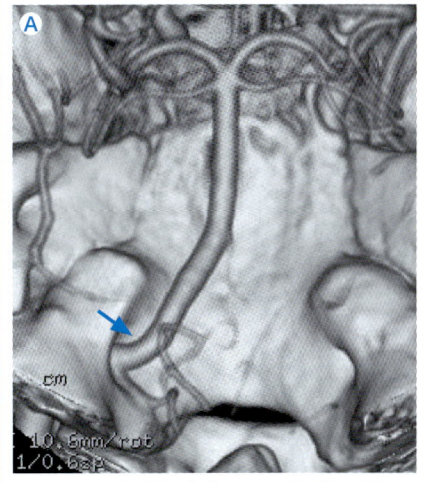

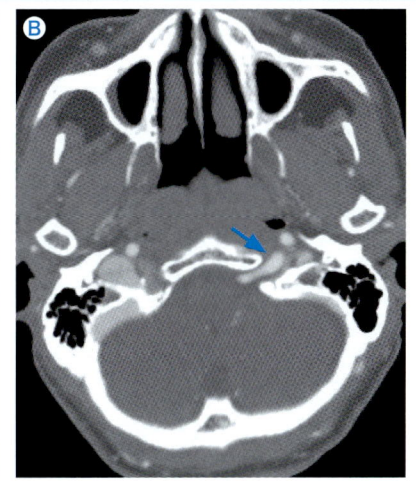

図4　CTA後面像（A），CTA元画像（B）
左舌下神経管を通って「左椎骨動脈」が頭蓋内に入っているようにみえる（→）．遺残舌下動脈である．両側の椎骨動脈は低形成である（Aはカラーアトラス参照）

解　説

- 頸動脈系と椎骨脳底動脈系の吻合は胎生期の遺残で，数種類あり．最も頻度が高いのは遺残三叉動脈（persistent trigeminal artery）の外側型（**図1**）．内頸動脈海綿静脈洞部ないしその近位側から分岐して，三叉神経に併走して後頭蓋窩に達して脳底動脈中央部と吻合．従来からさまざまな呼称が用いられてきたが，「原始」や「神経」は不必要．**遺残三叉動脈の内側型は少ないが，トルコ鞍内を通る**ために，経鼻的下垂体手術の時に危険なので重要（**図2**）．血管造影時代の教科書には，外側型と内側型の区別がなされていない．おそらく，正面像と側面像のみでは，外側型と内側型の区別が難しいためであると考えられる．MRAでは3次元データによってあらゆる方向から観察可能となって，容易に診断可能．吻合する動脈が大きければ大きいほど，椎骨動脈〜脳底動脈近位部は細く，極端な場合には脳底動脈近位部が無形成．その場合は「脳底動脈が内頸動脈から分岐」したようにみえる
- 遺残三叉動脈亜型とは，小脳動脈が内頸動脈から分岐するもので，脳底動脈との吻合なし（**図3**）．その多くは前下小脳動脈であるが，上小脳動脈や後下小脳動脈も少なからず分岐．**MRAの画質向上に伴って，発見される頻度が上昇**している
- この亜型に類似するものに，外側型の遺残三叉動脈の中央部から小脳動脈が分岐する破格あり
- 遺残舌下動脈（persistent hypoglossal artery）は遺残三叉動脈についで多く，頸部内頸動脈から分岐して舌下神経管を通って頭蓋内に到達し，椎骨動脈末端部付近に吻合（**図4**）．通常，同側の椎骨動脈は頭蓋外で終わっているために，そのまま脳底動脈へ移行．稀に，後下小脳動脈のみを分岐して，椎骨動脈と吻合しない亜型あり．**きわめて稀であるが，外頸動脈から分岐する遺残舌下動脈あり**
- 最も近位部から分岐するproatlantal intersegmental arteryには，外頸動脈から分岐するtype 2と，内頸動脈から分岐するtype 1あり．前者は後頭動脈からの側副路と考えられ，「外頸動脈から椎骨動脈が分岐」しているようにみえ，後者ほど稀ではない
- 最も稀とされてきたpersistent otic arteryは，現時点では存在しないと考えられている

＜参考文献＞
- Uchino, A., et al. : Persistent trigeminal artery variants detected by MR angiography. Eur Radiol, 10 : 1801–1804, 2000
- Uchino, A., et al. : Moyamoya disease associated with an anterior inferior cerebellar artery arising from a persistent trigeminal artery. Eur Radiol, 12 : S14–S17, 2002
- Uchino, A., et al. : MR angiography of anomalous branches of the internal carotid artery. AJR, 181 : 1409–1414, 2003

＜内野　晃＞

第12章 正常破格，その他

脳神経外科　神経内科　小児科

307 頸動脈系の破格
(arterial variations of the carotid system)

症例① 36歳 男性
片頭痛症例

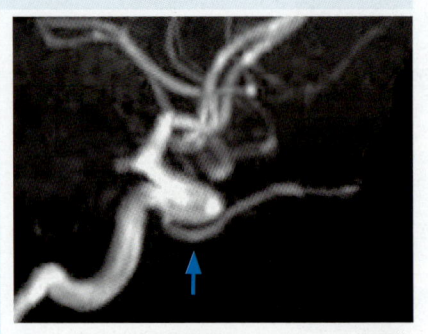

図1　MRA右内頸動脈のpartial MIP側面像
右内頸動脈の海綿静脈洞部から分岐する眼動脈がある（→）．persistent dorsal ophthalmic arteryである

症例② 23歳 男性
脳梗塞症例

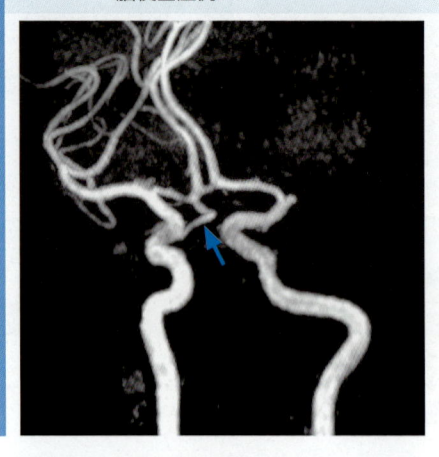

図2　MRA頸動脈系のpartial MIP左前斜位像
右内頸動脈の眼動脈分岐レベルから上行して前交通動脈方向へ向かう異常動脈がある（→）．右前大脳動脈A1は正常に認められる．carotid-ACA anastomosisと呼ばれる稀な破格である

症例③ 73歳 男性
脳梗塞症例

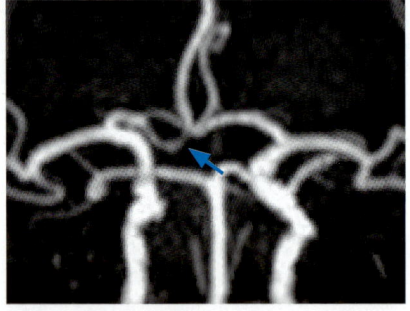

図3　MRA正面像
右前大脳動脈A1の遠位側に窓形成がみられる（→）

症例④ 75歳 男性
脳梗塞症例

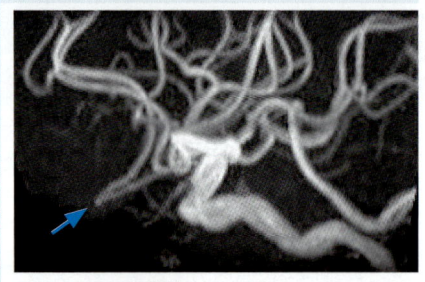

図4　MRA側面像
左前大脳動脈近位部が前下方へ直線的に走行して，ヘアピンカーブを描いている（→）．persistent primitive olfactory arteryである

症例⑤ 35歳 女性
脳動脈瘤疑い症例

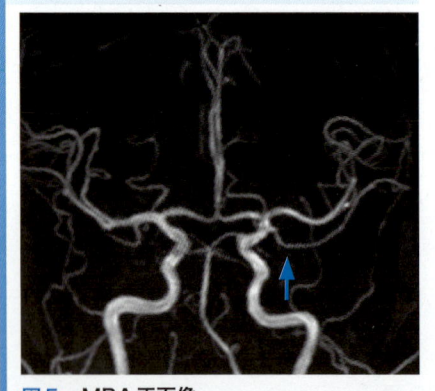

図5　MRA正面像
左中大脳動脈が2本みられる（→）．重複中大脳動脈である

症例⑥ 54歳 男性
橋の海綿状奇形症例

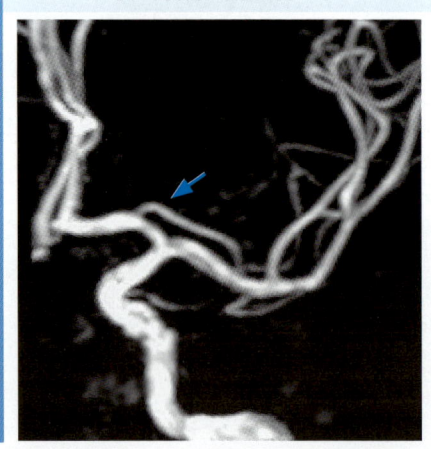

図6　MRA左内頸動脈系partial MIP正面像
左前大脳動脈A1から分岐する中大脳動脈枝がみられる（→）．副中大脳動脈である

症例⑦　74歳　女性
脳梗塞症例

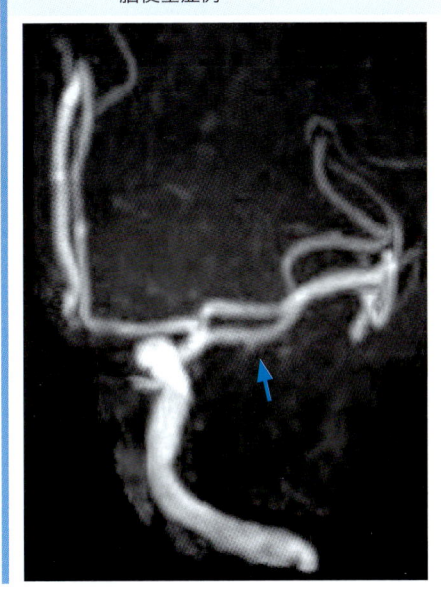

図7　MRA左内頸動脈系 partial MIP 正面像
左中大脳動脈M1近位部に窓形成がみられる（→）

解　説

- 内頸動脈の走行異常には，retropharyngeal course of ICAやaberrant course of ICAがあって，**手術時に危険**．眼動脈が通常よりも近位の海綿静脈洞部から分岐して，上眼窩裂を通って眼窩内へ入る破格はpersistent dorsal ophthalmic artery（**図1**）
- 眼動脈分岐レベルで内側へ分岐して，視神経の間を上行して前交通動脈と吻合する稀な破格は，carotid-ACA anastomosis．**圧倒的に右側に多くみられ**，同側の前大脳動脈A1が欠損する例が多いが，存在する例もみられ，infraoptic (interoptic) course of ACAという呼称は不適当（**図2**）
- 脳動脈の窓形成は周知のように椎骨脳底動脈系に最も多くみられるが，内頸動脈では床上部に，前大脳動脈はA1遠位部から前交通動脈にかけて（**図3**），中大脳動脈はM1近位部に多い．前大脳動脈A1の窓形成は比較的に大きいが，その他の多くは小さなスリット状
- 前大脳動脈近位部が前頭蓋底方向に極端な走行の後にヘアピンカーブを形成するものはpersistent primitive olfactory artery（**図4**）．同側のHeubner反回動脈は欠損すると言われているが，MRAでの確認は困難．前大脳動脈A2の破格では，1本のazygos ACA，3本のtriple ACA（中央にあるのはmedian artery of the corpus callosum）
- 中大脳動脈が2本ある場合，**径が太い方を本来の中大脳動脈とみなす**．近位側の内頸動脈から分岐して側頭葉を栄養する小動脈は**重複中大脳動脈（duplicated MCA）**（**図5**），遠位側の前大脳動脈から分岐して前頭葉を栄養する小動脈は**副中大脳動脈（accessory MCA）**（**図6**）．中大脳動脈が起始部から1cm以内で2分した場合は**early bifurcated MCA**

＜参考文献＞
- Uchino, A., et al. : Middle cerebral artery variations detected by magnetic resonance angiography. Eur Radiol, 10：560-563, 2000
- Uchino, A., et al. : Persistent primitive olfactory artery：diagnosis with MR angiography. Clin Imaging, 25：258-261, 2001
- Uchino, A., et al. : Carotid-anterior cerebral artery anastomosis：MR angiographic features and literature review. Clin Imaging, 28：377-380, 2004
- Uchino, A., et al. : Anterior cerebral artery variations detected by MR angiography. Neuroradiology, 48：647-652, 2006

＜内野　晃＞

第12章 正常破格, その他　　脳神経外科　神経内科　小児科

308 椎骨脳底動脈系の破格
(arterial variations of the vertebrobasilar system)

症例① 51歳　女性
右椎骨動脈解離症例

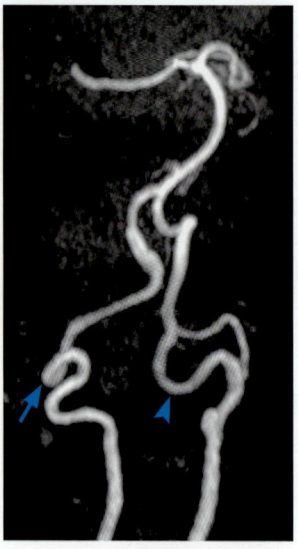

図1　MRA椎骨脳底動脈のpartial MIP右前斜位像
左椎骨動脈には第1頸椎レベルに窓形成がみられる（▶）．右椎骨動脈は第1/2頸椎レベルで脊柱管内に入る走行異常がみられ，persistent first intersegmental arteryである（→）

症例② 36歳　女性
頭痛症例

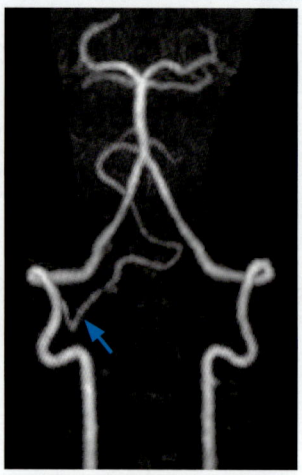

図2　MRA椎骨脳底動脈のpartial MIP正面像
右椎骨動脈の第1/2頸椎レベルから分岐する右後下小脳動脈がみられる（→）．その近位部はpersistent first intersegmental arteryと考えられる

症例③ 45歳　女性
脳動脈瘤症例

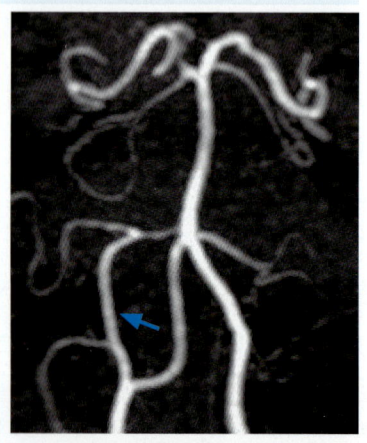

図3　MRA椎骨脳底動脈のpartial MIP正面像
右椎骨動脈の終末部に大きな窓形成がみられる．その窓から後下小脳動脈と前下小脳動脈が分岐している（→）．後下小脳動脈と前下小脳動脈が吻合している状態でもある

症例④ 90歳　女性
脳梗塞症例

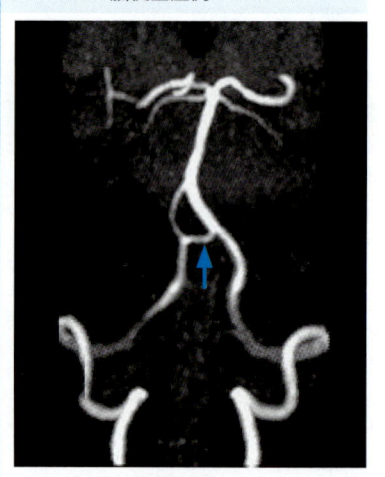

図4　MRA椎骨脳底動脈のpartial MIP正面像
両側の椎骨動脈末端部付近に橋渡しする形の吻合が形成されている（→）

308 椎骨脳底動脈系の破格

症例⑤ 58歳 男性
硬膜動静脈瘻症例

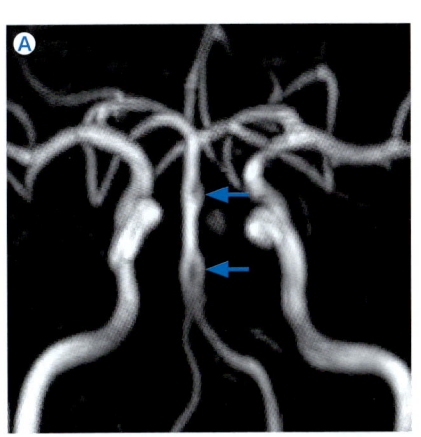

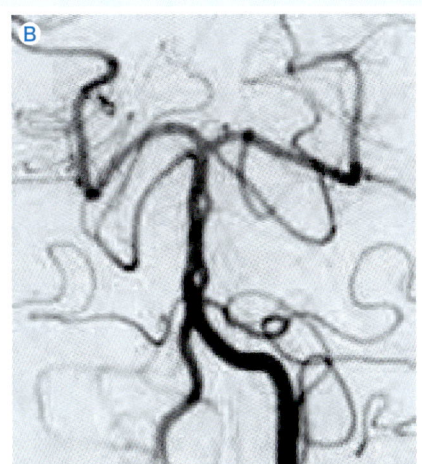

図5 MRA正面像（A），左椎骨動脈造影正面像（B）
脳底動脈に2個の小さな窓形成がみられる（→）

解説

- 椎骨脳底動脈系には窓形成をはじめ，破格が多い．第1/2頸椎間レベルで脊柱管内に入る動脈はpersistent first intersegmental arteryであり，高頻度．第1頸椎上面から入る本来の椎骨動脈も存在して末梢側で吻合すると，窓を形成（図1）．頭蓋外の窓形成のほとんどはこの第1頸椎レベルにあり，また，persistent first intersegmental arteryが末梢側で椎骨動脈と吻合せずに，後下小脳動脈に移行する破格は，cervical origin PICA（図2）．これらの破格では，脊髄腔造影で行われることのある**C1-2 lateral punctureは危険**
- 頭蓋内では，椎骨動脈末端部付近に窓形成が多くみられ，窓から後下小脳動脈が分岐することが多い．後下小脳動脈と前下小脳動脈が吻合すると，巨大な窓を形成（図3）．脳底動脈の窓形成の多くは近位部にみられて，小さなスリット状（図4，5）．極めて稀に脳底動脈が2分することあり．**小脳を栄養する3対6本の動脈は相補的**であり，後下小脳動脈と前下小脳動脈はいずれか一方が稀ならず欠損．上小脳動脈はしばしば起始部で2分して重複

＜参考文献＞
- Uchino, A., et al.：Extreme fenestration of the basilar artery associated with cleft palate, nasopharyngeal mature teratoma, and hypophyseal duplication. Eur Radiol, 12：2087-2090, 2002
- Uchino, A., et al.：Extreme fenestration of the right vertebral artery：magnetic resonance angiographic demonstration. Eur Radiol, 12：S32-S34, 2002
- Yamazaki, M., et al.：Abnormal course of the vertebral artery at the craniovertebral junction in patients with Down syndrome visualized by three-dimensional CT angiography. Neuroradiology, 50：485-490, 2008

＜内野 晃＞

第12章 正常破格，その他

309 MRIのアーチファクト
(common artifacts on MRI)

症例① 74歳　女性
動脈瘤症例

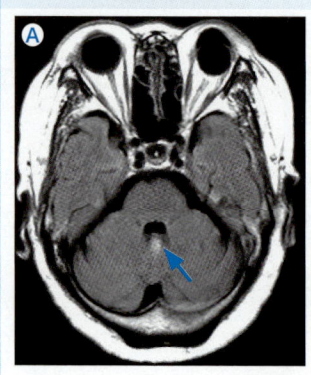

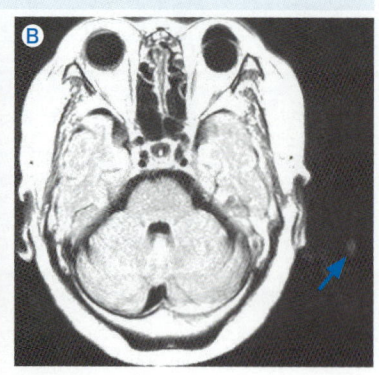

図1 FLAIR像（A），表示条件を変えたFLAIR像（B）
小脳虫部小節に高信号病変が疑われるが，表示条件を変えると体外にも異常信号がみられ（→），左S状静脈洞からのphase-shift artifactである

症例② 3歳　男児
てんかん症例

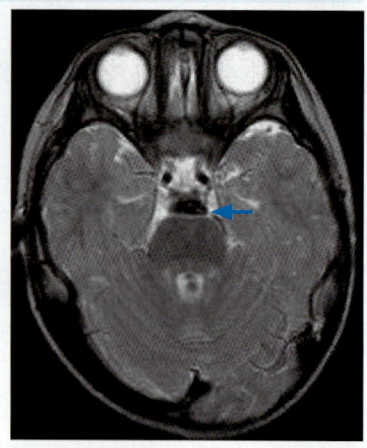

図2 T2強調像
脳底動脈が著明に拡張しているようにみえるが（→），動脈の拍動による髄液の移動によるアーチファクトと考えられる

症例③ 62歳　女性
左蝶形骨縁髄膜腫症例

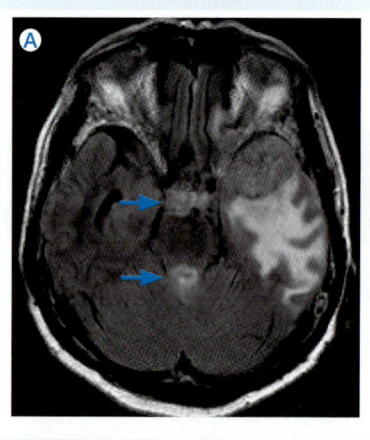

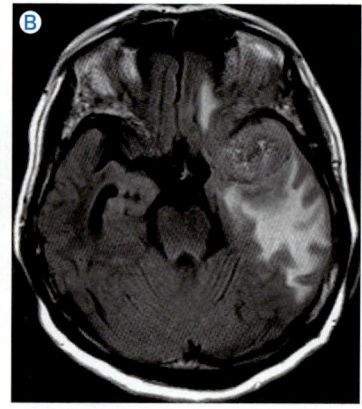

図3 A社の旧式装置（A）と数日後に同じA社の最新式装置（B）で撮像したFLAIR像
旧式装置でみられる鞍上槽や第4脳室内の高信号（→）は，最新式装置ではみられず，髄液の動きによるアーチファクトと考えられる

症例④ 70歳　男性
脳梗塞症例．意識障害，痙攣で緊急検査を行った

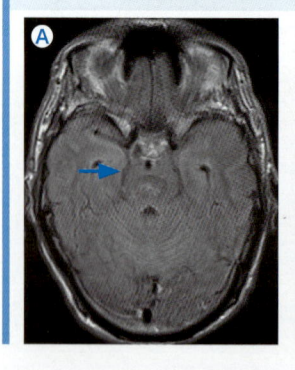

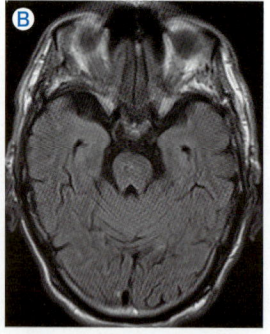

図4 初回FLAIR像（A）と同一装置による1週間後のFLAIR像（B）
初回には脳底槽が不明瞭であるが（→），1週間後には明瞭に描出されている．初回検査は酸素を10 L/分吸入しながら行われた．酸素が髄液に溶け込んだためのアーチファクトである

症例⑤ 67歳 男性
脳梗塞症例

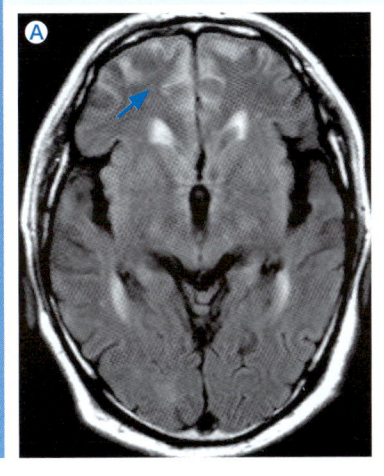

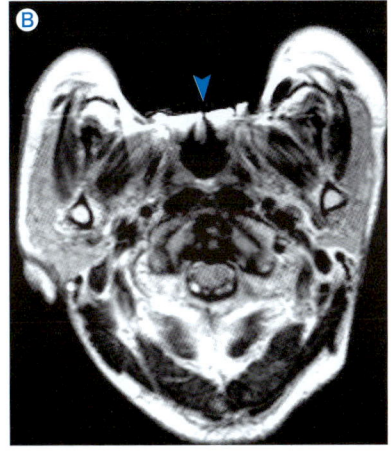

図5 FLAIR像（A）と最下段のFLAIR像（B）
両側の前頭葉の脳溝内と皮質が高信号である（→）．義歯（▶）による画像の大きな歪みがみられるので，金属による磁化率アーチファクトである

症例⑥ 76歳 男性
頭痛症例

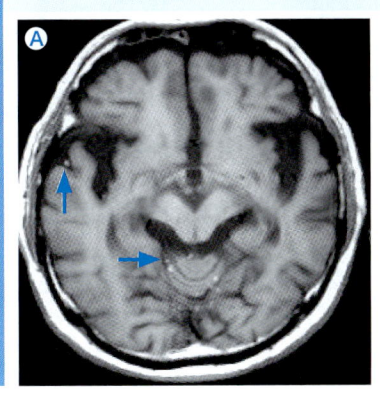

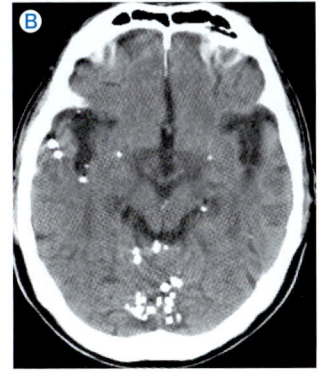

図6 T1強調像（A），単純CT（B）
小脳上面と右側頭葉脳溝内に点状の高信号がみられる（→）．単純CTでは，くも膜下腔に多数の点状高吸収がみられる．油性造影剤の残留である
（関越病院 田中政彦先生のご厚意による）

解説

- MRIにはさまざまなアーチファクトが生じるが，装置の進歩と撮像方法の改善により，一部のアーチファクトは目立たなくなった．**アーチファクトを病変と誤診して不必要な追加検査を行わないことが肝要**
- **頭部では位相エンコードは左右方向**であり，横〜S状静脈洞のゴーストがFLAIR像や造影T1強調像で後頭蓋窩に生じやすい．疑わしい場合には表示条件を変えて観察すると，体外にもゴーストを確認できる場合がある（図1）．中硬膜静脈からのアーチファクトも生じやすい．位相エンコードを前後方向に変えて追加検査すると，確認可能
- 動脈の拍動によって，その周囲の髄液が移動するために，特に脳底動脈周囲にT2強調像で低信号が生じて，動脈瘤様にみえることがある（図2）．小児から若年成人までにみられることがあるが，最近の装置では目立たない．髄液の動きはFLAIR像では高信号となり，上記のゴーストの原因にもなり得る．これも最近の装置では目立たない（図3）
- 高濃度酸素吸入を行いながら撮像すると，FLAIR像で髄液の信号が上昇することがある（図4）．髄液に溶け込んだ酸素のT1短縮効果による．高濃度酸素吸入の事実を確認して，髄膜炎やくも膜下出血と誤診しない
- 義歯をはじめ，**金属による磁化率アーチファクトは遠隔部にも現れる**ため，注意が必要（図5）
- 脊髄腔造影は1980年頃までは油性造影剤（マイオジール）を使用．吸収されないために，脊髄腔や脳槽，脳溝内に残留している場合あり．T1強調像では高信号に描出されるために，CT未施行例では病変と誤診される恐れあり（図6）

＜参考文献＞
- Anzai, Y., et al.：Paramagnetic effect of supplemental oxygen on CSF hyperintensity on fluid-attenuated inversion recovery MR images. AJNR, 25：274-279, 2004
- Stuckey, S. L., et al.：Hyperintensity in the subarachnoid space on FLAIR MRI. AJR, 189：913-921, 2007

＜内野 晃＞

第12章 正常破格，その他　　脳神経外科　神経内科　小児科

310 MRAのアーチファクト
(common artifacts on MRA)

症例①　69歳　男性
脳梗塞症例で，右内頸動脈起始部にステント留置後

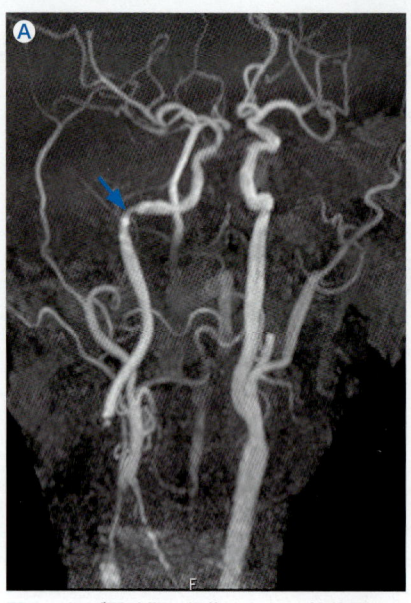

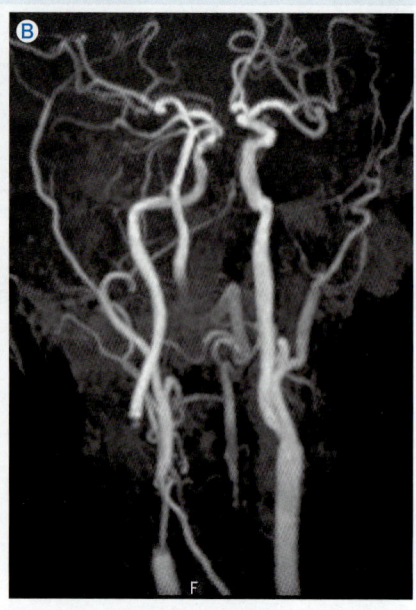

図1　ほぼ同時期に撮像されたA社装置でのMRA（A），B社装置でのMRA（B）
A社装置では右内頸動脈錐体部に高度狭窄様所見がある（→）．しかし，B社装置では異常を認めないため，アーチファクトである．乱流による信号低下や乳突蜂巣の空気による磁化率アーチファクトが考えられる

症例②　62歳　女性
脳ドックで動脈瘤が疑われて紹介されてきた症例

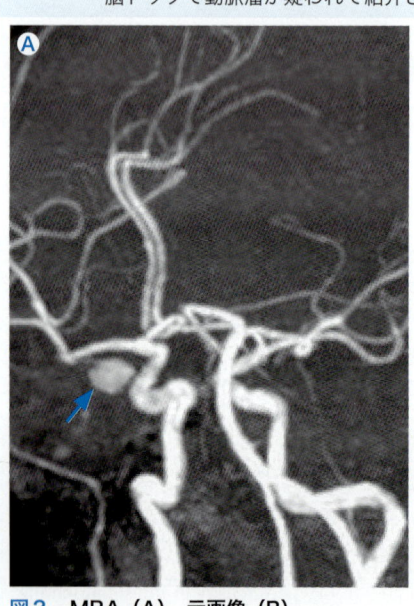

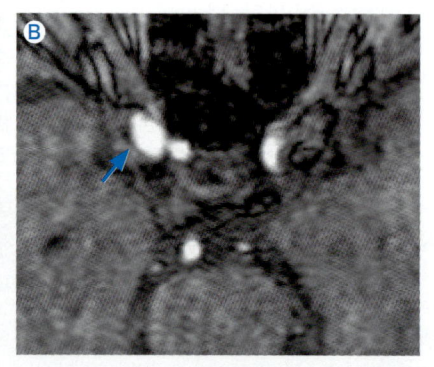

図2　MRA（A），元画像（B）
右内頸動脈の眼動脈分岐部付近に動脈瘤様所見があるが，右内頸動脈との連続性は確認できない（→）．この高信号は右前床突起内の粘液嚢胞と考えられる

310 MRAのアーチファクト

症例③　60歳　男性
頭痛と左側頭部のしびれを訴える症例

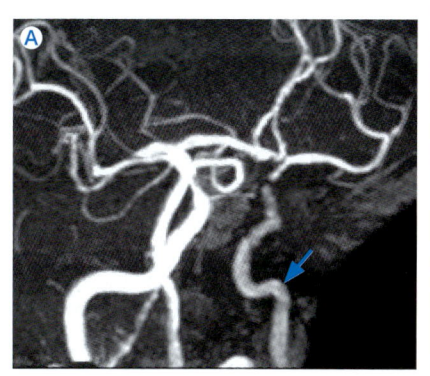

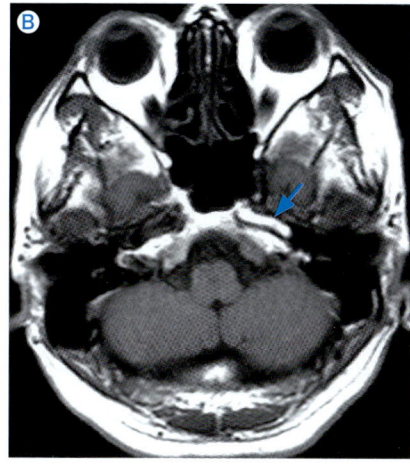

図3　MRA（A），T1強調像（B）
MRAでは左内頸動脈は淡く描出されており，緩徐な血流があるようにみえる（→）．しかし，T1強調像では左内頸動脈が著明な高信号で，メトヘモグロビン状態の血栓が充満していると考えられる

症例④　67歳　男性
多発脳梗塞症例

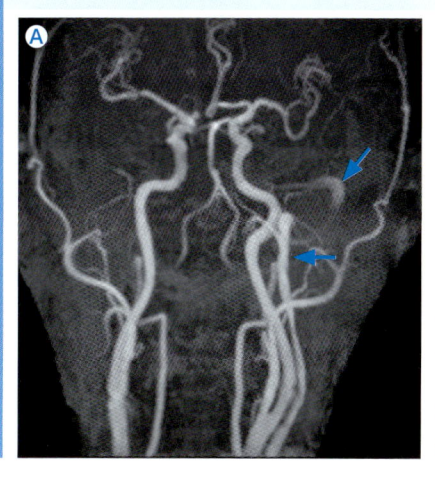

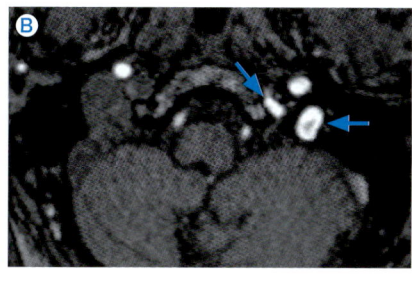

図4　MRA（A），元画像（B）
左横～S状静脈洞～下錐体静脈洞～内頸静脈が描出されている（→）．外頸動脈枝に拡張はみられない．血液が逆流していると考えられる

解説

- MRAにもさまざまなアーチファクトが生じる．**使用する装置の特性を知って，病変と誤診しない**ことが重要（図1）．内頸動脈錐体部の狭窄様所見が目立つ場合には，**最小TEで撮像**をやり直し，もし目立たなくなればアーチファクト．ただし，最小TEでは脂肪の信号が上昇するために，それが邪魔な場合には脂肪抑制を併用
- MRA元画像はT1強調系であり，**脂肪以外のT1短縮病変も高信号となる**ために，血管病変と紛らわしい場合がある（図2）．副鼻腔の**粘液嚢胞**や乳突蜂巣の**コレステロール肉芽腫**，および**メトヘモグロビン状態の血腫**など（図3）．解離症例では，偽腔が血栓化しているか開存しているのかの判断には造影が有用
- 背臥位で撮像するために，左内頸静脈内を頭蓋内まで血液が逆流することがある（図4）．その場合には静脈が描出されて，S状静脈洞部付近の硬膜動静脈瘻や静脈洞血栓症などとの鑑別が必要となる．左側で付随所見がない場合には，まず逆流が考えられる．右側には逆流は稀であり，病的な可能性が高い．3T装置などの最新装置では脂肪抑制効果が良好で，眼窩脂肪などを削除する必要がないので，顔面静脈～上眼静脈が明瞭に描出され，海綿静脈洞部に動静脈瘻があって上眼静脈内を逆流しているようにみえることあり
- Maximum intensity projection（MIP）画像ではその性質上，実際の位置関係とは無関係に，**信号の高い血管が手前にみえるように表示**．よって，立体視での観察が理想

＜参考文献＞
- Uchino, A., et al.：Retrograde flow in the dural sinuses detected by three-dimensional time-of-flight MR angiography. Neuroradiology, 49：211-215, 2007
- Uchino, A., et al.：Visualization of the superior ophthalmic veins by 3 tesla 3D-TOF-MR angiography. Neuroradiol J, 21：619-622, 2008

＜内野　晃＞

略語一覧

略語	英語	日本語
A-to-A	artery-to-artery embolism	動脈原性梗塞
ABS	acute brain swelling	急性脳腫脹型急性脳症
ADC	AIDS dementia complex	
AEFCSE	acute encephalopathy with febrile convulsive status epilepticus	痙攣重積型急性脳症
AESD	acute encephalopathy with biphasic seizures and late reduced diffusion	二相性痙攣と遅発性拡散能低下を呈する急性脳症
AHLE	acute hemorrhagic leukoencephalitis	急性出血性白質脳炎
AIDS	acquired immune deficiency syndrome	後天性免疫不全症候群
ALS	amyotrophic lateral sclerosis	筋萎縮性側索硬化症
ANCA	antineutrophil cytoplasmic antibody	抗好中球細胞質抗体
ANE	acute necrotizing encephalopathy	急性壊死性脳症
ASS	argininosuccinate synthetase	アルギニノコハク酸合成酵素
AVM	arteriovenous malformation	脳動静脈奇形
bFGF	basic fibroblast growth factor	
CA	cornu ammonis	
CAA	cerebral amyloid angiopathy	脳アミロイドアンジオパチー
CADASIL	cerebral autosomal dominant arteriopathy with subcortical infarcts and leukoencephalopathy	常染色体優性遺伝性脳動脈症
CARASIL	cerebral autosomal-recessive arteriopathy with subcortical infarcts and leukoencephalopathy	常染色体劣性遺伝性脳動脈症
CIS	clinically isolated syndrome	
CJD	Creutzfeldt-Jakob disease	Creutzfeldt-Jakob 病
CPEO	chronic progressive external ophthalmoplegia	慢性進行性外眼筋麻痺症
CPM	central pontine myelinolysis	
CSD	cortical spreading depression	皮質拡延抑制
CSS	cavernous sinus syndrome	海綿静脈洞症候群
DAI	diffuse axonal injury	びまん性軸索損傷
DCA	dichloroacetate	ジクロロ酢酸
DDL	disseminated demyelinating leukoencephalopathy	
DNL	disseminated necrotizing leukoencephalopathy	播種性壊死性白質脳症
DNT	dysembryoplastic neuroepithelial tumor	胚芽異形成性神経上皮腫瘍
DVA	developmental venous anomaly	静脈奇形
DWC	Dandy-Walker cyst	Dandy-Walker 嚢胞
EBP	epidural blood patch	硬膜外自家血注入
EBV	Epstein-Barr virus	
EMA	epithelial membrane antigen	
EPM	extrapontine myelinolysis	
FCMD	Fukuyama congenital muscular dystrophy	福山型先天性筋ジストロフィー
FMD	foramen magnum decompression	大後頭孔拡大術
FTD	frontotemporal dementia	前頭側頭葉型認知症
FTLD	frontotemporal lobar degeneration	
FXTAS	fragile X associated tremor/ataxia syndrome	
GCS	Glasgow Coma Scale	
GFAP	glial fibrillary acidic protein	
GIST	gastrointestinal stromal tumor	
GOM	granular osmiophilic material	顆粒状オスミウム好性物質
H-ABC	hypomyelination with atrophy of the basal ganglia and cerebellum	
HAM	human T-cell lymphotropic virus type I-associated myelopathy	

略　語	英　語	日本語
HD	Huntington's disease	Huntington 病
HDL2	Huntington's disease like 2	
HHV8	human herpes virus 8	
HIV	human immunodeficiency virus	
HSE	herpes simplex encephalitis	単純ヘルペス脳炎
HSES	hemorrhagic shock and encephalopathy syndrome	HSE 症候群
HSV	herpes simplex virus	単純ヘルペスウイルス
HSV-1	herpes simplex virus type-1	単純ヘルペス 1 型
IRIS	immune reconstruction inflammatory syndrome	免疫再構築症候群
IVL	intravascular lymphomatosis	
LAH	lymphocytic adenohypophysitis	リンパ球性下垂体前葉炎
LAM	lymphangioleiomyomatosis	リンパ脈管平滑筋腫瘍
LCH	Langerhans cell histiocytosis	Langerhans 細胞組織球症
LDL	low density lipoprotein	
LIN	lymphocytic infundibuloneurohypophysitis	リンパ球性漏斗後葉炎
MALT	mucosa-associated lymphoid tissue	
MFS	multifocal fibrosclerosis	
MLC	megalencephalic leukoencephalopathy with subcortical cysts	皮質下嚢胞を伴う巨脳白質脳症
MND	motor neuron disease	
MSA	multiple system atrophy	多系統萎縮症
MTI	magnetization transfer imaging	
MTX	methotrexate	メソトレキセート
MVD	microvascular decompression	神経血管減圧術
NAA	N-acetylaspartate	
NAWM	normal appearing white matter	
NBIA	neurodegeneration with brain iron accumulation	
NCL	neuronal ceroid lipofuscinosis	
NICCD	neonatal intrahepatic cholestasis caused by citrin deficiency	
non-LCH	non-Langerhans cell histiocytosis	非ランゲルハンス細胞性組織球症
NSE	neuron-specific enolase	
PACNS	primary angiitis of the central nervous system	中枢神経限局性血管炎
PCNSL	primary CNS lymphoma	
PML	progressive multifocal leukoencephalopathy	進行性多巣性白質脳症
PNET	primitive neuroectodermal tumor	未分化神経外胚葉性腫瘍
PRES	posterior reversible encephalopathy syndrome	
PXA	pleomorphic xanthoastrocytoma	多形黄色星細胞腫
RCVS	reversible cerebral vasoconstriction syndrome	可逆性脳血管攣縮症候群
SBS	shaken baby syndrome	乳幼児揺さぶり症候群
SLE	systemic lupus erythematosus	全身性エリテマトーデス
TCC	thin corpus callosum	脳梁菲薄化
TIA	transient ischemic attack	一過性脳虚血発作
VEGF	vascular endothelial growth factor	
VZV	varicella-zoster virus	帯状疱疹ウイルス

索引 Index

数字

1年ルール	390
¹²³I-MIBG心筋シンチ	389
18q-症候群	494
22q11.2欠失症候群	512
5-fluorouracil-induced leukoencephalopathy	376
5-FU	405
5-FU脳症	376

欧文

A

α-synucleinopathy	401
ABS型脳症	589
accessory occipital ventricle	594
ACE	297
aceruloplasminemia	478
acetazolamide	83
acquired hepatocebral degeneration	368
ACTH	133
acute cerebellar ataxia	293
acute cerebellitis	292
acute demyelinating encephalitis	459
acute disseminated encephalomyelitis	338
acute encephalopathy with febrile convulsive status epilepticus	588
acute epidural hematoma	552
acute intermittent porphyria	467
acute necrotizing encephalopathy	290
acute subdural hematoma	554
AD	386, 390
ADC	179
ADEM	291, 337, 338, 341, 343, 467
ADH	133
adult-onset Krabbe disease	426
AEDH	552
AEFCSE	585, 587, 588
Aicardi症候群	147, 512
AIDS	419
AIP	467
alanine	123
ALD	436
Alexander病	437, 490, 491
ALS	413, 418
ALS-D	420
Alzheimer病	45, 55, 386, 393
American College of Rheumatology	304
Amnestic MCI	385
AMS	352
amyotrophic lateral sclerosis	418
amyotrophic lateral sclerosis with dementia	420
anaplastic astrocytoma	86
anaplastic ependymoma	94
Anaplastic MB	189
anaplastic oligodendroglioma	92
ANCA	303, 313
ANCA関連血管炎	295, 313
ANCA関連肉芽腫性血管炎	302, 311, 313, 325
angiocentric glioma	102, 139
angioma	184
antineutrophil cytoplasmic antibody	303
antiphospholipid syndrome	306
Antoni type A	203
Antoni type B	203
APS	306
arachnoid cyst	206, 595
arachnoid granulation	597
argininosuccinate synthetase deficiency	456
arterial dissection	38
arterial variations of the carotid system	600
arterial variations of the vertebrobasilar system	602
Arteriovenous malformation	70
artery-to-artery embolism	32
ASDH	554
aspergillosis	274
Aspergillus fumigatus	275
*ASS*遺伝子	457
astrocytoma	161
atherothrombotic infarction	24
A-to-A	32
*ATP-7B*遺伝子	475
AT/RT	111, 113, 114, 138, 198
atypical meningioma	145
atypical teratoid/rhabdoid tumor	114, 138, 198
AVM	70
azygos ACA	601

B

β2-グリコプロテイン I	307
βアミロイド関連血管炎	357
B54	315
BAD	30
Bannayan-Riley-Ruvalcaba症候群	201
basal cell nevus syndrome	542
basi-parallel anatomical scanning	39
Behçet病	303, 305, 337
Bell麻痺	324, 566
Binswanger型脳梗塞	44
Binswanger病	91, 433
biphasic pattern	96
bipotential progenitor cell	142
Birbeck顆粒	321
black-and-white mixed pattern	123, 126
Blake pouch cyst	207, 507
blistering	123, 205
Blue rubber bleb nevus 症候群	535
bobble-head doll syndrome	146, 147
Boston Criteria	55
BPAS	39, 67
brain abscess	244
brain contusion	546
brain surface vessels	69
branch atheromatous disease	30
bright tree appearance	589
brown tumor	231

C

CAA	54, 311, 326
CACH	458
CADASIL	45, 46, 261, 333, 401, 433, 475
Call-Fleming症候群	358
Canavan病	443, 453, 462, 465, 491
capillary telangiectasia	78
CARASIL	47, 433
carbon monoxide intoxication	372
cardiac myxomatous embolism	49
cardioembolic infarction	26
carotid-ACA anastomosis	601
carotid cavernous fistula	74
carotid-vertebrobasilar anastomosis	598
Castleman病	145
cavernous hemangioma	75, 184
cavernous sinus syndrome	299
cavernous sinus thrombophlebitis	246
cavum septum pellucidum	591
cavum Vergae	591
CBD	395, 398
CCA	404, 410
CCF	74, 299
cellular ependymoma	138, 195
central nervous vasculitis	467
central neurocytoma	142
central pontine myelinolysis	345
cephalocele	496

cerebellar liponueurocytoma 149
cerebellar sagging 571
cerebral amyloid angiopathy 54
cerebral amyloid angiopathy (CAA) related inflammation 326
cerebral aneurysm 49, 58
cerebral autosomal-dominant arteriopathy with subcortical infarcts and leukoencephalopathy 46, 261
cerebral autosomal-recessive arteriopathy with subcortical infarcts and leukoencephalopathy 47
cerebral herniation 560
cerebral infarction 34, 36
cerebral sparganosis Mansoni ... 272
cerebral vasculopathy with aneurysm formation 61
cerebral venous thrombosis 62
cerebrospinal fluid hypovolemia 572
cerebrotendinous xanthomatosis 468
cervical origin PICA 603
ChAc 416
cherry red spot 430
cherubism 543
Chiari I型奇形 499
Chiari II型奇形 498
Chiari III型奇形 497
child abuse 562
childhood ataxia with central nervous system hypomyelination 458
chondrosarcoma 214
chordoid glioma 144
chordoid meningioma 145
chordoma 212
chorea acanthocytosis 414, 416
choroidal fissure cyst 592
choroid plexus carcinoma 146
choroid plexus cyst 593
choroid plexus papilloma 146
choroid plexus xanthogranuloma .. 593
chronic stage 36
chronic subdural hematoma 556
Churg-Strauss症候群 303, 305, 311, 312
CIS 334
cisterna velum interpositum 591
citrullinemia 456
CJD 278
Classic MB 189
clear cell ependymoma 138, 195
clinically isolated syndrome 334
CNS lupus 309
CO 372
coagulopathy 40
coaptation of anterior horn 594
cobble stone lissencephalyスペクトラム 439

Cockayne症候群 484
colloid cyst 150
common artifacts on MRA 606
common artifacts on MRI 604
congenital cytomegalovirus infection 284
congenital melanocarcinoma 235
congenital toxoplasmosis 282
cord sign 63
cork screw 125
cortical cerebellar atrophy 404
cortical ependymoma 138
cortical spreading depression .. 363
cortical tuber 103, 109, 579
corticobasal degeneration 398
Cowden症候群 201
CO中毒 372
CPM 345
craniopharyngioma 168
Cree leukoencephalopathy 459
Creutzfeldt-Jakob病 278, 343
cryptococcal meningoencephalitis 264
cryptococcoma 265
CS 484
CSD 363
CSDH 556
CSFタップテスト 569
CSS 299, 312
CTA spot sign 53
CTX 468
Cushing症候群 133
Cw1 315
cysticercosis 268
cyst-like tubers 577
cytokine storm 291, 289

D

D-2-hydroxyglutaric aciduria 465
DAI 51, 548
Dandy-Walker奇形 207, 506, 509, 541
Dandy-Walker嚢胞 507
DBS 550
D-dimer 41, 48
debris 243
degeneration secondary to cerebrovascular disease 42
delayed anoxic demyelination ... 372
dementia with grain DG 392
dementia with Lewy bodies 389
de novo型 88
dentatorubral-pallidoluysian atrophy 411
Dent's病 483
dermoid cyst 128
desmoplastic infantile astrocytoma 111

desmoplastic infantile ganglioglioma 110
desmoplastic/nodular medulloblastoma 189, 201
developmental venous anomaly ... 76
Devic病 337
diabetic hemichorea hemiballism 366
diffuse astrocytoma 84
diffuse axonal injury 51, 548
diffuse brain swelling 550
diffusion perfusion mismatch 34
DIG 110
dilated perivascular (Virchow-Robin) space 590
disseminated necrotizing leukoencephalopathy 340
DLB 389, 393
DNL 340
DNT ... 85, 93, 103, 105, 107, 108, 153
double lumen/intimal flap 67
double lumen sign 39
DRPLA 293, 379, 397, 411
dual pathology 574
Dural arteriovenous fistula 72
dural AVF 72
dural tail sign ... 99, 123, 175, 213, 319
DVA 76
Dyke-Davidoff-Masson症候群 331, 583, 587
dynamic study 184
dysembryoplastic neuroepithelial tumor 108
dysgammaglobulinemina 145
dysgenesis of the corpus callosum 516
dysplastic gangliocytoma 201

E

EAOH 412
early onset ataxia with oculomotor apraxia and hypoalbuminemia 412
ecchordosis physaliphora 236
ECD 320
echinococcosis 270
ectopic ependymoma 138
ectopic gray matter 514
elF2B遺伝子 459
EMA 190
emperipolesis 319
empty delta sign 63
empty sella 595
encephalomyelitis 459
encephalotrigeminal angiomatosis 534
endodermal cyst 211
endolymphatic sac tumor 536
en plaque meningioma 122, 225
enterogenous cyst 151, 211

EP ······································ 236
ependymitis ···························· 242
ependymoblastoma ················ 131
ependymoma ················ 94, 137, 194
epidermoid ···························· 208
epidermoid cyst ······· 128, 208, 235
epidural empyema ··················· 250
epileptic brain damage ············ 585
epithelial membrane antigen ····· 190
EPM ···································· 345
Epstein-Barrウイルス脳炎 ·········· 343
Erdheim-Chester病 ······ 317, 319, 320
ethylene glycol intoxication ······ 381
Evans index ·························· 569
Ewing sarcoma/peripheral（primitive）neuroectodermal tumor··· 133
Ewing肉腫 ···························· 229
external granular layer（EGL）cell
 ·· 189
extrapontine myelinolysis ········· 345
extraventricular neurocytoma ··· 143

F

Fabry病 ····················· 47, 429, 432, 483
familial hemiplegic migraine ····· 362
fat embolism syndrome ············ 50
Fazekas分類 ·························· 45
FCD ························· 576, 578, 581
FCMD ································· 486
FD ······································ 220
FES ····································· 50
fetus-in-fetus ························· 131
FHM ···································· 362
fibrous dysplasia ···················· 220
FLAIR sulcal hyperintensity
 ·································· 239, 303
focal cortical dysplasia
 ··················· 103, 109, 533, 576, 578
fragile X-associated tremor/ataxia
 syndrome ··························· 403
fried egg appearance ··············· 142
frontotemporal dementia ·········· 392
frontotemporal lobar degeneration
 ·································· 391, 392
FTD ···································· 392
FTD-MND ···························· 421
FTLD ························· 391, 392, 399
FTLD-U ······························· 421
Fukuyama congenital muscular dystrophy ······························ 486

G

galactosemia ························· 448
Galen大静脈瘤 ························ 81
ganglioglioma
 ············· 103, 104, 107, 109, 111, 579
GCRG ································· 230
gelatinous pseudocyst ············· 265
germ cell tumor ····················· 154

germinal matrix ····················· 523
germinal matrix cell ················ 189
germinal matrix hemorrhage ····· 522
germinoma ··························· 172
giant cell reparative granuloma··· 230
glial cytoplasmic inclusion ········ 401
glioblastoma ·························· 88
glioblastoma with oligodendroglioma
 component ························· 92
gliomatosis ··························· 327
gliomatosis cerebri ··················· 90
globoid cell ··················· 425, 426
globoid cell leukodystrophy········ 424
GM1 ガングリオシドーシス ····· 428, 431
GM2 ガングリオシドーシス ····· 425, 430
GMC ··································· 189
gnathostomiasis ····················· 266
GOM ···································· 46
Gorlin症候群 ························· 542
granular cell tumor ················· 185
granular osmiophilic material ······· 46
Grinker's myelinopathy ············ 373
growing teratoma syndrome ····· 131

H

HAART療法 ·························· 243
H-ABC ································ 412
HACE ································· 352
Hallervorden-Spatz症候群 ··· 481, 482
Hallervorden-Spatz病 ············· 479
HAM ·································· 419
hamartin蛋白 ························ 532
hamartoma ·························· 180
Hand-Schüller-Christian病 ······ 233
Hashimoto encephalopathy ······ 365
HASTE ································ 511
HD ····································· 414
HDL2 ·························· 414, 416
heavily T2強調像 ··················· 567
hemangioblastoma ················· 190
hemangiopericytoma ······· 124, 136
hemiconvulsion-hemiplegia-epilepsy
 syndrome ···················· 331, 586
hemifacial spasm ··················· 566
hemimegalencephaly ·············· 580
hepatic encephalopathy ··········· 368
hereditary spastic paraplegia ···· 413
herpes simplex encephalitis ····· 252
heterotopia ··························· 514
HHE症候群（HHES）··· 291, 331, 586
HHV-6, 7型感染症 ················· 288
HI ······································ 544
HIE ···································· 370
high altitude cerebral edema ····· 352
high-gradeの神経膠腫 ············· 107
hippocampal sulcus remnant ····· 592
HIV ···································· 217

HIV脳血管症 ························ 261
HIV脳症 ················ 260, 277, 281
HIV陽性 ······························ 241
HLA ··································· 315
HLA B51 ····························· 314
holes in skull ························ 227
holoprosencephaly ················· 500
hot cross bun sign ·········· 401, 402
HSE ···························· 252, 589
HSP ··································· 413
HSS ··································· 482
human herpesvirus 6, 7 infection
 ·· 288
human immunodeficiency virus
 encephalopathy ·················· 260
Human T-cell lymphotropic virus type
 I-associated myelopathy ······· 419
Huntington's disease-like2··· 414, 416
Huntington病 ············ 401, 414, 416
Hu抗体 ······························· 407
hydranencephaly ··················· 519
hyperacute stage ···················· 34
hyperdense MCA ···················· 26
hypereosinophilia-induced encephalopathy ························ 48, 360
hyperostosis ················· 123, 205
hypertensive intracranial hemorrhage
 ··· 52
hypertrophic pachymeningitis ··· 294
hypoglycemic encephalopathy ··· 350
hypomelanosis of Ito ·············· 544
hypomyelination with atrophy of the
 basal ganglia and cerebellum
 ·· 412
hypothalamic hamartoma ········ 185
hypothyroidism ····················· 364
hypoxic-ischemic damage of the
 basal ganglia ····················· 526
hypoxic ischemic encephalopathy
 ·· 370

I

IDH1 ······························ 87, 88
IDH1遺伝子 ·························· 84
IDH1変異 ····························· 89
idiopathic cerebellar ataxia ······ 404
idiopathic intracranial hypertension
 ·· 570
idiopathic normal pressure hydrocephalus ··························· 568
IgG4関連疾患 ················ 295, 301
infectious arteritis ················· 311
inflammatory pseudotumor ······ 295
influenza-associated encephalopathy
 ·· 286
INI1 ··································· 115
INI1/hSNF5遺伝子 ················ 199
INI1/hSNF5蛋白遺伝子 ·········· 199
iNPH ·································· 568
insular ribbonの消失 ················ 26

interleukin (IL) -6 49
intraarterial low signal 26
intraarterial signal 33
intracranial atherosclerosis 311
intramural hematoma 67
intramyelinic edema 451
intraosseous meningioma 224
intravascular lymphoma 311
intravascular lymphomatosis
 .... 117, 327
ischemic core 34
IVL 117

J・K

Japanese encephalitis 256
Joubert症候群 508
Kearns-Sayre症候群 ... 442, 445, 447
Kearns-Sayre病 465
Klippel-Trenaunay-Weber症候群 535
Krabbe病
 .... 423, 424, 429, 431, 469, 529
KSS 442, 445

L

L-2-hydroxyglutaric aciduria
 (acidemia) 443, 464
lacunar infarction 28
LADIS 45
LAH 300
lamina terminalis 145
Langerhans細胞組織球症
 .... 173, 181, 185, 232, 301, 316
large artery disease 26
large cell MB 189
late onset variant typeのメープルシ
 ロップ尿症 463
LCCA 404
LCH 185, 232, 316, 319, 321
LDD 200
Leber hereditary optic neuropathy
 444
Leber plus 445
Leber遺伝性視神経症 444
Leigh症候群 445
Leigh脳症 291, 343, 446
Letterer-Siwe病 233
leukoencephalopathy with vanishing
 white matter 458
Lewy小体型認知症 388, 389
LG 118
Lhermitte-Duclos病 200
LHON 444
Li-Fraumeni症候群 147
LIN 300
linear scleroderma 583
lipoma 148, 596
lobar型全前脳胞症 500
localized megalencephaly 579

LOH 93
loss of heterozygosity 93
Lowe症候群 435, 483
LYG 118
lymphocytic adenohypophysitis
 300
lymphocytic hypophysitis 300
lymphocytic infundibuloneurohypo-
 physitis 300
lymphoma 178
lymphomatoid granulomatosis ... 118
lymphomatosis cerebri 91, 327

M

MA 538
Machado-Joseph病 397, 408
macroadenoma 164, 165, 175
malignant lymphoma 116
malignant lymphoma of the skull
 228
malignant rhabdoid tumors 199
maple syrup urine disease 452
Marchiafava-Bignami病 ... 346, 349
Marinesco-Sjögren症候群 412
MAT I / III 461
Mazabraud症候群 221
MB with extensive nodularity ... 189
McCune-Albright症候群 ... 221, 529
MCI 384
Mcleod症候群 416
MEBD 487
Meckel腔 217
median artery of the corpus callosum
 601
medulloblastoma 131, 188
medulloepithelioma 131
mega cisterna magna 207
megalencephalic leukoencephalo-
 pathy with subcortical cysts
 .... 459, 490, 491
melanotic neuroectodermal tumor of
 infancy 234, 541
melanotic progonoma 235
MELAS 357, 440, 441, 455, 585
membranous lipodystrophy 472
meningeal inflammatory myofibro-
 blastic tumor 295
meningioangiomatosis 538
meningioma 122, 174, 185, 204
meningitis 238
meningofacial angiomatosis 534
Menkes病 476
merlin 203
Merlin蛋白 530
MERS 291
mesial temporal sclerosis 574
mesial thinning 245
metachromatic leukodystrophy ... 422
metastasis 136

metastatic tumor 120, 176
methanol intoxication 380
methionine adenosyltransferase
 (MAT) I / III deficiency ... 460
methotrexate-induced leukoenceph-
 alopathy 374
methylmalonic academia 466
metronidazol induced encephalop-
 athy 378
MFS 295, 301
microadenoma 164, 165
microatheroma 30
microcystic meningioma 205
mild cognitive impairment 384
misery perfusion 37
mitochondrial encephalopathy with
 lactic acidosis and stroke-like epi-
 sodes 440
mixed ependymoma 141
mixed ependymoma-subependymoma
 197
MJD 397, 408
MJD/SCA3 .... 409, 411
MLC 490, 491
MLD 422
MLS 416
MNTI 234
molar tooth anomalies 507
molar tooth sign 509
Mollaret髄膜炎 253
moyamoya disease 82
MRAのアーチファクト 606
MRIのアーチファクト 67, 604
MS 89, 95, 245, 334, 337, 339, 445
MSA-C 382, 402
MSA-P 400, 475
MSUD 452
mucocele 151
mucopolysaccharidosis 434
multicystic encephalomalacia ... 254
multifocal fibrosclerosis ... 295, 301
multiple hamartoma syndrome ... 201
multiple myeloma 218
multiple sclerosis 334
multiple system atrophy
 .... 394, 400, 402
Muscle-Eye-Brain disease 439
mushroom configuration 125
mycotic aneurysm 60
MYC遺伝子 189
myotonic dystrophy 421, 488
myxopapillary ependymoma ... 138

N

NAA 463
N-acetyl aspartate 463
Nasu-Hakola disease 472
NBTE 48

NCL	431
NCM	540
neonatal herpes simplex encephalitis	254
neonatal intrahepatic cholestasis caused by citrin deficiency	457
neural plate	128
neural tube	128
neurenteric cyst	210
Neuro-Behçet's disease	314
neuroblastoma	131
neurocutaneous melanosis	69, 540
neuroferritinopathy	480
neurofibromatosis type 1	193, 528
neurofibromatosis type 2	530
neurofibromin 蛋白	529
neuromelanin	390, 394
neuromyelitis optica	336
neuronal ceroid lipofuscinosis	431
neuro-Sweet disease	315
neurosyphilis	258
nevoid basal cell carcinoma syndrome	542
NF1	97, 193, 528
NF2	530, 538
NICCD	457
NINDS-AIREN 基準	44
NINDS（National Institute of Neurological Disorders and Stroke）による脳血管障害の分類 III	24
NMO	336
NMO（neuromyelitis optica）の合併：3椎体	309
nonbacterial thrombogenic endocarditis	48
non-herpetic limbic encephalitis	328
non-Langerhans cell histiocytosis (non-LCH)	321

O

oculocerebrorenal syndrome of Lowe	483
oil in water	129
olfactory aplasia	502
olfactory groove meningioma	136
olfactory neuroblastoma	132, 136
oligodendroglioma	92
OM	344
opticochiasmatic-hypothalamic glioma	170
ornithine transcarbamylase deficiency	454
osmotic myelinolysis	344
ossification of the falx	597
osteolipoma	149
OTCD	454, 457
ovarioleukodystrophy	459
ovoid lesion	335

P

pachymeningitis	319
PACNS	119, 305, 310, 357, 359
Pallister-Hall 症候群	181
pantothenate kinase-associated neurodegeneration	416, 482
Papez 回路	574
papillary ependymoma	138, 195
papillary glioneuronal tumor	106, 139
papillary tumor of the pineal region	162
paraneoplastic cerebellar degeneration	405, 406
parasagittal cerebral injury	371
Parkinson's disease with dementia	389, 390
Parkinson 症候群	397
Parkinson 病	394, 399
Parry-Romberg 症候群	331, 582
partial asphyxia	523, 527
PCD	406
PD	394
PD-D	389, 390
pearl and string sign	39, 67
pearly tumor	129
Pelizaeus-Merzbacher 病	463, 492
perimesencephalic SAH	57
periventricular caps and rims	243
periventricular hyperintensity	569
periventricular leukomalacia	437, 523, 524
periventricular lucency	569
persistent dorsal ophthalmic artery	601
persistent first intersegmental artery	603
persistent primitive olfactory artery	601
PET	179
PGNT	106
PHACE 症候群	535
phenylketonuria	450
phosphatase and tensin homolog deleted on chromosome 10	201
physaliphorous appearance	212
Pick 病	421
pigmentary mosaicism	544, 545
pilocytic astrocytoma	96, 105, 107, 111, 115, 153, 171, 192
pilomyxoid astrocysoma	96, 171, 193
pineal cyst	157, 595
pineal parenchymal tumor of intermediate differentiation	158
pineoblastoma	155, 157, 159, 160, 163
pineocytoma	155, 156, 159, 163
pituicytoma	186
pituitary abscess	246
pituitary adenoma	164
PKAN	416, 482
PKU	450
plasmacytoma	218
plastic ependymoma	138
pleomorphic xanthoastrocytoma	98, 105, 107, 109, 111
PLOSL	472
PMD	492
PML	261, 280, 309, 341, 375
PNET	111, 112, 115, 131, 189, 199
PNFA	392
POEMS 症候群	219
polyarteritis nodosa	311
polycystic lipomembranous osteodysplasia with sclerosing leukoencephalopathy	472
polymicrogyria	512, 519, 521, 579
porencephaly	518
posterior medullary velum	146
posterior reversible encephalopathy syndrome	37, 261, 327, 339, 341, 345, 356, 381, 457, 551
post transplantation lymphoproliferative disorder	322
PRES	37, 261, 327, 339, 341, 345, 347, 349, 356, 359, 381, 457, 475, 551
primary angiitis	327
primary angiitis of the central nervous system	119, 310
primary extradural meningioma	225
primitive neuroectodermal tumor	112, 189
proatlantal intersegmental artery	599
Probst bundle	516
profound asphyxia	371, 429, 527
progressive multifocal leukoencephalopathy	261, 280, 327
progressive nonfluent aphasia	392
progressive supranuclear palsy	396
Proteus 症候群	201, 529
prothrombin time-international normalized ratio	41
PRS	582
pseudo Hurler 病	429
pseudoprogression	355
pseudotumor cerebri	570
PSP	395, 396
PsPr	355
PTCH	189
PTCH 腫瘍抑制遺伝子	542
PTEN	201
PTEN hamartoma tumor syndrome	201
PTEN 遺伝子	201
PTEN 過誤腫腫瘍症候群	201
PT-INR	41
PTLD	322

ptomeningeal anastomosis 36
punched-out lytic lesion 219
PVL 437, 523, 524
PXA 98
pyocephalus 242

R

radially oriented white matter band
　.................................... 577
radiation necrosis 354
ragged-red fibers 441
Ramsay Hunt症候群 324
Rasmussen脳炎 330, 583, 587
Rathke cleft cyst 151, 166
Rathke囊胞 ... 166, 169, 211, 247, 301
rCBV 193
RCVS 310, 311, 358
remote cerebellar hemorrhage ... 571
retinal anlage tumor 235
retinoblastoma 131
reversible cerebral vasoconstriction
　syndrome 310, 311, 358
reversible posterior leukoencephalopathy syndrome 356
Reye症候群 287, 291, 455
Reye様症候群 455
Reye様症候群をきたす他の疾患 ... 457
RGNT 152
rhabdoid predisposition syndrome
　.................................... 199
rhombencephalic isthmus 509
Rosai-Dorfman病 318
rosette-forming glioneuronaltumor of
　the fourth ventricle 152
RPLS 356

S

SAH 56
sarcoidosis 296
SCA1 409
SCA2 409
SCA3 408
SCA6 410
SCA15 .... 414, 416
SCA17 .... 414, 416
scalloped lateral border 281
schizencephaly 510, 519
schwannoma 182, 202
Schwannomatosis 531
schwannomin 203
SD 392
SEH 522
semantic dementia 392
semilobar型全前脳胞症 500
septo-optic dysplasia 504
SFT 136
shaken baby syndrome 477
shower embolism 361

SINPHONI 569
sinus histiocytosis with massive
　lymphadenopathy 318
sinus pericranii 80
Sjögren-Larsson症候群 470
Sjögren症候群 305, 308, 337
skull epidermoid 222
skull fracture 564
skull hemangioma 226
skull metastasis 216
SLE 303, 304, 337
small vessel disease 333
snapshot phenomenon説 348
solitary cortical tuber 577
solitary fibrous tumor ... 125, 126, 136
Sotos症候群 525
spastic gate 413
SPG 413
spheroid body formation 473
spinocerebellar ataxia type 1 ... 409
spinocerebellar ataxia type 3 ... 408
spinocerebellar ataxia type 6 ... 410
spongiform leukodystrophy 462
spontaneous intracranial hypotension syndrome 572
sporadic adult-onset ataxia of
　unknown etiology 403, 404
SS 68
SSPE 276
staghorn vascular pattern 127
staghorn vasculature 124
starfield pattern 51
striatocapsular infarction 31
Sturge-Weber症候群
　................. 331, 534, 583, 587
subacute necrotizing encephalomyelopathy 446
subacute sclerosing panencephalitis
　.................................... 276
subacute stage 36
subarachnoid hemorrhage 56
subcallosal striation 335
subcortical vascular dementia ... 44
subdural empyema 248
subdural hygroma 558
subependymal giant cell astrocytoma 100
subependymal glia 141
subependymal hemorrhage 522
subependymal heterotopia 533
subependymal plate 142
subependymoma 140, 141, 196
subfrontal schwannoma 134
sulcal hyperintensity 241
sunburst 219
sunburst or radial appearance ... 123
superficial siderosis 57, 68
Susac症候群 332

susceptibility sign 26, 33
susceptibility weighted imaging ... 37
susceptibility-weighted imaging
　.................................... 547
SVD 44, 47
SWI 547
SWS 534
Sydenham's chorea 414, 416
systemic lupus erythematosus ... 304
systemic lymphomaの頭蓋内浸潤 179

T

T1短縮病変 607
T2 shine-through 35
tabes dorsalis 259
tanycyte 195
tanycytic ependymoma ... 138, 195
TDP-43プロテイノパチー 419
tela choroidea 125
teratoma 130, 161
terminal zone 525
thickened pituitary stalk 317
THS 298
TIA 31
tiger stripe 423, 425
Tolosa-Hunt症候群 74
toluene abuse 382
TORCH症候群 533
toxoplasmosis 262
TP53 .... 87, 88
transient callosal lesion 348
transient ischemic attack 31
Treacher Collins症候群 503
treatable ischemic penumbra 34
trichopolyodystrophy 476
trigeminal neuralgia 567
trigeminal neurinoma 182
trigger zone 567
triple ACA 601
Trousseau症候群 48
TS 532
tuberculoma 240
tuberculous meningitis 240
tuberous sclerosis 532
tumefactive MS 335

U・V

ulegyria 520
umbrella sign 77
upward herniation 293
vascular endothelial growth factor
　.................................... 191
VEGF 191
vein of Galen aneurysmal malformation 81
ventricular empyema 242
ventriculitis 242

VHL腫瘍抑制遺伝子	536
VHL病	536
von Hippel-Lindau（VHL）症候群	190
von Hippel-Lindau病	191, 536
von Recklinghausen disease	528
VSRAD	386
VWM	458

W

Walker-Warburg症候群	439
Wallenberg症候群	38
Waller変性	419
waxy nodule	167
Wernicke脳症	291, 342, 347, 379
white epidermoid	129, 209
white matter abnormalities in the anterior temporal lobe	576
Willis動脈輪	33
Wilson病	379, 401, 469, 474, 479
WWS	487
Wyburn-Mason症候群	535

X・Y・Z

Xanthogranuloma of the sellar region	169
X-linked adrenoleukodystrophy	436
yin（g）-yang appearance	123, 126
Yo抗体	407
zebra sign	571
Zellweger症候群	438, 439

和文

あ行

アーチファクト	605, 607
亜急性期	36
亜急性期血腫	149
亜急性硬化性全脳炎	276
アクアポリン4	309
悪性腫瘍の神経周囲浸潤	325
悪性神経膠腫	65, 73, 113, 121, 142
悪性星細胞系腫瘍	95
悪性転化	87
悪性ラブドイド腫瘍	199
悪性リンパ腫	87, 89, 95, 116, 119, 121, 123, 125, 145, 203, 227, 235, 247, 325, 347, 349, 357, 419
アスペルギルス症	274
アテローム血栓性梗塞	24, 41
アトピー性脊髄炎	337
アミロイドアンギオパチー	25, 53, 68, 75, 267, 549
アミロイドイメージ	386
アミロイドカスケード仮説	387
アミロイド血管症	311
アミロイド血管変化	387

アリルスルファターゼA	423
アルコール	347
アルコール脱水素酵素	380
アルボウイルス脳炎	257
アレルギー性鼻炎	313
アンチトロンビンIII欠乏症	41
アンモン角	574
遺残海馬溝	592
遺残三叉動脈	599
遺残三叉動脈亜型	599
遺残舌下動脈	599
異所性灰白質	141, 514
異染性白質ジストロフィー	422, 425, 426, 437
位相エンコード	605
一過性脳虚血発作	31
一過性脳梁膨大部病変	347, 348
一酸化炭素	372
一酸化炭素中毒	372, 380
遺伝性	337
遺伝性痙性対麻痺	413
遺伝性脊髄小脳変性症	413
遺伝性毛細血管拡張性失調症	412
伊藤白斑	435, 544
意味性認知症	392
インターロイキン6	314
インフルエンザ脳炎	286, 289
ウイルス感染に伴う脳炎	339
ウイルス性脳炎	277
ヴェルガ腔	591
うつ病	393
運動神経疾患	418
液化乾酪性結核腫	241
エキノコックス症	270
液面形成	129
エチレングリコール	381
エチレングリコール中毒	381
エナメル上皮腫	231
エナメル上皮腫型頭蓋咽頭腫	168
エリスロポイエチン	191
遠隔小脳出血	571
炎症性	355
炎症性偽腫瘍	175, 179
炎症性脱髄性疾患	339
延髄外側梗塞	38
横断性脊髄炎	337
横紋筋肉腫	233
太田母斑	541
オクトレオスキャン	133
オリゴマー仮説	387
オルニチントランスカルバミラーゼ欠損症	454

か行

外陰部潰瘍	314
外眼筋麻痺	443
外傷性頸部症候群	572

外傷性損傷	571
外傷性脳出血	53
外側線条体動脈	28
海馬溝遺残	575
海馬硬化症	574
海綿状血管奇形	549
海綿状血管腫	53, 74, 75, 79, 107, 113, 175, 183, 184, 267
海綿静脈洞	74
海綿静脈洞血栓性静脈炎	247
海綿静脈洞症候群	299
海綿静脈洞病変	177
解離性脳動脈瘤	59
化学シフト	149
化学髄膜炎	129
可逆性脳血管攣縮症候群	310, 311, 358
可逆性脳梁膨大部病変を有する脳炎脳症	291
核黄疸	527
顎口虫症	266
拡散強調像	449
拡大大後頭槽	207
過誤腫	180
下垂体	177
下垂体柄病変	177
下垂体炎	165, 179, 365
下垂体過形成	165
下垂体細胞腫	186
下垂体腺腫	145, 164, 167, 169, 175, 185, 187, 365
下垂体前葉過形成	364
下垂体卒中	165, 247
下垂体膿瘍と海綿静脈洞血栓性静脈炎	246
家族性CJD	278
家族性片麻痺性片頭痛	362
褐色細胞腫	536
滑脳症	513
化膿性（細菌性）髄膜炎	239
カフェオーレ斑	529, 530, 544
ガラクトース血症	448
ガラクトシルセラミダーゼ	426
ガラクトシルセラミダーゼI欠損	425
顆粒細胞腫	185
顆粒状オスミウス好性物質	46
癌	115
眼球運動失行と低アルブミン血症を伴う早発失調症	412
ガングリオシド	431
肝硬変	368
癌性髄膜炎	239, 241, 295
肝性脳症	367, 368
関節リウマチ	295
感染	339, 553
感染後脳症性	293
感染症	335, 337
感染性血管炎	359
感染性心内膜炎	61

※**色文字**はタイトルとしての掲載ページです

感染性動脈炎·················311	グルタミン酸脱炭酸酵素関連小脳変性症 407	高アンモニア血症········368, 455
感染性動脈瘤·················60	形質細胞腫·················218	膠芽腫··· 87, 88, 99, 113, 117, 139, 191, 195, 199
感染性脳髄膜炎···············357	痙性対麻痺·················470	口腔内潰瘍·················314
感染性脳動脈瘤···············59	頸動脈系の破格··············600	高クレアチンキナーゼ血症·······416
癌転移巣··················229	頸動脈ステント留置術···········27	高血圧性出血···············549
顔面神経鞘腫············325, 566	頸動脈−椎骨脳底動脈吻合·······598	高血圧性脳出血·······27, 52, 65, 75
顔面の萎縮·················583	頸動脈内膜剥離術·············27	高血圧性脳症···············356
奇異性脳塞栓症···············27	軽度認知機能障害·············384	高血圧性脳内出血·············267
奇異性反応·················241	痙攣後脳症·········35, 329, 357, 584	高血圧性微小出血·············55
気管支喘息·················313	痙攣重積··················575	高血糖脳症·················414
奇形腫····· 115, 129, 130, 149, 209, 211	痙攣重積型急性脳症··· 291, 585, 587, 588	膠原病··················41, 359
起始部拡張·················59	痙攣重積に伴う信号変化·········259	高好酸球血症···············361
寄生虫感染症···············361	結核············175, 187, 323, 333	高好酸球性脳症···············360
偽性脳腫瘍·················570	結核腫················240, 269	抗好中球細胞質抗体········303, 313
基底核壊死·················526	結核性髄膜炎·······239, 240, 241, 295	好酸球性肉芽腫······80, 223, 225, 227
基底核出血··············367, 369	結核性膿瘍·················241	好酸球増多症···············313
基底核石灰化········367, 369, 473	血管炎···················335	好酸球肉芽腫症···············233
基底細胞母斑症候群············542	血管炎症候群···············333	好酸球由来神経毒·············360
気脳症···················149	血管外皮腫····· 123, 124, 127, 133, 205	高山病···················352
嗅球無形成·················502	血管芽細胞腫···············190	甲状腺機能低下症········293, 364
嗅神経芽腫·················132	血管芽腫··· 153, 191, 193, 197, 293, 536	後髄帆···················146
急性壊死性脳症······· 257, 290, 291, 589	血管減圧術·················566	硬髄膜炎·················319
急性間欠性ポルフィリア··········467	血管原性浮腫···············551	梗塞····················357
急性期梗塞·················95	血管腫············197, 225, 235, 325	高地脳浮腫············352, 357, 373
急性期脳梗塞··············85, 87	血管周囲腔·················269	後天性肝脳変性症·············368
急性硬膜外血腫············552, 555	血管周囲腔の開大·············31	後頭蓋窩くも膜嚢胞············507
急性硬膜下血腫············553, 554	血管周囲腔の拡大·············590	高度結節性髄芽腫·············189
急性コカイン················373	血管障害·················335	高乳酸血症·················440
急性散在性脳脊髄炎 ··· 281, 291, 333, 338, 341, 347, 349	血管性病変·················355	孔脳症··········207, 370, 511, 518
急性小脳炎·················292	血管性浮腫·················36	広範結節状髄芽腫·············189
急性小脳失調···············293	血管性浮腫による可逆的脳症······356	硬膜···················177
急性脱髄性脳炎脳脊髄炎·········459	血管性母斑·················535	硬膜外自家血注入·············572
急性脳炎··················288	血管蛇行··················59	硬膜外生理食塩水注入試験········573
急性脳症···············288, 291	血管中心性膠腫···············102	硬膜外蓄膿·············249, 250
急性播種性脳脊髄炎········277, 467	血管内皮細胞増殖因子···········191	硬膜外膿瘍·················251
橋外髄鞘崩壊症···············380	血管内リンパ腫··········357, 359	硬膜下液貯留···············207
凝固異常症·················40	血腫···················385	硬膜下血腫·············249, 559
橋梗塞の二次性変化············382	結節性硬化症········532, 576, 578	硬膜下水腫········239, 555, 557, 558
虚血病変·················305	結節性硬化症不全型············577	硬膜下蓄膿····· 248, 251, 555, 557, 559
巨細胞腫·················231	結節性多発性動脈炎············311	硬膜下膿瘍·················249
巨細胞修復性肉芽腫············230	血栓溶解療法適応基準概略········35	硬膜転移·················175
巨細胞性星細胞腫············532	結膜炎···················303	硬膜動静脈瘻··········53, 72, 357
筋萎縮性側索硬化症············418	腱黄色腫·················469	高マンガン血症···············369
筋強直性ジストロフィー·······421, 488	限局性の巨症···············579	後脈絡叢動脈···············81
くも膜下出血···············56	限局性皮質形成異常·········576, 578	高メチオニン血症·············460
くも膜顆粒············63, 239, 597	原始髄膜·················148	抗リン脂質抗体症候群·········41, 306
くも膜嚢胞 ······ 167, 206, 209, 211, 519, 595	検出器CT··················71	ゴースト··················605
グリオーマ·················311	原発性側索硬化症··········413, 419	コカイン中毒············380, 383
クリプトコッカス···············323	原発性中枢神経系血管炎······357, 359	黒色母斑·················540
クリプトコッカス症··········261, 275	抗DNA抗体················304	骨過形成··············123, 205
クリプトコッカス脳髄膜炎··········264	抗Hu抗体·················406	骨原性肉腫·················225
クリプトコッカスのゼラチン様偽嚢胞 435	抗Sm抗体·················304	骨脂肪腫·················149
グルコース·················351	抗Yo抗体·················406	骨髄炎··················229
	抗アクアポリン４抗体陽········309	骨髄腫··················227
	高悪性度グリオーマ············97	骨転移··················317

617

骨内髄膜腫 224, 227	若年性白内障 530	静脈洞内血流停滞 63
骨病変 177	周期性同期性高振幅徐波結合 277	腎機能障害 383
古典型髄芽腫 189	充実性乾酪性結核腫 241	真菌 333
孤発性CJD 278	終板 145	真菌感染症 303
孤発性皮質結節 576, 577	重複中大脳動脈 601	真菌性動脈瘤 275
弧立性線維性腫瘍 123, 125, 126	絨毛癌 49, 131	神経Behçet病 314, 315, 419
コレスタノール蓄積症 469	出血性梗塞 53, 55, 65, 571	神経Sweet病 314, 315
コレステリン肉芽腫 223	出血性ショック脳症候群 287, 291	神経下垂体部胚腫 173
コロイド嚢胞 145, 147, 150, 211	出血を伴った転移性脳腫瘍 75	神経管 128
混合型上衣・上衣下腫 197	腫瘍 311, 314, 515, 553, 555	神経原線維変化 387
根尖周囲性肉芽腫 231	腫瘍随伴性小脳変性 293	神経膠腫 131, 181, 191, 291, 347, 349, 419
さ 行	腫瘍性脳動脈瘤 49	神経膠嚢胞 207
サイトカイン過剰 289	腫瘍性病変 355, 570, 575	神経細胞遊走障害 181
サイトカインの過剰放出 291	腫瘍内出血 53	神経周囲進展 217
サイトメガロウイルス感染症 261	シュワミン 203	神経鞘腫 123, 125, 127, 175, 184, 191, 202, 211
細胞障害性浮腫 551	循環予備能 34	神経上皮性嚢胞 211
細胞性上衣腫 195	上衣下異所性灰白質 515	神経節膠腫 93, 97, 99, 103, 104, 107, 109, 111, 139
差分 65	上衣下巨細胞性星細胞腫 100, 142	神経節細胞腫 193, 201
サポシンB欠損症 423	上衣下腫 101, 138, 140, 142, 196	神経線維腫 529
サルコイドーシス 117, 119, 175, 179, 187, 239, 241, 265, 295, 296, 299, 301, 311, 313, 319, 321, 323, 325	上衣下出血 522, 525	神経線維腫症1型 97, 193, 367, 369, 373, 528
	上衣腫 94, 103, 111, 113, 115, 137, 141, 142, 145, 147, 153, 163, 189, 193, 194, 197, 199	神経線維腫症2型 203, 530, 538
三叉神経障害 183	松果体 161	神経腸管嚢胞 207, 210
三叉神経鞘腫 182	松果体芽細胞腫 160	神経梅毒 258, 329, 421
三叉神経痛 567	松果体芽腫 131	神経板 128
シアン中毒 373	松果体細胞腫 131, 156, 157	神経皮膚黒色症 69, 540
磁化率アーチファクト 605	松果体実質腫瘍 157, 163	神経フェリチン症 479, 480
磁化率強調像 71, 75, 77, 79, 547	松果体実質性腫瘍 131	神経分泌細胞 133
磁化率効果 149	松果体乳頭状腫瘍 131	心原性塞栓症 26, 61, 67, 361
敷石滑脳症 513, 513	松果体嚢胞 157, 595	進行性核上性麻痺 388, 390, 396, 399, 401, 408, 411
嗜銀顆粒性認知症 385, 388, 392	松果体部 155	進行性多巣性白質脳症 261, 280, 309, 341, 357, 375
歯原性嚢胞 231	松果体部乳頭状腫瘍 162	進行性非流暢性失語 392
篩骨洞・鼻腔（扁平上皮）癌 133	上眼静脈 247	進行麻痺 259, 421
自己免疫性血管炎 357, 359	上強膜炎 303	真珠腫 129
自己免疫性・代謝性小脳萎縮 410	上小脳脚交叉 509	新生児単純ヘルペス脳炎 254
歯状核赤核淡蒼球ルイ体萎縮症 293, 379, 397, 408, 411	硝子様変性 28	心臓粘液腫 49
視床下部過誤腫 145, 185	常染色体優性遺伝性脳動脈症 46	心臓粘液腫塞栓 48
視床下部神経膠腫 173	常染色体劣性遺伝性脳動脈症 47	心臓粘液腫塞栓症 359
視神経炎 171, 337	小児虐待 562	心臓粘液腫脳塞栓 49
視神経ー視床下部膠腫 170	小児代謝性疾患 373	伸長細胞 195
視神経鞘髄膜腫 171	小脳異形成 201	伸長細胞性上衣腫 195
視神経脊髄炎 336	小脳炎 201	心伝導ブロック 443
視神経脊髄型OSMS 337	小脳血管奇形 191	浸透圧性髄鞘崩壊症 344
実質性転移 177	小脳梗塞 201, 293	浸透圧性脳症 37, 357
シデナム舞踏病 414, 416	小脳歯状核 379	深部静脈血栓症 291
シトルリン血症 456	小脳脂肪神経細胞腫 149	深部静脈血栓症（慢性期） 77
シナプス前ドパミン-トランスポーターシステム 390	小脳脂肪性神経細胞腫 138	深部穿通枝 29
篩板 133	上皮細胞マーカー 190	深部脳静脈血栓症 343
脂肪腫 129, 148, 596	静脈奇形 76	髄液漏 572
脂肪性髄膜腫 149	静脈血栓症 53, 65	髄外性形質細胞腫 218
脂肪塞栓 48	静脈梗塞 73	髄外造血 205
脂肪塞栓症候群 50	静脈性血管腫 76, 77	髄芽腫 115, 138, 147, 188, 193, 195, 199, 293, 543
ジャーミノーマ（胚腫） 101, 131, 157, 159, 161, 171, 172, 181, 301, 317, 319	静脈性梗塞 41, 43, 65	
若年者脳卒中 307	静脈性脳梗塞 73	
	静脈洞血栓症 357	
	静脈洞低形成 63	

髄鞘化遅延	449	
髄鞘内浮腫	349, 453, 461	
錐体後頭裂	213	
錐体尖炎	223	
錐体部先天性真珠腫	223	
錐体部内頸動脈瘤	223	
水頭症	81, 129, 146, 241, 347, 349, 505	
髄膜炎	179, 238, 570	
髄膜血管腫症	538	
髄膜腫	74, 99, 101, 122, 125, 127, 141, 145, 147, 165, 174, 179, 183, 184, 185, 187, 191, 203, 204, 217, 229, 319, 321, 530, 543, 557	
髄膜増殖疾患	555	
髄膜転移	205	
髄膜軟膜吻合	36	
髄膜瘤	80	
水無脳症	370, 519	
頭蓋悪性リンパ腫	228	
頭蓋咽頭腫	145, 147, 165, 167, 168, 171, 173, 181, 247	
頭蓋血管腫	226	
頭蓋骨折	564	
頭蓋骨転移	216, 227	
頭蓋骨表皮洞	80	
頭蓋骨類上皮腫	222	
頭蓋底脳ヘルニア	505	
頭蓋底への骨転移	177	
頭蓋内アテローム動脈硬化症	311	
頭蓋内結核	265	
スギヒラタケ脳症	383	
星細胞系腫瘍	89	
星細胞腫	151	
成人型Krabbe病	426	
脊索腫	212, 214, 223, 237	
脊索腫様膠腫	169	
脊索腫様神経膠腫	144	
脊髄小脳失調症1型	409	
脊髄小脳失調症2型	409	
脊髄小脳失調症3型	408	
脊髄小脳失調症6型	410	
脊髄小脳変性症	69	
脊髄小脳変性症（SCA）-1, 3, 6	293	
脊髄髄膜瘤	499	
脊髄癆	259	
石灰化	169, 577	
セレブロシドサルファターゼ活性因子欠損症	423	
線維形成性結節性髄芽腫	189, 201	
線維形成性乳児神経節膠腫	110	
線維骨性病変	133	
線維性骨異形成症	220, 225	
線維性髄膜腫	127	
前角癒合	594	
腺癌	211	
先行感染	339	
線状強皮症	583	
線条体萎縮	367	
全身性エリテマトーデス	303, 304, 333
全身性敗血症性塞栓症	361
全前脳胞症	500, 505
選択的淡蒼球壊死	373
前兆を伴う片頭痛	359, 363
先天感染症	487
先天性ガラクトース代謝障害	449
先天性魚鱗癬様紅皮症	470
先天性サイトメガロウイルス感染症	283, 284, 439
先天性代謝変性疾患	545
先天性トキソプラズマ感染症	282, 285
先天性脳腫瘍	131
先天性リンパ球性脈絡髄膜炎ウイルス症候群	285
先天的類上皮腫	223
前頭蓋窩髄膜腫	133
前頭蓋底神経鞘腫	134
前頭側頭型認知症	388
前頭側頭葉変性症	391, 392, 399
前脈絡動脈	28
線毛	150
造影後の3D GRE T1強調像	39
窓形成	603
増殖性くも膜炎	241
躁病	393
塞栓性梗塞	121
側頭葉先端部病変	574, 576
続発性無嗅覚症	503
側副血行路	33
ソマトスタチン受容体	133

た 行

第4脳室ロゼット形成性グリア神経細胞性腫瘍	152	
退形成性上衣腫	94	
退形成性髄芽腫	189	
退形成性星細胞腫	85, 86, 89	
退形成性乏突起膠腫	92	
大細胞髄芽腫	189	
大細胞性髄芽腫	189	
胎児性癌	131	
胎児内胎児	131	
代謝異常	589	
代謝性アシドーシス	381	
代謝性疾患	91, 335	
代謝性脳症	414, 551	
代謝予備能	34	
対側椎骨動脈による層状血流	67	
大頭症	463	
大脳鎌骨化	597	
大脳神経膠腫症	90	
大脳皮質形成異常	545	
大脳皮質主体の腫瘍	95	
大脳リンパ腫症	91	
多形黄色星細胞腫	93, 97, 98, 109, 139	
多形膠芽腫	37	
多系統萎縮症	43, 382, 390, 394, 408, 409, 411
多系統萎縮症小脳型	402
多系統萎縮症パーキンソン型	400
多血症	63, 191
多小脳回	439, 511, 512, 519, 521, 579
脱髄	334
脱髄疾患	43
脱髄性疾患	91, 119, 335
脱髄変性疾患	355
多嚢胞状脳軟化	370
多嚢胞性脳軟化症	254, 519
多発海綿状血管腫	55
多発性過誤腫症候群	201
多発性硬化症	29, 89, 95, 117, 121, 245, 281, 305, 309, 314, 333, 334, 339, 345, 347, 349, 445, 549
多発性硬化症や悪性リンパ腫	341
多発性骨髄腫	218, 229
多発性骨嚢胞	472
多発ラクナ梗塞性認知症	44
多包条虫	270
タミフル	287
単純ヘルペス脳炎	252, 259, 289
単発性形質細胞腫	218
単発性転移性硬膜腫瘍	123
単包条虫	270
チアミン	342
中隔視神経形成異常症	504
中間型松果体実質腫瘍	131, 158
中間帆槽	591
中心静脈栄養	367, 369
中心髄静脈	76
中心性髄鞘崩壊症	341
中枢神経系浸潤	341
中枢神経限局性血管炎	305, 310
中枢神経細胞腫	101, 138, 141, 142, 145, 147
中毒	414
中脳水道狭窄	147
腸管原性嚢胞	211
超急性期	34
蝶後頭軟骨結合	212
聴神経鞘腫	530
直撃損傷	547
陳旧性梗塞	547
陳旧性ラクナ梗塞	590
椎骨動脈解離	38
椎骨脳底動脈系の破格	602
低灌流	521, 523
低血糖	35
低血糖脳症	350, 357, 380, 457
低酸素	370, 523
低酸素虚血性脳症	357, 370
低酸素脳症	551
低髄圧症候群	295
低髄液圧症候群	561

※色文字はタイトルとしての掲載ページです

低ナトリウム血症	348	
テオフィリン	589	
テトラハイドロビオプテリン	451	
テモゾラミド	88	
転移	173, 203	
転移性腫瘍	65, 163, 176, 179, 183, 241, 245, 293, 299	
転移性脳腫瘍	37, 89, 95, 117, 120, 125, 197, 269	
盗血現象	70, 71	
統合失調	393	
動静脈奇形	53	
動静脈シャント	71, 73	
動静脈シャントを伴った悪性神経膠腫	71	
動静脈短絡	81	
動静脈瘻	71	
頭節	269	
糖尿病性舞踏病	366	
動脈解離	38, 359	
動脈解離による出血	66	
動脈原性梗塞	32	
動脈硬化症	67	
動脈瘤	203	
動脈瘤に伴う脳内出血	65	
動脈瘤様骨囊腫	231, 225	
透明中隔腔	591	
トキソプラズマ	323	
トキソプラズマ症	117, 261, 262, 275	
特発性顔面神経麻痺	566	
特発性（高血圧性）脳出血	121	
特発性頭蓋内圧亢進症	63, 570	
特発性正常圧水頭症	385, 568	
特発性低髄液圧症候群	572	
突然死	147, 150	
突発性発疹	288, 291	
トルエン中毒	382, 419, 469	
トローサハント症候群	298	

な 行

内頸動脈海綿静脈洞瘻	74, 247, 299	
内頸動脈解離	38	
内頸動脈瘤	299	
内側線条体動脈	28	
内側側頭葉硬化症	329, 331, 574	
ナイダス	70, 71	
内胚葉性囊胞	211	
那須・Hakola病	472	
軟骨腫	214	
軟骨肉腫	133, 214, 223	
軟骨粘液線維腫	214	
軟膜	540	
軟膜くも膜下腔への転移	177	
軟膜血管腫	535	
軟膜病変	177	
肉芽腫性疾患	175	
肉芽腫性病変	205	

西ナイルウイルス髄膜脳炎	329	
日本脳炎	256, 329, 343	
乳酸	351	
乳児Wernicke脳症	447	
乳児神経軸索ジストロフィー	479, 481	
乳頭腫型	169	
乳頭腫型頭蓋咽頭腫	168	
乳頭状グリア神経細胞性腫瘍	106	
乳頭状上衣腫	195	
乳様突起炎	233	
尿素回路	457	
尿中馬尿酸	382	
認知症を伴うParkinson病	389	
認知症を伴う筋萎縮性側索硬化症	420	
熱性痙攣	589	
粘液腫	231	
粘液囊胞	223	
脳アミロイドアンギオパチー	54	
脳萎縮	559	
脳炎	85, 87, 91, 455, 547, 570	
脳炎脳症型	363	
脳回肥厚症	513	
脳幹形成異常を伴う小脳虫部欠損症	507	
脳幹腫瘍	345	
脳幹脳炎	345	
脳血管障害	385, 455, 457	
脳血管障害型	363	
脳血管障害の2次変性	42	
脳腱黄色腫症	419, 468	
脳梗塞	43, 79, 253, 345, 347, 349	
脳梗塞急性期	585	
脳挫傷	546	
脳室炎	242	
脳室外神経細胞腫	143	
脳実質外腫瘍	175	
脳室周囲白質軟化症	523, 524	
脳室上衣下結節	532	
脳室ドレナージ	243	
脳室内出血	83, 243	
脳出血	79	
脳腫瘍	79, 253, 315, 335, 547	
脳腫瘍による出血	64	
囊状動脈瘤	61	
脳静脈血栓症	62	
膿性物質貯留	243	
脳脊髄液減少症	561, 572	
脳卒中様症状	440	
囊虫症	151, 209, 211, 268	
脳底髄膜炎	299	
脳転移	191	
脳動静脈奇形	70	
脳動脈解離	61	
脳動脈瘤	49, 58	
脳動脈瘤破裂	307	
脳ドックガイドライン	59	
脳膿瘍	89, 95, 121, 244, 269, 275, 323	

脳表血管	69	
脳表ヘモジデリン沈着症	68	
脳浮腫	449	
脳ヘルニア	560	
囊胞性下垂体腺腫	247	
囊胞性膠芽腫	245	
囊胞性新生物	209	
囊胞様皮質結節	577	
脳瘤	80, 496	
脳梁形成不全	516	
脳梁欠損	149	
脳梁欠損を伴う交通性半球間裂囊胞	501	
脳梁低形成	149	
脳梁無形成	505	

は 行

胚芽異形成性神経上皮腫瘍	85, 93, 103, 105, 107, 108	
胚芽細胞層	523	
胚細胞腫瘍	154, 155, 163, 173	
胚細胞性腫瘍	130	
胚腫	157, 169, 301, 317	
梅毒	333	
白質脳症	335, 385	
橋本脳症	365	
播種性壊死性白質脳症	340	
パッキーニ小体	239	
白血病	341	
バリスム	367	
破裂脳動脈瘤	53	
瘢痕回	371	
瘢痕脳回	520	
反衝損傷	547	
パントテン酸キナーゼ関連神経変性症	481, 479, 482	
非感染性髄膜炎	239	
非乾酪性結核腫	241	
鼻腔リンパ腫	303	
非ケトン性高血糖	367	
肥厚性硬膜炎	205, 294	
肥厚脳回	439	
非細菌性血栓性心内膜炎	48	
皮質下異所性灰白質	515	
皮質拡延抑制	363	
皮質下血管性認知症	44, 47	
皮質下帯状異所性灰白質	515	
皮質下囊胞を伴う巨脳白質脳症	491	
皮質下白質優位	463, 465	
皮質基底核変性症	388, 390, 397, 398, 401	
皮質結節	532	
皮質性小脳萎縮症	404, 410	
微小粥腫	30	
微小動脈瘤形成	28	
ヒスチオサイトーシスX	233	
ヒストプラズマ	323	
ビタミンB1	342, 347	

※色文字はタイトルとしての掲載ページです

非単一細胞起源説……………………… 189
非定型奇形腫様／ラブドイド腫瘍
　　　…………………111, 114, 189, 195, 198
ヒトヘルペスウイルス6型または7型
　　　……………………………………… 288
非破綻型椎骨動脈解離…………………… 39
肥胖細胞性小細胞腫……………………… 84
皮膚洞………………………………………129
非ヘルペス性急性辺縁系脳炎………… 253
非ヘルペス性辺縁系脳炎……………… 328
びまん性軸索損傷…… 55, 347, 349, 548
びまん性星細胞腫…… 25, 37, 84, 87, 93,
　　　　　97, 103, 107, 109, 142
びまん性脳腫脹…………………………… 550
表在穿通枝…………………………………… 29
非ランゲルハンス細胞性組織球症…… 321
不安定プラーク…………………………… 25
フェニトイン……………………………… 405
フェニルアラニン水酸化酵素………… 451
フェニルケトン尿症………………450, 461
副後頭室…………………………………… 594
副腎脊髄ニューロパチー……………… 419
副腎白質ジストロフィー
　　　…………………277, 426, 436, 469, 490
副中大脳動脈……………………………… 601
福山型先天性筋ジストロフィー
　　　………………………………………439, 486
富血行性腫瘍……………………………… 77
舞踏運動…………………………………… 367
舞踏病……………………………………… 367
ブドウ膜炎…………………………303, 314
フリーラジカル…………………………… 245
プリオン…………………………………… 278
プレロセルコイド………………………… 273
プロサポシン欠損症…………………… 423
プロテインC欠乏症……………………… 40
プロテインS欠乏症……………………… 40
分枝鎖アミノ酸…………………………… 453
分枝粥腫型梗塞……………………… 29, 30
米国リウマチ学会………………………… 304
閉鎖性（遺残性）脳瘤………………… 497
壁在粥腫…………………………………… 39
ヘモジデリン………………………… 75, 79
ヘルペス脳炎……85, 87, 329, 381, 441
ヘロイン中毒………………… 373, 382, 383
変異型CJD………………………………… 279
辺縁系脳炎………………… 253, 259, 381
変形性脊椎症……………………………… 413
片側顔面痙攣……………………………… 566
片側巨脳症…………………………580, 587
片側痙攣片麻痺てんかん症候群……… 291
片側大脳萎縮……………………………… 581
扁平上皮癌………………………… 209, 211
扁平椎 vertebra plana ………………… 317
放射線壊死………………………………… 354
放射線障害………………………………… 354
放射線性血管炎…………………………… 359
傍腫瘍症候群………………………357, 414

傍腫瘍性小脳変性症…………………… 406
傍腫瘍性神経症候群…………………… 406
泡状外脊索症…………………………… 236
乏突起膠腫…… 85, 87, 92, 99, 103, 109
ボツリヌス治療………………………… 566
ホモシスチン尿症……………………… 461
ボレリア………………………………… 333

ま行

膜形成性脂質異栄養症………………… 472
麻疹ウイルス…………………………… 277
マルチプルサルファターゼ欠損症… 423
慢性アルコール中毒…………………… 405
慢性期……………………………………… 36
慢性硬膜下血腫………… 207, 555, 556
慢性硬膜下水腫………………………… 385
慢性肉芽腫性くも膜炎………………… 211
マンソン裂頭条虫症…………………… 272
ミオイノシトール……………………… 91
ミトコンドリア病……………………… 440
未分化神経外胚葉性腫瘍
　　　……… 111, 112, 115, 138, 189, 199
脈絡叢黄色肉芽腫……………………… 593
脈絡叢癌………………………… 146, 199
脈絡叢乳頭腫… 101, 115, 138, 145, 146,
　　　151, 153, 163, 189, 195, 197, 199
脈絡叢嚢胞…………………………151, 593
脈絡組織………………………………… 125
脈絡裂嚢胞……………………… 575, 592
無菌性髄膜炎…………………………… 239
ムコ多糖………………………………… 429
ムコ多糖症………………………434, 483
無セルロプラスミン血症……… 478, 481
明細胞上衣腫…………………………… 195
メープルシロップ尿症………………… 452
メタノール……………………………… 380
メタノール中毒………………………… 380
メチルマロン酸血症…………………… 466
メトトレキセート脳症………………… 374
メトヘモグロビン…………………53, 149
メトロニダゾール……………………… 379
メトロニダゾール脳症………… 343, 378
メラノブラスト………………………… 540
メルリン………………………………… 203
免疫再構築症候群……………………… 261
毛細血管拡張症………………………… 78
網膜色素変性…………………………… 470
網膜色素変性症………………………… 443
毛様細胞性星細胞腫…… 96, 99, 138, 142,
　　　145, 147, 171, 189, 191, 192, 195,
　　　　　　　　　　　　203, 293
毛様体血管炎…………………………… 303
毛様粘液性星細胞腫…………………… 145
毛様類粘液性星細胞腫………………… 96
モザイク異常…………………………… 544
もやもや血管…………………………… 83
もやもや症候群………………………… 83

もやもや病……………… 53, 82, 359, 441

や行

薬剤性小脳萎縮………………………… 410
薬剤性髄膜炎…………………………… 239
湯浅-三山型…………………………… 421
有棘顎口虫……………………………… 267
有棘赤血球舞踏病……………… 414, 416
有鉤条虫………………………………… 269
有痛性眼筋麻痺………………………… 299
油性造影剤……………………………… 605
幼虫移行症……………………………… 267

ら行

ライソゾーム病………………………… 426
ラクナ梗塞………………………………… 28
ラブドイド腫瘍素因症候群…………… 199
リチウム………………………………… 405
両側傍正中視床梗塞…………………… 343
菱脳蓋板上膜性部……………………… 507
菱脳峡…………………………………… 509
リンパ球性下垂体炎…………… 187, 300
リンパ球性下垂体前葉炎……………… 300
リンパ球性汎下垂体炎………………… 300
リンパ球性脈絡髄膜炎………………… 285
リンパ球性漏斗後葉炎………………… 300
リンパ腫… 173, 178, 179, 183, 275, 319
リンパ腫様肉芽腫症…………………… 118
類外皮嚢胞……………………………… 128
類上皮腫… 183, 203, 207, 208, 211, 227,
　　　　　　　　　　235, 237
類上皮嚢胞……………… 149, 169, 208, 225
類線維素壊死…………………………… 28
類皮嚢胞……80, 128, 131, 149, 169, 237
類表皮嚢胞……………………………… 80
裂脳症…………………… 505, 510, 519
老人斑…………………………………… 387
ロタウイルス急性小脳炎……………… 293
ロタウイルス小脳炎…………………… 348

わ行

ワクチン接種後………………………… 339
ワクチン接種後脳症性………………… 293
その他の中毒…………………………… 383

[編者プロフィール]

土屋一洋（つちや　かずひろ）
杏林大学医学部放射線医学教室 准教授
1980年北海道大学医学部卒，同年東京大学医学部放射線科研修医，1981年同助手，1984年公立昭和病院放射線科科長，1985年防衛医科大学校放射線医学教室助手，1993年杏林大学医学部放射線医学教室講師，2000年同助教授，2007年より現職．専門：神経放射線診断学

前田正幸（まえだ　まさゆき）
三重大学附属病院放射線診断科 講師
1986年福井医科大学医学部卒業，1987年京都市立病院放射線科研修医，1994〜1996年米国アイオワ大学放射線科・MRセンター研究員，1999年京都府舞鶴共済病院放射線科部長，2000年三重大学放射線科講師．専門：神経放射線診断学

藤川　章（ふじかわ　あきら）
自衛隊中央病院放射線科 医官
1990年防衛医科大学校卒業．1992年第10後方支援連隊衛生隊（名古屋）医官．1994年米国アイオワ大学放射線科レジデント．1998年自衛隊中央病院放射線科医官．2004年第1師団司令部（東京）．2007年自衛隊中央病院臨床教育研究部課長．専門：画像診断一般

決定版　頭部画像診断パーフェクト
310疾患で鉄壁の「診断力」を身につける！

2011年9月25日　第1刷発行	編　集	土屋一洋 前田正幸 藤川　章
2013年6月5日　第2刷発行		
	発行人	一戸裕子
	発行所	株式会社 羊 土 社 〒101-0052 東京都千代田区神田小川町2-5-1 TEL　03（5282）1211 FAX　03（5282）1212 E-mail　eigyo@yodosha.co.jp URL　http://www.yodosha.co.jp/
ISBN978-4-7581-1173-7	印刷所	広研印刷株式会社

本書の複写にかかる複製，上映，譲渡，公衆送信（送信可能化を含む）の各権利は（株）羊土社が管理の委託を受けています．
本書を無断で複製する行為（コピー，スキャン，デジタルデータ化など）は，著作権法上での限られた例外（「私的使用のための複製」など）を除き禁じられています．研究活動，診療を含み業務上使用する目的で上記の行為を行うことは大学，病院，企業などにおける内部的な利用であっても，私的使用には該当せず，違法です．また私的使用のためであっても，代行業者等の第三者に依頼して上記の行為を行うことは違法となります．

JCOPY ＜（社）出版者著作権管理機構　委託出版物＞
本書の無断複写は著作権法上での例外を除き禁じられています．複写される場合は，そのつど事前に，（社）出版者著作権管理機構（TEL 03-3513-6969，FAX 03-3513-6979，e-mail：info@jcopy.or.jp）の許諾を得てください．

画像診断に携わる 医師・研修医 に役立つ『できる!画像診断入門』シリーズ

土屋一洋／シリーズ監修

- まず押さえておきたい疾患画像が数百点!
- 1疾患の解説が見開き完結. 必須ポイントが一目瞭然!
- 鑑別すべき疾患画像を並べて比較でき, 鑑別ポイントもしっかり掴める!

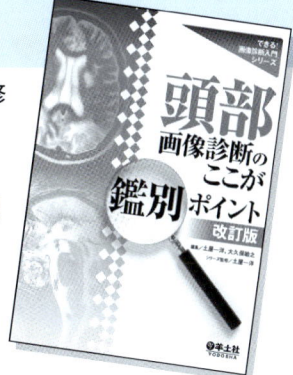

頭部画像診断のここが鑑別ポイント 改訂版

土屋一洋・大久保敏之／編

改訂で新たに疾患を追加し, 計132疾患を網羅! 990点もの画像を掲載しており, モダリティ・撮像法による所見の違いもよくわかる!

- 定価（本体 5,400円＋税）
- B5判　308頁　ISBN 978-4-7581-0773-0

腹部・骨盤部画像診断のここが鑑別ポイント 改訂版

桑鶴良平／編

待望の改訂版刊行！ 新たな疾患も加え, 計105項目, 約800点の画像で腹部・骨盤部画像診断のポイントの「今」がわかる!

- 定価（本体 5,400円＋税）
- B5判　245頁　ISBN 978-4-7581-0775-4

胸部画像診断のここが鑑別ポイント 改訂版

酒井文和／編

腫瘍やびまん性肺疾患など, 115の重要疾患をピックアップ！ 900点もの疾患画像を用いて, 理詰めで考えて診断できる力を伝授

- 定価（本体 5,400円＋税）
- B5判　277頁　ISBN 978-4-7581-0774-7

骨軟部画像診断のここが鑑別ポイント 改訂版

福田国彦／編

画像鑑別診断の大人気シリーズが待望の改訂！98の疾患の症例画像と鑑別すべき疾患画像を並べて比較. 掲載画像数は800点！画像診断医, 研修医にオススメ

- 定価（本体 5,400円＋税）
- B5判　247頁　ISBN 978-4-7581-0776-1

発行　羊土社 YODOSHA
〒101-0052　東京都千代田区神田小川町2-5-1　TEL 03(5282)1211　FAX 03(5282)1212
E-mail：eigyo@yodosha.co.jp
URL：http://www.yodosha.co.jp/
ご注文は最寄りの書店, または小社営業部まで

血管イメージングを詳しくわかりやすく解説！

血管イメージング 頭部・頸部
土屋一洋／編

MRA・DSA・CTAの基礎から応用までを網羅・比較した，国内外に類のない解説書．433点の豊富な撮像画像で，血管性病変における適確なモダリティの選択ができる！

- 定価（本体6,500円＋税）
- B5判　189頁
- ISBN978-4-7581-0790-7

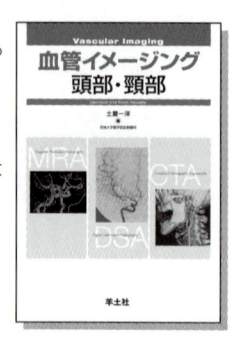

血管イメージング 大動脈・末梢血管
天沼　誠／編

CTA・造影MRA・非造影MRAの基礎から応用，最新知見までわかりやすく解説！315点に及ぶ豊富な撮像画像．的確なモダリティの選択ができる！

- 定価（本体7,200円＋税）
- B5判　222頁
- ISBN978-4-7581-0791-4

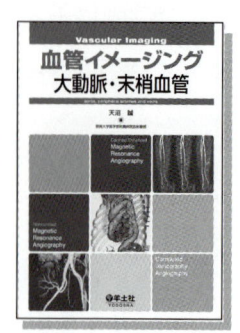

ポケットサイズで便利！『正常画像と並べてわかる』シリーズ

特徴
- 見開きで正常画像と病変画像を比較でき，どこが病変かすぐわかる
- 主な構造名を列挙，位置は画像上に図示しているからアトラスとしても役立つ
- 病変の位置や所見のポイントもしっかり解説

正常画像と並べてわかる 新編 頭部CT
ここが読影のポイント
百島祐貴／著

緊急を要する脳血管障害，外傷はもちろん，CTで特徴的な所見が認められる疾患を数多く取り上げています！
「頭部MRI 改訂版」と合わせてご活用ください！

- 定価（本体2,900円＋税）
- A6判　242頁
- ISBN978-4-7581-1172-0

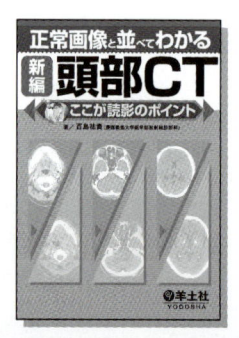

正常画像と並べてわかる 頭部MRI 改訂版
ここが読影のポイント
土屋一洋，大久保敏之／編

よく出合う疾患から絶対に押さえたい重要疾患まで網羅．日常診療ですぐに役立つ！
「新編 頭部CT」と合わせてご活用ください！

- 定価（本体3,000円＋税）
- A6判　271頁
- ISBN978-4-7581-0681-8

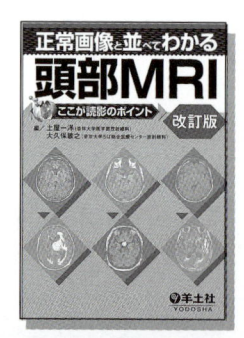

発行　羊土社　YODOSHA
〒101-0052　東京都千代田区神田小川町2-5-1　TEL 03(5282)1211　FAX 03(5282)1212
E-mail：eigyo@yodosha.co.jp
URL：http://www.yodosha.co.jp/

ご注文は最寄りの書店，または小社営業部まで